国家卫生健康委员会住院医师规范化培训规划教材

U0298111

医学遗传学

第 2 版

主　编　邬玲仟　张　学
副主编　姜玉武　赵彦艳　余细勇

人民卫生出版社

·北　京·

图书在版编目（CIP）数据

医学遗传学 / 邬玲仟，张学主编. —2 版. —北京：
人民卫生出版社, 2023.1
国家卫生健康委员会住院医师规范化培训规划教材
ISBN 978-7-117-33750-2

Ⅰ. ①医… Ⅱ. ①邬… ②张… Ⅲ. ①医学遗传学－
职业培训－教材 Ⅳ. ①R394

中国版本图书馆 CIP 数据核字（2022）第 188640 号

| 人卫智网 | www.ipmph.com | 医学教育、学术、考试、健康，购书智慧智能综合服务平台 |
| 人卫官网 | www.pmph.com | 人卫官方资讯发布平台 |

医学遗传学
Yixue Yichuanxue
第 2 版

主　　编：邬玲仟　张　学
出版发行：人民卫生出版社（中继线 010-59780011）
地　　址：北京市朝阳区潘家园南里 19 号
邮　　编：100021
E－mail：pmph @ pmph.com
购书热线：010-59787592　010-59787584　010-65264830
印　　刷：人卫印务（北京）有限公司
经　　销：新华书店
开　　本：850×1168　1/16　印张：43
字　　数：1456 千字
版　　次：2016 年 5 月第 1 版　2023 年 1 月第 2 版
印　　次：2023 年 1 月第 1 次印刷
标准书号：ISBN 978-7-117-33750-2
定　　价：168.00 元
打击盗版举报电话：010-59787491　E-mail：WQ @ pmph.com
质量问题联系电话：010-59787234　E-mail：zhiliang @ pmph.com
数字融合服务电话：4001118166　E-mail：zengzhi @ pmph.com

编 者 名 单

编　　委（按姓氏笔画排序）

王　冰　中南大学湘雅二医院

王静敏　北京大学第一医院

孔祥东　郑州大学第一附属医院

叶　军　上海交通大学医学院附属新华医院

巩纯秀　首都医科大学附属北京儿童医院

邬玲仟　中南大学

刘睿智　吉林大学第一医院

江　泓　中南大学湘雅医院

杨　元　四川大学华西医院

杨正林　四川省人民医院

余细勇　广州医科大学

张　学　北京协和医学院

张咸宁　浙江大学

罗艳敏　中山大学附属第一医院

赵彦艳　中国医科大学附属盛京医院

姜玉武　北京大学第一医院

洪　葵　南昌大学第二附属医院

夏　昆　中南大学

高　敏　安徽医科大学第一附属医院

李　卓　中南大学

龚瑶琴　山东大学

梁德生　湖南家辉遗传专科医院

傅松滨　哈尔滨医科大学

曾凡一　上海交通大学医学院附属儿童医院

解云涛　北京大学肿瘤医院

戴　朴　中国人民解放军总医院

编写秘书　谭　虎　中南大学

数字编委（按姓氏笔画排序）

卢亦路　四川大学华西医院
申　阳　南昌大学第二附属医院
杨季云　四川省人民医院
何志明　中山大学附属第一医院
谷　奕　首都医科大学附属北京儿童医院
张　尧　北京大学第一医院
陈　召　中南大学湘雅医院
谭　虎　中南大学

出版说明

　　为配合 2013 年 12 月 31 日国家卫生计生委等 7 部门颁布的《关于建立住院医师规范化培训制度的指导意见》，人民卫生出版社推出了住院医师规范化培训规划教材第 1 版，在建立院校教育、毕业后教育、继续教育三阶段有机衔接的具有中国特色的标准化、规范化临床医学人才培养体系中起到了重要作用。在全国各住院医师规范化培训基地四年多的使用期间，人民卫生出版社对教材使用情况开展了深入调研，全面征求基地带教老师和学员的意见与建议，有针对性地进行了研究与论证，并在此基础上全面启动第二轮修订。

　　第二轮教材依然秉承以下编写原则。①坚持"三个对接"：与 5 年制的院校教育对接，与执业医师考试和住培考核对接，与专科医师培养与准入对接；②强调"三个转化"：在院校教育强调"三基"的基础上，本阶段强调把基本理论转化为临床实践、基本知识转化为临床思维、基本技能转化为临床能力；③培养"三种素质"：职业素质、人文素质、综合素质；④实现"三医目标"：即医病、医身、医心；不仅要诊治单个疾病，而且要关注患者整体，更要关爱患者心理。最终全面提升我国住院医师"六大核心能力"，即职业素养、知识技能、患者照护、沟通合作、教学科研和终身学习的能力。

　　本轮教材的修订和编写特点如下：

　　1. 本轮教材共 46 种，包含临床学科的 26 个专业，并且经评审委员会审核，新增公共课程、交叉学科以及紧缺专业教材 6 种：模拟医学、老年医学、临床思维、睡眠医学、叙事医学及智能医学。各专业教材围绕国家卫生健康委员会颁布的《住院医师规范化培训内容与标准（试行）》及住院医师规范化培训结业考核大纲，充分考虑各学科内亚专科的培训特点，能够符合不同地区、不同层次的培训需求。

　　2. 强调"规范化"和"普适性"，实现培训过程与内容的统一标准和规范化。其中临床流程、思维与诊治均按照各学科临床诊疗指南、临床路径、专家共识及编写专家组一致认可的诊疗规范进行编写。在编写过程中反复征集带教老师和学员意见并不断完善，实现"从临床中来，到临床中去"。

　　3. 本轮教材不同于本科院校教材的传统模式，注重体现基于问题的学习（PBL）和基于案例的学习（CBL）的教学方法，符合毕业后教育特点，并为下一阶段专科医师培养打下坚实的基础。

　　4. 充分发挥富媒体的优势，配以数字内容，包括手术操作视频、住培实践考核模拟、病例拓展、习题等。通过随文或章节二维码形式与纸质内容紧密结合，打造优质适用的融合教材。

　　本轮教材是在全面实施以"5+3"为主体的临床医学人才培养体系，深化医学教育改革，培养和建设一支适应人民群众健康保障需要的临床医师队伍的背景下组织编写的，希望全国各住院医师规范化培训基地和广大师生在使用过程中提供宝贵意见。

融合教材使用说明

本套教材以融合教材形式出版,即融合纸书内容与数字服务的教材,读者阅读纸书的同时可以通过扫描书中二维码阅读线上数字内容。

如何获取本书配套数字服务?

第一步:安装 APP 并登录 ▸ **第二步:扫描封底二维码** ▸ **第三步:输入激活码,获取服务**

扫描下方二维码,下载安装"人卫图书增值"APP,注册或使用已有人卫账号登录

使用 APP 中"扫码"功能,扫描教材封底圆标二维码

刮开书后圆标二维码下方灰色涂层,获得激活码,输入即可获取服务

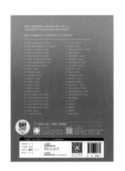

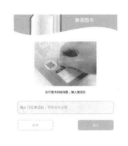

配套资源

➤ **电子书:《医学遗传学》(第 2 版)** 下载"人卫"APP,搜索本书,购买后即可在 APP 中畅享阅读。

➤ **住院医师规范化培训题库** 中国医学教育题库——住院医师规范化培训题库以本套教材为蓝本,以住院医师规范化培训结业理论考核大纲为依据,知识点覆盖全面、试题优质。平台功能强大、使用便捷,服务于住培教学及测评,可有效提高基地考核管理效率。题库网址:tk.ipmph.com。

主编简介

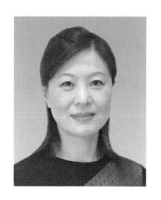

邬玲仟

教授,主任医师,博士生导师。中南大学生命科学院遗传学系主任,医学遗传学湖南省重点实验室副主任,湖南家辉生殖与遗传专科医院首席临床遗传医师,中国医师协会医学遗传医师分会名誉会长,中华医学会医学遗传学分会副主任委员,国家卫生健康委员会产前诊断专家组专家,产前诊断培训基地负责人。

长期致力于医学遗传学教学和遗传病发病机制,诊断与产前诊断技术研究。在遗传病诊断与产前诊断领域做出了系列开创性的贡献。享受国务院政府特殊津贴,2005 年荣获国家科学技术进步奖二等奖,2016 年荣获湖南省科学技术进步奖一等奖,2020 年荣获上海市自然科学奖一等奖、首届中国出生缺陷干预救助基金会科学技术"杰出贡献奖"。主持国家科技计划项目、课题 20 余项,发表 SCI 论文 200 余篇。

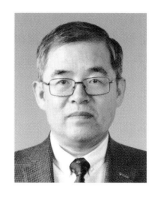

张学

中国工程院院士。现任哈尔滨医科大学校长,中国医学科学院基础医学研究所医学遗传学系主任、长聘教授。国务院学位委员会第七届学科评议组(生物学组)成员,国家卫生健康委员会罕见病诊疗与保障专家委员会主任委员,中国医师协会医学遗传医师分会会长。

主要从事单基因病和基因组病的分子遗传学研究,在 *Science*、*Nature Genetics* 和 *Am J Hum Genet* 等杂志发表系列高水平论文。2014 年荣获国家自然科学奖二等奖,2017 年荣获何梁何利基金科学与技术进步奖和全国创新争先奖。

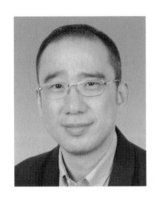

姜玉武

教授，主任医师。现任北京大学第一医院儿科及儿科癫痫中心主任，英国曼彻斯特大学客座教授，北京大学医学部儿科学系主任，九三学社中央医药卫生专门委员会副主任，中国医师协会医学遗传医师分会副会长，国家卫生健康委员会全国出生缺陷防治人才培训项目遗传病诊治专家组组长。

从事教学工作近 30 年。2012 年荣获宋庆龄儿科医学奖、2017 年荣获中国儿科医师奖、中华医学科技奖二等奖、北京市科学技术奖二等奖等。

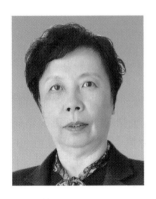

赵彦艳

教授，博士生导师。现任中国医科大学附属盛京医院临床遗传科主任，中国医师协会医学遗传医师分会常务委员，曾任中华医学会医学遗传学分会副主任委员。

从事医学遗传学教学、科研和临床工作 35 年。主持国家级科研课题 11 项，省部级课题 8 项。发表论文 80 余篇，其中 SCI 收录论文 50 余篇。获教育部自然科学奖二等奖 1 项，辽宁省科学技术进步奖一等奖 1 项。主编教材 2 部，副主编教材 2 部，副主译专著 2 部。

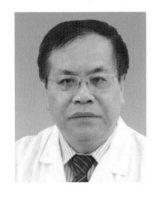

余细勇

教授，博士生导师。现任广州医科大学药学院院长，广州分子与临床药理研究所所长，呼吸疾病国家重点实验室学术带头人及药理学组组长。中国药理学会表观遗传药理学专业委员会主任委员，中国药理学会常务理事，中国病理生理学会血管医学专业委员会主任委员，中国病理生理学会常务理事，国际心脏研究学会中国分会副主席。

从事分子临床药理学、表观遗传药理学、肿瘤心脏病学的研究。迄今在国内外学术刊物上发表论文 500 余篇，其中 SCI 论文 150 余篇。主编学术专著 5 部、参编 10 余部。先后承担国家自然科学基金项目 7 项（其中重点 3 项）、国家"973 计划"3 项（其中独立课题 1 项）。

前　言

　　住院医师规范化培训规划教材《医学遗传学》自 2015 年出版以来,得到了广大医生及住培学员的好评。为了进一步贴合住院医师规范化培训的内容与要求,根据医学科学不断发展的需要和我国现阶段的国情,2018 年启动了本教材的修订工作。本次修订坚持以能力为导向的基本理念,注重整体临床思维,以提高六大核心胜任力为目标,帮助住培学员扎实掌握知识,并促进临床诊疗能力的提高。

　　在教材修订过程中,我们广泛采纳了医生和住培学员的意见和建议,同时又根据近年来医学遗传学和临床遗传学学科的发展情况,在内容选择、编排体系等方面对原有教材做了改动,每章增加了整体的概述和小结,并对部分疾病进行删减或增加,力求做到贴合临床实际工作,更加清晰地体现临床思维。此外,本教材还制作了数字内容,包括相关知识的讲解微课、疾病表型的典型图片、扩展阅读文献和一些相同或相似疾病的病例扩展等,以便于读者延伸阅读。丰富知识的同时,也有利于促进良好临床思维的形成。

　　本书的编写得到了全国各医学院校同行专家的大力支持,在此对他们的敬业精神和认真态度表示衷心的感谢。同时,本书的编写过程中,编写秘书谭虎为本书的统稿、审校做了大量的工作,也参与了部分内容的编写,美国辛辛那提儿童医院黄涛生教授、中南大学医学遗传学研究中心曾译墨、陈新,北京协和医学院刘雅萍、赵秀丽,上海交通大学医学遗传学研究所王娟,吉林大学第一医院张红国,中国人民解放军总医院袁永一,北京大学肿瘤医院姚璐,首都医科大学附属北京儿童医院王峤等也参与了部分书稿的编写和整理,在此一并致谢。

　　本书不仅可作为住培学员的教材,也可作为广大临床遗传学工作者和其他专业医生或相关专业人士的参考用书。因学识与水平的限制,本教材难免有不足之处,希望使用本书的住培学员及其他读者多提宝贵意见,以更好地推动临床遗传学的学科发展。

邬玲仟　张　学

2022 年 10 月

目　录

住培考典

模拟自测

第一章 医学遗传学基本理论

医学遗传学是研究人类遗传与变异的学科,主要探讨人类遗传病发生和发展的遗传机制、遗传方式及其诊治和预防的策略与措施。医学遗传学的基本理论是基于人类基因组结构及其变异,诠释疾病发生的遗传本质。

本章节概述人类基因组的组成,DNA 双螺旋结构的生物学意义,基因结构及其变异,染色体结构及其畸变,以及表观遗传的基本概念、类型和特征;从遗传的基本规律出发阐述人类疾病的主要遗传方式。

第一节 遗传的分子细胞基础

一、人类基因组

人类基因组指人体细胞内的全部脱氧核糖核酸(deoxyribonucleic acid,DNA)序列,包括人的所有遗传信息,由核基因组(nuclear genome)和线粒体基因组(mitochondrial genome)组成(图 1-1-1)。完整的核基因组由细胞核内 24 条不同染色体(22 条常染色体和 2 条性染色体 X、Y)所对应的 24 个不同的 DNA 分子组成,约有 30 多亿个碱基对($3.2×10^9$bp)。线粒体基因组指存在于线粒体中的闭环双链 DNA,即线粒体 DNA(mitochondrial DNA,mtDNA)。

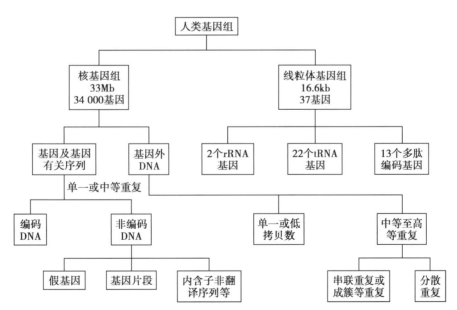

图 1-1-1 人类基因组的组成

(一)DNA 双螺旋结构

1944 年,Avery、MacLeod 和 McCarty 等通过肺炎球菌转化实验证实,真正的遗传物质并非蛋白质,而是 DNA。1953 年,Watson 和 Crick 通过对 DNA 分子 X 线衍射数据的分析,创立了 DNA 分子的双螺旋结构模型。如图 1-1-2 所示,DNA 是两条多核苷酸链平行反向缠绕形成的双螺旋大分子,其基本组成单位为核苷酸。每个核苷酸包括戊糖(脱氧核糖)、磷酸基团和含氮碱基。碱基有两种类型,一种为嘌呤,包括腺嘌呤(adenine,A)和鸟嘌呤(guanine,G);另一种为嘧啶,包括胞嘧啶(cytosine,C)和胸腺嘧啶(thymine,T)。

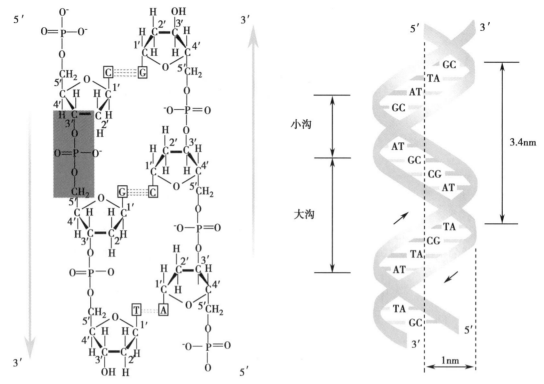

图 1-1-2　DNA 的双螺旋结构

1. 双螺旋结构模型的主要内容

（1）DNA 链的骨架由亲水性脱氧核糖和磷酸构成，位于双螺旋的外侧分子的两条链围绕一个假设的共同轴心形成右手螺旋结构，双螺旋的螺距为 3.4nm，直径为 2.0nm。

（2）疏水性碱基位于双螺旋的内侧，两条链的嘌呤和嘧啶以氢键相结合，称为碱基互补配对或碱基对（base pair，bp），A 与 T 互补配对形成两个氢键（A=T），G 与 C 互补配对形成三个氢键（G≡C）。

（3）DNA 双螺旋的两条链反向平行，一条链为 5′→3′ 方向，另一条链为 3′→5′ 方向，双链在空间上构成一条大沟（major groove）和一条小沟（minor groove）。

2. DNA 双螺旋分子的重要生物学意义

（1）DNA 分子的碱基序列储存着大量的遗传信息。长度为 n 个碱基的 DNA 分子可能呈现 $4n$ 种排列顺序，相邻 3 个碱基构成一个遗传密码，共有 $4^3=64$ 个遗传密码。因此，生物体的全部遗传信息以碱基的不同排列顺序蕴藏在全部 DNA 序列之中。

（2）DNA 分子的碱基互补结构是 DNA 复制和修复的基础。DNA 复制时，双链的每条链都可作为合成新链的模板（template），生成的子代 DNA 包含一条模板链和一条新生链。当 DNA 分子受损修复时，可在 DNA 修复酶的作用下，以互补链为模板，按碱基互补原则进行修复，替代受损的碱基。

（3）DNA 分子的双链互补性是分子杂交技术原理的基础。单链 DNA 通过碱基互补从复杂的分子混合物中找到其互补链。许多检测和分析基因功能的研究方法，如 DNA 印迹（southern blotting）、RNA 印迹（northern blotting）、聚合酶链式反应（polymerase chain reaction，PCR）、DNA 测序、DNA 人工合成、DNA 芯片等技术，都是依据碱基互补配对的原理而实现分子识别。

（4）DNA 双螺旋结构中的大沟是 DNA 与蛋白质相互作用的结构基础。两条多核苷酸链相互缠绕的双螺旋分子形成大沟和小沟，在基因转录时，转录因子的基序（motif）识别并结合于 DNA 分子的大沟而发挥作用。

（二）核基因组 DNA 序列的特征

核基因组是指每个体细胞核中的父源或母源整套 DNA，即每个体细胞有两套核基因组；每个核基因组的 DNA 约长 $3.2×10^9$bp。人类基因组中 DNA 序列的不同，决定了其具有不同的功能。主要有以下序列特征：

1. 基因序列和非基因序列　人类基因组序列中约 1.5% 为编码蛋白质的基因序列，约 5% 为非编码蛋白质的调控基因序列和 RNA 基因,约 75% 为基因外的非编码 DNA 序列(其中 55% 为重复序列)。编码蛋白质的基因序列由起始密码子(ATG)开始,到终止密码子(TAA、TGA 或 TAG)结束。起始密码子和终止密码子之间的 DNA 序列称为可读框(open reading frame,ORF)。一个 ORF 相当于一个基因,其长短视不同的基因而异。非基因序列是指基因组中除基因序列以外的全部 DNA 序列,包括每个基因之间的基因间 DNA (intergenic DNA)。

2. 编码序列和非编码序列 编码序列是指编码蛋白质的 DNA 序列,也就是基因中的外显子(exon)编码序列。基因中的内含子(intron)不编码蛋白质,故非编码序列包括基因中的内含子序列、调控序列及基因间的序列。

3. 单一序列和重复序列 单一序列(unique sequence)是指在基因组中只出现一次的 DNA 序列,即单拷贝 DNA 序列。多数基因序列为单一序列,有些基因序列在基因组中出现多个拷贝;非基因序列中也有单一序列。重复序列(repeated sequence)是指在基因组中重复出现的 DNA 序列。在人类基因组中约 45% 为单拷贝序列,55% 为低拷贝或中、高度重复序列。重复序列依其在基因组中重复频率的特征可分为串联重复序列(占 10%)和散在重复序列(占 45%)。

(1)串联重复序列(tandem repeated sequence):指一定长度的核苷酸序列串联在一起形成的高度重复序列。一般重复单位长度为 2～200bp,根据重复单位的大小分为 3 种亚类,即卫星 DNA、小卫星 DNA 和微卫星 DNA。

1)卫星 DNA(satellite DNA):由较大的串联重复序列排列组成,分布在 100kb 至数个 Mb 范围内。重复单位可以是一个简单的短核苷酸序列或中等复杂核苷酸序列。卫星 DNA 一般聚集于染色体着丝粒的异染色质区,多数不发生转录。DNA 经氯化铯密度梯度离心时,由于卫星 DNA 中 GC 含量低于主带,可以与总基因组 DNA 分开,形成 DNA 主带之外的小卫星带。卫星 DNA 的确切功能尚不十分清楚,目前已知 α 卫星(又称 α-DNA)由 171bp 重复单位串联组成,存在于所有染色体上,构成着丝粒异染色质的主体,重复单位通常含有一个着丝粒蛋白的特异性结合位点。

2)小卫星 DNA(minisatellite DNA):由重复单位为 6～64 个核苷酸的串联重复序列组成,常分布在 0.1～20kb 范围内,位于染色体的端粒,绝大多数不转录。染色体的端粒 DNA 是小卫星 DNA 序列的主要家族,为六核苷酸重复单位 TTAGGG 组成的 3～20kb 的串联序列,其大小与特异的端粒酶活性有关,功能与细胞衰老及肿瘤发生密切相关。另外,高可变小卫星 DNA(hypervariable minisatellite DNA)的重复单位大小可变,但常共享一个核心序列:GGGCAGGAXG(X 为任意核苷酸),其作用不详,有报道认为与人类细胞的同源重组有关。

3)微卫星 DNA(microsatellite DNA):由重复单位为 2～6 个核苷酸的串联重复序列组成,常<1kb,又称短串联重复序列(short tandem repeat,STR)。STR 数量多,分散于基因组中,一般构成染色体着丝粒、端粒和 Y 染色体长臂的异染色质区,大多通过复制滑脱产生。二核苷酸重复是最常见的 STR 类型,约占基因组的 0.5%。STR 具有较高的多态性,可作为遗传学研究的遗传标记(genetic marker)。

某些位于基因编码区的微卫星 DNA 常为突变热点,与家族性疾病有关,如 $(CAG)_n$ 三核苷酸重复的动态突变是亨廷顿病等某些神经肌肉系统疾病的病因。

(2)散在重复序列(interspersed repeated sequence):指散布于基因组内的重复序列。依其重复序列的长短可分为短散在核元件(short interspersed nuclear elements,SINEs)和长散在核元件(long interspersed nuclear elements,LINEs)。

SINEs 的长度为 100～400bp,拷贝数可达 10^6 次以上。人基因组中 SINEs 之间的平均距离为 2.2kb,分散于基因内、基因间或基因簇内,甚至内含子中,但未见于编码区外显子内。Alu 序列是 SINEs 的典型代表,由 282bp 序列构成,因含有限制性内切酶 Alu I 的识别序列 AGCT 而得名,有 50 万～70 万拷贝,是人类基因组中含量最丰富的重复序列。Alu 序列存在于人和某些灵长类的基因组中,因而可作为人和这些动物基因组的重要标记。

LINEs 长度为 5 000～7 000bp,重复拷贝数达 10^2～10^4 次。如 Kpn I 家族可由限制性内切酶 Kpn I 切割,分散于基因组中。这些序列构成转座因子(transposable element),使 DNA 可在基因组内由一条染色体转移到另一染色体上,其功能研究具有重要意义。

（三）线粒体基因组的 DNA 结构

线粒体 DNA（mtDNA）是独立于细胞核基因组之外的遗传物质，被称为"人类第 25 号染色体"，位于线粒体细胞器中。细胞中的 mtDNA 含量取决于该细胞对能量的需求，大部分体细胞含有 500～10 000 个 mtDNA。mtDNA 不与组蛋白结合，是裸露的闭合环状双链 DNA 分子（图 1-1-3）。根据其转录产物在 CsCl 中密度的不同分为重链（H 链，heavy chain）和轻链（L 链，light chain），外环的 H 链富含鸟嘌呤 G，内环的 L 链富含胞嘧啶 C。双链中有一小段三链的 D-loop 7S DNA，是 mtDNA 复制和转录的起始点。mtDNA 全长 16 569bp，共有 37 个基因：13 个编码氧化磷酸化酶亚基多肽链的基因、2 个编码线粒体核糖体的 rRNA 基因、22 个编码线粒体 tRNA 的基因。mtDNA 基因密度大，结构紧凑（与细菌 DNA 相似），没有内含子，也不含重复序列。已发现 mtDNA 的 100 多种不同的重排和 100 多种不同的点突变可导致人类疾病，常累及中枢神经系统和肌肉组织。由于线粒体具有母系遗传、复制分离及杂质性等特点，造成这些疾病的遗传表型各异。

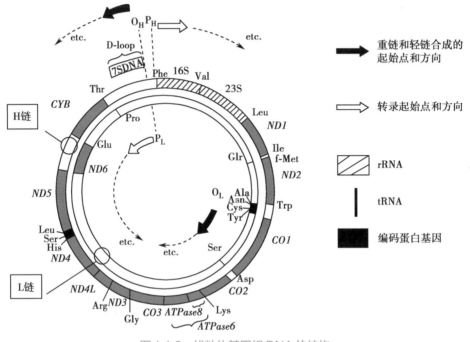

图 1-1-3　线粒体基因组 DNA 的结构

二、基因与 DNA 变异

人类基因组约有 2 万个蛋白质编码基因、6 千多个 RNA 基因和 1.2 万个假基因（pseudogene）。这些基因可以是一段有功能的连续 DNA 序列，也可以位于其他基因的内含子中，或是在同链或不同链 DNA 上相互重叠而共享的编码序列和／或调控元件；此外，许多基因的转录是可变剪接的，从而导致相同的基因产生不同的蛋白质分子。RNA 基因是非编码蛋白质基因，多数位于蛋白质编码基因之间，其 DNA 双链均可转录为非编码 RNA。随着研究的进展非编码 RNA 基因不断被鉴定，其中微 RNA（microRNA）基因就有千余个。在基因间距大的 DNA 序列中，非编码 RNA 基因进化高度保守，这些非编码 RNA 在干细胞多能化、细胞分化及染色质修饰等方面具有重要的调控功能。

（一）基因的基本结构

真核生物（包括人）的编码蛋白质基因与原核生物不同，编码序列不连续，被非编码序列间隔，故真核基因又称割裂基因（split gene）。人类的编码基因主要由外显子、内含子和侧翼序列组成（图 1-1-4）。

1. 外显子与内含子　外显子（exon）通常是指基因内的 DNA 编码序列，而内含子（intron）又称间插序列（intervening sequence, IVS）是指基因内的 DNA 非编码序列。内含子在转录生成成熟 mRNA 之前被剪切掉，因而成熟的 mRNA 中没有内含子序列。割裂基因的每个外显子与内含子的连接处都有一高度保守的共有序列，为剪接识别信号，即每个内含子 5′- 端的两个碱基都是 GT，3′- 端的两个碱基都是 AG，这种连接方式

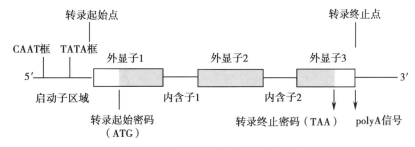

图 1-1-4　真核生物基因结构模式图

称为 GT-AG 法则（GT-AG rule），是真核生物基因表达时剪切内含子和拼接外显子的共有机制。基因一般由若干个外显子和内含子相间组成，外显子和内含子的长度变化很大。不同基因含有不同数目的外显子和内含子，一般基因越大，外显子越多，在转录时将耗费较多的时间和能量；高表达的基因通常会自然选择短的内含子。杜氏肌营养不良症（Duchenne muscular dystrophy，DMD）基因（其产生的蛋白质称为 dystrophin）全长 2.5Mb，由 79 个外显子及相应的内含子组成，cDNA 全长约 14kb，编码 427kDa 蛋白，是目前已知的人类最长的基因（图 1-1-5）。*DMD* 基因从开始转录到形成一条完整的 mRNA 大约需要 16 小时。

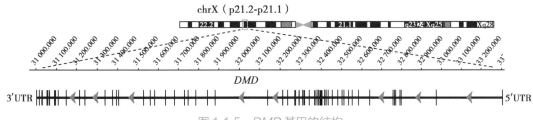

图 1-1-5　*DMD* 基因的结构

2. 侧翼序列与调控序列　每个结构基因的 5′- 端和 3′- 端两侧都有一段不被转录的 DNA 序列，它们自身不被转录和翻译，然而对基因的转录及表达具有重要的调控作用，称为侧翼序列（flanking sequence），包括 5′- 端的启动子、增强子、3′- 端的终止子等。一个基因不仅受近端侧翼的调控，还受一些远端调控序列的调控。

（1）启动子（promoter）：基因 5′- 端的一段特异 DNA 序列，一般位于转录起始点上游 −100～−200bp 范围。启动子内包含多个顺式作用元件，能与转录因子及 DNA 聚合酶结合，促进基因转录。

1）TATA 框（TATA box）：位于多数真核生物基因 5′- 端转录起始点上游 −19～−32bp 处，由高度保守的一致序列 TATAA（T）AA（T）7 个碱基组成，其中只有 2 个碱基可以变化。TATA 框能与转录因子 TBP（TATA-binding protein）结合，再与 RNA 聚合酶Ⅱ形成复合物，准确识别转录起始位点，启动基因转录。

2）CAAT 框（CAAT box）：位于转录起始点上游 −70～−80bp 范围内，由高度保守的一致序列 GGC（T）CAATCT 9 个碱基组成，其中仅有 1 个碱基可以变化。CAAT 框能与转录因子 CBF 结合，促进基因转录。

3）GC 框（GC box）：有些基因的启动子区没有 TATA 框和 CAAT 框，但富含 G 和 C 核苷酸序列，即具有一致序列为 GGCGGG 的 GC 框。GC 框能与转录因子 Sp1 结合，促进基因转录。

（2）增强子（enhancer）：一段短 DNA 序列元件（<30bp），能够与特异的转录因子结合，显著增强基因的转录活性。例如，SV40 病毒中的增强子可使旁侧的基因转录活性提高 100 倍。增强子与启动子的区别在于，启动子位于基因的 5′- 端，起始点相对恒定；而增强子可以位于基因的任何位置，并且其功能与位置和序列方向无关，可以是 5′ → 3′ 方向，也可以是 3′ → 5′ 方向。启动子和增强子之间可以形成 DNA 环，使增强子的结合蛋白质与启动子的结合蛋白质相互作用，增强基因的转录。

（3）沉默子（silencer）：一种使基因转录降低或关闭的负调控元件。它与增强子有许多相似的性质，其功能不受序列方向的影响，能远距离发挥调控作用，并可对异源基因的表达起作用。

（4）终止子（terminator）：由一段特定序列 AATAAA 和回文序列组成，AATAAA 为多聚腺苷酸（poly A）的附加信号，回文序列为转录终止信号，转录后形成发夹式结构，阻碍 RNA 聚合酶继续移动，转录终止。

（二）基因表达与调控

基因的功能通过基因表达来实现。基因表达（gene expression）指蕴含在基因 DNA 序列中的遗传信息通过转录（transcription）生成 mRNA，再通过翻译（translation）最终生成蛋白质的过程。转录和翻译是基因表达的两个主要阶段，基因是否表达及表达水平受表达调控的影响。遗传信息从 DNA 传递给 DNA，即完成 DNA 的复制过程；从 DNA 传递给 RNA，再从 RNA 传递给蛋白质，即完成遗传信息的转录和翻译的过程，这就是所有生物共同遵循的中心法则（central dogma）。然而，某些病毒（如烟草花叶病毒等）的 RNA 可以自我复制，即遗传信息从 RNA 传递给 RNA；某些病毒（如致癌病毒）还能以 RNA 为模板反转录成 DNA，即遗传信息从 RNA 传递给 DNA；这些都是对中心法则的补充（图 1-1-6）。

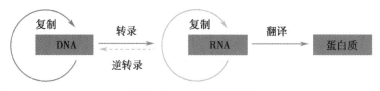

图 1-1-6 中心法则图解

1. 复制 DNA 复制是 DNA 合成的过程，即以原来的 DNA 为模板合成新的相同 DNA 分子，亲代 DNA 通过复制把储存的遗传信息随着细胞的分裂传递给子代或子细胞，在保持物种的延续及遗传的稳定性方面发挥重要作用。DNA 复制从特定位置开始，称为复制起始点（origin of replication，ori）。真核细胞的 DNA 复制有许多起始点，同时进行复制；在一个复制起点上进行的 DNA 复制区段称为一个复制单元或复制子（replicon）。复制子在复制起始后双向同时展开，在两侧形成复制叉（replication fork），相邻复制叉逐渐汇合相连，复制终止。参与 DNA 复制的酶有多种，包括 DNA 聚合酶（polymerase）α、β、γ、δ、ε，解旋酶（helicase），拓扑异构酶（topoisomerase），引物酶（primerase），连接酶（ligase），单链结合蛋白（single-stranded binding protein）等，故 DNA 复制的机制非常复杂。

DNA 复制的主要特点如下。

（1）半保留复制（semi-conservative replication）：DNA 复制过程中，DNA 双链被解旋酶分成两条单链，每一条 DNA 单链指导合成一条互补链，形成两个子代 DNA 双链。每个子代 DNA 双链的一条来自亲代 DNA，另一条为新合成的 DNA，因而复制过程是半保留的（图 1-1-7）。

（2）半不连续复制：DNA 复制过程中，以脱氧三磷酸核苷（dATP、dCTP、dGTP、dTTP，统称为 dNTPs）作为原材料，在 DNA 聚合酶的催化下合成新链。因为 dNTP 只能连接在多核苷酸链 3'-端碳原子的羟基上，所以 DNA 复制是按照 5'→3' 方向进行的。复制过程从特定的起始点开始，形成"Y"形复制叉，双链同时进行双向复制。一条新链以 3'→5' DNA 链为模板，按 5'→3' 方向连续复制，速度较快，复制完成较早，称为前导链；另一条新链以 5'→3' DNA 链为模板，无法按 3'→5' 方向连续复制，需先合成 100～1 000bp 的 DNA 片段，称为冈崎片段（Okazaki fragment），DNA 连接酶将这些冈崎片段连接起来，形成完整单链，复制完成较晚，称为后随链。只有前导链是连续复制的，后随链是不连续复制的，因而 DNA 复制是半不连续的（图 1-1-8）。

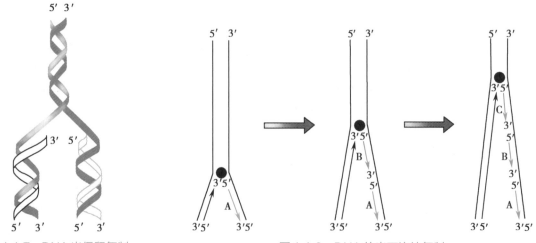

图 1-1-7 DNA 半保留复制　　　　　　图 1-1-8 DNA 的半不连续复制

2. 转录　转录是指基因在启动子和调控序列与转录因子的相互作用下,从转录起始点开始,以 DNA 双链中的一条链为模板,以 ATP、CTP、GTP、UTP 为原料,按照碱基互补的方式,由 RNA 聚合酶催化合成 RNA 单链的过程。转录过程发生在细胞核中,转录时模板 DNA 的方向为 3′ → 5′,转录产物 RNA 的合成方向为 5′ → 3′,RNA 的碱基序列与 DNA 模板链互补,与非模板链相同,只是将胸腺嘧啶 T 换成了尿嘧啶 U。因此,通常把非模板 DNA 链称为有义链(sense strand),模板 DNA 链称为反义链(antisense strand)。

真核细胞基因组中仅部分 DNA 依需要而被转录,转录产物包括编码 RNA 和非编码 RNA。编码 RNA 即信使 RNA(messenger RNA,mRNA),由 RNA 聚合酶Ⅱ催化合成。非编码 RNA 包括:①核糖体 RNA (ribosomal RNA,rRNA),由 RNA 聚合酶Ⅰ催化合成;②转运 RNA(transfer RNA,tRNA),由 RNA 聚合酶Ⅲ催化合成;③核内小 RNA(small nuclear ribonucleic acid,snRNA),由 RNA 聚合酶Ⅱ或Ⅲ催化合成;④微 RNA(microRNA)由 RNA 聚合酶Ⅱ催化合成。仅 mRNA 指导翻译成蛋白质,其他 RNA 不翻译成蛋白质,而是在 RNA 水平行使各自的生物学功能。成熟的 mRNA 是原始转录产物经过一系列加工而形成的合成多肽链的模板。加工过程一般包括剪接、加帽和加尾(图 1-1-9)。

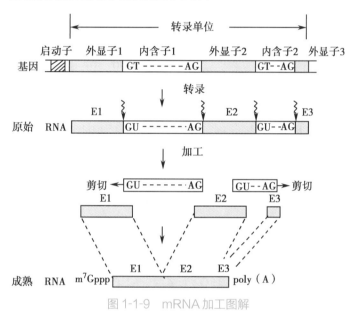

图 1-1-9　mRNA 加工图解

(1)剪接(splice):原始的 mRNA 转录产物又称核内异质 RNA(heterogenous nuclear RNA,hnRNA),由基因的外显子和内含子转录生成。剪接是在酶的作用下,将 hnRNA 中的非编码内含子序列切除,各个外显子序列按照特定的顺序拼接起来的过程,是转录加工过程中最关键的步骤。剪接发生在外显子与内含子交接处的 GT 和 AG,剪接起始的 GT 及相邻保守序列构成剪接供体位点(splice donor site),剪接终止的 AG 及相邻保守序列构成剪接受体位点(splice receptor site)。内含子末端 AG 上游约 40 个核苷酸处,有一段保守序列称为分支部位(branch site),该序列构成剪接信号,被细胞核内小核糖核蛋白(small nuclear ribonucleoprotein,snRNP)识别并结合于此处,形成剪接体(splicesome),切除内含子(图 1-1-10)。snRNP 由 snRNA(snRNAU1、snRNAU2、snRNAU4、snRNAU5 和 snRNAU6)与特定的蛋白质组成,snRNP 通过 RNA-RNA 碱基配对识别原始 RNA 转录物,从而实现剪接反应的特异性。

(2)加帽(capping):指转录时在 mRNA 转录物的 5′-端连接上一个甲基化帽,即 7-甲基鸟苷酸帽(图 1-1-11)。加帽封闭了 mRNA 的 5′-端,使该处不能再添加其他核苷酸;同

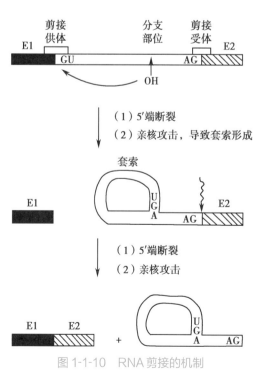

图 1-1-10　RNA 剪接的机制

7

时也保护 mRNA 转录物的 5′- 端，避免被磷酸酶和核酸酶消化，增强 mRNA 的稳定性。此外，加帽还有利于 mRNA 从细胞核运输到细胞质，有助于 mRNA 被细胞质中的核糖体小亚基识别。

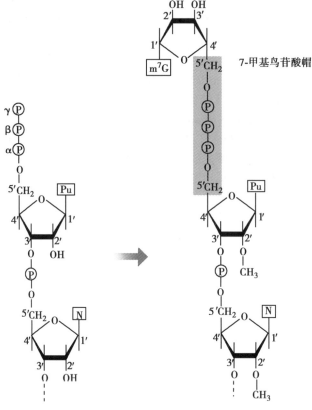

图 1-1-11 加帽图

（3）加尾（tailing）：指在加帽的同时，mRNA 转录物的 3′- 端在腺苷酸聚合酶催化下附加大约 200 个腺苷酸的长链，即多聚腺苷酸（poly A）尾，这一过程也称为多腺苷酸化（polyadenylation）。mRNA 转录物 3′- 端非编码区有一段 6 核苷酸序列 AAUAAA，为加尾信号，poly A 加在这段序列的下游 15～30bp 处（图 1-1-12）。poly A 的功能包括促进 mRNA 从细胞核向细胞质转运，避免 mRNA 被核酸酶降解，增强 mRNA 分子的稳定性，帮助核糖体识别 mRNA。

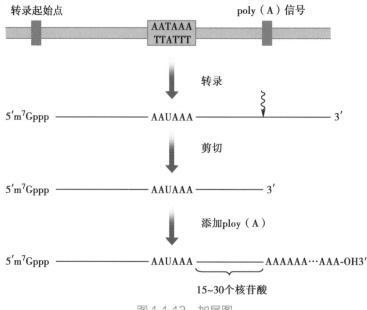

图 1-1-12 加尾图

3. 翻译　翻译是指 mRNA 将转录得到的遗传信息转译为多肽链的氨基酸序列,最终生成蛋白质的过程,即将 mRNA 的特定碱基排列顺序转变为多肽链的特定氨基酸排列顺序。翻译发生于细胞质核糖体,故成熟的 mRNA 需要从细胞核转运到细胞质,指导合成蛋白质多肽链。通常成熟的 mRNA 中间序列被翻译成氨基酸,而 5'-端和 3'-端多为第一个和最后一个外显子的序列,其中包含 5'-端加帽和 3'-端加尾的序列,不被翻译成氨基酸,称为 5'-端非翻译区(5'-untranslated region,5'-UTR)和 3'-端非翻译区(3'-untranslated region,3'-UTR)。

翻译是在 mRNA、tRNA 和核糖体三者的协同作用下合成多肽链的过程(图 1-1-13)。核糖体是 rRNA 和蛋白质组成的复合物,在真核生物中由 60S 大亚基和 40S 小亚基构成。40S 小亚基识别 mRNA 5'-端的"帽子"结构,移动起始密码子 AUG;60S 大亚基结合 40S 小亚基,mRNA 链横穿于大、小亚基之间。各种 tRNA 携带特异的氨基酸,tRNA 上的反密码子逐一识别 mRNA 上的互补密码子,精确地将对应的氨基酸添加到不断延长的多肽链上。整个过程依照进位、转肽、移位和脱落等步骤不断重复进行,直至识别到终止密码子(UAA、UAG 或 UGA),多肽链从核糖体上脱离,合成结束。多个核糖体能以同一条 mRNA 分子为模板,按不同的进度翻译出多条相同的多肽链。

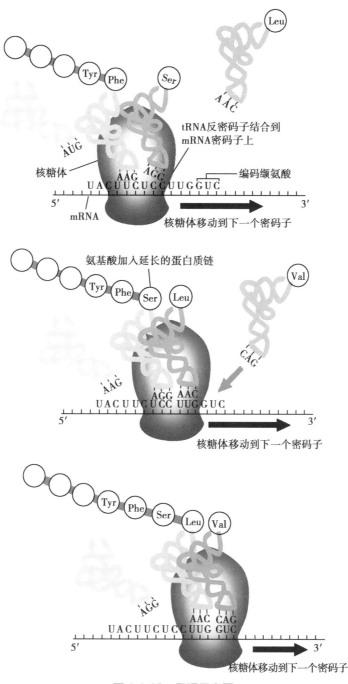

图 1-1-13　翻译示意图

（1）遗传密码的简并性：mRNA 分子由起始密码子 AUG 开始，从 5'- 端到 3'- 端方向，每 3 个连续的核苷酸组成一个遗传密码（genetic code），也叫三联体密码（triplet code）或密码子（codon），在 mRNA 翻译时可被解译成某一种特定氨基酸。核酸分子中有 4 种碱基，可以组合形成 64（4^3）个密码子，除外三个终止密码子尚有 61 个编码密码子。而氨基酸只有 20 种，因而不同的密码子可能编码同一种氨基酸，这种特性称为遗传密码的简并性（degeneracy）（表 1-1-1）。甲硫氨酸与色氨酸仅有一个密码子，亮氨酸、精氨酸和丝氨酸分别有 6 个密码子，其余氨基酸分别有 2～4 个密码子不等。mRNA 的密码子共有 64 个，但细胞质中 tRNA 的反密码子仅有 30 个，线粒体中 tRNA 的反密码子仅有 22 个，因此，关于密码子和反密码子的互补配对存在一个摆动假说（wobble hypothesis），即反密码子前两个碱基遵循 A-U 和 G-C 互补配对规律，但第 3 个碱基可以发生"摆动"出现 G-U 配对，这样在 mRNA 翻译过程中 tRNA 仍然能够有效地转运氨基酸。

表 1-1-1　遗传密码

第一个核氨酸（5'端）	第二个核苷酸								第三个核氨酸（3'端）
	U		C		A		G		
U	UUU	苯丙氨酸	UCU	丝氨酸	UAU	酪氨酸	UGU	半胱氨酸	U
	UUC	苯丙氨酸	UCC	丝氨酸	UAC	酪氨酸	UGC	半胱氨酸	C
	UUA	亮氨酸	UCA	丝氨酸	UAA	终止密码	UGA	终止密码	A
	UUG	亮氨酸	UCG	丝氨酸	UAG	终止密码	UGG	色氨酸	G
C	CUU	亮氨酸	CCU	脯氨酸	CAU	组氨酸	CGU	精氨酸	U
	CUC	亮氨酸	CCC	脯氨酸	CAC	组氨酸	CGC	精氨酸	C
	CUA	亮氨酸	CCA	脯氨酸	CAA	谷氨酰胺	CGA	精氨酸	A
	CUG	亮氨酸	CCG	脯氨酸	CAG	谷氨酰胺	CGG	精氨酸	G
A	AUU	异亮氨酸	ACU	苏氨酸	AAU	天冬酰胺	AGU	丝氨酸	U
	AUC	异亮氨酸	ACC	苏氨酸	AAC	天冬酰胺	AGC	丝氨酸	C
	AUA	异亮氨酸	ACA	苏氨酸	AAA	赖氨酸	AGA	精氨酸	A
	AUG*	甲硫氨酸	ACG	苏氨酸	AAG	赖氨酸	AGG	精氨酸	G
G	GUU	缬氨酸	GCU	丙氨酸	GAU	天冬氨酸	GGU	甘氨酸	U
	GUC	缬氨酸	GCC	丙氨酸	GAC	天冬氨酸	GGC	甘氨酸	C
	GUA	缬氨酸	GCA	丙氨酸	GAA	谷氨酸	GGA	甘氨酸	A
	GUG	缬氨酸	GCG	丙氨酸	GAG	谷氨酸	GGG	甘氨酸	G

注：* 或甲酰甲硫氨酸。

（2）翻译后修饰：翻译后生成的初始多肽链需要进一步加工修饰，才能形成具有一定空间结构和生物活性的蛋白质，这个过程称为翻译后修饰。主要包括氨基端脱甲酰基、氨基端乙酰化、多肽链磷酸化、糖基化以及多肽链切割等，还包括两条以上多肽链之间的连接和进一步折叠，以形成特定的空间构象等。例如，运输到溶酶体、高尔基复合体和浆膜的蛋白或细胞的分泌蛋白都要进行糖基化加工，即在某氨基酸侧链附加寡糖而成为糖蛋白；血浆蛋白、胃蛋白酶、多肽激素、神经多肽以及生长因子等都需要进行多肽链切割后，才能成为有生物活性的产物。所有的分泌型多肽都是先翻译成蛋白质前体，其氨基端的信号肽序列引导蛋白质前体定位于膜上，然后信号肽被切除。还有一些蛋白分子含有其他信号序列，如转录因子、DNA 聚合酶和 RNA 聚合酶等都含有细胞核定位信号，引导蛋白质从细胞质转运入细胞核，从而发挥生物学活性。

4. 基因表达的调控　人体的每个体细胞都含有完整的基因组，而实际上特定组织的体细胞中只有部分基因表达，并且不同的基因需要在不同的时期或条件下进行表达。基因的这种差异性表达成就了人体内形态和功能各异的细胞类型（>200 种），即细胞类型的区别并非所含的基因组不同，而在于基因的表达差异。如果基因在不恰当的时期或条件表达，或表达水平出现异常，均可能导致疾病。因此，认识基因的表达调控,对于探寻人类生命活动的本质以及疾病发生的机制具有重要意义。在大多数细胞中都表达的基因称为持家基因(housekeeping gene),如核糖体、染色体、细胞骨架的相关蛋白基因,约占基因总数的 20%。基因表达的调控涉及以下几个因素:①基因转录成 RNA 的速率;②RNA 的加工;③mRNA 的稳定性和降解速率;④mRNA 翻译为蛋白质的速率;⑤蛋白质翻译后的修饰;⑥蛋白质的稳定性和降解速率。

(1) 基因的转录调控:真核细胞的基因启动子中有一些保守序列,能够与转录因子特异性结合,调控基因的转录,这些保守的调控序列称为顺式作用元件(cis-acting element)。除了启动子区的 TATA 框、CAAT 框、GC 框外,其他顺式作用元件包括糖皮质激素应答元件(glucocorticoid response element,GRE)、雄激素应答元件(androgen response element,ARE)、血清应答元件(serum response element,SRE)、热激元件(heat shock element,HSE)等。与顺式作用元件相作用的转录因子又称反式作用因子(trans-acting factor)。"trans" 意味着转录因子转移到它们作用的位置,是相对于"cis"而言。现已发现许多不同的转录因子不仅与 DNA 靶序列相互作用,而且它们之间也有相互作用。只有少数转录因子能直接结合 DNA 序列,多数转录因子是通过蛋白质 - 蛋白质之间的相互作用形成复合体,再与 DNA 序列相互作用,从而实现基因的转录调控。转录因子与 DNA 顺式作用元件特异性结合的部位存在一些相似的结构域基序,分为 4 种类型,最常见的是螺旋 - 转角 - 螺旋(helix-turn-helix),由一个氨基酸短链连接 2 个 α 螺旋结构构成,其余 3 种分别为锌指蛋白(zinc finger)、亮氨酸拉链(leucine zipper)和螺旋 - 环 - 螺旋(helix-loop-helix)。

(2) 转录后调控:主要发生于 RNA 的加工和运输、mRNA 的翻译和降解等环节。真核基因转录产生的原始 mRNA 转录物并不只按一种方式剪接产生成熟 mRNA 分子,有些基因的原始 mRNA 转录物可以通过不同的剪接方式产生不同类型的 mRNA 剪接异构体,称为可变剪接(alternative splicing)。调控剪接的主要因子是 RNA 结合蛋白的 SR 家族(C 端含丝氨酸和精氨酸)和一些 snRNP 蛋白,它们能促进剪接体装配的每一环节结合于剪接增强子序列。不同的剪接异构体可以翻译合成不同的异构蛋白,如组织特异性异构蛋白、可溶性及膜结合异构蛋白等。可变剪接使一个基因编码生成多个不同转录产物和蛋白产物,是调控基因表达和产生蛋白质组多样性的重要机制,也是人类基因数量和蛋白质数量存在较大差异的重要原因。

真核生物许多基因 3′-UTR 可以有一个以上的多聚腺苷酸信号,能在不同的组织细胞中产生具有不同多腺苷酸化的 mRNA 转录物。不同多腺苷酸化的转录物呈现明显的组织特异性,如降钙素(calcitonin)基因在甲状腺组织表达为降钙素,是参与调节循环钙离子稳定的重要激素;而在下丘脑组织中却表达为降钙素相关肽(calcitonin gene-related peptide),具有神经调节和营养活性。

(3) microRNA 的调控:microRNA 是 RNA 介导的基因表达调控因子。基因组中的编码基因经 RNA 聚合酶Ⅱ转录为长约 1kb 的前体分子 pre-miRNA,在细胞核中被核酸内切酶 RNase Ⅲ-Drosha 和双链 RNA 结合蛋白 Pasha 处理成约 70bp 大小的茎环状 pre-miRNA,随后在细胞质中经 RNase Ⅲ结构域蛋白 Dicer 作用,剪切产生 18~24bp 的成熟 microRNA 双链。microRNA 可以与靶基因 mRNA 的 3′-UTR、5′-UTR 或内含子序列完全或不完全互补结合,降解 mRNA,抑制或激活翻译,起到调控基因表达的作用。

(4) 组蛋白翻译后修饰(histone post-translational modification,PTM):指一系列酶复合物催化完成的对组蛋白氨基酸残基的共价修饰,包括组蛋白乙酰化、甲基化、磷酸化、泛素化、SUMO 化等。组蛋白乙酰化(histone acetylation)程度是影响基因转录表达的重要因素。组蛋白乙酰化是指组蛋白 N- 端的赖氨酸在组蛋白乙酰转移酶作用下加上乙酰基,形成一个突出于核小体外的尾巴,使组蛋白对 DNA 的亲和力降低,致使染色质结构开放,易于基因表达。相反,组蛋白去乙酰化则抑制基因的转录。组蛋白甲基化(histone methylation)修饰是在组蛋白甲基化转移酶催化下使组蛋白的赖氨酸、精氨酸或组氨酸位点发生甲基化。组蛋白甲基化对转录调控的影响可以为正调控,也可以为负调控,其中 H3K4、H3K36 与 H3K79 的甲基化可以促进转录,H3K9、H3K27 和 H4K20 的甲基化则可以发挥转录抑制作用。

(5) DNA 甲基化(DNA methylation):在 DNA 甲基转移酶的催化下,由 S- 腺苷甲硫氨酸(SAM)作为甲基供体,CpG 位点的胞嘧啶 5′- 碳原子被加上甲基基团形成 5- 甲基胞嘧啶(5mC)。DNA 甲基化程度与基因的转录调控有关。一方面,由于 CpG 岛在真核基因启动子区域存在的普遍性,甲基化的 5mC 占位阻碍转录激活因子与启动子的结合;另一方面,CpG 岛的甲基化为一些甲基化依赖的转录因子如 MBD 家族、MECP 家族或其他抑制因子(如 YY1)提供了可能的结合位点,导致基因表达受到抑制。DNA 甲基化可以通过改变染色质结构、降低 RNA 聚合酶活性而抑制基因的表达。

（三）基因组变异

所有生物体 DNA 既要维持遗传的相对稳定性,又要有所变化。如果 DNA 一成不变,就不会有进化,因此,在人类进化过程中基因组发生可遗传的变异即基因组变异(genome variation)。变异产生的性状是进化过程中自然选择的对象,可以说变异是进化的原材料,选择是进化的动力。基因组变异是有害且不利于生存的,造成了群体的遗传负荷,也是导致各种遗传病和常见病的病因。变异既包括发生在细胞水平上染色体数目及结构的异常,即染色体畸变(chromosome aberration),也包括发生在分子水平上基因组 DNA 序列的变化,即基因组病(genome disease)。如果变异发生在 DNA 编码序列,即为基因突变(gene mutation)。自然界中 DNA 受到物理、化学及生物学因素的作用发生损伤,修复过程中出现错误导致自发突变(spontaneous mutation)。诱发突变(induced mutation)则是指在人为干涉下引起的基因突变。基因突变频率一般很低,高等生物的自发突变率约为每代每位点 $1\times10^{-10}\sim1\times10^{-5}$/ 配子,即每 10 万～100 亿个配子中可能发生一次突变,人类的突变频率约为每代每位点 1×10^{-6}/ 配子。突变不仅发生于生殖细胞,也可发生于体细胞。发生于生殖细胞的突变能够传递给后代个体,称为种系突变(germline mutation)。

1. 基因突变类型(图 1-1-14)

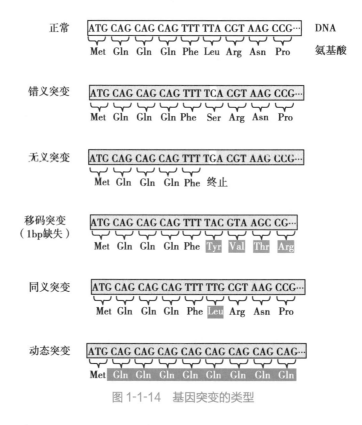

图 1-1-14 基因突变的类型

（1）点突变(point mutation):指 DNA 单个碱基或碱基对的改变,为最常见的突变。包括两种类型,一是不同嘌呤间或嘧啶间的相互置换,称为转换(transition);另一种是嘌呤与嘧啶间的相互置换,称为颠换(transversion)。碱基替换如果发生在基因外 DNA 序列中,一般不会产生异常;如果发生于基因调控区转录因子的顺式作用元件中,可能引起基因表达水平的改变;如果发生在基因的编码区,则可能改变转录和翻译的产物。点突变分为以下 4 种突变。

1）同义突变(same-sense mutation):由于遗传密码子存在简并性,碱基置换后密码子虽然发生改变,但所编码的氨基酸没有改变。同义突变常发生在三联密码子的第 3 个碱基,如密码子 GCA、GCG、GCC 和 GCU 均编码丙氨酸,它们的第 3 个碱基发生的突变就是同义突变,并不产生遗传表型突变效应。

2）错义突变(missense mutation):碱基置换后编码某个氨基酸的密码子变成另一种氨基酸的密码子,从而改变多肽链的氨基酸序列,影响蛋白质的功能。错义突变常发生在三联密码子的第 1 和第 2 个碱基,因而导致许多分子病和代谢病。例如,DNA 分子 TCA 的 T 突变为 G,使 mRNA 密码子 UCA 变成了 GCA,编码的氨基酸由丝氨酸变成了丙氨酸，从而影响蛋白质活性。

3）无义突变（non-sense mutation）：碱基置换后使原本编码氨基酸的密码子变成不编码任何氨基酸的终止密码子（UAG、UAA 或 UGA），使得多肽链的合成提前终止，肽链长度变短而成为无活性或异常活性的截短蛋白。例如，β 珠蛋白基因第 145 个密码子 TAT 突变成 TAA，使 mRNA 密码子变成 UAA 终止密码，翻译提前终止，生成缩短的 β 珠蛋白链，构成异常血红蛋白 Hb Mckees Rocks。

4）终止密码子突变（terminator codon mutation）：与无义突变相反，碱基替换后使某一终止密码子变成具有氨基酸编码功能的遗传密码子，使本应终止延伸的多肽链合成异常地持续进行。终止密码子突变会使多肽链长度延长，其结果也必然形成功能异常的蛋白质结构分子。

（2）移码突变（frame-shift mutation）：由于编码序列中插入（insertion）或缺失（deletion）一个或几个碱基（但不是 3 的倍数），使得插入或缺失点下游的三联密码子组合发生改变，造成突变点以后的全部氨基酸序列发生改变。移码突变引起蛋白质多肽链中的氨基酸组成和顺序发生多种变化，且都没有生物学活性。例如，α- 珠蛋白基因第 138 密码子 TCC 中 C 缺失，使得突变位点之后的密码子全部发生改变，生成的 α- 珠蛋白链从第 138 位氨基酸之后的序列异常，且氨基酸长度从 141 延长到 147 个，构成异常血红蛋白 Hb W。

（3）动态突变：某些单基因遗传性状的异常或疾病的发生，是由于 DNA 分子中某些短串联重复序列，尤其是基因编码序列或侧翼序列的三核苷酸重复扩增所引起。三核苷酸重复的次数可随着世代的传递而呈现逐代递增的累加突变效应，因而被称为动态突变（dynamic mutation）。已知的动态突变性疾病已超过 30 余种，如亨廷顿病、脆性 X 综合征、脊髓小脑性共济失调、强直性肌营养不良等。

2. 常见基因组变异

（1）单核苷酸多态性（single nucleotide polymorphism，SNP）：指人类基因组中单个核苷酸发生变异，2/3 是 C 向 T 的转换。SNP 是最常见的 DNA 多态性，占基因组变异的 90% 以上，平均每 500～1 000 个碱基对就有 1 个 SNP，多数分布于基因组非编码区，少数存在于基因的编码序列中。大多数 SNP 与其附近的 SNP 呈连锁不平衡；一条染色体上相邻的 SNP 组合称作单体型（haplotype），作为遗传标记在医学遗传学和药学等领域发挥重要作用。

（2）拷贝数变异（copy number variation，CNV）：指人类基因组中 1kb 以上的 DNA 片段插入、缺失或扩增及其相互组合所衍生的复杂基因组结构变异。据估计人类基因组中 CNV 占 9.5%，在基因组变异数据库收录和整理了已报道的 CNV。CNV 具有可遗传性、相对稳定性和高度异质性，在生物多样性和疾病易感性起重要作用。

基因的结构与变异（微课）

三、染色体与染色体畸变

染色体（chromosome）是遗传物质的载体，由 DNA 和蛋白质等构成，具有储存和传递遗传信息的作用。真核细胞的基因大部分存在于染色体上，基因在细胞分裂过程中随着染色体的分离而传递，从母细胞传给子细胞、从亲代传给子代。不同物种的染色体其数目、形态、大小各具特征，而同一物种的染色体形态结构和数目是恒定的，故染色体的数目和形态可以作为物种的标志。如果染色体发生数目或结构的异常，将会引起许多基因的缺失或重复，因而染色体病常表现为多种异常或畸形的综合征，又称为染色体异常综合征。

（一）人类染色体的基本特征

1. 染色质和染色体　人类染色体在不同的细胞周期执行不同的生理功能时展现出不同的存在形式，即染色质（chromatin）或染色体。染色质是细胞间期核内松散、伸展的 DNA 蛋白质纤维，而染色体则是细胞分裂期核内结构紧密盘绕折叠的 DNA 蛋白质纤维。在细胞从间期到分裂期的过程中，染色质通过螺旋化凝缩（condensation）成为染色体，而在细胞从分裂期到间期的过程中，染色体又解螺旋舒展成为染色质。

（1）染色质：电镜下染色质呈现串珠样结构，串珠间由细丝连接，每一个珠体与其旁边的珠间丝构成一个核小体（nucleosome）。核小体是染色质的基本结构单位。间期细胞核内染色质根据其所含的核蛋白分子螺旋化程度以及功能状态的不同，分为常染色质（euchromatin）和异染色质（heterochromatin）；X 染色质是一种兼性异染色质（facultative heterochromatin），位于正常女性间期细胞核中紧贴核膜内缘、直径约为 1μ 的深染椭圆形小体，又称 X 小体（Bar 小体）。Y 染色质是组成性异染色质（constitutive heterochromatin），正常男性间期细胞用荧光染料染色后，在细胞核内可出现一强荧光小体，直径为 0.3μm 左右，又称为 Y 小体（表 1-1-2）。

表 1-1-2 常染色质与异染色质的特性比较

特征	常染色质	异染色质
分布	占染色体的绝大部分	占染色体的少部分,主要分布在着丝粒区、端粒、核仁形成区
染色	着色较浅	着色较深
凝缩程度	折叠疏松	折叠紧密
固缩行为	间期解螺旋,分裂期发生螺旋化	异固缩(正、负异固缩)
DNA 复制	复制较早	复制较晚
组成特性	含单一和重复序列,能转录	兼性异染色质(能转录)、组成性异染色质(不能转录),X 染色质、Y 染色质
化学组成	无差别	无差别

(2)染色体:染色体由染色质经过多级螺旋包装形成的。因此,核小体是染色质和染色体的基本结构单位。核小体由核心颗粒(core particle)和连接区(linker)两部分组成,其核心颗粒是由 4 种组蛋白(H2A、H2B、H3、H4 各 2 个分子)组成的八聚体及缠绕在八聚体表面的 DNA 双螺旋所构成,直径约 11nm。缠绕核心颗粒的 DNA 长约 146bp,约缠绕了 1.75 圈,称为核心 DNA,两个核心颗粒之间连接区的 DNA 约长 60bp,组蛋白 H1 位于连接区 DNA 的表面。无数个核小体通过一条 DNA 链串联起来,形成串珠状的纤维,是染色体的一级结构;串珠状纤维进一步螺旋化形成螺线管(solenoid),是染色体的二级结构;螺线管进一步螺旋化形成超螺线管(super solenoid),是染色体的三级结构;由超螺线管再进一步缠绕和折叠形成了有丝分裂中期的染色体,是染色体的四级结构。经过这样几级包装,染色体的 DNA 从几厘米压缩到几微米,其长度约缩小为原来的万分之一(图 1-1-15)。

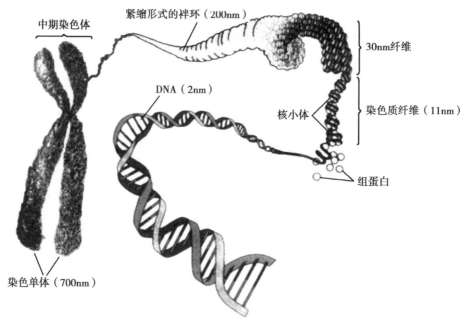

图 1-1-15 染色质包装成染色体

2. 染色体的形态特征和命名 真核生物的一个正常生殖细胞(配子)中所含的全套染色体称为一个染色体组,含有一个染色体组的细胞称为单倍体(haploid),以 n 表示;含有两个染色体组的细胞称为二倍体(diploid),以 $2n$ 表示。人类正常生殖细胞(精子或卵子)中的染色体数为 23 条,即 $n=23$ 条;而正常体细胞中的染色体数目是 46 条,即 $2n=46$。染色体数目是恒定的,其形态特征也相对稳定,因而人类细胞遗传学命名的国际体制(An International System for Human Cytogenetics Nomenclature, ISCN)确定了一个统一识别和描述人类染色体的标准。

（1）染色体形态特征：在细胞有丝分裂中期，人类染色体的形态最典型、最易辨认、最好区别，是分析染色体的最好阶段。因此，体外培养细胞包括外周血淋巴细胞、骨髓细胞、胎儿绒毛标本、羊水胎儿细胞等标本，经过秋水仙素对纺锤丝蛋白合成的抑制作用，使细胞分裂停止在中期，达到细胞分裂同步化。获得大量分裂中期细胞后，进行低渗液处理，使细胞体积膨大，染色体松散；再经固定液固定处理后滴片，并用Giemsa 染料染色，得到非显带中期染色体标本。每一中期染色体都具有两条染色单体（chromatid），互称姐妹染色单体，它们均含有完整的 DNA 双螺旋链。两条单体之间由着丝粒（centromere）相连接，着丝粒处的缩窄部分称为主缢痕（primary constriction）。着丝粒是纺锤体附着的部位，在细胞分裂中与染色体的运动密切相关，失去着丝粒的染色体片段通常不能在分裂后期向两极移动而丢失。着丝粒将染色体划分为短臂（p）和长臂（q）两部分。在短臂和长臂的末端有端粒（telomere），能维持染色体形态结构的稳定性和完整性。在某些染色体的长、短臂上还可见缩窄部分为次缢痕（secondary constriction）。人类近端着丝粒色体的短臂末端有一球状结构为随体（satellite），随体柄部为缩窄的次缢痕。

（2）非显带染色体核型：核型（karyotype）是指一个体细胞中的全部染色体，按其大小、形态特征顺序排列所成的图像。人类中期染色体根据着丝粒位置可以分为中着丝粒染色体（metacentric chromosome）、近中着丝粒染色体（submetacentric chromosome）和近端着丝粒染色体（acrocentric chromosome）。ISCN 将有丝分裂中期染色体按照长度和着丝粒位置分为 23 对、7 个组，其中第 1～22 对为常染色体（autosome），是男性和女性共有的 22 对染色体；其余一对随男、女性别而异，为性染色体（sex chromosome），女性为 XX，男性为 XY。正常女性的核型描述为 46，XX；正常男性的核型描述为 46，XY（图 1-1-16 和表 1-1-3）。

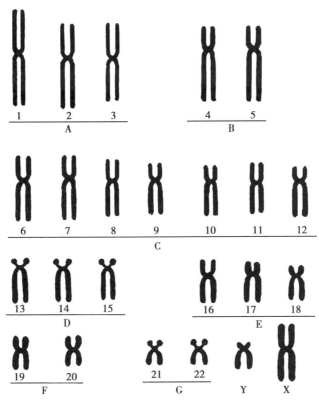

图 1-1-16　正常男性核型模式图（非显带标本）

表 1-1-3　人类染色体分组及形态特征（非显带标本）

组号	染色体号	形态大小	着丝粒位置	随体	副缢痕	可鉴别程度
A	1～3	最大	中央着丝粒（1、3 号）	无	1 号常见	
			亚中着丝粒（2 号）			可鉴别

续表

组号	染色体号	形态大小	着丝粒位置	随体	副缢痕	可鉴别程度
B	4～5	次大	亚中着丝粒	无		难鉴别
C	6～12, X	中等	亚中着丝粒	无	9号常见	难鉴别
D	13～15	中等	近端着丝粒	有		难鉴别
E	16～18	小	中央着丝粒（16号）	无	16号常见	16号可鉴别
			亚中着丝粒（17、18号）			17、18号难鉴别
F	19～20	次小	中央着丝粒	无		难鉴别
G	21～22, Y	最小	近端着丝粒	21、22有		难鉴别
				Y无		

（3）显带染色体核型：染色体显带（chromosome banding）是染色体标本经过一定程序处理后，用特定染料染色，使染色体显现明暗或深浅相间的横行带纹；不同染色体显现出不同带纹，从而构成染色体的带型（banding pattern）。一般认为，易着色的阳性带为富含 A-T 的染色体节段；相反不易着色的阴性带为富含 G-C 的染色体节段。染色体显带技术主要有 G- 显带、C- 显带、Q- 显带、R- 显带、T- 显带和 N- 显带（详见"第二章遗传病诊断基本技术"）。ISCN 将每条显带染色体划分为若干个区，每个区（region）又包括若干条带（band）甚至亚带。每一条染色体都以着丝粒为界标，分成短臂（p）和长臂（q）。区的序号从着丝粒为起点，分别向长臂和短臂由近向远依次为 1 区、2 区等；作为界标的带属于以远区，为该区 1 带；被着丝粒一分为二的带，分别归属于长臂和短臂，标记为长臂的 1 区 1 带和短臂的 1 区 1 带（图 1-1-17）。描述某一染色体带时需要写明以下 4 个内容：①染色体序号；②臂的符号；③区的序号；④带的序号及亚带的序号。例如：1p31 表示第 1 号染色体、短臂、3 区、1 带；2q31.2 表示第 2 号染色体、长臂、3 区、1 带、2 亚带。表 1-1-4 为 ISCN 制订的统一命名符号和术语。

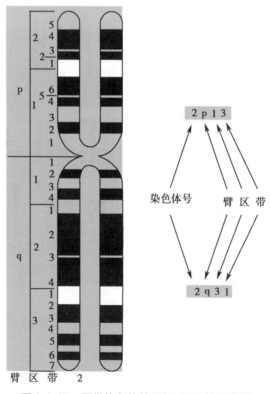

图 1-1-17　显带染色体的界标、区和带示意图

表 1-1-4 核型分析中常用符号和术语

符号和术语	意义	符号和术语	意义
A～G	染色体组的名称	mal	男性
1～22	常染色体号序	＋或－	在染色体和组的符号前表示染色体或组内染色体增加或减少;在染色体臂或结构后面,表示这个臂或结构的增加或减少
→	从……到……		
/	表示嵌合体	?	染色体分类或结构情况不明
AⅠ	第一次减数分裂后期	mar	标记染色体
AⅡ	第二次减数分裂后期	mat	母源的
ace	无着丝粒断片(见 f)	min	微小体
cen	着丝粒(2.3.2, 4.3.2.1)	mn	众数
chi	异源嵌合体	mos	嵌合体
:	断裂	p	短臂
::	断裂与重接	pat	父源的
ct	染色单体	ph	费城染色体
del	缺失	pro	近侧
der	衍生染色体	psu	假
dic	双着丝粒	q	长臂
dir	正位	qr	四射体
dis	远侧	r	环状染色体
dmin	双微体	rec	重组染色体
dup	重复	rcp	相互易位
e	交换	rea	重排
end	(核)内复制	rob	罗伯逊易位
f	断片	s	随体
fem	女性	t	易位
fra	脆性部位	ter	末端
g	裂隙	tan	串联易位
h	副缢痕	tr	三射体
i	等臂染色体	tri	三着丝粒
ins	插入	var	可变区
inv	倒位		
MⅠ	减数第一次分裂中期		
MⅡ	减数第二次分裂中期		

（二）染色体数目异常

染色体数目的恒定对于维持物种的稳定性具有重要意义,染色体数目是物种鉴定的重要标志之一。例如,正常人体细胞中染色体数目为 46,小鼠为 40,果蝇为 8。如果人类某一条染色体数目发生增加或减少(非整倍体改变),或染色体组的成倍增减(整倍体改变),都属于染色体数目异常。

1. 整倍体 染色体的数目变化是单倍体(n)的整数倍,即以 n 为基数成倍地增加或减少,称为整倍体(euploid)。超过二倍体的整倍体称为多倍体(polyploid)。例如,在 $2n$ 的基础上如果增加一个染色体组(n),则染色体数为 $3n$,即为三倍体(triploid);若增加 2 个 n,则染色体数为 $4n$,即四倍体(tetraploid);若减少一个 n,则称为单倍体(haploid)。

在自发流产的胎儿中,染色体畸变者占 42%。其中三倍体占 18%,四倍体占 5%,可见 $3n$ 是流产胎儿中常见的类型。只有极少数 $3n$ 的个体能存活到出生,存活者多为 $2n/3n$ 的嵌合体。一般认为,$3n$ 胎儿引发流产的原因是在胚胎发育过程中,细胞有丝分裂时会形成三极纺锤体,造成染色体在细胞分裂中、后期的分布和分配紊乱,最终导致子细胞中染色体数目异常,严重干扰胚胎的正常发育而引起流产。4n 比 3n 更为罕见,多发生在流产的胚胎中,且往往是 4n/2n 嵌合体。

整倍体畸变的机制主要包括双雌受精、双雄受精、核内复制和核内有丝分裂;3n 形成的主要原因是双雄受精或双雌受精;4n 形成的主要原因是核内复制或核内有丝分裂。

(1)双雄受精(dispermy):指一个正常的卵子同时与两个正常的精子结合。每个正常精子都具有一个染色体组,故当 2 个精子同时与 1 个正常卵子结合时,将 2 个染色体组同时带入这一卵细胞,形成的合子就含有 3 个染色体组(3n),可产生 69,XXX、69,XXY 和 69,XYY 三种类型的受精卵(图 1-1-18)。

(2)双雌受精(digyny):指一个二倍体的异常卵子与一个正常的精子发生受精,从而形成一个 3n 的合子。异常的 2n 卵细胞的产生多为卵细胞在第二次减数分裂过程中,由于某种原因使次级卵母细胞未形成第二极体,故应分裂到第二极体中的染色体组仍然保留在卵细胞中。当它与 1 个正常的精子结合后,就会产生含有 3 个染色体组的合子(3n),可产生 69,XXX 或 69,XXY 两种核型的受精卵(图 1-1-18)。

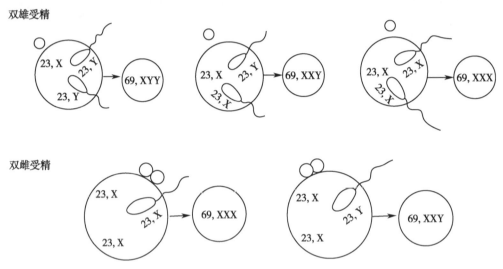

图 1-1-18 双雌受精与双雄受精

(3)核内复制(endoreduplication):是指在一次细胞分裂过程中,DNA 连续复制了两次,而细胞只分裂了一次,由此形成的两个子细胞都是四倍体。核内复制引发 4n 是肿瘤细胞常见的染色体异常特征之一。

(4)核内有丝分裂(endomitosis):是指细胞分裂过程中,染色体正常复制了一次,但至分裂中期时核膜仍未破裂和消失,也无纺锤体的形成,细胞分裂未能进入后期和末期,最终未能实现细胞质的分裂,致使细胞内含有 4 个染色体组,产生 4n。

2.非整倍体 如果一个体细胞的染色体数目增加或减少了一条或数条,这种细胞或个体称为非整倍体(aneuploid),是临床上最常见的染色体异常类型。非整倍体可分为亚二倍体(hypodiploid)以及超二倍体(hyperdiploid)。

(1)亚二倍体:指体细胞中染色体数目少了一条或数条,即在正常 2n 的基础上,减少了一条或几条染色体,可写作 2n-m(其中 m<n)。人体若某对染色体少了一条,细胞染色体数目为 45,即构成单体(monosomy)。临床常见的单体是 X 染色体的单体综合征,即女性特纳综合征,核型为 45,X。缺少一条性染色体,胚胎绝大多数在胚胎期流产,只有少数可存活,但会有性腺/外生殖器不发育、无生殖细胞形成、副性征不发育等临床症状,并且合并身材矮小、蹼颈、肘外翻等畸形。对于常染色体而言,整条染色体的丢失会造成基因组的严重失衡,即使是最小的 21 号和 22 号染色体单体也难以存活。

(2)超二倍体:指体细胞中染色体数目多了一条或数条,即在正常 2n 的基础上,增加了一条或几条染色体,可写作 2n+m(其中 m<n)。人体若某对染色体多了一条,细胞内染色体数目为 47,即构成三体(trisomy),是人类染色体数目异常中最常见、种类最多的一类畸变。目前,所有的染色体三体均有被检出,因而增加一条染色体的危害似乎要轻于缺失一条染色体。染色体的增加,特别是较大染色体的增加,也会造成关键基因的剂量失衡而破坏或干扰胚胎的正常发育,故绝大部分常染色体三体只见于早期流产的胚胎或胎儿,少数病例可存活

至出生，但多数寿命不长并伴有各种严重畸形。性染色体三体则与常染色体相比有更高的"耐受性"，如X-三体（47，XXX）的女性外观基本正常，生殖器官及生育能力也大多正常，部分患者可能表现出月经失调或闭经。但对于男性，无论是增加X染色体还是Y染色体都可能影响睾丸的发育，引起性征、体格和性格的改变。

体细胞中染色体增加一条以上，即三体以上的非整倍性改变统称为多体（polysomy），如四体、五体等。多体常发生于性染色体，如48，XXXX、48，XXXY、48，XXYY、49，XXXXX、49，XXXYY等。若体细胞中一对同源染色体同时发生缺失，即减少了一对同源染色体（2n-2），称为缺体（nullosomy），通常不能存活。

（3）嵌合体和假二倍体：同一个体内存在两种或以上核型的细胞，这样的个体称为嵌合体（mosaic）。例如，46，XX/47，XXY、45，X/46，XX等。嵌合体可以是数目异常之间的嵌合，或结构异常之间的嵌合，或数目和结构异常之间的嵌合。如果体细胞中有的染色体数目增加，有的染色体数目减少，并且增加和减少的染色体数目相等，此时虽然染色体总数仍然是2n（46条），但并不是正常的二倍体核型，这样的个体称为假二倍体（pseudodiploid）。

（4）非整倍体产生的机制：多数是由于在生殖细胞成熟过程或受精卵早期卵裂过程中发生了染色体不分离或染色体丢失。

1）染色体不分离（nondisjunction）：在细胞分裂中、后期时，如果某一对同源染色体或姐妹染色单体没有彼此分离而同时进入一个子细胞，则所形成的两个子细胞中，一个因染色体数目增多而成为超二倍体，另一个则因染色体数目减少而成为亚二倍体，这种现象称为染色体不分离。染色体不分离可以发生于细胞增殖的有丝分裂过程，也可以发生于配子形成的减数分裂过程。

有丝分裂不分离（图1-1-19）：在受精卵卵裂早期有丝分裂时发生某一染色体的姐妹染色单体不分离，可产生由2种或3种细胞系组成的嵌合体。嵌合体的类型和比例取决于染色体不分离发生的早晚：不分离发生于初次卵裂，则形成具有两种不同核型细胞的嵌合体（47/45），两者各占50%；不分离发生于第二次卵裂及以后，可形成具有3种不同核型细胞的嵌合体（46/47/45）。不分离发生得越晚，正常2n核型细胞的比例越大，临床症状也相对越轻。此外，亚二倍体（45）细胞由于缺少一条染色体，尤其是常染色体，导致生存能力下降而被淘汰。因此，临床上多见常染色体46/47型嵌合体，46/47/45则较为罕见，而性染色体各种嵌合体核型都可能出现，如45，X/46，XX/47，XXX、45，X/46，XY/47，XXY等。

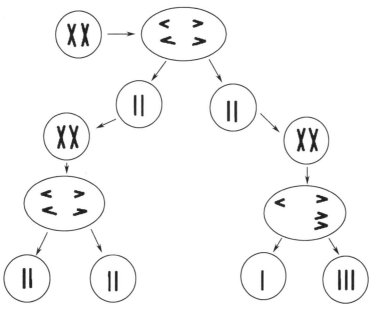

图1-1-19　有丝分裂染色体不分离

减数分裂不分离（图1-1-20）：在配子第一次减数分裂时，如果某一对同源染色体发生不分离而同时进入一个子细胞核，那么所形成的配子中，1/2有24条染色体（n+1），1/2有22条（n-1），与正常配子受精后分别形成超二倍体或亚二倍体。如果在第二次减数分裂时发生染色体不分离，则形成的配子中1/2为正常n，1/4为（n+1），1/4为（n-1），正常受精后分别产生正常二倍体、超二倍体和亚二倍体。临床上的减数分裂期染色体不分离多发生于第一次减数分裂后期,正常2n夫妇其中一方在形成生殖细胞时染色体发生不分离,受精后亚二倍体胚胎多不能存活,出生的后代一般为三体。

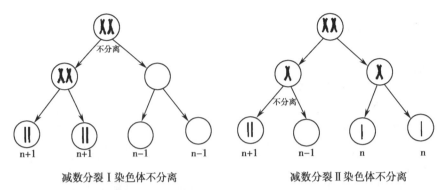

减数分裂Ⅰ染色体不分离　　　　　　　　减数分裂Ⅱ染色体不分离

图 1-1-20　减数分裂染色体不分离

2)染色体丢失(chromosome loss):又称染色体分裂后期延滞(anaphase lag),是指在细胞有丝分裂过程中,某一染色体的着丝粒未与纺锤丝相连,不能移向两极,或发生移动迟缓,滞留在细胞质中分解消失,最终形成的新细胞丢失该条染色体而成为亚二倍体。染色体丢失也是嵌合体形成的一种方式,是部分病例仅有两种不同核型细胞,如46,XX/45,X 或 46,XY/45,X,而无三种细胞并存的原因。

（三）染色体结构异常

染色体结构畸变(structural aberration)又称染色体重排(chromosomal rearrangement),是指在物理、化学、生物学和遗传学因素等多种因素的作用下,染色体发生断裂,断裂片段未在原位重接,而是移动位置与其他片段相接或丢失,即异常重接(rejoin),造成基因数目、位置或顺序发生改变。染色体重排后导致缺失、重复、易位、倒位、环状染色体、等臂染色体以及双着丝粒染色体等染色体结构畸变。按照ISCN的统一规定,染色体结构畸变的核型描述方法有简式和详式两种:简式核型描述为染色体总数、性染色体组成、缩写字母表示的异常类型(表1-1-4),并在第一个括弧内写明染色体序号,第二个括弧内写明断裂点发生的臂、区、带号;详式与简式不同之处在于第二个括弧中不仅描述断裂点,还描述重排染色体带的组成。常见染色体结构畸变的类型如下:

1. 缺失(deletion)　指染色体片段发生丢失,使得位于这个片段内的基因也随之发生丢失。可根据染色体断裂点的数目和位置分为末端缺失(terminal deletion)和中间缺失(interstitial deletion)两类。

(1)末端缺失:指染色体臂发生断裂后未能重接,无着丝粒的片段不能与纺锤丝相连,在细胞分裂后期未能移向两极而发生丢失。如图1-1-21A所示,1号染色体长臂2区1带发生断裂,其远端片段(q21 → qter)丢失,残余的染色体由短臂末端至长臂2区1带构成,染色体末端丢失造成了部分单体。该例结构畸变的简式为46,XX(XY),del(1)(q21);详式为46,XX(XY),del(1)(pter → q21:)。

(2)中间缺失:指一条染色体的同一臂内发生两次断裂,两个断点之间的无着丝粒片段丢失,两个断端重接。如图1-1-21B所示,3号染色体长臂q21和q25发生两处断裂,中间片段丢失,两端片段重接。该例结构畸变的简式为46,XX(XY),del(3)(q21q25);详式为46,XX(XY),del(3)(pter → q21::q25 → qter)。

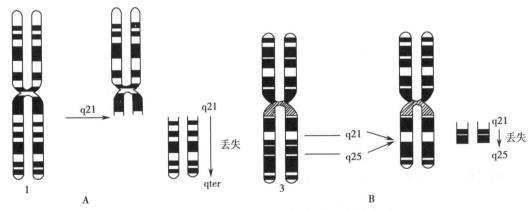

图 1-1-21　染色体末端缺失（A）与中间缺失（B）

2．重复（duplication） 染色体上部分片段增加了一份以上，使得这些片段内的基因随之增加了一份或几份。可分为顺接重复、反接重复以及同臂重复、异臂重复等（图1-1-22）。重复发生的原因包括同源染色体之间的不等交换、染色单体之间的不等交换、染色体片段的插入等。

3．倒位（inversion） 同一染色体发生两次断裂，两断点之间的片段旋转180°后重接，造成染色体上基因的顺序发生重排。染色体的倒位可根据断裂点发生在同一臂内或两臂之间，分为臂内倒位（paracentric inversion）和臂间倒位（pericentric inversion）。

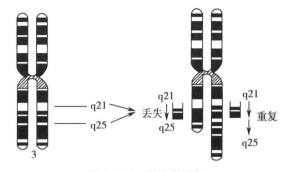

图1-1-22 染色体重复

（1）臂内倒位：指同一臂内（长臂或短臂）发生两次断裂，中间片段旋转180°后重接。如图1-1-23A所示，1号染色体短臂p22和p34同时发生断裂，中间片段倒转后重接，形成一条臂内倒位的1号染色体。该例结构畸变的简式为46，XX（XY），inv（1）（p22p34）；详式为46，XX（XY），inv（1）（pter → p34::p22 → p34::p22 → qter）。

（2）臂间倒位：指一条染色体的长臂和短臂各发生一次断裂，中间片段旋转180°后重接。如图1-1-23B所示，4号染色体的短臂p15和长臂q21同时发生断裂，中间片段倒转后重接，形成一条臂间倒位的4号染色体。该例结构畸变的简式为46，XX（XY），inv（4）（p15q21）；详式为46，XX（XY），inv（4）（pter → p15::q21 → p15::q21 → qter）。

倒位染色体在减数分裂同源染色体联会时，如倒位片段很小，倒位片段可能不发生配对，其余区段配对正常；如倒位片段很长，倒位的染色体可能和正常的染色体配对，形成一个倒位环（inversion loop），产生4种类型的配子，一种为正常的，一种为倒位的，另两种则存在部分缺失和重复形成异常胚胎。

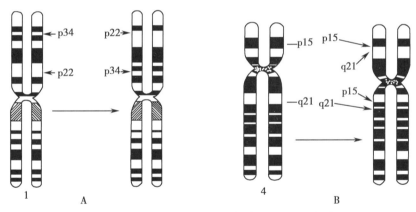

图1-1-23 染色体臂内倒位（A）与臂间倒位（B）

4．易位（translocation） 一条染色体的断裂片段重接到另一条染色体的臂上，称为易位。易位是最常见的结构畸变，包括相互易位（reciprocal translocation）、罗伯逊易位（Robertsonian translocation，罗氏易位）等。

（1）相互易位：两条染色体分别发生断裂，断裂片段相互交换位置后重接，形成两条衍生染色体（derivation chromosome）。若相互易位仅改变染色体的位置，而染色体片段并无增加或减少，称为平衡易位（balanced translocation）。平衡易位的携带者虽然外观正常，但易位的染色体在减数分裂同源染色体联会时会形成四射体，形成18种配子，仅一种是正常的，一种是平衡易位的，其余16种都是不平衡的，因而大部分胚胎都将因为（部分）单体或（部分）三体而导致流产、死胎或畸形儿。如图1-1-24所示，2号染色体长臂q21和5号染色体长臂q31同时发生断裂，两个断裂片断交换位置后重接，分别形成衍生的2号和5号染色体，即der（2）和der（5）。该例结构畸变的简式为46，XX（XY），t（2；5）（q21；q31）；详式为46，XX（XY），t（2；5）（2pter → 2q21::5q31 → 5qter；5pter → 5q31::2q21 → 2qter）。

（2）罗伯逊易位：又称着丝粒融合（centric fusion），是发生于近端着丝粒染色体之间的一种易位。两个近端着丝粒染色体在着丝粒部位或附近发生断裂，两者的长臂在着丝粒处重接，形成一条由长臂组成的衍生染色体，短臂形成的小染色体由于缺乏着丝粒或完全由异染色质构成，往往于第二次分裂时丢失。由长臂构成的染色体几乎包含了两条染色体的全部基因，因而罗氏易位携带者虽然仅有 45 条染色体，其表型一般正常，只是在配子形成时才会出现异常，造成流产或死胎等。如图 1-1-25 所示，14 号染色体长臂 q11 和 21 号染色体的短臂 p11 同时发生断裂，两条长臂在着丝粒部位融合连接，形成的衍生染色体包含了 21 号染色体的 21p11 → qter 节段和 14 号染色体的 14q11 → qter 节段，短臂部分丢失。该例结构畸变的简式为 45，XX（XY），−14，−21，+t（14；21）（q11；p11）；详式为 45，XX（XY），−14，−21，+t（14；21）（14qter → 14q11∷21p11 → 21qter）。

（3）复杂易位：是指断裂和重接涉及三条以上的染色体，常形成数条衍生染色体。

5. 环状染色体（ring chromosome） 一条染色体的长臂和短臂同时发生断裂，含有着丝粒的中间片段两断端发生重接，形成环状染色体。如图 1-1-26 所示，2 号染色体的 p21 和 q31 分别发生断裂，断点远端的两个末端片段丢失，含有着丝粒的中间片段两断端相接形成环状 2 号染色体。该例结构畸变的简式为 46，XX（XY），r（2）（p21q31）；详式为 46，XX（XY），r（2）（p21 → q31）。

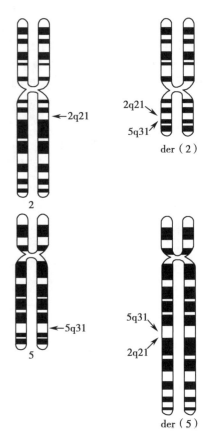

图 1-1-24 染色体相互易位

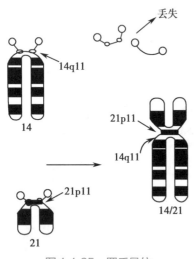

图 1-1-25 罗氏易位

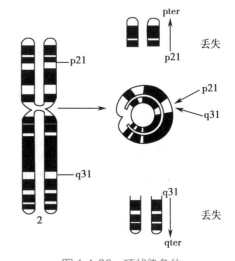

图 1-1-26 环状染色体

6. 双着丝粒染色体（dicentric chromosome） 两条染色体同时发生一次末端缺失后，两个具有着丝粒的片段断端重接，形成一条双着丝粒染色体。如果该染色体在细胞分裂时被纺锤丝拉向相反的两极，则会形成染色体桥（chromosome bridge），发生染色体断裂或者阻碍两个子细胞分裂而产生四倍体。如图 1-1-27 所示，6 号染色体的 q22 和 11 号染色体的 p15 分别发生了断裂，两个具有着丝粒的片段断端相互连接，形成了一条衍生的双着丝粒染色体。该例结构畸变的简式为 46，XX，dic（6；11）（q22；p15）；详式为 46，XX，dic（6；11）（6pter → 6q22∷11p15 → 11qter）。

7. 等臂染色体（isochromosome） 一条染色体的两臂在形态和遗传结构上完全相同。等臂染色体的产生一般是由于细胞分裂时，连接两条姐妹染色单体的着丝粒未发生正常的纵裂，而是发生了异常横裂，则长臂和短臂各自形成一条等臂染色体，即形成了一条具有两个长臂和一条具有两个短臂的等臂染色体。如

图 1-1-28 所示,具有两个长臂的等臂 X 染色体的简式为 46,X,i(Xq);详式为 46,X,i(X)(qter → cen → qter);
具有两个短臂的等臂 X 染色体的简式为 46,X,i(Xp);详式为 46,X,i(X)(pter → cen → pter)。

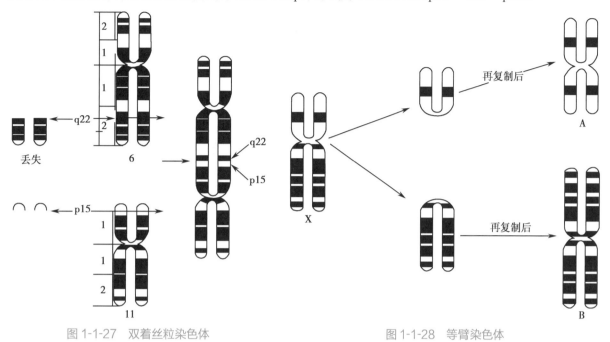

图 1-1-27　双着丝粒染色体　　　　　　　　　　　　　　　　　　　　图 1-1-28　等臂染色体

8. 插入(insertion)　一条染色体发生两处断裂,另一条染色体发生一处断裂,前者的断裂片段插入到后
者断裂点位置形成衍生染色体,前者的两个断端重接形成中间缺失的染色体。插入实际上也是一种涉及两
条染色体三次断裂的易位。插入可以是正向插入(图 1-1-29A),即插入片段在新的位置上保持原来的带序;
也可以是反向插入,即倒转了 180° 后插入(图 1-1-29B)。

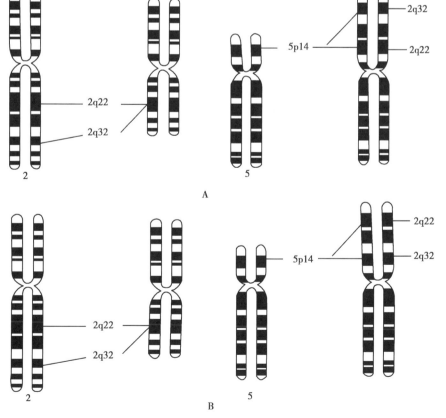

图 1-1-29　正向插入(A)与反向插入(B)

9. 标记染色体（marker chromosome）　指形态上可辨认，但又无法确定其来源或特征的染色体，用 mar 简示。若该染色体仅部分可由显带识别，则其无法识别部分用"?"表示。

（四）X 染色体失活假说

正常女性的间期细胞核中紧贴核膜内缘有一个染色较深，大小约为 1m 的椭圆形小体，即 X 染色质（X chromatin）或 X 小体（图 1-1-30）。1961 年，Lyon 根据 X 染色质的特征和性畸形病例的观察，提出了 X 染色体失活假说（Lyon 假说）。

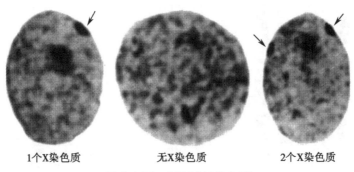

1个X染色质　　　无X染色质　　　2个X染色质

图 1-1-30　间期核 X 染色质

1. Lyon 假说的要点

（1）X 染色体失活发生在胚胎发育早期（人胚第 16 天），此时细胞数目约 5 000 个。

（2）X 染色体失活是随机的，异固缩的 X 染色体可能来自父亲，也可能来自母亲。

（3）X 染色体失活几乎完全的，女性体细胞仅一条有转录活性的 X 染色体，另一条 X 染色体不能转录。

（4）X 染色体失活是永久而克隆式的，某一特定细胞内的一条 X 染色体一旦失活，则该细胞分裂的所有子代细胞总是这一个 X 染色体失活，即如果父源 X 染色体发生失活，则其所有子细胞中失活的 X 染色体都是父源的，有活性 X 染色体都是母源的。因此，一个正常女性的体细胞中，有的细胞是父源 X 染色体失活，有的细胞是母源 X 染色体失活。失活是随机的，但却是恒定的。

后续的许多研究进一步补充了 Lyon 假说：

1）虽然 X 染色体失活通常是随机的，但结构异常的 X 染色体（如有缺失的 X 染色体）优先失活；此外，当一条 X 染色体与常染色体发生易位时，通常是另一条正常的 X 染色体优先失活。

2）虽然 X 染色体失活是广泛的，但并非所有的基因都失去了活性，仍有部分基因保持一定活性。这些基因产物是某些 Y 染色体基因编码产物的同源物，以便维持性别之间的剂量平衡。据估计，人类 X 染色体上约有 1/3 的基因可能逃避了完全失活，因而 X 染色体数目异常时，个体会表现出多种异常表型。如 47，XXY 的个体有别于 46，XY 的个体；47，XXX 的个体有别于 46，XX 的个体，而且 X 染色体数目越多，表型异常越严重。

2. Lyon 假说解释了下列现象

（1）X 小体的数目：间期细胞核内 X 小体数目总是比 X 染色体少 1 个，即 XX 者有 1 个 X 小体，XXX 者有 2 个 X 小体，正常男性没有 X 小体。

（2）剂量补偿（dosage compensation）：女性的两条 X 染色体的基因产物水平和男性的一条 X 染色体是一样的，如凝血因子Ⅷ；然而，某些基因产物如类固醇硫酸酯酶活性高于男性，是因为该基因位于 X 染色体的假常染色体区而逃避了失活。

（3）嵌合现象：因为不同细胞中的 X 染色体随机发生失活，因而某些 X 连锁隐性遗传病如眼皮肤白化病的杂合子个体，其眼底可能表现出视网膜色素嵌合现象。

（4）携带者鉴别：含有 X 染色体正常基因的细胞有优先选择或可矫正邻近的含有 X 染色体异常基因的细胞，表型可能完全正常。因此，单纯依靠临床检查或基因功能间接检测确定 X 连锁隐性遗传病的携带者是不可靠的。

（5）表型杂合子：少数 X 连锁隐性遗传病的女性杂合子携带者会有轻度或完全的表型，原因在于正常基因的 X 染色体也会发生失活。

（6）46，Xr（X）表型：临床上46，Xr（X）核型的个体具有特纳综合征（45，X）的特征，原因在于环状X染色体没有X序列，该序列在正常情况下不失活。

四、表观遗传

随着对基因研究的深入，人们发现仅仅用基因突变学说并不能解释所有的遗传现象，表观遗传学（epigenetics）就是针对这些问题而发展起来的遗传学分支学科。表观遗传是指在DNA碱基序列未发生改变的条件下，基因表达发生了可遗传的改变。表观遗传学修饰包括DNA甲基化、组蛋白修饰、染色质重塑、非编码RNA、X染色体失活和遗传印记等机制。与经典遗传一致，表观遗传改变也具有可遗传性，可以通过有丝分裂在细胞与细胞之间遗传，或通过减数分裂在个体世代之间遗传。与经典遗传不同的是，表观遗传改变在个体发育过程中呈现动态变化，而且许多表观遗传修饰是可逆的，其对染色质结构和基因表达的影响可以逆转。因此，表观遗传修饰酶可以成为人类疾病治疗与药物开发的潜在靶点。

表观遗传调控基因表达的结构基础是染色质动态结构。调控染色质动态结构的机制主要包括四类：DNA甲基化（DNA methylation）、组蛋白修饰（histone modification）、染色质重塑（chromosome remodeling）和非编码RNA（non-coding RNA），这些机制共同作用调控染色质的动态结构，进而影响以DNA为模板的所有细胞活动，如基因转录、DNA复制和DNA损伤修复。

（一）DNA甲基化

DNA甲基化是发现最早、研究较深入的表观遗传修饰方式。DNA甲基化是在DNA甲基转移酶（DNA methyltransferase，DNMT）的催化下，以S腺苷甲硫氨酸（S-adenosyl methionine，SAM）作为甲基供体，将一个甲基基团添加到DNA分子特定碱基上的过程。哺乳动物中最常发生甲基化的是CpG二核苷酸序列中的胞嘧啶，通过将甲基添加到胞嘧啶5′碳原子上形成5-甲基胞嘧啶（5mC），人类基因组中约有3%～6%的胞嘧啶以5mC的形式存在。不同组织、不同细胞或同一种细胞在个体发育的不同阶段，DNA甲基化状态和程度会受到体内外因素的影响而呈现组织和发育阶段特异性的高甲基化（hypermethylation）或低甲基化（hypomethylation）状态。如X染色体失活和印记基因就是在发育过程中发生的CpG岛高度甲基化。

1. DNA甲基化类型与DNA甲基转移酶　DNA甲基化根据作用方式不同可以分为从头甲基化（de novo methylation）和维持甲基化（maintenance methylation）两种（图1-1-31），两种类型的甲基化由不同的甲基转移酶催化完成。从头甲基化发生在胚胎发育早期，是在DNA双链都处于非甲基化状态下在特定碱基上添加甲基，建立甲基化状态，它不依赖于DNA复制。维持甲基化是在DNA复制过程中新合成的单链在DNA甲基转移酶催化下完成甲基化。哺乳动物细胞中已发现的有活性的DNA甲基转移酶有三种，分别为DNMT1，DNMT3A和DNMT3B。一般认为，DNMT1主要参与维持甲基化，完成DNA复制后新合成链的甲基化；DNMT3A和DNMT3B在早期胚胎发育过程中高表达，主要负责完成从头甲基化，尽管也可以参与维持甲基化。

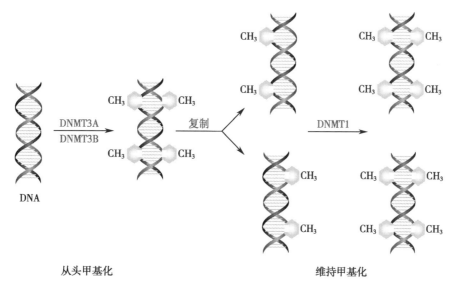

图1-1-31　DNA甲基化类型

2. DNA 甲基化与去甲基化　尽管 DNA 甲基化是比较稳定的表观遗传修饰,但仍存在着被动和主动的去甲基化过程。被动去甲基化是发生在 DNA 复制过程中 5mC 上的甲基丢失,主动去甲基化可以发生在基因组水平或特定位点上,其中基因组水平的主动去甲基化只发生在胚胎发育早期的特定时间,如配子发生、精卵结合后不久;而特定位点的去甲基化则发生在细胞接受特定信号刺激之后。

3. DNA 甲基化的主要功能　DNA 甲基化通常影响基因转录,但不同区域的 DNA 甲基化影响基因转录的方式不同,基因启动子区的 DNA 甲基化是抑制基因转录最常见的表观遗传调控机制。启动子区域发生 DNA 甲基化后,甲基基团以及甲基化 DNA 招募的甲基化结合蛋白如 MeCP2 会通过影响空间位置而干扰转录因子与启动子的结合;同时,招募的甲基化结合蛋白还可以进一步招募其他转录抑制复合物,如组蛋白去乙酰化酶(histone deacetylase,HDAC),从而改变染色质构象进而影响转录。而基因内部的高甲基化状态会减缓转录时 RNA 聚合酶Ⅱ移动的速度而影响转录延伸进程。

DNA 甲基化水平和模式与人类疾病发生密切相关。例如,相对于正常细胞,肿瘤细胞表现为 CpG 岛区域的高甲基化和基因组范围的 DNA 低甲基化状态。在正常细胞中,位于抑癌基因启动子区域的 CpG 岛处于未甲基化或低甲基化状态,保证了抑癌基因的正常表达。而在肿瘤细胞中,该区域 CpG 岛被高度甲基化,因而抑制了抑癌基因的表达,从而导致肿瘤发生。而对于正常细胞中处于高度甲基化的一些基因和重复序列,如果其甲基化水平降低,将会导致原癌基因激活,重复序列出现低甲基化会影响基因组稳定性,原癌基因激活和基因组不稳定都会导致肿瘤发生。

（二）组蛋白修饰

组蛋白富含带正电荷的碱性氨基酸,能与 DNA 分子中带负电荷的磷酸基团相互作用,核心组蛋白的 N 末端游离在外,可发生多种翻译后修饰(post-translational modifications,PTMs)。常见的组蛋白翻译后修饰包括乙酰化、甲基化、磷酸化、泛素化、SUMO 化、ADP- 核糖基化等(图 1-1-32)。

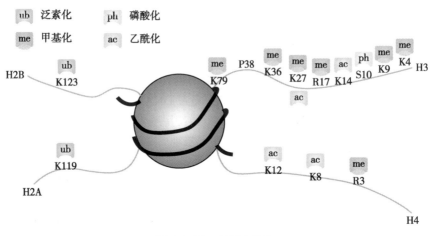

图 1-1-32　组蛋白修饰

1. 组蛋白乙酰化(histone acetylation)　是最早被发现的组蛋白修饰方式。组蛋白乙酰化水平由两类作用相反的酶调控,即组蛋白乙酰基转移酶(histone acetyltransferase,HAT)和组蛋白去乙酰化酶(histone deacetylase,HDAC)。HAT 将乙酰辅酶的乙酰基转移到组蛋白的 N 末端特定的赖氨酸残基上,而 HDAC 的作用是将乙酰基团从乙酰化的组蛋白上去除。这些酶类通过对核心组蛋白进行可逆修饰而调控染色质结构和基因转录的起始与延伸。

目前已经发现的具有组蛋白乙酰基转移酶活性的分子主要有两类:A 类主要存在于细胞核,与染色质上的组蛋白结合并使其乙酰化,与基因转录激活有关;B 类主要存在于细胞质中,使细胞质中新合成的游离组蛋白乙酰化而促进其转运入细胞核。

与 HAT 作用相反,HDAC 在转录抑制中发挥重要作用。目前在哺乳动物细胞中发现的 HDAC 主要有三类,其中 I 类包括 HDAC1、HDAC2、HDAC、HDAC8 和 HDAC11(也有将 HDAC11 单独作为Ⅳ类),广泛存在于大多数细胞的细胞核中;Ⅱ类包括 HDAC4、HDAC5、HDAC6、HDAC7、HDAC9 和 HDAC10,分布比较局限,穿梭于细胞核和细胞质;Ⅲ类与酵母 Sir2 同源,在人类中有 SIRT1-7,需要辅酶 NAD⁺ 介导其酶促反应。

组蛋白乙酰化引起染色质重构,与转录激活密切相关。其机制可能包括以下方面:①乙酰化修饰可中和组蛋白携带的正电荷,影响了组蛋白和带负电的 DNA 之间的亲和性,导致局部染色质构象发生改变;②乙酰化的组蛋白可招募转录因子及协同蛋白,促进了转录发生。H3K9、H3K14、H3K18、H3K27 和 H4K5、H4K8、H4K12、H4K16 等是常见的乙酰化位点。除参与转录激活外,组蛋白乙酰化还参与 DNA 损伤修复。

2. 组蛋白甲基化(histone methylation)　由组蛋白甲基转移酶(histone methyltransferase,HMT)催化完成。与乙酰化不同,组蛋白甲基化较为复杂。它不仅表现在甲基化可以发生在不同的赖氨酸(简称 K)或精氨酸(简称 R)残基上,其甲基化状态也存在多样性。对同一赖氨酸残基可以出现单(me1)、二(me2)或三(me3)甲基化状态,同一个精氨酸可以出现单甲基化(me1)或对称(me2s)/非对称(me2a)的二甲基化状态(图 1-1-33)。常见的组蛋白甲基化位点包括 H3 的第 4、9、27 和 36 位的赖氨酸(H3K4,H3K9,H3K27,H3K36)以及第 2、17、26 位的精氨酸位点(H3R2,H3R17,H3R26),H4 的第 20 位赖氨酸(H4K20)和第 3位的精氨酸位点(H4R3)。另外,组蛋白甲基化对转录调控的影响可以是正调控,也可以是负调控,其中 H3K4、H3K36 与 H3K79 的甲基化与转录激活有关,而 H3K9、H3K27 和 H4K20 的甲基化则与基因沉默有关。精氨酸甲基化既可以激活基因转录也可以抑制基因表达,取决于参与甲基化的精氨酸甲基化转移酶(protein arginine methyltransferase,PRMT)。如 I 型精氨酸甲基化转移酶(coactivator-associated arginine methyltransferase 1,CARM1)主要修饰 H3R2,H3R17&H3R26),与转录激活有关;而 II 型精氨酸甲基化转移酶(PRMT5)主要修饰 H3R8 和 H4R3,与抑制转录有关。

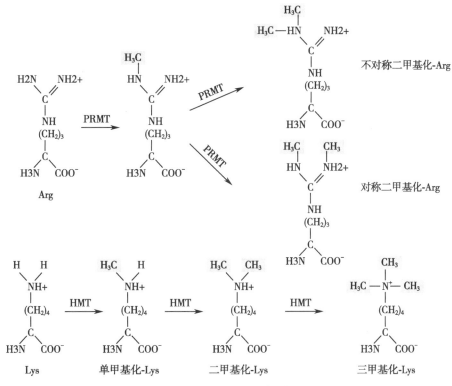

图 1-1-33　组蛋白甲基化修饰

细胞内组蛋白的甲基化水平是动态变化的,组蛋白赖氨酸去甲基化酶(lysine-specific demethylase 1,LSD1)是首个被发现的组蛋白去甲基化酶,它可以特异地去除 H3K4 和 H3K9 位点上的甲基基团;而 JMD2 和 JARID1 家族的多个成员主要作用于 H3K9、H3K27 和 / 或 H3K36 位点上的甲基。甲基化酶或去甲基化酶与效应分子相互作用形成复合物,协同其他复合物共同影响染色质结构及基因表达。如催化 H3K27 三甲基化的 EZH2,与 SUZ12、EED 和 RbAp46/48 组成转录抑制复合物(polycombrepressive complex 2,PRC2),协同转录抑制复合物 PRC1 发挥转录抑制作用,前者完成对 H3K27 的三甲基化修饰,后者完成对 H2AK119 的单泛素化修饰。除影响基因转录外,组蛋白甲基化还与 X 染色体失活和异染色质致密状态有关。一旦组蛋白甲基化调控失衡,就会导致发育异常和疾病发生。

3. 组蛋白泛素化(ubiquitination) 是组蛋白的赖氨酸残基与泛素分子的羧基端相互结合的过程,由 E1 泛素激活酶、E2 泛素结合酶和 E3 泛素连接酶共同催化完成。与甲基化、乙酰化和磷酸化不同,泛素化添加的不是小的化学基团,而是多肽,因此对组蛋白分子量影响很大。哺乳动物中,组蛋白 H2AK119 和 H2BK120 的单泛素化是研究较多的组蛋白泛素化修饰。与甲基化类似,依据位点的不同,泛素化修饰可以激活转录或抑制转录,例如,转录抑制复合物 PRC1 催化 H2AK119 单泛素化,协同 PRC2 复合物共同发挥转录抑制作用。目前认为组蛋白泛素化可以通过以下机制调控转录:①改变染色质结构;②作为募集其他转录因子的信号;③影响组蛋白其他类型修饰如甲基化、乙酰化等进而影响转录。组蛋白泛素化也是动态可逆的,可以在去泛素化酶催化下去除泛素分子。

（三）染色质重塑

真核生物的 DNA 分子在细胞核内以高度压缩的染色质形式存在。因此,细胞要完成转录、复制和 DNA 损伤修复等活动,首先需要改变染色质结构(核小体位置),使模板 DNA 得以暴露,反式作用因子才能与其结合。改变核小体位置使特定区域 DNA 暴露或封闭的过程称为染色质重塑(chromatin remodeling)。广义地讲,所有能使染色质发生功能性变化的染色质修饰和重构都可以称为染色质重塑,包括组蛋白修饰、DNA 甲基化和 ATP 依赖的染色质重塑,而狭义的染色质重塑则是指 ATP 依赖的染色质重塑,即在 ATP 依赖的染色质重塑复合物(ATP-dependent chromatin remodeling complex)作用下,通过 ATP 水解释放的能量使核小体位置发生改变,使特定区域的 DNA 暴露或封闭起来。

细胞内存在许多 ATP 依赖的染色质重塑复合物,它们改变核小体位置和染色质结构的机制目前认为有以下几种:①重塑复合物作用下,利用 ATP 水解释放的能量,核小体沿着 DNA 链滑动,暴露原本被封闭的 DNA 区域;②组蛋白变异体如 H2A.Z 替换了 H2A 导致核小体不稳定,核小体解体暴露 DNA;③SWI/SNF 能直接与核小体 DNA 结合,这种相互作用有助于将核小体 DNA 从组蛋白八聚体表面剥离,在核小体表面形成 DNA 坏,使得转录激活因子或抑制因子可以与裸露的 DNA 结合。需要指出的是,染色质重塑是 DNA 甲基化、组蛋白修饰和染色体重塑复合物等共同作用的结果。

（四）非编码 RNA

非编码 RNA(non-coding, ncRNA)是指不能被翻译为蛋白或多肽的功能 RNA,依据其功能可分为持家非编码 RNA 和调控非编码 RNA。持家非编码 RNA 包括核糖体 RNA(rRNA)、转运 RNA(tRNA)、负责剪接的核内小 RNA(small nuclear RNA, snRNA)和负责修饰 rRNA 核苷酸的核仁小 RNA(snoRNA)等。调控非编码 RNA 根据长度不同分为 2 大类:即长度大于 200 个核苷酸的长链非编码 RNA(long non-coding RNA, lncRNA)和长度小于 200 个核苷酸的短链 ncRNA,后者又分为微小 RNA(microRNA, miRNA)、小干扰 RNA(small interference RNA, siRNA)和 PIWI 相互作用 RNA(piwi interacting RNA, piRNA),这些调控非编码 RNA 在 RNA 水平和/或 DNA 水平调控基因表达。

1. miRNA 是一类进化上非常保守、长度为 21~25 个核苷酸的单链小分子 RNA,它通过其种子序列与靶 mRNA 的 3′UTR 互补靶序列完全或部分匹配,介导 mRNA 的降解和翻译抑制,参与调控细胞增殖、凋亡和分化等多种生命活动。miRNA 的作用是多向性的,一个 miRNA 可以靶向不同的 mRNA;另一方面,一个 mRNA 又会受到多个 miRNA 调控。

miRNA 基因以单拷贝、多拷贝或者基因簇形式存在于基因组中,而且大部分定位于基因间隔区,也有位于基因内部(外显子或内含子内)。因此,miRNA 基因转录可以是独立转录或随其他 ncRNA 或 mRNA 一起转录。绝大部分 miRNA 基因由 RNA 聚合酶Ⅱ转录。miRNA 基因转录后形成长度为几百或几千核苷酸的初始 miRNA(primary miRNA, pri-miRNA),可包含多个 miRNA 茎环结构(miRNA 簇)。与 mRNA 类似,pri-miRNA 具有 5′端帽结构和 3′端多聚腺苷酸结构。pri-miRNA 在细胞核内经核酸酶 Drosha 和 DGC8 形成的蛋白质复合物作用下,切割形成 70~90 个核苷酸的具有茎环结构的前体 miRNA(precursor miRNA, pre-miRNA)。Pre-miRNA 的 3′端具有 2 个突出的核苷酸,能被核输出因子 Exportin-5 识别并结合,由细胞核转运到细胞质中。在细胞质中 pre-miRNA 在核酸酶 Dicer 及其结合蛋白作用下进一步切割成长度为 21~25 个核苷酸的 miRNA 双链。之后,一条链被降解,另一条链被选择性识别并载入 RNA 沉默复合物(RNA-induced silencing complex, RISC)。按照碱基互补配对原则,成熟 miRNA 通过其 5′端 2~8 个核苷酸位点上的种子序列配对结合,实现对靶基因的转录后抑制(图 1-1-34)。

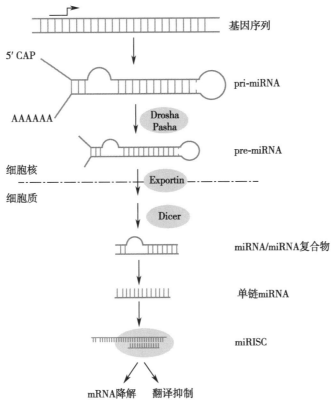

图 1-1-34　miRNA 形成机制

2. lncRNA　是一类长度大于 200 个核苷酸的不具有阅读框的转录本。与 mRNA 类似，lncRNA 通常也是由 RNA 聚合酶Ⅱ转录，并具有 5′ 端帽结构和 3′ 端多聚腺苷酸。lncRNA 不仅数量巨大，而且可以折叠成特定的空间结构，因此，它们与其他分子相互作用的方式不同于 miRNA。lncRNA 通过参与基因组印记、染色质重塑、剪接调控、mRNA 降解和翻译调控等机制调控基因表达。例如，调控 X 染色体失活的 XIST（X-inactive-specific transcript）就是最早发现的 lncRNA 之一。长链非编码 RNA HOTAIR 可以作为骨架分子，其两端可以分别结合 PRC2 复合物和 LSD1/CoREST/REST 复合物，完成对 H3K27 的甲基化和 H3K4 的去甲基化过程，从而决定靶基因的沉默。某些 lncRNA 可以通过和 DNA 的结合使染色体发生重塑，改变了它们结合转录因子、蛋白复合物或 RNA 聚合酶的结合能力，从而影响了功能基因的表达。

（赵彦艳　龚瑶琴）

第二节　遗 传 方 式

孟德尔（Mendel）是遗传学的奠基人。他通过一系列豌豆杂交及测交实验，于 1865 年提出了生物性状由遗传因子（hereditary factor）决定。1909 年，Johannsen 提出用基因（gene）一词代替遗传因子。染色体上成对的基因所占的特定位置称为基因座（locus），位于同源染色体上同一基因座的一对基因称为等位基因（allele），某一特定基因座上的一对等位基因的组合类型称为基因型（genotype），基因型在一定环境作用下形成的生物体可以观察到的性状，称为表型（phenotype）。如果一个个体同源染色体上同一基因座的等位基因彼此相同，称为纯合子（homozygote）；如果等位基因彼此不同，称为杂合子（heterozygote）。如果同源染色体上同一基因座的两个等位基因分别发生不同的突变，称为复合杂合子（compound heterozygote）；而两个不同基因座的等位基因各有一个发生突变，称为双重杂合子（double heterozygote）。在杂合状态下表现出来的性状，称为显性性状（dominant character），决定显性性状的等位基因称为显性基因（dominant gene）；反之，在杂合状态下未表现出来的性状称为隐性性状（recessive character），决定隐性性状的等位基因称为隐性基因（recessive gene）。

基因的遗传方式是多种多样的，主要包括单基因遗传、多基因遗传、线粒体基因遗传等。不同的遗传方式具有不同的遗传特征。

一、遗传的基本规律

1865 年，Mendel 通过豌豆杂交实验提出了遗传因子的分离律和自由组合律；1910 年，Morgan 利用果蝇进行杂交实验，发现了连锁和交换律；1908 年，Hardy 和 Weinberg 分别提出了群体中的遗传平衡定律，即 Hardy-Weinberg 平衡律。

（一）分离律

分离律（law of segregation）是指生物在生殖细胞形成过程中，同源染色体分离，分别进入不同的生殖细胞，位于同源染色体上的等位基因也随之分离；对于亲代，其某一遗传性状在子代中有分离现象。

（二）自由组合律

自由组合律（law of independent assortment）是指生物在生殖细胞形成过程中，非同源染色体之间是完全独立的，可分可合，随机组合；位于染色体上的等位基因也随之自由组合。

（三）连锁与交换律

连锁和交换律（law of linkage and crossing-over）是指同一条染色体上的基因彼此间是连锁在一起的，构成了一个连锁群（linkage group）；同源染色体上的基因连锁群并非固定不变，在生殖细胞形成过程中，同源染色体在配对联会时发生交换，使基因连锁群发生重新组合。

一般而言，同源染色体上 2 对基因之间的重组率与基因间的距离有关，2 对基因相距越远，发生交换的机会越大，重组率越高。同一染色体上 2 个基因的相对距离用厘摩（centiMorgan，cM）为单位表示，1% 重组率表示为 1cM。

（四）Hardy-Weinberg 平衡律

按照分离律和自由组合律，当两个杂合个体婚配后，子代 3/4 表现为显性性状，1/4 表现为隐性性状，因而在群体中随着隐性性状的减少，显性性状将会增加，最终大多数为显性性状；但是，在随机婚配的大群体中，没有受到外在因素影响的情况下，显性性状并没有随着隐性性状的减少而增加，不同基因型比例在一代代传递中保持稳定，这就是 Hardy-Weinberg 平衡律（Hardy-Weinberg law）。如果一个群体满足如下所有条件：①群体容量无限大；②随机婚配；③没有自然选择；④没有突变；⑤没有大规模的迁移和基因流（gene flow）；⑥基因型频率没有性别差异，则该群体的等位基因频率和基因型频率在世代传递过程中保持不变，处于遗传平衡状态。

二、单基因遗传（孟德尔遗传）

由一对等位基因单独决定遗传性状或遗传病的遗传方式称为单基因遗传，这种单个致病基因引起的遗传病称为单基因遗传病（single-gene disorder，monogenic disorder）。单基因遗传病的世代传递遵循孟德尔定律，故又称孟德尔遗传病。根据致病基因所位于的染色体，以及基因的"显性"或"隐性"性质，将单基因遗传方式分为 5 种：①常染色体显性（autosomal dominant，AD）；②常染色体隐性（autosomal recessive，AR）；③X 连锁显性（X-linked dominant，XD）；④X 连锁隐性（X-linked recessive，XR）；⑤Y 连锁遗传（Y-linked inheritance）。

临床上研究人类性状或疾病的遗传方式主要通过观察这些性状或疾病在家系内分离或传递来判断的，常用系谱分析法（pedigree analysis）。家系中第一个被医生或研究者发现的罹患某种遗传病的患者或带有某种性状的成员，称为先证者（proband）。系谱是从先证者入手，详细调查其所有家族成员的亲属关系及遗传病或性状的分布情况，并用特定的系谱符号（图 1-2-1）按一定的格式绘制而成的图解。系谱中不仅要包括患病或具有某种性状的个体，还必须包括全部健康的家族成员。借助系谱，可以对家系进行回顾性分析，以确定某一疾病或性状在该家族中是否有遗传因素的作用及其可能的遗传方式；还可以进行前瞻性遗传咨询，评估家庭成员的患病风险或再发风险。对某一种遗传病或性状进行系谱分析时，仅依据一个家系的系谱资料有时无法明确该病或性状的遗传方式，需要将多个具有相同遗传病或性状家系的系谱作综合分析，才能得到可靠的推断。

（一）常染色体显性遗传

如果一种遗传病或性状的控制基因位于第 1～22 号常染色体上，其突变基因呈显性，这种遗传方式称为

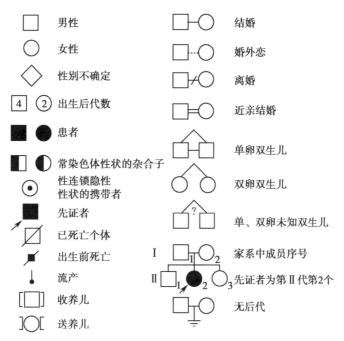

图 1-2-1 常用的系谱绘制符号

常染色体显性遗传。人类有许多性状都是常染色体显性遗传，如有耳垂为显性性状。人类的许多疾病也呈常染色体显性遗传，如软骨发育不全、亨廷顿病、家族性高胆固醇血症等。

1. 常染色体显性遗传的特征　典型的常染色体完全显性遗传方式有如下特点（图 1-2-2）：①致病基因位于常染色体，因而致病基因的遗传与性别无关，即男、女性患病机会均等；②系谱中连续几代都能看到患者，疾病呈连续传递；③患者的双亲中通常有一个是患者，致病基因由患病的亲代遗传下来；如果双亲都未患病，则可能是由新发突变所致，多见于突变率较高的遗传病；④双亲均无病时，子女一般不会患病，除非发生新的基因突变；⑤患者的同胞和后代有 1/2 的风险患病。

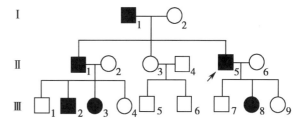

图 1-2-2 典型的常染色体显性遗传病系谱图

2. 婚配类型及子代发病风险的预测　假如用 A 代表决定某种显性疾病的等位基因，用 a 代表其相应正常的隐性等位基因，则在完全显性的情况下，患者的基因型为 AA 或 Aa，正常个体的基因型为 aa。临床上最常见的是杂合子患者（Aa）与正常个体（aa）之间的婚配，其子女大约有一半是患者，这对夫妇再生育子女的发病风险为 1/2。如果夫妇双方都是杂合子患者（Aa），则子女的发病风险为 3/4。

（二）常染色体隐性遗传

如果一种遗传病或性状的控制基因位于第 1～22 号常染色体上，其突变基因呈隐性，这种遗传方式称为常染色体隐性遗传。人类常见的常染色体隐性遗传病包括苯丙酮尿症、白化病等。

1. 常染色体隐性遗传的特征　典型的常染色体隐性遗传方式有如下特点（图 1-2-3）：①致病基因位于常染色体，因而致病基因的遗传与性别无关，即男、女性的患病机会均等；②系谱中通常看不到连续传递现象，往往是散发病例，但同胞中可有多人患病；③患者的双亲一般不患病，但都是致病基因的携带者；④患者的同胞有 1/4 的风险患病，患者表型正常的同胞中有 2/3 的概率为携带者；⑤患者的后代一般不发病，但一定是携带者；⑥近亲婚配时子女的发病风险显著提高，因为共同的祖先可能传递给他们共同的突变基因。

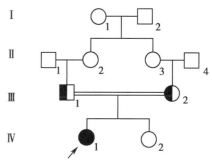

图 1-2-3 典型的常染色体隐性遗传病系谱图

2. 婚配类型及子代发病风险的预测　对于常染色体隐性遗传

病，突变基因为等位基因 a，呈隐性，只有基因型为 aa 纯合子时才表现为疾病，纯合子 AA 或杂合子 Aa 表型正常。两个致病基因分别来自患者双亲，因而患者双亲都是携带一个致病基因的杂合子 Aa；虽然表型正常，但再次生育时仍可能把致病基因传给后代。两个常染色体隐性遗传病的肯定携带者（obligate carrier）婚配后，其子女的发病风险为 1/4；表型正常的子女中有 2/3 的概率是携带者。

一些发病率高的常染色体隐性遗传病人群或近亲婚配时会有携带者与患者婚配（Aa×aa），其子代 1/2 的概率为患者，1/2 的概率为携带者。由于家系中连续两代出现患者，且患者分布类似显性遗传，常容易误认为是常染色体显性遗传方式。因此，近亲婚配家庭出现这种遗传方式时，要考虑到常染色体隐性遗传的可能性。患者与正常个体婚配（aa×AA），其后代全部为肯定携带者。极少数情况下患者相互婚配（aa×aa），子女将全部为患者。值得注意的是，对于具有遗传异质性的单基因遗传病，同病婚配时，双亲有可能为不同基因座的纯合子（aa×a′a′），其子代为双重杂合子而不会患病。

（三）X 连锁显性遗传

由性染色体上的基因所决定的遗传性状或疾病，在家系世代传递时与性别明显相关，在群体中的分布存在明显的性别差异，这种遗传方式称为性连锁遗传（sex-linked inheritance）。人类性染色体包括 X 和 Y 染色体，性连锁遗传也就分为 X 连锁遗传和 Y 连锁遗传。如果一种遗传病或性状的控制基因位于 X 染色体上，其突变基因呈显性，这种遗传方式称为 X 连锁显性遗传。人类常见的 X 连锁显性遗传病有家族性低磷酸血症佝偻病、遗传性肾炎、口面指综合征 I 型、色素失调症等。

正常女性有两条 X 染色体，X 连锁显性时纯合子和杂合子都表现为疾病，故女性的发病率一般为男性的 2 倍；由于群体中致病基因频率很低，女性纯合子的概率很小，临床多见的女性一般都是患病杂合子；女性杂合子患者由于还存在一个正常的等位基因，在不完全显性的情况下病情一般比男性轻，且差异较大；另外，由于 X 染色体随机失活，当带有致病基因的 X 染色体失活时病情较轻，反之则较重。

男性只有一条 X 染色体，Y 染色体上缺少相应的等位基因，故男性 X 染色体上的基因是不成对的，只有成对等位基因中的一个，称为半合子（hemizygote）。其 X 染色体上的基因有突变即表现出疾病，且病情较重；男性 X 染色体的致病基因只能从母亲传递而来，又只能传递给女儿，不会传递给儿子，称之为交叉遗传（criss-cross inheritance）。

1. X 连锁显性遗传的特征　典型的 X 连锁显性遗传方式（图 1-2-4）有如下特点：①群体中女性患者数目多于男性患者，一般约为男性患者的 2 倍，但女性患者病情通常较男性轻；②患者双亲中必有一方患病；如果双亲均不患病，则致病基因为新发突变；③由于存在交叉遗传，男性患者的女儿全部患病，儿子全部正常；女性患者（杂合子）的子女中各有 1/2 的概率患病；④系谱中常可见疾病呈连续传递，但绝无父子传递（male-male transmission），可以据此与常染色体显性遗传相区别。

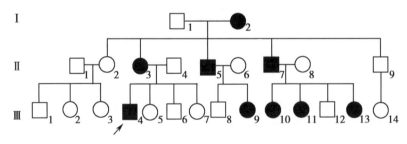

图 1-2-4　典型的 X 连锁显性遗传病系谱图

2. 婚配类型及子代发病风险的预测　X 连锁显性遗传时，可以用 X^A 代表 X 染色体上突变的显性致病基因，则女性患者的基因型为 X^AX^A 或 X^AX^a，多为杂合子患者 X^AX^a，男性患者的基因型为 X^AY。临床上最常见的婚配类型为女性杂合子患者（X^AX^a）与正常男性（X^aY）之间的婚配，其子女中男女均有 1/2 的概率风险；男性患者（X^AY）与正常女性（X^aX^a）之间婚配，其后代中女性全部为患者，男性则全部正常。

（四）X 连锁隐性遗传

如果一种遗传病或性状的致病基因位于 X 染色体上，其突变基因呈隐性，这种遗传方式称为 X 连锁隐性遗传。X 连锁隐性遗传时半合子男性只有一个等位基因，发生突变即表现出性状或疾病；而女性当致病基因纯合时才表现出性状或疾病，杂合状态下表型正常，但可以作为携带者将突变传递给后代。人类 X 连锁隐性遗传病较多,如进行性假肥大性肌营养不良、红绿色盲、血友病、葡萄糖-6-磷酸脱氢酶缺乏症等。

1.X连锁隐性遗传的特征 典型的X连锁隐性遗传方式(图1-2-5)有如下特点:①群体中男性患者数目远远多于女性患者,某些致病基因频率低的疾病家系中,往往只见到男性患者;②男性患者的致病基因由携带者母亲传递而来,如果母亲不是携带者,则致病基因可能源自新发突变,也可能是由于母亲的生殖腺嵌合;③携带者母亲再生育时,其儿子有1/2的风险患病,女儿有1/2的概率是携带者;④由于交叉遗传,男性患者的兄弟、外祖父、舅父、姨表兄弟、外甥、外孙等也有可能是患者;⑤如果出现女性患者,则有如下几种可能:父亲是患者同时母亲是携带者,X染色体丢失或重排导致女性半合子,遗传异质性。

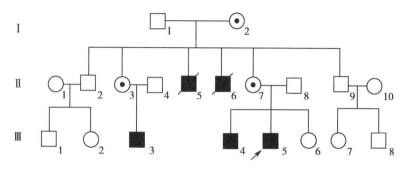

图1-2-5 典型的X连锁隐性遗传病系谱图

2.婚配类型及子代发病风险的预测 X连锁隐性遗传时,可以用X^a代表X染色体上突变的隐性致病基因,则男性患者的基因型为X^aY,女性患者的基因型为X^aX^a,女性杂合子携带者的基因型为X^AX^a。所有携带致病基因突变的男性都发病,因而男性患者的发病率可以体现致病基因在群体中的频率。而女性纯合突变时才发病,因而女性患者的发病率是男性的发病率的平方,女性携带者的频率是男性发病率的2倍。

临床上最常见的婚配类型为表型正常的女性携带者(X^AX^a)与正常男性(X^AY)之间的婚配,子代中儿子有1/2的发病风险,女儿中有1/2为携带者,但不会发病;正常女性(X^AX^A)与半合子男性患者(X^aY)之间的婚配,其子女表型都正常,但由于交叉遗传,父亲的X^a一定会传给女儿,所有女儿均为携带者;偶尔能见到男性半合子患者(X^aY)与女性携带者(X^AX^a)之间的婚配,其儿子和女儿均有1/2的发病风险,表型正常的女儿均为携带者。

（五）Y连锁遗传

如果一种遗传病或性状的致病基因位于Y染色体上,则其遗传方式称为Y连锁遗传。人类Y染色体只存在于男性,其传递规律也比较简单(图1-2-6),致病基因随着Y染色体的传递而传递,由父亲传给儿子、儿子传给孙子,这样的遗传方式又称全男性遗传。Y连锁遗传疾病或性状全部为男性受累,女性不会得病,也不会传递基因。人类Y连锁遗传病和基因较少,已知的有外耳道多毛症、*H-Y*抗原基因、Y染色体性别决定区*SRY*基因及无精子因子*AZF*基因等。

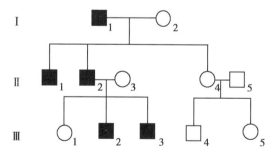

图1-2-6 典型的Y连锁遗传病系谱图

三、非典型孟德尔遗传

各种单基因遗传的性状或疾病在群体及家系中具有各自的分布规律,通过对多个家系的调查和系谱分析,可以对疾病的遗传方式做出初步判断并预测后代的发病风险。然而某些单基因性状或疾病的显性遗传还存在其他的特征,即非典型孟德尔遗传。

（一）表现度、外显率、拟表型

表现度(expressivity)是指基因在个体中的表现程度,即在不同遗传背景及环境因素影响下,相同的基因改变在不同个体或同一个体的不同部位,其性状或疾病的表现程度可能存在显著差异。例如,常染色体显性遗传的轴后型多指(趾)症AⅠ型(postaxial polydactyly,type AⅠ),患者可以表现出不同的指(趾)数、不同的手多指与脚多趾、不同的多余指(趾)长短程度,或不同的软组织增加和掌骨增加程度等。这些差异可以出现在不同个体,也可出现在相同个体的不同部位。

外显率(penetrance)是指某一杂合显性基因在特定的群体及环境中表现出相应表型的比例,常用百分率(%)来表示。外显率为100%时称为完全外显(complete penetrance);外显率低于100%时称为不完全外显(incomplete penetrance)或外显不全。外显率差异的例子如亨廷顿病(Huntington disease),致病基因 *HTT* 编码 Huntingtin 蛋白,发病机制为基因第1外显子的三核苷酸重复(CAG)$_n$ 发生动态突变。(CAG)$_n$ 的重复次数与疾病发生的早晚、病情的轻重有关:正常个体的(CAG)$_n$ 重复次数在 9~35 次;重复次数在 36~40 次时,呈不完全外显,发病较晚,病情较轻;重复次数大于 41 次时,呈完全外显,患者发病较早,病情较重。

值得注意的是,外显率与表现度是两个不同的概念:外显率说明的是基因表达与否,属于"质"的范畴;而表现度说明的是基因在表达前提下其表现程度如何,属于"量"的范畴。

拟表型(phenocopy)或称表型模拟,是指因某些营养或环境因素的作用使得个体恰好产生了与某一特定基因的表型相同或相似的表型。拟表型是由环境因素所致,而非生殖细胞的基因突变引起,因而不会遗传给后代。例如,缺乏维生素 D 会导致佝偻病,与常染色体显性遗传的抗维生素 D 佝偻病有相似的表型,这种由营养因素维生素 D 缺乏引起的佝偻病就是一种拟表型。

(二)遗传异质性与多效性

遗传异质性(genetic heterogeneity)是指同一种遗传性状或疾病可以由不同的基因所控制,可分为基因座异质性(locus heterogeneity)和等位基因异质性(allelic heterogeneity)。基因座异质性是指同一种遗传性状或疾病由不同基因座的突变引起。例如,耳聋、白化病等可以由不同染色体上不同的基因突变引起,表现出不同的遗传方式;等位基因异质性是指同一种遗传性状或疾病由同一基因座上的不同突变引起。例如,*DMD* 基因发生不同的突变,既可能引起症状严重的杜氏肌营养不良,也可能引起症状较轻的 Becker 肌营养不良。

基因的多效性(pleiotropy)是指一个基因可以控制或影响多个性状。一个基因的变异能够直接或间接地影响多个生化过程,导致多个性状发生相应的改变。基因多效性的例子如全身性结缔组织病马方综合征(Marfan syndrome),患者既有骨骼系统异常,如身材瘦高、四肢细长、手足关节松弛、蜘蛛指(趾)等,又有心血管畸形和晶状体易位的表现。基因多效性产生的原因,并不是基因本身具有多重效应,而是基因的编码产物参与机体复杂代谢的结果。

(三)遗传早现与延迟显性

早现(anticipation)是指一些遗传病(通常为显性遗传病)在连续几代的传递过程中,发病年龄逐代提前并且病情逐代加重的现象。早现遗传的典型病例如强直性肌营养不良 1 型(myotonic dystrophy 1),主要发生于成年人,男性多于女性。临床症状为肌无力、肌萎缩和肌强直,也可累及心肌和平滑肌,可伴有早期白内障、免疫球蛋白异常、轻度智力低下等。致病基因是编码肌强直蛋白激酶(dystrophia myotonia protein kinase)的 *DMPK* 基因,其 3'-UTR 存在(CTG)$_n$ 三核苷酸重复序列,正常个体群(CTG)$_n$ 三核苷酸重复次数为 5~35 次,受累的患者常超过 50 次,有时甚至高达 1 000 次以上。在患病家系的世代传递过程中,三核苷酸重复的拷贝数常逐代增加,强直性肌营养不良的发病年龄也随之逐渐提早,病情逐渐加重。

延迟显性(delayed dominance)是指某些显性遗传病的杂合子(Aa)在生命的早期,因致病基因不表达或者表达后引起的损伤不足以引起明显的临床表现,只在延迟到一定的年龄后才表现出疾病。延迟显性遗传病致病基因的外显率与年龄相关。例如,常染色体显性多囊肾病临床表现为双肾囊肿、血尿、高血压、腹痛及进行性肾衰竭,患者 20 多岁能通过 B 超检测到肾囊肿,直到 40 多岁或更晚才出现临床症状。此外,亨廷顿病、脊髓小脑性共济失调 1 型等疾病也都是延迟显性遗传病。

(四)从性遗传与限性遗传

从性遗传(sex-influenced inheritance)是指某些常染色体显性遗传病虽然基因位于常染色体,但杂合子(Aa)的表型明显受性别的影响,显示出男女患病比例或病情的差异。例如,雄激素性秃发(androgenetic alopecia)呈常染色体显性遗传,临床表现为从头顶中心向周围扩展的进行性、弥漫性和对称性脱发。秃顶一般于 35 岁左右开始出现,男性患者数目明显多于女性,这是由于男性杂合子即可表现为秃顶,而女性杂合子仅表现为头发稀疏而不会表现秃顶性状,只有女性纯合子(AA)才会出现秃顶的性状。研究表明,这种性别差异与男女体内雄性激素水平的差异有关。另外,常染色体显性遗传的原发性色素病,是由于体内铁代谢障碍而引起含铁血黄素广泛沉积,导致皮肤色素沉着、肝硬化和糖尿病三联征。本病多于 40 岁后发病,男性发病率明显高于女性,其原因可能是女性特有的月经、妊娠或流产等生理或病理性失血导致铁的丢失,相对减轻了铁的沉积,减轻了症状。

限性遗传（sex-limited inheritance）是指某些基因虽然位于常染色体上，但基因的表达明显受到性别限制，因而只在一种性别表现出性状，而在另一种性别则完全不能表现。限性遗传主要是由于男女在解剖学结构上的差异造成的，也可能是由于性激素分泌方面的差异限制。例如，男性的家族性睾丸中毒症、女性的子宫阴道积水症等，都是典型的限性遗传。

（五）遗传印记

生物体的一对同源染色体或相应的一对等位基因分别来自父亲和母亲，某些来自双亲的同源染色体或等位基因存在功能上的差异，因而当它们发生相同的改变时，所形成的表型会有所不同，这种现象称为遗传印记（genetic imprinting）或称亲代印记（parental imprinting）、基因组印记（genomic imprinting）。因为存在印记效应，人类一些单基因遗传病的外显率和表现度会因突变基因的亲代来源不同而不同。例如，对于亨廷顿病和脊髓小脑性共济失调1型，如果突变的致病基因由母亲传递而来，则其子女的发病年龄与母亲的发病年龄一样，病情也不会加重；如果突变由父亲传递而来，则其子女的核苷酸重复拷贝数将会进一步扩展，发病年龄比父亲提早，病情加重。反之，强直性肌萎缩和多发性神经纤维瘤等疾病的突变基因如果经母亲传递而来，则子女的发病年龄会提早病情加重。遗传印记持续存在于一个个体的终生，但它并不是一种突变，也不是永久性的改变，在配子形成时，旧的印记会被消除，新生个体会根据性别产生新的印记，即印记被相反性别所逆转。例如，父源突变引起的亨廷顿病早发型女性患者，其后代的发病年龄不会再提前，早发型父源效应经过一代的传递即可消失。

遗传印记的最典型病例是普拉德 - 威利综合征（PWS）和快乐木偶综合征（AS），前者表现为肥胖、肌张力低、身材矮小、轻度智力障碍，后者表现为无诱因发笑、严重语言和智力发育障碍、癫痫发作。两者是临床表型不同的两种遗传病，但均是由15q11-q13的印记基因区域发生缺失导致。PWS多是由父源性缺失或母源性单亲二倍体引起，而AS则是母源性缺失或父源性单亲二倍体引起。遗传印记的存在使得突变基因的表型不符合孟德尔遗传规律。

四、多基因遗传

人类的许多遗传性状或疾病并非由一对等位基因决定，而是由多对等位基因共同控制。每一对基因对遗传性状或疾病形成的作用是微效的，称为微效基因（minor gene），而若干对微效基因的效应累加在一起可以形成一个明显的表型效应，称为累加效应（additive effect），相应的基因也称为累加基因（additive gene）。因此，由多个微效基因的累加效应控制遗传性状或疾病的遗传方式称为多基因遗传（polygenic inheritance）或多因子遗传（multifactorial inheritance）。此外，上述的遗传性状或遗传病的发生不仅受多个微效基因的影响，还受环境因素的影响，这类遗传性状或疾病也称为复杂性状或复杂疾病（complex disorder）。人类的许多常见病和先天畸形都属于复杂疾病范畴，如原发性高血压、糖尿病、精神分裂症、阿尔茨海默病、唇裂腭裂及先天性心脏病等。目前研究认为，多基因遗传的微效基因中可能存在一些起主要作用的基因，称为主基因（major gene），了解主基因将有助于理解复杂疾病的发病、诊断、预防和治疗。

（一）多基因遗传的规律

1. 多基因遗传的特点　多基因遗传与单基因遗传的不同之处在于，其遗传性状或疾病受许多微效基因的控制，这些微效基因彼此之间没有显性与隐性之分，呈共显性，具有累加效应。

单基因遗传的基因型和表型之间存在直接的因果关系，单基因性状的变异在群体中的分布往往是不连续的，可以明显地分为2～3群，因而也把单基因性状称为质量性状（qualitative character）（图1-2-7）。例如，常染色体隐性遗传的生长激素缺乏性侏儒症1型（pituitary dwarfism 1），致病基因是编码生长激素1的基因（GH1）。突变纯合子（aa）患者的平均身高约120cm，正常个体（AA）或突变携带者（Aa）的平均身高为165cm，由此将人群分成身高变异分布不连续的两个亚群，尽管基因型aa的个体间存在变异，但平均值显著低于基因型AA或Aa的平均值。再如，常染色体隐性遗传病苯丙酮尿症（phenylketonuria，PKU）的致病基因为编码苯丙氨酸羟化酶（phenylalanine hydroxylase，PAH）的PAH，突变时会使PAH活性下降。以正常个体（AA）血浆PAH的活性为100%，杂合携带者（Aa）的PAH活性为45%～50%，苯丙酮尿症患者的PAH活性仅为0%～5%，由此观察到的人群PAH活性变异呈不连续的三峰分布。

多基因性状在群体中的分布呈连续的单峰分布，波峰处为平均值（有时为中位数），不同个体间的差异只是量的变异，且差异较小，因而多基因性状又称为数量性状（quantitative character）。例如，人的身高、体重、血压、智商等遗传性状都属于多基因数量性状。如果对任何一个群体的身高进行随机调查，可以发现极矮和极高的个体只占少数，大部分个体的身高接近平均值，并且由矮向高逐渐过渡，这种身高变异分布绘制的曲线呈正态分布（normal distribution）（图 1-2-8）。再以血压为例，假设某人群有 2 个影响收缩压的基因座 A 和 B，每个基因座的 2 个等位基因分别为 A 和 A′、B 和 B′，如果 A 和 B 等位基因可使收缩压在平均值 100mmHg（1mmHg=0.133kPa）基础上升高 10mmHg，A′ 和 B′ 等位基因不改变收缩压，则这 2 个基因座的基因型分布及相应的收缩压如表 1-2-1 所示，收缩压在该人群中的分布情况近似于正态分布。

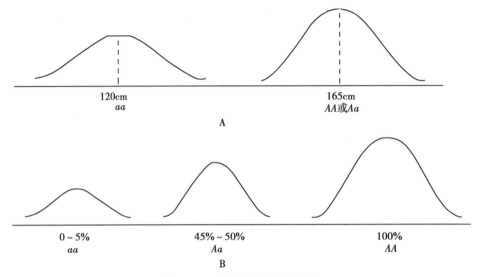

图 1-2-7　质量性状变异分布图

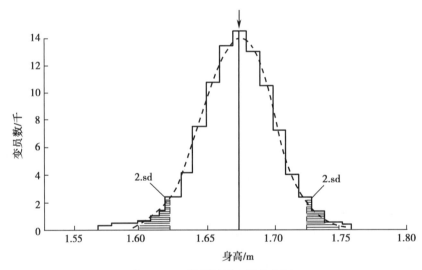

图 1-2-8　数量性状变异分布图

表 1-2-1　决定收缩压的两个基因座的基因型分布

基因型	AA	AA′	A′A′
BB	AABB	AA′BB	A′A′BB
	（140mmHg）	（130mmHg）	（120mmHg）
BB′	AABB′	AA′BB′	A′A′BB′
	（130mmHg）	（120mmHg）	（110mmHg）
B′B′	AAB′B′	AA′B′B′	A′A′B′B′
	（120mmHg）	（110mmHg）	（100mmHg）

2. 多基因遗传的规律　尽管多基因遗传中每对微效基因的作用是微小的，但若干对基因作用积累，可以形成一个明显的累加效应。多基因遗传的若干基因在传递过程中各自遵循分离律和自由组合律，环境因素也起着增强或抑制性状的作用。

以人的身高为例来解释数量性状的遗传规律。假设有 3 个非连锁的基因座可以影响人的身高，等位基因 A、B 和 C 可以分别使身高在平均值（165cm）的基础上增高 5cm，则基因型 AABBCC 个体的身高将是 195cm；等位基因 A′、B′ 和 C′ 可以分别使身高在平均值（165cm）的基础上降低 5cm，那么基因型 A′A′B′B′C′C′ 个体的身高将是 135cm；而等位基因 A、B、C 和 A′、B′、C′ 之间的其他组合产生了介于这两者之间的其他身高值。假如一个极高身高（195cm）的个体（AABBCC）和一个极矮身高（135cm）的个体（A′A′B′B′C′C′）婚配，其子 1 代的基因型为杂合子（AA′BB′CC′），身高表现为中等（165cm）。然而，环境因素（如营养好坏、阳光充足与否、是否进行体育锻炼等）对身高也会产生一定的影响，使子 1 代个体间的身高在 165cm 左右出现一定的变异。假如相同基因型的子 1 代个体间进行婚配，这 3 对非连锁的基因遵循分离律和自由组合律，可以产生 8 种配子，精卵随机结合形成 64 种基因型的合子（表 1-2-2），加上环境因素对身高的增强或抑制作用，使子 2 代个体中大部分身高仍为中等，然而变异范围更为广泛，也会出现少数身高极高和极矮的个体。将子 2 代身高变异分布绘成柱形图和曲线图，可见类似于正态分布（图 1-2-9）。假如子 2 代个体间随机婚配，同理，子 3 代的身高变异分布曲线将更加趋近于正态分布。

表 1-2-2　人体身高二对等位基因的基因型组合

配子	ABC	A′BC	AB′C	ABC′	A′B′C	AB′C′	A′BC′	A′B′C′
ABC	AABBCC	AA′BBCC	AABB′CC	AABBCC′	AA′BB′CC	AABB′CC′	AA′BBCC′	AA′BB′CC′
A′BC	AA′BBCC	A′A′BBCC	AA′BB′CC	AA′BBCC′	A′A′BB′CC	AA′BB′CC′	A′A′BBCC′	A′A′BB′CC′
AB′C	AABB′CC	AA′BB′CC	AAB′B′CC	AABB′CC′	AA′B′B′CC	AAB′B′CC′	AA′BB′CC′	AA′B′B′CC′
ABC′	AABBCC′	AA′BBCC′	AABB′CC′	AABBC′C′	AA′BB′CC′	AABB′C′C′	AA′BBC′C′	AA′BB′C′C′
A′B′C	AA′BB′CC	A′A′BB′CC	AA′B′B′CC	AA′BB′CC′	A′A′B′B′CC	AA′B′B′CC′	A′A′BB′CC′	A′A′B′B′CC′
AB′C′	AABB′CC′	AA′BB′CC′	AAB′B′CC′	AABB′C′C′	AA′B′B′CC′	AAB′B′C′C′	AA′BB′C′C′	AA′B′B′C′C′
A′BC′	AA′BBCC′	A′A′BBCC′	AA′BB′CC′	AA′BBC′C′	A′A′BB′CC′	AA′BB′C′C′	A′A′BBC′C′	A′A′BB′C′C′
A′B′C′	AA′BB′CC′	A′A′BB′CC′	AA′B′B′CC′	AA′BB′C′C′	A′A′B′B′CC′	AA′B′B′C′C′	A′A′BB′C′C′	A′A′B′B′C′C′

诸如身高之类的数量性状的决定基因远远不止 3 对，每个基因的作用也并不是对等的，并且有时基因座上含有 2 个以上的等位基因类型，对性状的影响更加复杂，加上环境因素的影响，使得数量性状在群体中的分布更为精细和复杂，通常形成连续的正态分布曲线。

综上所述，多基因遗传的规律是：①两个极端变异（纯合子）的个体婚配，其子 1 代都是中间类型（杂合子），也会产生环境因素影响的一定范围的变异；②两个中间类型的子 1 代个体婚配，其子 2 代大部分也是中间类型，但由于微效基因的分离和自由组合，以及环境因素的影响，变异范围比子 1 代要更加广泛，有时会出现极端变异的个体（纯合子）；③在一个随机婚配的群体中，多基因和环境因素都会影响数量性状，变异范围更加广泛，但大多数个体接近于中间类型，很少有个体为极端变异。

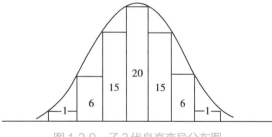

图 1-2-9　子 2 代身高变异分布图

（二）多基因遗传病再发风险的预测

多基因遗传病的患病率较高，病因复杂，属于常见病。这些疾病的发生有一定的遗传基础，通常呈现家族倾向，但又不符合典型的孟德尔遗传方式。在研究和分析其病因和发病机制，评估再发风险时，不仅要分析遗传因素，同时还要考虑环境因素的影响（图 1-2-10）。

1. 易患性与阈值　多基因遗传病的遗传基础是若干微效基因的累加效应，这种由遗传因素决定的个体的患病风险称为易感性（susceptibility）。环境因素对多基因遗传病同样产生影响，将遗传因素和环境因素共同作用决定的个体的患病风险称为易患性（liability）。易患性是多基因遗传中的一个特定概念，在一个群体

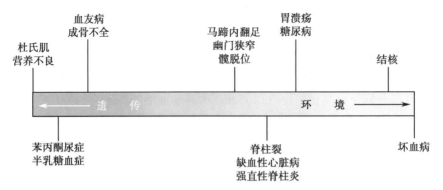

图 1-2-10　环境因素和遗传因素决定的人类疾病谱

中，易患性极高或极低的个体都占少数，大多数个体都接近平均值，易患性同多基因性状一样，在群体中呈正态分布。在环境因素相同的条件下，个体间的患病风险差异可以认为由不同的易感性造成的，易感性高低可代表易患性高低。一个体的易患性达到或超过一定限度时就可能发病，这种由易患性决定的多基因遗传病发病的最低限度称为阈值（threshold）。由此，可以根据阈值将人群连续分布的易患性变异分为两部分，即低于阈值的健康群体和达到并高出阈值的患病群体，连续分布的数量性状产生了质的差别（图 1-2-11）。阈值是易患性变异的某一点，超过该点个体将会患病，在一定的环境条件下，阈值代表患病所必需的最低的致病基因的数量。因此，多基因遗传病属于阈值相关疾病。

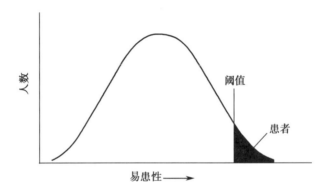

图 1-2-11　阈值模式：群体易患性变异分布图

　　一个体的易患性高低无法测量，只能通过生育子女的发病情况做粗略的估计，但一个群体的易患性平均值可以通过该群体的患病率做出估计。以多基因遗传病易患性正态分布曲线下的面积代表总人群，则易患性超过阈值的那部分曲线下面积占总面积的比例为患者所占总人群的百分数，即为患病率。可见，一种多基因病的发病阈值越低，与易患性平均值距离越近，表明易患性高，群体患病率越高；反之，发病阈值越高，与易患性的平均值距离越远，表明易患性低，群体患病率低。

　　2. 遗传率　多基因遗传性状或疾病是遗传因素和环境因素共同作用的结果，其中，遗传因素作用的大小可用遗传率来衡量。遗传率（heritability）是指多基因的累加效应对疾病易患性的作用大小，常用百分率（%）表示。遗传率越大，表明遗传因素对疾病发生的作用越大。当一种疾病的易患性完全由遗传因素决定时，遗传率为 100%；反之，完全由环境所决定时，遗传率为 0。这两种极端情况在多基因遗传中是极少见的，对于遗传率高的疾病，其遗传率可高达 70%～80%，表明遗传因素在决定疾病易患性变异上起重要作用，环境因素的作用较小；遗传率低的疾病，其遗传率仅为 30%～40%，表明环境因素在决定疾病易患性变异上起重要作用，遗传因素的作用不显著，可能不会出现明显的家族聚集现象。

　　表 1-2-3 列出了一些常见的多基因遗传病的患病率和遗传率。值得提出的是：①某种疾病的遗传率是根据特定环境中特定人群的患病率估算出来的，不同的环境和人群遗传率会有所不同，因此不能完全适用于其他环境或人群；②遗传率是群体统计量，不能应用到个体，若某种疾病的遗传率为 50%，仅说明在该病的总变异中，遗传因素占 50% 的作用，而不能说明某个患者的发病 50% 由遗传因素决定；③遗传率的估算

仅适合于没有遗传异质性，也没有主基因效应的遗传病，如果某种遗传病的多个致病基因中有一个显性的主基因，则估算的遗传率可以达到 100%；如果主基因为隐性，则由先证者的同胞估算的遗传率可以高于由父母或子女估算的遗传率。因此，只有当由同胞、父母和子女分别计算的遗传率相似时，这个遗传率才是合适的，才可以认为该病的发生可能是多基因遗传的结果。

表 1-2-3 常见多基因遗传病的群体患病率、先证者一级亲属患病率、性别比和遗传率

疾病	群体发病率 /%	先证者一级亲属发病率 /%	性别比（男∶女）	遗传率 /%
唇裂 ± 腭裂	0.17	4	1.6	76
腭裂	0.04	2	0.7	76
脊柱裂	0.3	4	0.8	60
无脑儿	0.5	2.8	—	35
先天性心脏病	0.1～0.2	男性先证者 4 女性先证者 1	0.2	70
先天性幽门狭窄	0.3	男性先证者 2 女性先证者 10	5.0	75
先天性巨结肠	0.02	男性先证者 2 女性先证者 8	4.0	80
先天性畸形足	0.1	3	2.0	68
精神分裂症	0.5～1.0	10～15	1	80
原发性癫痫	0.36	3～9	0.8	55
原发性高血压	4～10	15～30	1	62
冠心病	2.5	7	1.5	65
青少年型糖尿病	0.2	2～5	1	75
哮喘	1～2	12	0.8	80
消化性溃疡	4	8	1	37
强直性脊椎炎	0.2	男性先证者 7 女性先证者 2	0.2	70
原发性肝癌	0.05	5.45	3.5	52

3. 多基因遗传病再发风险的预测 多基因遗传病的阈值模式可以对患者亲属疾病的再发风险进行多种预测，这些预测与孟德尔遗传方式不同。

（1）患者亲属的再发风险与遗传率密切相关：若多基因遗传病的群体患病率为 0.1%～1%，遗传率为 70%～80%，则患者一级亲属的再发风险可以通过 Edward 公式来估计：$q_r=\sqrt{q_g}$。式中 q_r 表示患者一级亲属患病率，q_g 表示群体患病率。若某种遗传病的遗传率高于 80% 或群体患病率高于 1%，则患者一级亲属患病率将高于群体患病率的平方根；若遗传率低于 70% 或群体患病率低于 0.1%，则患者一级亲属患病率低于群体患病率的平方根。例如，某地区人群中唇（腭）裂的患病率为 0.17%，遗传率为 76%，则患者一级亲属再发风险 $q_r=\sqrt{q_g}=\sqrt{0.0017}\approx4\%$；如果遗传率为 100%，患者一级亲属的再发风险上升到约 9%；如果遗传率为 50%，患者一级亲属的再发风险下降到约 2%。可见多基因遗传病的再发风险与疾病的遗传率高低有关。群体患病率、遗传率和患者一级亲属患病率之间的相互关系如图 1-2-12 所示，横坐标为群体患病率，纵坐标为患者一级亲属患病率，斜线为遗传率，可以依据此图估计多基因遗传病的发病风险。例如，无脑畸形伴脊柱裂的群体患病率为 0.38%，遗传率为 60%，查图中横坐标上 0.38 处垂直线与遗传率 60% 的斜线交点，其对应的纵坐标刻度近于 4，则该病患者一级亲属患病率接近于 4%。

此外，从图中可见多基因遗传病在遗传率相同的情况下，群体患病率不同，患者亲属的发病风险率也不同。表 1-2-4 大致列出了各种遗传率下群体患病率和患者一级亲属患病率的差异。例如，对于遗传率为 50% 的多基因遗传病，群体患病率为 0.1% 时，患者一级亲属患病率为 1%，高于群体患病率 10 倍；群体患病

率为 1% 时，患者一级亲属患病率为 5%，高于群体患病率 5 倍；群体患病率为 10% 时，患者一级亲属的患病率为 20%，高于群体患病率 2 倍。

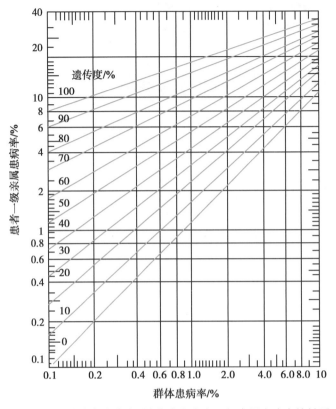

图 1-2-12 群体中患病率、遗传率和患者一级亲属患病率的关系

表 1-2-4 患者一级亲属患病率与遗传率和群体患病率的关系

遗传率 /%	群体患病率 /%		
	0.1	1	10
50	1	5	20
60	2	6	24
70	3	8	28
80	4	10	30
90	6	13	33
100	8	16	36

（2）患者亲属的再发风险与亲属级别有关：患者亲属再发风险在不同家庭中各不相同，平均再发风险的预测是根据经验数据获得的，并不像孟德尔性状那样遵从特定的遗传模式。多基因遗传病有明显的家族聚集倾向，患者亲属的患病率必定高于群体患病率，然而随着亲属级别的降低，再发风险也相应地迅速降低，向群体患病率靠拢（表 1-2-5）。

表 1-2-5 常见多基因遗传病的亲属级别

畸形	群体发病率 /%	亲属的发病率 /%（同一般群体相比增加的倍数）			
		同卵双生	一级亲属	二级亲属	三级亲属
唇裂 ± 腭裂	0.001	0.4（×400）	0.04（×40）	0.007（×7）	0.003（×3）
畸形足	0.001	0.3（×300）	0.025（×25）	0.005（×5）	0.002（×2）
先天性髋脱位	0.002	0.4（×200）	0.05（×25）	0.006（×3）	0.004（×2）
先天性幽门狭窄	0.005	0.4（×80）	0.05（×10）	0.025（×5）	0.007 5（×1.5）

（3）患者亲属的再发风险与亲属中患病人数有关：多基因遗传时一个家庭中的患病人数越多，则亲属的再发风险越高。例如，唇腭裂的群体患病率为 0.17%，遗传率为 76%，一对表型正常的夫妇第一胎生育了一个唇腭裂患儿，则再次生育唇腭裂患儿的风险为 4%；如果他们第二胎又生了一个唇腭裂患儿，则第三胎生育唇腭裂患儿的风险上升到 10%。更多患儿的出生并没有改变患病风险本身，只是提示这对夫妇携带更多唇腭裂的致病基因或暴露在更强的环境因素之中，他们虽未发病，但易患性更接近发病阈值，使得一级亲属的再发风险增高。这一点与单基因遗传病不同，如常染色体隐性遗传病，无论一个家庭已生育一个或更多的患儿，患者同胞的再发风险理论上仍为 25%。

（4）患者亲属的再发风险与患者病情严重程度有关：多基因遗传病发病的遗传基础是微效基因的累加效应。如果患者病情严重，说明其易患性远远高于发病阈值，可能带有更多的易感基因，其父母所带有的易感基因也多，易患性也更接近于阈值，再生育时其后代的患病风险也相应增高。例如，单侧唇裂患者的同胞再发风险为 2.46%；单侧唇裂合并腭裂的患者同胞再发风险为 4.21%；双侧唇裂加腭裂的患者同胞再发风险为 5.74%，这说明缺陷越严重，潜在的易患性越大。这一点也与单基因遗传病不同，在单基因遗传病中，不论病情轻重如何，其再发风险仍为 50% 或 25%。

（5）患者亲属的再发风险与疾病发病率有关：如果某种多基因遗传病在一般群体中的患病率越低，则其发病阈值越高，患者超过发病阈值而发病，说明带有更多的易感基因，因而患者亲属的再发风险相对增高；反之，在一般群体中的发病率越高，则发病阈值越低，患者带有较少的易感基因，亲属再发风险也相对减小。

（6）多基因遗传病的群体患病率存在性别差异时，亲属的再发风险与性别有关：某种多基因遗传病的群体患病率存在性别差异，说明不同性别的发病阈值是不同的。对于群体患病率较低而阈值较高的性别患者，其亲属再发风险相对增高；相反，对于群体中患病率较高但阈值较低的性别患者，其亲属的再发风险也相对降低，这种现象称为 Carter 效应（Carter effect）。例如，先天幽门狭窄男性的患病率为 0.5%，女性的患病率仅为 0.1%，男性比女性患病率高 5 倍。男性患者的后代中儿子的再发风险为 5.5%，女儿的再发风险是 2.4%；而女性患者的后代中儿子的再发风险高达 19.4%，女儿的再发风险高达 7.3%。结果说明，女性患者比男性患者带有更多的易感基因。

五、线粒体遗传

线粒体是真核细胞的能量代谢中心，细胞呼吸作用中的氧化还原反应在线粒体中进行。线粒体内膜富含呼吸链 - 氧化磷酸化系统的酶复合体，通过电子传递和氧化磷酸化产生大量 ATP，为细胞的各种生命活动提供能量。mtDNA 与核 DNA 的不同之处在于，mtDNA 分子上没有核苷酸结合蛋白，缺乏组蛋白对 DNA 的保护作用；而且线粒体内缺乏 DNA 损伤修复系统，使得 mtDNA 易于发生突变而无法修复，突变容易传递。另外，大部分细胞含有数百个线粒体，每个线粒体含有 2～10 个 mtDNA 分子，这样每个细胞可含有数千个 mtDNA，成为 mtDNA 杂质性的分子基础。有性生殖的受精方式决定了 mtDNA 的母系遗传特点。线粒体广泛存在于除红细胞以外所有的组织细胞中。脑和骨骼肌作为高能量代谢器官，其细胞中含有大量线粒体，因而 mtDNA 缺陷产生极其广泛的疾病谱，最主要的表现为线粒体性脑肌病。目前，已发现人类 100 多种疾病与线粒体基因突变有关。

（一）线粒体遗传规律

mtDNA 与核 DNA 相比有其独特的传递规律，其遗传特点呈非孟德尔遗传方式，又称核外遗传。了解线粒体遗传规律有助于更好地认识线粒体疾病的病因学与发病机制。

1. mtDNA 的复制具有半自主性　与其他特化的膜性细胞器相比，线粒体拥有自己的遗传物质，被称为 "第 25 号染色体" 或 "M 染色体"。线粒体 DNA 能够独立进行复制、转录和翻译。然而，线粒体呼吸链 - 氧化磷酸化系统的 80 多种蛋白质亚基中，mtDNA 仅编码 13 种，绝大部分需要依赖于核 DNA 编码。此外，维持线粒体结构和功能的大分子复合物也需要核 DNA 编码。因此，线粒体是一种半自主细胞器，mtDNA 的功能受核 DNA 的影响，mtDNA 基因与核 DNA 突变均可导致线粒体蛋白质合成受阻，引起细胞能量代谢障碍。

2. 线粒体基因组所用的遗传密码和通用密码不同　mtDNA 的遗传密码中 UGA 编码色氨酸，而非终止信号，mtDNA 的基因无终止子。tRNA 兼用性较强，其反密码子主要识别密码子的前 2 位碱基，第 3 位碱基的识别有一定的自由度,称为碱基摆动,可识别 4 种碱基中的任何一种,因此,仅用 22 个 tRNA 便可识别线粒体 mRNA 的多达 48 个密码子(表 1-2-6)。

表 1-2-6　丙氨酸(Ala)的 tRNA 反密码子摆动

密码子	反密码子	
	核 tRNA	线粒体 tRNA
GCU、GCC	GGC	UGC
GCA、GCG	UGC	

3. mtDNA 为母系遗传　人类受精卵中的线粒体绝大部分来自母亲的卵母细胞,即母亲将 mtDNA 传递给她的儿子和女儿,但只有女儿能将其 mtDNA 传递给下一代,这种传递方式称为母系遗传(maternal inheritance)。精子中的线粒体只位于精子的中段,它们在受精过程中几乎不能进入卵细胞,因而受精卵中极少发现父源性线粒体。如果家系中一些成员具有相似的临床症状,并且都是从女性患者传递而来,则应考虑可能为 mtDNA 基因突变造成的。然而,如果是编码线粒体蛋白的核基因突变,则不会呈现母系遗传。然而,有时某些突变的 mtDNA 未能通过遗传瓶颈,使得疾病的传递也可能不完全符合母系遗传。

4. mtDNA 在有丝分裂和减数分裂期间都要经过复制分离　个体的卵母细胞中约有 100 000 个线粒体,然而卵母细胞经历减数分裂发育成熟时,绝大多数线粒体会丧失,数目会减少到 10~100 个。受精卵经过细胞有丝分裂和增殖,线粒体的数目又可能达到 10 000 个或更多。这种卵细胞形成期 mtDNA 的数量锐减的过程,称为遗传瓶颈(genetic bottleneck)。通过遗传瓶颈,只有随机的一小部分 mtDNA 可以进入成熟的卵细胞传给子代,如果保留下来的 mtDNA 恰巧携带一种突变的基因,则随着胚胎细胞分裂和组织形成,mtDNA 复制后随机分离到子细胞中,使得部分子细胞及其分化形成的成体组织细胞含有大量携带突变基因的线粒体。当氧化磷酸化系统缺陷的线粒体数量过多时,会影响组织能量供应,进而影响器官功能,这在高耗能组织格外明显。

5. mtDNA 的杂质性与阈值效应　纯质性(homoplasmy)是指一个组织或细胞中含有相同的线粒体基因组,要么都是野生型,要么都是突变型。反之,杂质性(heteroplasmy)是指一个组织或细胞中既含有野生型线粒体基因组,又含有突变型线粒体基因组。杂质性产生的机制在于,mtDNA 能够自主进行复制,与细胞周期及细胞核复制时无关;线粒体可随细胞分裂随机分配到子细胞中,造成不同的组织或细胞中携带突变型 mtDNA 的比例也不同,这也造成了线粒体基因病存在组织特异性表型和表型多样性。

杂质性细胞的表型取决于细胞内野生型和突变型 mtDNA 的相对比例,当突变型 mtDNA 达到一定比例,产生的能量不足以维持细胞的正常功能时,就会出现异常表型,即线粒体基因病。因此,mtDNA 突变存在阈值效应,能引起特定组织器官功能障碍的最低数量的突变 mtDNA 称为阈值。阈值是一个相对概念,易受突变类型、组织、老化程度的影响,个体差异很大。突变的 mtDNA 随着年龄的增加在细胞中逐渐积累,病情也常表现为与年龄相关的渐进性加重。

6. mtDNA 的突变率极高　mtDNA 存在极高的突变率,原因在于 mtDNA 缺少组蛋白的保护,而且线粒体中缺乏 DNA 损伤修复系统。mtDNA 的突变率比核 DNA 高 10~20 倍,mtDNA 中氧化磷酸化基因的突变率也远远高于核 DNA。高突变率使得个体和群体中的序列差异较大,多态性也较高,任意两个人的 mtDNA 平均每 1 000bp 中有 4 个不同。人群中含有多种中立到中度有害的 mtDNA 突变,但有害突变会因为选择而消失。因此,突变的 mtDNA 较普遍,但线粒体基因病并不常见。

(二)线粒体基因突变

线粒体基因组缺陷所引起的疾病称为线粒体基因遗传病(mitochondrial genetic disorder),属于细胞质遗传。线粒体基因病常见临床表现包括肌病、心肌病、痴呆、突发性肌阵挛、耳聋、失明、贫血、糖尿病及大脑供血异常(休克)等。临床表现的严重程度依赖于多种因素,如胚胎发育早期突变型 mtDNA 的复制分离程度、突变型 mtDNA 在特定组织中的累积程度、杂质性程度、组织对氧化磷酸化的依赖性以及年龄等。常见的与线粒体疾病相关的 mtDNA 异常见表 1-2-7。

表 1-2-7 与线粒体基因病相关的 mtDNA 异常

疾病简称	综合征	突变 / 异常	遗传方式
* tRNA 突变——超过 65 种			
MELAS	线粒体脑肌病,乳酸血症,卒中样发作	A3243G, A3251G, T3271C	M, S
MERRF	肌阵挛,癫痫,碎红纤维	A8344G, T8356C	M, S
Leigh 综合征	亚急性,对称性,引起坏死的脑肌病	A8344G, T8356C, G8363A, G1644T	M, S
CPEO/PEO	慢性进展性外眼肌麻痹	A3243G, T4274C	M, S
MM	线粒体肌病	A3302G, A12320G	M, S
MMDM	线粒体肌病,糖尿病	T14709C	M, S
MCM	线粒体心肌病	A3243G, A4269G	M, S
MMCM	线粒体肌病,心肌病	A3269G, C3303T	M, S
DEAF	非综合征性感觉神经性耳聋	A7445G	M, S
MEM	线粒体脑肌病	742insC, T10010C	M, S
DDM	耳聋,糖尿病	A3243G, C12258A	M, S
ADPD	早老性痴呆,帕金森病	T4336C	M, S
* 多肽突变——超过 39 种			
NARP	神经衰弱,共济失调,视网膜色素瘤	T8993G, T8993C	M, S
Leigh 综合征	亚急性,对称性,引起坏死的脑肌病	T8993G, T8993C	M, S
LHON	莱伯遗传性视神经病变	G11778A, T14484C, G3460A	M, S
伴有肌张力障碍的 LHON	带有肌张力障碍的 Lebes 遗传性视神经病	G14459A, T14569A	M, S
MEI	肌红蛋白尿,运动不耐受	G15059A, G15084	S
MELAO	线粒体脑肌病,乳酸血症,卒中样发作	T3308C	M, S
* 核糖体 RNA 突变——超过 5 种			
AGID	氨基苷诱发性耳聋	A1555G	M, S
MCM	线粒体心肌病	A1692T, T3228G	M, S
* 缺失,重复,重排——超过 200 种			
KSS	Kearns-Sayre 综合征	De18469:13447+/- 重复常见,其他已知	S,(M)
PMPS	Person 骨髓、胰腺综合征	De18469:13447+/- 重复常见,其他已知	S
CPEO	慢性进展性外眼肌麻痹	De18469:13447+/- 重复常见,其他已知	S
DDM	耳聋,糖尿病	De18469:13447+/- 重复常见,其他已知	S,(M)
RTAD	肾小管酸中毒,共济失调,糖尿病	De18469:13447+/- 重复常见,其他已知	S
* 多种 mtDNA 缺失——由核基因缺陷而来			
ADEO	常染色体显性外眼肌麻痹	10q, 3p	D
AREO	常染色体隐性外眼肌麻痹		R
MNGE	线粒体肌病,神经变性性疾病,胃肠能动障碍,癫痫	22q	R
Wolfram 综合征	尿毒症,糖尿病	4	R
* mtDNA 缺如综合征——由核基因缺陷而来			
Alpers 综合征	进展性肝脑退化		R
mtDNA 缺如性脑炎			R, D, 2-Hit
mtDNA 缺如性非肝性肌病			R, D, 2-Hit

线粒体基因突变的类型主要包括点突变、缺失和插入突变,以及 mtDNA 拷贝数目突变。

1. 点突变 可以发生在编码蛋白质、tRNA 或 rRNA 的基因上;线粒体编码蛋白质基因的点突变主要为脑脊髓性及神经性疾病的致病突变类型,如 Leber 遗传性视神经萎缩和神经疾病。线粒体编码 tRNA 的点突变主要与线粒体肌病相关,代表性疾病包括肌阵挛癫痫伴碎红纤维综合征(MERRF)、线粒体脑肌病伴高乳酸血症和卒中样发作(MELAS)、母系遗传的肌病及心肌病等。

2. 缺失和插入突变 以缺失突变为多见,主要引起眼肌病。mtDNA 发生缺失的原因常常是由于 mtDNA 的异常重组或复制过程中的异常滑动所致。这类疾病常常散发而无家族史,多见于一些神经性及退行性疾病中,如 KSS。

3. mtDNA 拷贝数目突变 以拷贝数目减少为主,mtDNA 的拷贝数大大低于正常,仅见于一些致死性婴儿呼吸障碍、乳酸中毒或肌、肝、肾衰竭的病例。

另外,可以根据组织分布和表型,将 mtDNA 点突变分为 3 类,该分类对基因治疗可能有提示作用。

(1)有限的组织 - 有限的表型:该类突变只限于骨骼肌,只在患者肌肉组织中才能检测到突变,主要临床表现为肌萎缩性运动障碍。大部分编码蛋白的 mtDNA 基因突变和部分线粒体 tRNA 突变[tRNA$^{u(CUN)}$ 基因中的 G12315A 和 A12320G 突变、tRNA^{Tyr} 基因中的 A5874G 突变]属于这一类型。目前尚不清楚为什么这些点突变只存在于骨骼肌细胞中,可能的解释是突变事件发生于胚胎发育后期,即中胚层形成之后。

(2)有限的组织 - 无限的表型:在分析的所有组织中,基因突变无差异,但疾病的表型却存在明显的组织特异性。该类突变包括 Leber 遗传性视神经萎缩的 3 个最常见的突变 G11778A、T14487C、G3460A,以及非综合征型或氨基苷诱发的感觉神经性耳聋突变(A1555G 和 A7445G)。

(3)无限的组织 - 有限的表型:患者的许多组织都可以检测到这些突变,但杂质性比例不同,引起的临床表现多涉及多系统及中枢神经方面的症状。大部分线粒体 tRNA 的突变及少数编码蛋白质的 mtDNA 基因突变属于这一类型。

总体说来,大部分编码蛋白质的 mtDNA 基因突变属于第一或第二类,第三类较少;而大部分 tRNA 基因突变属于第三类,极少数属于第一或第二类。

(赵彦艳 龚瑶琴)

本 章 小 结

人类基因组包括核基因组和线粒体基因组,是由 DNA 序列组成,DNA 是两条反向互补的双螺旋多核苷酸大分子,其储存大量遗传信息。真核生物的基因呈不连续编码,由外显子、内含子和侧翼序列组成。DNA 以半保留和半不连续的方式自我复制,并通过转录成 mRNA 和翻译成蛋白质实现基因表达。基因的转录和翻译受多个表达调控因素的影响。基因组在理化及生物因素作用下会发生突变,包括 DNA 分子的碱基改变和染色体畸变。染色体是细胞核内遗传物质的载体,由 DNA 与蛋白质高度螺旋化包装形成。人类生殖细胞中的染色体数目为 23 条,形成一个染色体组,体细胞中的染色体数目为二倍体,即 46 条。一个体细胞中的全部染色体按其大小、形态特征顺序排列所构成的图像称为核型,可以通过显带技术进行辨认和分区。染色体畸变包括数目异常和结构畸变。女性的两条 X 染色体中,有一条于胚胎早期随机而恒定失活,实现了男女之间 X 染色体基因产物的剂量补偿。表观遗传是指非 DNA 序列决定的遗传修饰。遗传遵循三大定律:分离律、自由组合律、连锁与交换律。在随机婚配的大群体中,等位基因频率和基因型频率符合 Hardy-Weinberg 平衡律。单基因遗传性状或疾病的世代传递一般遵循孟德尔定律,临床上常通过系谱分析遗传方式,主要有 5 种遗传方式:常染色体显性、常染色体隐性、X 连锁显性、X 连锁隐性、Y 连锁遗传。不同的遗传方式具有不同的特征和再发风险。某些单基因性状或疾病还可能存在非典型孟德尔遗传。多基因遗传是指遗传性状或疾病由多个微效基因的累加效应控制,并且还受环境因素的影响。多基因性状在群体中的分布呈连续的正态分布。当个体的易患性达到某一多基因遗传疾病的阈值时,就会患病。遗传因素对多基因遗传疾病易患性的作用大小称为遗传率。多基因遗传病再发风险与群体患病率、疾病遗传率,以及亲属级别等因素有关。线粒体遗传属于核外遗传,有性生物生殖的受精方式决定了线粒体 DNA 的母系遗传特点,然而由于存在遗传瓶颈,某些线粒体遗传疾病的传递也可能不完全符合母系遗传。线粒体 DNA 的杂质性使得线粒体遗传病存在组织特异性表型和表型多样性。随着人类基因组遗传信息的认识不断加深及其与临床遗传实践相互渗透,将进一步推动医学遗传学发展。

推荐阅读文献

[1]　陈竺. 医学遗传学. 3版. 北京：人民卫生出版社，2015.

[2]　赵彦艳. 人类发育与遗传学. 3版. 北京：科学出版社，2016.

[3]　TURNPENNY P D，ELLARD S. Emery's elements of medical genetics：The cellular and molecular basis of inheritance.14th ed. Churchill：Livingstone，2012.

[4]　ZARREI M，MACDONALD J R，MERICO D，et al. A copy number variation map of the human genome.Nat Rev Genet. 2015，16（3）：172-183.

[5]　MELLERUP E，MLLER G L，KOEFOED P. Genetics of complex diseases：Variations on a theme.Med Hypotheses，2012，78（6）：732-734.

[6]　POULTON J，CHIARATTI M R，MEIRELLES F V，et al. Transmission of mitochondrial DNA diseases and ways to prevent them. PLoS Genet，2010，6（8）：pii: e1001066.

第二章 遗传病诊断基本技术

除外伤和非正常死亡以外，人类所有疾病的发生、发展和转归都与遗传物质（DNA）的直接或间接变化相关。这是"基因组医学"研究的主要内容。基因组医学对疾病诊治的首要贡献是"预测医学"（predictive medicine）。所谓预测医学，即在受精卵及其卵裂期、胚胎期、胎儿期、婴幼儿期或个体发病前期对染色体、DNA、RNA 或蛋白质的直接或间接变化进行分析，以识别出疾病相关基因的结构异常，或功能异常，或识别出发病风险基因的携带者，从而进行有效的预防和治疗。因此，预测医学是以分子诊断（molecular diagnosis）技术为基础的。应用现代细胞遗传学技术和分子生物学技术进行感染性疾病、遗传病、恶性肿瘤等的诊断，早已成为国内外许多医疗机构的常规项目，也是衡量一个城市和地区整体医疗水平的重要指标。在临床上我们经常发现，虽然根据患者的临床表征可以大致做出诊断，但难以确诊，必须通过检测相关的致病基因才能达到确定病因的目的。因此，通过分子诊断实现精准诊断，进而实施精准治疗或选择性优生，是精准医学的精髓。

染色体病诊断的技术包括核型分析（karyotype analysis）和分子细胞遗传学技术；诊断单基因病、多基因病、线粒体基因病和体细胞遗传病的最直接方法则是基因诊断（gene diagnosis）。目前，通过分析被检者的DNA 进行基因诊断的遗传病约有 4 000 多种。

第一节 细胞遗传学诊断技术

染色体病包括染色体数目异常和结构畸变。目前已发现的人类染色体病 10 000 多种，已确定的综合征100 多种（详见"第四章染色体病"）。确诊染色体病的主要方法是染色体检查（详见"第三章遗传病诊断与遗传咨询"），包括经典的显带核型分析技术，以及分子细胞遗传学分析技术，如荧光原位杂交（FISH）、染色体微阵列（chromosomal microarray, CMA）（包括 aCGH、SNP array）技术等。

一、显带核型分析技术

在细胞分裂的中期，松散的染色质丝通过多级螺旋化，形成在光镜下可辨认的染色体。因此，特定处理处于旺盛有丝分裂的组织细胞（如外周血淋巴母细胞、骨髓、绒毛、胸腔积液、腹水、肿瘤组织、皮肤、肝脏和肾脏等），可获得染色体标本，从而在光镜下进行核型（karyotye）分析。

（一）G- 显带

G- 显带（G-banding）是将染色体标本用热、碱、胰酶、尿素、去垢剂或某些盐溶液预先处理，再用 Giemsa 染液（Giemsa staining solution）染色，所显示的带纹称为 G- 显带（G-band）。

G- 显带是临床细胞遗传学最常用的核型分析方法。其基本操作流程如下：

静脉采血→加植物凝集素（phytohemagglutinin, PHA）进行淋巴细胞培养，37℃ 72 小时→秋水仙素处理，使细胞分裂终止在中期→用氯化钾溶液进行低渗处理（hypotonic treatment），使细胞胀大，染色体分散排列→固定液处理、离心→细胞悬液滴片→胰酶处理，使 G- 显带区的疏水蛋白被除去或使其构型变为更疏水的状态→ Giemsa 染液染色→镜检和报告。最后，打印将一个细胞内的染色体按照一定的顺序排列起来的图像（即核型），即为检测报告。图 2-1-1 为 G- 显带核型照片。

G- 显带核型的染色体深浅交替的带纹相当于 DNA 复制子簇（即 2～100 个复制子的集成），G- 显带一般代表了晚复制的组织特异性基因（tissue-specific gene），或称奢侈基因（luxury gene）。即在特定类型细胞中为其执行特定功能蛋白质编码的基因。

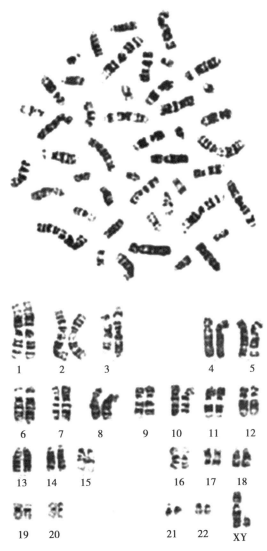

图 2-1-1　1 例男性的 G- 显带染色体核型：46，XY

（二）Q- 显带

用易于结合富含 AT 碱基的 DNA 序列的荧光染料（如喹吖因）处理染色体标本，在荧光显微镜下每条染色体出现宽窄和亮度不同的带纹，由此可以清楚地鉴别人的每一条染色体。这种用荧光染料所显示的带纹称为 Q- 显带（Q-band）（图 2-1-2）。

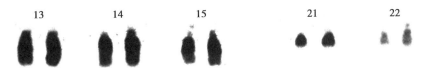

图 2-1-2　部分近端着丝粒染色体的 Q- 显带染色体核型

Q- 显带与 G- 显带的带纹非常相似，亮带相当于 G- 显带的深带，暗带相当于 G- 显带的浅带。但是，G- 显带的观察不需要在昂贵的荧光显微镜下进行。

（三）C- 显带

C- 显带（C-banding）专门显示着丝粒及第 1、9、16 号和 Y 染色体长臂的组成性异染色质（constitutive heterochromatin）区的带型。C- 显带浓染的区域（C- 显带区）为结构异染色质区域，即 DNA 高度重复序列区域。在人类染色体中，这些区域位于着丝粒区和 Y 染色体的长臂上。因此，C- 显带可用于多态性的分析。

　　C- 显带的基本原理是从染色体臂选择性地抽取 DNA,而 C- 显带的 DNA 对抽取有较大抗性,从而保留了一部分 DNA,因而可以使用染料显示出 DNA 的不同分布。

　　C- 显带的基本操作流程如下:

　　氯化氢处理,使 DNA 脱嘌呤→氢氧化钠或氢氧化钡碱处理,产生高水平的 DNA 变性,促进继发的 DNA 熔解→2× 柠檬酸钠缓冲液温育,使 DNA 骨架断裂,并使片段熔解→Giemsa 染液染色→镜检和报告。

　　C- 显带可见着丝粒区域深染,染色体臂呈较淡的轮廓(图 2-1-3)。

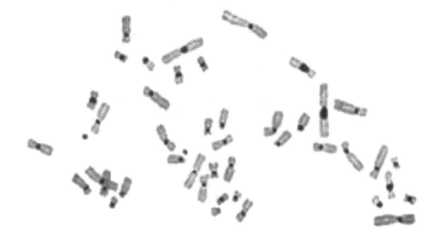

图 2-1-3　1 例女性的 C- 显带染色体:46,XX

　　C- 显带不能对每个染色体加以鉴别,但其特点是专门显示着丝粒区异染色质部位,次缢痕及 Y 染色体长臂远端部分。因此,可用来鉴别第 1、9、16 和 Y 染色体。若观察到的染色体均呈白色,则可能是碱处理过度的原因。

　　(四)N- 显带

　　N- 显带(N-banding)专门显示核仁组织区(nucleolar organizing region,NOR)的带型。用硝酸银染色,可使染色体的随体及 NOR 呈现出特异性的黑色银染物,这种银染色阳性的 NOR 称为 Ag-NOR(图 2-1-4)。

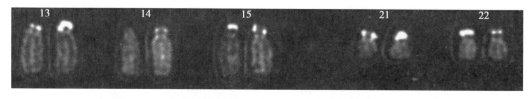

图 2-1-4　部分近端着丝粒染色体的 N- 显带染色体核型照片
[显示 Ag-NOR 染色的 rRNA 基因区域(即 NOR)]

　　Ag-NOR 的可染性取决于它的功能活性,即具转录活性的 NOR 着色,但受染物质不是次缢痕本身,而是附近与 rDNA 转录有关的一种酸性蛋白。

　　(五)迟复制 X 染色体检测技术

　　一般认为,性染色质(X 小体,X body)是一种晚复制的 X 染色体,可以用于临床确诊 X 染色体异常疾病中 X 染色体的变化特点。

　　中期染色体的两条姐妹染色单体各由一条 DNA 链所组成,而 DNA 是由四种单核苷酸以不同的排列组合联结而成的两条互补的多核苷酸链,形成一种双螺旋结构。当细胞在加有 5′- 溴脱氧尿嘧啶核苷(bromodeoxyuridine,BrdU)的培养液中进行分裂时,BrdU 能取代胸腺嘧啶核苷酸(T)掺入到新复制的 DNA 核苷酸链中。因此,当在细胞终止培养前 10 小时加入 BrdU 后,由于组成迟复制的那条 X 染色体的两条染色单体的 DNA 链,其中一条核苷酸链的 T 大部分被 BrdU 取代,从而使得中期染色体出现螺旋化降低的倾向,影响与 Giemsa 染液的亲和力,因而着色浅。这样,根据这条 X 染色体与其他染色体所呈现的鲜明不同的颜色,就可以鉴定它为迟复制的 X 染色体(图 2-1-5)。

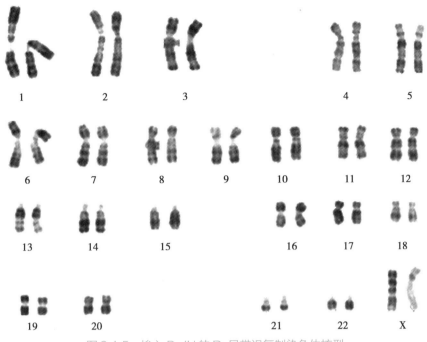

图 2-1-5　掺入 BrdU 的 R- 显带迟复制染色体核型

二、分子细胞遗传学分析技术

传统的显带技术能够准确地诊断染色体数目异常，但往往不能检出低于 5Mb 的染色体结构畸变。因此，从 20 世纪 90 年代开始，利用克隆的 DNA 探针检测染色体的分子细胞遗传学（molecular cytogenetics）分析技术应运而生，大大提高了染色体病检测的分辨率和准确性。

（一）荧光原位杂交

把某条染色体或其某个区带的特异 DNA 互补序列用荧光染料的地高辛配基、生物素等标记为探针，与染色体或间期细胞进行杂交，继而在荧光显微镜下观察杂交后的颜色信号，以此来检测染色体的方法，称为荧光原位杂交（fluorescence in situ hybridization，FISH）。FISH 可鉴别难以确定的染色体重排（结构异常）或迅速（1～3 天）诊断染色体数目的异常。FISH 技术具有敏感度高、信号强、背景低、快速、多色等独特的优点，已成为临床细胞遗传学检测的常规手段，也是基因定位的有力工具。

1．常规分裂期 FISH　主要分析常规显带法不能识别的微小标记染色体。例如，与某一整条染色体特异性杂交的染色体涂染探针，可快速准确地识别任何区域来源的异常染色体片段和染色体易位；由串联重复序列组成的双着丝粒 DNA 探针，常用于辨认含有微小着丝粒的染色体。

2．间期 FISH　获得大量的中期染色体需经细胞培养及相应处理，而且大部分人体细胞（如绒毛组织、神经细胞、精子等）并不进行分裂，很难获取中期染色体分裂相，故间期 FISH 不仅避免了细胞培养的繁琐和耗时步骤，使得异常遗传物质的检测更为方便快速，而且可直接在组织切片上进行检测。间期 FISH 已大量应用于羊水、绒毛等产前诊断和肿瘤细胞的染色体异常检测，以及精子非整倍体的检查等间期细胞遗传学研究（图 2-1-6）。

3．多色 FISH　采用 2 种或以上的不同荧光素标记 DNA 探针，与靶细胞中期染色体或间期细胞核杂交后，用相应的免疫荧光检测系统进行杂交信

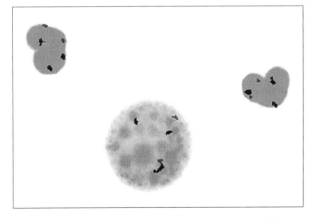

图 2-1-6　1 例 18- 三体患者的间期 FISH（反转片）
（可见黑色标记的 18 号染色体着丝粒探针杂交结果显示为 3 个拷贝，而对照的红色 X 染色体仅有 2 个拷贝）

号的检测和放大,通过 2 种或多种不同激光片组合或特制的滤光片观察,杂交信号呈现出不同的颜色,这种方法称为多色 FISH(multi-color FISH)。显色取决于标记物连接的荧光物质和复染染料的不同。例如,连接物有 AMCA(蓝色)、FITC(绿色)、rhodamine(红色),复染的荧光染料有 PI(红色)、DAPI(蓝色)、quinacrine(绿色)等。多色 FISH 适用于检测靶序列扩增水平、染色体微缺失、染色体易位携带者、不同染色体区域的结构异常、同时存在的几种染色体数目异常等。

(二)微阵列芯片杂交技术(aCGH、SNP array)

用传统的染色体核型分析方法(如染色体区带染色分析、FISH 等)可探讨许多染色体结构变异,但实验操作繁琐、分辨率低,尤其不能覆盖全基因组,故难以提供染色体变异位点的精确定位。因此,FISH 通常用于辅助染色体显带分析。从 2010 年开始,基于 DNA 芯片的比较基因组杂交技术(array-based comparative genomic hybridization,aCGH)、单核苷酸微阵列(single nucleotide polymorphism array,SNP array)的出现,解决了上述问题。

aCGH 的原理是,将待测 DNA 和正常对照 DNA 分别用红色和绿色荧光染料标记,混合,然后与全基因组 DNA 微阵列芯片进行杂交。杂交后的芯片经激光扫描,所得的数据再经计算机进行分析,根据"$\log_2$ 比值"检测出缺失(红色过多)或重复(绿色过多)。SNP array 的原理是利用人类基因组普遍存在的单核苷酸多态性(single nucleotide polymorphism,SNP)现象,经样本与微阵列进行杂交,通过检测整条染色体(及全基因组)SNP 位点的杂合性状态来判断基因组拷贝数缺失重复。

1. aCGH 通过 aCGH 微阵列准确地检出与疾病有关的染色体异常,大大加速了人类了解基因组 DNA 结构变异在遗传病中的意义。与传统的细胞遗传学方法相比,aCGH 具有无与伦比的高分辨率和高灵敏度,能够在全基因组水平上精确检测染色体拷贝数的变化。

aCGH 的技术流程包括(图 2-1-7):

步骤 1~3:用荧光染料分别标记实验组和对照组基因组 DNA。

步骤 4:样本混合后与 aCGH 芯片杂交,冲洗。

步骤 5~6:芯片扫描、数据提取和计算机分析。

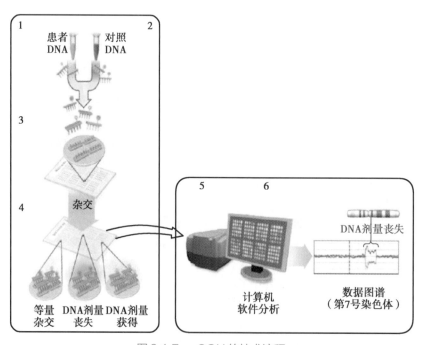

图 2-1-7 aCGH 的技术流程

[若待测 DNA 为正常个体,则比值 =2(红)/2(绿),$\log_2$ 比值 =0;若为缺失,比值 =1(红)/2(绿),$\log_2$ 比值 =-1;若为重复,比值 =3(红)/2(绿),$\log_2$ 比值 =0.58]

2. 单核苷酸微阵列(SNP array) 人类基因组 DNA 序列的 31 亿个核苷酸的 0.1%~0.2% 在不同人种、人群和个体之间存在差异,即 SNP。SNP 是在基因组水平上由单个核苷酸的变异所引起的 DNA 序列多态性,为人类可遗传变异中最常见的一种,占所有已知多态性的90%以上。在人类基因组中,平均每500~1 000个碱基对中就有1个SNP,估计SNP总数可达300万个甚至更多。许多SNP可引起不同的遗传性状,即遗传多态性,如红细胞的ABO血型位点标记、人类白细胞抗原(HLA)位点标记和个体药物代谢差异等。了解这些DNA序列的差异及这些差异所代表的意义,将给疾病的预测、诊断、预后和预防带来革命性的变化。

SNP array可检测纯合性(homozygosity)和杂合性(heterozygosity)(相同或不同的两条DNA链),因而可以检出血缘关系接近的区域(显示为纯合区域),以及三倍体和单亲二体(uniparental disomy)。由于SNP array的检测信息更加全面,既可检测拷贝数变异(copy number variation,CNV),又可进行基因分型(genotyping),故现更多地被称为"核型定位(karyomapping)"。

SNP array的技术流程如下:

被测样本DNA的抽提→DNA的质检→SNP array检测,包括扩增、标记、杂交和洗脱→用相关激光共聚焦扫描仪对杂交后的芯片进行扫描→数据处理,确定检出的SNP位点相应的核苷酸(包括SNP位点过滤、频率统计、关联分析、单倍型分析)。

目前,商业化的微阵列芯片可涵盖超过1 800 000个遗传变异标志物,通常可包括两种原理的设计探针,即906 600个SNP和超过946 000个用于检测CNV(该CNV探针原理类似于aCGH原理)的探针。aCGH和SNP array技术综合了染色体显带分析和FISH的优势,既覆盖了全基因组,又具有极高的诊断率和准确性,就像是一次高通量进行了成千上万次的FISH检测;另外,aCGH和SNP array技术的取材是基因组DNA,因而不需要细胞培养,可用于任何组织和细胞的检测。aCGH和SNP array已在诊断儿童孤独症系谱障碍、智力障碍、先天性缺陷等染色体相关的微缺失和微重复综合征,以及产前DNA诊断、流产胎儿组织、白血病和肿瘤组织的DNA检测中发挥了重要作用,但尚不能用于检出染色体平衡易位、平衡倒位等平衡重排。

(三)基于全基因组低深度测序的拷贝数变异检测技术

基于二代测序技术对样本DNA进行全基因组测序(测序深度0.1×),测序结果与人类参考基因组进行比对,通过生物信息分析可以检出受检样本可能存在的染色体相关异常。这种新型的染色体疾病检测技术称为基于全基因组低深度测序的拷贝数变异检测技术(CNV-Seq),可对多种类型的样本如外周血、羊水、脐带血、流产物等进行检测,一次分析23对染色体的染色体非整倍体及全部>100kb的CNV,包括染色体微缺失/微重复。CNV-Seq一次分析23对染色体的数目和结构异常,不仅能达到现有芯片平台(如SNP Array和aCGH)的染色体疾病覆盖度,且精确度更高,重复性更好,成本更低廉,可发现低至10%的嵌合体,还能发现芯片平台未覆盖到的CNV,进而可以更深入地阐释胎儿异常、流产、不孕不育及先证者患病的原因。

(孔祥东 张咸宁)

第二节 基因突变检测的基本技术

对某种遗传病进行基因诊断时,要视该病的基因是否已克隆、基因的大小、人群中突变基因的结构及目的基因旁边是否存在有价值的多态性遗传标记而区别对待。一般将基因诊断的方法分为直接法和间接法两大类。直接法是直接对致病基因进行诊断和分析,检查其是否存在结构异常。而间接法主要是用基因旁边或内部的遗传多态标记在家系中作连锁分析而进行基因诊断,主要是用多态性位点来跟踪致病基因的传递。常用的DNA突变检测技术如表2-2-1所示。

表2-2-1 常用的DNA突变检测技术一览

检测方法	原理	临床应用
Southern杂交	用限制酶消化基因组DNA→琼脂糖凝胶电泳分离DNA片段→印迹转移至尼龙膜→与标记的DNA探针杂交	可检测插入、缺失和重排;也可用于绘制物理图谱
PCR产物大小的分析	根据PCR产物的大小,选择琼脂糖凝胶电泳或PAGE	可检测小插入、小缺失、三核苷酸重复突变

续表

检测方法	原理	临床应用
Sanger 测序	确定 DNA 片段的 4 种碱基的线性排列顺序	可检测插入、缺失、点突变、重排。Sanger 测序是基因诊断的"金标准"
等位基因特异性寡核苷酸（ASO）	合成特异的互补 DNA 单链寡核苷酸探针→标记的探针分别与样本进行杂交	可检测已知的等位基因突变
多重连接依赖式探针扩增（MLPA）	探针与 DNA 靶序列特异杂交→连接 DNA 片段	可检测点突变及大片段缺失、重复
质谱法	依据被检 DNA 的有义链和无义链单链的物理量	可检测小插入、小缺失、点突变
DNA 微列阵杂交	依据被检 DNA 与 DNA 芯片的杂交信息	可检测点突变、CNV 等
蛋白截断实验	纯化被检组织或细胞的 RNA →用包含 T7 启动子的 5′ 引物 RT-PCR 生成 cDNA → cDNA 翻译为蛋白→蛋白产物通过 SDS-PAGE 进行分析	可检测由于移码突变、间接位点突变、无义突变导致的蛋白产物截短
高通量测序（NGS）	用一套寡核苷酸探针来捕获基因组上的目标序列→用通用引物对捕获到的序列进行 PCR 扩增→对扩增产物进行高通量测序生物信息分析→确定致病基因突变	可同时检测点突变、小插入、小缺失（<20bp）、大片段缺失、重复；适合外显子的组成数目在十几个以上的致病基因；适合多样本量的同步检测
第三代测序	实时单分子 DNA 测序（SMRT），或纳米孔外切酶测序	可检测稀有变异，大片段结构变异，动态突变及甲基化等
STR 检测技术	人群中因 STR 重复次数不同而存在遗传多态性，通过 PCR 及毛细管电泳，即可区分不同的 STR 序列	可用于单基因遗传病连锁分析，常见非整倍体染色体数目异常检测及羊水母血污染检测等
SNP 检测技术	人群中单个核苷酸碱基的改变而导致的核酸序列多态性，采用 DNA 测序，DNA 芯片等点突变检测方法	在个性化用药、临床分子诊断等领域发挥重要作用

一、直接检测 DNA 突变的技术

前已述及，基因诊断是精准诊断的前提。疾病和基因的相关性最为明确的孟德尔病（单基因病）是基因诊断的第一站。基因诊断选择不同的技术，直接检测和分析样本中的 DNA 或 RNA 水平上的致病性变异，以协助遗传病的诊断、产前诊断、分类、预后和药物治疗等。样本只要包含任何有核细胞即可，包括外周血（最常用）、活检标本、羊水、绒毛、口腔黏膜、石蜡组织块、唾液、痰液、尿液、精液、毛囊等。

（一）聚合酶链反应

聚合酶链反应（polymerase chain reaction，PCR）是最基本、最为广泛应用的 DNA 突变检测技术。PCR 可以选择性地将单个 DNA 或 RNA 分子在几小时内迅速扩增至几百万倍以上，直接检测和分析患者特定基因的序列而不需要克隆及 DNA 印迹或 RNA 印迹分析的过程。从发根、漱口液及少量血痕中得来的极少数细胞均可以直接用于 PCR 分析，因而可以不必从组织中抽提大量的 DNA 或 RNA 样本。

PCR 的原理是用一对能分别与靶 DNA 双链序列配对的人工合成的寡聚核苷酸引物，在耐热 DNA 聚合酶（Taq）的作用下扩增目的 DNA 片段（图 2-2-1）。重复热变性、引物复性及延伸的循环，靶序列的拷贝数会按指数成倍增长（可达 $10^6 \sim 10^7$）。

PCR 的操作流程如下：

（1）用加样器在 Eppendorf 反应管中加入下列成分：PCR 缓冲液、脱氧核糖核苷三磷酸、DNA 聚合酶、引物混合液、基因组 DNA 模板、双蒸水。

（2）在设定好的 PCR 仪上进行反应：95℃变性 3 分钟（第一轮循环）；95℃变性 30 秒；56℃复性 30 秒；72℃延伸 30 秒；72℃延伸 10 分钟（最后一轮循环）。循环反应 30 轮（复性的温度和时间依据靶 DNA 序列的长度和引物序列的不同而异）。

（3）反应结束后，取少许反应液进行琼脂糖凝胶电泳，确认是否有目的 PCR 产物。另外，DNA 染色后，可将 PCR 产物条带的浓度同分子量标志（marker）条带的浓度进行比较，估算大致的 DNA 量。

第一轮扩增　　　　　　第二轮扩增　　　　　　第三轮扩增
延伸　　　　　　　　　延伸　　　　　　　　　延伸

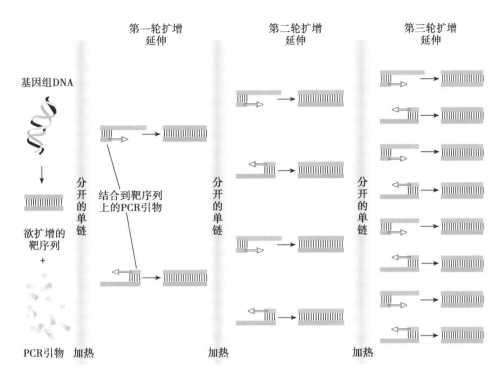

图 2-2-1　PCR 的基本原理示意图

PCR 技术有快速、经济、灵敏度高以及对患者核酸检测的样本要求低等很多优势。但由于 PCR 的强大扩增能力与检测的敏感性，极微量的污染便可导致假阳性结果。因此，临床实验室要特别重视避免 PCR 的产物被污染。

（二）实时定量 PCR（qPCR）

自 Mullis 于 1985 年发明 PCR 技术以来，已经衍生出几十种相关的 PCR 方法，如多重 PCR、原位 PCR、RT-PCR、巢式 PCR 等。定量 PCR 的目的是以 PCR 终产物的量推测样本中待测靶分子的起始量和相对起始量，即检测样本中靶基因的拷贝数，故对研究基因的扩增和表达，以及疾病的预后具有重要意义。其中，又以实时定量 PCR（real-time quantitative PCR，qPCR）的应用最为广泛。根据所用荧光技术的不同，qPCR 可分为两类：①根据寡核苷酸探针与 PCR 产物结合后所释放出的荧光进行检测和定量，如 TaqMan 系统；②通过双链 DNA 亲和性荧光素与 PCR 产物结合后所释放出的荧光进行检测和定量，如 SYBR Green 系统。

PCR 反应的早期，每经过一轮变性、引物复性和延伸合成的周期，DNA 分子的数量就会增加 1 倍。如果对这种相关性进行绘图，在半对数坐标纸上可以得到一个直线图形。达到一定的产量阈值（threshold）所需的 PCR 循环数是估测 PCR 起始模板数量的一个反映：达到一定产量所需的循环数越少，起始 PCR 的模板量越多。qPCR 是相对于一个标本（内参照标本 B）的待测标本（标本 A）中特定 DNA 或 RNA 的定量分析，标本 A 与 B 扩增的效率应该具有可比性；即两条直线区段应该是平行的。以 TaqMan 方法为例，与普通 PCR 不同，除了含有 2 条普通的 PCR 引物之外，还有 1 条荧光标记的基因探针。探针的 5′- 端标记荧光报告基团（R），3′- 端为荧光淬灭基团（Q）。当探针保持完整时，Q 基团抑制 R 基团，无荧光信号。在 PCR 反应中，Taq 耐热 DNA 聚合酶不仅具有延伸 DNA 引物的活性，而且具有 5′ → 3′ 外切核酸酶的活性。随着 PCR 反应的进行，Taq 酶在链延伸过程中遇到与模板结合的探针，其外切酶活性将探针切断，R 基团远离 Q 基团，Q 基团的抑制作用消失，其能量不能被吸收，R 基团的荧光信号便可被测到，被释放的游离 R 基团的数目和 PCR 产物的数量是一对一的关系，通过检测荧光信号的强度就可推算出 PCR 产物的量（图 2-2-2）。

（三）限制性片段长度多态性（RFLP）

限制性内切酶（restriction endonuclease）简称"限制酶"，是能识别特定的 DNA 双链序列并能在识别序列或其附近处进行双链切割的酶。如 EcoR Ⅰ、BamH Ⅰ、HaeⅢ 等。限制性片段长度多态性（restriction fragment length polymorphism，RFLP）是由于 DNA 序列的变异所引起的限制性酶切位点的改变，从而导致酶切片段大小的差异。这些片段在不同个体中存在差异，并在人群中表现遗传多态现象。这是由于人类基因组中存在着大量单个碱基置换的中立突变及某些重复序列的重复数目在不同个体中的差异造成的（图 2-2-3）。

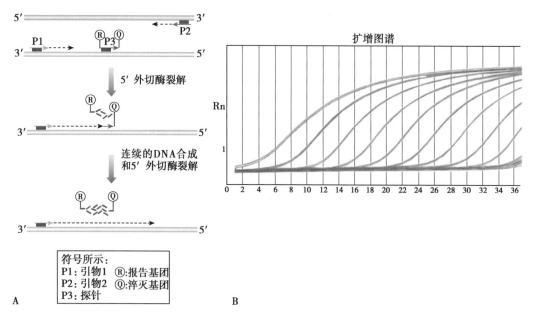

图 2-2-2　qPCR 的原理

[A. TaqMan 技术；B. real-time PCR 分析结果。随着 PCR 循环次数（X 轴）的增加，PCR 产物（Y 轴，以荧光强度表示；Rn 即校正后的报告基因染色强度）呈指数性增长]

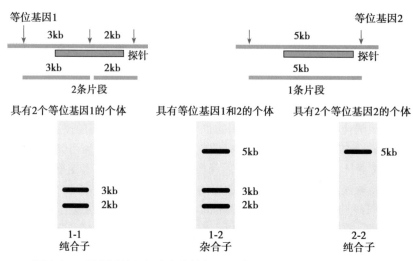

图 2-2-3　限制性片段长度多态性（RFLP）以及 DNA 杂交的检测结果

在家系中用 RFLP 的连锁分析进行基因诊断，就是利用家族中突变基因与某个限制酶切片段或位点的多态性紧密连锁的特点进行的。

（四）DNA 印迹

欲对特定基因中的 DNA 片段进行分析，首先必须把细胞或组织标本中的目标 DNA 片段与其他大量的 DNA 片段区分开来。用限制酶切人类基因组，可产生几百万条 DNA 片段，关键是如何从这些错综复杂的片段中找出所要鉴定的目标 DNA 片段。解决问题的方法是用凝胶电泳将 DNA 片段按大小进行分离，然后再用探针进行核酸杂交，以确定目标分子片段。DNA 印迹（southern blotting）就是将变性 DNA 从电泳凝胶中转移到纤维素膜等固相介质上，然后进行 DNA 杂交的操作过程（图 2-2-3、图 2-2-4）。

首先是纯化样本的基因组 DNA。人体内除成熟的红细胞（无细胞核）外，几乎所有细胞均可以作为 DNA 的来源。常用的如从患者白细胞中分离的基因组 DNA，10ml 外周血可以得到 50~100μg 的 DNA，足够做 10~20 次限制酶的消化。基因组 DNA 样本还可以从其他组织中分离到，如培养的皮肤成纤维细胞等，用于产前诊断的羊水或绒毛膜绒毛，任何活检组织（如肝脏、肾及胎盘等）。基因组 DNA 经限制酶消化后产生的约 100 万个 DNA 片段用琼脂糖凝胶电泳分离,小的 DNA 片段泳动快而大的片段泳动慢。当用 DNA 的荧光染料(如溴化乙锭)染色时,基因组 DNA 片段由于太多而呈现模糊的一片。当双链 DNA 被一种强碱变性而分成两条互补的单链后,单链 DNA 通过印迹作用(blotting)和毛细管作用从凝胶转移到了硝酸纤维素膜或尼龙膜上。为定性膜上数百万个片段中的目的片段,标记的 DNA 探针经变性成单链状态后与膜在液相中进行分子杂交。探针只与它的互补链进行复性或退火。如果探针为克隆的一段基因组 DNA,它常常因切割 DNA 所用的酶而只与膜上的 1 个或 2 个片段杂交。如果探针为一段克隆的 cDNA,那么就会有相对多的片段与探针杂交。杂交后的膜要洗去那些未结合的探针,然后将膜(膜上已有被杂交上的标有放射性的探针)与 X 线片压在一起进行曝光,这样 X 线片上将出现已被杂交的片段位置,这个位置完全对应于一开始做琼脂糖凝胶电泳时不同样本的片段位置。

(五)RNA 印迹

对应于 DNA 印迹,RNA 印迹(Northern blotting)被用于确定 RNA 样本中特定基因转录的 mRNA 分子大小及量的信息。RNA 虽然不像 DNA 分析那样用限制酶切割,但不同基因的转录物的长度是不同的。因此,一种细胞的总 RNA 或纯化的 mRNA 可以用琼脂糖凝胶电泳按分子大小分开并被转移至硝酸纤维素膜或尼龙膜上。如同 DNA 杂交中的步骤,将膜与已标有放射性、变性的探针温育杂交。洗膜并与 X 线片压片曝光,将会出现一个或多个目的转录物的条带(图 2-2-4)。

(六)蛋白质印迹

DNA 印迹和 RNA 印迹技术建立以后,检测特定蛋白质的方法也就被称为蛋白质印迹(western blotting)。本法可用于检测从遗传病患者的细胞中提取的突变蛋白的分子大小及量的多少。把从细胞中抽提的蛋白质进行聚丙烯酰胺凝胶电泳(polyacrylamide gel electrophoresis,PAGE),按相对分子质量大小使不同蛋白质分离并把它们经印迹转移到一张硝酸纤维素膜、尼龙膜或化学活化膜上,然后将膜与目的蛋白的抗血清一起温育。这种抗原抗体之间的结合可以被标有组织化学、荧光或放射性物质的针对第一抗体的第二抗体所识别。蛋白质印迹具有从混杂抗原中检测出特定抗原,或从多克隆抗体中检测出单克隆抗体的优越性,还可以对转移到固相膜上的蛋白质进行连续分析,具有蛋白质反应均一性,固相膜保存时间长等优势,因而该技术被广泛地用于蛋白质研究、基础医学和临床医学研究(图 2-2-4)。

(七)Sanger 测序法

DNA 序列信息对预测基因编码的氨基酸序列、检测遗传病的基因突变及设计分子诊断用的 ASO 探针和 PCR 引物等至关重要。DNA 序列测定是诊断已知和未知基因突变最直接、可靠的方法。经典的 DNA 测序技术称为 Sanger 测序法(Sanger sequencing),以英国著名科学家、两次诺贝尔奖获得者 Fred Sanger 命名,是基因诊断的“金标准”。Sanger 测序法可用于点突变、小缺失和小插入等的检测。

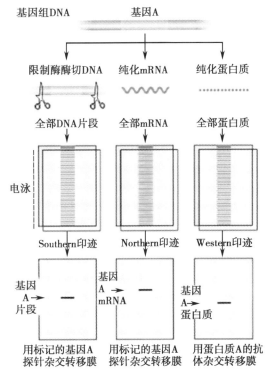

图 2-2-4　DNA 印迹、RNA 印迹和蛋白质印迹流程

任何纯化的 DNA 片段都能够测序,无论是克隆片段还是 PCR 产物。Sanger 测序法利用了 4 个双脱氧核苷酸(ddA、ddC、ddG 和 ddT),它们的脱氧核糖缺少 3′-羟基(通常 DNA 缺少 2′-羟基)。如果加入到正在延伸的 DNA 链中,双脱氧核苷酸将阻止 DNA 聚合酶结合到与被测序的模板链互补的下一个碱基,因而阻断 DNA 的延伸。在 Sanger 测序中,被测序的 DNA 片段作为模板,一段短寡核苷酸引物结合上去,DNA 聚合酶沿着模板序列不断延伸引物,插入核苷酸,进行 DNA 合成。为了得到序列信息,先把双脱氧核苷酸和正常的 4 种脱氧核苷酸一并加入到延伸反应中去,每一种双脱氧核苷酸标记有可发出不同荧光的荧光染料。聚合酶会选择任一正常核苷酸加入而继续延伸合成链,或选择双脱氧核苷酸而终止合成链。终止的链被电泳分离,终止点的双脱氧核苷酸由特定的荧光标记识别(图 2-2-5)。

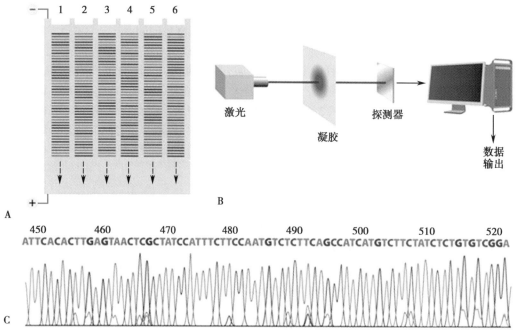

图 2-2-5 使用荧光引物进行 Sanger 测序的 DNA 自动测序仪原理

[A. 4 种荧光染料用于标记特异的碱基反应。荧光标记可通过附着一个特异的碱基 ddNTP 或引物上而被嵌合，4 套引物对应于 4 种反应。包含全部 4 种碱基测序反应混合物的样本经 PAGE 电泳而分离为大小不一的片段。B. 当各个片段进行电泳迁移时，激光束聚焦在凝胶的一个特定位置上。单个 DNA 片段通过这个位置时，激光束就会引发荧光。4 种染料在不同的波长下发出最强的荧光，信息被电子化记录下来，再将解译的 DNA 序列储存到计算机数据库里。C. 一段 DNA 序列（*PHC3* 基因的 cDNA）的测序结果图像。4 种碱基的荧光颜色分别为 A 绿色、T 橘黄色、C 蓝色、G 红色]

DNA 自动测序仪不仅在人类基因组计划测定长达 30 亿碱基对的人基因组 DNA 序列中扮演了主角，也早已被用来测序其他生物医学上重要的物种，包括 *E.coli* 和其他病原菌、酵母菌、疟原虫、秀丽线虫、黑腹果蝇、多种鱼类、鸡、大鼠、小鼠、黑猩猩，以及许多在进化树中占据重要角色的物种。

（八）高通量测序技术

高通量测序（high-throughput sequencing）又称二代测序（next generation sequencing，NGS）或大规模平行测序（massively parallel sequencing）技术，对应于以 Sanger 测序法为代表的第一代测序技术而得名。在二代测序中，三种主流测序技术分别为依次出现的 Roche/454 焦磷酸测序（2005 年）、Illumina/Solexa 聚合酶合成测序（2006 年）和 ABI/SOLiD 连接酶测序（2007 年）。高通量测序可检测整个基因组存在的点突变、小插入及缺失等，与 Sanger 测序相比，最突出的特征是单次运行产出序列数据量大。

高通量测序技术一般由模板准备、测序和成像、序列组装和比对等部分组成。三种高通量测序技术的原理各不相同，其数据量产出、数据质量和单次运行的成本也有差异。高通量测序的出现，使得获得核酸序列数据的单碱基测序费用相对于 Sanger 测序急剧下降，随之也给基因组学研究和基因诊断带来了更多的新方法和新方案。目前，高通量测序技术已广泛应用于动植物全基因组测序、基因组重测序、全外显子组测序（whole exome sequencing，WES）、全基因组测序（whole genome sequencing，WGS）、转录物组测序、微 RNA 测序和表观基因组测序等方面，并将孟德尔病和复杂疾病的研究以及疾病的基因诊断领域带入了一个新的历史阶段。

以 WES 为例，人类外显子组（exome）序列约占人类整个基因组序列的 1%，近 30Mb，包括 18 万个左右的外显子（蛋白质编码序列），估计 85% 的人类致病突变都位于这 1% 的蛋白质编码序列上。因此，对各种疾病患者的外显子组进行测序分析，所针对的是与疾病最相关的"蛋白质编码序列"区域，捕捉的是疾病的大部分致病突变信息。图 2-2-6 是高通量测序技术结合临床诊断一般流程。

表 2-2-2 是 G- 显带、微阵列技术、WES 和 WGS 在检测分辨率等方面的比较。

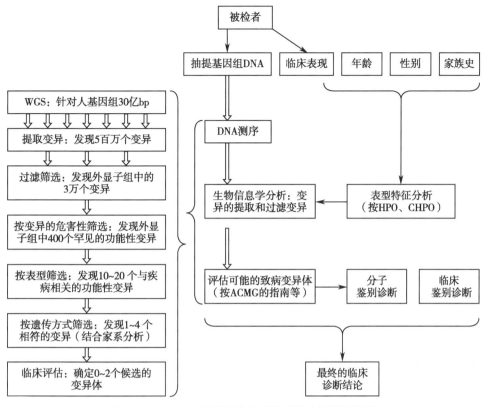

图 2-2-6　应用高通量测序技术辅助临床诊断的流程

表 2-2-2　G- 显带、微阵列、WES 和 WGS 的比较

不同点	G- 显带核型	微阵列分析	WES 分析	WGS 分析
分辨率	5～10Mb	5～100kb	1bp	1bp
可检测的位点数	约 500	5 万～2 百万	约 5 千万	约 30 亿
可检测的变异范围	>5Mb 的结构畸变	CNV	外显子区	全基因组序列
被检者的变异体数	0 或 1	1～100 多	约 2 万	4 百万～5 百万
诊断率	低	较高	高	最高
偶见突变	少	较多	多	最多

相比一代测序（Sanger 测序），二代测序具备了并行处理大量读长的能力，具有高准确性、高通量、高灵敏度和低运行成本等突出优势。由于采用了高通量测序，因而测序的时间大幅降低，可将某个个体的基因组测序时长从 3 年减少为 1 天。但是，二代测序在序列的读长方面远比一代测序技术短很多，成为其最大的短板。

高通量测序技术
（微课）

（九）第三代测序技术

第三代测序（third generation sequencing）技术是指单个 DNA 分子的测序技术，目前主要包括 SMRT（single molecule real-time sequencing）和纳米孔单分子测序 2 种。在 DNA 测序时，不需要经过 PCR 扩增，即可实现对每一条 DNA 分子的单独测序。这是第三代测序技术相比于 Sanger 测序和高通量测序的特点。因为无需 PCR 扩增，故没有扩增引入的碱基差错，具有不可比拟的分辨率优势。另外，其最大的优势在于超长的读长，平均读长可达 12～15kb，甚至可达 70kb。因此，第三代测序可顺利跨过基因组中的高重复、高复杂和假基因等区域，避免 DNA 序列组装（assembly）、拼接的错误。

第三代测序技术在临床基因诊断中的应用前景广阔。

（十）等位基因特异性寡核苷酸（ASO）

对于某些遗传疾病来说，相当一部分病例是由相同的单个或几个碱基突变引起的。有时，由于家系中已检测出一种不常见的基因突变,则要求其他成员也进行筛查。在这种情况下,应该重点分析突变 DNA 位点,看特异的突变是否存在于患者中。检测单碱基或几个碱基的突变或小插入、缺失突变的最佳探针是合成的寡核苷酸。其长度短,灵敏度高,甚至可以精确到探针和标本之间单个碱基的错配。因此,人工合成的正常序列的寡核苷酸探针——等位基因特异性寡核苷酸(allele-specific oligonucleotide,ASO)在与正常个体的 DNA 序列进行杂交时,只能与正常的互补序列精确配对杂交,而不能与靶序列中出现的一个或几个错配碱基进行杂交(图 2-2-7)。与此相似,根据突变序列合成的 ASO,只能与突变的互补序列进行杂交,不能与正常的基因序列进行配对。

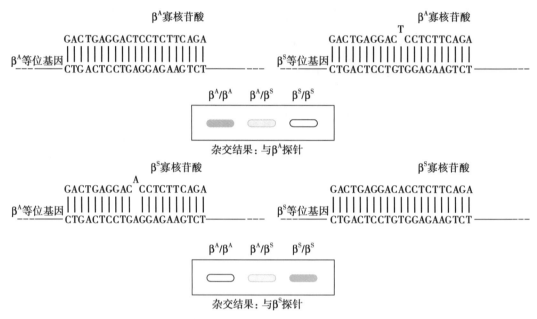

图 2-2-7　ASO 探针检测 β 珠蛋白基因单碱基突变导致的镰状细胞贫血

(左上:正常 β^A 探针只与相同序列的 DNA 序列配对。右下:突变 β^S 探针只与携带镰状细胞血红蛋白基因突变的序列配对,突变序列与正常序列只相差一个碱基。每个序列的下方是每个标记探针和所有 3 种基因型 DNA 样本的杂交图,显示 3 种基因型的杂交强度)

ASO 用于检测已知的点突变。ASO 与传统的 DNA 印迹法的重要区别在于所用的 DNA 探针不同。大多数情况下,用标准的克隆 DNA 探针做 DNA 杂交,无法区分正常基因与单碱基突变或小突变(如小片段缺失或插入)的 DNA 序列。只有用短 ASO 探针才能够探查单核苷酸突变。

不管个体的两条同源染色体上是否携带相同的正常或异常 DNA 序列,或一条染色体为正常另一条染色体为异常,ASO 都可准确区分个体间特定的单个 DNA 序列。但是,必须谨慎分析 ASO 的检测结果,因为同一基因座的突变可能并非同样的序列改变。因此,若杂交结果为阴性,不一定表明患者的整个基因序列没有突变,可能在该突变基因的其他位点上存在 ASO 无法检测出的突变。

(十一)三引物 PCR(TP-PCR)

三引物 PCR(tri-primer PCR,TP-PCR)可用于检测三核苷酸重复突变。例如,脆性 X 综合征(fragile X syndrome)[OMIM 309550]是最常见的遗传性智力低下疾病之一,发病率仅次于唐氏综合征。患者 *FMR1* 基因的 5′ 端非翻译区(5′-UTR)有遗传不稳定性的 $(CGG)_n$ 三核苷酸重复序列,伴有 CpG 岛异常甲基化;几乎所有患者 *FMR1* 基因的 mRNA 及其蛋白产物不表达或低表达。根据 $(CGG)_n$ 重复程度可把突变分为以下几种类型:①前突变(pre-mutation),见于正常男、女,$(CGG)_n$ 重复为 52~200 个拷贝,无 CpG 岛甲基化,各种体细胞中基因改变一致(无体细胞异质性);②全突变(full mutation),见于男、女性患者和部分女性携带者,$(CGG)_n$ 重复拷贝数大于 200,CpG 岛完全或高度甲基化,存在广泛的体细胞异质性;③嵌合型(mosaicism),属于中间类型,约占基因突变类型的 15%,具有前突变与全突变的基因带型以及较低程度的 CpG 岛甲基化和体细胞不稳定性。用 TP-PCR 可快速进行 FMR1 基因 $(CGG)_n$ 重复的定性检测,使得各种大小不一的序列在 TP-PCR 反应中被扩增出来。其优势包括:①定性检测 $(CGG)_n$ 重复扩增;②可区分扩增了的等位基因和正常的等位基因；③可分辨正常纯合子和有扩增的杂合子女性样本；④支持高通量检测，且一天内即可出检测报告。

如果（CGG）$_n$重复的数目增加，则一个明显的PCR产物轮廓（梯形轮廓）会在电泳图谱中出现。样本中只要含有一个扩增的片段就会产生一个能跨过检测所设置的阈值的PCR产物轮廓（梯形轮廓）。这个特异的梯形轮廓可被用于快速鉴别样本为正常、前突变或全突变，无论样本是1个还是2个等位基因存在突变。但TP-PCR无法检测出等位基因中（CGG）$_n$的重复次数。如图2-2-8所示，一个（CGG）$_{55}$重复的阈值被指定出来（检测时自行设置），以区分正常个体和非正常个体。含有扩增序列的等位基因的梯形轮廓会跨过阈值。因此，TP-PCR法可快速建立基于PCR方法的脆性X综合征筛查。

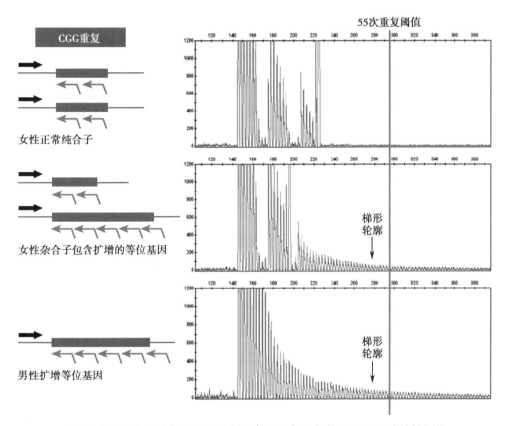

图2-2-8　脆性X综合征FMR1基因（CGG）$_n$重复的TP-PCR定性检测图

（十二）MLPA

多重连接依赖式探针扩增（multiplex ligation-dependent probe amplification，MLPA）技术是一种高通量、针对待测DNA靶序列进行定性和半定量分析的方法，具有高效、特异、在一次反应管中可同时检测多个不同的核苷酸序列拷贝数变化的优势，可用于检测大缺失、重复。MLPA的基本实验流程和原理包括DNA变性、探针与DNA靶序列杂交、连接、PCR扩增，产物通过毛细管电泳分离，最后经软件分析获得结论（图2-2-9）。

每对MLPA探针包括两段寡核苷酸序列，每条探针包括一段引物序列和一段特异性序列。通过与靶序列的杂交，并使用连接酶把两部分探针连接成1条核苷酸单链，再通过通用引物进行扩增。由于设计的每对探针所扩增的产物长度不一，毛细管电泳可将PCR产物的不同片段进行分离，最后应用Genemarker等软件对结果进行分析。如果检测的靶序列发生点突变、甲基化、缺失、扩增突变，则相应探针的扩增峰便会发生缺失、降低或升高。因此，根据扩增产物的改变，可判定靶序列是否存在拷贝数目的异常、点突变和甲基化现象。

（十三）单分子光学图谱技术

基因组单分子光学图谱是来源于单个DNA分子有序的全基因组限制性内切酶酶切位点图谱。能提供宏观的框架支持，反映整个基因组的结构信息。目前，单分子光学图谱技术主要应用于辅助基因组组装（hybrid scaffolding）和大尺度结构变异检测（large structure variation）（包括缺失、重复、倒位、易位）。

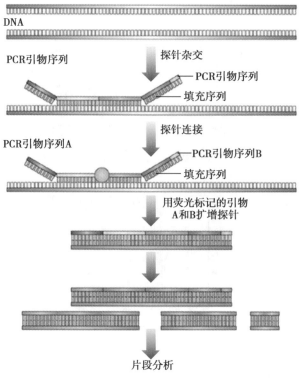

图 2-2-9 MLPA 的实验流程

目前能商业化的单分子物理光学图谱技术只有 Irys/Saphyr 系统,利用内切酶对 DNA 进行识别酶切并标记荧光,再利用极细的毛细管电泳将 DNA 分子拉直,把每个 DNA 单分子线性化展开,进行超长单分子高分辨率荧光成像,然后进行超长单分子高分辨率扫描荧光成像,经核心算法将酶切位点分布图转化成基因组图谱数据。对长链 DNA 分子进行高并行及高分辨率的单分子成像,其结果为几百 kb 甚至 Mb 的极长读长的片段信息,完全可以跨越重复单元和可变区。无任何杂质信号干扰,无片段化操作,无 PCR 过程,保持样本最原始完整真实的信息。

二、间接检测 DNA 突变的技术

间接分析法主要是用基因侧翼或内部的遗传多态标记在家系中作连锁分析而进行基因诊断,主要是用多态性位点来跟踪致病基因的传递。间接检测 DNA 突变的技术一般在下述情况下采用:①致病基因还未得到完全克隆或致病突变未检出;②患者的家系资料较为完整;③与致病基因紧密连锁的 DNA 多态性位点明确;④与直接检测 DNA 突变的技术相互验证,提高检测准确率。目前,常见间接检测 DNA 突变的技术大致可分为 3 类:第一类是以 PCR 为基础的短串联重复序列(STR)检测技术;第二类是以分子杂交为基础的 DNA 指纹检测技术;第三类是以 DNA 测序为核心的 SNP 检测技术

(一)短串联重复序列连锁分析

短串联重复序列(short tandem repeat,STR),又称微卫星 DNA(microsatellite DNA)或简单重复序列(simple repeat sequence,SRS),是遍布于人基因组中的高度重复序列,重复单位一般为 2~6bp。在人群中因重复次数不同而存在遗传多态性,它的杂合度和所含信息都比较高并遵循孟德尔共显性遗传规律,因而可应用于未知致病基因的遗传病诊断,或作为直接检测 DNA 突变的验证方法之一。

图 2-2-10 显示了用 STR 多态连锁分析作出基因诊断的原理,分析显示有 24 个重复单位的 STR 与突变基因 D 连锁,再次妊娠或在症状前就可以此 STR 为标志作出诊

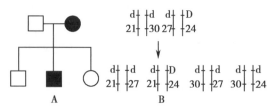

图 2-2-10 用一种与某显性遗传基因连锁的 STR 重复多态性进行基因诊断
(A. 家系系谱;B. 系谱中各家系成员目的基因与其侧翼的 STR 的连锁图谱。图中的数字表示 STR 二核苷酸重复的数目)

断。图 2-2-11 通过探针检测基因组众多基因座的 VNTR 多态性,从而确定孪生子的 DNA 指纹。

每对泳道都是一对孪生子的 DNA。第一对和第三对孪生子的 DNA 指纹相同,表明他们为同卵双生子。中间一对孪生子的 DNA 指纹明显不同,表明他们为二卵双生子。

在用 STR 作连锁分析进行基因诊断时,发生错误诊断的概率大小与突变基因与多态遗传标记间的重组有关。

(二)可变数目串联重复

10～100bp 的 DNA 高度重复序列(重复次数通常为几百至几千次)称为小卫星 DNA(minisatellite DNA)。由于小卫星可变的串联重复次数造成许多等位基因,故又称为可变数目串联重复(variable number of tandem repeat,VNTR),也称之为 DNA 指纹。这种信息量最大的多态性标记涉及几十个或以上的等位基因,因而两个无亲缘关系的个体之间不可能共享等位基因。无论是 STR 还是 VNTR,大部分可能对健康无影响,但有些 VNTR 会引发相关疾病。

许多不同的 VNTR 的小卫星重复序列很相似,故在一次 DNA 印迹杂交中,使用一种小卫星片段探针即可同时检测多个基因座。只有同卵双生子才有相同的杂交图谱(图 2-2-11)。同时,DNA 指纹具有稳定的遗传性,且仍按孟德尔方式遗传。因此,这是用于法医身份验证的 DNA 指纹的首选。DNA 指纹仅用于法医学,而不用于疾病的基因诊断。

不过,用 DNA 印迹检测 VNTR 已经过时,目前一般都用 PCR 检测 STR。例如,近年来,美国联邦调查局(FBI)用 13 个 STR 标记作 DNA 指纹数据库。两个个体之间(除了同卵双生子)的 13 个 STR 的基因型不可能全部相同,故再结合数据库,便可以鉴定不同样本是否来自同一个体。

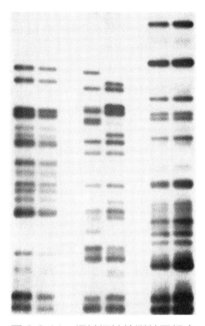

图 2-2-11 通过探针检测基因组众多基因座的 VNTR 多态性,从而确定孪生子的 DNA 指纹
(每对泳道都是一对孪生子的 DNA。第一对和第三对孪生子的 DNA 指纹相同,表明他们为同卵双生子。中间一对孪生子的 DNA 指纹明显不同,表明他们为二卵双生子)

(三)单核苷酸多态性及单体型关联分析

单核苷酸多态性(SNP)是指基因组 DNA 中某一特定核苷酸位置发生转换、颠换等变化,频率通常不小于 1%。SNP 具有频率高、分布广和稳定遗传等特点,而且常以二等位基因的形式出现,这就有利于发展自动化 SNP 检测技术。其缺点在于二态变化在一定程度上限制了其多态信息量,需要结合多个 SNP 位点才能对家系中的正常和突变基因进行区分。

在人类基因组中,相邻近的 SNP 等位位点倾向于以一个整体遗传给后代。位于一条染色体上或一个区域的相关联的 SNP 等位位点被称作单体型(haplotype)。单体型分析技术主要分为间接推断法和直接实验法。间接推断法是在新一代测序技术的基础上,应用统计学方法从参考基因组中推断出样本单倍型。直接实验法是指用单分子稀释、染色体微切割等实验方法在单染色体或一段染色体区域获得精确的单倍型信息。单体型可以区分不同亲本染色体或特定单染色体区域不同遗传位点的组合及遗传信息。单体型技术在致病机理探索,致病基因挖掘等方面发挥着重要的作用。另外,胎儿的体倍型基因组测序亦可对其潜在的遗传病进行风险评估。

(孔祥东　张咸宁)

第三节　产前诊断和胚胎植入前遗传学诊断技术

产前诊断(prenatal diagnosis),又称出生前诊断或宫内诊断,是指在胎儿出生前用各种手段对胎儿进行先天性疾病和遗传性疾病的诊断,并给出胎儿能否继续妊娠的意见及患病胎儿治疗意见的过程。产前诊断是预防遗传病和出生缺陷的重要手段。广义的产前诊断包括宫内产前诊断和胚胎植入前遗传学诊断。近年来,无创性产前检测(non-invasive prenatal testing,NIPT)技术已广泛应用于染色体非整倍体疾病的筛查。

一、宫内产前诊断技术

宫内产前诊断技术又称介入性产前诊断技术或侵入性产前诊断技术，常用的技术有四种：①羊膜腔穿刺术；②绒毛穿刺活检术；③脐带血穿刺术；④胎儿镜技术。

羊膜腔穿刺术是指在妊娠 15 周以后，在超声引导下利用穿刺针通过腹壁、子宫壁到羊膜腔内获得胎儿羊水标本的方法。

宫内产前诊断技术中该方法应用最为广泛，主要适应证如下。①唐氏血清学筛查高风险；②胎儿无创 DNA 检测提示高风险；③染色体非整倍体疾病，如常见的 21- 三体综合征、18- 三体综合征、13- 三体综合征、特纳综合征等患儿生育史；④染色体微缺失 / 微重复综合征患儿的生育史或家族史，如 22q11.2 缺失综合征（Digeorge 综合征）患儿；⑤胎儿父母为平衡易位携带者；⑥超声提示胎儿结构异常；⑦单基因病患儿生育史或携带者（如生育过 DMD 患儿的母亲）；⑧胎儿可疑宫内感染；⑨经胚胎植入前遗传学诊断（PGD）技术助孕成功的胎儿；⑩孕期有不良接触史或经临床医师评估后，胎儿存在染色体异常风险。羊膜腔穿刺禁忌证：①胎膜早破；②孕妇发热、疑有感染存在，尤其是宫腔盆腔感染；③先兆流产；④有出血倾向。羊膜腔穿刺术引起流产的风险为 1‰～2‰，其他较少见的并发症包括羊水渗漏、宫内感染、孕妇晕针反应甚至意识丧失、羊水栓塞（十万分之一）等。手术过程中需注意无菌操作，术前查看胎心、穿刺时避开胎儿头部等。

绒毛穿刺活检术是于妊娠 $10\sim13^{+6}$ 周时在超声引导下，用穿刺针经孕妇腹壁、子宫壁从胎盘吸取滋养细胞的方法。绒毛穿刺活检术与羊膜腔穿刺术相比，主要优势是诊断孕周早，目前主要适应证：①孕早期胎儿超声异常，如颈后透明带厚度（NT）增厚；②单基因遗传病患儿生育史或携带者的孕早期产前诊断；③孕早期胎儿无创 DNA 检测提示染色体病高风险。其缺点在于穿刺成功率受胎盘位置（如胎盘位于后壁无穿刺窗）、孕妇自身条件（例如腹壁较厚胎盘显示不清）限制。该手术禁忌证及并发症基本同羊膜腔穿刺术，需注意的是穿刺过程需避开盆腔脏器如肠管，如穿刺窗较狭窄需使用穿刺架等。

脐带血穿刺术是于妊娠 18 周后在超声引导下，将穿刺针刺入胎儿脐血管内抽取胎儿血液进行遗传学分析的方法。适用于孕周较大、羊膜腔穿刺术及绒毛穿刺活检术分析失败的患者，以及血液系统遗传病患者（例如血友病、地中海贫血等）。禁忌证同羊膜腔穿刺术和绒毛膜穿刺术。脐带血穿刺术相较羊膜腔穿刺术和绒毛活检穿刺术，流产风险及并发症风险明显增加（1%～2%），目前主要作为上述两种穿刺技术的补充手段或血液系统疾病诊断。

胎儿镜技术是用直径 2mm 的光纤内径，以套管针从孕妇腹壁穿刺经子宫壁进入羊膜腔，观察胎儿形体、进行组织活检及进行胎儿宫内治疗的方法。因胎儿镜技术创伤较大，目前已很少用于诊断，主要用于胎儿宫内治疗。

二、胚胎植入前遗传学诊断技术

胚胎植入前遗传学诊断（preimplantation genetic diagnosis，PGD）是指体外受精的胚胎在植入之前，取出少量细胞进行遗传学检测，并筛选出正常或不致病的胚胎移植，是一种将辅助生殖技术（assisted reproductive technology，ART）与遗传学诊断技术相结合的产前诊断方法。自 1990 年 Handyside 等报道了世界第一例植入前性别诊断婴儿的出生，PGD 开始应用于临床。

PGD 主要适应证：①夫妇一方或双方携带染色体结构异常，包括相互易位、罗氏易位、倒位、复杂易位、微缺失或微重复等；②夫妻一方或双方为单基因遗传病携带者，且家族中致病基因突变诊断明确或致病基因连锁标记明确；③夫妻一方或双方携带严重疾病的遗传易感基因致病突变；④患有严重血液疾病并需长期输血的患儿家庭，可以同时对胚胎进行 HLA 配型，选择与现存患儿 HLA 配型相同的胚胎进行移植。PGD 技术不适用于基因诊断或定位不明确的遗传病，以及非医学需求的性别选择，常见染色体多态的情况也不建议进行 PGD。性染色体数目异常的情况需酌情考虑，如 47，XYY、47，XXX 等产生性染色体异常后代的概率较低，不建议实施 PGD；而 47，XXY 生育后代染色体异常风险增加，可以考虑选择 PGD。

PGD 的流程主要包括促排卵、常规体外受精或单精子卵胞浆内注射（intra-cytoplasmic sperm injection，ICSI）授精，胚胎体外培养至特定时期，取少量细胞进行检测，并将检测结果为正常的胚胎植入子宫一系列过程。为最大限度地避免母源颗粒细胞和父源精子对下游检测的干扰，PGD 通常采用 ICSI 的方法进行人工授精。细胞活检根据胚胎发育的不同阶段可以分为三类：极体活检（卵子 / 合子）、卵裂球活检（6-8 细胞期）

及囊胚活检（囊胚期），目前囊胚活检为主要细胞活检方式。

传统的单细胞诊断方法主要有荧光原位杂交技术（fluorescent in situ hybridization，FISH）和 PCR。FISH 对胚胎细胞进行染色体疾病的诊断具有简单快速、稳定性好的优点。但是，由于探针数量限制，FISH 无法进行全部染色体检查。PCR 技术主要应用于单基因遗传病的诊断，常用的方法有巢式 PCR、荧光 PCR 等。同时，PCR 技术也存在着扩增效率低，外源性 DNA 污染及等位基因脱扣（allele drop-out，ADO）等问题。

近年来，新的遗传学诊断技术不断应用于胚胎植入前遗传学诊断。染色体疾病可以采用 NGS，以及芯片类如 CGH、SNP 等。单基因病检测可采用 PCR 扩增和 / 或测序技术。同时，为了保证结果的准确性，降低 PGD 检测的误诊率，需要在突变位点附近寻找分子标记进行连锁分析。

PGD 技术所面临的主要问题是单细胞中 DNA 含量较低，无法满足后续遗传学检测的需求。通过单细胞全基因组扩增（single cell whole genome amplification，WGA）可以解决这一问题。WGA 可以在没有序列倾向性的前提下大幅度增加 DNA 的总量，且产物覆盖度高、保真性好，为后续进行遗传学检测提供充足的样本。目前常用的方法是多重置换扩增技术（multiple displacement amplification，MDA）及多重退火环状循环扩增技术（multiple annealing and looping-based amplification cycles，MALBAC）。

受检测材料及技术手段所限，PGD 存在一定的误诊可能。因此，经植入前遗传学诊断后成功受孕的孕妇，仍须进行宫内产前诊断。

与 PGD 相比，胚胎植入前遗传学筛查（preimplantation genetic screening，PGS）主要针对高龄、不明原因反复自然流产、不明原因反复种植失败及严重畸精子症等夫妇，进行胚胎植入前的染色体筛查。近年来，在胚胎植入前遗传学检测领域的新技术也逐步涌现，如胚胎代谢组学及形态学分析，利用胚胎培养液、囊胚胎腔液中的游离 DNA 进行无创性胚胎植入前遗传学检测等，均已有相关研究的报道。

三、无创性产前 DNA 检测技术

染色体非整倍体病是临床上最常见的染色体疾病，其发生具有偶然性和随机性，每对夫妇都有生育患儿的可能。由于目前尚无有效治疗染色体疾病的手段，所以主要通过产前遗传咨询、产前筛查及产前诊断，避免染色体疾病患儿的出生。

1997 年，Lo 等人通过 PCR 检测孕妇外周血血浆中的 Y 染色体特异 DNA 片段，首次证明母体血浆中存在胎儿游离 DNA（cell-free fetal DNA，cffDNA）。cffDNA 在孕妇怀孕 4 周时即可检出，8 周后含量上升并稳定存在，且随孕周增大而升高。cffDNA 在外周血中以核小体形式存在，具有良好的稳定性。cffDNA 在体内的半衰期很短，在母体正常分娩后，cffDNA 会快速降解。

胎儿染色体数目异常会使母体血浆中游离 DNA 含量产生微量变化。通过高通量 DNA 测序技术进行测序并结合生物信息分析可检测到这种变化，进而实现利用 cffDNA 进行胎儿染色体疾病的产前检测。

目前已经广泛应用的无创产前 DNA 检测技术（non-invasive prenatal testing，NIPT）是主要针对胎儿染色体非整倍体疾病进行的检测。NIPT 能够准确检测 21- 三体综合征、18- 三体综合征和 13- 三体综合征三种染色体非整倍体。这一检测仅需抽取孕妇静脉血，通过对母体静脉血的血浆游离 DNA（包括 cffDNA）进行测序，并进行生物信息学分析，判断胎儿是否患有染色体非整倍体疾病。

与血清学筛查相比，NIPT 具有高检出率、低假阳性率和低假阴性率的优势；与介入性产前诊断相比，NIPT 则具有安全、无创的优势。

NIPT 虽然具有极高的准确性，但仍然属于筛查手段而非最终的诊断。一方面是因为检测结果会受到孕妇血浆中孕妇自身游离 DNA 的干扰；另一方面，血浆中胎儿 DNA 来源主要是胎盘滋养层细胞而非胎儿本身，由于胎盘嵌合体是一个相对常见的生物学现象（占 1%～2% 的妊娠），就会导致 NIPT 出现假阴性或假阳性的结果。美国妇产科学会（ACOG）和母胎医学学会（SMFM）共同发布指南，NIPT 检测高风险病例建议行介入性产前诊断，不能仅根据 NIPT 检测结果作出终止妊娠的建议或处理。低风险也非最终诊断，不排除漏检或其他染色体病可能，建议定期进行产前检查，若后期存在胎儿影像学检查异常，仍要建议进行介入性产前诊断。

目前常规 NIPT 的检测范围只针对 21- 三体、18- 三体和 13- 三体这三种染色体非整倍体疾病。为进一步扩大 NIPT 的检测范围，目前已出现在 NIPT 的基础上通过加大测序深度、加强生物信息学算法而将检测范围从 3 种染色体非整倍体扩大到上百种染色体相关疾病的检测技术。此外，无创性产前单基因病诊断

的研究也进展迅速，如假肥大性肌营养不良、苯丙酮尿症和地中海贫血等单基因病的无创产前诊断。除了cffDNA，孕妇外周血中还存在极少量完整的胎儿细胞，通过分离富集孕妇外周血中的胎儿细胞也可进行无创产前诊断。

（孔祥东 张咸宁）

本 章 小 结

遗传病的诊断技术主要涉及染色体病的诊断和基因病的诊断。

染色体病的诊断技术主要为核型分析、FISH 和 CMA（包括 aCGH、SNP 微阵列、CNV-seq）。人体细胞中的 46 条染色体按大小和形态特征依次排列的图像即核型。G- 显带是最常用的核型分析方法。FISH 具有敏感度高、信号强、背景低、快速、多色等独特的优点，可鉴别难以确定的染色体重排（如易位、倒位等）。aCGH 和 SNP 微阵列均具有无与伦比的高分辨率和高灵敏度，覆盖全基因组的检测。aCGH 可精确检测染色体拷贝数（CNV）的变化；SNP array 的检测信息更加全面，既可检测 CNV，又可进行基因分型；CNV-seq 则是通过 NGS 对样本 DNA 进行全基因组测序（测序深度 0.1×），检测受检样本可能存在的染色体相关异常。

基因诊断是诊断单基因病、多基因病、线粒体基因病和体细胞遗传病的精准技术，常用的有 PCR、荧光定量 PCR、Sanger 测序、高通量测序和第三代测序等。PCR 是最基本的 DNA 突变检测技术，可以选择性地将单个 DNA 或 RNA 分子在几小时内迅速扩增至几百万倍以上，直接检测和分析特定基因的序列。DNA 测序是诊断已知和未知基因变异最直接、可靠的方法，而 Sanger 测序是基因诊断的金标准。高通量测序（又称二代测序）最突出的特点是单次运行产出序列数据量大。基于二代测序技术进行的全外显子组测序（WES）、全基因组测序（WGS）可检测整个基因组存在的点突变、小插入及缺失等。包括 SMRT 和纳米孔单分子测序的第三代测序技术无需 PCR 扩增，故没有扩增引入的碱基差错，并且读长超长，可顺利跨过基因组中的高重复、高复杂和假基因等区域，避免 DNA 序列组装拼接的错误，故应用前景广阔。

推荐阅读文献

[1] ADAMS DR，ENG CM. Next-generation sequencing to diagnose suspected genetic disorders.N Engl J Med，2018，379（14）：1353-1362.

[2] COLLINS FS，VARMUS H. A new initiative on precision medicine.N Engl J Med，2015，372（9）：793-795.

[3] GARDNERJM，AMOR DJ. Gardner and Sutherland's chromosomeabnormalities and genetic counseling，5th ed. New York：Oxford University Press，2018，137（11-12）：971.

[4] GINSBURG D. Genetics and genomics to the clinic: a long road ahead. Cell，2011，147（1）：17-19.

[5] PATRINOS GP，DANIELSON PB，ANSORGE WJ. Molecular Diagnostics，3th ed. London：Academic Press，2016.

[6] TUCKER T，MARRA M，FRIEDMAN JM. Massively parallel sequencing: the next big thing in genetic medicine. Am J Hum Genet，2009，85（2）：142-154.

[7] WRIGHTCF，FITZPATRICK DR，Firth HV.Paediatric genomics: diagnosing rare disease in children.Nat Rev Genet，2018，19（5）：253-268.

第三章　遗传病诊断与遗传咨询

我国的医学遗传学经过数十年的发展，已经成为临床学科的一员，这对提高我国遗传性疾病的诊断、治疗及预防水平具有重要的现实意义。遗传病诊断是医学遗传学临床实践的主要内容之一，与常见疾病的临床诊断相比较，病因诊断是遗传病诊断最突出的特点，利用遗传学的技术方法，通过对患者及其家系成员实施遗传学检查，寻找与确定导致疾病的染色体畸变、基因组或单基因变异，从而为遗传病的早期治疗与有效预防提供依据。精准的诊断是遗传咨询的重要前提。遗传咨询是一个与遗传病患者及其家族成员面谈的沟通过程，其主要目的是帮助患者及其家系成员了解疾病发生中遗传因素的作用及后果，为患者及其家庭提供降低再发风险的措施与方案。遗传咨询在遗传病诊疗中具有举足轻重的作用，是连接患者与临床专科、遗传学检查及遗传病预防干预机构的纽带。本章主要介绍遗传病诊断与遗传咨询的基础知识与基本原则。

第一节　遗传病诊断

遗传物质的生殖源性异常具有全身性与终生性的特点，因此遗传病诊断的对象不仅仅是遗传患者，还包括家系中的患病高风险成员、胎儿、胚胎甚至受精卵。根据不同的临床目的，遗传病诊断通常可以分为三种方式，包括临症诊断（symptomatic diagnosis）、症状前诊断（presymptomatic diagnosis）与产前诊断（prenatal diagnosis），分述如下。

一、临症诊断

在遗传病家系中，对包括先证者在内的所有患者的临床诊断均称为临症诊断。遗传病的临症诊断不仅遵循一般疾病的诊断原则，而且还要以遗传学检查的结果作为确诊的重要依据。

（一）病史、症状与体征

1. 病史　遗传病具有先天性的特点，遗传物质异常的程度不同，其病史也各有特点。染色体病与基因组病患者在新生儿期就可表现出严重的症状体征，如21-三体综合征及猫叫综合征等。而较多的单基因病患者就诊时，通常其疾病表现已有一段时期，这主要是源于三个原因：其一，一些单基因病的症状体征随着生长发育而逐渐显现，如脊肌萎缩症（spinal muscular atrophy）等，在病史询问中患者或家系成员往往将发病归咎于某一偶发事件；其二，有一些单基因病须经由特定的环境因素或生理过程诱发或加重，如葡萄糖-6-磷酸脱氢酶缺乏症（glucose-6-phosphate dehydrogenase deficiency）患者进食蚕豆引发急性溶血，地中海贫血（thalassemia）携带者女性孕期出现贫血加重且难以纠正等；其三，还有一些单基因病患者在青年期，甚至成年后才会起病，至较明显影响生活工作时就诊，如遗传性共济失调，通过病史询问可比较清楚地了解到其病情逐渐加重的过程。

2. 症状与体征　遗传病既有与其他疾病相交叉的症状与体征，又有其特殊的临床表现。如染色体畸变与基因组变异涉及较多基因的缺失或重复，患者临床上往往表现为同时累及多个组织器官的症候群，如出生后即可能观察到"特殊面容"、异常皮纹、组织器官的先天畸形、生长发育迟滞及神经精神发育异常等表现。而多数单基因病的临床表现比较单一，如地中海贫血患者以溶血性贫血为主要表现，进行性肌营养不良患者以进行性肌无力肌萎缩为主要表现，血友病患者以出血倾向为主要表现等。但是，由于基因的多效性，单基因病也可能出现临床症候群，如溶酶体贮积病，患者不仅可有智力低下的表现，还可能表现出生长发育迟缓等。

（二）家族史

调查家族史是遗传病诊断的重要环节。在单基因病家系中，由于遗传异常的垂直传递遵循孟德尔遗传规律，因此家系中可能出现两个或两个以上的患者，阳性家族史是该类疾病诊断的重要辅助证据。其他类型遗传病如染色体病与基因组病，则由于患者多为新发遗传物质异常而致病，故多数缺乏阳性家族史。

在单基因病家族史的调查中，一个最重要的内容是利用标准的系谱符号绘制系谱图（图 3-1-1、图 3-1-2、图 3-1-3、图 3-1-4）。以系谱图为基础进行系谱分析，其主要作用是判断疾病的遗传方式，区分表型相似的遗传病。系谱分析时应注意：①尽可能保证系谱信息的完整性与可靠性；②以被标注的先证者为基点，以先证者及其直（旁）系亲属组成的家系为核心分析系谱特点；③在近亲婚配家系中，常染色体隐性遗传病发生风险远高于随机婚配家系，应清楚标明近亲婚配情况。

此外，还有一些经常面临的情况：①在一些常染色体显性遗传病家系中，可能存在不规则显性（irregular dominance）与延迟显性（delayed dominance）的情况，前者系显性（致病）等位基因杂合子可能因外显不全而终生不发病，后者指显性（致病）等位基因杂合子因未到年龄还未发病，因此在系谱上可能出现隔代遗传的现象；②目前家庭子女普遍较少，小家系较多，当见到仅有一个患者的家系，可优先考虑常染色体隐性或 X 连锁隐性遗传，但不能排除新发变异导致显性遗传病的可能。

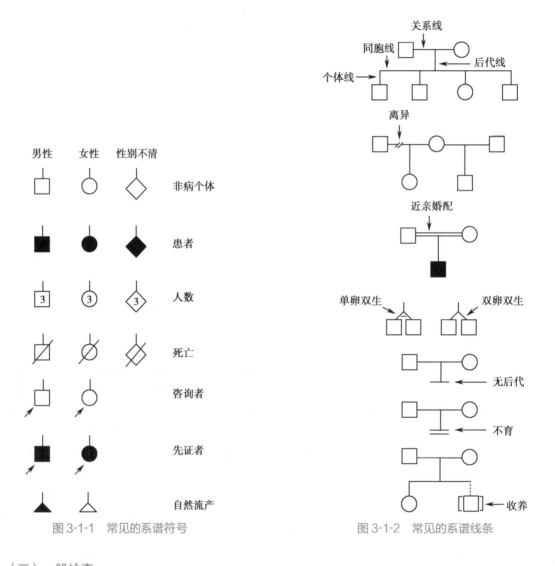

图 3-1-1 常见的系谱符号

图 3-1-2 常见的系谱线条

（三）一般检查

遗传病诊断中的一般检查包括了除遗传学检查外的所有临床检查手段，如血清学检查、生化检查、影像学检查、电生理检查及病理检查等。

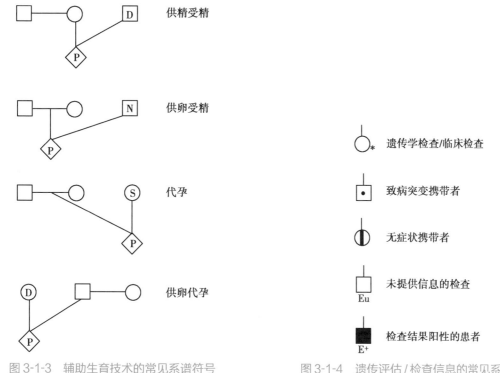

图 3-1-3　辅助生育技术的常见系谱符号　　　　图 3-1-4　遗传评估 / 检查信息的常见系谱符号

在单基因病中，因致病基因往往编码一些重要的结构蛋白或生物酶，因此通过对这些蛋白质或其复合体的数量或活性进行实验室检测，可以为这些遗传病的拟诊提供重要的依据。如地中海贫血（thalassemia）患者的血红蛋白电泳可以发现血红蛋白比例的显著变化或异常血红蛋白条带。再如甲型血友病（hemophilia A），最有诊断价值的功能指标就是 F Ⅷ因子活性显著降低。

临床生化检查在遗传病诊断中起着非常重要的作用，尤其在目前已发现的遗传代谢性疾病（metabolic diseases）中，多数是由于单基因突变导致生物酶的数量或功能缺陷，通过生化检查了解相关酶或中间代谢产物的变化，可以为这类遗传病的靶向基因检测提供关键性指引。

在临床中，皮肤系统与神经系统的遗传病较多，二者具有一些共同的特点，包括遗传异质性强，症状体征交叉程度高，鉴别诊断困难。因此，在皮肤系统的遗传病诊断中，要强调组织病理检查的重要性；在神经系统遗传病诊断中，要强调影像学检查、电生理及病理检查以区分不同疾病。如常染色体显性小脑脊髓性共济失调在 CT 检查中可发现小脑萎缩；进行性肌营养不良症患者肌电图检查可提示肌源性损伤，脊肌萎缩症的肌电图检查则提示神经源性损伤等。

（四）遗传学检查

1. 染色体病与基因组病　通过染色体检查证实染色体数目与结构畸变是染色体病最重要的确诊依据。染色体检查的指征主要包括：①智力障碍、生长发育迟缓或其他先天畸形者；②原发性闭经和女性不育症患者；③严重生精障碍和男性不育患者；④两性畸形患者；⑤多发性流产、死胎的妇女及其丈夫；⑥家族中已有染色体异常或先天畸形个体；⑦疑为先天愚型的患儿及其父母；⑧ 35 岁以上的高龄孕妇。染色体检查标本来源多样，包括外周血、皮肤组织标本、胎儿绒毛、羊水脱落细胞及脐血等，其结果是判断染色体数目与结构畸变的金标准。

常规染色体检查无法检出的染色体结构的微小变化又被称为基因组变异，通过全基因组拷贝数变异（copy number variant，CNV）检测可以发现染色体微缺失 / 微重复，其导致的疾病被称为邻近基因综合征（contiguous gene syndromes）或染色体微缺失 / 微重复综合征（microdeletion/microduplication syndromes）是一类重要的基因组病（genomic diseases）。目前，临床上基因组病的遗传学检查主要基于细胞基因组微阵列或二代测序（NGS）检测，前者又被称为染色体微阵列（chromosomal microarray，CMA），包括 aCGH 与 SNP arrays。这类遗传检查的指征包括：①生长发育迟缓及智力障碍；②孤独症系谱障碍；③多发先天畸形。该类检查的标本来源与染色体检查相似。

2. 单基因病 单基因病的遗传学检查主要指基因检测。通过确定基因致病性变异可以从病因水平为这类疾病提供确诊依据，因此通常将基因检测称为基因诊断。但从严格意义上说，基因诊断应包括实验室基因检测与基因型/表型相关性分析两个步骤。由于单基因病致病基因数量大、基因突变类型多、突变范围广泛及遗传/表型异质性等因素，基因诊断从诞生之日起就体现出家族化与个体化的特点，这也正是基因诊断的复杂之处。

从 20 世纪 70 年代基因诊断诞生至今，基因检测无论从技术还是病种上看都有长足的发展，尤其在近 10 年里，能进行基因检测的单基因病已近 4 000 种，涵盖了绝大多数临床常见的致死、致残、致愚性及致肿瘤疾病。基因检测的发展在很大程度上归功于致病基因的定位克隆与突变谱的建立，其中遗传异质性与单基因突变谱的特点决定了基因检测的策略。分子遗传学技术的进步同样十分重要，如近年来出现的用于基因微小突变检测的 NGS 技术以及用于基因缺失/重复检测的多重探针连接依赖性扩增技术（multiplex ligation-dependent probe amplification，MLPA）等，均显著提高了基因突变的检出率。

二、症状前诊断

症状前诊断是遗传病诊断的一种特有形式，是对遗传病家系中的患病高风险个体在症状出现前进行的一种临床诊断。症状前诊断主要针对单基因病，其最重要的前提条件是家系患者有明确的临床诊断，并且已证实家系致病基因的功能性变异。

症状前诊断在延迟显性的严重遗传病中既是必要的，也是可行的。但需要强调的是，症状前诊断容易产生伦理学冲突，尤其对未成年人的诊断值得商榷。根据有益无害的原则，未成年人不宜进行症状前诊断，以免影响未成年人的成长。

症状前诊断的社会与医学原因主要包括：①职业选择，如神经系统的遗传病多为延迟显性，一旦发病，进行性发展会严重影响患者的工作能力，因此早期发现有利于提前做好职业规划；②早防早治，有少数延迟显性遗传病可以对症治疗，如家族性多发性结肠息肉病（familial adenomatous polyposis，FAP），未经治疗结肠息肉转变为结肠癌的平均年龄是 39 岁，因此症状前诊断可以帮助受检者了解是否携带致病突变，并及早做出医疗安排，避免恶性肿瘤的发生；③避免患者出生。这是症状前诊断最重要的医学目的之一，尤其是神经系统延迟显性遗传病，虽然发病较晚，但逐渐加重以致生活难以自理，亦属于严重致残遗传病之列，对家系患病高风险个体进行的诊断，有利于提前做好心理准备与生育的医学安排。

三、产前诊断

产前诊断是避免严重遗传病再发的有效手段之一，是出生缺陷二级预防的重要环节。产前诊断是通过对孕妇外周血、绒毛组织、羊水细胞及脐血中胎儿细胞的染色体或基因进行检查，判断胎儿是否会发生严重遗传病的诊断方法。

染色体病产前诊断的指征主要包括：①夫妻之一有染色体畸变或染色体平衡易位；②夫妻核型正常，但曾生育染色体病患儿；③夫妻核型正常，但原因不明反复流产或死胎；④35 岁以上高龄孕妇；⑤产前筛查或产前影像学检查提示出生缺陷高风险的孕妇。

单基因病产前诊断的基本条件包括：①严重致死、致残、致愚及致肿瘤疾病；②家系中先证者临床诊断明确，致病基因已知，且有较高再发风险。产前诊断是一个涉及申请者家系成员、遗传咨询专家、临床专科医生、实验室检查人员的复杂过程，以单基因病的产前诊断为例，整个产前诊断流程至少应包括四个环节：

1. 临床诊断与病因诊断阶段 该阶段主要通过患者临床表现，结合各种一般性实验室检查，完成家系中患者的临床诊断；根据临床诊断进行致病基因检查，明确患者基因突变位点与性质。

2. 遗传咨询阶段该阶段 主要判断产前诊断的医学必要性以及当事人的意愿，原则上严重遗传病才有必要进行产前干预，而是否适合于产前诊断并非完全取决于病种，还涉及基因突变对基因功能的影响程度。如进行性肌营养不良症中，杜氏与贝氏肌营养不良症有共同的致病基因，但前者临床表现非常严重，需要产前诊断，而贝氏肌营养不良症则比较轻微。再如甲型血友病，重型患者致残致死率较高，需终身替代治疗，而轻型患者基本不影响生活工作；提示产前诊断风险后，申请者自愿进行产前诊断。

3. 产前诊断的实验室检查阶段 往往需要对先证者与家系其他核心成员进行共同分析，以了解突变基因或风险染色体的传递情况。无论是哪种遗传方式的单基因病，都应首先对家系先证者或患者进行遗传检查,明确家系中的遗传异常,然后在确定双亲基因型后,才可进行胎儿的靶向基因检查。

4. 遗传咨询阶　段该阶段主要是对申请者解释产前诊断结果及面临的风险,由申请者自行决定胎儿的去留。

产前诊断可以最大限度地避免严重遗传病患儿出生,但同时应认识到这是一个高风险的医疗行为,尤其是单基因病的产前诊断,都是通过检测家系中已知基因突变的传递判断胎儿状况,而非对胎儿基因全序列进行分析,因此无法发现新产生的生殖源性突变,理论上无法完全避免遗传病患儿的出生。虽然遗传病的产前诊断已有一套严格的程序,但仍无法完全消除诊断技术的局限与从业人员人为差错所带来的风险,因此遗传病的产前诊断从来就与遗传咨询密不可分,必须对申请者进行详细的遗传咨询,充分提示产前诊断的风险,并为其决定提供正确的遗传学依据。

四、染色体与基因组变异的检查策略与致病性分析

从非显带染色体到显带染色体的制备,染色体检查技术的进步已使不同的染色体能够得到准确地区分,大大提高了对染色体数目与结构畸变的识别率。近年来出现的细胞分子遗传检测技术与高通量测序技术,更使发现染色体微小结构畸变及诊断其导致的基因组病成为可能。

(一)染色体与基因组变异的检查策略

就临床表现而言,染色体病与基因组病均可能以临床症候群为特点,包括智力障碍、生长发育迟缓、神经精神发育异常及多发先天畸形等,因此临床上有时难以区分。就遗传病因而言,二者的相似性在于均累及较多的基因,而不同之处体现在前者的基因组改变更为显著。对这两类疾病的诊断与鉴别越来越依赖于遗传学检查,但应注意检查的策略。

1. 染色体与基因组变异的检查顺序　常规染色体检查是染色体病诊断的金标准,对于怀疑染色体病或基因组病的患者,首先应完成常规染色体检查,以发现显著的染色体数目与结构畸变;当常规染色体检查无阳性发现时,可考虑进一步的分辨率更高的细胞基因组检查,以期在全基因组范围内发现微小的致病性结构变异。

2. 非靶向与靶向基因组变异检查　CMA 或 NGS 等高分辨技术进行非靶向基因组变异检查,适用于患者的临床表现缺乏特异性,难以根据症状体征及一般实验室检查获得病因诊断的情况。如果对非靶向基因组变异检查结果的准确性有异议的时候,可以换一个平台或选用靶向检查进一步予以验证,如荧光原位杂交与定量 PCR 检测等。目前,非靶向基因组变异检查技术的最大不足是难以检出染色体平衡易位、倒位及低比例嵌合体等,这一问题的解决还有待于该类技术的进一步改进与发展。

(二)染色体与基因组变异的致病性分析

明确染色体或基因组变异的致病性是染色体病与基因组病诊断的核心。一般而言,染色体数目畸变导致的染色体病,通过染色体检查最容易获得病因诊断,如 21- 三体综合征、18- 三体综合征、特纳综合征及克兰费尔特综合征等。显微镜下可见的染色体结构变异可分为染色体片段位置改变与染色体片段增减两类,其中前者包括易位及倒位等,其致病性判断有时比较困难,如以往认为染色体平衡易位不会致病,但目前发现在新生儿中,新发的平衡易位可能导致先天畸形,同时,一些平衡易位可能导致生精障碍;再如大多数 9 号染色体臂间倒位被认为是一种染色体多态现象,而 1 号染色体臂间倒位可导致严重生精障碍[OMIM 108420]。临床上,此类染色体结构变异的致病性往往难以从分子水平得以明确,因此更多地从家系内获得核型与表型相关性的证据。

镜下可见的结构变异中凡涉及染色体片段增减(部分三体、部分单体及标记染色体等),与 CMA 或 NGS 等高分辨技术检出的染色体微缺失 / 微重复一样,分析其致病性的第一步是查询基因组变异数据库及专业文献,以期回答三个基本问题:①该变异是否与某个已知综合征的遗传异常一致(ClinVar 及 GeneReviews 等数据库)?②该变异是否曾出现在正常或普通人群中,以及是否具有重现性或频率超过 1%(如 DGV、DECIPHER 及 ISCA CNV 等数据库)?③该变异是否曾在患者基因组中出现以及是否具有重现性(如 ECARUCA、CAGdb、DECIPHER 及 ISCA CNV 等数据库)?

如果所检出的变异既未收录入数据库(DGV、DECIPHER、ISCA CNV、OMIM、UCSC、ClinVar 及 GeneReviews 等),也未公开发表(PubMed 等),在进一步分析其致病性时则需要注意以下一些因素。

1. 变异区域的特点　基因富集区域受累较之基因贫瘠区域更可能致病;受累区域内有基因被证实具有

临床疾病相关剂量敏感性的更可能致病；受累区域内有基因被证实有单倍型不足且与临床疾病相关的，更可能致病［OMIM、HGMD 及 Gene imprint 等）。

2．家系与群体的特点　新发生的生殖源性变异更可能致病，遗传的变异则需要综合考虑外显不全、变异的表现度、遗传印记、二次突变及发病年龄等因素；在其他类似表型的个别患者中重现的变异更可能致病；覆盖已知致病性变异的结构改变更可能致病。另外，不能因一般群体中特定遗传片段重复不致病，就排除该片段缺失的致病性，反之亦然；一般群体中，X 连锁遗传片段增减的女性无症状不排除该片段变异的致病性。

五、基因序列变异的检查策略与致病性分析

基因诊断是通过寻找致病基因的功能性变异，对单基因病进行病因诊断的过程。无论是单基因病的临症诊断、症状前诊断还是产前诊断，其核心都是基因诊断。基因诊断可分为实验室基因检查与基因变异的致病性分析两个内容。根据致病基因的结构特点与突变谱，基因检查的重点集中在确定检查策略与选择适用的遗传学检测技术两个方面，而对基因变异的性质分析则需要集中生物信息学、功能及家系等多方面的证据。

（一）基因序列变异的检查策略

单基因病致病基因的突变谱大都有其自身的特点，如常染色体显性成人型多囊肾病，其致病基因突变主要以单碱基置换为主，缺乏突变热点，而β- 地中海贫血的致病基因虽然也以点突变为主，但通过对少数突变热点的分析，却可以完成 90% 以上患者的病因诊断。再如，95% 以上遗传性脊肌萎缩症患者可以发现致病基因的纯合缺失，而有近 2/3 患者的进行性假肥大性肌营养不良症患者可以见到致病基因内大片段缺失或重复。显然，这些致病基因的突变谱具有不同的特点，因此在实验室基因检查中首先需要解决的问题是选择合适的检查策略。

1．直接与间接基因检查

（1）直接基因检查：指利用适用的遗传学技术与方法对患者的致病基因进行直接分析，寻找致病基因变异与筛选其中致病性变异的过程。直接基因检查的指征包括：致病基因明确的单基因病；检测耗时与成本符合临床需要。直接基因检测的方法包括一代测序（sanger sequencing）、二代测序（NGS）、限制性片段长度多态性检测（restriction fragment length polymorphism，RFLP）、多重探针连接依赖性扩增检测（MLPA）、等位基因特异性寡核苷酸（allele-specific oligonucleotide，ASO）检测、变性高效液相色谱（denaturing high performance liquid chromatography，dHPLC）检测及高分辨熔点曲线分析（high-resolution melting analysis，HRM）等。

（2）间接基因检查：指通过检测基因内或基因两侧的一些遗传多态位点的基因型，利用基因连锁分析区分家系中野生型与突变型等位基因的单倍型（haplotype），进而通过单倍型信息了解待检者是否获得突变型等位基因的一种检查方法。间接基因检查的指征，包括致病基因明确的单基因病，家系中有健在的临床通过"金标准"诊断明确的患者，通过直接基因检查未能检出致病性变异者，采取直接检查耗时长且成本高昂者，不符合临床的实际需求者。

遗传多态位点的选择是间接基因检查的关键，一般有两类多态可以选用。其一，单核苷酸多态性（SNP），该类位点数量大，并且较多可以利用限制性片段长度多态性（RFLP）分析方便快速地确定基因型，而缺点是这类位点多见二态变化，限制了其多态信息量（polymorphism information content，PIC），因此往往需要使用较多的 SNP 位点检测才能区分家系中的野生型与突变型等位基因；其二，短串联重复序列（STR），这类位点虽然数量远少于 SNP 位点，但由于每个位点往往存在较多可区分的等位片段，因此 PIC 远大于 SNP 位点，区分家系野生与突变等位基因所需的 STR 位点数也大大少于 SNP 位点，基于这些特点，目前间接基因检查多选择 STR 位点。在这类位点中，二核苷酸重复位点数量大于三核苷酸重复或四核苷酸重复，因此前者更常见于间接基因检查中。间接基因检测的方法主要包括限制性片段长度多态性检测（RFLP）及毛细管电泳（capillary electrophoresis，CE）等。

（3）两种基因检查方法的比较与联合应用：直接与间接基因检查有着截然不同的特点，其一，直接检查的对象主要是单基因病的患者，目的是发现与筛选受检基因的致病性变异。而间接检查的对象主要是家系中的患病高风险个体，家系中的先证者或患者则必须有确定的临床诊断，以定义家系中携带致病性变异的

等位基因的单倍型，因此间接基因检查多用于单基因病的产前诊断或症状前诊断；其二，直接检查有机会获知具体的致病性变异点，从而使临症诊断、症状前诊断与产前诊断得到比较明确的结果，因此在基因诊断中应尽量选择直接检查。而间接检查成本较低，耗时较少，对直接检查中未能检出致病性变异（如 DNA 结构复杂区、倒位及易位等）的病例诊断中有难以替代的优势。

与此同时，两种检查方法各有不足，当面对直接检查中首次发现的错义突变时，有时难以在短时间内确定基因型与表型的相关性，给病因诊断带来一些不确定因素。而间接检查面临的最大问题是生殖细胞减数分裂时发生致病基因内重组交换，使 STR 单倍型与未知突变的连锁不平衡关系遭到破坏，如不能及时发现，可能直接导致错误的检查结果。间接检查经常应用于大基因的分析，而后者发生基因内重组的机会也更多，因此为及时发现基因重组，在间接检查中应尽量选用基因内分布比较均匀的 STR 位点。

尽管两种基因检查方法存在较大差异，但在实际工作中仍可联合应用。如当致病基因较大，而且检出的变异点较多，一时难以明确致病性变异点时，可以辅以间接检查的方法，以快速区分家系风险等位基因，为家系中疾病高风险成员的诊断提供依据。

从基因检查的发展历程看，基因检查的主要方法一直在间接与直接检查之间变换，在对疾病的致病基因了解非常有限的时期，多采用间接检查方法，而随着越来越多的致病基因被定位，更多地开始采用直接检查的方法；随后较大的致病基因与遗传异质性的发现，间接检查又被作为一种重要的检测手段，近 10 年来，随着高通量测序技术的迅猛发展，为直接检查奠定了坚实的技术基础。从总的趋势看，直接基因检查始终是单基因病基因检测追求的目标。

2. 已知与未知变异检查

（1）已知变异检查：这是一种靶向的基因检查方法，在进行直接基因检查时，通过对致病基因的一个或少数几个频繁出现于患者群体的致病性变异进行检测，以尽可能小的成本在短时间内完成基因诊断。常见致病性变异的检出率取决于被检测变异在患者群体中出现的频率。该检查方法适用于致病基因有突变热点的单基因病，其常用检测方法包括反向斑点杂交（reverse dot blot hybridization，RDB）、限制性片段长度多态性检测（RFLP）、等位基因特异性寡核苷酸检测（ASO）、变性高效液相色谱检测（dHPLC）及高分辨熔点曲线分析（HRM）等。

（2）未知变异检查：当致病基因缺乏明显的突变热点，或者患者基因被证实未发生常见变异时，在直接基因检查中可以采取未知变异检查策略。这类检查主要在基因功能区的数量有限，预计能够在临床允许的时间与成本范围内完成诊断时采用。目前，随着测序技术的发展与临床应用，已经能一次性地对大基因及遗传异质性单基因病进行罕见变异检测，大大地缩短了直接基因检查的时间。其常用检测方法包括一代测序（sanger sequencing）、二代测序（NGS）、多重探针连接依赖性扩增检测（MLPA）、变性高效液相色谱检测（dHPLC）及高分辨熔点曲线分析（HRM）等。

在直接基因检查中，已知与未知变异检测往往是相伴而行的，如 β- 地中海贫血的检测中，一般先对 10 余个已知的热点突变进行检测，如患者的致病性变异被证实，则达到诊断目的。但有 5%～10% 的患者存在其他少见突变，这时就需要继续采用未知变异检查策略，在整个基因范围内寻找致病性变异点。已知与未知变异检查最大的差异在于，前者采用了成本较低且耗时较少的技术手段进行突变检测，相较于后者对基因所有功能区进行检测，前者在检测成本与耗时等方面更符合临床的需要。近年来，随着高通量测序技术的发展与检测成本的下降，越来越多的遗传病检查不再区分已知与未知变异检测。

（二）基因序列变异的致病性分析

在实验室中检出基因变异只是基因诊断的第一步，更重要的是在其中区别出致病性变异，实质是通过分析变异基因型与疾病表型的关系，最终确定遗传病因。随着人类疾病基因组学研究的深入，越来越多的致病基因被发现，逐渐积累了大量的基因型与疾病表型相关性的证据。变异性质的分析就是一个循证的过程，同时涉及生物信息学、功能及家系分析等多个方面的证据。

1. 基因变异性质的核实 对基因检测中发现的变异点，首先需要在各种突变数据库、遗传变异数据库及文献搜索引擎中查询其是否已被收录或发表，据此可以直接确定或排除部分变异的致病性。

（1）突变数据库：人类基因突变数据库（human gene mutation database，HGMD）于 1978 年由英国卡迪夫大学医学遗传研究所创建（http://www.hgmd.cf.ac.uk/ac/index.php），1996 年发展为公共数据库，该数据库集中了公开报道的可引起人类单基因疾病表型的核基因组致病性变异，变异类型包括了单碱基置换、缺失、插入、缺失/插入及复杂的基因重排等。目前数据库已收集近 5 000 个基因，合计超过 12 万个致病性变异的信息。在基因诊断中，这是一个重要的循证数据库，使用者可利用基因名称、疾病名称或其他数据库的编号进行特定基因突变谱的查询，判断检测中发现的变异是否已被报道，尤其是有无重复报道的情况，进而通过阅读数据库所列文献，了解既往研究中所发现的变异与表型的关系。

另一个具有代表性的突变数据库是位点特异性突变数据库（locus-specific mutation databases），其集合了各种致病基因突变数据库。这个数据库与 HGMD 最大的不同在于，其专门针对单一的遗传病，往往是由国外特定遗传病研究领域较领先的研究机构建立，更新速度更快，包含了许多未经公开报道的致病性变异与遗传多态。其中比较有名的数据库，如荷兰莱顿大学医学中心构建的进行性肌营养不良症突变数据库（http://www.dmd.nl/），加拿大多伦多儿童医院构建的囊性纤维化病突变数据库（http://www.genet.sickkids.on.ca/cftr/app），美国梅奥医学中心构建的成人型多囊肾病突变数据库（http://pkdb.mayo.edu/）等。另外，特定遗传病也可能存在不同机构构建的多个突变数据库。在对基因变异性质判断上，这些数据库的使用同样也非常频繁。

（2）遗传变异数据库：1998 年创建的美国国立卫生研究院 SNP 数据库（database of single nuleotidepolymorphisms，dbSNP）与欧盟全基因组关联研究数据库（genome-wide association study central，GWAS Central）是两个重要的多态数据库。其中，dbSNP（http://www.ncbi.nlm.nih.gov/sites/entrez?db=snp）数据库已收集了包括人类在内的超过 50 个物种近 7 千万个基因组变异，是基因变异循证中最常被使用的多态数据库。GWAS Central（https://www.gwascentral.org/）数据库偏重于表型研究结果，因此，需要确定基因功能区 SNP 的效应时可查询该数据库。Hapmap 数据库（ftp://ftp.ncbi.nlm.nih.gov/hapmap/）与千人计划数据库（https://www.ncbi.nlm.nih.gov/variation/tools/1000genomes/）也是判断基因变异性质时重要的信息来源。

需要注意的是，并非所有列入遗传变异数据库的基因变异均无致病性，一些变异等位基因的群体频率低于 1%，甚至低于 1‰，严格意义上已不属于遗传多态现象。这类罕见变异中确实有部分具有致病性，其未被收录进突变数据库可能有两个原因：其一，未在学术期刊上公开发表；其二，表型资料缺乏或不全，无法建立基因型与表型的相关性。类似地，并非所有列入突变数据库的基因变异均有致病性，特定变异的基因型与表型相关性能否重现是判断其致病性的一个关键因素。

2. 基因变异性质的分析　在基因检测中，经常可以发现一些未经报道，甚至未被数据库收录的基因变异，其中错义变异尤其常见。基因诊断中需要综合各种证据对这些变异的致病性做出判断，对这一过程中应考虑以下因素。

（1）群体数据（population data）：当某个变异等位基因在患者群体与非病群体中的频率有统计学差异，并且前者显著高于后者，则是该变异具有致病性的强有力证据。当某个基因变异未被数据库收录，提示该变异极其罕见，是该变异具有致病性的较强证据。

（2）预测数据（predictive data）：当致病基因发生功能缺失（loss of function，LOF）是特定遗传病发生机制之一时，某个变异导致了该基因产物的完全缺失（null variant），则是该变异具有致病性的极强证据；当某个密码子内碱基变异导致氨基酸置换已被确认导致疾病，该密码子内的其他碱基变异也置换为相同氨基酸，则是这些变异具有致病性的强有力证据；而该密码子内的其他碱基变异如置换为不同的氨基酸，则是这些变异具有致病性的较强证据；当基因非重复区域发生整码缺失/插入，导致蛋白长度改变，则是该变异具有致病性的较强证据。

（3）计算机数据（computational data）：计算机软件或服务器可以提供一些数学模型辅助预测基因的致病性。常见的错义变异致病性预测工具如 PolyPhen2、SIFT 及 PROVEAN 等，RNA 剪切位点变异预测工具如 GeneSplicer 及 Human Splicing Finder 等，核苷酸保守性预测工具如 GERP 及 PhastCons 等。某个基因变异经多个侧重点各异的计算机模型预测均提示其具备有害效应时，则是该变异具有致病性的支持性证据。

（4）功能数据（functional data）：基因的产物包括 mRNA 与蛋白质，基因变异的致病性既可以表现为 mRNA 质量的变化，也可以主要表现为蛋白质质量的改变。后者需要进行功能实验，以确定其致病性。例如，某个蛋白合成后需要分泌到细胞外行使功能，但其编码基因发生变异后，发现其异常地在细胞膜内侧大量聚集，提示其细胞外转移障碍，从而有力地提示该变异具有致病性；再如，重型甲型血友病患者在排除 F8 基因内常见倒位后，仅检出一个错义变异，同时临床检验发现患者 F8 活性低于 1%，则是该变异具有致病性的强有力证据。另外，当某个变异定位于已知致病性变异密集的区域或重要的功能结构域编码区，则是该变异具有致病性的较强证据；当某个错义变异所在区域很少有中性变异，并且错义变异是疾病发生的常见原因时，则是该变异具有致病性的支持性证据。

（5）分离数据（segregation data）：在家系成员中靶向检测特定变异，当某个变异在家系多个成员中符合变异基因型与表型共分离的特点时，则是该变异具有致病性的支持性证据。如完全显性的常染色体遗传病家系，分析成员是否符合有变异即为患者，无该变异则无病的特点；如 X 连锁隐性遗传病家系，男性成员是否符合上述特点；如常染色体隐性遗传病家系，是否家系中变异纯合子都患病等。在该分析中应注意区别不完全显性、外显不全及延迟显性等情况。

（6）新发突变数据（de novo data）：当某个基因变异在经证实的生物学双亲基因组中均未被检出时，则是该变异具有致病性的强有力证据。即使生物学关系未被证实，也可构成该变异具有致病性的较强证据。

（7）等位基因数据（allelic data）：在常染色体隐性遗传病中，当被检出的变异与一个已知的致病性变异分别定位于两个等位基因里时（in trans），可构成该变异具有致病性的较强证据。

（8）其他数据库：当特定变异被知名数据库、临床实验室或研究机构数据库判断具有致病性时，即使其判断的标准不清，仍可构成该变异具有致病性的支持性证据。

由上述证据类型可以看出，分离数据、新发突变数据与等位基因数据的获得均需调查遗传病家系，强调了基因变异的致病性判断中家系分析的重要性。虽然仅凭家系数据可能无法获得变异致病性的充分证据，但常常可以快速地排除变异的致病性。

由于中国人的基因再测序不够充分，尚未建立起高质量大规模的群体基因数据库，在查询基因变异数据时更多使用的是国际上比较有名的数据库，而后者并不能反映我国人群基因池特点，故而不能盲目拔高未被收录或未经报道对变异致病性的证据力，因为其可能仅仅是个体或家系所特有的变异；又如，判断变异致病性时，计算机数据被赋予过高的证据权重及作为主要依据，而该类数据通常只是致病性的支持性证据。凡此种种，都是简单化基因变异致病性分析的常见情况，在临床工作中需要予以克服。

目前，临床上判断基因变异致病性的标准主要参考美国医学遗传学与基因组学学会（American college of medical genetics and genomics，ACMG）及分子病理协会（American association for molecular pathology，AMP）共同制定的指南。该指南中将基因变异的性质分为五类，分别是致病性变异、可能的致病性变异、可能的良性变异、良性变异以及性质不明的变异。各临床实验室也可形成与执行各自的判断标准，但需对标准进行详细说明，并提出依据。

（杨　元　卢亦路）

第二节　遗　传　咨　询

根据美国人类遗传协会（American Society of Human Genetics，ASHG）与遗传咨询师协会（National Society of Genetic Counselors，NSGC）对遗传咨询（genetic counseling）基本内容做出的界定，遗传咨询是遗传咨询师（counselor）或临床医师通过与咨询者（consultant）的商谈交流，帮助咨询者理解疾病发生发展中的遗传因素，进而使其适应疾病对医疗、心理及家庭的影响。具体地说，遗传咨询就是帮助咨询者了解所患疾病的遗传病因、诊断、治疗、预防与预后等相关知识与信息，通过确定疾病的遗传方式、评估再发风险及提出风险干预选项，使咨询者逐步认知与接受相关风险，在充分的知情同意前提下自主决定与选择风险管理措施。同时，遗传咨询还强调为咨询者介绍所患疾病的相关检测治疗及救助渠道，介绍科学研究现状与疾病自助团体的信息，并为舒缓与适应疾病带来的情感、家庭及社会等压力提供持续的心理支持。

一、遗传咨询的对象与指征

（一）遗传咨询的对象

遗传咨询所涉及的疾病与情况通常包括罹患染色体病、基因组病、单基因病、多基因病、线粒体病或肿瘤等显著受累于遗传物质异常的患者及其家系成员；年龄超过 35 岁的高龄孕妇；家系成员中有近亲婚配情况，或近亲结婚的夫妻等。近年来，随着产前筛查的开展与普及，越来越多产前筛查出生缺陷提示高风险的孕妇开始寻求遗传咨询服务。

（二）遗传咨询的指征

遗传咨询所涉及的疾病及其表型构成了咨询的指征，通常包括：①智力障碍及生长发育迟滞；②单一或多发性先天畸形及出生缺陷病；③染色体平衡易位，或反复出现流产或死胎等不良妊娠史；④年龄达到或超过35岁的高龄孕妇；⑤产前筛查、产前诊断或新生儿筛查阳性；⑥原因不明的不孕不育；⑦原发严重生精障碍，或原发闭经，或性发育异常；⑧遗传病家系的患者或其他成员；⑨家系中存在近亲婚配情况，或近亲结婚的夫妻；⑩欲行产前诊断的夫妻；⑪欲行症状前诊断的高风险家庭成员；⑫有环境致畸物接触或暴露史；⑬对任何其他疾病遗传因素存疑的，尤其遗传度较高于家族聚集的肿瘤与常见病。

（三）遗传咨询的常见病种

常见的常染色体病包括21-三体综合征、18-三体综合征、13-三体综合征、各种平衡与非平衡染色体易位；性染色体病包括男性47, XXY 与 47, XYY，女性47, XXX 与 45, X。常染色体显性遗传病包括成人型多囊肾病、亨廷顿病、神经纤维瘤、CMT、寻常型鱼鳞病、家族性多发性结肠息肉、视网膜色素变性等；常染色体隐性遗传病包括脊肌萎缩症、视网膜色素变性、非综合征性耳聋、苯丙酮尿症、严重的血红蛋白病、白化病、各种代谢病等；X 连锁隐性遗传病包括红绿色盲、进行性肌营养不良症、甲型血友病、视网膜色素变性、鱼鳞病等；Y 连锁遗传病包括 Y 连锁严重生精障碍等。发生率居前的基因组病包括 22q11.2 缺失综合征、类固醇硫酸酯酶缺乏症、AZF 连锁严重生精障碍等。

（四）遗传咨询与其他相关临床主体的关系

1. 与专科医生的关系　遗传性疾病分散在临床各科，专科医生比较熟悉患者的临床症状、体征等各种非遗传学检查及治疗，而遗传咨询人员则在遗传学检查与分析基因型/核型与疾病表型的关系中具有更强的专业能力。因此，咨询者的病因诊断由遗传咨询人员与专科医生共同完成较为可靠。如需要，应将患者推荐至专科医生处进行对症治疗。

2. 与遗传学检查实验室的关系　从专业分工来看，实验室的工作重点通常是检出受检者的遗传变异，而遗传咨询中更关注致病性变异，即证实核型/基因型与疾病表型的关系，这一特点决定了病因诊断往往是遗传咨询主导的，由实验室分阶段从患者或先证者检查，到家系成员与群体检测，甚至到遗传突变的功能分析的过程。

3. 与产前诊断机构的关系　产前诊断是再发风险干预的重要环节之一。在咨询者做出决定之后，应向咨询者或产前诊断机构提供病因诊断与基因型资料，并为咨询者解释产前诊断结果及面临的风险。

4. 与辅助生殖机构的关系　通过植入前遗传学诊断技术（PGD），即第三代试管婴儿技术干预再发风险，可以避免反复引产对母亲健康造成的损害，因此也是重要的风险管理措施之一。对于 AZF 连锁严重生精障碍患者要求进行辅助生育的，在咨询者做出决定之后，应向咨询者或辅助生育机构提供病因诊断与基因型资料，就精子的获取及供体的选择进行特别说明，如 Y 染色体 AZFa 与 AZFb 微缺失患者不宜通过睾丸穿刺获取精子，只能采用供精受精等，并为咨询者后续可能的产前诊断提供帮助。

二、遗传咨询的基本步骤

（一）建立诊断

精准诊断是正确咨询的前提与基础，当面对咨询者时，首先应考虑的问题是疾病病因诊断是否明确。建立病因诊断需要收集的信息：①医疗史，包括患者的体检情况、出生史、发育史、发病年龄、先天异常或出生缺陷、住院与外科手术情况、用药史、致害因子暴露史、生育史以及相关疾病专科检查结果；②家族史与系谱图，前者包括种族、近亲婚配情况、患病人数及亲缘关系、先证者与家系患者年龄及临床表现等；后者特指根据单基因遗传病家系的家族史，利用标准的系谱符号构建完整的系谱图。

以单基因病为例，考虑到疾病的遗传异质性及明确亲代基因型在再发风险评估中的重要作用，需利用遗传学检查明确病因诊断。①首先确定最适合进行遗传学检查的家系成员。通常对先证者或家系患者的检测更有利于证实基因型与疾病表型的关系。②其次是选择合理的检查策略。以常染色体显性多囊肾病（polycystic kidney disease，PKD）家系为例，当先证者的遗传学检查已发现 PKD1 基因的致病变异时，其子女的检查勿需进行全基因测序分析，直接靶向检测已知变异即可。③须遵循知情同意原则。在进行检查前，应告知遗传学检查的目的与作用，分析检查的可能结果，讨论检查技术的局限及受检者面临的潜在风险等。

在获得检查结果后，解释结果的临床意义、检查的灵敏度与特异性及建议可能的后续检查。

需要特别注意的是，在单基因病的基因检查中，检测策略对病因诊断的结果及解释影响较大。①直接基因检查针对的是致病基因的变异，阳性结果是临症诊断、症状前诊断、携带者筛查及产前诊断的确切依据；间接基因检查利用靶基因内或两侧的多态位点单倍型区分出家系中风险基因与野生基因，利用风险染色体的传递情况进行携带者筛查或产前诊断，由于这些多态位点与未知的致病性变异点之间可能发生重组交换，因此检测结果理论上始终存在错误的可能。②已知变异检测分析靶基因中已知的热点变异，阴性结果不能排除致病基因内存在其他罕见的致病性变异的可能；未知变异检测通常采用基因测序等方法，较前者的变异检出率显著更高，其阴性结果在排除致病基因变异中具有更强的证据力。

病因诊断阶段的教育重点是帮助咨询者了解遗传因素在疾病发生中的作用、自然病程、诊断标准、治疗及预后等知识；理解各种检查，尤其是患者及其家系成员遗传学检查的必要性，并对检查结果的临床意义进行解释。需要注意的是，对于遗传学检查，通常不需要对咨询者提及具体的专业技术细节及强调其复杂性，以免加重咨询者的心理负担。

（二）再发风险评估与风险咨询

再发风险评估（recurrence risk assessment）是遗传咨询的核心环节之一，是遗传咨询师或临床医师根据咨询者家系情况与病因诊断，利用遗传学基本原理独立地对咨询者及其家系成员的疾病再发风险进行分析与计算的过程。

单基因病的遗传咨询中，确定疾病遗传方式是再发风险评估的前提。其所需资料包括：①家系的系谱图。当家系中有两个及以上患者时，可以较容易地对遗传方式进行初步判断。不足在于当家系较小或疾病散发时，可能难以从系谱图中获得相关信息。②家系患者的临床诊断。准确的临床诊断可以为家系致病基因的遗传方式提供重要的信息，尤其是唯一致病基因的单基因病。③家系患者的病因诊断。在面对病因异质性的单基因病时，致病基因的确定可以为疾病遗传方式提供确切信息。上述三个方面的资料均具有判断单基因病遗传方式的能力，在实践中并非缺一不可，但其结果不能相互矛盾。

在确定再发风险后，将其展现给咨询者并进行合理的商讨是一个关键。在这一过程中应注意几点：①帮助咨询者清晰理解概率论。概率是指特定事件发生的可能性。在实践中，应强调每次生育事件，包括已经发生与即将发生的生育再发风险都是一样的。如夫妻一方为常染色体显性遗传病患者，每次生育事件后代再发风险均为1/2。同样重要的是，应当帮助咨询者对出生健康后代抱有积极态度，如面对1/25概率生下神经管缺陷后代的情况下，也要让咨询者看到后代有24/25概率是无恙的。②要充分考虑到咨询者的教育、宗教、家庭及社会等背景。再发风险数值的高低并不是咨询者是否采取风险干预的唯一因素，疾病的严重程度、是否可治、干预风险及疾病带来的长期压力等因素同样重要。以常染色体显性轴后性多指症（polydactyly，postaxial，types B）为例，虽然其再发风险高达33%（外显率约为65%），但咨询者几乎不会采取干预措施，而对致死、致残、致愚及致肿瘤的遗传病，即便只有1%的再发风险，咨询者也会积极考虑进行风险干预。③再发风险数值的高低问题。在实践中咨询者经常会问其再发风险评估值是属于高风险还是低风险。再发风险的高低划分并无明确的标准，但就具体数值而言，通常认为再发风险≥10%为高风险，≤5%为低风险，其间为中等程度风险。

这一阶段的教育重点是帮助咨询者了解遗传异常的基本传递规律；在概率论的基础上理解再发风险的含义；引导咨询者结合自身具体情况判断再发风险的可接受程度。

（三）决定与选择风险管理措施

这一环节是达成遗传咨询最终目标的关键，并以相互商讨为突出特点。首先应给出风险管理措施选项及各自的优势与缺陷，以便咨询者能够做出最适合自己的决定。当咨询者未婚，则需要予以婚姻指导，如强调近亲及同种严重多基因病患者之间不宜结婚；当咨询者已婚，则需要予以生育指导，如夫妻一方为严重常染色体显性遗传病患者或双方均为严重隐性遗传病携带者，且疾病发生后难以治疗时，以及病因诊断不明难以产前干预时，可以采取的措施包括不生育、领养、供精受精及供卵怀胎等，病因诊断明确情况下可采取产前诊断等措施。以最常见的风险干预措施产前诊断为例，应详细告知咨询者产前诊断的有效性、诊断技术的局限性、诊断中存在的其他风险及可能对孕妇与胎儿产生的伤害等。

这一环节中，对咨询者进行适当的心理支持与疏导尤为重要。咨询者及其家庭在得知罹患遗传性疾病时，往往会表现出不愿相信等抵触情绪，并进而产生不同程度的心理压力，尤其当得知后代再发风险较高时,更会加重心理负担。因此在咨询时,可以说明遗传病的发生是人类进化过程中的自然现象,并不是人力所能控制的,在人群中还存在较多境况相似的患者与家系,以减轻咨询者的内疚情绪。同时,需要保证交流过程中有充裕时间进行讨论和提问,以使咨询者感觉到自己能得到尊重与切实的帮助,以协助咨询者从主观的情绪反应转移到理性地考虑疾病再发对家庭及医疗等方面的影响。

这一阶段的咨询者教育主要包括向咨询者说明遗传异常自然发生的非可控性与传递的非选择性,以舒缓心理压力;帮助咨询者理解各种可能的风险管理措施及各自的优缺点;对咨询者自主选择的风险干预措施,进一步提示所面临的其他风险。

(四)持续的交流与支持

一次完整的遗传咨询能够为咨询者提供大量的信息,但由于咨询者紧张不安的心理状态、教育文化水平的限制以及家庭成员之间在信息理解上的差异与可能的纷争,咨询者仍可能需要更多的答疑解惑的机会,使持续交流成为遗传咨询的一个重要特征。

无论咨询者最终选择风险干预措施与否,都存在后续交流的问题。如咨询者未进行生育的风险干预,后代出生后也往往急于了解其是否会患病,这时在咨询中应注意保护未成年人的利益,尤其对于一些迟发的遗传病,不宜过早进行症状前诊断,以免未成年人遭受到家庭与社会的歧视。对于采取了如产前诊断等措施的咨询者,一旦得知胎儿获得致病突变时,往往感觉仅存的一丝希望破灭而进一步加重心理负担,如果再次寻求帮助,咨询师与咨询者一道结合疾病的严重程度、可治性、自然病程及各种实际情况,再次耐心地对咨询者进行心理疏导,协助咨询者做出最后决定。

在遗传咨询中,根据实际情况还需为咨询者提供遗传检测、治疗及救助渠道信息。同时,推荐一个合适的社会自助团体或网络也是遗传咨询的一个重要内容,这些组织通常由积极性较高的特定遗传病家庭、志愿者及慈善机构组成,一般都能为受遗传病影响的家庭带来帮助及提供有用信息,通过联系有着类似经历的家庭并与之交流,能够为存在相同遗传问题的咨询者及其家庭提供巨大的支持与心理慰藉。

三、遗传咨询遵循的伦理原则

根据医学伦理学的要求与遗传咨询的特点,遗传咨询应遵循如下基本原则:

1. **知情同意与非指令性原则**　对咨询者及其家系成员实施各种检查及风险干预措施前都应贯彻知情同意(informed consent)的原则,让受检者充分了解检查的目的与必要性,以及检查与干预措施可能带来的各种风险。咨询者的最终决定并不完全取决于医学因素,其对疾病的容忍程度、经济、家庭及社会因素等均在发挥作用。因此,咨询中需要做的只是让咨询者了解疾病的原因、后果、预后、再发风险及风险管理措施选项,即非指令性(non-directive)咨询。但是,在咨询中如遇到一级表亲欲结婚、初产妇年龄超过35岁及同源染色体易位携带者等特殊情况,应按照国家法律予以指令性咨询,明确告知并说服咨询者在婚育中采取适当的干预措施。

2. **信任与保护隐私原则**　与咨询者建立相互信任是遗传咨询顺利进行的前提之一,信任源于尊重,首先必须尊重与理解咨询者对疾病的自我认知与顾虑,这样才能获得咨询者的信任,并保证家系资料的准确性与完整性。对隐私的保护有两个基本方面,一是患者面对其他家庭成员的个人隐私权,在患者的许可下,我们可以对家系中发病高风险成员进行预警。然而,患者预警许可的权利应是相对的,当家系遗传病非常严重时,即使未获得预警许可,对家系中患病高风险成员,我们也应该有预警责任;二是咨询中获得的资料必须向社会各方保密,包括咨询者单位、雇主及保险公司等,以免损害咨询者的利益。

3. **咨询者教育与持续支持原则**　一是根据咨询者的教育文化背景,利用生活实例等通俗易懂的方式,平等与循序渐进地进行相关临床、遗传学基础知识及研究进展的讲解,二是需要纠正咨询者通过其他途径如网络、同事及邻居交流等获得的错误认识,比较典型的如血型不合及传男不传女等。同时,如前所述,不同阶段咨询者教育内容各有侧重,在短时间内灌输过多信息可能使咨询者难以消化,并加重其心理负担。另外,咨询者在寻求专业帮助时,应通过各种方式向其传达一种信息,即咨询者及其家庭可以获得长期持续的专业支持,以平复其紧张的情绪,坚定战胜疾病的信心。

4. **平等与信息公开原则**　咨询者有知识水平、贫富和文化背景的差异,在咨询中必须一视同仁,不能因为咨询者一时无法理解所提供的信息而减少教育的内容,也不能因为咨询者可能无法承担相关检查与干预措施的费用而忽略其选择权,所有疾病相关的信息都应向咨询者公开,以供其做出选择或决定。

四、再发风险评估

（一）染色体病的风险评估

染色体数目与结构畸变所导致的遗传病一般都比较严重，患者往往难以存活到生育年龄，或因各种原因无法结婚，或婚后难以获得后代，因此这类疾病在家系中通常是散发的，其主要源于双亲之一生殖细胞发生过程中新发的染色体畸变。临床上可能遇到以下几种情况。

1. 生育染色体病患儿但夫妻双方染色体核型正常 以最常见的游离型 21- 三体综合征为例，夫妻双方染色体核型正常且女方在 20～35 岁期间已生育一个患儿时，21- 三体综合征的再发风险为 0.5%～1%，与该年龄段未生育过患儿的女性相比较，再发风险增高 4～9 倍；当女方在 35 岁及以后再次生育时，影响 21- 三体综合征再发风险的主要因素为女方年龄。由于 80%～90% 的 21- 三体综合征患儿额外染色体来自母亲，尤其当母亲年龄大于 35 岁时，再发风险会随年龄增大而显著升高。此外，连续生出 21- 三体综合征患儿或生出一个患儿并反复出现流产的夫妻中，还应注意生殖系统染色体畸变嵌合现象的可能，其具有更高的再发风险，但具体风险值往往难以估计，其与异常细胞系的比例相关。

2. 生育染色体病患儿且夫妻一方为嵌合型染色体病患者 嵌合型染色体病的临床表现变异较大，其严重性同样取决于异常细胞系的比例，异常细胞系比例较低的患者临床症状较轻，因此有可能结婚并生育后代。仍以 21- 三体综合征为例，嵌合型 21- 三体综合征占所有 21- 三体综合征的 2%～3%，这些个体三体细胞系所占比例越大，后代再发风险越高。由于约 80% 的 21- 三体综合征胚胎或胎儿会出现自然流产，因此当患者的异常细胞系比例为 50% 时，再次出生 21- 三体综合征患儿的风险约为 5%（图 3-2-1）。其他的异常细胞系比例的再发风险亦可类推。

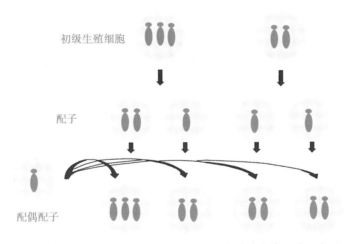

初级生殖细胞

配子

配偶配子

图 3-2-1 嵌合型染色体病患者后代的染色体病发生风险示意图

3. 生育染色体病患儿且夫妻一方为非同源染色体平衡易位携带者 据调查，新生儿中染色体平衡易位的发生率达到 3%，这些个体并无染色体异常相关的疾病表现，因此群体中染色体平衡易位携带者是比较常见的。根据参与易位的两对染色体减数分裂中常见的邻位或对位 2：2 分离，以及 3：1 分离方式，携带者可形成至少 18 种配子，其中有 1 种是正常的，1 种是平衡易位的，其余 16 种受精后都形成部分或完全的三体或单体。因此，在自然生育中，这类夫妻除出现反复流产及死胎等不良妊娠史外，即使胎儿出生，发生多发畸形和 / 或严重功能障碍的风险亦高达 1%～10%。

4. 生育染色体病患儿且夫妻一方为非同源染色体罗氏易位携带者 罗氏易位发生在近端着丝粒染色体之间，是相互易位的一种特殊形式。以常见的 14 与 21 号染色体的罗氏易位为例，易位携带者可产生 6 种配子，其中 1 种是正常的，1 种是罗氏易位的，其余 4 种配子受精后都形成完全的三体或单体（其中 14 三体、14 单体、21 单体均会流产，只有 21- 三体可以出生）。在自然生育中，当男方为罗氏易位携带者时，生出 21- 三体综合征患儿的风险为 1%～3%，当女方为罗氏易位携带者时，出生 21- 三体综合征患儿的风险为 10%～15%（图 3-2-2）。

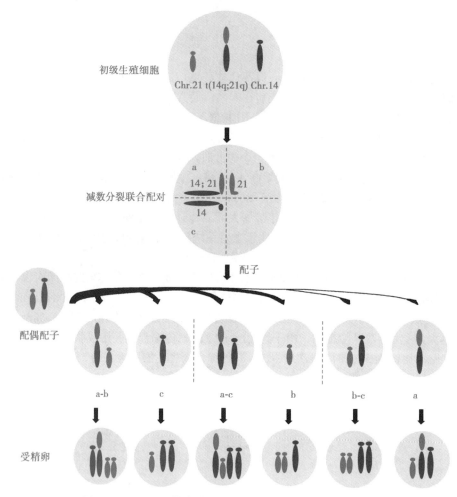

图 3-2-2　罗氏易位携带者后代的染色体病发生风险示意图

5. 生育染色体病患儿且夫妻一方为同源染色体相互易位携带者　同源染色体间相互易位携带者产生两种配子，均为缺失重复的异常染色体，故受精卵分别为易位染色体单体或部分三体，单体胚胎与多数部分三体胚胎或胎儿会发生流产，即使少数胎儿能出生，也全部是三体征患者（图 3-2-3）。这类夫妻出生严重染色体病患儿的风险高达 100%，因此不宜生育。

6. 高龄孕妇　随着经济社会的发展，女性的婚育年龄不断延后，或者一些突发的自然灾害或意外事件，导致家庭子女死亡，都是高龄女性生育的客观原因。目前的研究证明，女性年龄增大，姐妹染色单体紧密结合的粘连蛋白减少，第一次减速分裂时，姐妹单体提前分离，是 21- 三体高发的主要原因。这使孕妇年龄与后代染色体病（尤其是三体征）的发生存在较显著的相关性（图 3-2-4），尤其在孕妇年龄超过 35 岁时，这种风险显著升高。因此，在高龄孕妇后代的染色体病风险（再发风险）评估中，无论夫妻双方染色体核型正常与否，孕妇年龄都应作为一个重要的因素加以考虑。

（二）基因组病的风险评估

基因组病（genomic diseases）包括了一系列常规染色体检查无法识别的基因组结构重排导致的临床综合征。根据基因组结构重排所涉及的基因数量差异，临床上可区分出累及多个基因的邻近基因综合征与累及单一基因的综合征；根据所累及基因的拷贝是

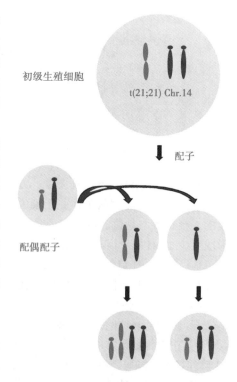

图 3-2-3　同源染色体相互易位携带者后代的染色体病发生风险示意图

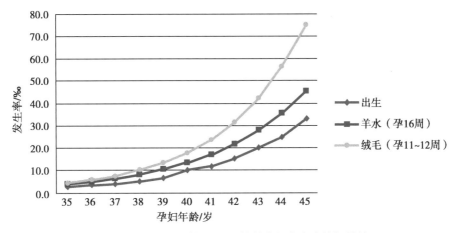

图 3-2-4　孕妇年龄与 21- 三体综合征发生率的相关性

缺失还是重复,可区分出染色体微缺失 / 微重复综合征。随着高分辨率检测技术(CMA 与 NGS)的应用,越来越多的基因组病被证实。

基因组病发病率较低,多为常染色体显性遗传,但通常基因组病患者难以结婚生子,多数致病性的基因组结构重排是新发生的,因此理论上同胞的再发风险与群体发病率相似。如果生育后代,其再发风险最高可达 50%。但应注意两种特殊情况,即患者双亲之一可能存在基因组受累区域的染色体易位,或相关基因组结构重排的生殖细胞嵌合现象(germline mosaicism),二者均可增加同胞再发风险。另外,有些基因组病(如 15q11.2 缺失)患者的双亲之一虽为突变杂合子,但缺乏临床症状,可能与外显不全或变异的表现度有关,这种情况加大了遗传咨询中基因组病再发风险评估的难度。

（三）单基因病的风险评估

进行单基因病再发风险评估的前提条件是已知家系所患疾病的遗传方式。分述如下。

单基因病的再发
风险评估(微课)

1. 亲代基因型已知　根据致病基因的染色体定位与性质,利用孟德尔定律直接计算再发风险。①常染色体显性遗传病:致病性变异杂合子后代再发风险为 50%,非杂合子无病则后代再发风险为 0。②常染色体隐性遗传病:致病性变异纯合子或双重杂合子后代再发风险取决于配偶是否携带同一基因的隐性致病性变异,如携带,后代再发风险为 50%,否则为 0;致病性变异杂合子后代再发风险亦取决于配偶是否携带相同致病基因,如携带,后代再发风险为 25%,否则为 0。③X 连锁隐性遗传病:女性携带者的男性后代再发风险为 50%,女性后代再发风险为 0;男性患者的后代再发风险为 0。④X 连锁显性遗传病:男性患者的女性后代再发风险为 100%,男性后代为 0;女性患者的后代再发风险为 50%。

2. 亲代基因型可推定　由于各种原因,亲代致病基因或致病性变异有时无法确定,但对一些完全外显、无延迟显性现象且遗传方式明确的单基因病,可以推定患病亲代为显性致病基因杂合子或隐性致病基因纯合子,并进而评估后代再发风险。如果家系材料充分,可以利用连锁分析进行间接基因诊断,通过风险染色体的传递情况判断是否携带隐性致病基因,并进而评估再发风险。

3. 亲代基因型未知　需要利用 Bayes 定理对再发风险进行推算。Bayes 定理是确定两种相互排斥事件相对概率的理论,可对孟德尔遗传定律所推定的再发风险值进行修正,使其更接近实际情况。

需要注意的是,目前多数临床常见的单基因病已经可以通过遗传学检查直接进行病因诊断,因此 Bayes 计算再发风险主要作为遗传学检查前评估再发风险的手段,其作用在于使咨询者初步了解其所面临的风险大小,进而协助咨询者决定后续是否进行遗传学检查。同时,目前的基因测序技术仍有不足,并非所有患者的致病性基因变异均能被检出,因此利用 Bayes 定理进行再发风险推算仍具有临床价值。

以染色体显性多囊肾病Ⅱ型(polycystic kidney disease type 2,PKD2)为例,该病是由 PKD2 基因的突变所致,在肾功能异常的实验室指标出现前,常利用 B 超检查判断家系高风险个体是否患病,有数据表明,对 15~30 岁 PKD2 患者的 B 超诊断灵敏度约为 70%。如图 3-2-5,现有一个 PKD 家系,

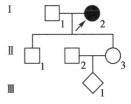

图 3-2-5　PKD2 家系的系谱图

Ⅰ2临床诊断为 PKD2，Ⅱ3 已 25 岁，肾功能指标无异常，B 超检查亦未达到诊断标准，现已怀孕，欲知道自己为致病突变杂合子的可能性大小，以及胎儿Ⅲ1 获得致病基因的可能性。该家系系谱图与 Bayes 计算具体见图 3-2-5 与表 3-2-1。在这个病例的再发风险评估中，关键点在于条件概率的确定，即 B 超诊断的灵敏度。

表 3-2-1　Bayes 计算Ⅱ3 与Ⅲ1 为致病变异杂合子的概率

概率	Ⅱ3 是杂合子	Ⅱ3 非杂合子
前概率（孟德尔遗传定律）	0.50	0.50
条件概率（B 超诊断灵敏度 70%）	0.30	1.00
联合概率（前概率×条件概率）	0.50 × 0.30 = 0.15	0.50 × 1.00 = 0.50
后概率（联合概率 / 联合概率之和）	0.15/(0.15 + 0.50) = 0.23	0.50/(0.15 + 0.50) =0.77
结果提示：Ⅱ3 为杂合子概率为 0.23；胎儿Ⅲ1 为杂合子概率为 0.23 × 0.50 =0.12		

有两种特殊情况也需要利用 Bayes 定理计算再发风险。①外显不全：以脂蛋白肾病（lipoprotein glomerulopathy，LPG）为例，该病是由 *apoE* 基因突变所致常染色体显性遗传病，统计发现该病的外显率约为 50%。现有一个 LPG 家系，Ⅲ1 希望知道自己为致病突变杂合子及发生 LPG 的可能性大小。该家系系谱图与 Bayes 计算具体见图 3-2-6 与表 3-2-2，条件概率由该病的外显率确定。②延迟显性：以亨廷顿病（HD）为例，该病是由 *HTT* 动态突变所致的常染色体显性遗传病，据统计，50 岁时外显率为 60%。如图 3-2-7 所示，有一个 HD 家系，Ⅱ3 在 35 岁时发病，已确诊为 HD，其父亲Ⅰ1 有相似的临床表现。Ⅰ1 已 50 岁但未发病，其子Ⅲ1 现 26 岁，妻子已怀孕，希望知道自己为致病突变杂合子的可能性大小，以及胎儿获得致病基因的可能性。该家系系谱图与 Bayes 计算见表 3-2-3，条件概率由该病的年龄依赖性外显率确定。

表 3-2-2　Bayes 计算Ⅱ1 为致病变异杂合子及发病的概率

概率	Ⅱ1 是杂合子	Ⅱ1 非杂合子
前概率	0.50	0.50
条件概率（外显率为 50%）	0.50	1.00
联合概率	0.50 × 0.50 = 0.25	0.50 × 1.00 = 0.50
后概率	0.25/(0.25 + 0.50) = 0.33	0.50/(0.25 + 0.50) =0.67
结果提示：Ⅲ1 为杂合子概率为 0.33 × 0.50 =0.17，发病风险为 0.17 × 0.50 =0.08		

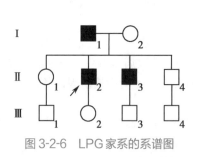

图 3-2-6　LPG 家系的系谱图

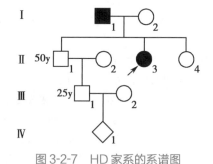

图 3-2-7　HD 家系的系谱图

表 3-2-3　Bayes 计算Ⅱ1 为致病突变杂合子的概率

	Ⅱ1 是杂合子	Ⅱ1 非杂合子
前概率	0.25	0.75
条件概率（50 岁外显率为 60%）	0.40	1.00
联合概率	0.25 × 0.40 = 0.10	0.75 × 1.00 = 0.75
后概率	0.10/(0.10 + 0.75) = 0.12	0.75/(0.10 + 0.75) =0.88
结果提示：Ⅲ1 为杂合子概率为 0.12 × 0.50 =0.06；胎儿Ⅳ1 为杂合子概率为 0.06 × 0.50 =0.03		

常染色体隐性遗传病的再发风险亦可用 Bayes 定理进行计算。以眼皮肤白化病（oculocutaneous albinism，OCA）为例，如图 3-2-8 所示，有一个 OCA 家系，在第三代发生了一级表亲（Ⅲ1 与Ⅲ2）间的婚配，并已生育一个正常儿子，现Ⅲ2 再次怀孕，欲知胎儿Ⅳ2 发生 OCA 的风险。该家系系谱图与 Bayes 定理计算见表 3-2-4，条件概率由近亲结婚夫妻已生育的非病后代人数确定。

表 3-2-4　Bayes 计算Ⅲ1 为致病变异携带者与Ⅳ2 发病的概率

概率	Ⅲ1 是携带者	Ⅲ1 非携带者
前概率	0.25	0.75
条件概率（已有一个非病儿子）	0.75	1.00
联合概率	$0.25 \times 0.75 = 0.19$	$0.75 \times 1.00 = 0.75$
后概率	$0.19/(0.19 + 0.75) = 0.20$	$0.75/(0.19 + 0.75) = 0.80$
结果提示：因Ⅲ2 为肯定的携带者，故胎儿Ⅳ2 发病风险为 $0.20 \times 0.50 \times 0.50 = 0.05$		

在 X 连锁隐性遗传病的再发风险评估中，也常用 Bayes 定理进行计算。以杜氏肌营养不良症（DMD）为例，该病是由 *DMD* 基因突变所致严重遗传病。如图 3-2-9 所示，有一个 DMD 家系，Ⅱ4 有一个非 DMD 儿子，现其女Ⅲ3 已怀孕，欲知胎儿Ⅳ1 发生 DMD 的风险。该家系系谱图与 Bayes 定理计算见表 3-2-5，条件概率由Ⅱ4 已生育的非病男性后代的人数确定。

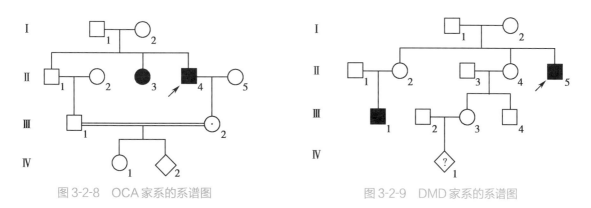

图 3-2-8　OCA 家系的系谱图　　　　　　　图 3-2-9　DMD 家系的系谱图

表 3-2-5　Bayes 计算Ⅱ4 为致病突变携带者及男胎发病的概率

	Ⅱ4 是携带者	Ⅱ4 非携带者
前概率	0.50	0.50
条件概率（有一个非 DMD 儿子）	0.50	1.00
联合概率	$0.50 \times 0.50 = 0.25$	$0.50 \times 1.00 = 0.50$
后概率	$0.25/(0.25 + 0.50) = 0.33$	$0.50/(0.25 + 0.50) = 0.67$
结果提示：Ⅲ3 为携带者概率为 $0.33 \times 0.50 = 0.17$；Ⅳ1 如为男胎，发病风险为 $0.17 \times 0.50 = 0.08$		

（四）多基因病与出生缺陷病的风险评估

1. 多基因病的风险评估　多基因病（polygenic disease）的再发风险具有一些共同特点，如与患者亲缘关系越近，再发风险越高；患者病情越严重，再发风险越高；家系中患者人数越多，再发风险越高；疾病遗传度越高，再发风险越高；当群体中发病率存在性别差异时，如女性发病率低于男性，女性患者的男性后代再发风险高，反之亦然；近亲婚配可使多基因病再发风险升高。虽然多基因病不符合孟德尔遗传，难以推定确切的再发风险值，但可以采用以下两种方法对再发风险进行估计。①Edwards 公式：相当数量的多基因病的群体发病率（q_g）在 0.1%～1% 之间，遗传度在 70%～80% 之间，这时患者一级亲属的再发风险 $q_r = q_g^{1/2}$，二级亲属的再发风险 $q_r = q_g^{3/4}$，三级亲属的再发风险 $q_r = q_g^{7/8}$。符合 Edwards 公式条件的常见多基因病包括唇裂（腭裂）、先天性髋关节脱位、先天性幽门狭窄、精神分裂症、Ⅰ型糖尿病及强直性脊柱炎等。②经验风险（empiric risk）：这种风险率是根据调查群体中多基因病家系所获得的观察值来制订的。具体风险值可根据群体发病率、遗传度、双亲患病人数、同胞患病人数等因素在 Smith 表等经验风险率表（表 3-2-6）中查得。

表 3-2-6　Smith 表格

双亲患病数		0			1			2		
群体发病率 /%	遗传度 /%	再发风险率 /%								
		同胞患病数			同胞患病数			同胞患病数		
		0	1	2	0	1	2	0	1	2
1.0	100	1	7	14	11	24	34	63	65	67
	80	1	8	14	8	18	28	41	47	52
	50	1	4	8	4	9	15	15	21	26
0.1	100	0.1	4	11	5	16	26	62	63	64
	80	0.1	3	10	4	14	23	60	61	62
	50	0.1	1	3	1	3	9	7	11	15

2. 出生缺陷的风险评估　出生缺陷（birth defects）是指胚胎或胎儿在发育过程中因遗传、生物及理化等因素所导致的结构或功能异常，其中以形态结构异常为主要特征的出生缺陷又称为先天畸形（congenital malformation）。出生缺陷的发生中，遗传因素约占 40%，环境因素占 5%～10%，原因不明或二者相互作用约占 50%，许多出生缺陷病亦属于多基因病。

（1）致畸敏感期与出生缺陷风险：出生缺陷的风险不仅与各种病因的性质相关，而且与致害因素作用于胚胎或胎儿时所处的发育阶段关系密切。通常受精卵形成后的 1～2 周，由于细胞数量有限，功能代偿能力强，致害因素所致少量细胞异常并不会引发畸形，因此属于非致畸敏感期。怀孕 3～8 周属于致畸敏感期，该时期细胞分裂旺盛，功能分化明显，多数器官原基（primordial organ）出现，致害因素易导致器官严重结构畸形，可累及中枢神经系统、四肢、眼、心脏、牙、耳及腭部等。妊娠 9 周到出生，各器官组织与功能分化显著，体积增大，致害因素可致微小畸形或功能缺陷，如外生殖器畸形及神经系统功能异常等。

（2）各种环境致畸因素与出生缺陷风险：孕期发生或存在如 TORCH（风疹病毒、巨细胞病毒、疱疹病毒及弓形虫等）、梅毒、人类免疫缺陷病毒及乙肝病毒等病原体感染，或孕妇患有如糖尿病、苯丙酮尿症等代谢性疾病而未得到有效控制，或孕期服用各种可能致畸药物，或孕期有各种理化致畸因素暴露史等，均可加大出生缺陷的风险。表 3-2-7 中列出了一些常见出生缺陷的再发风险值。

表 3-2-7　一些常见先天畸形的再发风险

病种	群体发病率 /%	先证者一级亲属再发风险 /%	遗传度 /%
唇裂 ± 腭裂	0.17	4	76
腭裂	0.04	2	76
脊柱裂	0.3	4	60
无脑儿	0.2	2	60
先天性髋关节脱位	0.15	4	70
先天性马蹄内翻足	0.1	2.5	68
先天性心脏病	0.5	2.8	35
先天性幽门狭窄	0.3	2（男性先证者） 10（女性先证者）	75
先天性巨结肠	0.02	2（男性先证者） 8（女性先证者）	80

（五）线粒体病的风险评估

核基因组或线粒体 DNA 突变导致线粒体呼吸链功能异常产生的疾病统称为线粒体病，前者多以常染色体显性或隐性方式遗传，后者属于母系遗传。线粒体病比较少见，总体发病率约为 11.5/100 000。由于线粒体 DNA 突变致线粒体病的发生（再发）风险与突变类型、突变线粒体比例、性别、核基因组修饰基因、线粒体基因组单倍型及一些环境因素等相关，因此往往难以推定准确数值，但具有如下一些基本规律。

1. 线粒体病患者的双亲　线粒体 DNA 缺失突变往往是母亲配子发生中新出现的，其导致的疾病在家系中呈现散发的特点，而母亲其他组织中的线粒体无缺失，因此不会患病；线粒体 DNA 缺失可通过母亲传给下一代；线粒体 DNA 点突变或重复突变能通过女性患者（携带者）传递给下一代，患者父亲无致病的线粒体突变，而母亲通常是突变线粒体的携带者或患者。

2. 线粒体病患者的同胞　当母亲不携带线粒体突变时，同胞的再发风险很低；当母亲携带突变时，同胞均可能获得突变线粒体，再发风险与母亲突变线粒体比例相关。

3. 线粒体病患者的后代　男性患者后代一般无风险；女性患者后代均有获得突变线粒体的风险。线粒体 DNA 缺失女性患者的后代再发风险为 1/24。由于从母亲处获得的突变线粒体比例各有不同，因此后代同胞间临床表现可能存在较大变异。

（六）恶性肿瘤的风险评估

肿瘤的发生与个体遗传物质的异常密切相关。随着对肿瘤发生中遗传因素作用的认识不断加深，目前已经能够对部分肿瘤的再发风险进行评估。根据遗传因素的作用，恶性肿瘤大致可以分为两种，一是遗传性肿瘤易感综合征（inherited cancer-predisposing syndrome），包括家族性肿瘤易感综合征（familial cancer-predisposing syndrome）与染色体断裂综合征（chromosomal breakage syndrome），主要涉及一些少见的恶性肿瘤；二是非综合征性肿瘤，包括了大部分常见肿瘤。

1. 家族性肿瘤易感综合征　又称为遗传性恶性肿瘤，或常染色体显性遗传的恶性肿瘤综合征。这类肿瘤的发生较多与抑癌基因的突变有关（表 3-2-8）。作为遗传因素明确的恶性肿瘤，其具有发病早、恶性程度高及常同时累及对称器官等特点。有一些情况可以提示家系里是否存在遗传性肿瘤综合征，包括多个一级或二级亲属发生相同或类似肿瘤；两个家系成员同时罹患一种罕见肿瘤；家系中患者发病年龄显著早于一般群体；在对称的组织器官中同时发生肿瘤；一个患者在两个不同组织器官均发生肿瘤。由于多以常染色体显性方式遗传，且外显率近 100%，因此患者后代的再发风险为 50%。

表 3-2-8　部分抑癌基因突变导致的家族性肿瘤易感综合征

肿瘤名称	致病基因	基因定位
视网膜母细胞瘤	RB1	13q14
家族性腺瘤性息肉病	APC	5q31
利 - 弗劳梅尼综合征	Tp53	17p13
希佩尔 - 林道病（von Hippel-Lindaudisease）	VHL	3p25-p26
多发性内分泌腺瘤Ⅱ型	RET	10q11
遗传性乳腺癌 - 卵巢癌综合征	BRCA1	17q21
乳腺癌	BRCA2	13q12-q13
胃癌	CDH1	16q22
肾母细胞瘤	WT1	11p13
神经纤维瘤Ⅰ型	NF1	17q12-q22

2. 染色体断裂综合征　又称为染色体不稳定综合征，是一些罕见的常染色体隐性遗传病。这些疾病的患者容易发生染色体断裂与重排，并具有显著升高的罹患肿瘤的倾向。其中毛细血管扩张性共济失调综合征（ataxia telangiectasia）患者有 10%～20% 的风险发生淋巴瘤或白血病；布卢姆综合征（Bloom syndrome）患者有 20% 的风险发生恶性淋巴瘤；范科尼贫血（Fanconi anemia）患者白血病的发生率显著增高；着色性干皮病（xeroderma pigmentosa）患者多发性皮肤癌的发生率显著增高。由于该类疾病以常染色体隐性遗传，群体中致病基因携带者频率很低，因此后代患病风险不高。但一旦患病，继发恶性肿瘤的风险较高。

3. 非综合征性肿瘤　当家系中出现常见恶性肿瘤的患者后，即使排除了遗传性肿瘤易感综合征，近亲属也会因此被认识到具有更高的恶性肿瘤发生风险。这种风险的水平取决于几个因素，包括家系中罹患肿瘤的人数；与家系患者的亲缘距离以及家系患者的发病年龄等。类似于多基因病，这时需要用群体流行病学调查所获得的经验风险来评估家系成员恶性肿瘤的再发风险（表3-2-9与表3-2-10）。

表3-2-9　有结肠直肠癌家族史的家庭成员患病风险

家族史	终身风险
群体风险	1/50
1个一级亲属患病	1/17
1个一级亲属患病与1个二级亲属患病	1/12
1个亲属在45岁以内患病	1/10
2个一级亲属患病	1/6
3个或3个以上一级亲属患病	1/2

表3-2-10　有乳腺癌家族史的女性家庭成员患病风险

家族史	终身风险
群体风险	1/10
1个姐妹在65～70岁之间被诊断	1/8
1个姐妹在40岁前被诊断	1/4
2个一级亲属在40岁前患病	1/3

五、遗传咨询的特殊问题

（一）近亲婚配

通常3代以内有共同祖先的男女之间结婚称为近亲婚配（consanguineous marriage）。一般人均带有多种有害的常染色体隐性致病基因，由于近亲婚配的夫妻从共同祖先处获得同一个致病等位基因的概率较高，因此同为同种致病基因携带者的机会显著高于随机婚配夫妻，其后代就具有更高的常染色体隐性遗传病发生风险。群体发病率越低的常染色体隐性遗传病，近亲婚配夫妻较随机婚配夫妻后代发生疾病的相对风险越高（表3-2-11）。同样，近亲婚配的危害在出生缺陷病中也可以观察到。研究表明，近亲结婚的后代发生先天畸形和其他后天显现疾病如精神发育迟滞等功能缺陷疾病的概率更大。就先天畸形而言，堂表亲后代的患病风险增长是一般人群的两倍。

表3-2-11　常染色体隐性遗传病群体发病率与一级表亲婚配后代发病风险

疾病	群体发病率（q^2）	一级表亲后代发病风险（q^2+Fq）	风险增加倍数
囊性纤维化病	1/3 300（美国）	～1/1 000	2.3
脊肌萎缩症	1/10 000	～1/1 390	6.2
苯丙酮尿症	1/14 500	～1/1 920	6.6
白化病	1/20 000	～1/2 240	7.9
半乳糖血症	1/50 000	～1/3 520	13.2

注：F代表近亲系数，一级表亲为1/16；q代表群体中隐性致病基因频率。

概率论有两个重要的基本法则被应用于再发风险评估中，即乘法法则与加法法则，前者指两个互不关联的事件同时发生的概率是它们各自发生概率的乘积，即$P(A \cap B) = P(A) \times P(B)$。如常染色体基因致病突变的连续传递中，每一代传递的风险均为1/2，且各次传递事件是独立的，故传递n代后，后代获得致病突变的风险为$1/2^n$；加法法则指出任意两个相互排斥事件同时发生的概率为它们各自发生概率的和，即$P(A \cup B) = P(A) + P(B)$。如多种原因均导致疾病发生，则疾病发生的风险为各种病因致病概率之和。因此，当近亲婚配家系中未出现过常染色体隐性遗传病的患者时，近亲婚配后代常染色体隐性遗传病的发生风险通常可用以下公式$n \times F \times 25\%$进行计算，其中n代表共同祖先携带的致病突变数量，F代表夫妻近亲系数（coefficient of inbreeding），25%是夫妻双方为致病突变携带者时后代发病风险。下面以比较典型的一级表亲（first cousins）为例评估后代发病风险（图 3-2-10）。首先假定每个共同祖先各携带一个不同的有害隐性突变（共两个），由于一级表亲的近亲系数为 1/16，因此一级表亲后代发生常染色体隐性遗传病的风险为 2×1/16×25% =1/32，如果加上出生缺陷的风险（群体中主要出生缺陷总发生率约为 2.5%），一级表亲后代患病风险约为 1/32+2.5%=5.6%。如果假设每个共同祖先各携带两个有害的隐性突变，则一级表亲后代患病风险约为 4×1/16×25%+2.5%=8.8%。

当近亲婚配家系出现过常染色体隐性遗传病的患者，需要单独计算该病的近亲婚配风险。下面以近亲婚配中男方的一个兄弟罹患一种染色体隐性遗传病为例，计算后代再发风险（图 3-2-11）。首先，近亲婚配男方为该遗传病致病突变携带者的概率为 2/3，其将突变传递给后代概率为 2/3×1/2=1/3，女方将致病突变传递给后代的概率为 1/2³=1/8，因此就该遗传病而言，这对夫妻后代再发风险约为 1/3×1/8=1/24。如果估计共同祖先还存在一个其他的致病基因及发生出生缺陷的可能，则总的发病风险为 1/24+1/64+2.5%=8.2%。

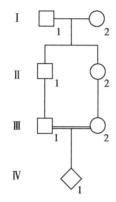

图 3-2-10　无遗传病家族的一级表亲婚配的系谱图

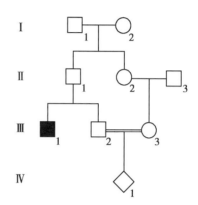

图 3-2-11　有遗传病家族的一级表亲婚配的系谱图

（二）收养与遗传病

在一些遗传病家系中会涉及收养的问题，尤其是夫妻双方均认识到生育自己的后代会面临较高的疾病再发风险时，可能会选择收养以保持家庭的完整。从遗传学角度看，这不失为一个合理的选择。当咨询者做出收养的决定时，不应过分强调通过产前诊断等方式获得正常后代的机会。

问题的另一个方面是，当特定遗传病患者出生后，可能会因各种原因被遗弃，并送到福利机构或被收养，这时是否需要对这些个体进行遗传学检查存在伦理学争议，目前逐渐达成的共识是除非发生如苯丙酮尿症等需要早期诊断与干预的遗传病，或者能够给孩子带来直接的医疗福利，一般情况下，尤其是迟发的遗传病不应在未成年前进行症状前诊断，以免其遭受到家庭与社会的歧视。

（杨　元　卢亦路）

第三节　典型病例分析

遗传病诊断与遗传咨询在临床实践中密不可分，其中遗传病诊断是遗传咨询的重要内容与再发风险评估的基础。在遗传咨询中必须坚守与践行医学伦理的基本原则。下面以两个典型病例为例展示遗传咨询的完整过程。

临床病例 1

咨询者为一个 32 岁的女性教师，已婚 5 年。父亲在 43 岁时因腰痛及血尿就医，B 超发现双肾多发性囊肿及肝囊肿，临床诊断为多囊肾病。现已 59 岁，因肾衰竭需定期血液透析。本人 B 超发现左肾有 2 个囊肿，右肾有 1 个囊肿，肾功能正常，未发现肾外囊肿。咨询者现已怀孕 14 周，因担心本人罹患显性遗传的多囊肾病，进而导致胎儿今后发病而就诊。

其咨询要点包括：

1. 临床诊断与风险评估　根据多囊肾病阳性家族史与咨询者肾脏 B 超发现的囊肿数量，以及系谱图显示的遗传特点（图 3-3-1），咨询者（Ⅱ1）临床诊断为常染色体显性多囊肾病（ADPKD），无论胎儿为何种性别，其再发风险均高达 50%。经与咨询者讨论该病发生中遗传因素的决定性作用、自然病程及治疗预后等，咨询者表示无法接受该风险。

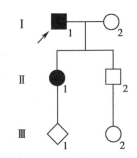

图 3-3-1　常染色体显性多囊肾病家系系谱图

2. 病因诊断　建议咨询者进行 ADPKD 相关致病基因的检测以获得病因诊断，并向咨询者解释遗传学检查的作用（遗传异质性与确定亲代基因型），以及解释检查的局限性（诊断率可达 95% 以上，余下患者或因技术问题，或因涉及其他基因位点而无法发现致病性变异）。在知情同意前提下，对 4 个已知的 ADPKD 致病基因进行了测序分析，结果发现咨询者 *PKD1* 基因的 4 个变异与 *PKD2* 的 1 个变异，其中 *PKD1* 基因第 15 外显子的无义突变 c.5722C>T（p.Gln1908Ter）使多囊蛋白 1 的 4 303 个氨基酸截短成 1 908 个氨基酸（表 3-3-1）。经咨询者父亲与兄弟的靶向变异检测，该变异也见于其父（Ⅰ1），而其兄弟（Ⅱ2）无此变异，同时该变异在 2011 年 12 卷 *BMC medical genetics* 已被报道，因此可以确定 p.Gln1908Ter 造成了该家系患者 ADPKD 的发生。

3. 决定与选择风险干预措施　与咨询者反复商讨后，咨询者认可产前靶向基因检测是了解胎儿是否获得突变的最优选择，同时了解到产前检查必须面临的各种风险。经与家人商量，咨询者最终决定放弃干预，其理由有二，其一，本人年龄较大，生育一个后代是当务之急，而羊膜穿刺存在流产等潜在的不良后果，可能带来后续生育障碍等风险，甚至影响婚姻关系；其二，该病一般成人期才发病，出生后早期诊断与治疗可以延缓病情发展；其三，本人还有生育机会，如该次生育顺利，可考虑在第二胎时进行风险干预。

表 3-3-1　咨询者Ⅱ1 的基因检查结果

基因名称	变异名称	rs 编号	dbSNP 数据库	Hapmap 数据库	千人数据库
PKD1	p.Gln1908Ter		0	0	0
PKD1	p.Thr1558Thr	rs79884128	0.16	0	0.15
PKD1	p.Arg739Gln	rs40433	0.82	0	0.82
PKD1	p.Leu373Leu	rs199685642	0	0	0
PKD2	p.Ala190Thr	rs117078377	0.20	0	0.16

该病例体现了遗传咨询中非指令性原则的重要性。在咨询中，随着咨询者对疾病认识的深入，不仅会考虑疾病对家庭与医疗的影响，还会进一步结合自身实际情况，衡量各种检查与干预措施的风险与得失，并做出最适合自己的决定，而除医学因素外，做出最终决定的主导因素还包括对疾病的容忍程度、经济及家庭婚姻因素等。

临床病例 2

一个 53 岁男性因反复关节内自发出血、关节变形及行走困难，于 8 年前被临床诊断为甲型血友病（X 连锁隐性遗传），其 FⅧ：C 活性低于 1.0%，FⅨ活性正常，凝血时间延长，活化部分凝血活酶时间延长，血管性血友病因子抗原 vWF：Ag 正常，未进行遗传学检查。其女儿 27 岁，已怀孕 15 周，因担心胎儿再次发生该病而就诊。

其咨询要点包括：

1. 临床诊断与风险评估　该男性（Ⅲ1）有较严重的自发出血现象，血清学检查 FⅧ活性显著降低，结合系谱图显示的 X 连锁隐性遗传特点（图 3-3-2），其甲型血友病的临床诊断是成立的，并且女儿（Ⅳ1）是肯定的致病变异携带者，如胎儿（Ⅴ1）为女性，携带突变的概率为 50%，如胎儿（Ⅴ1）为男性，甲型血友病的再发风险为 50%。经与咨询者讨论该病发生中遗传因素的决定性作用、疾病的临床分型、自然病程及治疗预后等，两咨询者表示考虑到家系患者为重型甲型血友病，终身治疗费用过高，无法接受再次生育男性患者。

2. 病因诊断　建议父亲（Ⅲ1）进行 *F8* 基因的检测以获得病因诊断，并向咨询者解释遗传学检查的作用（确定致病性变异），以及解释检查的局限性（诊断率可达 98% 以上，因技术问题仍有极少数突变无法检出）。

在知情同意前提下，父亲（Ⅲ1）进行了 *F8* 基因第 22 内含子与第 1 内含子倒位的检测，结果排除倒位。其后，*F8* 基因测序分析仅在第 4 外显子中发现 1 个错义变异 c.470G>C（p.Trp157Ser），Ⅳ1 为该变异的携带者。进行家系内调查时发现患者Ⅲ3 也存在该变异，而非病Ⅲ5 无此变异，提示该变异是家系男性患者所特有的；当地群体调查分析了 120 个非甲型血友病男性，未发现该变异，提示群体中该变异等位基因频率极低，为基因内多态的可能性不大。

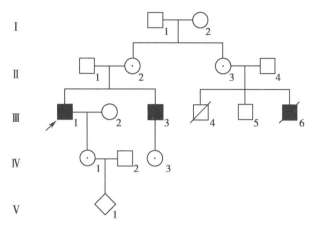

图 3-3-2　甲型血友病家系系谱

该变异未经报道，在主要的专病数据库与 SNP 数据库中也查询不到；进一步对该突变及其两侧共 20 个氨基酸序列在 11 个物种中进行同源性分析（图 3-3-3），结果显示 FⅧ第 157 位 Trp 是完全保守的，其上游第一个完全保守氨基酸是 155 位的 Tyr，下游第一个完全保守氨基酸是 164 位的 Gly，后二者的错义变异均被报道可导致甲型血友病的发生，提示该区域在维持 FⅧ正常功能中可能是比较重要的。至此，上述分析结果提示 p.Trp157Ser 突变为家系甲型血友病的致病变异可能性较大。

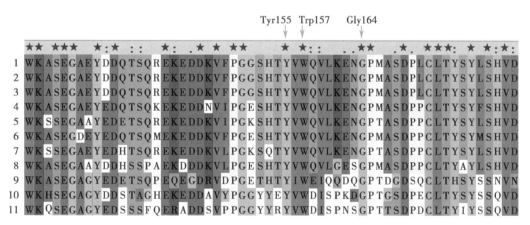

图 3-3-3　人类 FⅧ因子 Trp157 的多物种同源序列保守性分析
（1. 人类 FⅧ因子序列；2～11. 其他哺乳类物种 FⅧ因子序列）

另一种考虑是，虽然尚缺乏足够的证据说明 p.Trp157Ser 突变的致病性，但能将其视为一个多态位点，如果能在家系中区分野生与致病等位基因，也可通过连锁分析进行产前诊断，因此进一步分析了Ⅳ1 母亲Ⅲ2 与配偶Ⅳ2 的基因型，结果分别为 GG 纯合子与 G 半合子，据此，可以确定Ⅳ1 双亲及配偶共 4 个 *F8* 基因仅有致病等位基因携带 p.Trp157Ser 突变，该突变位点基因型分析可以进行Ⅳ1 的产前诊断。

3. 决定与选择风险干预措施　与咨询者反复商讨后，咨询者在充分了解到产前检查必须面临的各种风险，以及基因重组导致结果错误的潜在可能性后，决定采用产前基因检查的方法干预再发风险。通过对Ⅳ1 羊水标本的染色体检查与靶向基因突变分析，发现胎儿为男性，且未获得 p.Trp157Ser 突变。

该病例突出显示了单基因病遗传咨询中判断基因变异性质的重要性。随着基因检测技术的发展，越来越多的单基因病可以通过高通量序列分析寻找基因变异，但从中确定致病性变异需要更全面的医学遗传学知识，尤其是当面对未经报道和 / 或罕见变异时，应尽量寻找其致病性或多态性的正反两方面的证据。当难以确定变异的致病性时，在家系情况允许的前提下，将其作为多态位点用于间接基因检测也是一种合理的选择。

（杨　元　卢亦路）

本 章 小 结

根据临床目的，遗传病的诊断可分为临症诊断、症状前诊断与产前诊断。临症诊断是在遗传病家系中，对包括先证者在内的所有患者的临床诊断。症状前诊断是对遗传病家系中的患病高风险个体在症状出现前进行的一种临床诊断。产前诊断是通过对孕妇外周血、绒毛组织、羊水细胞及脐血中胎儿细胞的染色体或基因进行检查，判断胎儿是否会发生严重遗传病的诊断方法。其中临症诊断是遗传病诊疗的基础，而症状前诊断与产前诊断在遗传病预防中起着重要的作用。在遗传病诊断中，遗传学检查可以为疾病确诊提供重要的证据，染色体病主要通过染色体检查获得病因诊断，而利用基因诊断可以获知单基因病的遗传病因。

遗传咨询是遗传咨询师与遗传病患者或其家属对于所涉遗传病的发生原因、再发风险和防治方面所面临的问题进行商谈交流的过程。通过遗传咨询，为患者及其家庭提供病情、病因相关信息，减轻他们身体负担和心理压力，协助制订正确的预防和治疗措施，减少遗传病惠儿的出生，从而降低群体中遗传病的发病率，在遗传病预防中具有十分重要的意义。遗传咨询的整个过程都应根据遗传咨询的特点贯彻医学伦理学的基本原则。

家族性肿瘤具有家族聚集现象，往往发病早，存在多肿瘤病灶。家族性肿瘤往往有其遗传基础。其中部分家族性肿瘤符合常染色体显性遗传特征，如视网膜母细胞瘤与 *RB1* 基因致病性突变有关；家族性腺瘤性息肉病与 *APC* 基因致病性突变有关；Lynch 综合征与 *MLH1*、*MSH2*、*MSH6* 和 *PMS2* 等错配修复基因致病性突变有关；遗传性乳腺癌 / 卵巢癌综合征与 *BRCA1/2* 基因致病性突变有关；利 - 弗劳梅尼综合征与 *TP53* 基因致病性突变有关；肾母细胞瘤与 *WT1* 基因致病性突变有关。另外一部分家族性肿瘤符合常染色体隐性遗传特征，如布卢姆综合征、范科尼贫血及毛细血管扩张性共济失调综合征。

通过对肿瘤患者的遗传咨询，能筛查出具有异于散发性肿瘤的临床病理表型特征及肿瘤家族史的家族性肿瘤高危人群。对高危人群进行基因检测，能确证其是否携带肿瘤相关基因的致病性突变，从而对致病性突变携带者中的患者制定包括靶向治疗在内的精准医疗方案，对携带者中的健康人制定降低发病风险及实现早诊早治的肿瘤监测及预防性干预策略。最终实现降低家族性肿瘤高危人群的肿瘤发病风险，提高肿瘤的治疗效果，提高生活质量并延长寿命。

推荐阅读文献

[1] TURNPENNYP D. Emery's elements of medical genetics.15th ed.Amsterdam：Elsevier，2007.

[2] JORDE L B，CAREY J C，BAMSHAD M J. Medical genetics. 4th ed. Amsterdam：Elsevier，2009.

[3] NUSSBAUMRL.Genetics in medicine.8th ed. Amsterdam：Elsevier，2015.

[4] UHLMANN W R，SCHUETTE J L，YASHAR B. A guide to genetic counseling，2th ed. New Jersey：Wiley-Blackwell，2009.

[5] RESTA R，BIESECKER B B，BENNETT R L，et al. A new definition of genetic counseling: National Society of Genetic Counselors' Task Force report. Journal of Genetic Counseling，2006，15（2）：77-83.

[6] LAURINO M Y，BENNETT R L，SARAIYA D S，et al. Genetic evaluation and counseling of couples with recurrent miscarriage: recommendations of the National Society of Genetic Counselors.Journal of Genetic Counseling，2005，14（3）：165-181.

[7] MICHIES，BRON F，BOBROWM，et al. Nondirectiveness in genetic counseling: an empirical study. Am J Hum Genet，1997，60（1）：40-47.

[8] SWANSONA，RAMOS E，SNYDER H.Next generation sequencing is the Impetus for the next generation of laboratory-

based genetic counselors. Journal of Genetic Counseling，2014，23（4）：647-654.

[9] BRANDT D S，SHINKUNAS L，HILLIS SL，et al. A closer look at the recommended criteria for disclosing genetic results：perspectives of medical genetic specialists，genomic researchers，and institutional review board chairs. Journal of Genetic Counseling，2013，22（4）：544-553.

[10] WARREN N S. Introduction to the special issue：toward diversity and cultural competence in genetic counseling. Journal of Genetic Counseling，2011，20（6）：543-546.

[11] SMERECNIK C M，MESTERS I，VERWEIJ E，et al. A systematic review of the impact of genetic counseling on risk perception accuracy. Journal of Genetic Counseling，2009，18（3）：217-228.

[12] TREPANIER A，AHRENS M，MCKINNON W，et al.Genetic cancer risk assessment and counseling：recommendations of the national society of genetic counselors. Journal of Genetic Counseling，2004，13（2）：83-114.

[13] RICHARDS S，AZIZ N，BALE S，et al.Standards and guidelines for the interpretation of sequence variants：a joint consensus recommendation of the American College of Medical Genetics and Genomics and the Association for Molecular Pathology. Genetics in medicine：official journal of the American College of Medical Genetics，2015，17（5）：405-424.

[14] KEARNEY H M，THORLAND E C，BROWNKK，et al.American College of Medical Genetics standards and guidelines for interpretation and reporting of postnatal constitutional copy number variants.Genetics in Medicine，2011，13（7）：680-685.

[15] SOUTH S T，LEE C，LAMB A N，et al. ACMG standards and guidelines for constitutional cytogenomicmicroarray analysis，including postnatal and prenatal applications：revision 2013. Genetics in Medicine，2013，15（11）：901-909.

[16] KIRCHER M，WITTEN D M，JAIN P，et al. A general framework for estimating the relative pathogenicity of human genetic variants. Nature Genetics，2014，46（3）：310-315.

[17] MACARTHUR D G，MANOLIO T A，DIMMOCK D P，et al. Guidelines for investigating causality of sequence variants in human disease. Nature，2014，508（7497）：469-476.

第四章 染色体病

染色体是组成细胞核的基本物质,是基因的载体。由染色体数目异常和结构畸变所致的疾病称为染色体病。染色体病构成人类遗传性疾病的一大类。自1971年巴黎国际染色体命名会议以来,现已经发现人类染色体数目异常和结构畸变2万多种,染色体病综合征200多种。通过对流产、死产、新生儿和一般人群的调查表明,染色体异常占流产胚胎的50%~70%,占死产婴的10%,占新生儿死亡者的10%,占新生儿的5‰~10‰,占一般人群的5‰。

根据累及的染色体不同,染色体病可分为常染色体病和性染色体病。常染色体病共同的临床表现为先天性非进行性智力障碍,生长发育迟缓,常伴有颅面部、五官、四肢、内脏等方面的畸形。性染色体病共同的临床表现为性发育不全或两性畸形,有的患者仅表现为生殖力下降、继发性闭经、智力稍差、行为异常等。染色体病严重致愚、致残、致死,目前缺乏有效的治疗手段,预防染色体病唯一有效的途径是通过产前筛查、胚胎植入前诊断、产前诊断等手段发现染色体异常胎儿,选择性终止妊娠。

第一节 数目异常染色体病

一、21-三体综合征

21-三体综合征[OMIM 190685]又称为唐氏综合征,是迄今为止最常见的、认识最深的染色体病,也是最常见的导致轻度至中度智力障碍的遗传性疾病。其发病率在活产新生儿中为1/(600~800)。该病在1866年由John Langdon Down首先发表临床报道,其共同的临床特征为生长发育迟缓、智力障碍、特殊面容。1959年,科学家发现大部分21-三体综合征患儿有47条染色体,多出的染色体为近端着丝粒染色体——21号染色体。21-三体综合征的关键区域位于21q22.13-q22.2。

21-三体综合征的诊疗经过通常包括以下环节:

1. 详细询问先证者的症状学特征、生长发育史和先证者父母生育史。
2. 查体时重点关注特殊面容、心脏体征等与21-三体综合征密切相关的体征。
3. 对疑诊患者或临床诊断患者,建议进行外周血染色体核型分析以明确诊断。
4. 向患者家属解释检测结果、遗传咨询。
5. 对遗传诊断明确、有生育要求的家系进行产前诊断,根据结果进行遗传咨询。
6. 根据患者病情制订治疗方案。

临床关键点

1. 患儿出生时特殊面容伴肌张力低下应该高度怀疑21-三体综合征。
2. 应对临床可疑21-三体综合征患儿进行详细的病史询问和体格检查。
3. 超声心动图和X线片有助于发现心脏缺陷和骨骼发育落后。
4. 外周血核型分析是确诊患儿21-三体综合征的重要手段。
5. 21-三体综合征核型包括标准型、罗伯逊易位型、嵌合体型和部分三体四种类型,不同核型患者的症状及其同胞再发风险不同。
6. 曾生育21-三体综合征患儿的孕妇再生育风险增加,再生育须进行产前诊断。

---

7. 本病无有效的治疗方法,主要是对症治疗。

8. 产前筛查和产前诊断是预防 21- 三体综合征患儿出生的唯一有效途径。

临床病例 1

患儿,男,3 个月,因为发现"特殊面容"由儿科门诊转来遗传科门诊。初步病史采集如下。

患儿足月顺产,出生时无缺氧,体重 3.2kg。出生后发现患儿有特殊面容,表现为眼距增宽,鼻梁低平,眼裂小,外眦上斜,内眦赘皮,张口吐舌、流涎多,耳廓小、低耳位,伴有全身肌张力低下,目前仍不能竖头。平时受凉后容易感冒,需要住院治疗。追问病史,患儿母亲生育时年龄 32 周岁,第 1 胎于孕 38 天药物流产,之后孕 40~60 天自然流产 3 次,本次孕中期母体血清标记物三联筛查提示 21- 三体综合征高风险(1/250),但未行进一步产前诊断。

查体:身长 61cm,头围 41.2cm,体重 6.2kg,特殊面容,头枕部扁平,头发细软而稀少,前囟门 2cm,颈背部短而宽;双肺听诊(−),心前区轻度隆起,胸骨左缘第 3、4 肋间扪及收缩期震颤,并听到 3~4 级全收缩期粗糙杂音;腹膨隆、肝脏肋下可触及,四肢短,通贯掌,手指粗短,第 5 指内弯。

【问题 1】 根据上述门诊资料,患儿最可能的诊断是什么?

思路 1:21- 三体综合征的临床表现多样(表 4-1-1),其主要临床表现包括特殊面容、智力障碍、生长发育迟缓和肌张力减退等。生长发育迟缓和肌张力减退的发生频率几乎为 100%。特殊面容是 21- 三体综合征最直观的诊断依据,发生频率在 70% 左右,主要表现为脸圆,鼻梁扁平,眼距过宽、眼裂小且外眦上斜、内眦赘皮,张口吐舌,小耳且耳位低等。这种面部表型在不同人种之间没有显著差异。智力障碍患儿年龄增长到足以完成智力检测后,智商(IQ)一般介于 30~60 之间。骨骼系统异常,如骨盆发育异常,第一、二趾间距增宽,手指粗短及第 5 指变短内弯等发生频率也在 60% 以上。先天性心脏病在患者中的发生频率为 30%~40%。

思路 2:该患儿具有典型的 21- 三体综合征面容(眼距增宽,鼻梁低平,眼裂小而上斜,内眦赘皮,张口吐舌,流涎多),伴神经系统(全身肌张力低下)、心脏(杂音)、骨骼系统(手指粗短、第 5 指内弯)、皮肤(通贯掌)等多系统异常,且该患儿母亲孕中期 21- 三体综合征血清学筛查高风险,以上均提示患儿为 21- 三体综合征的可能性大。

知识点

表 4-1-1　21- 三体综合征的临床表现

累及系统	具体表型
特殊面容	短头短颈、面部轮廓扁平、小眼裂、眼距增宽、外眦上斜、内眦赘皮、鼻梁低平、张口吐舌、耳廓发育不良、低位耳
中枢神经系统	智力低下、全身肌张力低下、言语含糊、早发痴呆
心脏	先天性心脏病,如房间隔缺损、室间隔缺损、动脉导管未闭等
皮肤	颈背或颈部皮肤松弛、通贯掌
骨骼系统	身材矮小、手指粗短、关节松弛、第五指变短内弯、第一、二趾间距增宽、髂骨翼发育不良、髋臼浅、寰枢椎间关节不稳定
消化系统	十二指肠狭窄/闭锁、肛门闭锁、先天性巨结肠、直肠脱垂
内分泌系统	甲状腺功能低下
血液系统	类白血病反应、急性淋巴细胞白血病、急性巨核细胞白血病、急性髓系白血病
生殖系统	男性不育症

思路 3:染色体异常是胚胎早期流产的一个重要原因,21- 三体综合征胚胎发生流产的比例为 75%~80%;对于染色体异常携带的孕妇,在减数分裂过程中形成染色体异常配子比例高,其反复流产风险较核型正常孕妇更高。因此,病史询问过程中应详细询问先证者母亲孕产史,必要时进行父母染色体检查。约

25% D 组染色体与 21 号染色体组成的罗氏易位型 21- 三体综合征患者父母之一为罗氏易位携带者,可表现为反复流产;该孕妇婚后 4 年内共怀孕 5 次,有 3 次怀孕分别在孕 40~60 天自然流产,提示夫妻之一可能为 21 号染色体罗氏易位携带者。

【问题 2】 该患儿进一步可行哪些辅助检查?

思路 1:30%~40% 的患儿合并先天性心脏病,先天性心脏病是患儿预后的一个重要指标,约 1/4 合并有先天性心脏病的患儿在第 1 年内死亡。该患者心脏听诊可闻及杂音,建议行心脏超声检查明确心脏缺陷的类型及严重程度。

思路 2:50%~90% 的患儿伴有听力损害,7%~17% 的患儿合并有甲状腺功能低下,患儿白血病风险比正常人群增高,胃肠道畸形也较多见。因此,提示相应临床表现时应该进行相应检查。

【问题 3】 该患儿临床上需要与哪些疾病进行鉴别诊断?

思路:嵌合体型和 21 部分三体患者症状较轻,常表现出不典型的临床症状,需与其他染色体病、基因组病进行鉴别诊断。若核型分析结果正常但仍然怀疑为染色体病或基因组疾病,可以通过染色体微阵列芯片进一步鉴别。

【问题 4】 怎样对该患儿进行遗传学诊断?

思路 1:21- 三体综合征有四种不同的核型(见下述知识点),不同类型核型患者遗传学诊断手段不同。

思路 2:对于标准型和易位型 21- 三体综合征患者,外周血染色体显带核型分析即可明确诊断;对于嵌合体型患者,往往需要加大计数外周血核型数目,或者采用染色体芯片进行检测(可检出比例在 20% 以上的嵌合),或者采用 CNV 测序技术进行检测(可检出比例在 5% 以上的嵌合),必要时需要取患者其他胚层的来源组织(一般为皮肤)进行检测;对于 21 部分三体患者可以通过染色体微芯片或 CNV 测序进行诊断。

思路 3:该患儿症状典型,建议先采用外周血淋巴细胞 G- 显带核型分析进行遗传学诊断。核型分析结果显示 46,XX,der(14;21)(q10;q10),+21,诊断为罗氏易位型 21- 三体综合征(图 4-1-1)。

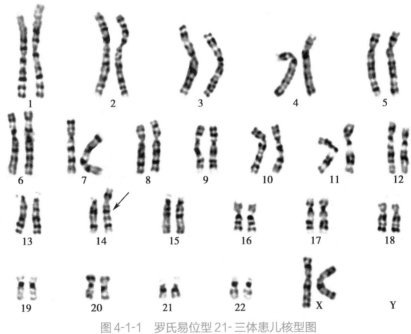

图 4-1-1 罗氏易位型 21- 三体患儿核型图

[46,XX,der(14;21)(q10;q10),+21]

知识点

21- 三体综合征的四类核型

1. 21- 三体型(标准型) 核型为 47,XX/XY,+21,约占患者的 95%。系 21 号染色体在减数分裂中不分离或姐妹染色单体提前分离导致,95% 发生在减数分裂过程中。其中 90% 左右发生在母源配子的减数分裂，其余约 10% 发生在父源配子的减数分裂。生育 21- 三体型患儿的风险会随母龄增加而增加，尤其是在 35 岁以后。

2. 罗伯逊易位型 约占患者的 4%。核型染色体数目为 46，其中包含一条罗氏易位染色体，通常由一条 D 组或 G 组染色体与一条 21 号染色体的长臂通过着丝粒融合而成，分为非同源和同源罗氏易位。非同源罗氏易位型最常见核型为 46, XX/XY, der(14; 21)(q10; q10), +21，在由 D 组染色体与 21 号染色体组成的罗氏易位 21- 三体综合征患者中，75% 属于新发，25% 为家族性。同源罗氏易位型核型为 46, XX/XY, +21, der(21; 21)(q10; q10)，少见，大部分为 21 号染色体长臂复制形成的等臂染色体。

3. 嵌合体型 是受精后体细胞有丝分裂染色体不分离的结果，通常由正常核型和 21- 三体型核型的细胞株组成。患者表型可能比典型的 21- 三体患者轻，在个体之间有广泛的可变性，这可能与胚胎中 21- 三体型细胞株所占百分比的不同有关。

4. 21 部分三体 21 号染色体长臂部分三体患者很罕见，父母可能为涉及 21 号染色体的相互易位 / 倒位携带，在减数分裂过程中出现染色体重排，这些患者对研究基因型 - 表型关系更有价值。

【问题5】 患儿明确诊断后，怎样进行遗传咨询？

思路 1：先证者染色体核型类型、先证者父母是否为染色体异常携带者与再发风险相关，患儿母亲再生育风险评估应基于先证者和 / 或父母核型结果进行。

思路 2：不同核型患者母亲再生育再发风险评估。

标准型：几乎所有的标准型 21- 三体综合征都属新发，孕妇年龄是高风险的重要因素，与父母核型无关。凡有标准型 21- 三体综合征孕育史阳性者，可存活的 21- 三体综合征或其他常见的非 21- 三体综合征的再发风险都比无阳性孕育史同龄孕妇的风险高 2～8 倍。因此，标准型 21- 三体综合征患儿父母可以不进行核型分析，但再次生育应该进行产前诊断。另外，对于生育两个以上标准型 21- 三体综合征患儿的正常夫妻，需要注意生殖腺嵌合的可能。

另外，21- 三体综合征生育史阳性孕妇，其生育 21- 三体综合征患儿的再发生率比同龄对照组孕妇明显升高，其中 30 岁以下孕妇升高更明显，推测孕妇存在生殖腺嵌合或父母存在与染色体不分离易感性有关的遗传或非遗传因素。

知识点

胎儿21- 三体综合征的发生与孕妇分娩年龄的关系

胎儿 21- 三体综合征的发生与孕妇分娩年龄的关系已被肯定，其发病风险随孕妇分娩时年龄的增大而升高。孕妇年龄 20 周岁生育唐氏患儿风险为 1/1 400，25 周岁为 1/1 100，30 周岁为 1/1 000，35 周岁为 1/350，40 周岁为 1/100。因此，我国母婴保健法建议年龄 35 周岁及以上的孕妇应该进行产前诊断。

研究发现，染色体异常分离是标准型 21- 三体综合征的遗传基础，95% 发生在减数分裂过程中，剩余 5% 发生在体细胞有丝分裂早期。额外的 21 号染色体 90% 来源于母方，其中 75% 与生殖细胞 MⅠ 中染色体异常分离相关。而对 MⅡ 的卵细胞研究发现一部分细胞除了有完整的染色体外，还有分离的染色单体存在，这提示 MⅠ 发生了姐妹染色单体的提前分离。

进一步研究表明，随着年龄增长，在减数分裂过程中定位在染色体上的粘连蛋白明显减少，而后者是维持姐妹染色单体黏附的物质基础。目前认为，随着孕妇年龄增长，粘连蛋白的减少导致卵母细胞减数分裂 MⅠ 姐妹染色单体提前分离是年龄相关性胚胎染色体非整倍体产生的主要原因。

罗氏易位型：含有 D 组染色体与 21 号染色体组成的罗伯逊易位型 21- 三体综合征中，75% 属新发，25% 属家族性，父母一方是罗伯逊易位携带者。因此，当患儿为罗伯逊易位型 21- 三体综合征时，其父母应该进行染色体核型分析。对该患者父母进行染色体核型分析发现其父亲为 46, XY，母亲为 45, XX, der(14; 21)(q10; q10)（图 4-1-2），表明先证者为家族性罗氏易位型 21- 三体综合征患者。

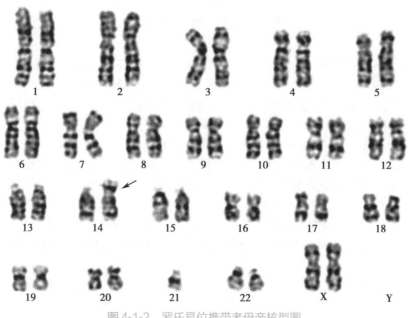

图 4-1-2 罗氏易位携带者母亲核型图

[45, XX, der(14; 21)(q10; q10)]

D/21 或 21/22 罗伯逊易位母源性携带的子代再发 21- 三体综合征的风险为 15%,父源性携带的子代再发 21- 三体综合征的风险为 2%,新发患者父母再生育 21- 三体综合征患儿的风险为 3.7%。建议其母亲再次生育时行植入前诊断。若选择自然受孕,必须行产前诊断。

夫妻一方为 21/21 易位携带者,则再发风险几乎为 100%,然而,在减数分裂过程中每一条同源的罗氏易位染色体可能分离成 2 条独立的染色体而形成带有 23 条正常染色体的配子,从而产生正常后代。新发 21/21 易位携带 21- 三体综合征患者父母再生育 21- 三体综合征患儿的风险为 3.7%。21/21 易位 21- 三体患者应进行父母染色体检查,了解是否为父母同源罗氏易位携带或嵌合。

嵌合体型:嵌合体型 21- 三体综合征发生在受精卵第一次有丝分裂后,患儿父母再生育患儿风险低。嵌合体型患者表型严重程度往往难以预测,一般来说,患者嵌合发生时间越晚、异常核型所占比例越低,症状越轻。症状相关靶器官来源胚层的嵌合比例能提供更准确的表型严重程度预测。

21- 部分三体:21- 部分三体患者父母核型可能正常,也可能为涉及 21 号染色体的相互易位 / 倒位携带者,后者在减数分裂过程中发生染色体重排,因此,21- 部分三体患者应该进行父母染色体检查。父母核型正常提示患者为新发,再发风险低,其父母再生育时应在评估产前诊断相关操作风险与再发风险的基础上决定是否进行产前诊断。若父母为染色体异常携带者,再发风险高,再生育应该进行产前诊断。部分型三体患者表型较标准型患者轻,但由于其具体基因型 - 表型关系复杂,表型往往难以预测。

思路 3:生育咨询表现为女性患者通常无月经,一般不孕;男性患者隐睾,精子数量减少、性欲下降,一般不育。

思路 4:患儿预后及治疗见问题 6,产前筛查和产前诊断见问题 7。

【问题 6】 怎样治疗 21- 三体综合征患儿?

思路:目前尚无有效的治疗方法。患儿寿命取决于有无严重的先天性心脏病、白血病、消化道畸形及抗感染能力等。早期干预、定期体检、药物或外科对症治疗,以及良好的家庭环境和职业相关训练等可以改善患儿的发育状况,延长患儿寿命,提高患者生存质量。儿童期应该执行标准的免疫接种。随着医疗水平的提高,尤其针对心脏和胃肠道的外科矫正治疗,患者平均寿命可达 50 岁以上。通过特殊教育和适当的护理可以提高生活质量和适应能力,部分患者生活基本自理。

【问题 7】 21- 三体综合征,18- 三体综合征,13- 三体综合征是新生儿常见的染色体异常,其严重致愚、致残、致死,怎样有效避免该类患儿的出生?

思路 1:加强宣教。鼓励适龄生育;受孕前避免电离辐射、过量用药、病毒感染和接触致畸化学物质;注意个人卫生,保持良好的生活习惯,适当锻炼。

思路 2：对育龄期孕妇进行产前筛查和产前诊断。患病胎儿选择性终止妊娠是阻止染色体病胎儿出生最有效的手段。通过产前诊断手段确诊的 21- 三体综合征胎儿，应及时向孕妇及家属解释其症状及预后，建议尽早终止妊娠。

思路 3：产前筛查。

目前，临床上通常联合孕妇年龄、超声学检查和血清学检测进行 21- 三体综合征，18 三体综合征产前筛查。超声筛查一般在孕 $11\sim13^{+6}$ 周测量胎儿颈后透明层厚度（NT）和鼻骨完整性（NB）；早孕期血清学筛查一般在孕 $10\sim13^{+6}$ 周进行，主要测定指标为母血清游离 -β 亚基 - 绒毛膜促性腺激素（β-HCG）和妊娠相关血浆蛋白 A（PAPP-A），中孕期血清学筛查一般在孕 $15\sim20^{+6}$ 周进行，主要测定指标为母血清甲胎蛋白（AFP）、β-HCG和游离雌三醇（uE_3）。不同时期采用不同指标组合检出率不同，孕早期基于孕妇年龄 +NT+β-HCG+PAPP-A 的方案，21- 三体综合征的检出率为 86%，假阳性率 4.2%；而近年来采用基于孕妇年龄 +NT+AFP+β-HCG+PAPP-A+inhibin-A+uE_3 序贯筛查方案，21- 三体综合征的检出率可达 93%，假阳性率为 2.6%。由于血清学筛查的指标和疾病之间不存在基因的剂量效应，且其质量控制环节复杂，其存在假阴性和较高的假阳性率，应告知孕妇低风险的孕妇不能完全排除 21- 三体综合征可能，高风险的孕妇需进一步行产前诊断。

筛查结果评价和高危孕妇的处理原则：①孕妇年龄≥35 岁、21- 三体综合征筛查风险≥1/270 和 / 或 18- 三体风险≥1/350，建议进行胎儿染色体核型分析；②AFP≥2.5MoM，建议复查和超声排除神经管缺陷；③AFP≥3.0MoM 或复查后仍≥2.5MoM，而超声检查孕龄符合，未发现胎儿结构异常或其他影响 AFP 值的因素存在，建议做胎儿染色体核型分析，排除胎儿染色体异常引起的 AFP 升高；④建议将产前筛查结果为低风险，但产前筛查指标 β-HCG、AFP、PAPP-A、uE_3 任一项异常的，作为高危孕妇追踪监测，到有产前诊断资质的机构进行系统超声检查；⑤应尽可能对高风险孕妇进行胎儿染色体核型分析，并在孕妇或家属知情同意的基础上签署知情同意书，如未进行胎儿核型分析，则在出生后尽可能进行脐血染色体核型检查，高风险孕妇随访率应达到 100%；⑥对筛查出的高危病例，在未作出明确诊断前，不得随意为孕妇做终止妊娠的处理。

知识点

产前超声筛查

随着胎儿超声影像学的发展，超声筛查成为产前筛查中的重要组成部分。超声筛查可以提供胎儿生长、器官发育、羊水量、胎盘等信息，通过产前超声筛查和诊断可以检出大多数严重的结构畸形胎儿，如神经管畸形（包括无脑儿、脊柱裂和脑膨出）、唇腭裂、先天性心脏病、肢体异常、脐膨出和腹裂等，显著降低严重异常胎儿的出生率。

目前胎儿超声筛查推荐三个重要时间窗口，不同时间窗口筛查的侧重点不同。孕龄第 $11\sim13^{+6}$ 周的第一次筛查主要监测胎儿颈后透明层厚度、鼻骨完整性；孕龄第 $20\sim24$ 周的第二次筛查是发现并检出大部分胎儿畸形的最佳时期，临床上常常在孕 24 周左右采用四维超声进行详细而系统的胎儿畸形筛查；孕龄 $28\sim34$ 周的第三次筛查主要对胎儿生长发育情况再次评估，同时检出孕晚期才表现出来的胎儿畸形。

已经发现的一些异常超声指标与胎儿染色体异常存在关联，如超声筛查发现胎儿存在颈部水囊瘤、颈部水肿、十二指肠闭锁、某些类型的心脏畸形（如房室共道畸形、右室双出口等）、前脑无裂畸形、Dandy-Walker 畸形、脑室扩张及脑积水、泌尿系统畸形、胎儿水肿和小的脐膨出等结构畸形强烈提示胎儿染色体异常。

21- 三体综合征胎儿常见超声异常包括 NT 增厚、胎儿颈部皮肤皱褶厚度（NF）增厚、鼻骨缺失或发育不良、侧脑室增宽、房室间隔缺损、腹部双泡征、肠管回声增粗、草鞋足等；18- 三体综合征胎儿常见超声异常包括草莓头、Dandy-Walker 畸形、长眉征、小下颌、唇裂、右心室双出口、膈疝、脐膨出、桡骨缺如、紧握拳、重叠指、足内翻、摇椅足等；13- 三体综合征胎儿常见超声异常包括前脑无裂畸形、脑积水、无眼、小眼、眼距过小、双侧唇腭裂、房室间隔缺损、动脉导管未闭、多指（趾）等。

2011 年以来，一项基于高通量测序母体外周血中胎儿游离 DNA 检测 21- 三体型综合征、18- 三体型综合征和 13- 三体型综合征的无创产前检测技术（NIPT）经临床验证在高危孕妇中灵敏度达到 99.5% 以上，

被国内外发布的指南推荐作为高危孕妇上述 3 种染色体非整倍体的无创产前检测方法。尽管有研究表明 NIPT 在低风险孕妇中较标准筛查手段有更好的灵敏度和特异度（表 4-1-2），但缺乏卫生经济学评估，目前仍然不推荐对所有孕妇进行 NIPT 检测。

表 4-1-2   15 841 例全风险孕妇标准筛查和 NIPT 对常见三体型综合征产前筛查效率比较

评价指标	21- 三体综合征		18- 三体综合征		13- 三体综合征	
	标准筛查	NIPT	标准筛查	NIPT	标准筛查	NIPT
敏感度（95% CI）/%	78.9	100	80	90	50	100
特异度（95% CI）/%	94.6	99.9	99.7	100	99.7	100
阳性预测值（95% CI）/%	3.4	80.9	14	90	3.4	50
阴性预测值（95% CI）/%	99.9	100	100	100	100	100

该技术适用于孕 12 周以上的单胎孕妇，最佳的检测时间为 12～26 周。国内外指南建议进行无创产前检测应注意以下事项：①临床无创产前检测是一种筛查手段，阳性结果需要进一步产前诊断；②目前临床无创产前检测仅针对 21- 三体综合征、18- 三体综合征、13- 三体综合征三种三体型，还可以检测性染色体非整倍体和染色体微缺失 / 微重复综合征，但临床上尚不能检测单基因变异；③应强调检测前后的遗传咨询，在检测前应详细询问孕妇的病史、评估检测指征，并向孕妇详细介绍检测的范围、局限性等，检测后应向孕妇解释检测结果及进一步的处理措施等；④无创检测不能取代孕早期的超声检测；⑤当出现嵌合体（包括限制性胎盘嵌合）、双胎中一胎流产时，结果将不准确；⑥孕妇 1 年内接受异体输血、器官移植手术、细胞治疗或接受免疫治疗、孕妇为恶性肿瘤患者或染色体病患者、检测时体重超过 100kg、双胎及多胎妊娠等将对无创产前检测结果造成干扰，为不适用检测对象。

思路 4：产前诊断。

对于下列情况建议进行产前诊断：①羊水过多或者过少；②产前 B 超检查怀疑胎儿可能有染色体异常；③产前筛查提示胎儿染色体异常高风险；④曾生育染色体病患儿或夫妻一方为染色体异常携带者；⑤孕妇预产期年龄≥35 周岁等。产前诊断是通过绒毛穿刺、羊膜腔穿刺或脐静脉穿刺采集绒毛、羊水或脐血细胞进行胎儿染色体核型分析，是诊断染色体病的"金标准"，必要时可以进行染色体微阵列芯片检测；该方法为创伤性检测，有胎儿丢失（中期羊膜腔穿刺 0.5%～1%，脐带血穿刺 1%～2%）等风险，需要向孕妇知情告知。

【问题 8】 染色体病患者遗传学诊断流程。

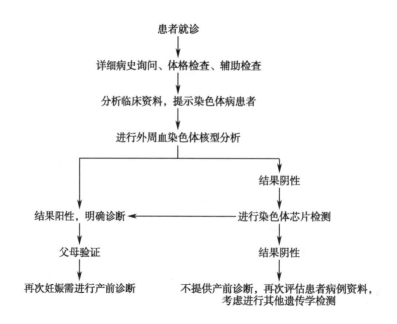

【问题9】 21-三体综合征，18-三体综合征，13-三体综合征产前筛查和产前诊断流程。

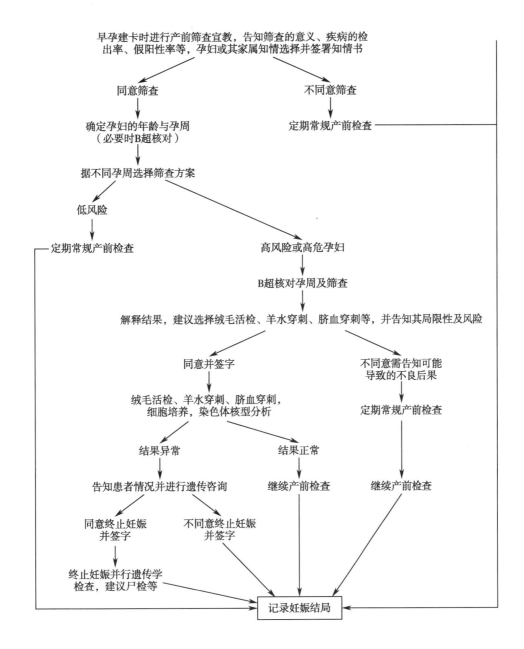

二、13-三体综合征

13-三体综合征又称为帕塔综合征（Patau syndrome），是由于体细胞基因组额外多出一条13号染色体所引起，活产新生儿中的发病率为 1/10 000。该病在 1960 年由 Patau 首先报道，主要特征为严重智力低下、特殊面容、手足及生殖器畸形，并可伴有严重的致死性畸形，90% 患儿在 1 岁内死亡。

13-三体综合征的诊疗经过通常包括以下环节：

1. 详细询问先证者的症状学特征。

2. 查体时重点关注中枢神经系统、颜面部、心血管系统及泌尿生殖系统等异常体征。

3. 对疑诊患者或临床诊断的患者建议进行外周血染色体核型分析明确诊断。

4. 向患者家属解释检测结果、遗传咨询。

5. 对遗传诊断明确、有生育要求的家系进行产前诊断、遗传咨询。

6. 根据患者病情制订治疗方案。

临床关键点

1. 对多发畸形、生长发育迟缓患儿应该考虑为染色体病，对伴有前脑无裂畸形、轴后性多指（趾）和枕骨区头皮缺陷和眼、鼻、唇畸形等特征性临床表型患儿应考虑为 13- 三体综合征。

2. 应对临床可疑 13- 三体综合征患儿进行详细的体格检查。

3. 外周血核型分析是确诊 13- 三体综合征的重要手段。

4. 13- 三体综合征核型包括标准型、罗伯逊易位型和嵌合体型三种类型，不同核型患者的症状及其同胞再发风险不同，应该进行遗传咨询，指导再生育。

5. 本病无有效的治疗方法，主要是对症治疗。

临床病例 2

一名新生儿因为"多发畸形、气促伴鼻唇周发绀 6 小时"请遗传科会诊。初步病史采集如下。

患儿，女，6 小时，G_1P_1，因"多发畸形、气促伴鼻唇周发绀 6 小时"入新生儿重症监护室。母亲 37 岁结婚，婚后一直未孕，本次在外院行试管婴儿，夫妻双方行染色体检查正常，无早孕反应，孕 5^+ 个月自觉胎动，孕 8^+ 个月查腹部 B 超示有胎儿畸形可能（具体不详），因为"珍贵儿"拒绝进一步产前诊断。孕 36^{+1} 周"重度妊娠高血压综合征、高龄初产、珍贵儿、胎儿畸形可能，胎盘功能低下"剖宫产出生。羊水清，脐带扭曲，出生体重 2 655g。Apgar 评分 1 分钟、5 分钟均为 6 分。生育时母亲 40 岁，父亲 38 岁，均体健，否认遗传病家族史，父母非近亲结婚。

查体：体温 6.2℃，脉搏 64 次 /min。患儿足月儿貌，反应欠佳，哭声弱，无呻吟，全身皮肤较红润。头小（头围 31cm），前额后缩，前囟平，1.5cm×1.5cm，张力不高，骨缝未重叠，宽 0.1～0.2cm。睑裂呈水平线、眼距宽、小眼。大鼻子、低鼻梁、上唇中间偏右有一瘢痕（疑胎儿期唇裂已愈合），低耳位。右耳、双眼上睑内侧及额部有多个血管瘤。口腔黏膜光滑，无腭裂。颈部皮肤松。胸廓无异常，双肺呼吸音粗，未闻及啰音。心率 120 次 /min，心律齐，心音有力，胸骨左缘 3～4 肋间有 4～5 级粗糙收缩期杂音，向心前区传导。腹软，肝肋下 1.5cm，质软，脾肋下未及。四肢肌张力稍增强。右侧分腿试验（+），拥抱、握持反射均存在，但吸吮反射减弱、无觅食反射。右手六指（轴后多指），双手掌均为通贯手，手指无屈曲重叠，指甲外形无异常。双足呈摇椅底样足。正常女婴生殖器外观。

【问题 1】 根据上述门诊资料，患儿最可能的诊断是什么？

思路：患儿为高龄孕产妇生产儿，出生后发现有多发畸形。小头、前额后缩，眼距宽、低鼻梁、小眼，胎儿期唇裂，低耳位，右耳、双眼上睑内侧及额部有多个血管瘤，心脏听诊提示室间隔缺损，右手六指（轴后多指），双手掌为均为通贯手，双足呈摇椅底样足，提示患儿可能为 13- 三体综合征。

知识点

13- 三体综合征的临床表现

相比于 18- 三体综合征及 21- 三体综合征，13- 三体综合征患儿的多发畸形更严重。包括前脑无裂畸形；小眼畸形或无眼；唇裂和 / 或腭裂（60%～80%）；皮肤缺损（枕部头皮）；小头畸形，前额低斜，矢状缝宽，囟门宽；耳位低，耳廓畸形，重度耳聋；心脏畸形（80%），如室间隔或房间隔缺损，动脉导管未闭；轴后性多指（趾）（60%～70%），手指弯曲或伴叠压，指甲窄而高凸，通贯掌，足跟后突，马蹄内翻足；肋骨后端细或伴缺失，骨盆发育异常伴髋臼角浅平；男性患儿隐睾，阴囊畸形，女性患儿双角子宫；泌尿系统畸形（30%～60%），可见有多囊肾、肾盂积水；单脐动脉，腹股沟疝或脐疝；中性粒细胞分叶核比例高；所有患儿重度智力障碍，常有重度生长发育迟滞，存活患儿还伴有癫痫样发作；肌张力高低不等。

【问题 2】 该患者进一步可行哪些辅助检查？

思路：患儿可能有先天性心脏病，可进一步行心脏超声检查明确心脏缺陷的类型及严重程度，指导下一步治疗干预。另外，患儿合并有颅脑畸形，可进一步完善相关评估，如脑电图、头颅 MRI 等检查。

本例患儿因为病情较重，同时与家属沟通，告知 13- 三体综合征预后差，家属要求先行外周血染色体分析，暂不进一步评估。

【问题 3】 该患儿临床上需要与哪些疾病进行鉴别诊断？

思路 1：标准型 13- 三体综合征需与其他染色体畸变疾病相鉴别，如 18- 三体综合征、8 三体综合征、9 三体综合征，做染色体核型分析可助鉴别。

思路 2：嵌合体型和 13 部分三体症状较轻，常表现出不典型的临床症状，变化大，可从典型 13- 三体的症状变化至接近正常表型。这些症状轻微的 13- 三体综合征需与其他染色体病和 / 或基因组病进行鉴别诊断，可通过染色体微阵列芯片进行鉴别。

【问题 4】 怎样对该患儿进行遗传学诊断？

思路 1：采用染色体显带技术进行核型分析是诊断 13- 三体综合征的"金标准"（表 4-1-3）；对于嵌合型患者，往往需要加大外周血计数核型数目，或者采用染色体微阵列芯片进行检测（可检出比例在 20% 以上的嵌合），或者采用 CNV 测序技术进行检测（可检出比例在 5% 以上的嵌合），必要时需要取患者其他胚层来源的组织（一般为皮肤）进行检测。

思路 2：该患儿症状典型，建议先采用外周血淋巴细胞 G- 显带核型分析进行遗传学诊断。患儿外周血核型分析为 47，XX，+13（图 4-1-3），提示为标准型 13- 三体综合征。

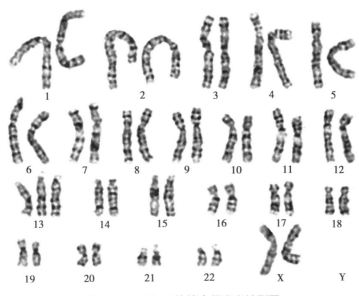

图 4-1-3　13- 三体综合征患者核型图
（47，XX，+13）

知识点

表 4-1-3　13- 三体综合征的核型分类

核型类型	核型	频率	发生机制
标准型	47，XN，+13	80%	由于生殖细胞减数分裂过程中发生染色体不分离，产生 13 号染色体二体配子，受精发育的胚胎成为 13- 三体。90% 标准型 13- 三体为卵细胞减数分裂异常所致，通常发生在 M I，与孕妇年龄有关
罗氏易位型	46，XN，der（13；14）（q10；q10） 46，XN，der（13；13）（q10；q10）	14%	以 13 号和 14 号染色体易位多见。约 90% 的 13q/13q 罗氏易位为等臂染色体，通常为新发
嵌合体型	46，XN/47，XN，+13	6%	由于受精卵在早期有丝分裂过程中染色体不分离所致，通常为新发

【问题5】 患儿母亲拟再次生育,怎样进行遗传咨询?

思路1:先证者染色体核型类型与再发风险相关,患儿母亲再生育风险评估应基于先证者核型结果进行。

思路2:不同核型患者母亲再生育风险。

几乎所有的标准型13-三体综合征都属新发,与父母核型无关,该类患儿父母可以不行核型分析,但其13-三体或其他三体再发风险会升高,再次生育必须进行产前诊断。

双亲之一为非同源染色体罗氏易位携带者的再发风险为1%~5%,若为13号同源染色体罗氏易位携带者,几乎100%流产;涉及14号染色体罗氏易位携带者所生胎儿存在14号染色体单亲二体(UPD)的风险,但风险很低,<0.5%。

嵌合型13-三体综合征发生在受精卵第一次有丝分裂后,再发风险低。

思路3:该患儿诊断为标准型13-三体综合征,其母亲再孕育13-三体或其他三体胎儿的风险会升高,再生育应该进行产前诊断。

思路4:13-三体综合征的治疗及预后见问题6,产前筛查和产前诊断见21-三体综合征问题7。

【问题6】 怎样治疗13-三体综合征患儿?

思路:目前尚无标准的治疗方法,治疗主要为对症治疗,死亡率很高。若患儿合并有先天性心血管畸形,可对存活超过数周或数月的患儿施行心脏外科手术。

由于13-三体综合征高死亡率,故患儿早期不应实施外科手术干预,应先观察其生存情况后再决定是否施行手术。限制使用非常规医学手段来延长患儿生命,由于患者预后差,对症治疗时也应考虑到患儿的个体差异以及父母的意愿。

三、18-三体综合征

18-三体综合征又称为爱德华兹综合征(Edwards syndrome),是由于基因组多出一条18号染色体所引起,活产新生儿中的发病率为1/6 000,是仅次于21-三体综合征的第二大常见三体综合征,由Edwards在1960年首次报道,95%的18-三体综合征胚胎自发流产。

18-三体综合征的诊疗经过通常包括以下环节:

1. 详细询问先证者的症状学特征。

2. 查体时重点关注中枢神经系统、颜面部、心血管系统及泌尿生殖系统等异常体征。

3. 对疑诊患者或临床诊断的患者建议进行外周血染色体核型分析明确诊断。

4. 向患者家属解释检测结果、遗传咨询。

5. 对遗传诊断明确、有生育要求的家系进行产前诊断、遗传咨询。

6. 根据患者病情制订治疗方案。

临床关键点

1. 多发畸形、生长发育迟缓患儿应该考虑为染色体病,对伴有胸骨短、特殊握拳姿势和手指弓形纹过多等特征性临床表型患儿应考虑为18-三体综合征。

2. 应对临床可疑18-三体综合征患儿进行详细的体格检查。

3. 外周血核型分析是确诊患儿18-三体综合征的重要手段。

4. 18-三体综合征核型包括标准型和嵌合体型两种类型,不同核型患者的症状及其同胞再发风险不同,应该进行遗传咨询,指导再生育。

5. 本病无有效的治疗方法,主要是对症治疗。

临床病例3

一名新生儿因为"发现手脚畸形3.5小时"来遗传科门诊咨询。初步病史采集如下。

患儿,女,出生3.5小时,以"发现手脚畸形3.5小时"由新生儿科来遗传门诊咨询。G₁P₁,孕39^{+3}周剖宫产,出生体重 1 800g,羊水量多,脐带绕颈 3 周,生后无窒息。父亲 42 岁,轧钢工人;母亲 41 岁,橡胶厂工人,身体均健康。

查体:神清,反应可,发育差,身长 40cm,头围 30cm,胸围 26cm,哭声弱;前囟平软,耳廓薄,左耳位较右耳位略低,下颌略内收;胸廓对称,呼吸平稳,无三凹征,双肺呼吸音清,心音有力,律齐,心率 120 次 /min,胸骨左缘 3～4 肋间有 4～5 级粗糙收缩期杂音,向心前区传导;腹平坦,肝脾未及;肌张力增加,握持反射(+),余原始反射未引出;肛门正常;双手特殊握拳姿势,大拇指指甲发育不全,双足前四趾相连,小趾可分开,摇椅形足底。

【问题 1】 根据上述门诊资料,患儿最可能的诊断是什么?

患儿为高龄孕产妇生产儿,孕期超声提示羊水量增多,查体提示有多发畸形,心脏听诊提示室间隔缺损可能,双手特殊握拳姿势,双足并趾,摇椅底样足,提示可能为 18- 三体综合征(表 4-1-4)。

知识点

表 4-1-4 18- 三体综合征的临床表现

累及系统	具体表型
整体表现	生长发育迟缓、肌张力增高
特殊面容	上睑下垂、小眼球、白内障、角膜混浊、低位耳、耳廓发育不全、小下颌、偶有颅面裂等
心血管	室间隔缺损、动脉导管未闭等
四肢	特殊握拳方式、指甲发育不全、拇指短小、并指(趾)、足内翻、摇椅形足底、足趾大而短等
骨骼	胸骨短、肋骨细小、小骨盆等
神经系统	小脑发育不良、多小脑回、胼胝体发育不良、脊柱裂、偶有癫痫发作、严重精神发育迟滞等
其他脏器	食管闭锁伴气管食管瘘、幽门狭窄、马蹄肾、脐膨出、脐疝或腹股沟疝等

【问题 2】 该患者进一步可行哪些辅助检查?

思路:患儿合并先天性心脏病,可进一步行心脏超声检查明确心脏缺陷的类型及严重程度,指导下一步治疗干预。另外,患儿可有中枢神经系统畸形,可进一步完善相关评估,如 MRI 等检查。骨骼系统异常可行 X 线检查明确。

行心脏彩超,左心发育不良综合征(二尖瓣闭锁,主动脉弓离断,室间隔缺损并房间隔缺损),提示严重心脏畸形。头颅 MRI 提示左侧额面部脑外积液,枕部蛛网膜囊肿,外侧裂过深。

【问题 3】 该患儿临床上需要与哪些疾病进行鉴别诊断?

思路 1:标准型 18- 三体综合征需与其他染色体畸变疾病相鉴别,如 13- 三体、8- 三体、9- 三体综合征,细胞染色体检查可助鉴别。

思路 2:多发畸形综合征具有许多与 18- 三体综合征相似的畸形,如发育障碍、小头、肌张力高、眼睑下垂、鼻孔上翻、通贯手、远位轴三射、第 2～3 趾并趾,男孩有尿道下裂及隐睾。但这种多发畸形没有胸骨短及室间隔缺损且弓形指纹不增多,细胞染色体检查正常。

【问题 4】 怎样对该患儿进行遗传学诊断?

思路 1:采用染色体显带技术进行核型分析是诊断 18- 三体综合征的"金标准";嵌合型患者往往需要加大外周血计数核型数目,或者采用染色体芯片进行检测(可检出比例在 20% 以上的嵌合),或者采用 CNV 测序技术进行检测(可检出比例在 5% 以上的嵌合),必要时需要取患者其他胚层来源组织(一般为皮肤)进行检测;18 部分三体综合征患者可以通过染色体芯片或 CNV 测序技术进行诊断。

思路 2:该患儿症状典型,建议先采用外周血淋巴细胞 G- 显带核型分析进行遗传学诊断。患儿外周血核型分析为 47, XX, +18(图 4-1-4),提示为标准型 18- 三体综合征(表 4-1-5)。

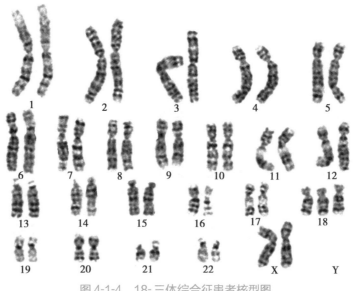

图 4-1-4　18- 三体综合征患者核型图
（47，XX，+18）

知识点

表 4-1-5　18- 三体综合征的核型分类

核型类型	核型	比率	遗传病理
标准型	47，XN，+18	80%	97% 由于卵细胞减数分裂过程中发生染色体不分离，70% 为卵细胞 MⅡ 姐妹染色单体不分离，与孕妇年龄有关
嵌合体	46，XN/47，XN，+18	10%	由于受精卵在早期有丝分裂过程中染色体不分离所致
多重三体	48，XYY，+18	<10%	机制不详

【问题 5】 患儿母亲拟再次生育，怎样进行遗传咨询？

思路 1：凡有过 18- 三体生育史的孕妇，再次妊娠时必须进行产前诊断。

思路 2：不同核型患者母亲再生育风险。

几乎所有的标准型 18- 三体综合征都属新发，与父母核型无关，多由于精卵形成期减数分裂过程中染色体不分离引起，其母亲生育再发风险约为 1%。

嵌合体型 18- 三体多发生于胚胎形成早期，受精卵有丝分裂时发生异常，两条 18 号染色体进入同一子细胞，形成 45，XX/XY，-18/47，XX/XY，+18/46，XX/XY 嵌合型，其中 45，XX/XY，-18 在发育过程中逐渐被淘汰，留下 47，XN，+18/46，XN 嵌合型。

18 部分三体多因患儿父母一方为染色体倒位 / 易位携带者，在配子形成过程中产生异常配子，与正常配子结合而形成 18 部分三体合子，多见 18 号染色体长臂部分三体，其再发风险高，需要进一步检查父母染色体，再生育须进行产前诊断。

思路 3：18- 三体综合征的治疗及预后见问题 6，产前筛查和产前诊断见 21- 三体综合征问题 7。

【问题 6】 18- 三体综合征患儿怎样治疗？

思路：目前尚无标准的治疗方法，主要为对症治疗，死亡率很高。由于 80% 的患儿都会有先天性心血管畸形，故可对存活超过数周或数月的患儿施行心脏外科手术。

由于 18- 三体综合征高死亡率，故患儿早期不应实施外科手术干预，应先观察其生存情况数月后再决定是否施行手术。此外，由于患儿有严重的脑缺陷，限制使用非常规医学手段来延长患儿生命。对症治疗时，也应考虑患儿的个体差异以及父母的意愿。

四、特纳综合征

特纳综合征（Turner syndrome），又称为性腺发育不全，是较常见的性染色体异常疾病，占女性新生儿的 1/5 000。99% 的特纳综合征胚胎均在早孕期自然流产，约占早孕期自然流产病例的 15%。能出生的患者大部分不伴严重畸形。临床主要表现为身材矮小、后发际低、颈蹼、胸平而宽、乳头间距增宽及性发育异常。

特纳综合征的诊疗经过通常包括以下环节：

1. 详细询问患者的症状学特征及家族史。

2. 查体时重点关注生长发育体征，尤其是性发育相关体征。

3. 对疑诊此病的患者进行妇科 B 超、性激素水平等检测，以排除妇产科疾病，进一步确定特纳综合征的临床诊断。

4. 对临床诊断或无法排除为该病的患者告知特纳综合征遗传病理及诊断流程，知情同意后进行细胞遗传学检测。

5. 向患者解释检测结果，并进行遗传咨询。

6. 对遗传诊断明确的患者，其父母有再次生育要求的应建议行产前诊断，并根据产前诊断结果进行遗传咨询。

7. 根据患者病情制订治疗方案。

临床关键点

1. 特纳综合征的临床诊断，须进行妇科 B 超、性激素水平等检测。

2. 细胞遗传学检测是确诊的重要手段，首选染色体核型分析。

3. 该病为性染色体数目异常遗传病，应在此基础上进行遗传咨询。

4. 目前无根除病因的治疗方法，但有改善症状的方法。

5. 产前诊断是唯一有效的预防途径，应建议存在高危因素或有再发风险的孕妇进行产前诊断。

临床病例 4

患者，女，18 岁，因"生长发育迟缓 6 年，乳房发育差 3 年，一直无月经来潮"由妇产科转诊来遗传门诊就诊。初步病史采集如下。

父母发现患者从 12 岁起较同龄儿身高矮，身高增长不明显，当时未予重视。3 年前发现患者乳房发育较同龄女生差，且至今无月经来潮。初中毕业后未再读书，学习成绩偏差。否认重大创伤及精神刺激史，否认毒物、放射性物质接触史，否认家族遗传病史及其他成员有类似症状。查体：神志清晰，话语流利，营养可，身材矮小，身高 140cm；全身多痣，头发略稀疏，后发际低，有颈蹼，腋毛稀少，胸部平而宽，两乳房未见明显发育，两乳头间距明显超过两锁骨中线；阴毛稀少，外生殖器无畸形；其他系统检查正常。智力测试评分为智商（IQ）80 分。B 超示始基子宫；两卵巢发育不良。性激素检查示促卵泡激素 30.32U/L，黄体生成素 31.4U/L，催乳素 7.8μg/L，雌二醇 3.94pmol/L，睾酮 4.83nmol/L。

【问题 1】 根据上述门诊资料，患者最可能的诊断是什么？

思路 1：患者生长发育迟缓，且乳房发育差，无月经来潮，学习成绩差，智商稍低（智力的测试评分：IQ 80 分）；查体发现身材矮小、全身多痣、后发际低、颈蹼、胸平而宽及第二性征发育不全（腋毛、阴毛稀少，两乳房无明显发育）；辅助检查 B 超发现始基子宫及双侧卵巢发育不良，激素水平显示雌激素低，促卵泡激素及黄体生成素高，同样提示卵巢发育不良。上述特征高度提示特纳综合征。

知识点

特纳综合征的临床诊断要点

1. 大部分患者月经异常，主要表现为原发闭经，2%～5% 的患者能经历月经初潮或规律性月经。

通常智力正常，但平均 IQ 比正常同龄人低 10～15 分。约 10% 需要特殊教育。

2．典型体征有身材矮小（比正常女性的平均身高低 20cm）、后发际低、颈蹼、胸平而宽及第二性征发育不良，但 10%～20% 的患者可有青春期发育。

3．B 超提示卵巢及子宫发育不良。

4．性激素检查提示雌激素过低，促卵泡激素、黄体生成素过高，提示卵巢发育不良。

思路 2：特纳综合征为性染色体异常疾病，由于大部分患者无生育能力，一般在家系中为散发，询问家族史后绘制系谱图。

询问家族史后发现该家系中仅先证者一个患者，为散发性，绘制系谱图（图 4-1-5）。

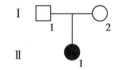

图 4-1-5　特纳综合征患者的系谱图

【问题 2】 特纳综合征患者临床诊断的必备辅助检查是什么？

思路 1：妇科 B 超。特纳综合征患者早期的卵巢几乎正常。青春期妇科 B 超表现为典型的性腺发育不良。子宫为始基子宫，两侧卵巢大小较正常女性小，存在卵巢发育不良。同时 B 超还可以辅助排除生殖系统肿瘤、性腺缺如、两性畸形等疾病。

思路 2：性激素水平检测。常规的性激素检测主要包括雌激素、孕激素、睾酮、催乳素、促卵泡激素及黄体生成素。特纳综合征患者主要表现为雌激素的严重低下，而促卵泡激素、黄体生成素升高。

知识点

特纳综合征性激素水平异常的机制

特纳综合征患者细胞中缺少一条 X 染色体，导致女性性腺不能正常发育，早期卵巢几乎正常，但很快萎缩成索状，多数患者在青春期时卵泡呈无卵泡性结构，丧失正常功能，无法正常分泌雌激素，导致雌激素水平低下，然后通过下丘脑 - 垂体 - 性腺轴的负反馈调节，下丘脑分泌过多促性腺激素释放激素，从而引起垂体分泌过多的促性腺激素，即促卵泡激素和黄体生成素，引起促卵泡激素和黄体生成素过高。

值得注意的是，特纳综合征患者缺失一条 X 染色体与正常女性 X 染色体存在失活是不一样的，因为在正常女性中约 15% 的 X 连锁基因会逃离失活，具体机制详见第十四章第二节"脆性 X 综合征"。

【问题 3】 该患者临床上需要与哪些疾病进行鉴别诊断？

思路 1：特纳综合征多以原发性闭经或不孕就诊，应与其他先天因素引起的原发性闭经或不孕相鉴别，同时也要与后天因素引起的继发性闭经或不孕鉴别。此外，多数患者身材矮小，应注意排除生长激素、甲状腺激素低下相关的疾病或其他生长发育相关疾病。

思路 2：Tuner 综合征患者应与以下疾病进行鉴别。

先天性阴道闭锁：主要是由于患者存在先天性生殖系统发育异常，阴道闭锁，导致患者无法像正常女性一样经历月经。可通过泌尿生殖系统查体进行鉴别。

消耗性疾病引起的闭经：如严重肺结核、严重贫血、营养不良等，由于基础疾病的存在导致患者闭经。患者存在基础疾病的一系列表现，而且当基础疾病治愈后，月经可正常来潮，可以此鉴别。

XXX 综合征：大多数患者发育正常，但智力低下，整体 IQ 比同龄人平均低 10～15 分，外生殖器与正常女性相同，性腺发育不良，但大多数卵巢内可存在正常卵泡，部分有幼稚子宫。约 20% 青春期后有不同程度的闭经或月经不调，有些也表现绝经过早。多数有生育能力，并可生育正常核型的后代，少数生育能力低下或无生育能力。

努南综合征（Noonan syndrome）：临床表现类似特纳综合征，有身材矮小、生殖器不发育及各种躯体的异常。但在青春期可有正常的性发育和受孕，为常染色体显性遗传单基因病，染色体检查一般正常。

【问题 4】 怎样对该患者进行细胞遗传学诊断？

思路 1：明确的遗传学特征是进行遗传检测的基础，能指导临床医师选择合适的遗传检测技术，从而制订高效而经济的检测流程。细胞遗传学是确诊的重要手段,也是进行产前诊断的必备技术,是临床首选的方法。如果染色体核型分析发现可疑但无法确定,再选择基因芯片拷贝数变异检测或染色体 FISH 检测。

思路 2:特纳综合征是由于双亲配子形成时在减数分裂过程中 X 染色体的同源染色体或姐妹染色单体不分离,导致其中部分配子缺失一条 X 染色体或 Y 染色体,与正常配子结合后形成核型为 45,X 的合子。70% 的性染色体不分离为父源性。此外,约 10% 的性染色体丢失是发生在合子后早期卵裂,从而形成嵌合体。

【问题 5】 该患者染色体核型分析结果能否诊断为特纳综合征?

思路:该患者染色体核型分析结果为 45,X(图 4-1-6,表 4-1-6),可以诊断为特纳综合征。

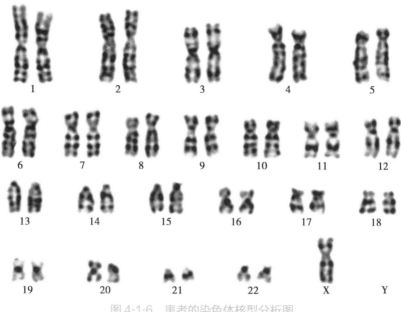

图 4-1-6 患者的染色体核型分析图

知识点

表 4-1-6 特纳综合征的核型及比例

类型	核型	比例 /%
X 染色体单体	45,X	55
嵌合体	46,XX/45,X	10
	47,XXX/45,X	
	47,XXX/46,XX/45,X	
等臂 X 染色体	46,X,i(Xq)	20
	46,X,i(Xq)/45,X	
	47,X,i(Xq)/46,X,i(Xq)/45,X	
	46,X,i(Xp)	
	46,X,i(Xp)/45,X	
X 染色体缺失	46,X,del(Xp)	5
	46,X,del(Xq)	
	46,X,del(Xp)/45,X	
	46,X,del(Xq)/45,X	
末端重排 X 染色体	45,X/46,X,ter rea(X)(q28)	
	45,X/46,X,ter rea(X)(p22)	
假双着丝粒 X 染色体	45,X/46,X,psu dic(X)(pter → q:)	
	45,X/46,X,psu dic(X)(qter → p:)	

续表

类型	核型	比例 /%
环状 X 染色体	46, X, r(X)/45, X	5
Y 染色体	46, XY	5
	46, XY/45, X	
	46, XYY/45, X	
	46, X, del(Yq)/45, X	
	46, i(Xq)	
	46, X, dic(Y)	

【问题6】 患者母亲拟再生育,如何进行产前诊断?

思路:产前诊断须建立在先证者遗传诊断明确的基础上。在患者母亲怀孕期间,孕早期取绒毛组织或孕中期取羊水样本或取胎儿脐带血样本进行染色体核型分析。通过分析结果确定胎儿是否患有特纳综合征,如果检查后发现胎儿为嵌合体,则需根据嵌合种类及嵌合比例具体分析。

知识点

染色体产前诊断发现嵌合体时的处理

1. 绒毛膜取样的标本由绒毛膜、中胚叶或胎血组成,如发现嵌合体,可能是由于绒毛膜细胞嵌合或绒毛膜与胎儿组织细胞核型不一致所致,需要行羊膜穿刺术取羊水进行核型分析。如果是羊水核型分析发现嵌合体,则没有必要复查。

2. 羊水中的细胞来源于羊膜、胎儿皮肤脱落细胞和胎儿尿路脱落细胞的混合物,主要来源于外胚层;胎儿脐血则来源于中胚层。因此,无论是羊水样本或是脐血样本的结果均只能反映胎儿部分胚层的细胞系种类及比例,其异常核型的百分数无法可靠地反映胎儿其他组织、器官真实的嵌合比例,所以难以评估表型严重程度。但一般而言,结果中正常核型细胞比例越低,胎儿出现相应染色体病的可能性越大,其表型也越严重。

3. 如果羊水核型分析发现嵌合体,或者绒毛膜核型分析发现嵌合体,而羊水核型正常,可考虑做脐血核型分析。

【问题7】 如何进行遗传咨询?

思路1:特纳综合征大多为新发,再发风险低,但对已生育过特纳综合征患者的双亲再次生育时,需给予产前相关检查,并进行产前诊断。

思路2:孕前双方尤其是男方应远离诱发染色体畸变的各种因素,如药物、辐射、化学物质等。

思路3:尽管特纳综合征目前没有根治的办法,但早期对症治疗可有效地改善患者的症状。对于该患者应考虑激素治疗以促进性发育,并维持第二性征。

思路4:由于该综合征患者有性发育不良,一般无生育能力,可通过领养来养育后代。对于少部分保留生育能力的患者,可通过辅助生殖技术进行妊娠,但由于特纳综合征常合并多种并发症,妊娠前应详细评估相关的并发症或潜在并发症,建议其慎重考虑妊娠。

【问题8】 如何对患者进行治疗?

思路1:迄今无特异性治疗,只能对症和支持治疗;要特别注意有目的地向患者解释疾病的特点,解决患者的心理障碍。

思路2:激素治疗,主要在于促进患者生长发育。从 9 岁即开始使用生长激素,持续用到骨骺闭合,开始剂量为 0.375mg/(kg·w),分 3 次使用,3 年后剂量不变,但改为分 7 次使用,身高可增长 5～10cm,最终有希望超过 150cm。联合少量雄激素效果更好。12 岁以后开始应用雌激素诱导青春期,改善第二性征的发育,促进月经来潮,防止骨质疏松,促进生长。雌激素应用数年后至青春期,开始雌、孕激素周期性替代治疗,持续用药直至 40～50 岁。由于生长激素价格昂贵,对于不宜使用生长激素的患者,可用雌激素加雄激素替代治疗。对于生长激素抵抗者可用胰岛素样生长因子 -1。但由于应用生长激素可增加患者心血管疾病发生的风险,建议每年定期体检。

思路 3:对核型为 45,X/46,XY 嵌合体的患者由于可能有混合性腺的存在,建议由儿科内分泌专家对其进行临床随访,做超声检测和内分泌检测以评估生长情况及性腺母细胞瘤的风险。必要时行剖腹探查术或手术切除。

【问题 9】 特纳综合征的遗传诊断和产前诊断流程。

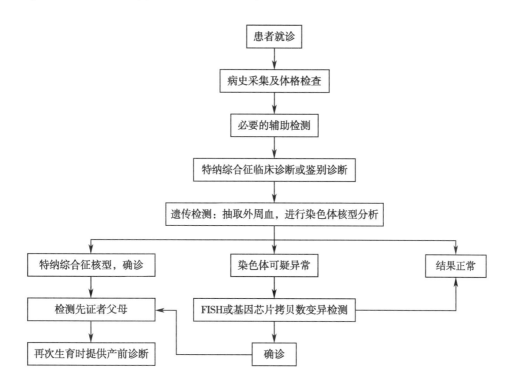

五、XXX 综合征

XXX 综合征是一种比较常见的性染色体数目异常遗传病,新生女婴中的比例为 1/1 000,多为新发。主要临床表现是身高略高于正常女性的平均身高,发育正常,但智力低下,IQ 值一般较同龄人低 10～15 分,部分患者有轻度的学习、语言和行为方面障碍。

XXX 综合征的诊疗经过通常包括以下环节:

1. 详细询问患者的症状学特征及家族史,重点关注生长发育标志、语言能力和就学情况。

2. 查体时重点关注身高、头围和性征发育。

3. 对疑诊此病的患者进行头颅 MRI 或 CT、脑电图等检测,以排除颅脑疾病。

4. 对疑诊或临床诊断为该病的患者告知 XXX 综合征遗传病理及诊断流程,知情同意后进行细胞遗传学检测。

5. 向患者解释遗传学检测结果,并进行遗传咨询。

6. 对遗传诊断明确、其父母有再次生育要求的家系进行产前诊断,根据产前诊断结果进行遗传咨询。

临床关键点

1. 细胞遗传学检测是确诊的重要手段。

2. 根据临床表现进行遗传咨询。

3. 无特异性治疗方法,主要是对症治疗。

4. 产前诊断可以发现此类核型异常,但难以评估胎儿将来的表现,是否生育由父母决定。

临床病例5

患儿，女，19个月，因"精神运动发育迟缓"由儿科转诊来遗传门诊就诊。初步病史采集如下。

患儿系第一胎第一产，足月顺产，出生体重3.0kg，无窒息抢救史，母乳喂养，患儿生后少哭不闹，4、5个月会抬头，12、13个月会独走，14个月会叫爸爸、妈妈，目前仍只会说称谓语及少量词，不会说简单的短句。其母亲孕时年龄30岁，父亲31岁，母孕期体健。否认癫痫史，否认感染及发热史，父母非近亲婚配，无家族遗传病史。

查体：身高84.9cm，体重10.6kg，头围46cm，双眼灵活，眼距略宽，内眦赘皮，鼻梁较低，右手为通贯手，左手正常，心肺听诊无异常，神经系统查无异常，外生殖器检查无异常。

辅助检查：发育商（DQ）为95分，智商（IQ）为85分；头颅CT未见明显异常病灶；脑电图检查未见异常；脑干听觉诱发电位、四肢肌电图、眼科及眼底检查、生殖系及泌尿系B超检查均正常。

【问题1】 根据上述门诊资料，患者最可能的诊断是什么？

思路1：患儿女性，有轻度的智力发育迟缓，14个月才会叫爸爸、妈妈，比正常婴儿晚；查体发现其身高、头围较同龄儿平均值略高，面容有异常，右手为通贯手；智力发育测试显示智商较同龄儿低，而头颅CT及脑电图等无异常。上述表征提示可疑XXX综合征。

知识点

XXX综合征的临床诊断要点

1. 智力较正常同龄儿稍低，运动能力较同龄儿发育迟。部分患者可出现学习、语言、行为方面的障碍，精神类疾病的发生率较正常人高。

2. 该类患者一般可生育正常核型的后代，但少数存在低生育能力或无生育能力。

3. 查体可发现患者身高较高，位于人群身高值的第50～70百分位数以上，其中下半身更明显，头围较大，位于人群头围值的第90百分位数以上；外生殖器无明显异常。

4. 智力测试示IQ较同龄儿低10～15分。

思路2：尽管XXX综合征为性染色体异常疾病，但大多数47，XXX核型妇女可以生育且得到染色体正常的婴儿，故患者一般在家系中为散发，询问家族史后绘制系谱图。

询问家族史后发现该家系中仅先证者一个患者，为散发性，绘制系谱图（图4-1-7）。

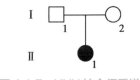

图4-1-7　XXX综合征系谱图

【问题2】 XXX综合征患者临床诊断的必备辅助检查是什么？

思路1：智力测试。该综合征患儿一般伴有轻度智力低下，智力测试可以较为准确地确定其智力水平，从而辅助诊断。但随着额外X染色体数目的增加，如48，XXXX患者的智力低下程度更加严重。

思路2：头部CT或MRI。该综合征患者一般伴有智力低下，需通过头颅CT或MRI排除颅脑发育畸形或后天获得性疾病引起的智力低下。头部CT或MRI一般无明显异常。

思路3：脑电图检测。癫痫是大脑局部异常放电引起，可使患儿的学习及记忆力出现不同程度的损害，表现出一定程度的智力低下。脑电图检测可以监测到这种异常放电，从而诊断患儿是否具有癫痫，这对排除癫痫引起的智力低下是非常有用的。

【问题3】 该患者临床上需要与哪些疾病进行鉴别诊断？

思路：患者有智力低下、异常面容，应与其他染色体病和智力低下综合征相鉴别。可通过染色体核型分析进行鉴别。

【问题4】 怎样对该患者进行细胞遗传学诊断？

思路1：细胞遗传学检查是确诊的依据，也是进行产前诊断的首选技术。如果染色体核型分析发现X染色体可疑结构异常，但无法确定时再选择基因芯片拷贝数变异检测或染色体FISH检测。

思路 2:XXX 综合征是由于双亲配子形成时在减数分裂过程中 X 染色体的同源染色体或姐妹染色单体不分离,导致其中部分配子比正常配子多出一条 X 染色体,与正常配子结合后形成 47,XXX 核型的合子。90% 是由于母源性的 X 染色体不分离形成,母源性中 78% 发生在第一次减数分裂,22% 发生在第二次减数分裂;10% 由于父源性的性染色体不分离形成。也有一部分是在受精卵的早期分裂中发生性染色体的不分离形成,这样最终会形成嵌合体。

【问题 5】 该患者染色体核型分析结果能否确诊为 XXX 综合征?

思路:该患者染色体核型分析结果为 47,XXX(图 4-1-8),可以确诊为 XXX 综合征。

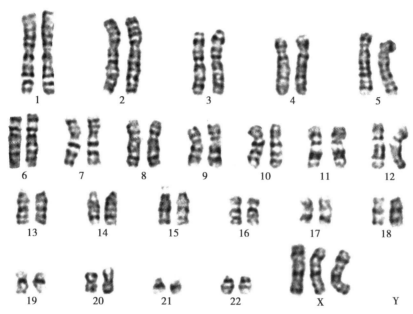

图 4-1-8　患者的染色体核型分析图

知识点

XXX 综合征的常见核型及发病率见表 4-1-7。

表 4-1-7　XXX 综合征的常见核型及发病率

核型分类	发病率
47,XXX	1/1 000(女性)
其他如 48,XXXX、49,XXXXX 等	1/3 000(女性)

【问题 6】 患者母亲拟再生育,如何进行产前诊断?

思路:孕早期取绒毛组织或孕中期取羊水样本或取胎儿脐带血标本进行染色体核型分析。通过分析结果确定胎儿是否患有 XXX 综合征,如果检查后发现胎儿为嵌合体,则需根据嵌合种类及嵌合比例具体分析。

染色体产前诊断发现嵌合体时的处理见本节"四、特纳综合征"。

【问题 7】 如何进行遗传咨询?

思路 1:XXX 综合征大多为新发,再发风险低,<1%,但已生育过 XXX 综合征患者的双亲再次生育时,需给予产前相关检查,并进行产前诊断。

思路 2:孕前准备生育的双方应远离诱发染色体畸变的各种因素,如药物、辐射、化学物质等。

思路 3:该病与母亲高龄有一定的关系,应建议高龄母亲行产前诊断。

思路 4:XXX 综合征患者一般可生育正常核型的后代,少数为低生育能力或无生育能力。在其怀孕时,应综合考虑产前诊断的必要性和流产的风险,慎重进行选择;对于低生育能力或无生育能力者,应请妇产科或生殖专科医生详细评估患者的性发育情况,尤其是对子宫、阴道等生殖器官能否满足生育要求的评估。对于满足要求的,可以建议其借助辅助生殖技术进行生育;而对于不满足要求的,应先考虑激素替代治疗等方法进行调整,具体参考"四、特纳综合征"相应的治疗方案及其他相关专科医生建议。

【问题8】 如何对患者进行治疗?

思路1:迄今无特异性治疗,只能对症和支持治疗,没有适合所有患者的常规用药和治疗方案。

思路2:要特别注意患者的学习、语言、行为方面是否存在障碍,如在校学习有困难,可考虑以离校的形式进行教育,建议父母寻求专家帮助,早期干预收效良好。

思路3:泌尿生殖系统畸形的治疗,建议到泌尿外科就诊,并在适当时间进行手术治疗;性发育的维持或纠正,可参考特纳综合征的相关治疗方案。

【问题9】 XXX综合征的遗传诊断和产前诊断流程。

思路:XXX综合征的诊断流程参考本节"四、特纳综合征"的遗传诊断和产前诊断流程。

六、XXY综合征

克兰费尔特综合征(Klinefelter syndrome),又称克兰费尔特综合征或克氏综合征,是一种常见的性染色体异常疾病,也是引起男性性功能低下的最常见疾病。发病率为男性新生儿的1/1 000。大部分为新发。典型的临床表现为身材高大、性发育不良、不孕和男性乳房发育。

克兰费尔特综合征的诊疗经过通常包括以下环节:

1. 详细询问患者的症状学特征及家族史。

2. 查体时重点关注性发育相关体征及身高。

3. 对疑诊此病的患者进行性激素水平、生长激素和甲状腺激素水平等检测,以排除内分泌科疾病。生殖系统触诊不清时可行B超以了解患者性腺发育情况。

4. 对疑诊或诊断为该病的患者告知克兰费尔特综合征遗传病理及诊断流程,知情同意后进行细胞遗传学检测。

5. 向患者解释检测结果,并进行遗传咨询。

6. 对遗传诊断明确、其父母有再次生育要求的家系进行产前诊断,根据产前诊断结果进行遗传咨询。

7. 根据患者病情制订治疗方案。

临床关键点

1. 克兰费尔特综合征患者的体格检查及性激素水平、精液常规等检测对该病的诊断和治疗有重要意义。

2. 细胞遗传学检测中的染色体核型分析是确诊的首选手段。

3. 无有效的根治方法,但有改善症状的治疗方法,尤其是针对性发育异常的治疗。

4. 产前诊断是唯一有效的预防途径,对高龄或有再发风险的孕妇应进行产前诊断。

临床病例6

患者,男,31岁,因为"婚后不育5年"由某院生殖中心门诊转到遗传门诊就诊。初步病史采集如下。

已婚5年,婚后有性生活,未避孕未育至今,高中毕业,学习成绩中等,否认重大创伤及精神刺激史。

查体:身高180cm,上身81cm,下身99cm,指距175cm,体重77kg,智力正常,喉结不明显,声音尖细,手指较长,眼裂狭小,眼距宽,肌肉欠发达,皮肤细腻,双侧乳房发育明显,无结节及溢乳,心、肺、腹无异常,无胡须和腋毛,阴毛稀少,阴茎发育不良,阴茎自然状态长2.15cm,阴茎头小,双侧睾丸容积小于4ml,质地韧。

实验室检查:血清雌二醇(E_2)43.14ng/L(参考值7.63~42.6pg/ml),促卵泡激素(FSH)76.63U/L(参考值1.5~12.4U/L)、黄体生成素(LH)28.74U/L(参考值1.7~8.6U/L)、催乳素(PRL)828.46U/ml(参考值98~546U/ml)、睾酮(T)3.40ng/L(参考值9.9~27.8ng/L);精液常规检查及2次精液沉渣镜检均未见精子;甲状腺功能检测结果和游离皮质醇检测结果正常,垂体MRI及肾上腺CT检查正常。

(雌二醇1pg/ml=3.66pmol/L,睾酮1ng/dl=0.034 7nmol/L)

【问题1】 根据上述门诊资料,患者最可能的诊断是什么?

思路1:患者结婚多年,有性生活,未避孕,但一直未育;查体发现身材细长,并以下肢为明显,性发育不良(喉结不明显、声音尖细、无胡须和腋毛、阴毛稀少、阴茎短小、双侧睾丸小),并有男性乳房发育;辅助检查发现睾酮低,但促卵泡激素和黄体生成素明显偏高,催乳素也偏高,提示睾丸发育不良;精液检查未发现精子,提示可能精子形成障碍。这些特征高度提示克兰费尔特综合征。

> 知识点
>
> ## 克兰费尔特综合征的临床诊断要点
>
> 1. 几乎所有患者不育,部分患者较正常人智商稍低,平均 IQ 为 85～90 分,语言 IQ 低于动作 IQ,有精神异常或精神分裂症的倾向,少数患者可有乳腺癌、糖尿病、甲状腺功能低下、性腺细胞瘤等。
>
> 2. 其表型随着 X 染色体数目的增多而趋于严重,主要表现在智力的下降和机体发育畸形严重。
>
> 3. 典型的体征身材高大、性发育不良(包括第二性征发育异常和生殖器官发育不良)和男性乳房发育。
>
> 4. 性激素检查提示睾酮过低,促卵泡激素、黄体生成素过高,提示睾丸发育不良。
>
> 5. 精液常规检测一般提示为无精或严重少弱精。

思路2:克兰费尔特综合征为性染色体异常疾病,由于大部分患者无生育能力,一般在家系中为散发,询问家族史后绘制系谱图。

询问家族史后发现该家系中仅先证者一个患者,为散发性,绘制系谱图(图 4-1-9)。

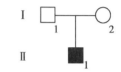

图 4-1-9 克兰费尔特综合征系谱图

【问题2】 克兰费尔特综合征患者临床诊断的必备辅助检查是什么?

思路1:性激素水平检测。

常规的性激素检测主要包括雌激素、孕激素、睾酮、催乳素、促卵泡激素及黄体生成素。克兰费尔特综合征的患者主要表现为睾酮低下,而促卵泡激素、黄体生成素升高。

思路2:精液检查。

精液常规项目包括一般包括精子颜色、精子量、精子液化时间、精子密度、精子 1 小时存活率、精子活力、畸形精子百分比、精子中白细胞数等。克兰费尔特综合征的患者主要表现为精液量少,无精子。少数患者睾丸穿刺可见少量精子,但射精时无精子。

【问题3】 该患者临床上需要与哪些疾病进行鉴别诊断?

思路1:患者多因不育就诊,应与其他引起不育的疾病相鉴别,包括先天性和后天获得性的。其次,患者第二性征发育不良,应注意与后天因素或其他先天性因素导致的第二性征发育不良鉴别。

思路2:应注意该综合征与下列疾病鉴别。

Y 染色体微缺失引起的不育:该病一般表现为无精或严重少弱精,睾丸发育不良,由于生精障碍,从而导致不育。无身高及第二性征发育异常。可进行 *AZF* 基因的检测来确诊。

下丘脑 - 垂体疾病引起的第二性征发育不全:此类患者主要是由于下丘脑或垂体相关病变引起的第二性征发育不全,一般无身材高大。可通过性激素检测及头颅 MRI 或 CT 来辅助诊断。

【问题4】 怎样对该患者进行细胞遗传学诊断?

思路1:典型的临床表现有助于临床医师选择遗传学诊断方法。细胞遗传学检测是该综合征确诊的首选技术,也是进行产前诊断的重要技术。如果染色体核型分析发现可疑但无法确定 X 染色体或 Y 染色体时,可选择基因芯片拷贝数变异检测或染色体 FISH 检测进一步确定。

思路2:克兰费尔特综合征是由于双亲配子形成时在减数分裂过程中 X 染色体的同源染色体或姐妹染色单体不分离,导致其中部分配子多一条 X 染色体,与正常配子结合后形成 47,XXY 的合子。54% 为父源性的性染色体不分离形成,46% 为母源性。此外,还有少部分的性染色体分离是发生在合子后早期卵裂,从而形成嵌合体。

知识点

三种常见数目异常性染色体病核型及发病机制比较见表4-1-8。

表4-1-8 三种常见数目异常性染色体病核型及发病机制比较

疾病名称	核型	性染色体不分离	
		母源性	父源性
特纳综合征	45, X	30%	70%
XXX综合征	47, XXX	90%（MⅠ 78%；MⅡ 22%）	10%
克兰费尔特综合征	47, XXY	54%（MⅠ 75%；MⅡ 25%）	46%（MⅠ 100%）

注：MⅠ，减数第一次分裂中期；MⅡ，减数第二次分裂中期。

【问题5】 根据染色体核型分析结果，该患者能否确诊为克兰费尔特综合征？

思路：该患者染色体核型分析结果为47, XXY（图4-1-10），可以确诊为克兰费尔特综合征。

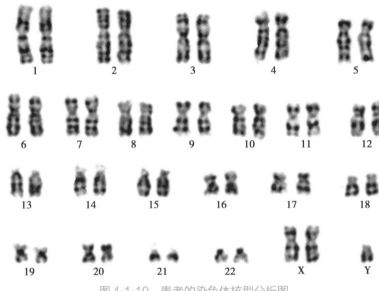

图4-1-10 患者的染色体核型分析图

知识点

克兰费尔特综合征的常见核型及发病见表4-1-9。

表4-1-9 克兰费尔特综合征的常见核型及发病率

核型分类	发病率
47, XXY	1/1 000（男性）
48, XXXY	1/25 000（男性）
其他（48, XXYY、49, XXXXY、嵌合体型等）	1/10 000（男性）

【问题6】 患者母亲拟再生育，如何进行产前诊断？

思路：其母怀孕早期取绒毛组织或孕中期取羊水样本或取胎儿脐带血样本进行染色体核型分析。通过分析结果确定胎儿是否患有克兰费尔特综合征，如果检查后发现胎儿为嵌合体，则需根据嵌合种类及嵌合比例具体分析。

染色体产前诊断发现嵌合体时的处理见本节"四、特纳综合征"。

【问题7】 如何进行遗传咨询？

思路1：克兰费尔特综合征大多为新发，再发风险低，<1%，但已生育过克兰费尔特综合征患者的双亲再

次生育时,应进行产前相关检查和产前诊断,但需要在极低的再发风险和流产风险之间权衡利弊。

思路2:孕前双亲应远离诱发染色体畸变的各种因素,如药物、辐射、化学物质等。

思路3:该病与女方高龄有关,33岁产妇发病为1/2 500,43岁产妇升高到1/300,故应对高龄孕妇行产前诊断。

思路4:尽管该综合征目前没有根治的办法,但早期的对症治疗可有效地改善患者的症状,尤其是性激素替代治疗可有效地促进第二性征发育。

思路5:由于该综合征患者存在无精或严重少弱精症,一般无生育能力,可借助辅助生殖技术进行生育,必要时可采用供精人工授精,并建议女方妊娠期间进行产前诊断。

【问题8】 如何对克兰费尔特综合征患者进行治疗?

思路1:迄今无特异性治疗,只能对症和支持治疗;要特别注意有目的地向患者解释疾病的特点,解决患者的心理障碍。

思路2:雄激素替代治疗,从12~14岁开始。先使用小剂量,根据反应情况逐渐加量,以促进第二性征发育、心理和行为的改变,改善骨质疏松。雄激素可以改善并维持第二性征,使患者出现男性化表征,性欲增强,但不能治疗已经闭锁的性细胞和已经增大的乳房。长期使用雄激素会引起前列腺肥大,故从30岁起,应每年定期检查。

思路3:外科治疗应重视纠正女性体态,恢复男性体态,如乳房发育者可行整形术,行脂肪抽吸术矫正女性体态。

思路4:心理治疗方面,加强语言阅读和拼写方面的训练,注意精神病学、行为学方面的治疗。多关心和帮助患者以解除他们的心理障碍,使其愿意接受治疗,建立改善自我形象的信心。

思路5:针对不育症,如果能获得少量精子,可以通过辅助生殖技术卵泡浆内单精子注射,得到后代。

【问题9】 克兰费尔特综合征的遗传诊断和产前诊断流程。

思路:克兰费尔特综合征的诊断流程参考本节"四、特纳综合征"的遗传诊断和产前诊断流程。

七、XYY 综合征

XYY综合征又称超雄综合征,是一种常见的性染色体疾病,患者较正常男性多一条Y染色体,男性新生儿中发病率约为1/1 000。患者通常无明显临床症状,智力水平和生育能力均正常,IQ较正常核型男性平均水平低10~15,大约一半XYY男性由于语言延迟和阅读、拼写困难需要教育干预。注意力缺陷、多动、冲动行为较常见,但明显的攻击性或精神病行为不是该病的常见特征。

XYY综合征的诊疗经过通常包括以下环节:

1. 重点关注患者的行为和学习方面。
2. 临床通常很难通过表型进行诊断,对疑诊患者应在知情同意后行细胞遗传学检测确诊。
3. 向患者解释检测结果,并进行遗传咨询。
4. 对患者父母有再次生育要求的,可提供产前诊断。
5. 大多数患者可生育,且可获得核型正常的后代。
6. 治疗方案主要是针对学习、行为发育障碍进行教育干预。

临床关键点

1. 细胞遗传学检测中的染色体核型分析是确诊的首选手段。
2. 通常不需要治疗,但发现行为问题或教育障碍,应尽早对症治疗。
3. 学习、行为发育障碍教育干预是有效的,患者渡过难关后往往能正常学习和生活。

临床病例7

患者,男,7岁,因"行为异常并伴有学习困难1年"就诊。

患儿父母从患儿6岁上学开始发现其行为异常,表现为容易发脾气,无法与其他小朋友结为朋友,偶尔会无理由拒绝上学,而在学习方面容易出现注意力不集中,并且不能及时完成作业,尤其是读和写方面的作业。

查体：身高130cm，体重24kg，能正常交流，但容易有注意力不集中，面容无特殊，四肢及胸腹无外观畸形。中国修订韦氏儿童智力测试(C-WISC)显示其IQ为95，儿童ABC量表显示其无明显孤独症系谱障碍特点。

【问题1】 根据上述门诊资料，患者最可能的诊断是什么？

思路：患儿主要临床特点为行为异常，并存在教育障碍，IQ值为正常偏低水平，身高为正常高值，应怀疑XYY综合征可能。

知识点

XYY综合征的临床诊断要点

1. 患者的最终平均身高通常位于第91～98百分位数。

2. 患者的第二性征发育正常，但可能比46,XY正常男性晚大约6个月。大多数患者可生育，且可生育染色体正常后代。

3. 患者智商通常处于正常范围，但会略低于同胞10～15，大约一半XYY男性患者由于语言延迟和阅读、拼写困难需要教育干预。注意力缺陷、多动、冲动行为较常见，但明显的攻击性或精神病行为不是该病的常见特征。

【问题2】 XYY综合征患者临床诊断的必备辅助检查是什么？

思路：智力测试。XYY综合征患者智商处于正常范围，但会略低于同胞10～15。

【问题3】 该患者临床上需要与哪些疾病进行鉴别诊断？

思路1：患者智商会较正常同胞略低，并且可能出现行为问题和教育问题，应注意与其他可能出现学习障碍和行为问题的疾病鉴别。

思路2：XYY综合征应注意与下列疾病鉴别。

孤独症谱系障碍：该病一般表现社交障碍及刻板、重复的行为。可通过孤独症系谱障碍相关的诊断量表来进行鉴别，但应注意XYY综合征患儿可能同时伴有孤独症谱系障碍。

智力障碍疾病：此病主要表现为18岁之前出现明显的智商功能和适应性行为受限，患者智商通常小于70。可通过智力测试来进行区分。

【问题4】 怎样对该患者进行细胞遗传学诊断？

思路：典型的临床表现有助于临床医师选择遗传学诊断方法。细胞遗传学检测是该综合征确诊的首选技术，也是进行产前诊断的重要技术。如果染色体核型分析发现可疑但无法确定的Y染色体时，可选择基因芯片拷贝数变异检测或染色体FISH检测进一步确定。

【问题5】 根据染色体核型分析结果，该患者能否确诊为XYY综合征？

思路：该患者染色体核型分析结果为47,XYY，可以确诊为XYY综合征。

【问题6】 患者母亲拟再生育，如何进行产前诊断？

思路1：如果其母怀孕早期取绒毛组织或孕中期取羊水样本或取胎儿脐带血样本进行染色体核型分析。通过分析结果确定胎儿是否患有XYY综合征，如果检查后发现胎儿为嵌合体，则需根据嵌合种类及嵌合比例具体分析。

染色体产前诊断发现嵌合体时的处理见本节"四、特纳综合征"。

思路2：XYY综合征患者大多数无明显临床症状，且可正常生育，应为患者母亲及家属提供充分的遗传咨询。

【问题7】 如何进行遗传咨询？

思路1：XYY综合征大多为新发，再发风险<1%，但对已生育过XYY综合征患者的双亲再次生育时，应提供产前相关检查，并进行产前诊断。

思路2：孕前双亲应远离诱发染色体畸变的各种因素，如药物、辐射、化学物质等。

思路3：尽管该综合征患者通常无明显临床症状，但早期发现行为异常或教育障碍的，应尽早治疗。

【问题8】 如何对XYY综合征患者进行治疗？

思路1：多数患者无明显临床症状，不需要特殊治疗。

思路2：患者不应被区别对待，但父母应在专家的指导下，逐步告知患者47, XYY核型的情况。

思路：3：发现行为或教育问题，应尽早行康复训练等对症治疗。

【问题9】 XYY综合征的遗传诊断和产前诊断流程。

思路：XYY综合征的诊断流程参考本节"四、特纳综合征"的遗传诊断和产前诊断流程。

（邬玲仟）

第二节　染色体大片段缺失/重复综合征

一、猫叫综合征

猫叫综合征（Cri-du-chat syndrome, CdCS）[OMIM 123450]是最常见的染色体缺失综合征之一，患儿哭声高调尖锐，似猫叫，因而得名，是由于5号染色体短臂末端部分缺失所致，标记为5p-，因此又称5p-（5p minus）综合征。本病临床特征为智力障碍和生长发育迟缓、小头、低出生体重和婴儿期肌张力低下，特殊面容表现为宽眼距、低耳位、小下颌和圆脸。发病率为1/50 000～1/20 000活产婴儿，占极重度智力障碍（IQ<20）患者的1%左右。此症可发生于任何种族及地域，女性发病率略高于男性，男女比例约为3:4。

CdCS的诊疗经过通常包括以下环节：

1. 详细询问先证者的症状学特征及遗传家族史。

2. 查体时注意发育情况、外观、神经体征，尤其是疾病特征性的体征。

3. 对疑诊患者进行细胞遗传学及分子遗传学检测。

4. 向患者解释检测结果、遗传咨询。

5. 对遗传诊断明确、有生育要求的家系进行产前诊断，根据结果进行遗传咨询。

6. 根据患者病情制订治疗方案。

7. 向患者介绍有关的CdCS病友会，搭建患者间沟通的平台。

临床关键点

1. 诊断需建立在详细的病史询问及体格检查基础上。

2. 遗传学检测是确诊的最终手段。

3. 无有效的治疗方法，主要是对症支持治疗，需多学科协作。

4. 先证者明确诊断后，应对患者父母及其家族成员进行遗传咨询，必要时行遗传学检测。

临床病例1

患儿，女，1岁6个月，因"哭声小、生长发育迟缓"由儿科转诊来遗传门诊就诊。初步病史采集如下。

患儿足月平产，出生时体重2 450g，身长49cm，头围30cm。发育落后较明显，至就诊时不能独坐，不会行走及叫爸妈，哭声无力，尖细高频，似猫叫。父亲39岁，母亲37岁，无近亲婚配及家族遗传病史。母亲既往无流产史及生育病残儿史，孕期无特殊环境接触史，TORCH检查阴性。

查体：体重7 000g，身长74cm，头围42cm，精神反应稍差，小尖头，前囟0.2cm，平坦，发稀。圆脸，小下颌，眼距宽，外眦下斜，鼻梁宽平，耳位低，口较小。心、肺、腹查体无特殊发现。手脚较小，肌张力尚可，反射存在。喉部检查见会厌较小，吸气时声门呈菱形，发音时后联合有裂隙。

实验室检查：血常规、生化、血尿筛查、头颅MRI、脑干诱发电位无异常。

【问题1】 根据上述门诊资料，患儿最可能的诊断是什么？

思路1：患儿为足月小样儿，起病早，智力、运动发育均明显落后，但无倒退现象；无围生期缺氧窒息病史及异常家族史；查体发现特殊面容、特殊哭声，喉软骨发育不良；常规辅助检查及血尿筛查无异常，高度提示为猫叫综合征。

知识点

猫叫综合征的临床特点

1. 特殊面容及外观 ①圆脸,多在青春期消失,成年后取而代之为狭长的面部;②鼻梁低平;③眼距宽;④内眦赘皮;⑤眼裂下斜;⑥口角下垂;⑦低耳位或耳朵畸形;⑧耳前赘物;⑨小下颌;⑩皮纹异常(如通贯掌);多发畸形相对少见,如腭裂、心脏病、并指(趾)、肾脏畸形、尿道下裂、隐睾等。

2. 特征性哭声。

3. 新生儿期特点 猫叫样哭声,低体重,喂养困难,发绀,窒息发作,吸气喉喘鸣;生后第一年易出现反复呼吸道感染;生后两年内因喂养困难生长发育明显缓慢。

4. 行为认知智力低下,语言落后,多动,注意力不集中,不安,易激惹,可有自残行为。

5. 听觉敏感、斜视等视听觉异常。

6. 约90%的死亡病例发生在生后第一年,尤其第一个月内,死亡原因主要有肺炎、吸入性肺炎、先天性心脏病及呼吸窘迫综合征。

思路2:CdCS患者最突出的表现为单音调、高频的哭声,类似猫叫声,是其特征性表现。

知识点

猫叫综合征的特殊哭声

CdCS患者的哭声为单音调、高频,类似猫叫声,这是此病最具有特征性的表现,但多在生后数月或数年消失,尤其生后第一年,少数不典型的病例中,患儿可无特殊哭声,取而代之的是持续的吸气性喉喘鸣。猫叫样哭声的产生机制最初认为与咽喉局部解剖异常有关,如喉软骨发育不良或会厌软骨软弱,但后来的研究发现这些异常并不是出现在所有的患者,因而现在的观点认为可能还与神经系统结构和/或功能异常有关。

【问题2】 该患者临床上需要与哪些疾病进行鉴别诊断?

思路:CdCS患者的单个症状均不典型,本例患者的小下颌、眼距宽、外眦下斜、鼻梁低平等在多种染色体微缺失/微重复综合征或染色体病患儿中均可出现,但综合患儿所有的表现并结合特征性的哭声,有助于鉴别。有些症状不典型的病例则易被漏诊,染色体检查及微阵列芯片检查则有助于诊断及鉴别诊断。

【问题3】 怎样对该患儿进行确诊?

思路1:确诊需建立在详尽的病史采集及体格检查基础上,接诊患者时,应详细询问其生长发育史及其他临床表现,尤其应注意疾病特征性的表现,如面容异常、哭声细尖等。

思路2:确诊需遗传学检测,包括细胞遗传学及分子遗传学检测,前者包括染色体核型分析及FISH,后者包括array CGH(aCGH)、SNP array、qPCR等,染色体核型分析是需要完善的第一个检查。

思路3:如果染色体核型分析无异常提示或结果不确定,但临床符合诊断,则需要完善FISH或分子遗传学检测以明确诊断,分子遗传学检测可对断裂片段及断裂点进行更加精确的定位。

知识点

猫叫综合征的可能致病机制

猫叫综合征患者5号染色体短臂缺失的大小从10~45Mb不等,可以从5p15.2区域到整个短臂的缺失,缺失片段越大,患者症状越重。其表型可能与5号染色体短臂上的基因缺失有关,目前认为 *CTNND2* 基因的缺失与一些患者严重的智力低下有关,该基因编码的蛋白在维持成熟大脑皮层的树突及树突棘中起重要作用,但其与患者表型相关性仍需后续深入的研究证实。

【问题4】 怎样对该患儿进行遗传学检测?

思路1:该患儿临床疑诊猫叫综合征,首先采用染色体核型分析检测,结果为46,XX,del(5)(p14p15),提示5号染色体短臂部分缺失,可进一步进行FISH或分子遗传学检测(图4-2-1)。

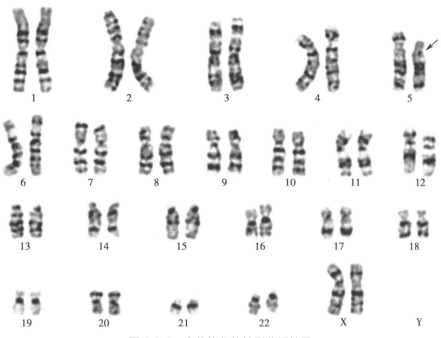

图4-2-1　患儿染色体核型分析结果

思路2:CdCS的遗传学病理基础是5号染色体短臂部分缺失,缺失片段大小不一,可短至仅5p15.2区带缺失,亦可长至整条短臂缺失,以往多采用FISH检测。选取FISH探针,对患儿及其父母行中期染色体FISH检测,以确认该变异以及明确是否来源于父母。本例选取的目的探针为RP11-654E24(5p15.33,164kb),对照探针为RP11-89N5(5q12.1,163kb)。FISH结果提示,患儿染色体5P15.33处存在缺失,其父母在该区域未见缺失,患儿为新发突变(图4-2-2)。

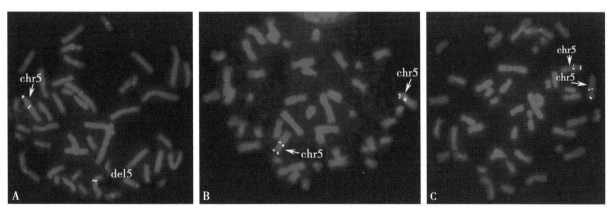

图4-2-2　患儿及其父母FISH结果

[图示A、B、C依次为患儿、父亲、母亲FISH结果,橙色荧光信号对应5p15.33区域(探针为RP11-654E24,164kb),绿色荧光信号对应5q12.1区域(探针为RP11-89N5,163kb)。结果显示患儿在5p15.33区域处存在缺失,其父母未见缺失]

思路3:近年来发展的微阵列芯片技术如aCGH、SNP array等使缺失片段及断裂点的检测更加精确。该患者SNP array检测结果提示5号染色体短臂部分缺失,缺失区域为5p14.1-p15.33(chr5:38139-28038878),

缺失片段大小约为28Mb,包含数百个基因(图4-2-3)。

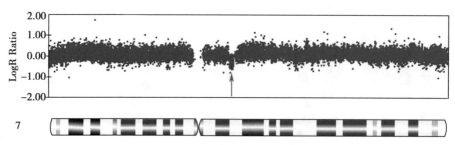

图 4-2-3　患者 SNP array 检测结果

[图示为 5 号染色体 Log Ratio(logR)参数图。红色箭头指示部分 logR 值小于 0,结合 BAF 值位于 0 或 1,提示 5p14.1-p15.33 区域杂合性缺失]

【问题 5】　如何进行遗传咨询及产前诊断?

思路 1:约 80% 的 CdCS 患者为新发缺失突变,其同胞再发风险极低,10%～15% 的患者遗传自父母,且父母多为平衡易位携带者,不到 10% 的患者是罕见的染色体重排所致,故完整的遗传咨询内容包括对患儿父母进行遗传学检测,但外周血检测正常的父母不能排除性腺嵌合状态,再生育仍需产前诊断。

思路 2:先证者诊断明确后,可对胎儿样本(绒毛、羊水或脐血)同时进行细胞遗传学及分子遗传学检测。

【问题 6】　如何对患者进行治疗?

思路 1:无特异性治疗,以对症和支持治疗为主的综合治疗,治疗应个体化。

思路 2:需要多学科的综合治疗,涉及眼科、耳鼻喉科、骨科、心理科等,营养师、语言治疗师、物理治疗师的加入对患儿的喂养、语言发育、体格发育、运动发育等有帮助。

【问题 7】　猫叫综合征的遗传诊断和产前诊断流程。

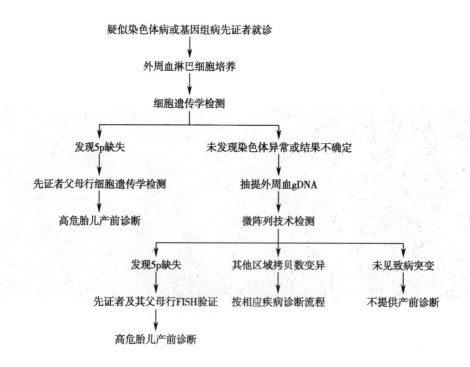

二、4p 缺失综合征

1965 年继发现猫叫综合征之后,Wolf 等发现部分患儿的一条 B 组染色体短臂缺失却并未表现出猫叫综合征的典型哭声,而是表现为一些其他的症状,如生长发育迟缓、特殊面容、癫痫等。放射自显影标记研究发现这些患儿4号染色体短臂发生了缺失,随后提出了"4p缺失综合征"的概念。

4p缺失综合征主要是由于4号染色体短臂的部分缺失所致,该综合征40%过期分娩,25%早产。临床症状多样,主要症状表现为宫内及出生后出现生长发育迟缓,肌张力低下,严重的智力低下,癫痫,特殊面容,骨骼畸形,心脏异常等。虽然患儿常表现为严重的智力障碍,但有研究发现,约45%的患者可以行走,18%的患者可以做一些简单的家务,约10%的患者大小便可以自理。早期难以控制的癫痫症状随年龄增长而慢慢消失。语言表达能力非常有限,仅约6%的患者能够发音简单的句子。由于婴儿期喂养困难而常需行胃造口术。

4p部分单体综合征(Wolf-Hirschhorn syndrome,WHS)[OMIM 194190]为4p缺失综合征中最常见的疾病之一,WHS主要是由4p16.3微缺失所致,该病可累及全身多个系统,典型症状主要表现为特殊面容、小头畸形、生长发育和精神发育迟缓、癫痫发作、心脏和骨骼畸形等,特殊面容表现为延伸至前额的宽鼻梁(希腊头盔战士样面容)、前额及眉间突出、小下颌等。约21%的患儿在出生两年内死亡,死亡原因主要为先天性心脏病、下呼吸道感染等。该病在新生儿中发病率约为1/50 000~1/20 000,女性发病率略高于男性,男女比例约为1:2,无明显种族差异。

4p缺失综合征的诊疗经过通常包括以下环节:

1. 详细询问先证者的症状学特征及遗传家族史。

2. 查体时注意发育情况、外观、神经系统体征。

3. 对疑诊患者进行染色体拷贝数变异检测。

4. 对遗传诊断明确、有生育要求的家系进行父母染色体核型分析及产前诊断。

5. 根据患者病情对症治疗。

6. 向患者家属宣教疾病的防控知识,介绍相关救助基金会。

临床关键点

1. 诊断需建立在详细的病史询问及体格检查基础上,如生长发育迟缓、严重的智力障碍、肌张力低下、癫痫、特殊面容等。

2. 遗传学检测是确诊的最终手段。

3. 无有效的治疗方法,主要是对症支持治疗,需多学科协作。

4. 先证者明确诊断后,应对患者父母及其家族成员进行遗传咨询,必要时行遗传学检测。

临床病例2

患儿,男,4岁5个月,因"语言发育落后、抽搐"由儿科转诊于医学遗传科门诊就诊。初步病史采集如下。

患儿第二胎第一产,出生时约42周,出生体重约2.5kg,有缺氧、严重窒息史,出生后即送至新生儿科住院13天出院,喂养可,1岁半会竖头、独坐、扶走。现可独走,但不稳,不会说话,偶可发单音节,大小便不能自理。2岁前体质差,易感冒。出生后即发现左手六指畸形,并存在尿道下裂。生后9个月发热后,患儿出现抽搐,表现为脸色发绀、双眼上翻、双手握拳、抖动、牙关紧闭,数十秒后自行缓解,发作频率为1~2周/次。近半年发作频率为1月/次。

查体:体重13.5kg,身高98cm,头围44.5cm,精神反应稍差,小头,眼距稍宽,鼻梁扁平,腭弓高,表情幼稚,喜磨牙。左手六指畸形,右手通贯掌,心脏听诊未及杂音,肝脾肋下未及,步态欠稳。双侧睾丸已降,可见尿道下裂。

【问题1】 根据上述门诊资料,患儿最可能的诊断是什么?

思路1:患儿智力、运动发育均明显落后,且存在癫痫等症状,但无智力倒退现象;无遗传病家族史;查体发现特殊面容、肌张力低下、左手六指畸形、尿道下裂,高度提示4p缺失综合征。

知识点

4p 缺失综合征的临床症状见表 4-2-1。

表 4-2-1　4p 缺失综合征的临床症状

异常	具体症状
常见异常	①生长：宫内及出生后出现生长发育迟缓
	②肌张力低下
	③严重的智力低下，癫痫发作
	④颅面部：小头，希腊头盔战士样面容，高前额，眉间突出，眉弓高，斜视，视神经缺损，眼距宽，内眦赘皮，唇裂和 / 或腭裂，嘴角向下呈"鱼嘴"样，上唇及人中短，小颌畸形，后中线头皮缺损，颅骨不对称，耳前部有息肉或小凹
	⑤四肢：皮肤嵴纹发育不全，嵴纹数少，通贯掌，马蹄内翻足，指甲过度高凸
	⑥皮肤：大理石色皮肤，皮肤干燥
	⑦其他：尿道下裂，隐睾，阴蒂发育不全，骶骨凹陷或窦道；心脏异常，包括房间隔缺损、肺动脉狭窄、室间隔缺损和动脉导管未闭；脊柱侧凸
偶发异常	眼球突出，上睑下垂，小角膜，Rieger 异常，眼球震颤，青光眼，低位耳，牙齿并合，牛牙症，内侧眉毛稀少，恒牙牙髓发育不全，听力减退，发际线低，颈蹼，跖内收，多指（趾）畸形，髋关节脱位，掌骨近端有副骨化中心，无耻骨支，膀胱外翻，膈疝，骨龄延迟，胸骨骨化中心异常，锁骨呈"开瓶器"样变形，性早熟，肾脏畸形，小肠旋转不良，透明隔缺失；心室内囊肿，骨髓增生异常综合征，自闭症谱系障碍。

【问题 2】 该患者临床上需要与哪些疾病进行鉴别诊断？

4p 缺失综合征患者的单个症状不典型，在多种染色体微缺失 / 微重复综合征或染色体病患儿中均可出现，但综合患儿所有的临床症状及特征性面容，有助于鉴别。部分症状不典型的病例不易分辨，染色体核型分析、微阵列芯片及 CNV-seq 检查有助于诊断及鉴别诊断。

【问题 3】 怎样对该患儿进行确诊？

思路 1：确诊需建立在详尽的病史采集及体格检查基础上，接诊患者时，应详细询问生长发育史及体格检查，尤其应注意疾病特征性的表现，如特殊面容等。

思路 2：确诊需遗传学检测，包括染色体核型分析及 FISH, array CGH（aCGH）、SNP array 及 CNV-seq 等。

思路 3：如果染色体核型分析无异常提示或结果不确定，但临床症状符合，则需要完善 FISH 或 array CGH（aCGH）、SNP array 或 CNV-seq 以明确诊断，array CGH（aCGH）、SNP array 或 CNV-seq 检测可对断裂片段及断裂点进行更加精确的定位。

知识点

4p 缺失综合征的病因学及可能致病机制

该综合征是由于 4 号染色体短臂部分缺失引起的。约 87% 的患者是新发缺失突变，13% 的病例是因父母一方为平衡易位携带者。在家族的易位病例中，母源 4p 缺失约为父源缺失的 2 倍，而在新发生的缺失中，约 80% 的病例都为父源的。其中 4p16.3 被认为是 WHS 的关键区域（Wolf-Hirschhorn syndrome critical region, WHSCR），此处存在 WHS 的两个关键候选基因 *WHSC1* 和 *WHSC2*。其中 *WHSC1* 大小约 90kb，位于 WHS 关键区的端粒端，在胚胎发育的早期有暂时性地表达，蛋白质结构域分析显示它可能在人的正常发育中起重要作用。*WHSC2* 大小约 26.2kb，广泛表达于机体各种组织，该基因在小鼠中的同源基因为 *Whsc2h*，其功能涉及细胞免疫和 RNA 聚合酶Ⅱ的转录延伸。2003 年，Zollino 等学者发现 *FGFR3* 和 *LETM1* 基因与 WHS 发病密切相关，但这两个基因均位于 WHSCR1 远端，因而认为在 WHSCR 远端亦存在一个关键区，并称之为 WHSCR2。这两个缺失关键区相距较近，总长度约为 0.9Mb。

【问题4】 怎样对患儿进行遗传学检测?

思路1:该患儿临床疑诊为4p缺失综合征,首先采用染色体核型分析检测,结果为46,XY,del(4)(p15.2p16.3),提示4号染色体短臂末端部分缺失(图4-2-4)。

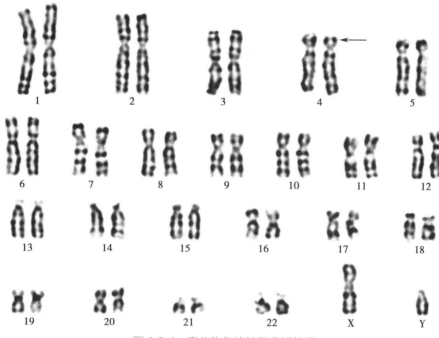

图4-2-4 患儿染色体核型分析结果

思路2:4p缺失综合征的遗传学病理基础是4号染色体短臂末端部分缺失,缺失片段大小不一,且有13%是由于父母为4p与其他染色体相互易位导致,患儿父母要求再生育,为了指导再生育,需对父母行中期染色体FISH检测,以确认该变异是否来源于父母。

思路3:近年来发展的微阵列芯片技术如aCGH、SNP array等使缺失片段及断裂点的检测更加精确。该患者SNP array检测结果提示:4p15.33-p16.3(48283-12707180)区域杂合缺失约12.7Mb(图4-2-5)。

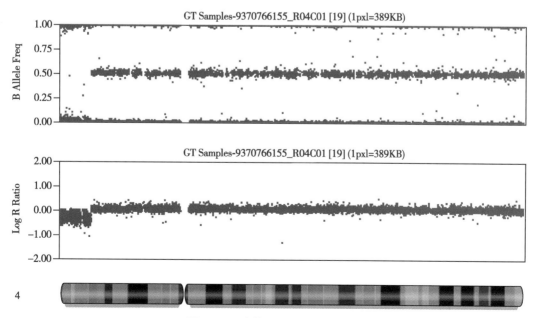

图4-2-5 患儿SNP array结果

【问题5】 如何进行遗传咨询及产前诊断？

思路1：约87%的4p缺失综合征患者为新发缺失突变，其同胞再发风险极低；13%的病例遗传自父母，且父母多为平衡易位携带者，同胞再发风险高。故遗传咨询时需建议患儿父母进行遗传学检测，但外周血检测正常的父母不能排除生殖腺嵌合的情况，再生育时仍需行产前诊断。

思路2：产前诊断可对胎儿所有样本（绒毛、羊水或脐血）进行，建议选择微阵列芯片或CNV-seq检测。

思路3：父母为染色体异常携带者，再生育建议选择胚胎植入前遗传学诊断，避免引产对妇女的伤害。

【问题6】 如何对患者进行治疗？

思路1：无特异性治疗，以对症和支持治疗为主的综合治疗，治疗应个体化。

思路2：需要多学科参与治疗。

【问题7】 4p缺失综合征的遗传诊断和产前诊断流程参照猫叫综合征。

（邬玲仟）

第三节　染色体微缺失/微重复综合征

染色体微缺失/微重复综合征是一类由于亚显微水平的染色体片段缺失或重复所引起的疾病，其缺失或重复的片段通常小于5Mb，采用常规的染色体核型分析技术难以发现。约90%的染色体微缺失/微重复综合征为患者的新发变异，少数为父母遗传，其遗传方式为常染色体显性遗传或X连锁隐性遗传。这类综合征患者通常表现为智力障碍、生长发育迟缓、特殊面容和多发畸形等。目前已知的染色体微缺失/微重复综合征130余种，其中最常见的有22q11.2微缺失综合征、威廉姆斯综合征、普拉德-威利综合征和、快乐木偶综合征等。

一、22q11.2微缺失综合征

22q11.2微缺失综合征（22q11.2 deletion syndrome，22q11.2DS）是指由人类染色体22q11.21-22q11.23区域杂合性缺失或关键基因突变而引起的一类临床症候群。本病是人类最常见的一种微缺失综合征，新生儿中该病的发病率约为1/4 000，但一般认为发病率可能更高，因为本病表型复杂多变而容易导致漏诊或误诊。

22q11.2微缺失综合征表型几乎涉及机体各个部分，即使在同一家系的患者中也具有表型异质性。常见症状及体征包括先天性心脏病、腭裂和特殊面容，免疫缺陷和自身免疫病也较多见。其他包括呼吸问题、肾脏异常、低钙血症、血小板减少、喂食困难、胃肠道疾病、听力障碍等。许多患儿早期存在生长发育迟缓、语言障碍和学习困难，儿童期注意力缺陷多动症（ADHD）和孤独症系障碍及长大后精神病的发病风险均上升，如精神分裂症、抑郁、焦虑和双向性精神病等。

由于症状体征复杂多变，22q11.2微缺失综合征曾经被描述为三种疾病，即DiGeorge综合征（DGS）[OMIM 188400]、腭心面综合征（VCFS，或称Shprintzen综合征）[OMIM 192430]和圆锥干畸形面部综合征（CAFS）[OMIM 210975]。还有一些患儿被诊断为按常染色体显性方式遗传的Opitz G/BBB综合征和Cayler心面综合征。但在鉴定遗传学病因以后，它们被确认为具有不同症状体征的同一种综合征，为避免混淆，将其统一命名为22q11.2微缺失综合征。

22q11.2微缺失综合征是由染色体22q11.2区域重排导致，这些重排被认为是22号染色体低拷贝重复区（low-copy repeat，LCR）非等位同源重组的结果。90%的缺失片段大小为3Mb，包含30～40个基因，其中许多基因功能尚未明确。7%～8%的缺失片段为1.5Mb；另外还包括一些非典型的小片段缺失（图4-3-1）。目前已经确定一个关键基因为TBX1[OMIM 602054]，该基因是一个在进化上保守的基因家族成员之一，该家族有着共同的DNA结合结构域。TBX1基因的转录因子参与调控发育过程，小鼠的TBX1基因在早期胚胎发育过程中的咽弓、眼袋、耳泡及脊柱等部位均有表达。研究也显示，TBX1基因与22q11.2微缺失综合征的许多特征性表型（如心脏缺陷、异常面容、腭裂、腭咽闭合不全、听力障碍、甲状旁腺功能不全、低钙血症等）相关，还有研究提示TBX1缺失可能会导致行为异常等症状。另外，该区域内的COMT基因缺失也可能引起某些行为问题和精神症状。

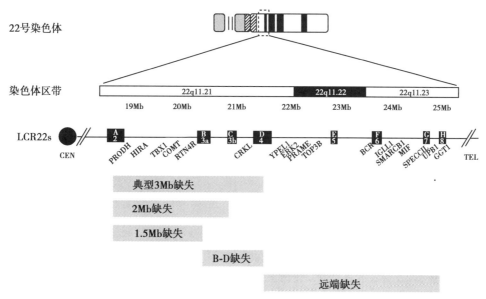

图 4-3-1 微缺失综合征患者缺失片段示意图

22q11.2 微缺失综合征的诊疗经过通常包括以下环节:

1. 详细询问先证者的发病史及症状学特征。

2. 查体时重点关注心脏超声检查、特殊面容、胸部 X 线检查、甲状旁腺功能检测、认知及精神异常等。

3. 告知 22q11.2 微缺失综合征遗传病理及分子诊断流程,知情同意后进行分子遗传检测。

4. 向患者解释检测结果、遗传咨询。

5. 根据患者病情制订治疗方案。

6. 向患者及家属介绍有关的 22q11.2 微缺失综合征病友会,搭建患者间沟通的平台。

临床关键点

1. 22q11.2 微缺失综合征的临床诊断需根据心脏超声、胸部 X 线、甲状旁腺功能等检测,以及临床异常面容、智力发育情况综合判断。

2. 遗传学检测是确诊的重要手段。

3. 疾病遗传病理是制订遗传检测流程的基础。

4. 该病为 22 号染色体近端片段缺失所致,多为新发,少数由父母一方染色体重排导致,应在此基础上进行遗传咨询。

5. 无有效的治疗方法,主要是对症治疗,预后取决于临床表型的严重程度。

6. 产前诊断是唯一有效的预防途径,明确遗传诊断是进行准确产前诊断的前提。

临床病例 1

患儿,男,1 岁,因"先天性心脏病、特殊面容"由儿科转诊来遗传门诊就诊。初步病史采集如下。

患者系第 1 胎第 1 产,胎龄 40⁺⁴ 周,顺产,出生体重 3 000g,脐带绕颈 2 周,出生时无窒息史。出生后即发现哭声低弱,吞咽困难,吸奶无力。出生后 3~4 天出现"四肢抽动",出生后 11 天因"哭声低弱"于当地医院就诊,初步诊断:"新生儿肺炎、新生儿败血症、颅内感染、先天性心脏病、面神经麻痹"。入院后予以抗感染、对症治疗。

查体:长脸、小颌,面部不对称,小口,睑裂狭窄,低位耳,耳廓异常折叠,球状鼻尖、腭裂,表情淡漠。心脏彩超示法洛四联症、房间隔缺损、动脉导管未闭。电解质检查:K⁺ 4.0mmol/L, Na⁺ 147.8mmol/L, Cl⁻ 100mmol/L, Ca²⁺ 1.91mmol/L, AG 24mmol/L。

【问题 1】 根据上述门诊资料,患儿最可能的诊断是什么?

思路 1:患儿先天性心脏病,"新生儿肺炎、新生儿败血症、颅内感染"提示免疫缺陷,典型长脸、小颌、球状鼻尖、腭裂、表情淡漠等特殊面容，Ca²⁺ 1.91mmol/L 示低血钙，高度提示 22q11.2 微缺失综合征。

思路 2：22q11.2 微缺失综合征患者多由于配子形成过程中发生了小片段的缺失，为新发变异，需要详细询问患者父母生育史及家族史。

询问生育史后发现患儿父母无不良孕产史，且其家族中无不良孕产史或类似表型亲属，疑似新发突变。

思路 3：22q11.2 微缺失综合征患者多患有先天性心脏病，包括法洛四联症、室间隔缺损、先天性心血管畸形等。

知识点

22q11.2 微缺失综合征的临床诊断标准

1. 先天性心脏病，如法洛四联症、室间隔缺损、先天性主动脉弓离断 B 型、肺动脉狭窄 / 闭锁及共同动脉干及其他心脏流出道畸形等。

2. 腭裂为主，其他颜面异常包括小颌、长脸、上颌垂直长度过长、颊部平坦、下颌后移、面部不对称、大头畸形、颅底扁平；双耳低位、小耳畸形、中耳畸形、小耳廓、耳廓异常折叠、耳轮肥厚、中耳炎；闭眼不能、睑裂狭小、视神经乳头变小、视网膜血管扭曲、视网膜缺损、白内障；球状鼻、方形鼻尖、宽鼻梁、鼻翼发育不全、鼻孔狭窄、鼻孔前倾、鼻后孔闭锁、慢性鼻窦炎、"U" 形嘴、小口畸形、上唇较薄；悬雍垂裂、高腭弓、腭帆缩短、黏膜下裂等。

3. 先天性胸腺不发育或发育不全，具体表现为反复肺炎、鼻窦炎、中耳炎、鹅口疮等细菌、病毒、真菌、原虫的感染和自身免疫病，细胞免疫缺陷等。

4. 甲状腺功能低下，具体表现为惊厥、喉痉挛、手足抽搐等低钙血症。

5. 认知和精神异常，如（青春期或成年患者）书写、计算、理解困难或学习能力缺失，注意力缺陷或注意力高度缺陷，智商通常在 70～90 左右（主要表现为认知问题）；精神分裂症（主要为妄想型精神分裂症）、注意力缺陷；多动症、强制性障碍、心境障碍、恐惧症、抑郁症、对立违抗性障碍等精神异常。

6. 生长发育问题，如喂养困难、生长激素缺乏、生长发育落后等。

（1）典型患者具有先天性心脏病、颜面异常、胸腺不发育或发育异常、甲状旁腺功能低下等表现。

（2）学龄期儿童、青少年、成人患者可能合并认知和精神异常、生长发育迟滞等表现。

（3）最常见的是先天性心脏病加上后 5 项表现的一项或多项。

知识点

法洛四联症

法洛四联症（tetralogy of Fallot，TOF）是一种心脏的先天性畸形，包括心脏的四种解剖学异常（室间隔缺损、肺动脉狭窄、主动脉骑跨和右心室肥厚）。法洛四联症在发绀型心脏畸形中最为常见，其发病率占各类先天性心脏病的 10%～15%，可导致发绀、呼吸困难、缺氧性发作等症状，其常见并发症为脑脓肿、脑血栓及亚急性细菌性心内膜炎等，致死率高。主要由于慢性缺氧而导致红细胞增多，继发心肌肥大及心力衰竭而死亡。一般若无手术禁忌应采取手术治疗，包括四联症矫正术及姑息手术等。

【问题 2】 22q11.2 微缺失综合征患者临床诊断的辅助检查是什么？

思路 1：心脏彩超。心脏畸形是 22q11.2 微缺失综合征最为常见的临床表现，据统计，75%～85% 的 22q11.2 微缺失患者都有先天性心血管畸形，多以心脏圆锥干异常为主，如法洛四联症、主动脉弓离断、永存动脉干等，相对少见的畸形有主动脉缩窄、房间隔缺损、血管环、迷走锁骨下动脉、大血管移位等。

思路 2：胸腺影像及功能检查。22q11.2 微缺失综合征患儿多因先天性胸腺不发育或发育不良造成 T 细胞功能缺陷，导致反复发生念珠菌及其他真菌感染、严重的病毒感染等。其胸部 X 线检查可见胸腺影像变小或不见胸腺影，T 细胞数量减少。

思路 3：甲状旁腺功能或血钙浓度检测。22q11.2 微缺失患者多具有甲状旁腺功能低下，临床可出现发作性四肢抽搐或一侧肢体抽搐、发作前尖叫等症状，应检测血钙和血磷浓度，必要时测定甲状旁腺激素（PTH）。

【问题3】 该患者临床上需要与哪些疾病进行鉴别诊断?

思路:所有支持22q11.2微缺失综合征的表型亦可出现于其他疾病及正常人群。

Smith-Lemli-Opitz 综合征(SLOS):SLOS 综合征是一种常染色体隐性遗传病,表现为先天性血清 7- 脱氢胆固醇(7-DHC)升高,或 7-DHC 与胆固醇比值升高。该综合征由 DHCR7 基因突变导致。该综合征患者多早产或臀位产,可表现为小头,第二、三指并指,智力障碍,多有心、肺、肾、胃肠道及生殖器异常。

阿拉日耶综合征:阿拉日耶综合征(Alagille syndorme)是一种常染色体显性遗传病,约88%患者由 JAG1 基因突变导致,约 7% 患者 FISH 检测到 20p12 片段缺失,该缺失片段包含 JAG1 基因,约小于 1% 患者由 NOTCH2 基因突变导致。肝内胆汁淤积为该综合征主要表型。

法特联合征:法特联合征作为一种临床诊断综合征,目前尚未明确病因,主要表现为严重先天性骨骼畸形、气管食管瘘和肛门闭锁。

眼耳脊椎综合征(OAVS)(存在耳异常、椎骨缺陷、心脏病、肾功能异常等表型):OAVS 多为散发病例,多见于男性,可见兔唇、颊横裂、颧骨发育不全、牙齿排列不齐,先天性角膜皮样瘤且可随年龄增长而增大,胸椎侧弯、骨质呈楔状愈合。

CHARGE 综合征:CHARGE 综合征为一种常染色体显性遗传病,65%~70% 患者存在 CHD7 基因突变,可见先天性心脏病、腭裂、免疫缺陷等,由腺垂体发育不全所致。

知识点

22q11.2 微重复综合征

22q11.2 微重复综合征(22q11.2 microduplication syndrome)是由人类染色体 22q11.2 区域杂合性重复引起的一类临床症候群,其重复区域涉及 22q11.2 微缺失综合征的同一区域。22q11.2 微重复综合征患者通常表型轻微且高度可变,可有正常表型或表现为智力障碍或学习障碍、精神运动发育迟缓、生长迟缓和 / 或肌张力减退等。与 22q11.2 微缺失综合征不同,22q11.2 微重复综合征患者通常由表型正常或接近正常的父母遗传,新发突变少见。

【问题4】 怎样对该患儿进行确诊?

思路:22q11.2 片段的分子遗传学检测是确诊的重要手段,也是进行产前诊断的必备技术,临床首选的确诊方法。

该患儿临床诊断 22q11.2 微缺失综合征明确,确诊需首先进行分子遗传学检测。

【问题5】 怎样对该患者进行分子遗传学检测?

思路1:明确的遗传病理学特征是进行遗传检测的基础,能指导临床医师选择合适的遗传检测技术,从而制定高效而经济的检测流程。

思路2:22q11.2 微缺失综合征多由 22q11.2 区域缺失所致,90% 的缺失片段大小为 3Mb,7%~8% 的缺失片段为 1.5Mb;另外还包括一些非典型的小片段缺失及 TBX1 基因点突变。高通量全基因组测序技术(CNV-seq)、微阵列技术(microarray,包括 SNP array 和 array-CGH)、FISH、MLPA、实时定量 PCR 和测序等手段均可用于检测。

思路3:22q11.2 微缺失综合征传统采用 FISH 检测作为遗传学诊断的"金标准",可以有效地检测出大片段缺失。但 FISH 检测一般不能检出小缺失(<40kb)或非典型缺失(不包含 A~B 缺失区)。

思路4:由于微阵列技术已经在临床广泛应用于生长发育迟缓和智力障碍的评估,目前大部分 22q11.2 微缺失综合征由微阵列检出。微阵列和 MLPA 对小片段缺失和非典型缺失的敏感度更高,并且可以大致确定缺失的大小范围。

思路5:FISH 常用于微阵列检出缺失的验证。但如果微阵列检测的可信度很高(缺失区包含 50~100 个连续的探针),则不必行 FISH 验证。在先证者诊断明确以后,FISH 也常用于缺失亲本起源筛查。

该患者首先采用 SNP array 进行全基因组微缺失微重复检测。

【问题6】 该患者 SNP array 检测结果能否确诊为 22q11.2 微缺失综合征?

思路1:该患者 SNP array 检测结果显示 22q11.2 杂合缺失约 2.6Mb(图 4-3-2),提示患者为 22q11.21 缺失所导致的 22q11.2 微缺失综合征。

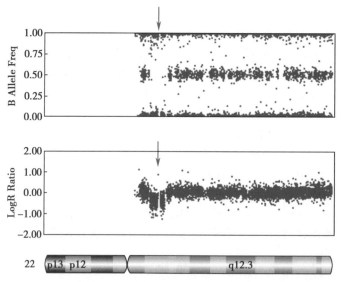

图 4-3-2　患者 SNP array 检测结果

（图示 22 号染色体 B 等位基因频率和 LogR 比率参数图。红色箭头部分指示 B 等
位基因频率值位于 0 或 1，LogR 比率值小于 0，均提示 22q11.2 杂合性缺失）

知识点

SNP array 结果判读

SNP array 可根据不同位点的 SNP 分型来检测染色体是否存在拷贝数变异，其结果分析时，主要参考 B 等位基因频率及 LogR 比率。正常情况下，B 等位基因频率集中于 0.00、0.50、1.00 三个区域，LogR 比率为 0。若存在片段杂合缺失，则 B 等位基因频率 0.50 处缺失，LogR 比率小于 0；若存在片段杂合重复，则 B 等位基因频率集中于 0.00、0.33、0.66、1.00 四个区域，LogR 比率大于 0。

思路 2：根据患儿缺失区域，选取 FISH 探针，对患儿及其父母行中期染色体 FISH 检测（图 4-3-3），以确认该变异是否来源于存在染色体异常的父母。

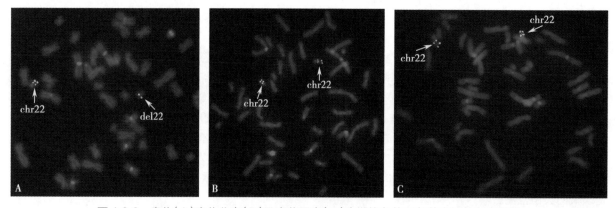

图 4-3-3　患儿（A）患儿父亲（B）及患儿母亲（C）中期染色体双色荧光原位杂交结果

［分别以 RP11-293B4（22q13.31，195kb）为指示探针，标记为绿色；RP11-90N6（22q11.21，174kb）为检测探针，标记为橙色。FISH 结果显示患儿在 RP11-90N6（22q11.21）处存在缺失。其父亲及母亲在该处未见异常］

【问题 7】 该病还可能有什么其他表型？

思路 1：22q11.2 微缺失综合征不常见表型，如严重吞咽困难、生长激素缺乏、自身免疫病（血小板减少

症、幼年型类风湿关节炎、Graves 病、白癜风、中性粒细胞减少、溶血性贫血）、听力丧失（感觉性及传导性）、精神疾病、孤独症系谱障碍样表型等。

思路 2：其他重要的辅助诊断表型包括骨骼异常如多指（趾）、多余肋骨、颅缝早闭等；泌尿生殖道异常如肾发育不全、肾积水、多囊肾、马蹄肾、子宫缺如、尿道下裂、腹股沟疝、隐睾等；中枢神经系统异常如小脑萎缩、多小脑回、神经管畸形、癫痫发作等；胃肠道异常如肛门前置 / 肛门闭锁、食管闭锁、空肠闭锁、附脾、脐疝、膈疝、肠异常折叠、先天性巨结肠等。

【问题 8】 患儿母亲拟再生育，如何进行产前诊断？

思路：产前诊断须建立在先证者遗传诊断明确的基础上。根据先证者的突变类型采用相应的技术对胎儿 gDNA 样本（可于孕早期取绒毛，中期取羊水或脐血）进行分子遗传学检测，如 CNV-seq、SNP array、array-CGH、FISH、MLPA、实时定量 PCR 和测序等；综合上述检测结果作出胎儿是否会罹患与先证者相同突变所致的 22q11.2 微缺失综合征的结论。

【问题 9】 如何进行遗传咨询？

思路 1：该病为常染色体显性遗传，约 93% 为新发，仅有 7% 左右遗传自异常亲本。

思路 2：患者后代有 50% 概率获得该异常染色体而发病。

思路 3：有家族史或已生育 22q11.2 微缺失综合征患儿的母亲再次生育该病患儿的风险明显增加，因其可能存在生殖细胞突变或低比例嵌合，故强调产前诊断的重要性。

思路 4：若亲本一方为涉及 22q11.2 的染色体平衡 / 非平衡易位携带者，则其后代 22q11.2 微缺失综合征高风险。

思路 5：若产前超声检查发现先天性心脏病和 / 或其他相关异常（如腭裂、多指、膈疝、肾脏异常和羊水过多等），尽管未能确定 22q11.2 微缺失综合征高风险，也应考虑有针对性地进行产前检测。

【问题 10】 如何对患者进行治疗？

思路 1：迄今无特异性治疗，只能对症和支持治疗。

思路 2：免疫治疗。对于细胞免疫缺陷的儿童应采取相应的特殊预防措施，如输血或免疫活疫苗（新生儿不建议使用免疫活疫苗）。对于胸腺完全不发育的患儿，可以考虑胸腺移植。若存在细菌感染，可对应使用抗生素治疗。

思路 3：手术治疗。先天性心脏病患儿可采取心脏手术矫正。

思路 4：对于甲状旁腺功能减退引起的低血钙，需要终生使用维生素 D 及补钙制剂。

思路 5：对于生长激素缺乏者对症使用生长激素治疗。

思路 6：继发性并发症的预防。对淋巴细胞异常的婴儿不推荐活疫苗免疫；儿童期实行活疫苗免疫前应再评估免疫状况；确认免疫系统恢复正常以前，应使用经辐射处理的血液制品；手术前后应测定血清钙离子浓度以避免低钙性癫痫；外科处置前应评估血小板容量和功能；摄入碳酸饮料和酒精可能加重低钙血症；摄入咖啡因可能诱发或加重焦虑症。

【问题 11】 22q11.2 微缺失综合征的遗传诊断和产前诊断流程。

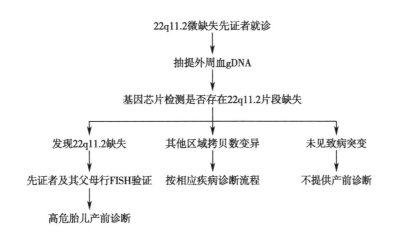

二、1p36 微缺失综合征

1p36 微缺失综合征（1p36 deletion syndrome）是由 1 号染色体短臂末端，即 1p36.13-p36.33 区域杂合性缺失而引起的一类临床症候群，新生儿发病率约为 1/（5 000～10 000），其特征性表型包括严重智力低下、小头畸形和特殊面容，典型面容表现为一字眉、眼和中面部凹陷、宽扁鼻、长人中、尖下巴和外耳异常。患儿通常有肌张力低下和吞咽困难。常见语言发育障碍，可有脾气暴躁、自残或其他行为异常。大部分患儿有大脑结构性异常，超过半数发生癫痫。其他表现包括视力、听力障碍，以及骨骼、心脏、胃肠道、肾脏或生殖器异常等。

1p36 微缺失综合征患者 1 号染色体短臂末端杂合性缺失，该区域包含众多基因，其中多个关键致病基因被认为与 1p36 微缺失综合征表现相关，如 *GABRD* 基因在脑部编码一种 GABA 通道，与神经发育及神经精神异常相关；*KCNAB2* 基因参与编码钾离子通道，该基因缺失与癫痫发作密切相关；*MMP23B* 基因在人类头骨骨缝连接中起到重要作用，该基因的缺失可导致患者囟门闭合晚；*SKI* 基因缺失可导致面裂畸形，与 1p36 微缺失综合征患者眼和中面部凹陷相关等。

1p36 微缺失综合征的诊疗经过通常包括以下环节：

1. 详细询问先证者的症状学特征及遗传家族史。

2. 查体时重点关注患者特征性面容、智力和语言发育、肌张力、听力及视力等体征。

3. 询问病史，应注意阴性体征（发育倒退、重复刻板动作、自我伤害和痛阈低下等），以排除某些微缺失微重复综合征及单基因病可能。

4. 告知 1p36 微缺失综合征遗传病理及分子诊断流程，知情同意后进行分子遗传检测。

5. 向患者解释检测结果、遗传咨询。

6. 对有生育要求的家系可行产前诊断。

7. 根据患者病情制订对症治疗方案。

临床关键点

1. 1p36 微缺失综合征的临床诊断需结合患者特征性临床表型及相关影像学检查，包括精神运动发育迟缓、语言障碍、小头畸形、一字眉、癫痫发作、先天性心脏病、听力及视力障碍。

2. 遗传学检测是确诊的必要手段。

3. 该病由染色体 1p36 杂合性缺失导致，多为新发，约 20% 由父母一方平衡染色体重排导致，应在此基础上进行遗传咨询。

4. 暂无有效的治疗方法，主要是对症治疗。

5. 产前诊断是唯一有效的预防途径。

临床病例 2

患儿，男，6 岁，因"发育迟缓，语言障碍"由儿科转诊来遗传门诊就诊。初步病史采集如下。

患儿系 G_1P_1，足月平产儿，出生体重 3kg，无窒息史，4 个月抬头，8 个月独坐，1 岁 1 个月站立，1 岁 7 个月独立行走；2～3 岁才会叫"爸爸、妈妈"，后语言发育一直较差，有意愿，但表达不清；2 月龄时无明显诱因出现抽搐发作，表现为左下肢抖动，持续数秒钟后自行缓解，伴有口唇发绀，发作频率 1 次 /d，服用"左乙拉西坦"，症状控制欠佳，发作间期肌张力低下；自幼明显多动，好与同龄儿玩耍，但脾气大，常与别人争斗。

查体：头围 49cm，前额突出，一字眉，内眦赘皮，鼻根较宽，双耳耳轮最高点低于外眦 - 枕后连线，耳小，长人中，流涎。短指，短足。对光线、声音反应差，反应迟缓。无家族病史。

辅助检查：韦氏智力量表测试 IQ 平均分为 42 分；头颅 MRI 提示脑外间隙增宽，双侧侧脑室扩大，胼胝体发育不全。

【问题 1】根据上述门诊资料，患儿最可能的诊断是什么？

思路 1：患儿出生时无窒息病史，出生后即出现运动、语言发育均落后于同龄儿，间断癫痫发作，合并肌张力低下，多动且好争斗。查体提示小头(-3SD)，具有前额突出、一字眉、内眦赘皮、鼻根宽、低耳位、小耳及长人中等特殊面容，另有短指、短足，对外界刺激反应差等特点。辅助检查示患儿智力测试平均42分，属中度智力低下；头颅MRI亦提示脑结构发育异常。属散发病例，无家族史。以上病史、体征、辅助检查及家族史提示患儿为新发染色体微缺失/微重复可能性大，部分特征性异常疑患儿为1p36微缺失综合征。

知识点

表4-3-1为1p36微缺失综合征的临床表现与发生频率。

表4-3-1　1p36微缺失综合征的临床表现与发生频率

临床表现	发生频率
1. 特殊面容　一字眉、凹眼、上颌发育不全、宽大的扁鼻子、长人中、尖下巴、低耳位、后旋耳等 2. 小头畸形 3. 智力障碍 4. 语言障碍 5. 肌张力低下 6. 短而弯曲的手指/脚趾 7. 短足 8. 脑部异常　侧脑室及蛛网膜下腔扩张、皮质萎缩、弥漫性脑萎缩、胼胝体发育不全等	>75%
1. 先天性心脏缺损　动脉导管未闭、室间隔缺损、房间隔缺损等 2. 视力障碍　远视、注意力不集中等 3. 感觉神经性耳聋 4. 癫痫	50%～75%
1. 骨骼异常　骨龄延迟、脊柱侧凸、肋骨异常、下肢不对称等 2. 神经性耳聋 3. 消化道问题　吞咽困难、胃食管反流等 4. 外生殖器异常　隐睾症、小阴茎等 5. 行为异常　易怒、攻击性、自残等	25%～50%
1. 心肌病 2. 肾功能异常 3. 肛门前置或闭锁 4. 甲状腺功能减退	<25%

思路2：大多数1p36微缺失综合征患者是由于生殖细胞(配子)形成或胚胎发育早期发生了基因组不等交换导致，少数患者为父母一方染色体异常所致，需要详细询问患者父母生育史及家族史。

该家系患儿父母无不良孕产史，且其家族中无不良孕产史或类似表型亲属，提示新发突变可能性大。

【问题2】　1p36微缺失综合征患者临床诊断的辅助检查是什么？

思路1：头颅磁共振。88%的1p36微缺失综合征患者存在中枢神经系统异常，主要包括侧脑室及蛛网膜下腔扩张、皮质萎缩、弥漫性脑萎缩、胼胝体发育不全等。少数患者有髓鞘化延迟、脑白质高信号、脑室周围结节状异位、多小脑回等。

思路2：心脏彩超。43%～71%的1p36微缺失综合征患者存在先天性心脏缺损，主要包括室间隔缺损、房间隔缺损、瓣膜异常、动脉导管未闭、法洛四联症、先天性主动脉缩窄、右心室漏斗部狭窄及三尖瓣下移畸形等。

思路3：骨骼系统X线检查。40%的1p36微缺失综合征患者存在骨骼异常，包括骨龄延迟、脊柱侧弯、肋骨异常、下肢不对称等。

思路4：甲状腺功能检测。部分患者甲状腺激素分泌不足，甲状腺功能减退。

【问题3】　该患者临床上需要与哪些疾病进行鉴别诊断？

思路：1p36微缺失综合征患者具有特征性的临床表型及面部特征，但仍与某些疾病具有部分表型重叠，以致难以区分。

雷特综合征（Rett syndrome）是一种严重影响婴幼儿精神运动发育的 X 连锁显性遗传性疾病，典型的雷特综合征几乎仅见于女性，一般也表现出智力障碍、癫痫、小头畸形等，但该综合征出生前及围生期正常，头围正常，6 个月内运动发育与正常人无明显差异，6～18 个月出现短期发育停滞，其后语言发育及运动技能发生迅速倒退，丧失手部精细功能，出现手部刻板动作，头围发育减速或停滞。

快乐木偶综合征（AS）表现出重度发育迟缓及智力低下、重度语言障碍、步态失调及四肢震颤，以及不合时宜的高兴行为，包括频繁大笑、微笑和兴奋等，同时常伴有小头畸形、癫痫等症状。

普拉德 - 威利综合征（PWS）是导致人类肥胖的最常见遗传性综合征之一，主要表现为婴儿早期肌张力严重减退及喂养困难，1～6 岁食欲亢进，体重快速增长，发展为向心性肥胖，发育迟缓，轻度或重度智力障碍，认知障碍，语言障碍，由于促性腺激素分泌不足导致性腺功能减退、身材矮小、手足小，并表现出典型的行为异常，如暴躁、倔强、顽固、盗窃、说谎、强迫特征等。

史密斯 - 马盖尼斯综合征（Smith-Magenis syndrome）表现出特殊面容，发育迟缓，轻度至中度智力障碍，认知障碍及行为异常。自我伤害和痛阈低下是该综合征的典型特征之一，90% 以上患儿可有咬手或手腕行为，其他常见自我伤害行为包括拍掌、撞头、拉头发、抓皮肤等。同时，患儿可表现出一些特殊异常行为，如喜将外物插入身体有孔部位等，且易怒、激动等。

艾卡尔迪综合征（Aicardi syndrome）有三个典型特征：胼胝体发育不全、特征性脉络膜视网膜缺损、婴儿痉挛。该综合征女性患者还表现出其他典型表型，如小头畸形、躯干张力减退、四肢张力亢进伴痉挛、中度至重度发育迟缓、智力低下。该综合征的部分女婴出生后 3 个月内癫痫发作，绝大部分 1 岁内癫痫发作。随着时间的推移，可发生各种类型的难治性癫痫。

【问题 4】 怎样对该患儿进行确诊并与上述综合征鉴别？

思路：尽管对染色体微缺失检测的方法很多，但是 1p36 微缺失综合征临床表现和许多综合征不好区别，故对患儿进行全基因组拷贝数变异检测是确诊和与上述综合征鉴别的必要手段，也是进行诊断和产前诊断的首选方法。

知识点

染色体微缺失 / 微重复检测方法

1. 荧光原位杂交（FISH）。
2. 定量 PCR。
3. 微阵列技术。
4. 高通量测序技术。

针对临床诊断明确的染色体微缺失 / 微重复综合征，可仅采用 FISH 检测，在目的区域内选取相应的探针，荧光标记后与目标染色体进行杂交，通过观测荧光信号的数目，作出缺失 / 重复的判定；或采用定量 PCR 对目标区域进行定量检测；对于临床诊断不明确的疑似染色体微缺失 / 微重复综合征，目前首选高通量测序技术或微阵列技术，由于其能一次性对所有染色体的拷贝数进行检测，所以既可以对目标区域进行检测，还可以发现其他染色体的异常，既达到诊断的目的，又可以完成鉴别诊断；高通量测序技术同样可以一次性完成全部染色体组拷贝数变异的检测，随着测序成本的下降，该技术在临床的应用将会更广泛。

【问题 5】 怎样对该患儿进行遗传学诊断？

思路：虽然我们高度怀疑此患儿为 1p36 微缺失综合征，但是不能完全与其他表型相近的综合征鉴别，不能排除患儿有 1 号染色体结构异常导致的片段缺失，所以我们选择对患儿外周血淋巴细胞进行细胞遗传学检测，同时进行染色体微阵列技术检测患儿全基因组拷贝数变异。

【问题 6】 根据患儿遗传学检测结果能否确诊？

思路 1：该患儿细胞遗传学染色体核型为 46，XY，400～550 条带范围内未见结构异常。SNP 芯片（Illumina HumanCytoSNP-12v1 芯片）检测结果为 arr［hg19］1p36.33p36.23（742，429-7，663，397）×1，表明 1p36.33p36.23 杂合缺失 6.9Mb，结合 2 个检测结果，确诊患儿为 1p36 微缺失综合征（图 4-3-4）。

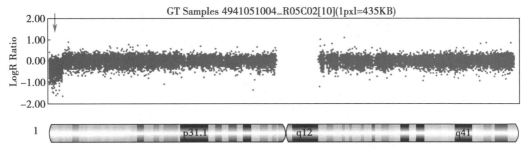

图 4-3-4 患者 SNP 芯片检测结果图

（图示为 1 号染色体 LogRatio 参数图，红色箭头指示 logR 值小于 0，提示 1p36 杂合性缺失）

知识点

1p36 微缺失综合征染色体异常类型见表 4-3-2 和图 4-3-5。

表 4-3-2　1p36 微缺失综合征染色体异常类型（图 4-3-5）

	染色体异常			
	末端缺失 A	中间缺失 B	复杂重排 C	衍生染色体 D
染色体示意图				

图 4-3-5　染色体异常类型

（A 单纯的染色体末端缺失；B 染色体中间区域缺失；C 染色体存在多处缺失的复杂重排，并合并有重复、插入或倒位等；D 由不平衡易位导致的衍生 1 号染色体）

发生概率	52%	29%	12%	7%

　　思路 2：根据患儿缺失区域，选取 FISH 探针，对患儿及其父母行中期染色体 FISH 检测，以确认该缺失片段的来源。

　　根据 FISH 结果（图 4-3-6），患儿在该区域内存在片段缺失，其父母在该区域内未见异常，患儿缺失片段为新发突变。

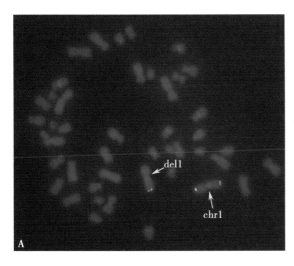
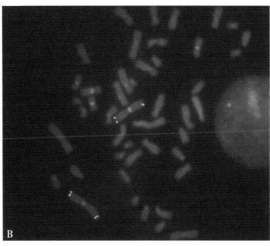

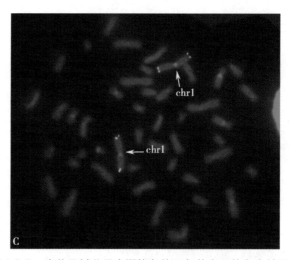

图 4-3-6　患儿及其父母中期染色体双色荧光原位杂交结果

[图示依次为患儿（A）、患儿母亲（B）、患儿父亲（C）FISH 结果，目的探针 RP11-199O1（1p36.22，绿色），对照探针 RP11-280A15（1q44，橙色）]

【问题 7】　患儿母亲拟再生育，如何进行产前诊断？

思路：产前诊断须建立在先证者遗传诊断明确的基础上。对于生育过 1p36 微缺失综合征患者或父母一方为染色体重排携带者的家系，可提供产前诊断。此父母自身染色体正常，生育 1p36 微缺失综合征患儿，虽为新发，由于不能排除生殖细胞嵌合体，再生育建议做产前诊断，首选微阵列技术，此技术不仅能对 1p36 区域进行检测，还可以对整个染色体组新发拷贝数变异进行检测。

【问题 8】　如何进行遗传咨询？

思路 1：1p36 微缺失综合征可遗传自存在染色体异常的父母，但大部分为新发缺失。约 3% 先证者的 1 号衍生染色体来自亲本平衡易位染色体的异常分离。因基因芯片不能检测平衡易位，故先证者父母需行细胞遗传学或 FISH 检测，以确认是否为平衡易位携带者。

思路 2：60% 的新发缺失发生在母源 1 号染色体上。

思路 3：先证者同胞患病风险取决于其遗传状态。若先证者为新发缺失（生殖细胞嵌合除外），则其同胞患病风险与群体发病率一致，概率为 1/（5 000～10 000）；若先证者父母为染色体易位携带者，其同胞再发 1p36 微缺失综合征概率为 1/18，另有 15/18 概率为其他类型染色体病或染色体微缺失/重复患儿，仅有 1/9 概率为表型正常儿（1/18 染色体核型完全正常、1/18 染色体易位携带）。

思路 4：若亲本一方为平衡易位染色体携带者，染色体平衡易位携带者的血亲家庭成员亦有染色体平衡易位可能，应建议血亲家庭成员行染色体显带、FISH 检测，排除为染色体平衡易位携带者的可能，避免再生育 1p36 微缺失综合征患儿。

【问题 9】　如何对患者进行治疗？

思路 1：迄今无特异性治疗，只能对症和支持治疗。

思路 2：针对不同症状，可分别采用以下治疗方法。

智力低下：制订个性化康复计划，注重对患儿运动发育、认知、交流和社会技能的培养，使用手势以增强其沟通能力。早期干预及后期适当的学校锻炼可有效提高治疗效果。

癫痫：25% 的患者有婴儿期痉挛，其脑电图出现高峰节律紊乱，可采用促肾上腺皮质激素治疗。大部分患者的癫痫症状均可采用标准化的抗癫痫药物进行治疗，且治疗越早疗效越好。

喂养困难：注重对患者口腔运动技能的培养，可有效改善喂养问题。肌张力减退或腭裂患儿可采用特殊喂养技术或设备，吞咽困难患者可采用胃管喂养，胃食管反流患者可采用相应的标准化治疗方法。

先天性心脏缺损：大部分为可治疗的非复杂型心脏病。心肌肥厚可采用标准药物（如呋塞米、卡托普利、地高辛等）治疗。

眼部异常：采用标准治疗方法。64% 注视不良的患者在适当治疗后症状明显改善。

骨骼异常：针对患者自身情况进行治疗，建议早期治疗。

听力缺损：佩戴助听器。

其他：肠胃、肾等形态学异常及甲状腺功能减退等均可采用标准治疗方法。

【问题10】 1p36微缺失综合征的遗传诊断和产前诊断流程。

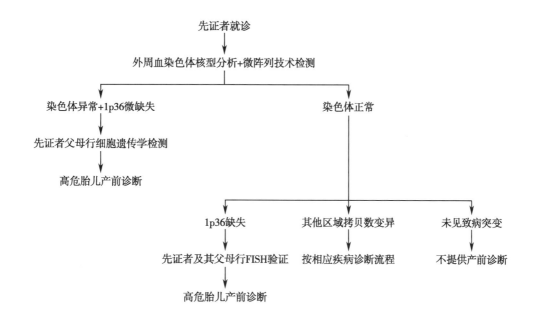

三、普拉德-威利综合征/快乐木偶综合征

普拉德-威利综合征（Prader-Willi syndrome，PWS）[OMIM 176270]和快乐木偶综合征（angelman syndrome，AS）[OMIM 105830]是人类最早已知涉及印记基因的疾病。PWS与AS患者致病变异区间均位于染色体15q11-q13，但二者间的表型与发病机制不同。

PWS的表型涉及多器官组织。婴儿期主要表现为肌张力低下、喂食困难和生长发育迟缓，儿童期食欲过度，导致慢性嗜食和肥胖，部分发展为2型糖尿病。此病的典型表现主要包括轻度至中度智力障碍和学习困难，脾气暴躁、倔强和强迫症，前额狭窄、杏仁眼和三角嘴等特殊面容，身材矮小和手足短小，男性和女性均有生殖器发育不良，大部分患者没有生育能力，部分患者皮肤和毛发色素浅淡。AS主要累及神经系统，临床特征包括生长发育迟缓、智力障碍、严重的语言障碍和共济失调，大部分患儿有反复发作的癫痫和小头畸形。患儿典型表现为开心、激动常笑、无故大笑和双手扑翼样动作，常见症状还有多动、短暂的注意力跳跃、对水着迷、睡眠困难、少睡等。典型的临床表现常在1岁后才会显现，随着年龄增长，激动和睡眠困难等逐渐减轻，成年时呈现特殊的"粗俗面容"，寿命一般接近正常人。

PWS的人群发病率为1/30 000～1/10 000，大部分（70%）是由于父源染色体15q11-q13区间微缺失，约25%由于该染色体区间的母源单亲二倍体，罕见的病因有染色体易位，或者父源15号染色体的变异导致相关基因失活。缺失区间的基因，尤其是称为*SNORD116*基因簇的一组snoRNA基因缺陷可能与本病的主要表型相关。AS在人群中的发病率1/20 000～1/12 000。许多特征性表型是由母源性等位基因*UBE3A*[OMIM 601623]功能缺失而导致，大部分患者由于母源染色体15q11-q13区间微缺失，少部分由于该染色体区间的父源单亲二倍体，罕见的病因有染色体易位、母源15号染色体的变异而导致*UBE3A*基因失活等。另外，缺失区域的*OCA2*基因与部分患者的皮肤毛发色素浅淡相关。

PWS/AS的诊疗经过通常包括以下环节：

1. 详细询问先证者的症状学特征及遗传家族史。

2. 问诊和查体时重点关注患儿的生长发育状况（竖头、坐立、行走及语言发育时间）、婴儿期肌张力状况、饮食、睡眠与体重发展情况和性腺发育情况，以及患儿智力发育、行为特征和神经系统体征。

3. 对疑诊患者进行血糖水平、促性腺激素和性激素水平检查、智力测试、脑电图和头颅MRI检查等，有助于 PWS/AS 的临床诊断与鉴别诊断。

4. 告知患者 PWS/AS 遗传病理及分子诊断流程,知情同意后进行遗传学检测。

5. 向患者解释检测结果、遗传咨询。

6. 对遗传诊断明确、有生育要求的家系进行产前诊断,根据结果进行遗传咨询。

7. 根据患者病情制订对症治疗方案。

8. 向患者父母或家人宣教疾病的防控知识,介绍有关的救助平台。

临床关键点

1. PWS 的典型疾病特征　婴儿期肌张力低下、喂食困难、生长发育迟缓,儿童期食欲过度、肥胖、智力障碍、特殊面容、生殖器发育不良。临床辅助检查包括智力测试、血糖和性激素检测等。

2. AS 的典型疾病特征　严重智力发育落后、语言能力缺失、共济失调、不适当的愉悦表情、癫痫发作。AS 临床辅助检查包括智力测试、脑电图、头颅 MRI、血尿代谢筛查等。

3. 遗传学检测是 PWS/AS 确诊的重要手段。

4. PWS/AS 的致病突变类型有多种,遗传咨询须建立在明确致病突变类型的基础上。

5. PWS/AS 无有效的治疗方法,主要是对症治疗。

6. 产前诊断是唯一有效的预防途径,明确遗传学诊断是进行准确产前诊断的前提。

临床病例 3

一名 5 岁男童,因"肥胖,智力发育迟缓"来遗传科门诊就诊。初步病史采集如下。

患儿足月顺产。出生体重 2.8kg,无缺氧窒息史,母孕期无特殊病史,母乳喂养。患儿出生后哭声弱,四肢活动少,吸吮力差,喂养困难。1 岁食欲大增,可叫"妈妈",4 岁走路。2 岁以后开始发胖。现患儿走路不稳,会说"爸爸、妈妈"等 4～5 个字的句子,可以理解父母简单的指令,无明显多动症,大小便会叫人。父母非近亲结婚。

查体:身高 114cm,体重 29kg,头围 46.5cm,窄脸,窄前额,杏仁眼,嘴小,上唇薄,内眦赘皮,巩膜浅蓝色。生长激素刺激试验示生长激素缺乏。阴囊发育不良,隐睾。

【问题 1】 根据上述门诊资料,患儿最可能的诊断是什么?

思路:患儿在婴儿期出现中枢性肌张力低下,吸吮力差;异常面容,内眦赘皮、小嘴、薄上唇、巩膜蓝染;发育迟缓、智力发育落后,体型呈轻度向心性肥胖;生长激素分泌减少,性腺发育异常。高度提示为普拉德-威利综合征。

知识点

普拉德-威利综合征(PWS)主要临床特征

英国剑桥大学 Whittington 等提出 PWS 临床诊断标准(表 4-3-3),按照该表评 0～36 个月的新生儿或婴儿得分 5 分以上,其中主要指标 4 分以上的,即可诊断为 PWS;3～18 岁的儿童、青少年得分 8 分以上,其中主要指标 5 分以上的,可以诊断为 PWS。

表 4-3-3　PWS 临床诊断标准

主要指标(每条 1 分)

1. 新生儿或婴儿期肌张力减退,吸吮力差,随年龄增大有所改善

2. 婴儿期喂养困难,需使用鼻饲等特殊方式,或发育停滞

3. 1～6 岁期间快速的体重增长,发展为向心性肥胖

4. 婴儿期双顶径宽,窄脸,窄前额,杏仁眼,小而凸起的嘴,上唇薄,口角下移(至少满足 3 点)

5. 特纳综合征,依年龄区分如下。

生殖器发育不全:男性,阴囊发育不良,隐睾,小阴茎和 / 或小睾丸(<5%);女性,没有小阴唇和 / 或阴蒂,或者小阴唇和 / 或阴蒂严重发育不全。16 岁后,若不进行治疗,则表现为延迟的或不完全的性腺发育(男性,小生殖腺,面部和全身体毛少,不变声;女性,16 岁后闭经或月经稀发)

6. 6 岁前全身发育迟缓,6 岁后表现为轻度或重度的智力障碍,学习能力差

7. 饮食过量,强迫饮食

8. 高分辨染色体(>650 条带)显示 15q11-q13 缺失或其他 PWS 区域的细胞遗传学 / 分子遗传学异常

次要指标(每条 0.5 分)

1. 胎动少,婴儿期哭声弱,随年龄增大好转

2. 典型的行为异常 脾气暴躁,强迫行为,好争辩,好反抗,好计较,亢奋,顽固;持续偷窃、说谎(至少有 3 种症状)

3. 睡眠紊乱或睡眠呼吸暂停

4. 15 岁前,若不增加生长激素,则身材矮小

5. 低色素沉着,较家族内其他人皮肤白皙,毛发颜色浅

6. 小手(小于 25%)和 / 或小脚(小于 10%)

7. 眼异常(内斜视、近视)

8. 黏稠性涎,口角结痂

9. 发音障碍

10. 皮肤破损(皮肤斑)

支持性症状(不计分)

1. 痛阈高

2. 呕吐减少

3. 脊柱侧弯和 / 或后凸

4. 肾上腺皮质功能出现过早

5. 骨质疏松

6. 对益智拼图玩具有特殊才能

7. 神经肌肉检查正常

注:支持性指标不计分,但可以增加诊断的准确性。

【问题 2】 PWS 临床诊断的辅助检查有哪些?

思路 1:生长激素和性激素检查。PWS 患儿常存在生长激素分泌缺乏,性激素水平异常,PWS 男性患儿一般表现为特殊的下丘脑和外周性腺机能的减退,即低 LH、低抑制素 B 和高 FSH 水平。

思路 2:智力测试。PWS 患儿可表现为轻度或重度智力障碍,学习能力差。

思路 3:肌肉骨骼检查。PWS 患儿可伴有脊柱侧弯和 / 或后凸等表型。

【问题 3】 该病临床上需要与哪些疾病进行鉴别诊断?

思路:临床上许多疾病会与 PWS 的部分表型类似。婴儿期肌张力减退可见于新生儿败血症、中枢神经系统障碍、先天性强直性肌营养不良 1 型、某些神经性肌肉系统疾病(包括某些情况下脊髓性肌肉萎缩症等)、快乐木偶综合征、脆性 X 综合征、雷特综合征等。发育迟缓、智力障碍及肥胖等伴有或不伴有性腺机能减退的表型可见于脆性 X 综合征、雷特综合征、遗传性骨营养不良征、Bardet-Beidl 综合征、科恩(Cohen)综合征等。

【问题 4】 怎样与上述疾病鉴别和确诊?

思路 1:分子遗传学检测是 PWS 与上述疾病鉴别、确诊和分类的一个重要手段,也是进行产前诊断的必备技术。其中,DNA 甲基化分析是唯一可以同时针对三大类 PWS 患者(父源性 15q11.2-q13 微缺失、15 号染色体母源性单亲二倍体和 15q11.2-q13 父源印记缺陷)进行检测的技术,该技术可将 PWS 与缺失型 AS 患者进行明确区分。约 99% 的 PWS 患者可通过 DNA 甲基化分析得到临床确认。虽然 DNA 甲基化检测是临

床首选检查,却无法对 PWS 的突变类型进行明确分类,患者必须进行进一步的遗传学检查,明确突变类型,为遗传咨询提供依据。

知识点

PWS 的突变类型

1. 父源染色体 15q11.2-q13 微缺失型　65%～75% 的患者由父源性染色体 15q11.2-q13 部分缺失引起。缺失区间大小、断裂位点、产生机制与快乐木偶综合征相同,即由 15 号染色体上 *HERC2* 基因的低拷贝重复,通过非等位同源重组(NAHR)产生微缺失。

2. 15 号染色体母源性单亲二体型　20%～30% 的患者由 15 号染色体母源性单亲二体导致,大多数是由于卵细胞减数分裂期间发生染色体不分离,正常精子与具有两条 15 号染色体的卵细胞结合后,经三体性挽救机制丢失父源性 15 号染色体导致的;少数是由于正常卵子与缺失 15 号染色体的精子结合后,母源性 15 号染色体复制所导致的。

3. 印记缺陷(imprinting defect,ID)或印记中心缺失(imprinting center deletions,IC deletions)型约占 1%。

4. *SNRPN* 基因突变型(罕见)　*SNRNP* 基因位于 15q12,在脑和中枢神经元有表达,推测 *SNRNP* 基因参与了脑部特定 mRNA 剪切。*SNRNP* 基因缺失或其 5 号内含子区域内的甲基化可引起 PWS。

思路 2:DNA 甲基化分析 PWS 关键区域甲基化异常的患者,65%～75% 是由于 15q11.2-q13 区域父源性缺失所致,可通过 SNP array 或 CNV-seq 等技术进行检测;20%～30% 是由于 15q11.2-q13 区域母源性单亲二体致病,可通过 SNP array 或 DNA 多态性分析等技术进行检测。此外,还有不到 1% 的患者是由于染色体易位重排导致 15q11.2-q13 区域缺失而致病(表 4-3-4)。

知识点

表 4-3-4　普拉德 - 威利综合征(PWS)的检测方法

DNA 甲基化检测	病变区域	检测方法	异常	发生率
异常(>99%)	AS/PWS 区域	FISH、SNP array	染色体 15q11.2-q13 5～7Mb 缺失	65%～75%
	15 号染色体	DNA 多态性分析、SNP array	UPD	20%～30%
	PWS 印记中心	缺失检测	6～200kb 微缺失	<1%

【问题5】　该患儿是如何确诊的?

思路:首选 DNA 甲基化检测,确诊该患儿为 PWS 区域 DNA 甲基化异常的患者。然后采用 Illumina HumanCytoSNP-12 芯片对患者进行全基因组拷贝数变异分析(图 4-3-7),结果显示 15q11.2-q13.1 区域杂合缺失 4.8Mb(chr15:23683301-28530182),结合患者婴儿期喂养困难、面容特征异常、特纳综合征、发育迟缓、智力障碍、体型肥胖、有癫痫发作史等,可确诊为 PWS。

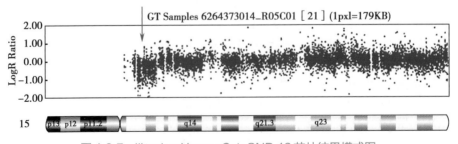

图 4-3-7　Illumina HumanCytoSNP-12 芯片结果模式图
(图中红色箭头处所示 LogR 值下降,均提示该区域杂合性缺失)

【问题6】 患儿母亲拟再生育,如何进行产前诊断?

思路:根据先证者分子遗传学机制的不同,同胞患病风险不同,且检测方法不同,产前检查需在先证者发病机制明确以后进行。根据患儿遗传学诊断结果显示,该患儿为染色体 15q11.2-13 微缺失型 PWS 患者。孕妇可行绒毛活检(CVS)或羊水穿刺获取胎儿细胞,进行所有已知突变类型的检测。SNP array 可用于检测 15q11.2-q13 微缺失突变、UPD;DNA 甲基化可用于检测缺失突变、ID 或 UPD。若选择行 DNA 甲基化检测,一般倾向于用羊水细胞而非绒毛组织进行(因胎盘组织处于相对低甲基化状态,影响检测结果)。

【问题7】 如何进行遗传咨询?

思路:先证者同胞的发病风险取决于导致 PWS 的不同发病机制(表 4-3-5)。如果先证者为父源性 15q11.2-13 缺失型或母源性 UPD 型患者,则其同胞发病概率非常小,通常小于 1%;对于先证者存在印记缺陷的情况,其同胞有较高的发病风险,约为 50%。目前,PWS 患者生育的报道不多,其后代的遗传咨询应视具体情况而定。若先证者父母是染色体结构重排的携带者,那么再次妊娠时,其后代的再发风险为 50%。

知识点

表 4-3-5 普拉德 - 威利综合征(PWS)先证者同胞再发风险

分型	占总体发病百分数	发病机制	同胞再发风险
Ⅰa	65%~75%	5~6Mb 缺失	<1%
Ⅰb	<1%	染色体重排	可能高达 50%
Ⅱa	20%~30%	母源 UPD	<1%
Ⅱb	<1%	因母亲染色体相互易位或标记染色体所致母源 UPD	可变范围从 1%~100% 都有可能
Ⅲa	<0.5%	伴有印记中心(IC)缺失的 ID	如父亲存在 IC 缺失,则高达 50%
Ⅲb	2.5%	不伴有 IC 缺失的 ID	<1%

注:Ⅰa,患者父亲应行 FISH 检查确认有无染色体重排,先证者为新发突变者,同胞患病风险<1%;

Ⅰb,同胞及其他家庭成员患病风险取决于先证者的染色体重排或小的片段缺失是遗传自父母还是新发突变;

Ⅱa,如先证者是母源 UPD 所致且无罗伯逊易位,同胞患病风险<1%;对先证者父亲进行染色体分析排除罗伯逊易位或标记染色体是有必要的;

Ⅱb,先证者需行染色体检查排除从母亲继承的罗伯逊易位;

Ⅲa,ID 患者父亲可存在印记中心(IC)缺失但表型正常,所以患者发生 IC 缺失有可能是源自父源 IC 的新发缺失,亦可直接继承自其父亲。如先证者父亲存在 IC 缺失,其同胞患病风险为 50%;

Ⅲb,如先证者为非 IC 缺失的 ID 型患者,同胞患病风险<1%。

【问题8】 如何对患者进行治疗?

思路1:对症处理。婴儿早期喂养困难的,通常需要鼻饲。理疗可改善肌张力低下。婴儿期后要严格控制饮食,并给予行为教育和心理治疗,增加运动量以控制肥胖的发展。早期生长激素疗法可以改善患者身高,也可以提高肌张力和减少脂肪沉积。激素替代治疗可使孕酮、睾酮和促性腺激素的水平升高至正常,并能产生正常精子和青春期体征,性器官发育。

思路2:对于严重肥胖的患者,应严格限制饮食并与心理治疗相结合,必要时施行迷走神经切除术。改善心脏功能,纠正其他畸形。

【问题9】 PWS 的遗传学诊断流程。

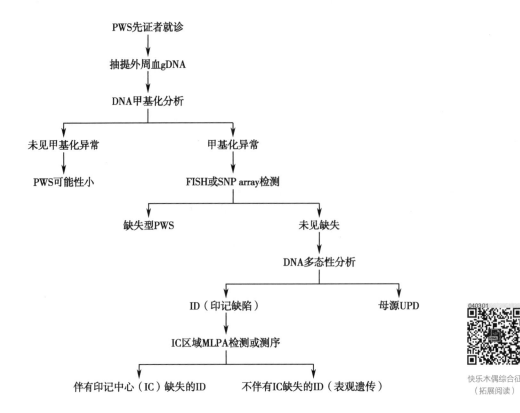

快乐木偶综合征
（拓展阅读）

四、威廉姆斯综合征

威廉姆斯综合征（Williams syndrome，WS）[OMIM 194050]又称 Williams-Beuren 综合征（Williams-Beuren syndrome，WBS），是一种累及多个器官系统的发育性疾病，由染色体 7q11.23 缺失所致，人群中的发病率 1/20 000～1/7 500，临床特征包括轻度至中度智力障碍或学习困难、独特的性格、特殊面容和心血管畸形。患儿对视觉 - 空间任务如画画和拼图等明显困难，但其语言、音乐和死记硬背式学习等能力较好，性格开朗、友好，热衷于取悦别人，注意力缺陷，焦虑和恐惧也是常见症状。特殊面容包括前额宽阔、鼻头短宽、双颊饱满、口唇宽满、牙小并稀疏歪斜。

WS 的诊疗经过通常包括以下环节：

1. 详细询问先证者的症状学特征及遗传家族史。

2. 查体时重点关注患儿外观、心脏查体及神经系统体征，尤其是疾病特征性的体征，如特殊面容、独特的个性、智力水平、心脏杂音等，需要测量四肢血压。

3. 完善相应临床检查，如血清或尿钙浓度、心脏超声或 CT 等检查。

4. 对疑诊患者进行遗传学检测。

5. 向患者及家属解释检测结果、遗传咨询。

6. 对遗传诊断明确、有生育要求的家系进行产前诊断，根据结果进行遗传咨询。

7. 根据患者病情制订治疗方案。

8. 向患者及家属介绍有关的 WS 病友会，搭建患者间沟通的平台。

临床关键点

1. 诊断需建立在详细的病史询问及体格检查基础上。

2. 完善各项检查，明确患者各系统受累情况。

3. 分子遗传学检测是确诊的最终手段。

4. 无有效的治疗方法，主要是对症支持治疗，需多学科协作。

5. 对患者家庭进行遗传咨询，遗传自父母的患者同胞再患病率较新发突变患者明显增加，最有效的预防手段即产前诊断，亦可考虑植入前诊断（PGD）。

临床病例 4

患儿,女,10 岁,因"运动智力发育迟缓"由儿科转诊来遗传门诊就诊。初步病史采集如下。

患儿系 G_2P_1,超过预产期 10 天剖宫产,出生体重 3kg,出生时无缺氧窒息史,母孕期无特殊病史。生后母乳喂养,5 个月抬头,10 个月叫妈妈,13 个月独站,23 个月走路,运动能力差,智力落后,学习困难,不能完成 10 以内的加减法,能背唐诗,语言能力尚可。生后 6 个月因喂养困难在当地医院检查发现"动脉导管未闭",行结扎术治疗。9 岁月经来潮。

查体:身高 138cm(50%),体重 28kg(50%),头围 51cm(<50%);长脸,外眦间距 9.5cm,内眦间距 3.5cm,鼻头较短,口唇宽大,上腭高尖,张口吐舌,牙间隙宽,下唇重度外翻,小颌;漏斗胸,乳房已发育,手指细长,脊柱正常;四肢肌力、肌张力正常。辅助检查:头颅 MRI、血尿筛查无异常。染色体核型分析:46,XX。

【问题 1】 根据上述门诊资料,患儿最可能的诊断是什么?

思路 1:患者存在运动、智力发育落后,特殊面容,先天性心脏疾病,以及青春期提前等症状,无发育倒退表现,提示患儿为累及多系统的综合征。

思路 2:患儿血尿代谢筛查、染色体核型分析均无异常,排除常见的代谢性疾病或染色体病,需考虑染色体核型分析无法检测出的染色体微缺失/微重复综合征等。

【问题 2】 下一步应对患者进行何种检测?

思路:智力障碍是很多染色体微小畸失/微重复综合征的共同表型。近年来研究发现染色体微小畸变占智力障碍患者病因的相当比例,新型的分子遗传学方法如全基因组微阵列芯片技术的分辨率远高于染色体核型分析,可检测出近百余种染色体微缺失/微重复综合征,因此已被推荐作为智力障碍患者的一线检查。该患儿具有染色体病的表现,但是核型分析正常,不能排除染色体微小畸变,因此,下一步可采用微阵列芯片技术检测。

【问题 3】 该患者遗传学检测结果如何解读?

思路 1:该患者 SNP array 芯片检测结果(图 4-3-8)提示患儿染色体 7q11.23 杂合缺失 1.35Mb(nt:72 750 345~74 101 909),包括 WS 关键区域(Williams-Beuren syndrome critical region,WBSCR),结合患者临床表现,提示诊断为 WS。

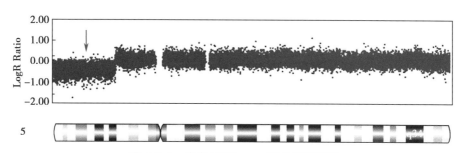

图 4-3-8 患者 SNParray 芯片检测结果

[图示 7 号染色体 Log Ratio(LogR)参数图。红色箭头部分指示 LogR 值小于 0,结合 BAF 值位于 0 或 1,提示 7q11.23 区域杂合性缺失]

思路 2:根据患儿缺失区域,选取 FISH 探针,对患儿及其父母行中期染色体 FISH 检测,以确认该变异及明确是否来源于父母。本例选取的目的探针为 RP11-27P17(7q11.23,167kb),对照探针为 RP11-121A8(7p14.1,171kb)。

FISH 结果证实患儿在染色体 7q11.23 区域存在缺失,其父母在该区域未见异常(图 4-3-9)。

【问题 4】 该患者临床上需要与哪些疾病进行鉴别诊断?

思路:WS 需与其他具有发育迟缓、身材矮小、特殊面容及先天性心脏病等表型的临床综合征相鉴别,

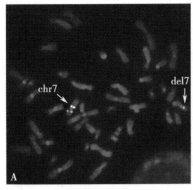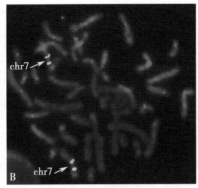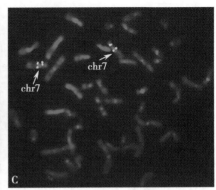

图 4-3-9 患儿及其父母 FISH 结果图

[图示依次为患儿（A）、患儿母亲（B）、患儿父亲（C）FISH 结果，橙色荧光信号对应 7q11.23 区域（探针为 RP11-27P17，167kb），绿色荧光信号对应 7q14 区域（探针为 RP11-121A8，171kb）。结果提示患儿在 7q11.23 区域存在缺失，其父母未见缺失，为新发突变]

如努南综合征、22q11.2 缺失综合征、史密斯 - 马盖尼斯综合征、歌舞伎面谱综合征（Kabuki 综合征）以及胎儿酒精综合征等。

【问题 5】 WS 临床表现的发生机制如何？

思路：WS 是由于染色体 7q11.23 区段的关键区域（WBSCR）缺失所致。

知识点

WS 的分子病理基础

WS 是由于染色体 7q11.23 区段的关键区域（WBSCR）缺失所致，该缺失片段一般为 1.55～1.84Mb，包含基因超过 25 个，如 ELN、CLIP2、GTF2I、GTF2IRD1、LIMK1 等，目前认为弹性蛋白基因（ELN）最重要，ELN 基因缺失与患者的心血管疾病及结缔组织异常有关。CLIP2、GTF2I、GTF2IRD1、LIMK1 等基因的缺失与患者的视空间结构认知损害、特殊个性及其他认知障碍有关。GTF2IRD1 基因的缺失还可能与异常面容相关。NCF1 基因的缺失与否可能与患者的高血压发生相关，缺失片段包含该基因的患者发生高血压的概率相对低。其他基因与 WS 表型的相关性暂不明。临床表型与缺失片段大小有关，有报道缺失片段大于 2～4Mb 的患者，认知功能更为落后。

【问题 6】 怎样对 WS 患者进行确诊？

思路 1：疾病的诊断及检测策略的制订均需建立在详尽的病史采集及体格检查基础上，接诊患者时，应详细询问其临床表现，尤其疾病特征性的表现（表 4-3-6），如 WS 常见的先天性心脏病、独特的认知行为改变、青春期发育提前等，查体时注意细微的异常，如异常面容、心脏杂音等。必要时完善相应的临床实验室检查，如血尿钙、甲状腺功能等。

知识点

表 4-3-6　WS 的临床表现及诊断标准

项目	临床表现	评分
生长情况	1. 过期产（大于 41 周）	符合 3 项或以上者评 1 分
	2. 身高和体重低于第 5 百分位数	
	3. 呕吐或胃食管反流	
	4. 慢性便秘	
	5. 慢性绞痛	

项目	临床表现	评分
行为和发育	1. 过分热情	符合3项或以上者评1分
	2. 对声音高度敏感	
	3. 焦虑	
	4. 发育迟缓或智力发育迟缓	
	5. 立体视觉障碍	
	6. 言语延迟,(随后)谈话过多	
特殊面容	1. 双颞狭窄	符合8项或以上者评3分
	2. 内眦赘皮或鼻梁低平	
	3. 斜视	
	4. 短鼻或鼻孔前倾	
	5. 双颊饱满	
	6. 长人中	
	7. 牙齿小而稀疏	
	8. 大嘴	
	9. 大耳垂	
	10. 宽前额	
	11. 眶周饱满	
	12. 星状、花边状虹膜	
	13. 球状鼻	
	14. 颧骨发育不良	
	15. 舌尖饱满	
	16. 牙齿咬合不正	
	17. 小下巴	
心脏畸形	1. 主动脉瓣上狭窄	符合1项或以上者评5分
	2. 肺动脉狭窄	
心血管异常	1. 其他先天性心脏畸形	符合1项或以上者评1分
	2. 心脏杂音:高血压	
结缔组织异常	1. 声嘶	符合2项或以上者评1分
	2. 腹股沟疝	
	3. 肠或膀胱憩室	
	4. 长颈或斜肩	
	5. 关节活动受限或松弛	
	6. 直肠脱垂	

续表

项目	临床表现	评分
钙水平异常	1. 高钙血症	符合 1 项或以上者评 2 分
	2. 高尿钙	

注：①如评分<3 分，则患者为 WS 的可能性很小；②如果评分≥3 分，则应行 FISH 检测 WS（WS 患者的平均得分是 9，标准差为 2.86）；③如发现主动脉瓣上狭窄，需行 FISH 检测并请遗传医师会诊。

思路 2：遗传学检测是最终确诊的一个重要手段，也是进行产前诊断的必备技术。少数 WS 患者由于染色体非平衡易位而致病，其余大部分患者的染色体核型分析均正常。基于 WS 的发病机制，可采用 FISH 及缺失 / 重复检测，后者包括定量 PCR、长片段 PCR、MLPA、微阵列芯片等（表 4-3-7）。

知识点

表 4-3-7 WS 详细检测方法

关键区域	检测方法	结果	检出率
WBSCR	FISH	WBSCR 缺失	100%
	缺失 / 重复检测		

注：FISH 探针覆盖 WBSCR 区域 180kb 的范围，包括关键基因 *ELN*、*LIMK1* 及 *D7S613*。微缺失 / 微重复的检测是指通过 qPCR、MLPA、CMA 等方法对关键区域进行检测，部分实验室仅检测 *ELN*、*LIMK1*、*GTF2I*。

【问题 7】 如何进行遗传咨询？

思路 1：该病遗传方式为常染色体显性，外显率为 100%。大部分患者为新发突变，极少数患者遗传自父母。

思路 2：新发突变患者的父母无临床表现，但约有 25% 存在 7 号染色体倒位。

思路 3：先证者同胞再患病率取决于家族的发病机制，如果遗传自父母，则同胞再患病率为 50%，如父母正常，则发病率明显低于前者。

思路 4：先证者后代再发病率亦为 50%。

思路 5：先证者遗传自父母时，其父母家族中其他成员亦存在发病风险。

【问题 8】 患儿母亲拟再生育，如何进行产前诊断？

思路 1：虽然大部分患者为新发突变，同胞再患病率低，考虑到生殖腺嵌合及倒位多态的可能，对于新发突变患者的父母，仍有行产前诊断的必要，通过检测，亦可帮助其缓解焦虑心态。

思路 2：产前诊断须建立在先证者遗传诊断明确的基础上，先证者诊断明确后，可对胎儿样本（绒毛、羊水或脐血）进行 FISH 或缺失 / 重复检测。

【问题 9】 如何对患者进行治疗？

思路 1：迄今无特异性治疗，只能对症和支持治疗；可进行早期干预、特殊教育和培训，内容包括语言、体格、职业、进食、感觉整合等综合疗法；同时可进行心理和精神评估，对患者症状如注意力缺陷障碍和焦虑提供个性化的咨询和药物治疗。

思路 2：主动脉瓣或肺动脉瓣狭窄、二尖瓣关闭不全或肾动脉狭窄等情况，需要外科手术治疗；血压高者可使用钙离子通道拮抗剂。

思路 3：对症治疗。患者应避免摄取过量的钙与维生素 D，针对高钙血症，可采用饮食调节、激素口服、注射帕米磷酸二钠等。注意牙齿保健、口腔清洗，牙齿咬合异常可考虑矫形。复发性中耳炎可行鼓膜置管引流，对声音敏感性增高患者应采用耳保护装置。远视需佩戴矫正镜片，斜视可手术治疗。

思路 4：防治并发症。适当活动防止关节挛缩，必要时手术治疗；手术前，需行心脏电生理检查及充分的麻醉评估，排除复极化异常，防止术中猝死。

思路 5：定期对患儿进行全面评估及复查，包括生长发育、心血管系统、神经系统、泌尿系统、内分泌系统、心理行为等评估,眼科、耳鼻喉科、口腔科检查,尿常规、血钙、尿钙、肌酐等实验室检查。

【问题10】 WS 的遗传诊断和产前诊断流程。

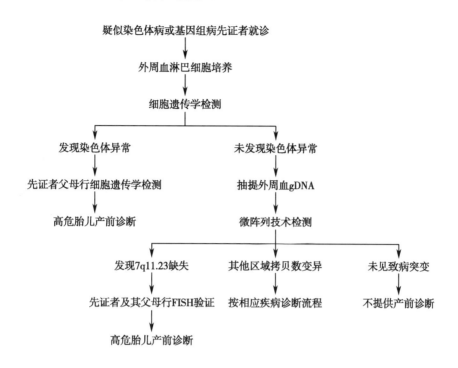

（邬玲仟）

第四节 携 带 者

一、易位携带者

易位是指两条或两条以上染色体相互交换染色体片段。这种染色体重组形式,包括单向易位、相互易位、复杂易位及罗伯逊易位等类型,其中相互易位、罗伯逊易位较为常见。相互易位携带者理论上可形成 18 种配子,1/18 完全正常染色体,1/18 与携带者相同的结构异常而遗传物质数量无增减的染色体,16/18 遗传物质数量异常染色体;罗伯逊易位携带者理论上可形成 6 种配子,1/6 完全正常染色体,1/6 与携带者相同的结构异常而遗传物质数量无增减的染色体,2/6 增加一条染色体,2/6 缺失一条染色体。

易位携带者的诊疗经过通常包括以下环节:

1. 详细询问携带者及其家族成员是否存在染色体病相关症状;询问家族成员是否存在自然流产、死胎、畸胎、新生儿死亡及生育过发育迟缓/智力低下患儿等家族史,并记录家系图谱。

2. 携带者查体,排除畸形等异常。

3. 携带者行细胞遗传学检查,确定核型。

4. 向携带者解释遗传学检查结果,告知其生育正常胎儿的概率,对生育方式的选择进行指导。

5. 携带者生育后代,必须进行产前诊断,避免生育染色体病患儿。

临床关键点

1. 通过病史询问及体格检查,排除染色体病,确定其为携带者。

2. 通过家族病史的询问,初步判断携带者染色体易位是散发还是家族性分布。

3. 细胞遗传学检查确定携带者染色体核型。

4. 告知携带者生育正常新生儿的概率,对生育方式的选择进行指导。

5. 综合应用多种遗传性检查技术进行产前诊断,避免染色体病患儿的出生。

临床病例 1

一对夫妻,双方无畸形、智力低下等染色体病临床表型。妻子 G_2P_1,生育一女儿。女儿 3 岁前生长发育无异常,无智力低下,3 岁时因后纵隔"非霍奇金淋巴瘤"死亡,未能行染色体检查。夫妻双方家族其他成员均无自然流产、死胎、畸胎、新生儿死亡及生育过发育迟缓/智力低下患儿等家族史。夫妻双方于当地医院行染色体检测,320~400 条带 G- 显带染色体检测丈夫未见异常,妻子染色体核型异常 46,XX,t(22;22)(p11;q12)(图 4-4-1A)。因再次妊娠于当地同一家医院行羊水胎儿染色体检测,核型为 46,XY,der(22)t(22;22)(p11;q12)(图 4-4-1B)。考虑胎儿为 22 号染色体部分三体,建议孕妇到上级医院确诊。

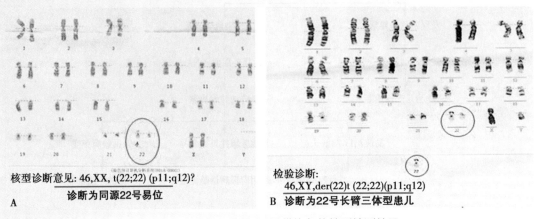

图 4-4-1　孕妇及胎儿 G- 显带染色体核型检测结果

[A. 当地医院孕妇 320~400 条带 G- 显带染色体核型 46,XX,t(22;22)(p11;q12);B. 当地医院胎儿 320~400 条带 G- 显带染色体核型 46,XY,der(22)t(22;22)(p11;q12)]

【问题 1】　根据上述门诊资料,孕妇及胎儿需要进行哪些检查确诊?

思路 1:孕妇本人无畸形、智力低下等常见染色体病临床表型,外院染色体显带检测提示染色体结构异常,提示其为携带者。

思路 2:孕妇染色体核型为 46,XX,t(22;22)(p11;q12),为同源 22 号染色体相互易位。同源 22 号染色体相互易位生育正常后代的概率极低,孕妇曾经生育过智力正常的女儿,应该高度怀疑染色体检查结果的准确性。需要对孕妇及其胎儿的核型重新确认。此孕妇及其胎儿再次经 400~550 条带 G- 显带、N 显带检测,孕妇及胎儿检测结果如图 4-4-1A、图 4-4-1B,孕妇的核型为 46,XX,t(11;22)(q25;q13),22ps+,胎儿遗传了其母亲的 22ps+ 染色体和正常的 11 号染色体。

思路 3:22ps+ 如何确认为正常变异?近端着丝粒染色体随体为核仁形成区,可应用 N 显带进行检测,在对孕妇及胎儿进行 N 显带检测的同时对孕妇的父母进行了 N 显带核型分析,结果显示 22 号染色体随体区深染增加,且此 22ps+ 染色体遗传至表型正常的外婆,确定为正常变异,见图 4-4-2A、图 4-4-2B 右下箭头所指。

知识点

常用的染色体显带技术

1. G 显带　玻片经 75℃ 烘烤 2~3 小时,自然冷却至 37℃,浸入 37℃ 0.025% 胰酶中消化 5~6 分钟,转入 37℃ 磷酸盐缓冲液配制的 Giemsa 染液中染色 20 分钟,使 24 种染色体呈现深浅不一、宽窄不一特征条纹。

2. C- 显带　将当天制备的染色体玻片放入 60℃ 5% Ba(OH)$_2$ 溶液中 5 分钟,取出用自来水冲洗,放入 60℃ 2×SSC 溶液中 90 分钟,取出用自来水冲洗,Giemsa 染色 5 分钟,可见着丝粒以及 1、9、16 号染色体次缢痕和 Y 染色体长臂着色较深。

3. N- 显带　将染色体玻片覆盖 2 层擦镜纸放入培养皿中,滴 3~5 滴 0.1% 甲酸溶液新鲜配制的 50% AgNO$_3$ 溶液,立即置于 60℃ 水浴箱中 15 分钟,待擦镜纸呈深褐色时取出,用自来水冲洗,Giemsa 染色 3~5 分钟,自然晾干,可见 D、G 组短臂随体区染成深黑色。

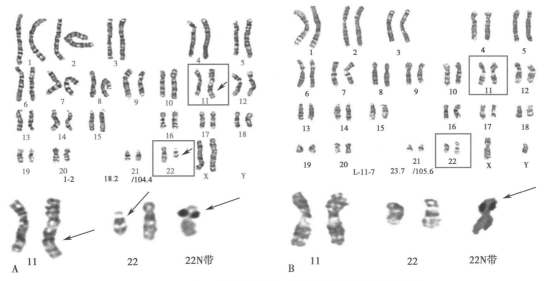

图 4-4-2　孕妇及胎儿高分辨 G- 显带染色体核型检测结果

［A. 孕妇 550 条带 G- 显带、N 显带染色体核型 46，XX，t（11；22）（q25；q13），22ps+；B. 胎儿 400 条带 G- 显带、N 显带染色体核型 46，XY，22ps+］

　　思路 4： 染色体显带需人为观察结果，同一核型，不同观察者的观察结果存在一定差异，对已知可疑染色体异常，FISH 检测较染色体显带更为客观。为进一步确证孕妇 11 号和 22 号染色体平衡易位及胎儿是否存在该染色体异常，对孕妇及胎儿同时行 FISH 检测，选取 22 号染色体长臂末端 q13.33 上的细菌人工染色体（bacterial artificial chromosome，BAC）克隆自制探针，结果显示孕妇的 22 号染色体的长臂部分易位到了 11 号染色体长臂，胎儿的两个杂交信号均位于 22 号染色体长臂末端（图 4-4-3）。FISH 确证了染色体显带检测结果。

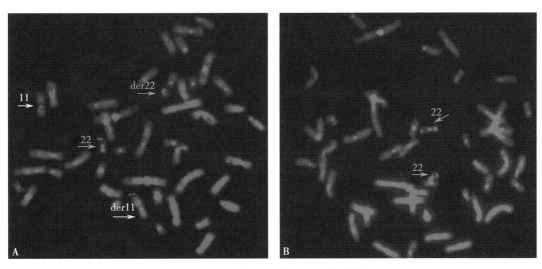

图 4-4-3　孕妇及胎儿 FISH 检测结果

［A. 孕妇 FISH 检测结果：衍生 22 号染色体长臂末端 BAC 探针易位到衍生 11 号染色体上；B. 胎儿 FISH 检测结果：BAC 探针分别位于两条 22 号染色体上，未见易位到同源 22 号或 11 号染色体上。红色信号为 RP11-232E17（22q13.33）探针］

知识点

荧光原位杂交（FISH）

　　荧光原位杂交（FISH）是细胞遗传学和分子遗传学技术相结合的一种染色体检测方法，将荧光染料与已知的 DNA 序列结合制备成探针，探针与待测染色体上互补序列杂交结合，通过荧光信号判断待测染色体序列是否存在，结果客观可靠。

思路 5：综合分析孕妇、胎儿的 G- 显带、N- 显带及 FISH 检测结果，根据人类染色体国际命名体制（ISCN 2013），最终确定孕妇染色体核型为 46, XX, t (11; 22)(q25; q13). isht (11; 22)(RP11-232E17+) dn, 22ps+mat，是 11 号染色体与 22 号染色体平衡易位携带者，其理论上妊娠染色体核型正常胎儿的概率为 1/18，而其所妊娠的正是正常核型的珍贵胎儿，因此给出继续妊娠的建议，并对该孕妇进行了随访，其生育一健康男孩，现已 5 岁，生长发育正常。

【问题 2】 染色体易位携带者生育对胎儿进行产前诊断时，除染色体显带、FISH 检测以外，还可以应用哪种技术进行检测？

思路：常用的染色体 400～550 条带 G- 显带技术在实际应用中通常只能稳定检测 10Mb 或以上染色体结构、数量异常。FISH 常用于已知可疑染色体异常，对未知染色体异常或可疑染色体异常的位置较多时检测效率不佳。而基因芯片技术以及全基因组测序技术，可一次性检测携带者胎儿可能出现的染色体缺失 / 重复不平衡易位，结果客观。

【问题 3】 易位携带者有哪些生育方式可供选择？

思路 1：自然受孕。取绒毛、羊水或脐血，综合选用染色体显带、FISH、基因芯片、全基因组测序等方法进行产前诊断。

思路 2：试管婴儿。综合选用间期核 FISH、单细胞 DNA 扩增后基因芯片或全基因组测序、连锁分析等技术，行植入前遗传学诊断（preimplantation genetic diagnosis, PGD）。

知识点

植入前遗传学诊断

植入前遗传学诊断（PGD）是指在辅助生殖过程中，在胚胎植入宫内前，通常在 8 细胞期胚胎中取 1～2 个细胞，或囊胚期取滋养层细胞进行遗传学检测，检测结果正常的胚胎进行宫腔内移植。

【问题 4】 易位携带者诊断和产前诊断流程。

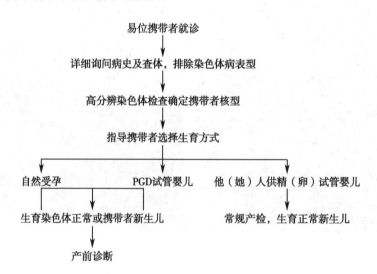

二、倒位携带者

染色体倒位是指染色体出现两个断裂点，两断裂点间染色体片段旋转 180° 后，与断裂点外侧染色体片段重新连接形成新的染色体。根据两断裂点间区域染色体是否涉及着丝粒，分为臂间倒位和臂内倒位。倒位携带者指发生了染色体倒位但遗传物质数量无增减，临床无异常表型的个体。倒位携带者配子理论上有 4 种核型，一种为正常结构染色体，一种为倒位但遗传物质数量无增减染色体，另两种为染色体缺失或重复，因此携带者生育表型正常后代的概率为 1/2。

倒位携带者的诊疗经过通常包括以下环节：

1. 详细询问携带者或家属,是否存在染色体病相关症状;询问家族成员是否存在自然流产、死胎、畸胎、新生儿死亡以及生育过发育迟缓/智力低下患儿等家族史,并记录家系图谱。

2. 携带者查体,排除畸形等异常。

3. 携带者行细胞遗传学检查,确定核型。

4. 向携带者解释遗传学检查结果,告知其生育正常新生儿的概率,对生育方式的选择进行指导。

5. 携带者生育必须进行产前诊断,避免生育染色体病患儿。

> 临床关键点
>
> 1. 通过病史及家族病史的询问,初步判断携带者染色体倒位是散发还是家族性分布。
> 2. 细胞遗传学检查确定携带者染色体核型。
> 3. 告知携带者生育正常胎儿的概率,对生育方式的选择进行指导。
> 4. 根据核型,选择应用遗传学检查技术进行产前诊断,避免染色体病患儿的出生。

临床病例 2

一对表型正常夫妻,$G_3P_0A_3$,3 次自然流产均发生在孕 1 个多月,3 次流产胚胎未行染色体检查,女方行甲状腺功能、女性性激素、抗心磷脂抗体、抗子宫内膜抗体等相关检查,未见明显异常。夫妻双方家族其他成员均无自然流产、死胎、畸胎、新生儿死亡及生育过发育迟缓/智力低下患儿等家族史,要求遗传咨询就诊。

【问题 1】 根据上述门诊资料,夫妻双方需要进行何种遗传性检查?

思路 1:夫妻双方无畸形、智力低下等常见染色体病临床表型,自然流产 3 次,常见自然流产临床相关检查未见异常,不排除夫妻双方之一为染色体结构异常携带者,可行染色体高分辨显带检测。该夫妇行 550 条带 G- 显带染色体检查结果示,女方染色体无异常,男方 10 号染色体臂内倒位,核型为 46,XY,inv(10)(q21q24)(图 4-4-4)。

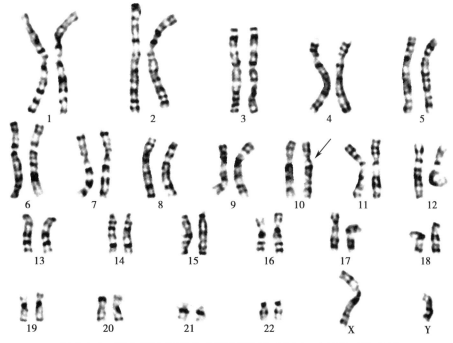

图 4-4-4 男方 550 条带 G-显带核型 46,XY,inv(10)(q21q24)

思路 2:染色体显带核型分析结果的准确性依赖技术人员的水平,还受染色体显带好坏的影响,对已知可疑染色体异常,FISH 检测较染色体显带更为直观,可在倒位片段内选择两个探针分别标记不同颜色的荧光基团,行中期染色体 FISH 检测。该患者进行了此项检测并观察到 10 号染色体长臂内荧光信号位置倒置,进一步确定患者为 46,XY,inv(10)(q21q24). ish inv(10)(q21.1q24.1)(RP11-75M12 st RP11-153 G4 mv)。

【问题 2】 男方为 46,XY,inv(10)(q21q24)染色体臂内倒位携带者,如何指导其生育?

思路 1:染色体臂内倒位携带者精子理论上有 4 种染色体核型,一种为染色体结构正常,一种为臂内倒位染色体,另两种为染色体部分缺失或重复的双着丝粒染色体或无着丝粒片段,携带双着丝粒染色体或无着丝粒片段的精子与正常卵子结合形成合子,由于双着丝粒染色体在有丝分裂过程中形成染色体桥,而无着丝粒片段在有丝分裂过程中丢失,导致缺失一条 10 号染色体,以上两种情况均可导致胚胎早期死亡而流产。因此,携带者妻子发生了 3 次早期自然流产,携带者再次受孕妊娠表型正常胚胎的概率为 1/2。

思路 2:臂内倒位携带者可选择以下 3 种方式。①自然受孕。如果不发生流产,孕中期可取羊水或脐血进行染色体核型分析,确定是携带者还是正常胎儿。如果没有其他风险也可以不进行产前诊断。②试管婴儿。通过 PGD 选择正常和倒位携带者胚胎植入,避免孕妇反复流产。③供精人工授精。

【问题 3】 胎儿为新发染色体倒位,胎儿父母染色体无异常,如何进行遗传咨询?

思路:染色体显带提示胎儿新发染色体倒位,可继续行基因芯片、全基因组测序等相关检查,如检查到已知致病染色体微缺失/微重复,应给出终止妊娠建议;如未发现已知致病染色体微缺失/微重复,因不能排除倒位断裂重接是否导致基因功能异常,需向孕妇夫妻双方说明,由夫妇双方自行决定是否继续妊娠。

知识点

基因芯片

基因芯片又称 DNA 芯片,系指将大量基因组寡核苷酸或 SNP-DNA 片段密集有序地排列在固相支持物上,作为探针与待测样本进行杂交,再对杂交信号进行数据分析,以确定待测样本 DNA 的剂量。如果固定在支持物上的探针为寡核苷酸片段,这种芯片称为比较基因组杂交芯片(array CGH)。如果固定在支持物上的探针为 SNP-DNA 片段,这种芯片称为 SNP array。用于染色体检查时,基因芯片可一次性检测染色体组染色体微缺失/微重复,后者还可以检出单亲二倍体等。

【问题 4】 倒位携带者诊断和产前诊断流程。

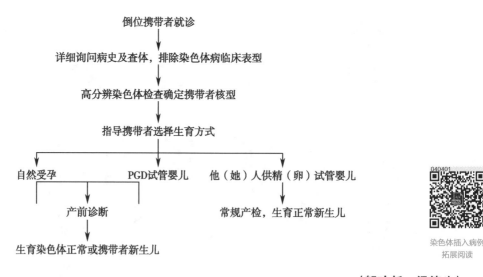

040401

染色体插入病例
拓展阅读

(邬玲仟 梁德生)

本 章 小 结

染色体病种类繁琐,表型多变,且通常为散发,这给染色体病的诊断带来了困难。但对于一些常见的染色体病,例如,21-三体综合征、特纳综合征、克兰费尔特综合征等,当患者症状典型时较为容易诊断,但当症状不典型或为罕见的染色体病时,通常需要借助染色体核型分析或基因组拷贝数变异分析等技术才能明确诊断。而部分染色体异常仅会导致很轻的临床表型,临床容易忽略。例如,XXX综合征、XYY综合征,对于此类患者应注意详细地评估其临床表型,必要时行遗传学检测进行确诊或排除。此外,平衡性结构异常携带者通常也无智力、生长发育等方面异常,但在生育时可能出现不孕、不育、反复流产等情况,因此,对于此类患者,应引起警惕。

染色体病目前尚无病因治疗方法,主要依靠对症治疗。常染色体病患者,应尽早进行康复训练,以便更有效地改善其智力发育和生长发育;性染色体患者,评估其性发育情况并及时地治疗是改善患者性发育的关键,尤其是对于第二性征的发育。对于部分性染色体异常导致的不孕、不育患者,可考虑辅助生殖技术增加生育后代的机会;平衡性结构异常导致的不孕、不育或反复流产夫妇,胚胎植入前诊断则可以增加其生育表型正常后代的概率。

由于染色体病尚缺乏病因治疗,预防则是染色体病防治的重中之重。目前,染色体病的预防主要依靠产前预防。除了传统的血清学筛查和超声学检查外,基于母体外周血胎儿游离DNA的无创产前检测技术也已经在临床中得到了广泛的应用,该技术覆盖病种更加全面,准确度更高,为染色体病的孕前筛查添加了新的助力。通过羊膜囊穿刺、绒毛活检等有创手术取得胎儿样本后进行染色体病检测也是预防染色体病患儿出生的重要手段,而且随着分子遗传学诊断技术的发展,越来越多的染色体病可以在孕期得到确诊,这也进一步加强了产前预防的效果。此外,孕前的染色体检测也应引起重视,主要是由于人群中仍有部分夫妇为平衡性结构异常的携带者,生育染色体异常后代风险高,而孕前的检测结果可以为指导这些夫妇选择合适的生育方式提供依据。

第五章　神经系统遗传病

神经系统遗传性疾病（neurogenetic disease）是指由遗传物质的数量、结构或功能改变所致的、主要累及神经系统的遗传性疾病。本章主要介绍神经系统常见的单基因遗传病，由于生殖细胞或受精卵的变异基因按一定方式在上下代之间垂直传递，使发育的个体出现了以神经系统缺陷为主的临床表现。神经系统遗传性疾病变异形式主要为点突变、插入/缺失突变、大片段重复或动态突变等，包括常染色体显性遗传（autosomal dominant inheritance，AD）、常染色体隐性遗传（autosome recessive inheritance，AR）、X连锁显性遗传（X-linked dominant inheritance，XD）、X连锁隐性遗传（X-linked recessive inheritance，XR）、Y连锁遗传（Y-linked inheritance）等。

国内神经系统单基因遗传病的患病率为109.3/10万，其中以遗传性共济失调（hereditary ataxia，HA）、肝豆状核变性（hepatolenticular degeneration，HLD或Wilson disease，WD）和进行性肌营养不良（progressive muscular dystrophy，PMD）最常见。神经系统遗传性疾病可在任何年龄发病，婴儿期发病的如婴儿型脊肌萎缩症，儿童期发病的如进行性肌营养不良，少年期发病的如肝豆状核变性、结节性硬化症，中、青年期发病的如脊髓小脑性共济失调等。

神经系统单基因遗传病的临床症状具有多样性，包括神经系统症状、非神经系统症状和特征性症状。神经系统症状的主要临床表现，如智能发育不全、痴呆、行为异常、语言障碍、痫性发作、眼球震颤、不自主运动、共济失调、感觉障碍、肌张力障碍、肌无力和肌肉萎缩、视觉及听觉障碍等；非神经系统症状的主要临床表现，如骨骼畸形、心脏病变、皮肤毛发异常、肝脾肿大、内分泌失调等；特异性症状的主要临床表现常具有重要的提示价值，如肝豆状核变性的角膜色素环（Kayser-Fleischer ring，K-F ring）、神经纤维瘤病皮肤的牛奶咖啡斑、结节性硬化症的面部血管纤维瘤、肌营养不良的小腿腓肠肌假性肥大等。

神经系统单基因遗传病的诊断既依赖于病史、症状、体征及常规辅助检查，也需要特殊的遗传学诊断手段，如系谱分析、染色体检查、DNA变异检测，后者是确诊的关键。目前神经系统遗传性疾病大多缺乏特效的治疗方法，主要以对症治疗为主，缓解患者症状，改善其生活质量，故遗传咨询和预防工作很重要。借助基因检测手段进行的干预措施，包括适龄结婚和生育、避免近亲结婚、携带者检测、遗传咨询、产前诊断等，这些措施能显著减少遗传病患儿的出生率和疾病的发病率，有助于提高人口质量和素质。

第一节　遗传性周围神经病

腓骨肌萎缩症（charcot-marie-tooth disease，CMT），又称为遗传性运动感觉性周围神经病（hereditary motor and sensory neuropathy，HMSN），是一组最常见的具有高度临床和遗传异质性的周围神经单基因遗传病，患病率约为1/2 500。其主要的临床表现为儿童或青少年起病，慢性进行性四肢远端肌无力及肌萎缩，常伴有感觉异常、弓形足、腱反射消失等。根据其电生理及病理特点，CMT分为脱髓鞘型（CMT1型）、轴索型（CMT2型）及中间型（intermediate CMT）。CMT常见的遗传方式有常染色体显性遗传，常染色体隐性遗传及X伴性遗传，散发病例亦不少见。目前为止，已有近80种致病基因或位点被发现。最常见的致病基因PMP22，该基因位于17号染色体，全长31Mb，其cDNA（NM_153322.2）长1.7kb，含7个外显子，其常见变异类型以点突变、大片段重复突变为主。

CMT的诊疗经过通常包括以下环节：

1. 详细的病史采集（包括生长发育史、发病年龄及主要症状、症状进展情况及遗传家族史等）。
2. 一般系统查体及详细的神经系统专科查体（重点关注运动系统、感觉系统、腱反射、病理征等）。

3. 对疑诊患者进行神经肌电图检查以明确是否为周围神经受累，并明确是以髓鞘还是轴索受累为主。

4. 对于症状、家族史、体征、神经电生理表现典型者可临床确诊；对于表现不典型者需进一步行脑脊液常规、生化、免疫学检查，影像学检查及神经肌肉活检等排除其他遗传性或获得性周围神经病。

5. 对于临床确诊者建议行致病基因筛查，并充分解释基因筛查的必要性及局限。

6. 提供有效的遗传咨询和生育指导。

7. 根据患者病情制订系统的治疗方案（包括药物治疗、康复训练、肢体矫形等）和随诊计划。

临床关键点

1. 广泛的、对称性的周围神经运动及感觉同时受累是 CMT 的重要特征。

2. 神经电生理及神经活检检查是 CMT 的重要检查和分型的重要手段。

3. 需与其他遗传性周围神经病及获得性周围神经病相鉴别。

4. 基因检测是确诊的唯一重要手段，但有一定的局限性。

5. CMT 的致病基因众多，遗传方式多样，应根据患者具体情况进行遗传咨询及生育指导。

6. CMT 目前尚无有效的治疗方法，主要是对症与支持治疗。

7. 康复训练、肢体矫形及足部护理对患者至关重要。

8. 产前诊断是唯一有效的预防途径，明确基因诊断是进行准确产前诊断的基础。

临床病例

一名 23 岁青年男性因"进行性四肢乏力 6 年，肌肉萎缩 5 年"来神经内科专病门诊就诊。初步病史采集如下。

患者足月平产，1 岁左右学会走路，生长发育和智力发育均正常。17 岁时无明显诱因出现四肢远端乏力并逐渐加重，尚可行走、持物；18 岁时开始出现四肢远端肌肉萎缩，足下垂，走路不稳，易摔跤，偶有四肢麻木；19 岁时开始穿矫形鞋，未予其他特殊治疗。患者外公、母亲、三姨、小姨、表弟均有类似症状。

查体：神清、语利，智能正常，颅神经检查正常；双手大小鱼际、骨间肌及双下肢大腿下 1/3 以下肌肉萎缩；四肢近端肌力正常，双手骨间肌肌力 2 级，双足背屈及趾屈 0 级；跨阈步态，双侧高弓足、鹤腿；四肢肌张力正常，四肢远端痛觉轻度减弱，温度觉、触觉及深感觉正常；四肢腱反射广泛消失，病理征未引出。肌酶学检查正常。神经电生理检查发现正中神经运动传导速度（MNCV）为 35.2m/s，复合肌肉动作电位（CMAP）波幅为 0.1mV，远端潜伏期 13.5ms，正中神经感觉传导速度（SNCV）为 37.8m/s，感觉神经动作电位（SNAP）波幅为 1.7μV，远端潜伏期 5.7ms，提示周围运动感觉神经中 - 重度病变（慢性进行性）。

【问题 1】 根据上述门诊资料，患者最可能的诊断是什么？

思路 1：患者 17 岁时隐匿发病，呈慢性进行性病程，以四肢远端肌无力及肌萎缩为主要症状；查体可见双手大小鱼际、骨间肌及双下肢大腿下 1/3 以下肌肉萎缩；四肢远端肌力下降及痛觉减弱；高弓足，鹤腿，跨阈步态；四肢腱反射广泛消失。辅助检查肌酶谱正常，神经电生理检查示正中神经 MNCV 为 35.2m/s，CMAP 波幅为 0.1mV，SNCV 为 37.8m/s，SNAP 波幅为 1.7μV，提示周围神经运动、感觉广泛受累。综上所述，该病主要累及周围神经（定位诊断），结合患者慢性进行性病程、有明显家族史，临床诊断为 CMT（定性诊断）。

CMT 患者"鹤腿"（图片）　　CMT 患者骨间肌萎缩（图片）

知识点

CMT 的临床诊断标准

1. 儿童期或青少年隐匿起病，缓慢进展。

2. 对称性四肢远端肌无力及肌萎缩，以下肢受累常见（下肢一般不超过大腿下 1/3 以上，上肢一般不超过肘关节）。

　　3. 伴有"鹤腿"，足下垂、弓形足，可有脊柱侧弯等。

　　4. 腱反射减弱或消失，常伴有感觉障碍。

　　5. 肌电图示慢性神经源性损害（感觉、运动同时受累）。

　　思路2：CMT是一种遗传性周围神经病，遗传方式有常染色体显性遗传（AD）、常染色体隐性遗传（AR）及X连锁遗传，需要详细询问三代亲属的患病情况并绘制遗传系谱图。

　　询问家族史后发现该患者外公、母亲、三姨、小姨、表弟也有类似症状（图5-1-1）。从系谱图看该家系中第一代男性患病，第二代仅女性患病，第三代仅男性患病，家系内无男传男现象，符合X连锁显性遗传方式谱系特点。

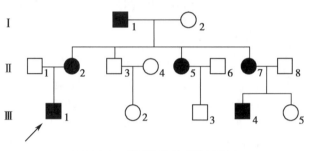

图 5-1-1　CMT 患者三代系谱图

知识点

CMT 常见亚型特点见表 5-1-1。

表 5-1-1　CMT 常见亚型特点

分型	OMIM 号	疾病基因	基因定位	变异频率
CMT1 常染色体显性，脱髓鞘型				
CMT1A	118220	*PMP22* 重复突变	17p12	CMT 总数的 50%
CMT1B	118200	*MPZ*	1q23.3	CMT1 总数的 5%
CMT1C	601098	*SIMPLE/LITAF*	16p13.3-p12	<CMT 总数的 1%
CMT1D	607678	*EGR2*	10q21.1-q22.1	<CMT 总数的 1%
CMT1E	118220	*PMP22* 点突变	17p11.2	
CMT1F	607734	*NEFL*	8p21	
CMT4 常染色体隐性，脱髓鞘型				
CMT4A	214400	*GDAP1*	8q13-q21.1	
CMT4B1	601382	*MTMK2*	11q22	
CMT4B2	604563	*SBF2/MTMR1*	11p15	
CMT4C	601596	*KIAA1985*	5q32	
CMT4D	601455	*NDRG1*	8q24.3	
CMT4E	605253	*EGR2*	10q21.1-10q21.2	
CMT4F	145900	*PRX*	19q13.1-q13.2	
CMT4G	605285	*HK1*	10q22.1	
CMT4H	609311	*FGD4*	12q12	
CMT4J	611228	*FIG4*	6q21	
CMTX X 连锁显性				
CMTX1	302800	*GJB1/Cx32*	Xq13.1	CMT 总数的 10%～15%
CMTX X 连锁隐性				
CMTX2	302801	未克隆	Xp22.2	
CMTX3	302802	未克隆	Xq27.1	
CMTX4	310490	*AIFM1*	Xq26.1	
CMTX5	311070	*PRPS1*	Xq22.3	

续表

分型	OMIM 号	疾病基因	基因定位	变异频率
DI-CMT 常染色体显性,中间型				
DI-CMTA	606483	未克隆	10q24.1-q25.1	
DI-CMTB	606482	DNM2	19p12-p13.2	
DI-CMTC	608323	YARS	1p34-p35	
DI-CMTD	607791	MPZ	1q22	
DI-CMTE	614455	INF2	14q32	
DI-CMTF	615185	GNB4	3q26	
RI-CMT 常染色体隐性,中间型				
RI-CMTA	608340	GDAP1	8q21	
RI-CMTB	613641	KARS	16q23	
RI-CMTC	615376	PLEKHG5	1p36	
RI-CMTD	616039	COX6A1	12q24	
CMT2 常染色体显性,轴索型				
CMT2A1	605995	KIF1B	1p36	仅一个日本家系报道
CMT2A2	609260	MFN2	1p36.2	CMT2 总数的 20%
CMT2B	600882	RAB7	3q21	
CMT2C	606071	TRPV4	12q23-q24	
CMT2D	601472	GARS	7p15	
CMT2E	607684	NEFL	8p21	<CMT2 总数的 2%
CMT2F	606595	HSPB1	7q11-q12	
CMT2G	608591	未克隆	12q12-13.3	
CMT2I/2J	607677/607736	MPZ	1q22	CMT2 总数的 5%
CMT2K	607831	GDAP1	8q21	
CMT2L	608673	HSPB8	12q24	
CMT2M	606482	DNM2	19p13	
CMT2N	613287	AARS	16q22	
CMT2O	614228	DYNC1H1	14q32	
CMT2P	614436	LRSAM1	9q33	
CMT2Q	615025	DHTKD1	10p14	
CMT2T	614881	DNAJB2	2q35	
CMT2U	118210	MARS	12q13	
AR-CMT2 常染色体隐性,轴索型				
CMT2B1	605588	LMNA	1q21.2	
CMT2B2	605589	MED25	19q13.3	
CMT2F	606595	HSPB1	7q11-q21	
CMT2H/K	607731/60783	GDAP1	18q13-q21.1	
CMT2P	614436	LRSAM1	9q33	
CMT2S	604430	IGHMBP2	11q13	

【问题2】 CMT 临床诊断的重要辅助检查是什么?

思路 1:神经电生理及肌电图检测。神经电生理检测是 CMT 患者必备的检查,可根据正中神经运动传导速度(MNCV)进行分型。除此之外,神经电生理检查是发现家系内亚临床型患者的重要手段,也是进行鉴别诊断的重要检查。根据其电生理及病理特点,CMT 分为脱髓鞘型(CMT1 型)、轴索型(CMT2 型)

及中间型（intermediate CMT）。CMT1 型的电生理表现为正中神经运动传导速度（motor nerve conduction velocity，MNCV）小于 38m/s，周围神经活检显示有髓神经纤维减少，节段性脱髓鞘和髓鞘再生，甚至出现"洋葱球"样肥厚性改变。CMT2 型的电生理表现为正中神经 MNCV 大于 38m/s，复合肌肉动作电位（compound muscle action potential，CMAP）及感觉神经动作电位（sensory nerve action potential，SNAP）的波幅均降低，病理特点为轴索变性缺失。中间型 CMT 则兼有脱髓鞘型及轴索型的特点，正中神经 MNCV 介于 25～45m/s 之间。肌电图呈神经源性损害，运动单位电位波幅增高，时相延长。

思路 2：诊断与鉴别诊断所需的检查。对 CMT 的诊断，还需要完善肌酶学检测，必要时要进行神经、肌肉活检病理检查。对于部分临床表现不典型的患者需行一系列其他检查以排除其他遗传性或获得性疾病，如脑脊液常规、生化及免疫学检测，头颅及脊髓影像学检查等，确诊需要基因诊断。

【问题 3】　该家系先证者临床上需要与哪些疾病进行鉴别？

思路 1：肌无力和肌萎缩是神经肌肉疾病常见症状，肌无力可涉及运动皮层、脑干、脊髓、周围神经、神经肌肉接头、肌肉组织等运动传导通路中任意环节，肌萎缩可涉及下运动神经元和肌肉病变。对于肌无力、肌萎缩患者定位诊断：肌张力增高、反射亢进和病理征阳性提示为上运动神经元损害，而肌张力减退、肌萎缩明显、腱反射消失、病理征阴性提示为下运动神经元损害，但上下运动神经元均受累时，可合并有肌无力、肌萎缩及腱反射亢进，神经肌电图和肌酶学检查等检查可用于区分神经源性损害和肌源性损害。其定性诊断包括遗传性和获得性，获得性病因往往是急性或亚急性起病，个人发育史正常，常常合并有感染、自身免疫或血管性疾病史；而遗传性病因一般为自幼缓慢起病，个人发育史异常，常常合并有遗传家族史。

思路 2：此先证者有明显家族史，需与以下遗传性及获得性疾病相鉴别。

远端型脊肌萎缩症：肌萎缩分布和病程与 CMT 颇为相似，但此病无感觉障碍，神经电生理和肌电图检查可发现运动神经受累而感觉神经正常。

肌萎缩侧索硬化症（ALS）：是一种运动神经元病，通常上下运动神经元均受累，因此有锥体束受累征，如肌张力增高、腱反射亢进、病理征阳性等。肌电图呈典型失神经支配改变。此病病程进展快，预后不良。

远端型肌营养不良症：四肢远端逐渐向上发展的肌无力、肌萎缩，该病成年起病、肌源性损害肌电图、MNCV 正常、肌酶学异常等可资鉴别。

家族性淀粉样多神经病：通常在 20～45 岁起病，以下肢感觉障碍和自主神经功能障碍为早期特征，多需借助神经活检或 DNA 分析加以鉴别。

植烷酸贮积病：也称为遗传性共济失调性多发性神经炎样病（Refsum 病），本病除有多发性周围神经损害外，还有小脑性共济失调、夜盲、视网膜色素变性和脑脊液蛋白增高等特点。

慢性炎症性脱髓鞘性多发性周围神经病：进展相对较快，脑脊液蛋白含量增高，泼尼松治疗有效。

综合患者起病年龄、临床表现及进展情况、遗传方式及神经肌电图检测等均符合 CMT 的临床诊断标准，正中神经 MNCV 为 35.2m/s，诊断为中间型 CMT。建议患者进一步行基因检测明确基因型。

【问题 4】　CMT 的临床诊断流程。

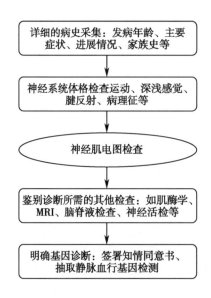

【问题5】　怎样对该家系先证者进行分子遗传学诊断?

思路1:CMT为最常见的遗传性周围神经病之一,明确CMT患者的基因诊断是行遗传咨询的基础。

思路2:CMT的致病基因众多,迄今已有近80种致病基因或位点被发现。明确基因诊断的CMT患者中约90%为*PMP22*,*Cx32*,*MPZ*及*MFN2*基因变异引起,因此对以上四个基因的变异筛查最为重要。目前公认的基因诊断流程是根据患者正中神经MNCV分型,进一步结合遗传方式及临床表现选择性地检测致病基因。

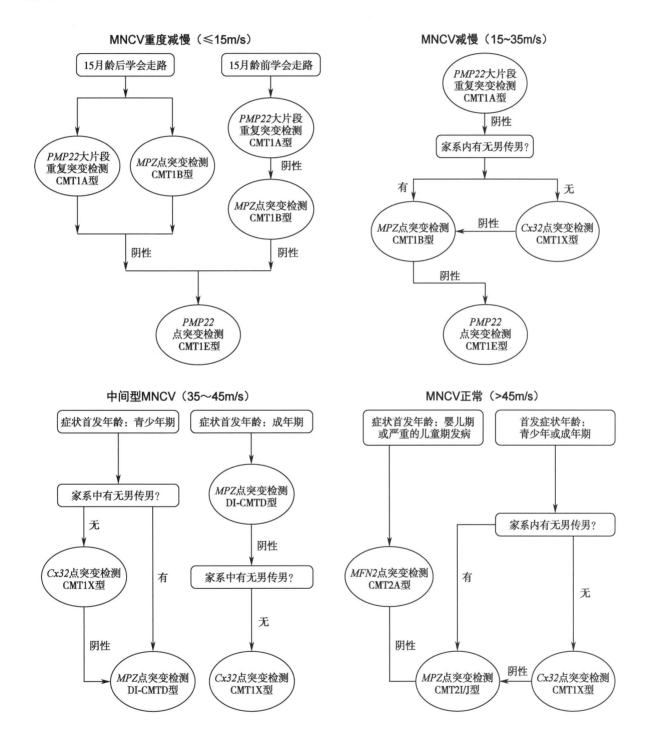

思路3:*PMP22*基因大片段重复突变主要检测方法有实时荧光定量PCR、多重连接探针扩增技术(MLPA)、CNV基因芯片等。*PMP22*、*Cx32*、*MPZ*、*MFN2*基因点突变主要检测方法为PCR结合DNA直接测序法(Sanger测序法)或目标区域外显子捕获测序法。

该家系先证者诊断为中间型CMT,正中神经MNCV为35.2m/s,且遗传方式符合X连锁显性遗传,应首先筛查*Cx32*基因。

【问题6】 该先证者PCR结合Sanger测序结果如何解读?

思路1:由图5-1-2得知正常人的*Cx32*基因的241位碱基为C(箭头所指),该家系先证者*Cx32*基因的241位碱基由C变为T(箭头所指),导致第81号密码子编码氨基酸由亮氨酸变为苯丙氨酸,经查阅突变数据库,该变异为致病变异。因此,可以确诊该先证者为CMTIX型患者(c.241C>T)。

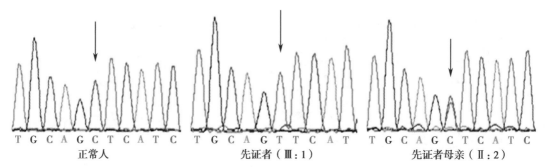

T G C A G C T C A T C　　　　T G C A G T T C A T　　　　T G C A G C T C A T C

正常人　　　　　　　　　先证者(Ⅲ:1)　　　　　　先证者母亲(Ⅱ:2)

图5-1-2　正常人、CMT先证者及CMT先证者母亲*Cx32*基因Sanger测序图

思路2:先证者的致病基因已明确,需继续对家系内其他成员进行共分离分析。对该家系中第二代及第三代所有成员进行*Cx32*基因变异筛查发现,Ⅱ2、Ⅱ5、Ⅱ7、Ⅲ4均携带此致病变异(c.241C>T),其余成员未发现此变异。综上所述,该基因变异在该家系的基因型和临床表型中共分离,进一步明确该家系致病基因为*Cx32*(c.241C>T)。

【问题7】 如何对该家系进行遗传咨询?

思路1:按X连锁显性遗传方式进行遗传咨询,即男性患者下一代生男孩则不出现此病,生女孩则100%患此病;女性患者下一代无论生男生女均有50%可能患此病。

思路2:产前诊断。若为男性患者生育,女性胎儿经产前诊断明确携带有*Cx32*(c.241C>T)变异,可建议治疗性流产,男性胎儿则可自然生产。若为女性患者生育,胎儿经产前诊断明确携带有*Cx32*(c.241C>T)变异,可建议治疗性流产。

【问题8】 如何对患者进行治疗及预后评估?

思路1:CMT目前尚无特效治疗,主要为对症、支持治疗,且往往需要多学科的密切合作。对症、支持治疗包括康复训练、外科矫形手术和药物对症治疗,此外还应对CMT患者的心理问题予以高度重视。

思路2:康复训练对于CMT患者最为重要,肌肉按摩、主动或被动的关节活动、踝足矫形器的穿戴均是防止患者足部畸形进行性加重的有力措施。由于多数CMT患者有一定的感觉障碍,可能会出现足部溃疡、烫伤等,因此CMT患者的足部护理亦尤为重要。

思路3:一般情况下,CMT患者的智力发育、生理发育、生命年限等均能达到正常水平,CMT更多表现为影响患者日常生活的便利性,应注意心理疏导和职业选择指导。不同的基因变异引起的表型,其肌萎缩及肌无力的进展程度有所不同,应指导患者进行长期动态随访。

(江　泓)

第二节　脊髓小脑性共济失调

脊髓小脑性共济失调(spinocerebellar ataxia,SCA)是遗传性共济失调的主要类型,属于常染色体显性遗传小脑性共济失调(autosomal dominant cerebellar ataxia,ADCA),其发病率为(1~5)/10万,SCA具有高度的临床与遗传异质性,患者主要临床表现有小脑性共济失调、辨距不良、构音障碍、眼球震颤、眼肌麻痹、锥体束征、锥体外系表现等,亦可伴有非神经系统表现。目前至少已发现47种亚型,其中脊髓小脑性共济失调3型/马查多-约瑟夫病(spinocerebellar ataxia type 3/ Machado-Joseph disease,SCA3/MJD)[OMIM 109150]是我国最常见的亚型。SCA3/MJD由*ATXN3*基因变异致病,该基因位于14号染色体,全长48Kb,其 cDNA(NM_004993)长6.9kb,含11个外显子,其常见变异类型是三核苷酸重复变异。

脊髓小脑性共济失调(SCA)诊疗经过通常包括以下环节:

1. 详细询问 SCA 患者的现病史和家族史,阳性家族史具有重要的提示意义。

2. 体格检查时应重点关注 SCA 患者小脑损害的体征,有助于临床的辅助诊断。

3. 辅助检查时应对 SCA 患者行头部的 MRI 检查,特别是观察矢状位的 MRI 小脑有无萎缩等形态学改变,以确定是否有小脑变性损害的证据。

4. 对疑诊 SCA 的患者进行基因诊断,明确致病基因及变异形式,从遗传学水平提供证据。

5. SCA 患者确诊后主要以对症、支持治疗,改善症状为主。

6. SCA 患者可进行遗传咨询和产前诊断。

临床关键点

1. 共济失调是 SCA 的特征性体征。

2. SCA 的临床诊断须进行头部 MRI 等检查。

3. 基因检测是确诊的重要手段。

4. 疾病发病率是制订遗传检测流程的基础。

5. 该病主要呈常染色体显性遗传,也可有常染色体隐性遗传和伴性遗传。

6. 无有效的治疗方法,主要是对症、支持治疗。

7. 遗传咨询和产前诊断是唯一有效的预防途径,明确基因诊断是进行准确产前诊断的前提。

临床病例

一名53岁男性患者因"行走不稳8年,吐词不清4年"来遗传门诊就诊。

患者8年前无明显诱因出现进行性加重的行走不稳,走路摇晃,有踩棉花感,易摔跤,需要旁人扶助;4年前渐出现吐词不清、吞咽困难和饮水呛咳,后症状逐渐加重,目前生活需要别人护理。

既往史:身体健康。

家族史:家族中父亲、二姐有类似症状,其中父亲48岁发病,67岁去世;二姐44岁发病,目前瘫痪在床(图5-2-1)。

神经系统体格检查:神志清楚,轻突眼,水平性眼球震颤,爆破式发音,吞咽有反呛,咽反射存在,可见面肌和舌肌束颤;四肢肌力5级,肌张力增高呈折刀样,双侧膝反射、踝反射均亢进,双侧巴宾斯基征阳性;行走呈宽基底步态,指鼻试验不准,轮替试验笨拙,跟膝胫试验不准,走一字步不能,龙贝格征睁眼闭眼均阳性。

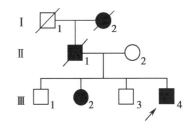

图5-2-1　SCA 患者三代系谱图

辅助检查:肌电图提示四肢广泛周围神经病变,头部 MRI 提示小脑和脑干萎缩。应用 PCR 结合变性聚丙烯酰胺凝胶电泳(PAGE)、毛细管电泳、重组 DNA 测序法对致病基因 *ATXN3* 进行(CAG)$_n$ 重复次数的分析,发现患者重复次数为68次,属病理性重复(图5-2-2)。

【问题1】 根据患者的病例资料,患者最可能的诊断是什么?

思路:患者中青年发病,起病缓慢,进行性加重,出现共济失调的症状和体征,具有神经退行性疾病的特点;既往体健,且无其他急性或慢性的诱因,结合家族史和影像学检查结果,可以判断患者是脊髓小脑性共济失调(SCA)。

SCA 患者头部
MRI(图片)

【问题2】 SCA 的诊断必备辅助检查是什么?

思路1:SCA 患者头部 MRI 是最具有诊断意义的检查,头部 MRI 可发现小脑萎缩或/和脑干萎缩,但是在某些病例或疾病早期小脑萎缩现象不明显,这时需结合临床。家族性 SCA 患者可行基因诊断来确诊,但由于其遗传异质性很强,基因分型很多,工作量较大,且目前大概能够明确基因诊断的概率为80%左右。散发性 SCA 患者有10%~30%,也可以作出基因诊断。

【问题3】　如何分析基因诊断的结果？

思路1：基因诊断是SCA确诊的关键，目前主要应用PCR扩增、聚丙烯酰胺凝胶电泳（polyacrylamide gelelectrophoresis，PAGE）、毛细管电泳（capillary electrophoresis，CE）、重组DNA测序等技术手段检测*ATXN3*基因的CAG重复次数，为SCA3/MJD的确诊提供依据。

思路2：在我国ADCA中，SCA3/MJD最常见（60%～70%），*ATXN3*是SCA3/MJD的致病基因，异常的ataxin-3过度聚集是SCA3/MJD发病的中心环节。CAG重复序列位于*ATXN3*的10号外显子，正常的重复次数为12～40次。当CAG重复次数达到51次时可导致SCA3/MJD的发病，目前研究表明，CAG异常重复范围大多在51～86次之间。

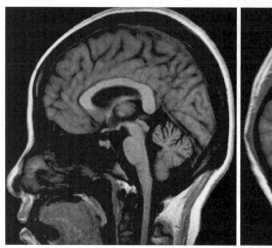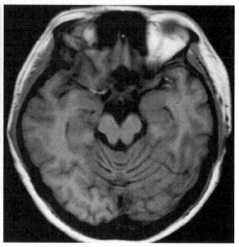

图5-2-2　SCA患者头部MRI示小脑和脑干萎缩

知识点

常见SCA的正常及异常CAG拷贝数范围见表5-2-1。

表5-2-1　常见SCA的正常及异常CAG拷贝数范围

SCA亚型	致病基因	正常人CAG拷贝数	患者CAG拷贝数
SCA1	*ATXN1*	6～39	40～88
SCA2	*ATXN2*	14～32	33～77
SCA3/MJD	*ATXN3*	12～40	51～86
SCA6	*CACNA1A*	4～18	21～31
SCA7	*ATXN7*	7～17	34～200

注：因SCA8、SCA10、SCA12、SCA17、DRPLA在中国较罕见，未列出表中。

思路3：SCA3/MJD属于多聚谷氨酰胺病（poly glutamine disaese，polyQ disaese），具有动态突变（dynamic mutation）的特征，即由于三核苷酸（CAG）重复异常扩展引起，还可见遗传早现（anticipation）、体细胞嵌合现象、传代过程中的性别差异等遗传现象。

知识点

遗传早现

遗传早现（anticipation）是指疾病在某个家系中随代数往下传递，每代患者较上一代发病年龄提前以及疾病表型加重的现象。目前认为由于患者的生殖细胞在减数分裂中的不稳定性，易引起CAG异常重复序列扩展的拷贝数进一步增加并传递到下一代，导致其子代患者的发病年龄提前，临床表型加重。因此，遗传早现的本质是重复序列的扩展程度与发病年龄呈负相关，与疾病表型的严重性呈正相关。

体细胞嵌合现象

体细胞嵌合（somatic mosaicism, SM）现象是指同一个个体存在两种或两种以上的细胞系。对于 SCA3/MJD 患者而言，不同组织器官中 CAG 重复序列的拷贝数可能存在差别，如病理改变较小的大脑皮质较小脑和脑干 CAG 重复次数少。体细胞嵌合现象可能是由于有丝分裂的不稳定性引起，一些活跃细胞如神经胶质细胞，其一生不断增殖，可能存在 CAG 重复序列拷贝数的增加，而另一些稳定细胞如神经细胞在分化结束后不再增殖，其 CAG 重复序列拷贝数可能相对稳定。这种不同细胞增殖的差异可能造成体细胞嵌合现象。

传代过程中的性别差异

三核苷酸重复序列在传代过程中存在性别差异现象，在动态突变的遗传病中，SCA3/MJD 的 CAG 重复拷贝长度相对较短，其遗传早现现象在父系遗传时更加明显。原因可能在于精细胞和卵母细胞在发育成熟过程中分裂次数不同，从精原细胞到精子要经历更多的细胞分裂。

【问题 4】　我国的 SCA 各亚型的发病比例是怎么样的？

思路：了解我国 SCA 各亚型的发病比例，有助于明确 SCA 各个亚型的基因诊断顺序，规范分子诊断流程。

知识点

我国 SCA 各亚型的比例特点

在我国，SCA3/MJD 最常见，SCA2 次之，接下来依次是 SCA1、SCA6、SCA7 等亚型，SCA8、SCA10、SCA12、SCA17、DRPLA 和 SCA28、SCA31、SCA35、SCA36 较少见，其他亚型罕见（表 5-2-2）。

表 5-2-2　SCA 的分型及遗传特点

基因分型	OMIM 编号	致病基因/区间	变异形式	发病比例
SCA1	164400	*ATXN1*	CAG 重复	7.23%
SCA2	183090	*ATXN2*	CAG 重复	8.72%
SCA3/MJD	109150	*ATXN3*	CAG 重复	62.64%
SCA4	600223	*16q22*	—	不详
SCA5	600224	*SPTBN2*	点突变	不详
SCA6	183086	*CACNA1A*	CAG 重复	1.68%
SCA7	164500	*ATXN7*	CAG 重复	1.09%
SCA8	603680	*ATXN8OS/ATXN8*	CTG 重复	0.59%
SCA10	603516	*ATXN10*	ATTCT 重复	不详
SCA11	604432	*TTBK2*	插入/缺失突变	不详
SCA12	604326	*PPP2R2B*	CAG 重复	0.09%
SCA13	605259	*KCNC3*	点突变	不详
SCA14	605361	*PRKCG*	点突变	0.09%
SCA15	606658	*ITPR1*	点突变/缺失突变	不详
SCA16	606364	*ITPR1*		不详
SCA17	607136	*TBP*	CAG 重复	0.29%
SCA18	607458	*7q31*	—	不详
SCA19	607346	*KCND3*	点突变	不详

续表

基因分型	OMIM 编号	致病基因/区间	变异形式	发病比例
SCA20	608687	*11q12*	大片段重复突变	不详
SCA21	607454	*TMEM240*	点突变	不详
SCA22	607346	*KCND3*	点突变	不详
SCA23	610245	*PDYN*	点突变	不详
SCA25	608703	*2p15-p21*	—	不详
SCA26	609306	*EEF2*	点突变	不详
SCA27	601515	*FGF14*	点突变	不详
SCA28	610246	*AFG3L2*	点突变	不详
SCA29	117360	*ITPRl*	点突变、缺失突变	不详
SCA30	613371	*4q34*	—	不详
SCA31	117210	*BEAN*	TGGAA 重复	不详
SCA32	613909	*7q32*	—	不详
SCA35	613908	*TGM6*	点突变	0.19%
SCA36	614153	*NOP56*	GGCCTG 重复	0.79%
SCA37	615945	*1p32*	—	不详
SCA38	615957	*ELOVL5*	点突变	不详
SCA40	616053	*CCDC88C*	点突变	不详
SCA41	616410	*TRPC3*	点突变	不详
SCA42	616795	*CACNA1G*	点突变	不详
SCA43	617018	*MME*	点突变	不详
SCA44	617691	*GRM1*	点突变	不详
SCA45	617769	*FAT2*	点突变	不详
SCA46	617770	*PLD3*	点突变	不详
SCA47	617931	*PUM1*	点突变	不详
DRPLA	125370	*ATNl*	CAG 重复	0.09%

【问题5】 该家系先证者临床上需要与哪些疾病进行鉴别?

思路1:共济失调是神经系统疾病常见症状,主要包括额叶、额桥小脑束、小脑、深感觉传导通路、前庭神经等环节。

对于共济失调患者定位诊断:共济失调伴有眼球震颤、构音障碍多提示小脑性共济失调;共济失调伴有深感觉障碍,可有视觉补偿多提示感觉性共济失调;共济失调伴有眩晕、呕吐多提示前庭性共济失调;对侧肢体共济失调多提示额叶性共济失调。

定性诊断包括遗传性和获得性,获得性病因往往是急性或亚急性起病,个人发育史正常,常常合并有感染、自身免疫或血管性疾病史;而遗传性病因一般为自幼缓慢起病,个人发育史异常,常常合并有遗传家族史。

思路2:SCA 需要与遗传性及获得性疾病鉴别。

弗里德赖希共济失调(Friedreich ataxia, FRDA):FRDA 为常染色体隐性遗传,是欧美最常见的常染色体隐性遗传小脑性共济失调(autosomal recessive cerebellar ataxia, ARCA)亚型,致病基因为 *FRDA*,多为少年期发病,常有心脏损害、骨骼畸形及糖尿病等非神经系统的表现。

多系统萎缩(multiple system atrophy,MSA):累及锥体外系、锥体系、小脑和自主神经等多系统,其中以小脑症状为主的 MSA-C 型可出现眼震、共济失调、腱反射亢进等表现,但一般无遗传家族史,头部 MRI 可发现脑桥"十字征"。

Creutzfeldt-Jakob 病(CJD):由于朊蛋白感染而出现精神障碍、痴呆、共济失调、肌阵挛等表现,脑电图可出现同步化放电,周期性三相波,头部 MRI 可出现皮层受累的"花边征"。

知识点

ARCA 的常见亚型及遗传特点见表 5-2-3。

表 5-2-3 ARCA 的常见亚型及遗传特点

基因分型	OMIM 编号	致病基因 / 区间	变异形式
FRDA	229300	*FXN*	CAA 重复 / 插入缺失突变 / 点突变
AVED	277460	*ATTP*	点突变 / 插入缺失突变
AT	208900	*ATM*	点突变 / 插入缺失突变
IOSCA	271245	*C10orf2*	点突变
MSS	248800	*SIL1*	(AAGA)$_n$/ 点突变 / 插入缺失突变
SACS	604490	*SACS*	点突变 / 插入缺失突变
Cayman ataxia	601238	*CAYTAXIN*	点突变
AOA1	208920	*APTX*	点突变 / 插入缺失突变
AOA2	606002	*SETX*	点突变
APRATAXIN	208920	*APTX*	点突变
SD	604369	*SLC17A5*	点突变 / 插入缺失突变
NBIA2B	610217	*PLA2G6*	点突变
ATLD	604391	*MRE11*	点突变
SCAN1	607250	*TDP1*	点突变
RD	266500	*PHYH*	点突变
ABL	200100	*MTP*	点突变 / 插入缺失突变
ChAc	200150	*VPS13A*	点突变 / 插入缺失突变
MCLDS	300842	*XK*	点突变 / 插入缺失突变
SCAR16	615768	*STUB1*	点突变

注:FRDA,弗里德赖希共济失调;AVED,伴选择性维生素 E 缺乏的共济失调;AT,共济失调毛细血管扩张症;IOSCA,婴儿期发病的脊髓小脑型共济失调;MSS 马 - 斯二氏综合征;SACS,痉挛性共济失调;Cayman ataxia,卡门共济失调;AOA1,伴动眼不能的共济失调 1 型;AOA2,伴动眼不能的共济失调 2 型;APRATAXIN,伴肌辅酶 Q$_{10}$ 缺乏的小脑性共济失调;SD,扎拉综合征 / 唾液酸贮积症;NBIA2B,神经退行性变性伴脑部铁沉积 2B 型 / 克拉克综合征(Karak syndrome);ATLD,类 AT 样病;SCAN1,共济失调伴轴索神经病;RD,雷夫叙姆病;ABL,无 β 脂蛋白血症;ChAc,舞蹈病 - 棘红细胞增多症;MCLDS,McLeod 综合征;SCAR16,常染色体隐性脊髓小脑共济失调 16 型。

【问题 6】 在我国,ADCA 的分子(基因)诊断流程是怎么样的?

思路:基因诊断是不可或缺的确诊手段,为临床诊断和鉴别诊断提供遗传学依据。在 ADCA 中,依据症状是否是发作性,分为发作性共济失调(episodic ataxia,EA)和 SCA 两大类。在 EA 中,EA2 最常见,首先筛查 EA2,其次筛查 EA1,再次筛查 EA5 和 EA6。在 SCA 中,SCA3/MJD 最常见,首先筛查 SCA3/MJD,其次筛查 SCA2、SCA1、SCA6、SCA7,再次筛查 SCA8、SCA10、SCA12、SCA17、DRPLA 和 SCA28、SCA31、

SCA35、SCA36 等;另外可根据患者的主要症状选择待检测的基因型,如共济失调合并视力减退或视网膜色素变性患者首选筛查 SCA7。

欧美国家的 ARCA 中,FRDA 发病率最高,而我国的 ARCA 中,毛细血管扩张性共济失调(ataxia-telangiectasia,AT)较常见。因此,在我国首先筛查 AT,其次筛查伴动眼不能的共济失调 1 型(ataxia with oculomotor apraxia 1,AOA1)、AOA2、Charlevoix-Saguenay 型痉挛性共济失调(spastic ataxia Charlevoix-Saguenay type,SACS)、植烷酸贮积症(Refsum's disease,RD)、伴选择性维生素 E 缺乏的共济失调(ataxia with selective vitamin E deficiency,AVED)、无 β 脂蛋白血症(abetalipoproteinemia,ABL)、舞蹈病棘红细胞增多症(chorea-acanthocytosis,ChAc)等;伴有共济失调和腓骨肌萎缩者(CMT)首先筛查遗传性共济失调伴肌萎缩(Roussy-Lévy syndrome),伴有毛细血管扩张和反复肺部感染者首先筛查 AT,伴有眼球活动障碍和周围神经病表现者首先筛查 AOA,伴有明显痉挛步态表现者首先筛查 SACS,伴有周围神经病和血维生素 E 水平降低者首先筛查 AVED,伴有角膜 K-F 环、肝硬化、血清铜蓝蛋白水平减低者首先筛查 HLD,上述结果阴性需考虑其他亚型的 ARCA,也可能为 ADCA,必要时进行 ADCA 相关基因的筛查;伴有血清 β 脂蛋白缺乏者首先筛查 ABL;伴有心脏病、糖尿病和骨骼畸形表现者首先筛查 FRDA。在散发性 SCA 中,首先筛查 SCA3,再依次筛查 SCA6、SCA2、SCA1、SCA7 等。

SCA 的分子诊断流程(微课)

ADCA 的分子(基因)诊断流程

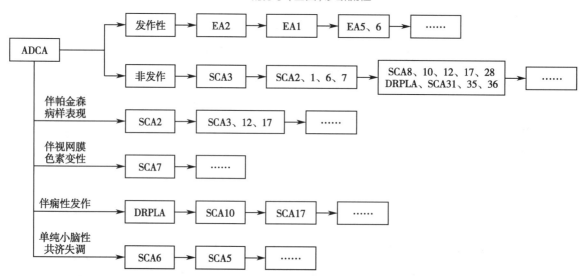

ARCA 和散发 SCA 的分子(基因)诊断流程

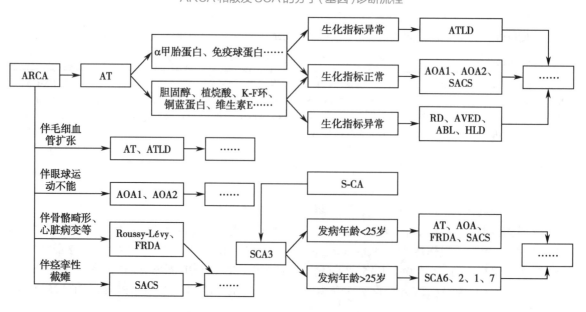

【问题7】　高通量测序在 SCA 的诊断中有哪些优势?

思路:高通量测序因其在效率和性价比方面的优势在临床中得到了广泛应用。一方面,基于高通量测序的靶向诊断芯片可以快速筛选常见 SCA 亚型,有利于缩短临床诊断周期,为遗传咨询奠定基础;另一方面,WES/WGS 可应用检测临床表型不典型、诊断和鉴别诊断困难 SCA,通过对罕见变异的解析,为 SCA 的鉴别诊断提供线索。

【问题8】　患者的治疗及护理应注意哪些问题?

思路:由于 SCA 目前的不可治愈性,治疗只能以对症、支持治疗为主,缓解症状;护理应注意两个方面。

1)患者常常有很大的心理压力,及时的心理疏导是很必要的,应告诉家人及陪护人员在生活中多加关怀,多与人沟通交流,支持患者融入社会。

2)在日常护理中,应提醒患者要适当锻炼,延缓身体功能衰退的进度;也要加强保护,减少外伤等意外情况的出现。

【问题9】　患者及有亲缘关系的家族成员进行遗传咨询应注意哪些问题?

思路:先证者子女风险评估。

1)SCA3/MJD 属于 ADCA,因此子女患病的概率是 50%,患者女儿目前没有发病,并不能排除其是症状前患者的可能性。

2)患者女儿确诊的方法仍是 *ATXN3* 基因的变异检测。若阳性,则是症状前患者,如需生育则应进行产前诊断;若阴性,则可以进行正常的妊娠和生育。

3)在整个遗传咨询和分子(基因)诊断过程中,应当充分尊重受试者的知情权和隐私权,需要有书面的知情同意书,并应通过医疗机构伦理委员会的伦理审核。

【问题10】　SCA 的患者如何进行产前诊断?

思路:SCA 的患者有 50% 概率将疾病遗传给下一代,需要进行产前诊断。首先提取胎儿 gDNA 样本(可以孕早期取绒毛,中期取羊水),根据先证者的变异类型采用相应的技术进行遗传学检测,并结合基于基因内部的 STR 位点连锁分析进一步验证;综合上述检测结果做出胎儿是否会罹患与先证者相同变异所致的 SCA 的结论。

【问题11】　SCA 的基因治疗有何进展?

思路:目前利用反式寡核苷酸(ASO)治疗 SCA 在动物模型水平取得了一的进展。ASO 通过结合致病基因 mRNA,降低 polyQ 毒性蛋白的表达水平,可以改善 SCA 小鼠模型的临床症状。未来 ASO 有望在临床试验中开展更多研究。

(江　泓)

第三节　遗传性运动神经元病

一、脊肌萎缩症

脊肌萎缩症(spinal muscular atrophy,SMA)是一种进行性运动神经元病,以脊髓前角细胞和脑干运动性脑神经核的进行性变性为主要特征,临床上主要表现为下运动神经元性、进行性、对称性肌无力和萎缩,近端重于远端,下肢重于上肢,主要为常染色体隐性遗传。该病患儿在新生儿中约占 1/10 000,而人群中致病基因携带者频率占 1/60~1/40。根据发病年龄和临床表现可分为 4 型,即小于 6 个月起病的脊肌萎缩症 Ⅰ 型(spinal muscular atrophy type Ⅰ,SMA1)、6~18 个月起病的脊肌萎缩症 Ⅱ 型(spinal muscularatrophy type Ⅱ,SMA2)、儿童期或青少年起病的脊肌萎缩症 Ⅲ 型(spinal muscular atrophy type Ⅲ,SMA3)和成年起病的脊肌萎缩症 Ⅳ 型(spinal muscular atrophy type Ⅳ,SMA4)。SMA 致病基因为运动神经元存活基因 1(survival motor neuron1,*SMN1*)[OMIM 600354]。*SMN1* 基因位于 5 号染色体,全长约 20kb,其 cDNA(NM_022874)长 1.5Kb,含 9 个外显子,同一染色体上的 *SMN2* 基因和 *SMN1* 高度同源,仅有 5 个核苷酸的差异。其常见变异类型以外显子缺失为主,*SMN2* 拷贝数与 SMA 的病情严重程度相关,但其并不引起 SMA,其拷贝数增加,病情相对较轻。

脊肌萎缩症的诊疗经过通常包括以下环节：

1. 详细询问患者的症状特征及遗传家族史。

2. 查体时重点关注神经和肌肉系统体征。

3. 对疑诊患者进行肌酶谱检测、神经肌电图检查，以排除其他神经肌肉系统疾病，明确脊肌萎缩症的临床诊断。

4. 对疑诊患者，告知脊肌萎缩症的基因诊断流程，知情同意后进行基因检测。

5. 提供有效的遗传咨询和生育指导。

6. 根据患者病情制订治疗方案。

临床关键点

1. 对于婴儿期至儿童起病的肢体近端对称性无力，肌张力低，肌萎缩，需考虑脊肌萎缩症可能。

2. 脊肌萎缩症的临床诊断须进行肌酶谱、神经肌电图等检测。

3. 基因诊断是确诊的重要手段。

4. 疾病遗传病理是制订遗传检测流程的基础。

5. SMA 为常染色体隐性遗传病，应在此基础上进行遗传咨询。

6. SMA 目前尚无有效的治疗方法，主要是对症与支持治疗。

7. 产前诊断是唯一有效的预防途径，明确基因诊断是进行准确产前诊断的前提。

临床病例 1

一名 12 岁男性儿童因"进行性四肢肌无力 8 年余，加重 1 年"来门诊就诊。初步病史采集如下。

患者足月平产，第三胎，出生体重 3.5kg，1 岁左右学会走路，生长和智力发育均正常。3～4 岁时出现跑步慢，易跌跤。8 岁左右，家人发现其走路姿势异常，蹲下立起、爬楼梯费力，逐渐出现蹲起站立需要扶助，无肢体疼痛，病情缓慢发展，出现肢体肌肉萎缩。近 1 年前病情加重，出现蹲下立起需双手撑地，双足分开，翘臀立起。病程中曾出现散在肌肉颤动。患者否认父母近亲结婚及家族中类似患者。

查体：四肢肌肉萎缩，以近端为主，翼状肩胛，双上肢近端肌力 4 级，远端 5⁻级。双下肢肌力近端 3 级，远端 5⁻级。四肢肌张力正常，深浅感觉无异常，肱二、三头肌腱反射未引出，膝腱反射未引出，霍夫曼征阴性，巴宾斯基征阴性。肌酶谱检查：LDH 151U/L，CK 379.8U/L，CK-MB 14U/L，肌红蛋白 44.7μg/L。肌电图示神经源性损害。

【问题 1】　根据上述门诊资料，患者最可能的诊断是什么？

思路 1：患者为 3～4 岁时隐匿发病，呈慢性进行性病程，以对称性双下肢骨盆带肌无力起病，逐渐累及双上肢，伴肌萎缩、束颤；查体见肌力减退近端重于远端，肌肉萎缩，腱反射消失；辅助检查 CK 轻度增高、肌电图提示神经源性损害；提示该病主要累及下运动神经元，高度提示为脊肌萎缩症。

知识点

脊肌萎缩症的临床分型及特点

1. 脊肌萎缩症 I 型（SMA1）　该型为重型 SMA，表现为：

1）出生至 6 个月发病；

2）自主活动减少，屈颈、抬头乏力，四肢近端无力，该型患儿无法独坐，严重者吸吮及吞咽困难；

3）肌张力低；

4）腱反射降低或消失；

5）可见舌肌萎缩、束颤；

6）感觉正常，智力发育正常；

7）病情进展迅速，常因肺部感染死亡。

2. **脊肌萎缩症Ⅱ型（SMA2）**　该型为中间型 SMA，表现为：

1）6 个月至 18 个月发病；

2）肢体近端对称性无力为主，下肢重于上肢，可有咳嗽及呼吸困难，该型患儿无法独立站立；

3）肌张力低；

4）腱反射降低或消失；

5）早期可出现舌肌萎缩、束颤，常见手指远端细微震颤，可出现脊柱侧凸；

6）病情进展相对 SMA1 较慢，多数患儿可存活至青少年。

3. **脊肌萎缩症Ⅲ型（SMA3）**　该型为轻型 SMA，表现为：

1）儿童期或青春期隐匿起病；

2）下肢近端肌肉无力、萎缩起病，渐累及上肢，吞咽困难、咳嗽、夜间呼吸困难较 SMA2 少见，该型患者起病前均已学会独立行走，起病后部分患者逐渐丧失独立行走能力；

3）部分患者出现腓肠肌假性肥大；

4）大部分患者可出现全身肌束震颤；

5）血清肌酸激酶及其同工酶检测在部分患者可轻中度增高；

6）病情进展缓慢。

4. **脊肌萎缩症Ⅳ型（SMA4）**　该型为成人型 SMA，表现为

1）常在 20～30 余岁发病；

2）临床表现与 SMA3 型相似，但运动障碍较轻并且较少出现呼吸或胃肠道问题；

3）多为良性病程，可至正常寿命。

思路 2：脊肌萎缩症是一种常染色体隐性遗传病，患者母亲、父亲可能为致病基因携带者，患者同胞可能为 SMA 患者或致病基因携带者，需要详细询问三代亲属的患病情况，绘制系谱图。

【问题 2】　脊肌萎缩症患者临床诊断的必备辅助检查是什么？

思路 1：神经肌电图。脊肌萎缩症患者神经肌电图表现为典型的神经源性损害。静息时可见纤维颤波和正锐波，偶见束颤电位，规律自发性运动单元活动电位是 SMA 的肌电图特征性改变，在 SMA1 型患者中多见，也可见于部分 SMA2 型患者；轻微收缩时可见运动单位时限增宽，波幅增高，多相波增多；大力收缩可见部分干扰相。神经传导速度正常。

思路 2：肌酶谱。常规的血清酶检测主要包括肌酸激酶、乳酸脱氢酶和肌酸激酶同工酶。部分 SMA3 型患者可出现肌酸激酶和肌酸激酶同工酶轻中度增高，其他 SMA 患者无肌酶谱异常。

【问题 3】　该家系先证者临床上需要与哪些疾病进行鉴别诊断？

思路：肌无力和肌萎缩的定位诊断分析思路参见本章第一节【问题 3】。患者 3 岁时隐袭起病，表现为四肢近端无力，需要与肌肉系统疾病（如假肥大型肌营养不良症）鉴别。该患者肌酶谱无明显升高、肌电图提示神源性损害，排除肌肉系统损害（详见第五章第六节"假肥大型肌营养不良症"）。

肢带肌营养不良症：常为 10～20 岁起病，骨盆带肌肉萎缩首发，肌酶谱明显增高，肌电图肌源性损害。该患者无肌源性损害依据（详见第五章第六节"肢带肌营养不良症"）。

综合患者起病年龄、临床表现、遗传方式及神经肌电图、肌酶学检测等均提示脊肌萎缩症，建议患者进一步做确诊检测。

知识点

SMA 的临床诊断标准

1.临床特点

1）起病年龄：常为出生至儿童期起病；

2）肌无力：出现躯干和肢体的肌无力（近端无力重于远端，下肢无力重于上肢）；对称性；一般不累

及眼外肌、膈肌、心肌，无明显面肌无力；

　　3）其他相关临床特点：可见舌肌束颤和手震颤；一般无明显感觉异常；无中枢神经系统异常；无其他神经系统异常，如听力或视力障碍；

　　4）病程：不同亚型 SMA 患儿的运动能力不同，存活期也不同；

　　2．实验室检查

　　1）基因诊断：结合临床特点，患儿如有 SMN 基因的纯合缺失或变异可确诊；

　　2）生化指标：肌酸激酶常在正常值上限 5 倍以内；

　　3）电生理：肌电图见异常自发活动，如纤颤、正锐波、束颤等；运动单位时限增宽，波幅增高；SMA2、3、4 型中，不会出现运动神经传导速度（MNCVs）< 70% 正常值下限或感觉神经动作电位（SNAPs）异常；

　　4）肌活检：可见肌纤维萎缩，Ⅰ型代偿性肥大肌纤维及同型肌群化（慢性病例）

　　【问题 4】　怎样对该患者进行确诊？

　　思路：对 SMN 基因检测是确诊的重要手段。

　　【问题 5】　怎样对该患者进行基因诊断？

　　思路 1：绝大多数 SMA 由于 SMN1 基因变异致病，该基因位于 5 号染色体，全长约 20kb，含 9 个外显子。正常人群中两条同源染色体上各有一个 SMN1 拷贝，5%～8% 人群中两个 SMN1 拷贝存在于同一染色体上（即"2+0"型携带者）。一条染色体上 SMN2 的拷贝数有 0～5 个不等。SMN1 编码全长 SMN 蛋白（full length SMN，fl-SMN），SMN2 编码产生大部分的缺失 7 号外显子的基因产物（Δ7 SMN）及少量完整的全长基因产物。95%～98% 的 SMA 患者存在 SMN1 基因纯合缺失，其特征为两个 SMN1 拷贝的 7 号外显子或 7+8 号外显子缺失。2%～5% 的 SMA 患者存在一个 SMN1 拷贝的 7 号外显子或 7+8 号外显子的缺失，合并另一 SMN1 拷贝的基因点突变或小的插入 / 缺失突变。

　　思路 2：SMA 最常见的变异形式为 SMN1 基因外显子纯合缺失，目前首选的方法是采用 PCR- 限制性片段长度多态性（PCR-restriction fragment length polymorphism，PCR-RFLP）、PCR- 变性高效液相色谱法（PCR-denaturing high performance liquid chromatography，PCR-dHPLC）或多重连接探针扩增技术（multiplex ligation-dependent probe amplification，MLPA）对 SMN1 基因 7 号外显子缺失检测。对于 PCR-RFLP、PCR-dHPLC 或 MLPA 检测结果为 SMN1 基因 7 号外显子存在 1 个拷贝的病例，采用 PCR 结合 DNA 测序的方法对 SMN1 基因编码区进行变异分析，确定点突变或小的插入 / 缺失突变。

　　对该患者首先采用 PCR-dHPLC 方法进行 SMN1 基因 7 号外显子缺失的检测。

　　【问题 6】　该患者 PCR-dHPLC 检测结果能否确诊为 SMA？

　　思路：该患者 PCR-dHPLC 检测结果 SMN1 基因 7 号外显子拷贝数为 0，SMN2 基因 7 号外显子拷贝数为 3，提示患者为 SMN1 基因 7 号外显子纯合缺失（图 5-3-1）。因此，可以确诊该患者为脊肌萎缩症患者。

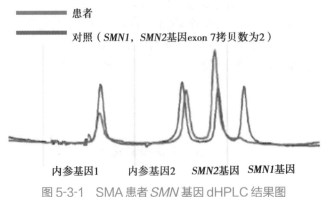

图 5-3-1　SMA 患者 SMN 基因 dHPLC 结果图

> 知识点
>
> ## dHPLC 结果判读
>
> dHPLC 原理是基于离子对反向高效液相色谱法，利用 DNAsep 柱，使用三乙基乙酰胺和不同浓度的乙腈进行洗脱，*SMN1*、*SMN2* 的波峰出现在不同的解链温度，根据不同的峰型判断是否存在碱基的缺失或变异。

【问题 7】　如何进行遗传咨询?

思路 1：按常染色体隐性遗传方式进行遗传咨询。

思路 2：患者父母风险评估。SMA 患者经基因诊断确诊后，其父母需进行 *SMN1* 基因检测。

1）若 SMA 患者明确为 *SMN1* 基因 7 号外显子纯合缺失，父亲和母亲可能同为 *SMN1* 基因杂合缺失携带者；或其中一人为杂合缺失携带者而另一人为"2+0"型携带者。

2）若 SMA 患者 *SMN1* 基因 7 号外显子拷贝数为 1，合并 *SMN1* 的基因点突变或小的插入/缺失突变，则父亲或母亲一方为 *SMN1* 基因杂合缺失携带者，另一方的 *SMN1* 基因 7 号外显子拷贝数为 2，进行测序明确是否存在与患儿一致的 *SMN1* 基因点突变或小的插入/缺失突变；若父亲或母亲外周血 DNA 中未发现与患儿一致的 *SMN1* 基因点突变或小的插入/缺失突变，则父亲或母亲可能为生殖腺嵌合情况，或患儿为新发变异。

思路 3：患者同胞风险评估。若患者父亲和母亲均为 *SMN1* 基因杂合缺失携带者，患者同胞发病的风险为 25%。若患者父母亲一方为杂合缺失携带者而另一方为"2+0"型携带者，患者同胞发病的风险也为 25%。若患者父母亲一方为杂合缺失携带者而患者为新发缺失变异，患者同胞发病风险为 0。

该家系再生育后代存在一定患病风险，须行产前诊断。

思路 4：患者后代风险评估。

1）SMA1 型患者一般在生育前死亡；

2）SMA4 型患者和部分 SMA3 型患者可能生育，其配偶若为 *SMN1* 基因正常者，则其后代不发病；若其配偶为 *SMN1* 杂合缺失携带者或"2+0"型携带者，其后代有 50% 风险患病。

思路 5：SMA 患者远期并发症。

1）肺部感染：肺部感染是 SMA1 型和 SMA2 型患者死亡的主要原因，主要由于呼吸肌无力、延髓麻痹造成。在小部分 SMA3 型患者中也可出现咳嗽、夜间肺通气不足等症状。可予清理呼吸道、帮助咳嗽、夜间面罩或鼻罩辅助通气、持续辅助通气等支持治疗；

2）营养障碍：SMA1 型患者吞咽困难较常见，易出现营养障碍，早期可考虑行胃造瘘术。咽喉肌障碍在 SMA2 型患者中常为重要问题，SMA3 型患者则在病程的晚期出现；

3）脊柱侧凸：几乎所有 SMA2 型患者和半数以上 SMA3 型患者会发生明显的脊柱侧凸。矫形器可以延缓脊柱侧凸进展速度，但主要通过外科手术进行治疗；

4）髋关节半脱位：SMA 患者中可见关节外翻甚至半脱位，但无症状性髋关节半脱位不需要手术治疗。

思路 6：产前诊断。

已生育 SMA 患儿的父母再次生育时须产前诊断。对 *SMN1* 基因致病变异的胎儿应采取终止妊娠。

【问题 8】　如何对患者进行治疗?

迄今无特异性治疗，只能对症和支持治疗。

【问题 9】　患者母亲拟再生育，如何进行产前诊断?

思路 1：产前诊断须建立在先证者遗传诊断明确的基础上。该家系先证者遗传学诊断明确，需要对父母进行 *SMN1* 拷贝数分析，明确携带者类型，并进行产前诊断。首先对胎儿 gDNA 样本（可以孕早期取绒毛，中期取羊水），根据先证者的变异类型采用相应的技术进行遗传学检测；综合上述检测结果做出胎儿是否会罹患与先证者相同变异所致的脊肌萎缩症的结论。

思路 2：对于已有一个可疑 SMA 患儿夭折，且患儿 DNA 无法获得，遗传诊断不明的家系进行产前诊断需谨慎。需对父母亲的 *SMN1* 基因拷贝数进行分析。若父母亲 *SMN1* 拷贝数均为 1，则均为杂合缺失携带者；若只有一方 *SMN1* 拷贝数为 1，则拷贝数正常的另一方需行 *SMN1* 测序分析；若父母亲 *SMN1* 拷贝数均正常，则需重新考虑夭折患儿的诊断。

【问题 10】 SMA 的基因诊断和产前诊断流程。

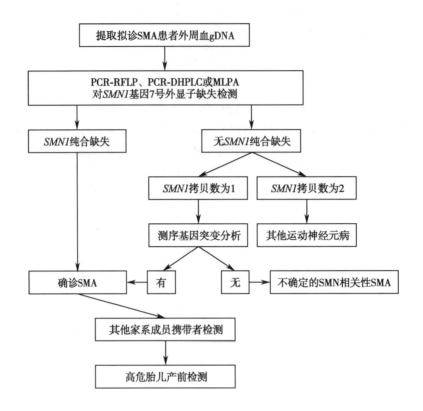

二、肌萎缩侧索硬化症

肌萎缩侧索硬化症（amyotrophic lateral sclerosis，ALS）是一种主要累及脊髓前角细胞、脑干运动神经核及锥体束的进行性神经系统变性疾病，临床特征为上、下运动神经元同时受损的症状和体征。ALS 发病率（1~2）/10 万，其中 5%~10% 的 ALS 患者有家族史，可表现为常染色体显性遗传、常染色体隐性遗传或 X 连锁遗传。ALS 存在多种分类方法，最常见的是按照起病部位及临床表现不同，将 ALS 分为肢体起病型 ALS、延髓起病型 ALS、原发性侧索硬化（primary lateral sclerosis，PLS）、进行性脊肌萎缩（progressive spinal muscular atrophy，PSMA）及其他少见类型（如连枷臂综合征和连枷腿综合征）。我国的 ALS 患者中最常见的 ALS1［OMIM 105400］为 *SOD1* 基因变异引起，位于 21 号染色体，基因全长约 9.3kb，其 cDNA（NM_000454）长 966bp，含 5 个外显子，其常见变异类型主要以点突变为主。

肌萎缩侧索硬化症的诊疗经过通常包括以下环节：

1. 详细询问 ALS 患者的症状学特征及家族史，应从首发无力的部位开始，追问症状发展、加重及由一个区域扩展到另一区域的时间过程，注意询问吞咽情况、呼吸功能及有无感觉障碍。

2. 查体时重点关注在同一区域是否同时存在上、下运动神经元受累的体征。

3. 对于考虑 ALS 的患者，应完善神经电生理检查及神经影像学检查，有助于 ALS 与其他疾病鉴别；同时根据临床判断选择相关的实验室检查，以排除可能的 ALS 相关综合征。

4. 对于在发病早期疑诊的 ALS 患者，特别是当临床表现不典型或进展不明确时，应定期（建议 3 个月）对其进行随诊，重新评估疾病的诊断。

5. 5%~10% 的 ALS 患者有家族史，12%~23% 家族性肌萎缩侧索硬化症（familial amyotrophic lateral sclerosis，fALS）是由超氧化物歧化酶 1（superoxide dismutase 1，*SOD1*）基因突变所致。因此，对于 fALS 患者的基因检测，知情同意后可首先行 *SOD1* 基因检测。

6. 对遗传诊断明确的 ALS 患者,根据结果进行遗传咨询。

7. 根据患者病情制订个体化治疗方案(主要为药物治疗、营养管理、呼吸支持及综合治疗)。

临床关键点

1. 同一区域,同时存在上、下运动神经元受累的体征,是诊断 ALS 的要点。

2. 询问病史,疾病呈进行性发展,ALS 患者从发病至死亡的中位生存时间为 3~5 年。

3. 完善神经电生理检查、实验室及神经影像学检查,协助诊断 ALS,同时排除其他疾病。

4. 当病史、体检中发现某些不能用 ALS 解释的表现时,如病程中出现稳定或好转、有肢体麻木疼痛等,诊断 ALS 需慎重,并注意是否合并其他疾病。

5. 对于 fALS,主要为常染色体显性遗传病,可在此基础上进行遗传咨询。

6. ALS 目前暂无有效的治愈方法,利鲁唑是能延长 ALS 患者存活期的治疗药物,其次为对症支持治疗。

7. 目前已知 ALS 致病基因 20 多个,风险基因 100 多个,行基因检查确诊可行性不高;对于 fALS 患者,可行 *SOD1* 基因检测,对于明确遗传诊断的患者,可行产前诊断进行有效预防。

临床病例2

患者男性,46 岁,因“进行性肢体无力 2 年,伴言语不清 3 个月”就诊。初步病史采集如下。

患者 2 年前无明显诱因出现右上肢无力,表现为取物费力、拧不干毛巾,后逐渐出现右上肢抬臂困难,病情呈进行性发展,未予以重视;6 个月后肢体无力依次累及左上肢及双下肢,表现为上下楼梯、取物困难等,伴肌肉跳动;3 个月前出现言语不清,偶有饮水呛咳,无吞咽困难,无反应迟钝及精神行为异常,无肢体麻木、疼痛及大小便障碍等。目前患者已无法行走,饮食尚可。

家族史:患者父亲有类似病史,于 48 岁以左上肢无力起病,逐渐发展至四肢无力、言语欠清、吞咽困难,于 51 岁时因呼吸衰竭去世(图 5-3-2)。

查体:神清,高级智能活动正常,构音不良,伸舌居中,可见舌肌萎缩及纤颤,双侧咽反射消失,四肢肌肉萎缩,可见肌束震颤,右上肢近端肌力 3 级,远端肌力 2^+ 级,左上肢及双下肢近端肌力 3^+ 级,远端肌力 3 级,四肢肌张力正常,深浅感觉无异常,双侧下颌反射亢进,四肢腱反射亢进,双侧霍夫曼征阳性,双侧巴氏征阳性。

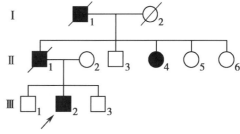

图 5-3-2 ALS 患者三代系谱图

辅助检查:肿瘤全套、甲状腺功能、肌酶正常;脊髓 + 头颅 MRI 平扫未见异常;肌电图示广泛神经源性损害(颈胸腰延髓段受累,慢性及进行性损害并存)。

【问题 1】 根据上述门诊资料,该患者最可能的诊断是什么?

思路 1:患者为中年男性,以右上肢无力隐匿起病,病情呈进行性发展,并逐渐累及左上肢及双下肢,伴有言语不清;查体提示上、下运动神经元均受累;实验室检查及神经影像学检查未发现异常,协助排除了其他疾病;肌电图提示慢性及进行性广泛神经源性损害;综上所述,高度提示该患者为 ALS。

ALS 患者舌肌
萎缩(图片)

知识点

ALS 诊断标准

1. 临床、神经电生理或病理检查证实有下运动神经元受累的证据(肌肉无力和萎缩、肌肉跳动、肌

肉痉挛、反射减弱等);

2. 临床体检证实有上运动神经元受累的证据(肌张力增高、腱反射亢进、病理征阳性、强哭强笑等)。

3. 症状或体征在一个部位内进行性扩展或扩展到其他部位。

同时排除以下两点:①有能解释上和/或下运动神经元损害的其他疾病的电生理依据;②有能解释临床体征和电生理特点的其他疾病的神经影像学依据。

思路2:患者表现为四肢无力及言语不清,且肌电图提示广泛神经源性损害(颈胸腰延髓段受累,慢性及进行性损害并存),提示下运动神经元受损已累及颈、胸、腰及延髓4个区域;查体发现双侧下颌反射亢进,四肢腱反射亢进,双侧霍夫曼征阳性,双侧巴氏征阳性,提示存在上运动神经元受损,且已累及颈、腰及延髓3个区域,上述证实在4个区域中至少有3个区域存在上、下运动神经元同时受累的证据,根据ALS诊断分级可诊断该患者为临床确诊ALS。

知识点

ALS 诊断分级(参照 Awaji-shima 诊断标准)

1. 临床确诊ALS通过临床或神经电生理检查,证实在4个区域中至少有3个区域存在上、下运动神经元同时受累的证据。

2. 临床拟诊ALS通过临床或神经电生理检查,证实在4个区域中至少有2个区域存在上、下运动神经元同时受累的证据。

3. 临床可能ALS通过临床或神经电生理检查,证实在仅有1个区域存在上、下运动神经元同时受累的证据,或者在2或以上区域仅有上运动神经元受累的证据。已行影像学和实验室检查排除了其他疾病。

思路3:ALS患者中5%~10%有家族史,其遗传方式符合孟德尔遗传规律,多数表现为常染色体显性遗传,少数为常染色体隐性遗传,极少数为X连锁遗传。询问家族史后发现患者父亲也有类似症状;患者的哥哥及弟弟并未发病,符合常染色体显性遗传方式谱系特点。

【问题2】　ALS患者临床诊断的必备辅助检查是什么?

思路1:神经肌电图检查。

常用神经电生理检查包括神经传导测定、同芯针肌电图检查、运动诱发电位等。ALS早期运动神经传导速度基本正常,之后可以出现复合肌肉动作电位(CMAP)幅度下降;只有部分患者运动传导速度减慢,但不低于正常值下限的70%;感觉神经传导检测一般正常。随着病情进展,逐渐出现典型的失神经支配改变,如纤颤电位、束颤电位、运动单位数目减少等。在病情发展过程中,失神经与神经再支配现象同时存在,小力收缩时运动单位时限增宽、波幅增大、多相电位增加,大力收缩呈现单纯相电位。胸锁乳突肌、胸椎旁肌、腰段椎旁肌和腹直肌肌电图异常对诊断有重要意义。

思路2:神经影像学。

头颅CT和MRI可见大脑皮质不同程度萎缩,40%的ALS患者头部MRI在T_2加权上皮质出现高信号。MRI还能显示广泛累及大脑皮层、内囊、脑干、脊髓等处皮质脊髓束高密度白质损害。正电子发射断层扫描(PET-CT)可显示患者大脑葡萄糖代谢降低,尤其见于感觉运动皮层和基底节。

在临床上,影像学检查虽不能提供确诊ALS的依据,但有助于ALS与其他疾病如脊髓型颈椎病、肿瘤等鉴别。

思路3:实验室检查。

对所有疑诊ALS的患者都要检查血清生化(包括心肌酶谱)、抗核抗体、甲状腺功能、维生素B_{12}和叶酸测定、肿瘤全套、VDRL实验、血清蛋白电泳、胸部X线及ECG,主要是为了排除影响治疗的并发症,也可排除甲状腺、甲状旁腺以及自身免疫病所伴随的运动性神经病、不典型脊髓病等。

【问题 3】　该 ALS 患者临床上需要与哪些疾病进行鉴别诊断?

思路 1：肌无力和肌萎缩的定位诊断分析思路参见第一节【问题 3】。患者隐匿起病，病程逐渐进展，主要表现为四肢无力及肌肉跳动，有家族史，需与其他神经遗传性疾病相鉴别。

脊髓延髓肌肉萎缩症（spinal and bulbar muscular atrophy，SBMA）：是 X 连锁隐性遗传病，主要表现为缓慢进展的延髓受累和肢体肌肉无力、萎缩、肉跳，可伴有男性乳房发育和生殖功能降低等雄激素不敏感表现，病程进展缓慢，预后相对良好，通常无上运动神经元受累表现，缓慢的病程及近端对称形式的肌无力有助于鉴别，通过 AR 基因检测可明确诊断。

脊肌萎缩症（spinal muscular atrophy，SMA）：是一组因 SMN 基因功能缺失致运动神经元变性而表现为肌张力低下、肌无力和肌萎缩的常染色体隐性遗传病，多在婴儿、儿童或青年期起病。根据起病年龄及病程可分为 SMA I、SMA II 和 SMA III，其中 SMA III 可成年起病，进展缓慢，临床表现为肌无力、萎缩和肉跳，易与以下运动神经元损害为主要表现的 MND 混淆。鉴别要点：SMA III 以近端肌受累为主（外观更似肌营养不良），临床进展缓慢，一般无锥体束征和延髓症状，大部分可通过基因检查明确。

思路 2：该 ALS 患者还需要与其他神经系统疾病相鉴别。

多灶性运动神经病（multifocal motor neuropathy，MMN）：是一种以进行性非对称性肢体无力为特征的脱髓鞘性周围神经疾病，通常以远端受累为主，主要累及上肢，多为慢性病程，也可为急性、亚急性起病。鉴别要点：MMN 持续不对称，病程长，通常不出现延髓症状和锥体束征，50%～60% 的 MMN 患者血中抗神经节苷脂抗体滴度增高，静脉应用丙种球蛋白和环磷酰胺治疗有效。肌电图有特征性表现即多灶的运动传导阻滞。

脊髓型颈椎病：是一种由于颈椎骨质、椎间盘或关节退行性改变，造成相应部位脊髓伴或不伴神经根受压的脊髓病变，本病可与 ALS 临床表现相似。鉴别要点为脊髓型颈椎病无延髓症状和下肢肉跳症状，可有感觉异常及大小便障碍，肌电图（EMG）为局限在中下颈段的神经根性损害，颈髓 MRI 可见与症状相对应的结构性改变，严重的伴髓内异常信号。

【问题 4】　怎样对该 ALS 患者进行确诊?

综合患者临床表现、遗传方式、查体及神经电生理结果等均符合 ALS 临床诊断标准，参照 Awaji-shima 诊断标准，先证者为临床确诊的 ALS。同时结合患者常染色体显性遗传的家族史，由基因变异导致 ALS 的可能性明显增高，目前报道的与 fALS 发病相关的致病基因有十余个，可先针对变异频率高的致病基因（如 SOD1）行基因变异筛查，协助进一步确诊。

【问题 5】　怎样对该 ALS 患者进行分子遗传学诊断?

思路 1：对于汉族人群，fALS 患者中变异频率最高的为 SOD1 基因（12%～23%），其次为 FUS、C9orf72、TARDBP、ANG、OPTN、VCP 等，考虑其中 SOD1 已被公认解释了 12%～23% 的家族遗传性病例，在知情同意下，可采用 PCR+ 直接测序方法行 SOD1 基因检测。

知识点

SOD1 基因

1. 超氧化物歧化酶 1 基因（superoxide dismutase 1，SOD1）位于 21 号染色体长臂上，即 21q22.1-q22.2，基因全长约 9.3kb，含 5 个外显子，可编码 153 个氨基酸，构成分子量为 33kDa 的 SOD1 蛋白，目前已发现 150 余种 SOD1 基因变异，其解释了 12%～23%fALS 及 1%～4% 的散发性 ALS 患者。

2. 不同的 SOD1 变异基因型常在临床表型上有所不同，如 SOD1 活性、发病年龄和生存时间、临床表现和病理特点都可有不同。最常见的 A4V 变异提示上运动神经元较少受累和较短的生存时间，平均生存时间仅有 1.5 年；D90A 变异提示上运动神经元损伤突出的表现和下运动神经元损伤隐匿起病及缓慢的进程；G37R、G41D、G93C 提示较长的生存时间；G37R、L38V、L106V 提示较早的发病时间；I113T 变异提示较晚的发病时间。ALS 患者进行 SOD1 基因诊断，可加快临床确诊速度，并可为患者提供预后信息。

　　思路 2：在与 ALS 相关的基因中，超氧化物歧化酶 1（*SOD1*）、TAR DNA 结合蛋白（*TARDBP*）和肉瘤融合基因（*FUS*）变异与典型的肌萎缩侧索硬化症相关；在高外显率家系中，与 *SOD1* 基因变异患者相比，*FUS* 基因变异携带者发病稍早，而 *TARDBP* 基因变异携带者发病更晚，*FUS* 和 *TARDBP* 基因变异患者更易出现延髓症状，首发部位以下肢更常见。结合该患者基因型与表型的相关性，可优先筛查 *SOD1* 基因（参照 fALS 患者的分子诊断流程图）。

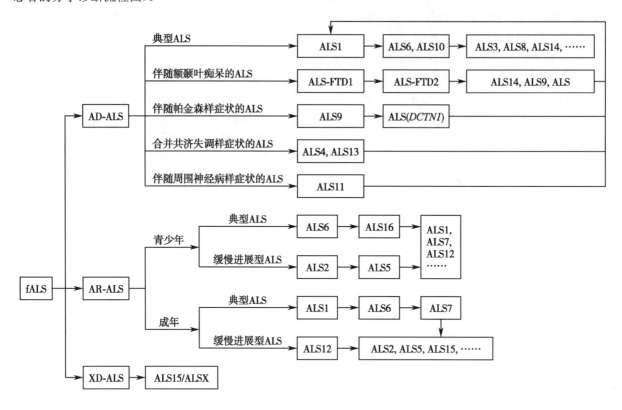

> **知识点**
>
> 已知与 fALS 有关的基因和基因位点见表 5-3-1。

表 5-3-1　已知与 fALS 有关的基因和基因位点

ALS 亚型	基因	基因座	蛋白	遗传模式
ALS1	*SOD1*	21q22.11	SOD1	AD/AR
ALS2	*ALS2*	2q33-q35	Alsin	AR
ALS3	*ALS3*	18q21	未知	AD
ALS4	*SETX*	9q34	Senataxin	AD
ALS5	*ALS5*	15q15.1-q21.1	Spatacsin	AR
ALS6	*FUS*	16p11.2	FUS	AD/AR
ALS7	*ALS7*	20p13	未知	AD/AR
ALS8	*VAPB*	20q13	VAPB	AD
ALS9	*ANG*	14q11.1-q11.2	ANG	AD
ALS10	*TARDBP*	1p36.22	TDP-43	AD
ALS11	*FIG4*	6q21	Phosphoinositide-5 phosphatease	AD
ALS13	*ATXN2*	12q23-q24.1	Ataxin-2	AD

续表

ALS 亚型	基因	基因座	蛋白	遗传模式
ALS12	*OPTN*	10p14	Optineurin	AD/AR
ALS14	*VCP*	9q13.3.	VCP	AD
ALS15	*UBQLN2*	Xp11.21	Ubiquilin-2	XD
ALS16	*SIGMAR1*	9p13.2-p21.3	SIGMAR1	AR
ALS17	*CHMP2B*	3p11	Chmpfamify member 2B	AD
ALS18	*PFN1*	17p13.2	Profilin-1	AD
ALS19	*ErbB4*	2q34	ErbB4	AD
ALS20	*HNRNPA1*	12q13	HNRNPA1	AD
ALS21	*MATR3*	5q31	MATR3	AD
ALS22	*TUBA4A*	2q35	TUBA4A	AD
ALS23	*ANXA11*	10q22	ANXA11	AD
ALS24	*NEK1*	4q33	NEK1	AD
ALS25	*KIF5A*	12q13	KIF5A	AD
ALS/FTD1	*C9ORF72*	9p21.1	C9ORF72	AD
ALS/FTD2	*CHCHD10*	9q21.2	CHCHD10	AD
ALS/FTD3	*SQSTM1*	5q35	Sequestome 1	AD
ALS/FTD4	*TBK1*	12q14	TANK-Binding Kinase 1	AD
ALS	*DCTN1*	2p13	Dynactin	AD
ALS	*DAO*	12q22-q23	DAO	AD
ALS	*SS18L1*	20q13	SS18L1	AD

【问题 6】　根据该患者 *SOD1* 基因变异检测结果,能否确诊该先证者为 ALS 患者?

思路:该 ALS 患者存在 *SOD1* 编码区第 301 位碱基 G 变异为 A,导致位于 101 位的天冬氨酸变成天冬酰胺,该错义突变为已报道的 ALS 致病变异(图 5-3-3)。因此,可以确诊该先证者为 ALS 患者。

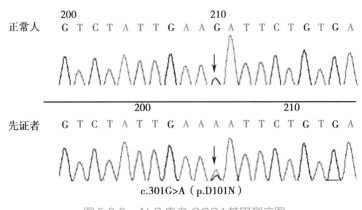

图 5-3-3　ALS 患者 *SOD1* 基因测序图

【问题 7】　如何对该 ALS 家系进行遗传咨询?

思路 1:按常染色体显性遗传方式进行遗传咨询。

思路 2:先证者同胞风险评估。先证者同胞的患病风险为 50%,若先证者同胞外周血 DNA 中没有检测到相同的致病变异,则不会患病。

【问题 8】　如何对 ALS 患者进行治疗?

思路:迄今 ALS 仍是一种无法治愈的疾病,但有许多方法可以改善患者的生活质量,应早期诊断,早期治疗，尽可能延长生存期。

1）药物治疗：利鲁唑是目前唯一经多项临床研究证实可以在一定程度上延缓病情发展的药物。其他药物在 ALS 动物模型的治疗中也显示出一定疗效，如肌酸、大剂量维生素 E、辅酶 Q、碳酸锂、胰岛素样生长因子等，但未在临床研究中证实。

2）营养管理：在能够进食时，应采用均衡饮食；对于咀嚼和吞咽困难的患者应改变食谱，进食软食、半流质，少食多餐；对于肢体或颈部无力者，可调整进食姿势和用具；当患者吞咽困难明显、体重下降、脱水或存在呛咳误吸风险时，应尽早行经皮内镜胃造瘘术（percutaneous endoscopic gastrostomy，PEG），建议 PEG 应在用力肺活量（forced vital capacity，FVC）降至预计值 50% 以前尽早进行；对于拒绝或无法行 PEG 者，可采用鼻胃管进食。

3）呼吸支持：建议定期检查肺功能，注意患者呼吸肌无力的早期表现，尽早使用双水平正压通气。

4）综合治疗：在 ALS 病程的不同阶段，患者可能面临焦虑抑郁、失眠、流涎、交流困难、肢体痉挛等，应根据患者具体情况，给予针对性指导和治疗。

【问题 9】 fALS 的患者的遗传诊断和产前诊断？

1）迄今已有十余种致病基因被确定与 fALS 有关，其中 12%～23% 的 fALS 为 *SOD1* 基因变异所致，目前针对 fALS 患者可首先筛查 *SOD1* 基因是否存在异常。

2）检测结果无论是阳性还是阴性，对家庭成员的生活及情感都有很大的影响，因此对无症状家庭成员进行 *SOD1* 基因检测前，需慎重考虑检测的意义和影响。

3）对于遗传诊断明确的 fALS 患者，根据遗传方式，可对高危胎儿行产前诊断；如先证者遗传诊断并未明确，则不建议行产前筛查。

第四节 遗传性痉挛性截瘫

遗传性痉挛性截瘫（hereditary spastic paraplegia，HSP 或 SPG），又名家族性痉挛性截瘫或 Strümpell-Lorrain 病，是一类主要由皮质脊髓束受损所引起的遗传性神经退行性疾病，具有明显的遗传及临床异质性，其患病率为（1.2～9.6）/10 万。HSP 的主要病理学改变为双侧皮质脊髓束及脊髓后柱的轴突纤维变性，脊髓前角细胞减少，下行至下肢的长轴突纤维最先受累，部分患者可有小脑、基底核、大脑皮质和白质、胼胝体受累。根据临床表现，HSP 可分为单纯型和复杂型。单纯型仅表现痉挛性截瘫症状，复杂型还可合并精神发育迟滞、痫性发作、肌萎缩、小脑性共济失调、锥体外系症状、视神经萎缩、视网膜色素变性、白内障、神经性耳聋、周围神经病等其他神经系统或神经系统外表现。HSP 包括常染色体显性遗传（autosomal dominant hereditary spastic paraplegia，AD-HSP）、常染色体隐性遗传（autosomal recessive hereditary spastic paraplegia，AR-HSP）、X 伴性遗传及散发，目前已至少定位 80 多个亚型。中国最常见的遗传性痉挛性截瘫第 4 型（SPG4）由编码 spastin 蛋白的 *SPAST* 基因变异致病，该基因位于 2 号染色体，全长 9.4kb，其cDNA（NM_014946）长 5.2kb，包含 17 个外显子，其常见变异类型包括点突变、插入 / 缺失突变、重排变异等。

遗传性痉挛性截瘫的诊疗经过通常包括以下环节：

1. 详细询问患者的现病史（包括发病年龄及首发症状、症状进展情况及伴随症状等）和家族史，阳性家族史具有重要的提示意义。

2. 体格检查时应重点关注患者双下肢肌张力增高、无力、步态异常体征，明确是否合并其他神经系统或神经系统外表现。

3. 辅助检查时应对疑诊患者进行神经影像学和肌电图等检查，如 MRI 示胼胝体发育不良、胸髓萎缩等形态学改变，肌电图示神经源性损伤，对 HSP 的临床诊断有一定的指导意义。

4. 值得注意的是，HSP 的临床诊断必须排除其他疾病后，方可做出诊断。

5. 对疑诊 HSP 的患者进行基因诊断，明确致病基因及变异形式，从遗传学水平提供证据。

6. HSP 患者确诊后以对症、支持治疗为主。

7. 为遗传诊断明确、有生育要求的家系提供有效的遗传咨询和生育指导。

1. 缓慢进行性进展的双下肢痉挛性截瘫是HSP的重要特征。

2. 神经电生理、头部及颈胸段脊髓MRI是HSP的重要检查和分型手段。

3. 需与其他病因所致的中枢神经系统轴索变性疾病相鉴别。

4. 基因检测是确诊的唯一重要手段，但有一定的局限性。

5. HSP的致病基因众多，遗传方式多样，应根据患者具体情况进行遗传咨询及生育指导。

6. HSP目前尚无有效的治疗方法，主要是对症与支持治疗。

7. 康复训练、适当运动及防止跌倒对患者至关重要。

8. 产前诊断是有效的预防途径，明确基因诊断是进行准确产前诊断的基础。

临床病例

一名36岁男性患者因"步态异常，双下肢僵硬10年"于2008年9月10日遗传门诊就诊。

患者10年前无明显诱因出现步态异常，易跌倒，双下肢僵硬，上下楼梯困难，下楼梯明显，无踩棉花感，双上肢活动灵活，无视力、听力下降，无痫性发作，无肌肉萎缩，无吐词不清、吞咽困难及饮水呛咳，无智能减退等症状。病情逐渐加重，行走需要旁人扶助，生活尚能自理。

既往史：身体健康，否认外伤史及手术史。

家族史：家族中母亲有类似症状。母亲45岁发病，65岁后瘫痪在床（图5-4-1）。

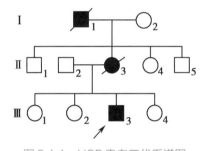

图5-4-1　HSP患者三代系谱图

神经系统体格检查：平底足，无皮肤改变，神志清楚，眼球运动无异常，无眼球震颤，言语清楚，咽反射存在；双上肢肌力肌张力正常，双下肢肌力5‾级，肌张力增高呈折刀样，双侧膝反射、踝反射均亢进，髌阵挛和踝阵挛阳性，双侧巴宾斯基征阳性；行走呈剪刀步态，指鼻试验、轮替试验正常，跟膝胫试验不能完成，走一字步不稳，龙贝格征睁眼闭眼均阴性；深浅感觉无异常。

辅助检查：痉挛性截瘫评分量表（spastic paraplegia rating scale，SPRS）16分；简易精神状态检查量表评分28分；头部及颈胸段脊髓MRI未见异常；肌电图提示神经源性损害。

【问题1】 根据上述门诊资料，患者最可能的诊断是什么？

思路1：患者青年男性，隐匿起病，进行性加重，出现步态异常、双下肢痉挛性截瘫体征，无其他神经系统或神经系统外损害表现，结合阳性家族史及神经影像学改变，临床高度疑诊遗传性痉挛性截瘫（单纯型）。

知识点

HSP的临床诊断依据

1. 多在儿童到中青年期发病。

2. 表现为缓慢进行性双下肢痉挛性无力，肌张力增高，腱反射亢进，病理征阳性及剪刀步态，临床上可采用痉挛性截瘫评分量表（SPRS）来评估患者痉挛状态的严重程度。

3. 可伴有视神经萎缩、视网膜色素变性、耳聋、锥体外系症状、多发周围神经病、小脑共济失调、精神发育迟滞或痴呆、肌萎缩、皮肤病理改变等。

4. 有阳性家族史，对于三代内有近亲结婚家族史的患者，应考虑为AR-HSP。

5. 通过血清维生素B_{12}测定、肝肾功能、甲状腺功能、肾上腺功能检测及CT或MRI检查，排除B_{12}缺乏、肾上腺脑白质营养不良、多发性硬化、原发性侧索硬化及中枢神经系统异常等所致的痉挛性截瘫。

思路 2：遗传性痉挛性截瘫是一种单基因遗传病。遗传方式有常染色体显性遗传(AD)、常染色体隐性遗传(AR)及 X 伴性遗传，需要详细询问三代亲属的患病情况并绘制遗传系谱图。

询问家族史后发现患者母亲也有类似症状。患者父亲及同胞中未见明显症状及体征。从系谱图看该家系男女均有发病，并且出现代代传递现象，符合常染色体显性遗传方式谱系特点。值得注意的是，一些 HSP 患者的亲代无明显临床表现，可能是外显不全病例，因此临床上不少患者常否认阳性家族史。对于这些患者，详细检查其血缘亲属常可能发现一些与患者相似的阳性体征，如下肢腱反射亢进、可疑病理征等。

【问题 2】 遗传性痉挛性截瘫患者临床诊断的必备辅助检查是什么？

1）影像学检查：单纯型 HSP 患者头颅 MRI 一般无异常，脊髓 MRI 可见胸段脊髓萎缩；复杂型 HSP 患者头部 MRI 可有胼胝体发育不良、脑白质病变、脑萎缩、脑室扩大、脑积水、Dandy-Walker 畸形及颅骨发育不良等。

2）神经电生理检查：神经肌电图可见髓鞘缺失及轴索损害等周围神经损害表现；部分患者可有视觉、听觉、体感诱发电位异常等。

SPG4 患者颈胸段 MRI(图片)　　SPG11 患者头部 MRI(图片)

3）智能量表检测部分患者表现有智力障碍。

4）眼科检查：可有视力下降、视神经萎缩、视网膜黄斑色素变性、白内障及青光眼等。

5）其他：患者可有食管裂孔疝及心电图异常等。

【问题 3】 该家系先证者临床上需要与哪些疾病进行鉴别诊断？

思路 1：步态异常是运动障碍疾病常见症状，步态异常可涉及皮质脊髓束、锥体外系、小脑、脊髓后索、内侧丘系、周围神经等运动传导通路中任意环节。对于步态异常患者定位诊断：痉挛性偏瘫步态多提示单侧皮质脊髓束受损，痉挛性截瘫步态多提示双侧皮质脊髓束受损，慌张步态多提示锥体外系受损，跨阈步态多提示腓总神经受损，共济失调步态多提示脊髓后索、内侧丘系或小脑受损。其定性诊断包括遗传性和获得性，获得性病因往往是急性或亚急性起病，个人发育史正常，常常合并有感染、代谢异常、自身免疫或血管性疾病史；而遗传性病因一般为自幼缓慢起病，个人发育史异常，常常合并有遗传家族史。

思路 2：患者青年隐袭起病，表现为缓慢进行性下肢痉挛性无力、步态异常，需要与其他可引起痉挛性截瘫的疾病鉴别。

脑性瘫痪：患者常有早产、宫内窘迫、难产窒息的病史，在出生时就有症状，随年龄增大症状逐渐稳定或略有好转，多无家族史可与遗传性痉挛性截瘫相鉴别。

原发性侧索硬化症：多在中年发病，不伴有运动协调障碍，无弓形足，无阳性家族史，无肌萎缩和感觉障碍等可与遗传性痉挛性截瘫相鉴别。

多巴胺反应性肌张力障碍：常染色体显性遗传，多见于儿童，也有步态异常、下肢肌张力高和锥体束征，但症状有晨轻暮重波动和少量多巴胺治疗有显著效果可与遗传性痉挛性截瘫鉴别。

脊髓小脑性共济失调：患者可以出现双下肢痉挛症状，但以小脑性共济失调表现为主，MRI 显示小脑甚至脑干的萎缩可与遗传性痉挛性截瘫鉴别。

脊髓亚急性联合变性：患者隐匿起病，表现为双下肢不完全性的痉挛性截瘫、深感觉障碍伴有周围神经病变及精神异常，血清中维生素 B_{12} 缺乏，结合贫血等病史则不难鉴别。

脊髓空洞症：青壮年隐匿起病，病情进展缓慢，节段性分离性感觉障碍，肌无力和肌萎缩，皮肤和关节营养障碍等，常合并其他先天畸形，脊髓 MRI 可见脊髓内长条形空洞改变，鉴别诊断不难。

X- 连锁肾上腺脑白质营养不良(X-linked adrenoleu-kodystrophy, X-ALD)：患者除了具有肾上腺皮质功能减退症状外，还可出现不同程度的视力下降、听力障碍、智力减退、行为异常和下肢痉挛性瘫痪等神经系统功能损害症状。VLCFAs 生化检测、对称性脑白质脱髓鞘影像学改变、X- 连锁隐性遗传方式和 *ABCD1* 基因变异检测有助于鉴别诊断。

综合患者起病年龄、临床表现、遗传方式及肌电图、神经影像学检查等均符合遗传性痉挛性截瘫的临床诊断标准，排除上述诊断后，临床诊断为遗传性痉挛性截瘫(单纯型)，建议患者进一步做确诊检测。

【问题 4】 怎样对该患者进行确诊？目前 HSP 各亚型致病基因定位及克隆现状如何？HSP 各亚型的发病比例如何？HSP 患者分子诊断流程如何？

思路 1：HSP 致病基因的分子遗传学检测是确诊的唯一方法，也是进行产前诊断的必备技术。该家系先证者临床诊断 HSP 明确,确诊需进行分子遗传学检测。HSP 致病基因变异类型多样,以点突变、微小插入缺失突变为主,也有大片段缺失及重排突变的报道。目前主要应用聚合酶链式反应结合 DNA 测序、多重连接探针扩增法(multiplex ligation-dependent probe amplification,MLPA)、高分辨率比较基因组杂交技术(high-resolution comparative genomic hybridization)等技术手段对 HSP 患者进行分子遗传学检测。

思路 2:迄今已确定了 80 多种 HSP 致病基因相关位点,其中 58 个 HSP 致病基因被克隆,其他已克隆的 HSP 致病基因没有确定 SPG 亚型。值得注意的是,SPG72 亚型存在 AD、AR 两种遗传模式。

知识点

不同遗传方式的 HSP 各基因型、致病基因介绍见表 5-4-1～表 5-4-4。

表 5-4-1　AD-HSP 各基因型、致病基因介绍

基因分型	OMIM	定位	基因/蛋白	表型	突变形式
SPG3A	182600	14q11-q21	*ATL1*/Atlastin-1	P/C	PM
SPG4	182601	2p22-p21	*SPAST*/Spastin	P/C	PM,ss,del,dupl
SPG6	600363	15q11.2	*NIPA1*/NIPA1	P/C	PM
SPG8	603563	8q24.13	*KIAA0196*/Strumpellin	P	PM,del
SPG9	601162	10q23.3-q24.2	*ALDH18A1*	C	PM
SPG10	604187	12q13.3	*KIF5A*/Kinesin heavy chain 5A	P/C	PM
SPG12	604805	19q13	*RTN2*/ Reticulon 2	P	PM,ins,del
SPG13	605280	2q24-q34	*HSPD1*/HSP60	P/C	PM
SPG17	270685	11q12-q14	*BSCL2*/Seipin	C	PM
SPG19	607152	9q33-q34	—	P	
SPG29	609727	1p31.1-p21.1	—	C	
SPG31	610250	2p11.2	*REEP1*/Receptor expression enhancing protein 1	P/C	PM,del,ss,ins
SPG33	610244	10q24.2	*ZFYVE27*/Protrudin	C	PM
SPG36	613096	12q23-q24	—	C	
SPG37	611945	8p21.1-q13.3	—	P	
SPG38	612335	4p16-p15	—	C	
SPG40	—	—	—	P/C	
SPG41	613364	11p14.1-p11.2	—	P	
SPG42	612539	3q24-q26	*SLC33A1*/Acetyl-CoA transpoter	P	PM
SPG72	615625	5q31.2	*REEP2*/Receptor expression-enhancing protein 2	P	PM
SPG73	616282	19q13.33	*CPT1C*	P	PM
BICD2	609797	9q22.31	*BICD2*/Bicaudal D homolog of 2	P/C	PM

注:P 代表单纯型,C 代表复杂型;PM 代表点突变,ins 代表插入突变,del 代表缺失,ss 代表剪切位点突变,dupl 代表重排突变。

表 5-4-2　AR-HSP 各基因型、致病基因介绍

基因分型	OMIM	定位	基因/蛋白	表型	突变形式
SPG5A	270800	8q12.3	*CYP7B1*/OAH1	P/C	PM
SPG7	607259	16q24.3	*PGN*/Paraplegin	P/C	PM.del,ins
SPG11	604360	15q21.1	*KIAA1840*/Spatacsin	C	PM,dupl,ins,del,ss

续表

基因分型	OMIM	定位	基因/蛋白	表型	突变形式
SPG14	605229	3q27-q28	—	C	
SPG15	220700	14q24.1	ZFYVE26/Spastizin	C	PM, del, ss
SPG18	611225	8p12-p11.23	ERLIN2/ Endoplasmic reticulum lipid raft associated protein 2	C	del
SPG20	275900	13q13.3	SPG20/Spartin	C	PM, del
SPG21	248900	15q22.31	MAST/Maspardin	C	PM, ins
SPG23	270750	1q24-q32	—	C	
SPG24	607584	13q14	—	C	
SPG25	608220	6q23-q24.1	—	C	
SPG26	609195	12p11.1-q14	B4GALNT1/β-1，4-N-Acetylgalactosaminy-ltransferase 1	C	PM, del, dupl
SPG27	609041	10q22.1-q24.1	—	C	
SPG28	609340	14q21.3-q22.3	DDHD1	P/C	PM, del
SPG29	609727				
SPG30	610357	2q37.3	KIF1A	P/C	PM
SPG32	611252	14q12-q21	—	C	
SPG35	612319	16q21-q23.1	FA2H/ Fatty acid 2-hydroxylase	P/C	PM, del
SPG39	612020	19p13.2	NTE/ Neuropathy target esterase	C	PM, ins
SPG43	615043	19p13.11-q12	C19orf12	C	PM, del
SPG44	613206	1p42.13	GJC2/ Connexin47	C	PM
SPG45	613162	10q24.32-q24.33	NT5C2	C	PM, Ss
SPG46	614409	9p13.3	GBA2	C	PM, dupl
SPG47	614066	1p13.2-p12	AP4B1	C	ins, del
SPG48	613647	7p22.1	KIAA0415	P/C	Ins, del
SPG49	615031	14q32.31	TECPR2	C	Del
SPG50	612936	7q22.1	AP4M1	C	Ss
SPG51	613744	15q21.2	AP4E1	C	Ss
SPG52	614067	14q12	AP4S1	C	PM
SPG53	614898	8p22	VPS37A	C	PM
SPG54	615033	8p11.23	DDHD2	C	PM, ins, ss
SPG55	615035	12q24.31	C12orf65	C	PM
SPG56	615030	4q25	CYP2U1	P/C	PM, del
SPG57	604484	3q12.2	TFG	C	PM
SPG58	603060	17p13.2	KIF1C/Kinesin family member 1C	P/C	PM, del
SPG59	603158	15q21.2	USP8/ Ubiquitin-specific protease 8	C	PM
SPG60	612167	3p22.2	WDR48/WD repeat domain 48	C	Del
SPG61	615685	16p12.3	ARL6IP1/ADP-ribosylation factor-like 6 interacting protein 1	C	Del
SPG62	615681	10q24.31	ERLIN1/ ER lipid raft associated 1	P	PM
SPG63	615686	1p13.3	AMPD2/Adenosine monophosphate deaminase 2	C	Del
SPG64	615683	10q24.1	ENTPD1/Ectonucleoside triphosphate diphosphohydrolase 1	C	PM
SPG65	—	10q24.32-q24.33	NT5C2/ Cytosolic purine 5'-nucleotidase	P/C	PM, ss
SPG66	610009	5q32	ARSI/Arylsulfatase family，member I	C	Ins

续表

基因分型	OMIM	定位	基因/蛋白	表型	突变形式
SPG67	611655	2p33.1	*PGAP1*/Post-GPI attachment to proteins 1	C	Ss
SPG68	—	11q13.1	*FLRT1* / Fibronectin leucine rich transmembrane protein 1	C	PM
SPG69	—	1q41	*RAB3GAP2*/RAB3 GTPase activating protein subunit 2	C	PM
SPG70	156560	12q13.3	*MARS*/ Methionyl-tRNA synthetase	C	PM
SPG71	615635	5p13.3	*ZFR*/Zinc finger RNA binding protein	C	PM
SPG72	615625	5q31.2	*REEP2*/Receptor expression-enhancing protein 2	P	PM
SPG74	616451	1q42.13	*IBA57*/part of the iron-sulfur cluster	C	Ss
SPG75	616680	19q13.12	*MAG*/ Myelin Associated Glycoprotein	P	PM
SPG76	616907	11q13.1	*CAPN1*/calcium-dependent protease	P/C	PM，Ss
SPG78	617225	1p36.13	*ATP13A2*/P-type superfamily of ATPases	C	PM
SPG?	610876	6q16.3	*HACE1*/HECT domain-containing E3 ubiquitin ligase	C	dupl
SPG?	606489	9p13.2	*EXOSC3*/ a core component protein of human RNA exosome complex	C	PM
SPG?	613114	5p15.1	*FAM134B*/regulate protein of endoplasmic reticulum degeneration	C	dupl
SPG?	603513	2q31.1	*GAD1*/Glutamate decarboxylase 1	C	PM
SPG?	256840	5p15.2	*CCT5*/Chaperonin containing T-complex polypeptide 1，subunit 5	C	PM
SPG?	258501	19q13.32	*OPA3*/Optic atrophy 3 protein	C	PM
SPG?	—	1q42.3	*LYST*/ Lysosomal trafficking regulator	C	PM

注：P代表单纯型，C代表复杂型；PM代表点突变，ins代表插入突变，del代表缺失，ss代表剪切位点突变，dupl代表重排突变。

表 5-4-3　X-HSP 各基因型、致病基因介绍

基因分型	OMIM	定位	基因/蛋白	表型	突变形式
SPG1	303350	Xq28	*L1CAM*	C	PM
SPG2	312920	Xq21-q22	*PLP1*/Proteolipid protein	P/C	PM，del，dupl
SPG16	300266	Xq11.2	—	P/C	
SPG22	300523	Xq13.2	*SLC16A2*	C	PM，del，ins
SPG34	300750	Xq24-q25	—	P	

注：P代表单纯型，C代表复杂型；PM代表点突变，ins代表插入突变，del代表缺失，ss代表剪切位点突变，dupl代表重排突变。

表 5-4-4　Mit-HSP 各基因型、致病基因介绍

基因分型	OMIM	定位	基因/蛋白	表型	变异形式
SPG?	--	线粒体	*MT-ATP6*	C	PM

思路 3：AD-HSP 占 HSP 病人总数的 70%～80%。SPG4 为 AD-HSP 最常见亚型，约占 40%～45%。SPG3A 为 AD-HSP 第二常见亚型，约占 10%，尤其是在发病年龄小于 10 岁的 HSP 患儿，其变异病率更高。国外研究报道，SPG31 变异频率为 4.5%～6.5%，为 AD-HSP 第三常见亚型；SPG10 变异频率约为 3.5%，仅次于 SPG31。国内一些机构对所收集的 HSP 家系进行了变异检测，但缺乏大规模的、系统的基因变异频率调查，目前已有 SPG3A、SPG4、SPG6、SPG31 及 SPG42 家系报道。AR-HSP 常见于近亲结婚家系，其中 SPG11 为 AR-HSP 最常见亚型，约占 21%，在 AR-HSP 合并胼胝体发育不良患者中占 60%～80%。SPG15 为 AR-HSP 第二常见亚型，约占 15%；SPG7 和 SPG5 在世界各地人群均有报道；而 SPG21 和 SPG20 目前仅数个家系报道。国内目前已有 SPG11、SPG5 及 SPG35 家系报道。X 连锁 HSP 罕见，国内尚无相关报道。了解 HSP 各亚型的发病比例，有助于明确 HSP 各个亚型的基因诊断顺序，规范分子诊断流程。

思路 4：依据 HSP 遗传方式、临床特点和发病比例，制定分子诊断流程。

AD-HSP 患者依据发病年龄分为大于 10 岁组和小于 10 岁组，其中大于 10 岁组的 HSP 患者优先筛查 SPG4；小于 10 岁组的 HSP 患者优先筛查 SPG3A。以上基因检测阴性的 HSP 患者再依次检测 SPG31、SPG6、SPG10、SPG42。

AR-HSP 患者优先筛查 SPG11。SPG11 筛查阴性的 AR-HSP 患者再依据有无合并其他特殊表现，确定分子诊断流程。单纯型 AR-HSP 患者在排除了 SPG11 亚型后应先行 SPG5 检测，SPG7、SPG15、SPG35 次之；对于复杂型 AR-HSP 患者，合并胼胝体发育不良患者，建议先筛查 SPG15，SPG35、SPG7、SPG5 次之；合并脑白质病变，建议先筛查 SPG35，SPG15 次之，再筛查 SPG5、SPG7；合并小脑症状，建议先筛查 SPG7，SPG15 次之，再筛查 SPG35、SPG5。

X 连锁 HSP 患者单纯型可首先筛查 SPG2；复杂型则先排除 SPG1。

散发 HSP 患者首先筛查 SPG4，SPG3A、SPG11 次之。

该家系患者为 AD-HSP（单纯型），发病年龄大于 10 岁，首选筛查 SPG4 型。

HSP 的分子诊断流程

【问题 5】 怎样依据遗传病理学对该家系先证者进行分子遗传学诊断？

思路 1：明确的遗传病理学特征是进行遗传检测的基础，能指导临床医师选择合适的遗传检测技术，从而制定高效而经济的检测流程。

思路 2：遗传性痉挛性截瘫第 4 型（SPG4）由编码 spastin 蛋白的 *SPAST* 基因变异致病，该基因位于 2 号染色体，gDNA 全长 9.4kb，包含 17 个外显子，编码 616 个氨基酸。目前已发现 *SPAST* 基因变异约 400 余种，包括错义、无义、插入、缺失、剪切位点、重排变异等在内的所有变异类型，其中以错义突变最为常见。SPG4 最常见的遗传病理类型为 *SPAST* 基因外显子微突变（点突变、微缺失、微插入、剪切位点突变等），约占变异类型的 84%，多采用 PCR 结合 Sanger 测序法进行检测。检测外显子重排突变（大片段缺失 / 插入）首选方法是多重连接探针扩增技术。对于 Sanger 测序阴性的病例，采用 MLPA 的方法对基因编码区进行变异分析，确定变异类型。

思路 3：随着二代测序技术的发展，HSP 基因诊断芯片逐渐推向临床。临床医生使用这项技术能快速地完成 HSP 患者分子遗传学诊断。值得注意的是，诊断芯片对于微突变有其独特的优势性，但对于中、大片段的缺失插入有一定的局限性，加之测序质量、比对错误等诸多因素的影响，诊断芯片的结果仍然需要其他测序技术加以验证。

【问题 6】 该先证者能否确诊为 SPG4 型？

思路 1：对该家系先证者首先采用 PCR+Sanger 测序的方法进行 *SPAST* 基因 17 个外显子微突变检测，结果未找到致病变异。

思路 2：对该家系先证者进行 MLPA 检测。检测结果示 exon 1 和 5′-UTR 区 B/A 比值均小于 0.7，提示患者为 *SPAST* 基因 exon 1 和 5′-UTR 区缺失，该缺失为已报道的 SPG4 致病变异，并且是缺失热点（图 5-4-2）。因此，可以确诊该先证者为遗传性痉挛性截瘫 4 型患者。

思路 3：先证者的变异基因已明确，需继续对家系内其他成员进行共分离分析。对该家系中第一代及第二代所有成员进行 *SPAST* 基因变异进行 MLPA 检测，发现先证者母亲同样携带 *SPAST* 基因 exon 1 和 5′-UTR 区缺失。综上所述，该基因突变在该家系的基因型和临床表型中共分离，进一步明确该家系致病基因为 *SPAST*。

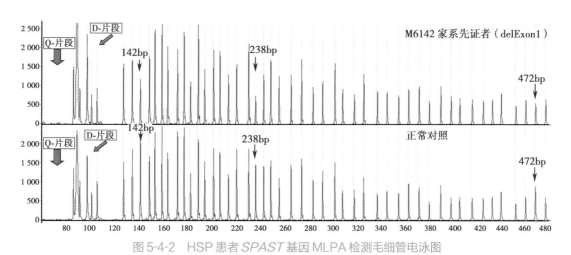

图 5-4-2　HSP 患者 *SPAST* 基因 MLPA 检测毛细管电泳图
（142bp、238bp 处代表 *SPAST* 基因 exon1 的 2 对探针，472bp 代表 *SPAST* 基因 5′-UTR 区的探针）

【问题 7】 如何对该家系进行遗传咨询和产前诊断？

思路 1：HSP 患者的遗传咨询必须个体化，需要考虑到外显率的变异（家系内和家系间），年龄依赖性及致病基因的异质性，表型和基因型关联的不确定性等因素。对于散发病例，即所在家系内无其他受累成员的情况下，其遗传类型也可为三种类型中的任何一种。该家系内先证者母亲患有和先证者同样的疾病，其母亲一般情况下是患者，对家系内成员进行遗传学诊断，发现家系内基因型和表型共分离，该家系遗传学诊断明确，可以按常染色体显性遗传方式进行遗传咨询。

思路 2：家系先证者后代风险评估。SPG4 患者不影响生育，其致病变异遗传给后代的风险为 50%，生育时须完善产前诊断。

思路 3：HSP 产前诊断仅限于基因诊断，因为尚无相应的生物标记物或影像学诊断指标及方法。按照单基因病的产前诊断程序，对胎儿 gDNA 样本（可以孕早期取绒毛，中期取羊水）进行基因诊断。根据先证者的变异类型采用相应的技术进行遗传学检测。综合上述检测结果做出胎儿是否会罹患与先证者相同变异所致的 SPG4 型的结论。携带有相同致病基因变异的胎儿应采取治疗性流产。

【问题 8】　如何对患者进行治疗？

思路：目前本病无特殊治疗，但对肢体痉挛状态的对症治疗在部分患者有一定效果，可选用的药物有地西泮、氯硝西泮、硝西泮、巴氯芬、乙哌立松、奥昔布宁等。除药物治疗外，肌腱松解术、按摩、理疗、针灸等方法可以减轻肌肉痉挛，改善行走困难。

【问题 9】　如何做好 HSP 患者的预防，评估其预后？

思路 1：遗传咨询及产前诊断为预防本病发生的主要措施。

思路 2：不同类型的 HSP 患者，其病情的严重程度和进展速度均有很大差异，预后也不尽相同。症状轻者病情进展缓慢，可终生保持行走能力；重者很快进展至借助轮椅活动或卧床不起，严重影响生活质量，但一般不影响正常寿命。建议对患者进行每年 1～2 次的临床随诊，评估患者病情进展和并发症，及时调整治疗方案。另外，要对患者的家人进行随访，及时发现家族中的其他患者。

（江　泓）

第五节　遗传性锥体外系疾病

一、肝豆状核变性

肝豆状核变性（hepatolenticular degeneration, HLD）[OMIM: 277900] 又名威尔逊病或 Wilson 病（Wilson disease, WD），是一种常染色体隐性遗传的铜代谢障碍疾病。WD 致病基因携带者为 1/（90～150），全世界患病率约为 1/3 万，男性稍多于女性，在亚洲某些国家（中国、日本、韩国、印度）较多见。WD 临床表现多种多样，主要表现神经、精神症状与肝脏症状两大方面，包括进行性加重的肝硬化、锥体外系症状、精神症状、肾损害及角膜色素环（Kayser-Fleischer ring, K-F 环）等，是一种进行性致死性疾病，也是至今少数几种可治的神经系统遗传病。WD 由 *ATP7B* 基因变异致病，该基因位于 13 号染色体，全长 78.8kb，其 cDNA（NM_000053.3）长 6.6kb，含 21 个外显子，其常见变异类型包括点突变、插入/缺失、外显子-内含子交界区点变异等。

肝豆状核变性的诊疗经过通常包括以下环节：

1. 详细询问先证者的现病史和家族史，包括神经、精神系统症状，"肝炎"症状、骨关节症状和内分泌症状等。

2. 查体时重点关注神经、精神和肝脏系统体征，同时还要注意皮肤黏膜、骨关节等情况。

3. 对拟诊 WD 患者应进行裂隙灯下角膜 K-F 环检查，铜生化（血清铜蓝蛋白和尿铜）、血常规、尿常规、肝肾功能检验，肝脏 CT 或肝胰脾肾 B 超检查、头颅 MRI 检查等。

4. 对临床诊断病例、疑似病例及 WD 患者一级亲属在知情同意后可进行 *ATP7B* 基因检测，以进一步进行分子遗传学确诊或进行遗传咨询。

5. 掌握 WD 的治疗原则，根据 WD 的分型和分期选择恰当的治疗方案，需终身治疗，不应随意终止治疗，严重肝功能障碍时可考虑肝移植治疗。

临床关键点

1. 神经、精神症状尤其是锥体外系表现和肝病症状是 WD 的特征性表现。

2. WD 的临床诊断须进行角膜 K-F 环、铜生化、肝功能、肾功能、肝胰脾肾影像学和颅脑 MRI 等相关检验和检查。

3. *ATP7B* 基因检测是确诊 WD 的重要手段。

4. WD 为常染色体隐性遗传病，应在此基础上进行遗传咨询。

5. WD 是可治的神经系统遗传病，根据 WD 的分型和分期选择恰当的治疗方案，需终身治疗。

6. 产前诊断是 WD 有效的预防途径，杂合子应禁忌与杂合子结婚，以避免纯合子后代出生。产前检查如发现为 *ATP7B* 基因纯合突变或复合杂合突变，可进行遗传咨询，考虑是否终止妊娠。

临床病例1

一名16岁男性患者因"四肢舞蹈样动作伴吐词不清4年,加重1年"来遗传门诊就诊。初步病史采集如下。

患者4年前无明显诱因出现右上肢舞蹈样动作,半年后逐渐累及其他肢体,并出现言语欠流利、流涎、神情淡漠、不愿与他人交流等症状。近1年来上述症状明显加重,并出现动作迟缓、记忆力下降、食欲下降、体重减轻等症状。

既往史:8岁曾患"急性乙型肝炎",父母非近亲结婚,家族中一14岁弟弟有类似症状(图5-5-1)。

查体:慢性病容,营养不良,全身皮肤黄染,肝肋下未扪及。

专科情况:神志清楚,构音障碍,四肢肌力5级,肌张力降低,四肢不自主运动伴震颤,指鼻试验欠准,跟膝胫试验欠准,龙贝格征阳性,四肢腱反射减弱,霍夫曼征(−),巴宾斯基征(−)。

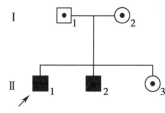

图5-5-1 WD患者两代系谱图

肝功能:谷丙转氨酶80U/L,谷草转氨酶72U/L,总胆红素29μmol/L,直接胆红素9.6μmol/L,白蛋白32g/L。肝脏B超示肝实质光点增粗,部分呈小结节状改变。

【问题1】 根据上述门诊资料,该患者最可能的诊断是什么?

思路1:患者12岁时隐袭发病,病程呈进展性,以四肢舞蹈样动作伴吐词不清为主要表现,并渐出现精神淡漠、体重下降等伴随症状;查体见营养不良,构音障碍,四肢不自主运动伴震颤,共济失调,腱反射减弱。家族中一弟有类似病史。该病主要累及神经、精神系统和肝脏组织,有可疑隐性遗传家族史,高度提示为肝豆状核变性。

知识点

WD的主要临床表现

1. 起病年龄 儿童或青少年期发病,多在5～35岁,男性稍多于女性。

2. 首发症状 42%以肝病症状起病,34%以神经精神症状起病,儿童期WD患者常以肝病为首发症状。

3. 神经精神症状 以锥体外系症状为主,帕金森综合征样表现如肌张力增高、运动迟缓、震颤(典型的可表现为扑翼样震颤)、面具脸、言语低沉含糊、流涎、咀嚼和吞咽困难等;其他运动障碍有扭转痉挛、舞蹈样动作和手足徐动症等;精神症状有易激惹、冲动、情感障碍、抑郁症甚至是精神分裂症等。

4. 肝病症状 有厌食、腹胀、黄疸、腹水、肝脾大、上消化道出血等。

5. 眼部特征 如角膜色素环(即K-F环,可出现于约95%脑型WD患者,但肝型WD患者和7岁以下患儿通常少见)。

6. 相对少见的症状 有溶血性贫血症候群、内分泌受损症候群、肾损害症候群、骨关节损害症候群、心律失常、心肌病、自主神经功能异常、皮肤色素沉着等。

思路2:患者临床有四肢舞蹈样动作伴吐词不清、精神淡漠、肝功能异常、累及神经精神系统和肝脏系统,属于WD混合型。

知识点

WD临床分型

1. 肝型 ①持续性血清转氨酶增高;②急性或慢性肝炎表现;③肝硬化(代偿或失代偿);④暴发性肝衰竭(伴或不伴溶血性贫血)。

2. 脑型 ①帕金森综合征;②运动障碍:扭转障碍/手足徐动/舞蹈样动作/步态异常/共济失调等;③口-下颌肌张力障碍:流涎、讲话困难、声音低沉、吞咽障碍、苦笑面容等;④精神症状:情感障碍、冲动行为和智力下降等。

3. 其他类型　以溶血性贫血、肾损害或骨关节损害等为主要临床表现。

4. 混合型　以上各型的组合。

思路 3：WD 是一种常染色体隐性遗传病，患者以男性稍多见，家族中不出现连续几代遗传，WD 患者的双亲及旁系亲属中一般无同样的患者，近亲结婚时，子代的发病率明显升高，因此需要详细询问三代亲属的患病情况，绘制系谱图。

该例 WD 患者，在详细询问家族史后发现家族中只有其弟弟有类似症状和体征，从系谱图分析该 WD 家系患者父母虽不是近亲结婚，但仍符合常染色体隐性遗传谱系特点。

【问题 2】　WD 患者临床诊断的必备辅助检查是什么？

思路 1：WD 诊断必须的检验和检查。

可疑 WD 患者入院后常规需要完善铜生化检查、血常规、尿常规、肝肾功能检查，眼科裂隙灯检查，肝脏 CT 或肝胰脾肾 B 超检查、头颅 MRI 检查等。铜生化检查如血清铜蓝蛋白（ceruloplasmin, CP）、24 小时尿铜、肝铜定量等，非铜蓝蛋白血清铜、24 小时尿铜是评估络合剂驱铜的疗效、调整药物的依据。裂隙灯可检查是否存在角膜 K-F 环；头颅 MRI 检查可观察是否存在典型的对称性豆状核异常信号灶并排除颅内其他病变；*ATP7B* 基因诊断是确诊的重要手段。

该患者入院后完善相关检验、检查，结果如下。

血常规：血小板计数 $124×10^9$/L。

肝功能：谷丙转氨酶 80U/L，谷草转氨酶 72U/L，总胆红素 29umol/L，直接胆红素 9.6umol/L，白蛋白 32g/L。

凝血功能、血沉、肝炎全套、免疫全套等正常。血清铜蓝蛋白 39.5mg/L，24 小时尿铜 170μg。

WD 患者头部 MRI（组图）　　WD 患者角膜 K-F 环裂隙灯检查（图片）

头颅 MRI：双侧基底节区长 T_1、长 T_2 信号灶。裂隙灯下可见角膜 K-F 环。肝脏 B 超示肝实质光点增粗，部分呈小结节状改变。

知识点

青霉胺实验

一般仅用于疑似 WD 患者的诊断（注：第一次口服青霉胺前应做青霉素皮试），先口服 500mg 青霉胺，12 小时后收集 24 小时尿铜，一般当此值大于 25μmol/24h 即可排除原发性硬化性胆管炎、自身免疫性肝炎和其他原因所致的急性肝功能衰竭。

思路 2：WD 患者的头部影像学检查。

WD 患者颅脑 CT 及 MRI 检查常有异常发现，MRI 比 CT 更敏感、准确，特异性更高。约 85% 脑型 WD 患者、50% 肝型 WD 患者的 MRI 在豆状核、尾状核、脑干（脑桥和中脑）、丘脑、小脑及额叶皮质可发现异常信号；其特征性的影像学改变是对称性基底核长 T_1、长 T_2 信号灶。不少 WD 患者的豆状核和尾状核在 T_2 加权像显示高低混杂信号，还可有不同程度的脑萎缩、脑室扩大等。

知识点

常见的双侧基底核对称性病变疾病

中毒性脑病（如一氧化碳中毒、霉变甘蔗）、感染性脑病（如弓形体感染、EB 病毒性脑炎）、脑血管病（如大脑深静脉血栓）、营养代谢性脑病（如 Wernicke 脑病、丙酮酸羧化酶缺乏所致的 Leigh 病等）、铁沉积所致的神经变性疾病（如 Hallervorden-Spatz 病）、神经系统遗传病（如亨廷顿病、线粒体脑肌病 MELAS 综合征等）、原发性中枢神经系统淋巴瘤等。

思路3：WD 患者的肝脏功能相关检查。

肝功能可有转氨酶、胆红素升高或白蛋白降低；肝脏 B 超常显示肝实质弥漫性光点增粗甚至结节状改变。肝脏病理早期表现为脂肪增生和炎症，以后表现为肝细胞不同程度的退行性变、胶原纤维增生以及假小叶形成，提示 WD 患者肝脏进入硬化阶段。

【问题3】　WD 临床上需要与哪些疾病进行鉴别？

思路1：舞蹈样动作是运动障碍疾病常见症状，主要累及尾状核和豆状核等锥体外系。对于舞蹈样动作，患者定位诊断相对简单。定性诊断分为遗传性和获得性，获得性病因往往是急性或亚急性起病，个人发育史正常，常常合并有感染、代谢异常、自身免疫或血管性疾病史，包括小舞蹈病、脑炎、脑血管病、颅内占位性病变等；而遗传性病因一般为自幼缓慢起病，合并有遗传家族史，以 WD 和亨廷顿病较为常见。

思路2：WD 临床表现复杂，可累及神经精神、消化、血液、肾脏、内分泌、骨关节、皮肤等多系统、多学科，容易误诊，应与帕金森综合征、小舞蹈病、Huntington 病、棘红细胞增多症、肌张力障碍等相鉴别。

脑型 WD 的鉴别诊断如下。

帕金森综合征：如常染色体隐性遗传早发型帕金森综合征（autosomal recessive early-onset parkinsonism，AREP），该类疾病患者发病年龄早，临床表现以帕金森症状为主，血清铜蓝蛋白水平正常，复方多巴制剂治疗有效，基因检测有助于确诊。

小舞蹈病（Chorea Minor，CM）：是儿童风湿热中常见的神经精神系统疾病，常有锥体外系表现，如挤眉弄眼、撅嘴伸舌等不自主面部动作，可伴有性格改变、行为异常等。实验室检查发现血沉加快、C 反应蛋白效价升高、抗链球菌溶血素"O"滴度增加等有助于确诊。

亨廷顿病（Huntington disease，HD）：常染色体显性遗传性疾病，散发的青少年发病的 HD 患者出现舞蹈样不自主运动时易被误认为 WD。HD 的认知障碍及精神障碍突出，头颅 MRI 典型的影像学特点是双侧尾状核萎缩，导致侧脑室前角扩大。但血清铜蓝蛋白水平和 24 小时尿铜一般正常，致病基因 *HTT* 中（CAG）n 异常重复扩增以助鉴别。

神经棘红细胞增多症（neuroacanthocytosis）：常染色体隐性遗传性疾病，临床可表现有口面部不自主运动、肢体舞蹈症等运动障碍，可伴有精神症状、智能减退和癫痫发作。血涂片光镜可发现周围血中棘红细胞增多，血清 β 脂蛋白可减少或缺乏，基因检测有助于确诊。

肌张力障碍（dystonia）：原发性或继发性肌张力障碍患者多无肝病症状，无眼部 K-F 环，铜蓝蛋白和 24 小时尿铜一般正常。某些伴有轻度血清铜蓝蛋白降低的肌张力障碍患者，也称为低铜蓝蛋白血症相关性运动障碍，多无角膜 K-F 环，基因检测可确诊。

此外，WD 还须与 CO 中毒、维生素 B_1 缺乏性脑病、Wernicke 脑病、原发性震颤、Hallervorden-Spatz 病、病毒性脑炎、特发性癫痫、类风湿关节炎、肾炎及甲状腺功能亢进等疾病鉴别。

其他类型 WD 的鉴别诊断：

急慢性肝炎和肝硬化：42%WD 患者以肝病症状起病，有肝脏损害者常误诊为各种肝炎、肝硬化和脾功能亢进等。这些疾病虽有转氨酶升高，但血清铜蓝蛋白水平一般正常，24 小时尿铜不超过 100μg。

精神性疾病：约 30%WD 患者以精神症状起病，成人需与精神分裂症、情感障碍、抑郁症相鉴别，青少年患者需与青春期行为问题相鉴别。

【问题4】　怎样对该患者进行确诊？

思路1：WD 的定位和定性诊断。

定位诊断：根据患者病史和体格检查，有四肢舞蹈样动作伴震颤，构音障碍，同时伴有精神淡漠，食欲下降、消瘦，结合实验室检查结果肝功能异常，头颅 MRI 双侧基底节区改变，可定位于神经精神系统和肝脏系统。

定性诊断：青少年男性，慢性病程，锥体外系表现，角膜 K-F 环，肝功能异常，血清铜蓝蛋白水平显著降低，24 小时尿铜水平升高，临床诊断为 WD。

知识点

WD 临床诊断要点

1. 起病年龄　多在 5～35 岁。推荐对 3～45 岁未明原因的肝异常患者考虑是否 WD（Ⅲ级证据）。

2. 肝病史或肝病症状　推荐对自身免疫性肝炎患儿、典型自身免疫性肝炎或对标准的皮质类固醇疗效不佳的成人须进行 WD 的相关检查（Ⅲ级证据）。对任何一个暴发性肝衰竭患者应考虑为 WD（Ⅲ级证据）。

3. 神经精神症状　推荐对疑诊脑型 WD 患者应先作神经症状评估和脑 MRI 检查（Ⅲ级证据）。

4. 铜生化指标　①血清 CP<200mg/L，加上 24 小时尿酮≥100μg，或肝酮 >250μg/g（肝干重）；但如血清 CP 为 80～200mg/L 需进一步复查。②推荐：血清 CP 正常不能排除 WD 的诊断（Ⅲ级证据）。③推荐 WD 患者 24 小时基础尿酮≥100μg（Ⅱ级证据）。④推荐肝实质铜量 >250μg/g（肝干重），对 WD 的诊断有关键作用，但取样对象应是诊断未明及较年轻的患者。未治疗患者肝铜量 <40～50μg/g（肝干重）可排除 WD（Ⅲ级证据）。

5. 对疑诊 WD 儿童可予青霉胺负荷试验，方法是先服青霉胺 500mg（体重不计，青霉素皮试阴性后服用），12 小时后再服 500mg，当日收集 24 小时尿量测铜，如 >1 600μg 对诊断 WD 有价值。成人患者此项检查其意义未定（Ⅱ级证据）。

6. 疑为 WD 患者其 K-F 环须裂隙灯检查证实。神经症状明显但 K-F 环阴性未能除外 WD 诊断（Ⅲ级证据）。

7. 阳性家族史对诊断 WD 有重要意义，推荐对新发现 WD 患者的亲属，尤其是一级亲属应作 WD 的相关项目筛查，并进行基因型或单倍体检测（Ⅱ级证据）。

8. 患者具有锥体外系症状、K-F 环阳性、血清 CP 低于正常下限、加上 24 小时尿铜 >100μg，可确诊为 WD，不需进一步检查。

9. 患者具有肝病症状，K-F 环阳性、血清 CP 低于正常下限、加上 24 小时尿铜 >100μg，可确诊为 WD，不需进一步检查。

思路 2：WD 的基因诊断。

该家系先证者临床诊断 WD 明确，其致病基因 ATP7B 的分子遗传学检测也是确诊的一个重要手段和进行产前诊断的必备技术。由于 WD 累及全身多个系统，临床表现复杂多样，早期临床诊断较困难，容易误诊和漏诊，基因检测是金标准，有助于早期诊断。为明确本例 WD 患者致病变异类型，应用 DNA 测序技术对该 WD 患者进行了 ATP7B 基因检测（图 5-5-2）。

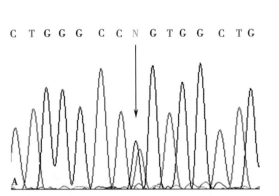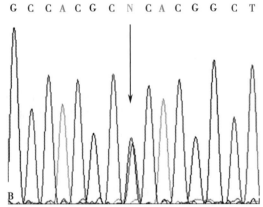

图 5-5-2　WD 患者 ATP7B 基因测序图

知识点

WD 致病基因 ATP7B 变异

WD 致病基因 ATP7B 变异到目前为止已发现近 400 种，包括缺失 / 移码 / 错义 / 插入 / 剪接等变异类型，其中错义突变最常见，遗传模式分复合杂合突变和纯合突变，其中复合杂合突变更常见。我国常见的致病变异为 8 号外显子 Arg778Leu 变异（最常见）、12 号外显子 Thr935Met 变异、13 号外显子 Pro992Leu 变异、16 号外显子 Ile1148Thr 变异、18 号外显子 Ala1295Val 变异五种。基因诊断方法目前常用的为 DNA 测序技术、DNA 芯片及新一代测序等。也可根据以上 ATP7B 基因的 5 个热点建立 PCR-限制性酶切分析和等位基因特异性 PCR 等简便快速的基因诊断方法。

【问题 5】 WD 如何进行遗传咨询？

思路 1：WD 的遗传学特点。

1）WD 为常染色体隐性遗传，此类疾病的患者均为 ATP7B 基因的纯合子突变或复合杂合突变。由于 ATP7B 基因位于常染色体上，所以疾病的发生与性别无关，男女发病机会均等。

2）WD 家族中患者的分布往往是散在的，通常看不到连续传代现象，有时在整个家族中只有一名 WD 患者。

3）WD 患者的父母表型往往正常，但都是致病基因 ATP7B 携带者，出生后代患病的概率约 1/4。

4）近亲婚配时，子女遗传本病的概率要比非近亲婚配者高，这是由于他们来自共同的祖先，往往具有共同的基因型。

思路 2：WD 携带者的子代发病风险评估，按常染色体隐性遗传方式进行遗传咨询。

1）若表型正常的双亲生育一 WD 患儿，则此双亲均为 ATP7B 基因杂合子携带者；因此，双亲的子代再患 WD 的风险为 1/4，而表型正常子代 ATP7B 基因杂合子携带的机会为 2/4，表型正常子代不携带 ATP7B 基因变异的机会为 1/4。

2）若双亲之一为 WD 患者（ATP7B 基因纯合子突变或复合杂合突变），另一方不携带 ATP7B 基因变异，则双亲的子女均为 ATP7B 基因杂合子携带者，但均不会患病；若双亲之一方为 WD 患者（ATP7B 基因纯合子突变或复合杂合突变），另一方为 ATP7B 基因杂合子携带者，双亲的子代再患 WD 的风险为 1/2。

3）若双亲均为 WD 患者，则双亲的子代通常会患病。

思路 3：产前诊断须建立在先证者遗传诊断明确的基础上。ATP7B 基因杂合子携带者和 WD 患者生育时可做产前诊断，如胎儿为 ATP7B 基因，有纯合突变或复合杂合突变，可考虑采取终止妊娠。

【问题 6】 如何对此 WD 患者进行治疗？

该 WD 患者经青霉胺驱铜治疗，症状稍缓解，半月后出院。嘱患者坚持驱铜治疗，避免摄入含铜量高的食物，定期复查血常规、肝肾功能、凝血功能、24 小时尿铜、非铜蓝蛋白血清铜，定期随访。

思路 1：此 WD 患者 24 小时尿铜定量 167μg，肝铜定量 462μg/g，请问下一步治疗方案？

此 WD 患者可诊断为脑型肝豆状核变性，治疗以络合剂青霉胺或曲恩汀驱铜治疗为主，结合其他对症治疗。

知识点

WD 的治疗原则

1. 早期治疗　WD 患者出生后即存在铜代谢障碍，5～10 岁时肝内铜饱和，此后到出现症状仅需数年。如能早期诊断，早期治疗，尤其是症状前治疗，则大多数 WD 患者症状可获得改善，且有较好的生活质量和接近正常的寿命；若在晚期才给予治疗，则致残率和致死率均高。

2. 终身治疗　目前对 WD 的主要治疗措施是药物治疗。WD 患者经一段时间药物驱铜后，体内呈负铜平衡，器官功能逐渐恢复，临床症状改善。但由于日常饮食必会摄入一定量的铜，若停药不当，铜离子又将逐渐沉积，会继续损害器官功能，也可能引起症状的急剧恶化。因此 WD 患者需终身间断性的维持治疗。

3. 选择适当的治疗方案　对每一位 WD 患者均应根据不同的类型（脑型或肝型等）以及不同的阶段（早期、中期、晚期）选择不同的治疗方案。

4. 药物治疗的监测　首先是疗效的监测，强调治疗的有效性和依从性，经常了解 WD 患者用药情况、神经精神系统症状和体征的变化、肝功能的评估。开始用药后应检查肝肾功能、24 小时尿铜、血尿常规等，第一个月用药时，最好每 1～2 周查 1 次，以后 1 个月查 1 次，再后 3 个月查 1 次。肝脾超声则最好 3～6 个月检查 1 次。在使用青霉胺或其他络合剂过程中，最好每 2～4 周测 24 小时尿铜 1 次，其结果可帮助医生调整药量及观察疗效。如连续多次（每 1～2 周测 1 次）测定 24 小时尿铜量均为 200～

500µg，表示络合剂的用量已足够；如单用锌剂治疗，则 24 小时尿铜量少于 125µg，提示治疗量已满意。其次需定期观察药物的副反应，包括血尿常规的监测。

　　5. 症状前治疗　发现症状前 WD 患者应立即治疗，预后一般良好。文献报道国际上已有 100 多例症状前 WD 患者使用青霉胺或曲恩汀长期治疗而不出现症状，其中有些病例已随访超过 30 年。症状前治疗最好使用锌制，或锌剂与中药合用。

　　思路 2：WD 患者的肝移植治疗。

　　肝移植治疗是对暴发性肝功能衰竭和经药物治疗无效的 WD 患者的终极治疗方法，可不同程度改善 WD 患者的铜代谢障碍。WD 患者进行肝移植治疗的适应证包括：①暴发性肝衰竭；②肝硬化、肝功能失代偿期；③药物无法治疗或药物治疗无效的 WD 患者，包括伴有神经症状的 WD 患者。目前对第三个适应证还存在争议：一是如何确定常规治疗无效？有些 WD 患者在正规治疗后一年甚至更长时间才有好转，尤其是以神经症状为主的 WD 患者，所以决定是否治疗无效可能需要更长的时间以作出客观评价。二是以神经症状为主的 WD 患者是否适合肝移植？目前文献报道有相反意见，一种认为早期行肝移植手术，可避免不可逆的神经系统损害；另一种则认为虽然肝移植能恢复体内负铜平衡，但器官的功能恢复已不可逆，对有严重神经或精神症状的 WD 患者不宜作肝移植治疗。不过，随着对 WD 患者和症状前 WD 患者诊断水平的不断提高，WD 患者接受正规治疗的机会越来越多，需要肝移植的 WD 患者也会逐渐减少。

　　思路 3：WD 患者的饮食应注意哪些？

　　避免食用含铜量高的食物，如带壳的海鲜、坚果、巧克力、蘑菇和动物内脏等，低铜饮食可以延缓疾病的进展，自来水及家庭饮用水应检测铜含量，不要使用铜器烹饪或盛食物、水。

知识点

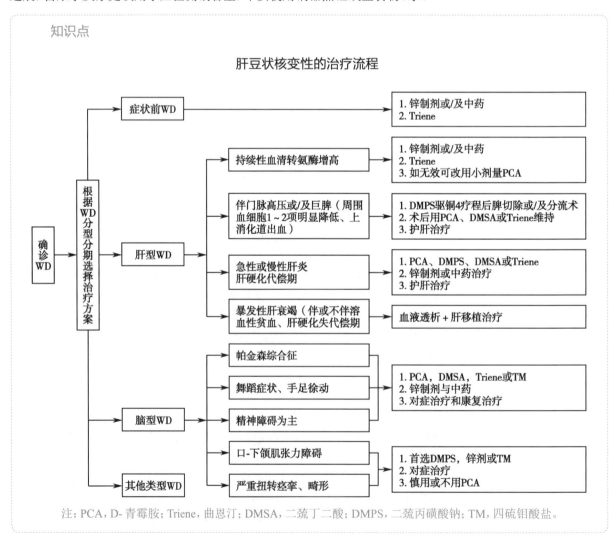

注：PCA，D- 青霉胺；Triene，曲恩汀；DMSA，二巯丁二酸；DMPS，二巯丙磺酸钠；TM，四硫钼酸盐。

二、亨廷顿病

亨廷顿病（Huntington，s disease，HD）［OMIM 143100］是一种常染色体显性遗传的神经系统退行性疾病，1872 年美国医生 George Huntington 对其进行了全面系统的描述，该病由此而得名，因该病以舞蹈症状为突出的临床表现，故又名亨廷顿舞蹈病或慢性进行性舞蹈病。HD 在白色人种的患病率为（5～7）/10 万，某些西欧国家可达 15/10 万，亚洲、非洲人群患病率较低，我国尚无确切的流行病学统计数据。HD 患者临床表现为特征性的舞蹈样动作、精神障碍、进行性痴呆三联征。根据起病年龄，HD 可分为少年型 HD 和成年型 HD。该病由编码 Huntingtin 蛋白的 *HTT* 基因变异致病，致病基因位于 4 号染色体，全长 169kb，其 cDNA（NM_002111）长 13kb。其致病变异类型为 *HTT* 基因 1 号外显子三核苷酸 CAG 重复序列异常扩增。

亨廷顿病的诊疗经过通常包括以下环节：

1. 采集病史时详细询问先证者的临床症状及家族遗传病史。
2. 查体时重点进行运动系统、精神状态和高级皮质功能的检查，尤其是锥体外系受损的体征。
3. 对疑诊 HD 患者进行头颅 CT、MRI、肌电图检查以排除其他运动障碍性疾病，临床上和肝豆状核变性难以区分时可检测血清铜蓝蛋白、尿铜、角膜 K-F 环等。
4. 对症状不典型、无阳性家族史 HD 患者，当难以和其他神经退行性疾病鉴别时，在详细告知分子检测的必要性和流程后，可考虑行基因检测。
5. 向 HD 患者解释检测结果，给予准确的遗传咨询及婚育指导。
6. 对基因诊断阳性、有生育要求的 HD 患者进行产前诊断，根据诊断结果进行遗传咨询。
7. 对一些疑为症状前 HD 患者的家族成员，告知其该病的遗传机理，经慎重考虑后可行基因检测，通常延迟诊断是有利的。
8. 根据 HD 患者病情制订个性化的治疗方案，必要时进行心理疏导。

临床关键点

1. 舞蹈样动作、精神障碍、进行性痴呆是临床三联征。
2. 锥体外系受损的体征十分突出。
3. 对于有舞蹈症状及阳性家族史者应高度怀疑该病，头颅 CT 或 MRI 可为临床诊断提供证据。
4. 基因检测是确诊的重要手段。
5. 对 HD 患者及其亲属及时进行遗传咨询。
6. 治疗方面主要是针对控制不自主运动和精神症状的治疗，阻止疾病进展的治疗仍在实验阶段。
7. 心理辅导对 HD 患者及其家属是十分有益的。

临床病例 2

患者，男，58 岁，因"进行性四肢舞动伴智能减退 11 年"入院。初步病史采集如下。

11 年前无明显诱因出现双下肢不自主运动，呈舞蹈样，紧张或情绪激动时加剧，安静时减轻。由于当时无其他的神经系统症状，医生诊断为"原发性肌阵挛"，予以口服安定治疗后症状稍缓解，但几个月后不自主运动逐渐加重，累及上肢和面部，出现面部怪异表情，伴智能下降，主要表现为记忆力下降、执行能力障碍，家属诉其经常迷路、不认识邻居等。近 1 年出现吐词不清、吞咽困难、行走不稳。发病前有轻微的情感异常，如易激惹、焦虑、情感淡漠等。

家族史：患者的父亲、妹妹、外甥有类似症状，且发病年龄有逐代提前的现象，其父已故（图 5-5-3）。

查体：神志清楚，记忆力、计算力、理解力、判断力和定向力障碍，混合性失语，水平性眼球震颤。全身可见快速的舞蹈样动作，四肢肌力正常，肌张力低，腱反射活跃，左侧巴氏征阳性，余体格检查不能配合。

辅助检查：头颅 MRI 示双侧局部皮质萎缩，纹状体萎缩，侧脑室前角增大。脑电图示弥漫性慢波。

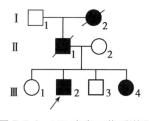

图 5-5-3　HD 患者三代系谱图

【问题1】　根据上述资料，该患者最可能的诊断是什么？

思路1：该患者中年期隐性发病，病程呈进行性发展，以不自主运动、智能减退、精神异常起病；查体见高级智能障碍、全身舞蹈样动作、四肢肌张力障碍；头颅MRI显示大脑皮质、基底节萎缩；提示该病主要累及基底节和大脑皮质，结合其阳性家族史，考虑该病是遗传性运动障碍疾病，临床诊断高度怀疑HD。

知识点

HD临床诊断

1. 阳性家族史对HD的诊断具有关键意义。

2. 详细的神经系统检查和认知功能、精神状态的评估为诊断所必须。HD特征性的神经体征如舞蹈样动作最具诊断价值。认知功能的评估可选择语言流畅度检查和符号-数字模式测验等。抑郁等精神症状也应详细评估。

3. 应注意鉴别除HD以外的其他疾病引起的上述症状。

4. 影像学检查（MRI、CT）不可单独作为诊断依据，但阳性发现有参考价值。

5. 根据阳性家族史和特征性的运动、认知和精神症状，可对本病作出临床诊断。如无阳性家族史，或症状不典型，可通过基因检测而确诊。但须注意在极少数情况下基因检测可能出现假阳性。

思路2：HD是一种常染色体显性遗传病，每代均可有发病，无性别差异。患者的父亲或母亲是患者，患者的兄弟姐妹、子女均有50%的概率成为患者，男女发病概率相等，需要详细询问三代亲属的患病情况，绘制系谱图。

询问家族史后发现该患者父亲、妹妹、外甥也有类似症状，父亲已故。从系谱图看该家系每代均有发病，男女均可发病，符合常染色体显性遗传方式谱系特点（详见第一章第二节）。

思路3：舞蹈样动作有诊断价值。

HD患者常出现迅速的、无固定形式的、无目的性的、无意识的舞蹈样动作，多为首发症状，舞蹈样动作和纹状体多棘神经元丧失有关。在疾病早期阶段通常是部分或局部的舞蹈样动作，随着时间进展为身体多部位受累，表现为不自主张口、撇嘴、扮鬼脸、头前驱后仰、手足舞动等，情绪激动时加重，安静时消失。到疾病晚期，舞蹈样动作减少，逐渐出现肌张力障碍、运动迟缓、肌阵挛、痉挛强直等。但是，需要指出的是，少年型HD患者和一些成人HD患者可表现为肌强直，而没有舞蹈样症状。

知识点

少年型HD

根据起病年龄不同，HD分为少年型HD和成年型HD，≤20岁起病的患者为少年型HD，而超过20岁起病的患者则为成年型HD。少年型HD患者占HD患者总数的5%，多为父系遗传，且父系遗传者起病年龄有逐代提前现象，病情发展更快、更重，即遗传早现（anticipation）。其临床表现与成人的典型症状差异较大，以肌张力障碍为主，表现为运动不能-强直或帕金森症状，可伴癫痫和共济失调，舞蹈动作相对少见。多项研究证实，父系遗传的患者比母系遗传的患者有更多的$(CAG)_n$拷贝数，这可能是因为成熟精母细胞通常要比成熟卵母细胞经历更多次的细胞分裂，以致精子发生过程中CAG重复序列不稳定，并存在逐代延长之趋势。而CAG重复数目的多少与起病年龄、疾病进展密切相关，即CAG重复数目越多，起病年龄越早，病情发展越快越重，这也解释了为何少年型HD多见于父系遗传。

【问题2】　哪些辅助检查可以支持HD的临床诊断？

思路1：神经影像学检查。

HD患者常规头颅CT/MRI检查显示纹状体体积缩小，侧脑室前角增大，侧脑室尾状核区形成特征性的"蝴蝶征"，随着病情发展，可出现大脑皮层和皮层下局部或弥漫性萎缩。有报道提示，尾状核萎缩是HD特征性改变，尾状核萎缩程度和本病的严重程度有关，但是这些扫

HD头部MRI
影像特点（组图）

通常对于早期诊断无帮助，临床进行 CT/MRI 检查的目的是除外神经系统的其他病变。PET 和功能性 MRI 可以在症状出现前发现基底节代谢异常，有利于早期诊断。

知识点

HD 患者尾状核及大脑皮质萎缩的机制

HD 致病基因 *Huntingtin*（*HTT*）编码 huntingtin 蛋白，包含 3 136 个氨基酸，分子量是 350kD。异常扩增的 CAG 重复序列转录翻译产生一段多聚谷氨酰胺连于 huntingtin 的氨基端。虽然变异的 huntingtin 在神经组织和非神经组织中广泛表达，但在尾状核和壳核神经元中有区域特异性的神经脱失。多聚谷氨酰胺的聚集导致神经变性的机制并不清楚，但已经确定了一些关键过程，主要包括：①影响基因转录；②激活细胞凋亡机制；③影响蛋白质的相互作用；④神经损伤作用。一般认为，突变型 huntingtin 异常聚集是导致神经元变性的原因，而野生型 huntingtin 缺失可以导致细胞死亡是对 HD 发病学说的重要补充。HD 的病理损伤有明显的选择易感性：尾状核、壳核的神经丢失最明显，但丘脑、下丘脑、大脑也受损，以中等多棘神经元脱失最严重。其他病理改变包括尼氏体消失、核固缩、星形胶质细胞反应性增生等。

思路 2：神经电生理检查。

1. 脑电图呈弥漫性异常，无特异性。

2. 肌电图可见异常自发电位，潜伏期延长等。

【问题 3】 该家系先证者临床上需要与哪些疾病进行鉴别诊断？

思路 1：患者有典型的四肢及头颈部的舞蹈样动作、精神症状、认知障碍及家族史，神经系统病变主要定位在锥体外系，其定位诊断和定性诊断思路可参考 WD，需要与其他遗传性神经退行性疾病鉴别。

肝豆状核变性：该病有舞蹈样动作、精神症状及阳性家族史，但是该病是常染色体隐性遗传，有肝损害、血清铜蓝蛋白明显降低、尿铜增高、角膜 K-F 环等，头颅 MRI 也有其特征性的改变，用青霉胺等络合剂或锌剂治疗有效等可与 HD 鉴别（详见第五章第五节"肝豆状核变性"）。

思路 2：该患者还需要与其他有舞蹈样动作的疾病相鉴别。

小舞蹈病：该病多见于儿童及青少年，是急性风湿病的表现之一，有典型的舞蹈样动作及肌张力降低，但该病的舞蹈样动作更加快速，无精神异常、智能障碍，无家族史，有心脏、关节、扁桃体受累的证据，实验室检查显示血沉加快，C 反应蛋白增高，抗链球菌溶血素"O"滴度增加，血液某些免疫学检查异常，阿司匹林、青霉素、激素治疗有效，可与 HD 鉴别。

良性家族性舞蹈症：该病也有阳性家族史（为常染色体显性或隐性遗传），但多见于婴幼儿，症状无进行性加重，不伴有精神及智能障碍，可鉴别。

综合患者起病年龄、临床表现、遗传方式、病情进行性发展作出 HD 的临床诊断。头颅 CT/MRI 检查可辅助诊断，建议患者进一步做确诊检测。

【问题 4】 怎样对该患者进行确诊？

思路：由于该病的临床表现和体征多样，故需要在基因水平经过准确的分子遗传学检测才能最终确诊，基因检测可用于症状不典型或症状前患者的诊断及产前诊断。

该家系先证者临床诊断 HD 明确，进一步确诊需要分子遗传学检测。

【问题 5】 怎样对该家系先证者进行分子遗传学诊断？

思路 1：HD 是由于编码 huntingtin 蛋白的基因变异所致，通过连锁分析确定该基因位于 4 号染色体短臂（4p16.3），1993 年分子遗传学研究克隆了该致病基因 *HTT*，同时揭示 HD 基因的动态突变，即该基因第一个外显子内 CAG 三核苷酸的异常重复是 HD 的遗传基础。本病为常染色体显性遗传，外显率高，患病父母的子女成为患者的概率都是 50%。因此，只要有一个等位基因来自患有该病的父亲或者母亲，就可以在后代中致病。目前唯一被认可的可以代表该病发病年龄和疾病进展的分子标记物是 CAG 重复拷贝数。进行分子检测来确定 CAG 重复序列的长度可以确诊 HD。

思路 2：以往采用位于 HD 基因附近的侧翼探针进行 RFLP 连锁分析，此法需要家系中至少有两个患者并检测整个家系,工作量大,阳性率不高。近年来通过对传统 PCR 方法进行改进,提高了扩增效率,只检测患者本人就可确诊,且阳性率高。

对该家系先证者可采用 Sanger 测序方法检测 *HTT* 基因 CAG 重复序列数目。

【问题 6】 该先证者 *HTT* 基因的 CAG 重复序列检测结果能否确诊为 HD?

思路:该家系先证者基因检测结果显示 HD 致病基因 *HTT* 存在 CAG 重复序列的异常扩增变异,其 CAG 重复拷贝数为 45(图 5-5-4)。根据美国医学遗传学会 2014 年制订的 HD 基因测试技术标准与指南,可以确诊该先证者为 HD 患者。

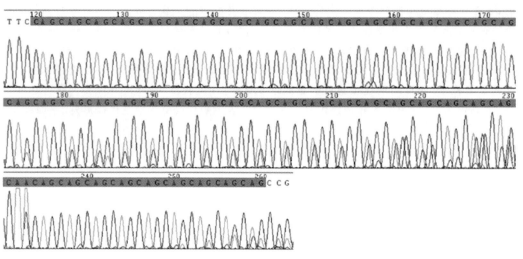

图 5-5-4　HD 患者 *HTT* 基因的(CAG)n 重复序列测序图:(CAG)$_n$ 重复数为 45 次

知识点

HTT 的 CAG 重复序列检测结果判读

1.(CAG)$_n$ 重复拷贝数≥40 为完全外显,完全外显者在生命的某一阶段必定会出现 HD 表型。

2.(CAG)$_n$ 36~39 为不完全外显。

3.(CAG)$_n$ 27~35 为易变的正常范围,它们被认为是中间型或不稳定基因,在传代过程中有可能发生异常扩增或缩减。

4.(CAG)$_n$≤26 是正常的,不会引起发病,最常见的正常等位基因 CAG 重复序列的长度是 17~19。

5. 重复拷贝数和运动症状始发的年龄呈负相关,在儿童期或者青春期发病的患者重复序列超过 60 个。

【问题 7】 如何进行遗传咨询?

思路 1:按常染色体显性遗传方式进行遗传咨询。

思路 2:先证者的父亲是 HD 患者,那么患者父亲的兄弟姐妹中也可能存在 HD 患者。

思路 3:先证者同胞和后代的风险评估。

先证者的同胞和子女有 50% 的概率患该病。

思路 4:HD 患者的死因。

HD 患者的自杀率是普通人群的 5~10 倍,自杀事件常在疾病的早期或者后期发生。社会人口学问题(没有子女、失业)和临床症状(抑郁情绪等)是导致自杀的危险因素。除此之外,本病症状进行性加重,发病后存活 15~20 年。随着运动和认知功能恶化,最终患者通常死于并发症,如营养不良、吞咽困难、通气障碍、跌倒等。

思路 5:在疾病预防方面,产前诊断是减少 HD 家系患儿出生及后代再发风险的最佳手段,羊水细胞和绒毛样本都可以进行检测。其中,胚胎植入前遗传学检查为近年来发展起来的有效的产前诊断方法。

思路6:禁止未成年人(≤18岁)进行预测性基因检查;对于无症状、怀疑有病的成年人,延迟基因诊断是有益的。

【问题8】 如何对患者进行治疗?

同其他神经变性疾病一样,该病尚无有效的治疗能阻止疾病进展。目前治疗包括对症治疗、针对已提出的可能发病机制环节治疗、社会心理治疗等方面的综合治疗。

1. 对舞蹈样动作的治疗 控制舞蹈症状对患者十分有益,可以改善其生活质量。多种药物对舞蹈样动作均有效,例如多巴胺耗竭药丁苯那嗪通过耗竭脑神经末梢的多巴胺而达到改善运动障碍的目的,但它的严重不良反应包括抑郁、自杀等,故不能用于有自杀倾向或严重抑郁的患者;其次,抗精神病药是另一类对舞蹈样动作有效的药物,如氯氮平、奥氮平、利培酮等可改善舞蹈样动作。

2. 对神经精神症状的治疗 亨廷顿病患者的精神障碍主要包括抑郁、强迫症状、易激惹、烦躁等人格改变及智力障碍,氟西汀、舍曲林、米尔塔扎平、奥氮平和丙戊酸盐等抗精神病药物对人格改变具有一定疗效。

3. 针对不同发病机制作出治疗方案 减轻兴奋性毒性、增加脑源性神经营养因子、抑制 Caspases 活性、减少 huntingtin 蛋白聚集、改善线粒体呼吸、调控基因转录异常、基因修饰干细胞移植等。

4. 社会心理治疗 选择专业人员为患者提供个性化的、合适的、灵活的帮助,以克服疾病的不利影响。提供相关信息,寻找实用性的解决方法,给予情感支持,为不同病人、在不同时期设计特定的关怀,降低对未来的恐惧。

【问题9】 HD 的遗传诊断和产前诊断。

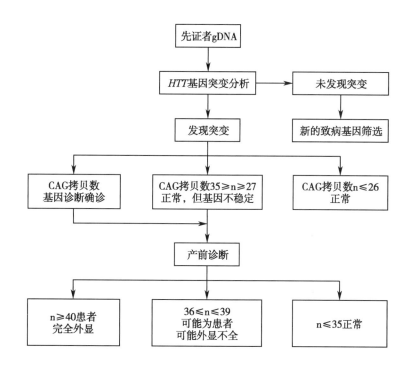

(江 泓)

第六节 遗传性神经肌肉疾病

遗传性肌肉疾病是一组原发于肌肉组织的遗传性疾病,主要包括进行性肌营养不良、先天性肌病和先天性肌无力综合征三大类。进行性肌营养不良是一组临床常见的遗传性肌肉变性疾病,临床以缓慢进行性加重的对称性肌无力和肌肉萎缩为特征,可累及肢体和头面部肌肉,少数可累及心肌,无感觉障碍。根据遗传方式、发病年龄、萎缩肌肉分布、有无肌肉假性肥大、病程及预后可以分为9种类型:假肥大性肌营养不良（包括杜氏型肌营养不良与 Becker 型肌营养不良）、面肩肱型肌营养不良、肢带型肌营养不良症、Emery-Dreifuss 肌营养不良症、先天性肌营养不良症、眼咽型肌营养不良症、强直性肌营养不良、眼型肌营养不良症和远端型肌营养不良症。

一、假肥大性肌营养不良

假肥大性肌营养不良是最常见的 X 连锁隐性遗传性肌肉变性疾病，活产婴儿发病率约 1/3 500，患者主要表现为进行性对称性肌无力，根据其临床特点分为杜氏进行性肌营养不良（Duchenne muscular dystrophy，DMD）[OMIM 310200]、贝氏进行性肌营养不良（Becker muscular dystrophy，BMD）[OMIM 300376]和 DMD 基因相关性扩张型心肌病（DMD-associated dilated cardiomyopathy，DCM）。DMD 患者发病年龄早，病情进展速度快，通常 12 岁左右须借助轮椅行动，18 岁后出现心肌病，30 岁前因呼吸系统并发症或心肌病死亡；BMD 患者发病年龄晚，病情进展速度慢，通常 16 岁后才需借助轮椅行动，平均可存活至 45 岁，最长可存活至 60 岁以上；前者发病率约为后者的 1/10。DCM 表现为左心室扩大、充血性心力衰竭，携带致病变异的女性患病风险增加。患者多有家族性，约 1/3 为新发致病变异致病。BMD、DMD 和 DCM 致病基因相同，由编码抗肌萎缩蛋白（dystrophin）基因变异致病，该基因位于 X 染色体，全长 2.4Mb，是目前已知人类最大的基因，cDNA（NM_004006.2）长 14kb，含 79 个外显子，其常见变异类型包括外显子缺失 / 重复、外显子及外显子 - 内含子交界区点变异等。

假肥大性肌营养不良的诊疗经过通常包括以下环节：

1. 详细询问先证者的症状学特征及遗传家族史。

2. 查体时重点关注神经和肌肉系统体征，尤其是疾病特征性的体征。

3. 对疑诊患者进行神经肌电图检查、肌酶谱检测，注意鉴别其他神经系统疾病。

4. 对于诊断不明或临床分型不明确的患者，建议进行肌肉活检。

5. 对不愿意行肌肉活检确诊的患者，告知假肥大性肌营养不良的遗传病理及分子诊断流程，知情同意后进行分子遗传检测。

6. 向患者解释检测结果，进行遗传咨询。

7. 对遗传诊断明确、有生育要求的家系进行产前诊断，根据结果进行遗传咨询。

8. 根据患者病情制订治疗方案。

9. 向患者介绍有关的进行性肌营养不良病友会，搭建患者间沟通的平台。

临床关键点

1. Gower 征是假肥大性肌营养不良的特征性体征。

2. 假肥大性肌营养不良的临床诊断须进行肌酶谱、肌电图等检测。

3. 肌肉活检或基因检测是确诊的两个重要手段。

4. 疾病遗传病理是制订遗传检测流程的基础。

5. 该病为 X 连锁隐性遗传病，应在此基础上进行遗传咨询。

6. 无有效的治疗方法，主要是对症治疗。

7. 产前诊断是唯一有效的预防途径，明确遗传诊断是进行准确产前诊断的前提。

8. 对于先证者没有获得遗传诊断，但神经病理诊断明确的家系，可以选择连锁分析的方法进行产前诊断，孕妇应该充分知情该方法的局限性。

临床病例 1

患儿，男，10 岁，因"进行性四肢肌无力 7 年，行走不能 10 个月"由儿科转诊来遗传门诊就诊。初步病史采集如下。

患儿足月平产，1 岁 5 个月学会走路，生长和智力发育均正常。3 岁时出现走路不稳，易跌跤，曾就诊于当地医院，诊断为轻度脑瘫可能，家长未引起重视，未予治疗。后逐步出现行走不稳，易摔跤，蹲起站立需要扶物、上楼困难，不能跳跃，无肢体疼痛，病情缓慢发展，出现肢体肌肉萎缩。1年前病情加重，出现上肢明显抬举费力，行走不能，翻身费力，活动困难。患儿舅舅也有类似症状，20岁时去世。

查体：四肢肌肉萎缩，以近端为主，双小腿腓肠肌肥大，触诊质硬，无明显压痛。翼状肩胛，双上肢近端肌力2级，远端3级。双下肢肌力近端1级，远端2级。四肢肌张力正常，深浅感觉无异常，肱二、三头肌腱反射（−），膝腱反射（−），霍氏征（−），巴氏征（−）。肌酶检查：ALT 321U/L，AST 298U/L，CK 12 567U/L，LDH 968U/L。肌电图示肌源性损害。

【问题1】 根据上述门诊资料，患儿最可能的诊断是什么？

思路1：患儿为3岁时隐袭发病，病程呈进展性，以双下肢骨盆带肌无力起病，逐渐累及双上肢；查体见肌肉萎缩，肌力减退近端重于远端，双侧腓肠肌假性肥大；辅助检查肌酶谱明显升高、肌电图提示肌源性损害。提示该病主要累及肌肉组织，高度提示为进行性肌营养不良。

知识点

假肥大性肌营养不良的临床诊断标准

1. 儿童期隐袭起病（DMD 3～5岁，BMD 5～15岁）。
2. 对称性肢体无力，近端重于远端，伴有双侧腓肠肌假性肥大。
3. 系谱分析符合X连锁隐性遗传。
4. 肌电图提示肌源性损害，神经传导速度正常。
5. 早期肌酶谱明显升高。

思路2：假肥大性肌营养不良是一种X连锁隐性遗传病，患者以男性多见；患者母亲、姨妈和外婆可能为致病基因携带者，患者舅舅和表兄弟可能为患者，需要详细询问三代亲属的患病情况，绘制系谱图（图5-6-1）。

询问家族史后发现患儿舅舅也有类似症状，20岁时去世。从系谱图看该家系只有男性患者，女性不发病，符合X连锁隐性遗传方式系谱特点。

思路3：假肥大性肌营养不良患者腹肌及髂腰肌无力表现为Gower征阳性，为DMD特征性表现。该家系先证者就诊时已经瘫痪，无法做该项检查，但追问病史病程中有Gower征阳性表现。

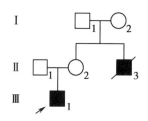

图5-6-1 假肥大性肌营养不良患者三代系谱图

知识点

Gower 征阳性

患儿不能从仰卧位直接站起，必须先翻身成俯卧位，然后两脚分开，双手先支撑于地面，继而一只手支撑到同侧小腿，并与另一手交替移位支撑于膝部和大腿上，使躯干从深鞠躬位逐渐竖直，最后成腰部前凸的站立姿势。

【问题2】 假肥大性肌营养不良患者临床诊断的必备辅助检查是什么？

思路1：神经肌电图。

假肥大性肌营养不良神经肌电图表现为典型的肌源性损害。静息时可见纤维颤动波和正锐波；轻微收缩时可见运动单位时限缩短，波幅降低，多相波增多；大力收缩可见强直样放电及病理干扰相。神经传导速度正常。

思路2：肌酶谱。

常规的血清酶检测项目主要包括肌酸激酶、乳酸脱氢酶和肌酸激酶同工酶。异常显著增高（正常值的20～100倍）者见于DMD、BMD、远端型肌营养不良症的Miyoshi亚型和LGMD2C、2D、2E、2F型。其他类型肌营养不良血清酶表现为轻度到中度升高。在 DMD 和 BMD 晚期,血清肌酸激酶明显下降。其他血清酶 AST、ALT 等在进展期轻度升高。50% DMD 女性携带者血清肌酸激酶为正常值的 2～10 倍,30% BMD 女性携带者血清肌酸激酶为正常值的 2～10 倍,且携带者血清肌酸激酶水平在 20 岁前比 20 岁后明显增高。

知识点

假肥大性肌营养不良肌酶谱升高的机制

DMD 和 BMD 致病基因编码 dystrophin 蛋白,包含 3 685 个氨基酸,分子量 427kDa。dystrophin 蛋白位于骨骼肌和心肌细胞膜内面,为细胞骨架蛋白,具有抗机械牵拉作用。dystrophin 蛋白与细胞膜内面、跨膜细胞区以及细胞膜外区的多种蛋白紧密结合、相互关联,在细胞膜内外组成一个整体,维系细胞膜内外的物质交换和联系,保护细胞膜结构完整和稳定。dystrophin 基因缺陷导致肌细胞膜上 dystrophin 蛋白缺乏或减少,使肌细胞膜不稳定而引起肌细胞坏死和功能丧失,细胞内肌酶释放进入血液。疾病晚期由于肌细胞大量坏死,被大量脂肪和结缔组织增生取代,血清肌酸激酶明显下降。

肌酶谱检测可用于 DMD 男性新生儿的预测性检测,疾病早期男性患者通常会有几千单位,CK 水平在正常范围内就可以排除 DMD 的诊断。

思路 3:超声心动图及心电图。

大部分假肥大性肌营养不良患者及部分携带者可累及心脏,出现扩张型心肌病、心力衰竭等症状;定期进行心脏检查能有利于全面评估病情,判断预后和制订治疗措施。

【问题 3】 该家系先证者临床上需要与哪些疾病进行鉴别诊断?

思路 1:肌无力是神经肌肉疾病常见症状,运动皮层、脑干、脊髓、周围神经、神经肌肉接头、肌肉组织等运动传导通路中任意环节病变都可能导致该症状发生,其病因包括遗传性和获得性。

对于肌无力患者定位诊断:首先,体格检查常用于判断肌无力是上运动神经元损害还是下运动神经元损害:肌张力增高、反射亢进和病理征阳性提示为上运动神经元损害,而肌张力减退、肌萎缩明显、腱反射消失、病理征阴性提示为下运动神经元损害。其次,神经肌电图和肌酶学检查等检查可用于区分神经源性损害和肌源性损害。

对于肌无力患者定性诊断:详细病史询问常常能提供有益的线索,获得性病因往往是急性或亚急性起病,个人发育史正常,常常合并有感染、自身免疫或血管性疾病史;而遗传性病因一般为自幼缓慢起病,个人发育史异常,常常合并有遗传家族史。

思路 2:假肥大型肌营养不良表现为缓慢进行性加重的对称性肌无力和萎缩、无感觉障碍,其遗传方式为 X 连锁隐性遗传,电生理表现为肌源性损害,神经传导速度正常,肌酶增高明显,需要与以下疾病相鉴别。

Emery-Dreifuss 型肌营养不良(EDMD):分为 X 连锁隐性、常染色体显性和隐性遗传,表现为儿童期开始的关节挛缩,缓慢进展的、起始于肱 - 腓分布肌群、逐渐向肩胛和骨盆带肌扩展的肌无力和萎缩,和心脏传导功能异常、心脏扩大、心肌损害三联征。根据起始受累肌肉分布大多能与 DMD 区分,不能区分病例需要通过肌肉活检或遗传检测鉴别。

肢带肌营养不良(LGMD):表现为常染色体显性或隐性遗传,10～20 岁起病,缓慢发展,平均起病后 20 年左右丧失劳动能力,首发症状为骨盆带肌萎缩、腰椎前突、下肢近端无力,可有腓肠肌假性肥大,逐渐发生肩胛带肌萎缩、抬臂、梳头困难,翼状肩胛,面肌一般不受累。根据临床表现大多能与 DMD 区分,不能区分病例需要通过肌肉活检或遗传检测鉴别。

脊肌萎缩症(SMA):表现为进行性对称性、近端为主的肌无力和萎缩,但本病无肌肉假性肥大,可见肌束震颤、腱反射减退或消失,电生理提示脊髓前角损害、有巨大电位,肌酶一般正常或仅有轻度增高;

综合患者起病年龄、临床表现、遗传方式及神经肌电图、肌酶学检测等均符合杜氏肌营养不良临床诊断标准,临床诊断为 DMD。建议患者进一步做确诊检测。

【问题 4】　怎样对该患儿进行确诊?

思路 1：*DMD* 基因的分子遗传学检测是确诊和分类的一个重要手段,也是进行产前诊断的必备技术。由于其无创性,成为临床首选的确诊方法。

思路 2：肌肉活检对肌细胞进行抗肌萎缩蛋白(dystrophin)的免疫组织化学染色或蛋白质印迹分析是确诊和分型的另一个重要手段,适用于分子遗传检测结果阴性或临床分型不明确患者。DMD 患者几乎无抗肌萎缩蛋白(正常对照的 0～5%),BMD 抗肌萎缩蛋白分子量减少或抗肌萎缩蛋白表达明显减少(正常对照的 20%～50%)。

该家系先证者临床诊断 DMD 明确,确诊首先进行分子遗传学检测。

【问题 5】　怎样对该家系先证者进行分子遗传学诊断?

思路 1：明确的遗传病理学特征是进行遗传检测的基础,能指导临床医师选择合适的遗传检测技术,从而制定高效而经济的检测流程。

思路 2：假肥大性肌营养不良由于编码抗肌萎缩蛋白基因变异致病,该基因位于 X 染色体,cDNA 长 14kb,含 79 个外显子。该病基因致病变异约 60% 为 *DMD* 基因外显子缺失,缺失热点为 5′ 端 2～13 号外显子和中部 44～52 号外显子区域;5% 为 *DMD* 基因外显子重复,无明显热点;约 30% 为其他类型变异,包括点突变、小的插入 / 缺失,少量患者可能与编码区外变异有关。

思路 3：假肥大性肌营养不良最常见的遗传病理类型为 *DMD* 基因外显子缺失 / 重复,目前首选的方法是采用 MLPA 进行半定量的缺失 / 重复检测。对于 MLPA 检测结果阴性的病例,采用 PCR+ 测序的方法对基因编码区进行变异分析,确定点突变或小的插入 / 缺失。

对该家系先证者首先采用 MLPA 方法进行 *DMD* 基因 79 个外显子缺失 / 重复的检测。

【问题 6】　该先证者 MLPA 检测结果能否确诊为 DMD?

思路：该家系先证者 MLPA 检测结果 exon 53 和 exon 54 峰值为 0,提示患者为 *DMD* 基因 exon 53 和 exon 54 缺失,该缺失是已报道的 DMD 致病变异,因此,可以确诊该先证者为假肥大性肌营养不良患者(图 5-6-2)。

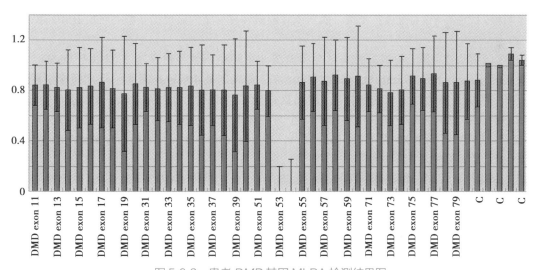

图 5-6-2　患者 *DMD* 基因 MLPA 检测结果图

知识点

MLPA 结果判读

MLPA 为一种半定量的检测方法,可通过每个探针与正常对照的相对峰值率判断样本目的片段的拷贝数。一般检测峰值在 0.35～0.7 之间认定为 1 拷贝,0.8～1.2 之间认定为 2 拷贝,>1.3 认定为重复。详细的 MLPA 的实验流程、原理及 MLPA 探针的查询可查看网站 http://www.mlpa.com/。

【问题7】　如何进行遗传咨询?

思路1:患者同胞及后代患病风险按X连锁隐性遗传方式进行遗传咨询。由于该家系还存在其他患者,该患者母亲应为该致病变异的携带者,其再次生育时需要行产前诊断。

思路2:DMD患者远期并发症。

(1)行走能力:DMD患者一般在7~13岁之间丧失行走能力并依靠轮椅行走。

(2)脊柱侧凸:超过90%的DMD患者最终都会发生明显的脊柱侧凸。矫形器可以延缓脊柱侧凸进展速度,但主要通过外科手术终止其发展。

(3)夜间肺通气不足:DMD患者十多岁后可能出现呼吸肌受累,出现夜间肺通气不足,可通过夜间面罩或鼻罩给氧治疗。

(4)心脏异常:DMD患者很少发生的表现,但心肌病的体征几乎普遍存在。建议诊断后至10岁以前每两年进行一次心脏超声和心电图检查,10岁后每年进行一次检查。任何外科手术前都要进行心脏超声和心电图检查。

思路3:BMD患者远期并发症。

(1)运动功能受损:大部分患者行走需要辅助设施,且最终需要轮椅。

(2)心脏并发症:是BMD致死和致残的主要原因,建议每5年进行一次心脏超声和心电图检查。

思路4:携带者远期并发症。约10% DMD基因致病变异的女性携带者在未累及骨骼肌的情况下也会发生明显的心力衰竭。因此,在受累家系内进行女性成员的遗传筛查是必要的,并建议携带者在获得诊断时进行心脏超声和心电图检查,16岁以后至少每5年进行一次心脏超声和心电图检查。

思路5:产前诊断。女性携带者生育时必须进行产前诊断。当产前诊断提示为携带有相同致病变异的男性胎儿时,应在充分的遗传咨询情况下由孕妇及其家属选择是否继续妊娠。

【问题8】　如何对患者进行治疗?

思路1:主要靠对症和支持治疗;应鼓励患者尽可能从事日常活动,避免长期卧床,防止呼吸衰竭。

思路2:扩张型心肌病的治疗(基于美国儿科学会建议)。建议对诊断明确的DMD/BMD患儿早期给予ACEI和/或β受体阻断剂减轻心脏后负荷,抑制心脏重构、改善心功能;出现心功能衰竭症状可根据需要给予利尿剂和/或地高辛;对重度扩张型心肌病或骨骼肌轻度受累的重度扩张型心肌病BMD患儿进行心脏移植。

思路3:激素治疗(基于美国神经病学会和美国儿童神经病学会建议)。5岁以上DMD男童出现运动功能受累后应尽早给予0.75mg/(kg·d)泼尼松治疗,最大剂量40mg/d;激素治疗期间应定期进行肌力、肺功能评估,密切监测激素治疗的副作用;泼尼松最佳维持剂量为0.75mg/(kg·d),泼尼松逐渐减量到0.3mg/(kg·d)维持也能获得较好的疗效;若12个月内体重增加>20%,泼尼松应减量到0.5mg/(kg·d)维持,减量后体重仍然明显增加,泼尼松应减量到0.3mg/(kg·d)维持。泼尼松治疗BMD患儿的临床证据有限。

思路4:基因治疗。Eteplirsen是美国FDA批准的可以针对携带DMD基因exon51上致病变异的DMD患者的基因治疗药物,该药物可以对患者的症状有一定程度的改善,但其效果仍有待进一步的研究。

【问题9】　患儿母亲拟再生育,如何进行产前诊断?

思路1:产前诊断须建立在先证者遗传诊断明确的基础上。该家系先证者遗传学诊断明确,其母有一同胞弟弟患和先证者同样的疾病,提示该母亲很可能是DMD致病基因携带者,再生育需要进行产前诊断。首先对胎儿gDNA样本(可以孕早期取绒毛,中期取羊水)进行核型分析或SRY基因扩增确定性别,男性胎儿需要继续进行分子遗传学分析;根据先证者的变异类型采用相应的技术进行遗传学检测,并结合基于基因内部的STR位点连锁分析进一步验证;综合上述检测结果得出胎儿是否会罹患与先证者相同致病变异所致的假肥大性肌营养不良的结论。

思路2:对于先证者遗传诊断不明的家系进行产前诊断需谨慎。在先证者已经通过肌肉活检+免疫组织化学确诊的假肥大性肌营养不良的家系,可以通过连锁分析结合性别鉴定的方法进行产前诊断。但由于DMD基因大,减数分裂过程中等位基因间约有12%的交换概率,检测结果可能出现假阳性或假阴性。

【问题10】　假肥大性肌营养不良的遗传诊断和产前诊断流程。

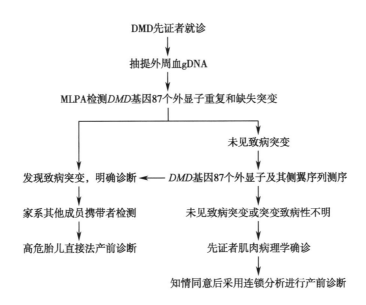

```
                        DMD先证者就诊
                              │
                              ▼
                        抽提外周血gDNA
                              │
                              ▼
             MLPA检测DMD基因87个外显子重复和缺失突变
                   │                          │
                   │                          ▼
                   │                      未见致病突变
                   │                          │
                   │                          ▼
   发现致病突变，明确诊断 ◄── DMD基因87个外显子及其侧翼序列测序
                   │                          │
                   ▼                          ▼
         家系其他成员携带者检测          未见致病突变或突变致病性不明
                   │                          │
                   ▼                          ▼
         高危胎儿直接法产前诊断            先证者肌肉病理学确诊
                                              │
                                              ▼
                              知情同意后采用连锁分析进行产前诊断
```

二、肢带型肌营养不良

肢带型肌营养不良症（limb-girdle muscular dystrophies，LGMD）是临床上以肩胛带和骨盆带肌不同程度无力或萎缩为主要特点的一组疾病，由 Walton 和 Nattrass 于 1954 年首先提出。本组疾病在遗传方式、起病年龄、病情进展以及肌无力程度等方面既有差别又有共性。1995 年欧洲神经肌病中心工作组同意根据遗传方式分为 1 型（常染色体显性）和 2 型（常染色体隐性），每一型根据不同基因缺陷又分为许多亚型。目前已确认的有 34 个亚型，1 型有 8 个亚型（1A-1H）（表 5-6-1），2 型有 26 个压型（2A-2Z）（表 5-6-2），随着新家系的发现和致病基因的定位，新的亚型可能还会不断增加。需注意到同一基因的突变可产生不同的临床表型，如编码钙蛋白酶 -3 的基因（CAPN2），除了可引起 LGMD2A 以外，也可以导致无症状的血清肌酸激酶水平升高。

表 5-6-1　常染色体显性遗传 LGMD 的分子遗传（molecular genetics of autosomal dominant LGMD）

疾病名称	OMIM 号	基因（gene）	染色体位点（chromosomal locus）
LGMD1A	609200	*MYOT*	5q31.2
LGMD1B	181350	*LMNA*	1q22
LGMD1C	606072	*CAV3*	3p25.3
LGMD1D	601419	*DES*	2q35
LGMD1E	603511	*DNAJB6*	7q36.3
LGMD1F	608423	*TNPO3*	7q32.1-q32.2
LGMD1G	609115	*HNRNPDL*	4q21
LGMD1H	613530	Unknown	3p25.1-p23

表 5-6-2　常染色体隐性遗传 LGMD 的分子遗传（molecular genetics of autosomal recessive LGMD）

疾病名称	OMIM 号	基因（gene）	染色体位点（chromosomal locus）
LGMD2A	253600	*CAPN3*	15q15.1
LGMD2B	253601	*DYSF*	2p13.2
LGMD2C	253700	*SGCG*	13q12.12
LGMD2D	608099	*SGCA*	17q21.33
LGMD2E	604286	*SGCB*	4q12
LGMD2F	601287	*SGCD*	5q33.3

疾病名称	OMIM号	基因（gene）	染色体位点（chromosomal locus）
LGMD2G	601954	TCAP	17q12
LGMD2H	254110	TRIM32	9q33.1
LGMD2I	607155	FKRP	19q13.32
LGMD2J	608807	TTN	2q31.2
LGMD2K	609308	POMT1	9q34.13
LGMD2L	611307	ANO5	11p14.3
LGMD2M	611588	FKTN	9q31.2
LGMD2N	613158	POMT2	14q24.3
LGMD2O	613157	POMGNT1	1p34.1
LGMD2P	613818	DAG1	3q21
LGMD2Q	613723	PLEC	8q24.3
LGMD2R	601419	DES	2q35
LGMD2S	615356	TRAPPC11	4q35
LGMD2T	615352	GMPPB	3p21.3
LGMD2U	616052	ISPD	7p21.1
LGMD2V	—	GAA	17q25
LGMD2W	616827	PINCH2	2q14.3
LGMD2X	616812	POPDC1	6q21
LGMD2Y	617072	TOR1AIP1	1q25.2
LGMD2Z	617232	POGLUT1	3q13.33

临床关键点

1. 进行性加重的近端为主的肌肉无力和萎缩是 LGMD 的特征性临床表现。

2. LGMD 的临床诊断依靠详细的家族史、血清酶测定、肌活检及肌电图检查。

3. 基因检测是确诊的重要手段。

4. 该病为常染色体显性或隐性遗传病，其中常染色体隐性遗传约占 90%，应在此基础上进行遗传咨询。

5. 尚无可改变病情的治疗方法，主要是对症治疗。疾病特异性的基因治疗尚在研究阶段。

6. 产前诊断是唯一有效的预防途径，明确基因诊断是进行准确产前诊断的前提。

临床病例2

女，25 岁，主因"行走不稳 4 个月，加重伴四肢抖动 2 个月"就诊。初步病史采集如下。

患者 4 个月前无明显诱因出现行走不稳，上楼及蹲起困难，2 个月前加重，伴四肢不自主抖动，以活动或劳累后为甚，休息后可逐渐缓解，无感觉异常、肌肉疼痛及吞咽困难等表现。平素体健。家族中否认类似病史。

查体：神清，四肢肌肉无萎缩，双下肢近端肌力 4 级，余肢体肌力 5 级，腱反射减弱（+），肌张力正常，病理征未引出。肌酸激酶 980U/L，肌电图示肌源性损害，神经传导速度正常，右下肢腓肠肌肌肉活检光镜示肌纤维坏死、再生，肌纤维萎缩或肥大，核内移，肌膜核增加，结缔组织增生。抗 Dystrophin 免疫组化染色无异常。电镜示少部分肌纤维排列紊乱，肌节内 Z 线扭曲，I 带 A 带及 H 带结构模糊，可见肌萎缩、肌容灶及完全变性，坏死肌纤维少见。

【问题1】 根据上述门诊资料,患儿最可能的诊断是什么?

思路1:患者为25岁女性,进行性行走不稳,伴四肢抖动。查体见双下肢肌力减低,近端明显;肌酸激酶增高,肌电图示肌源性损害,提示该病主要累及肌肉组织。肌肉病理示肌纤维坏死、再生,肌纤维萎缩或肥大,结缔组织增生,呈肌营养不良样改变,因此高度提示LGMD。

知识点

LGMD 的临床诊断标准

1. 临床表现为进行性加重的近端为主的肌肉无力和萎缩,首发症状多为骨盆带及肢体近端无力及肌肉萎缩。
2. 遗传方式主要为常染色体显性或隐性遗传,散发病例也较多见。
3. 血清肌酸激酶不同程度升高。
4. 肌电图呈肌源性改变,神经传导速度正常。
5. 组织学特征为进行性的肌纤维坏死、再生和脂肪及结缔组织增生,肌肉无异常代谢产物堆积。

思路2:LGMD是一种常染色体显性或隐性遗传病,男女均可患病;绝大多数患者父母为致病基因携带者,需要详细询问患儿家族中亲属特别是同胞的患病情况,绘制系谱图。该家系只有一位女性患者,符合常染色体隐性遗传方式谱系特点。

知识点

LGMD 肌电图与组织病理学表现

肌电图呈肌源性改变,神经传导速度正常;组织学特征为进行性的肌纤维坏死再生和脂肪及结缔组织增生,肌肉无异常代谢产物堆积。

【问题2】 LGMD患者临床诊断的必备辅助检查是什么?

思路1:血清CK。LGMD的不同亚型血清CK呈不同程度的增高,可达3~150倍,这对于LGMD诊断具有参考作用。

思路2:肌电图。LGMD肌电图显示肌源性改变。

思路3:组织病理学及免疫组织化学检查。组织病理学显示肌营养不良表现,即进行性的肌纤维坏死、再生和脂肪及结缔组织增生。部分LGMD亚型可以通过免疫组织化学染色发现相关蛋白的缺失,包括肌聚糖病(LGMD2C-2F)、LGMD1B等。

【问题3】 该家系先证者临床上需要与哪些疾病进行鉴别诊断?

思路:本病需与杜氏型、Becker型肌营养不良、面肩肱型肌营养不良症等遗传性进展性肌病及获得性肌肉疾病(中毒性、炎症性肌病等)等相鉴别,详见相关章节进行鉴别。

综合患者临床表现、遗传方式、CK、肌电图及组织病理学改变等均符合LGMD临床诊断标准。建议患者进一步做确诊检测。

【问题4】 怎样对该患者进行确诊?

思路1:LGMD根据遗传方式分为1型(常染色体显性)和2型(常染色体隐性),每一型根据不同基因缺陷又分为许多亚型,目前已确认的有34个亚型,1型有8个亚型,2型有26个亚型。不同亚型的临床表现又存在高度异质性及一定的重叠性,因此诊断较困难。但其中部分表型临床表现有一定特异性。对于遗传模式、发病年龄、临床表现及其他相关特征(如心脏或呼吸系统受累)可怀疑到特定类型LGMD时,可针对该基因进行检测。比如,对于所有临床表型类似杜氏肌营养不良和Becker型肌营养不良,但DMD基因检测结果为阴性时,均应进行针对LGMD2I的基因(*FKRP*)检测。对于任何表现类似Emery-Dreifuss肌营养不良的患者,均应该进行LGMD1B相关基因(*LMNA*)的检测。

思路2:对于遗传模式、发病年龄、临床表现及其他相关特征(如心脏或呼吸系统受累)无法确定到特定亚型时，或思路 1 中特定基因检测结果阴性者，可进行肌肉活检，根据典型肌肉病理改变首先确诊为 LGMD，并可以通过免疫组织化学染色确定部分亚型，包括肌聚糖病（LGMD2C-2F）等。

思路 3：对于通过思路 2 仍不能确诊的患者，可选择新一代测序靶向捕获测序技术或者全外显子测序进行检测。

参考以下诊断流程图，或使用 Jain 基金会提供的在线流程图 LGMD 自动诊断助手（ALDA-automated LGMD diagnostic assistant）协助 LGMD 亚型的诊断。

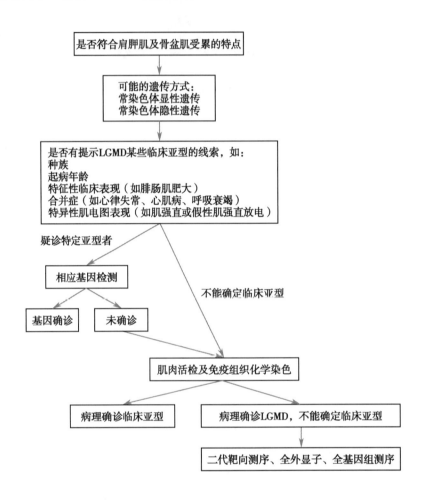

【问题 5】 怎样对该家系先证者进行分子遗传学诊断？

思路 1：明确的遗传病理学特征是进行遗传检测的基础，能指导临床医师选择合适的遗传检测技术，从而制定高效而经济的检测流程。

思路 2：根据 LGMD 临床表现进行相应基因检测。

【问题 6】 如何进行遗传咨询？

思路 1：按常染色体显性 / 隐性遗传方式进行遗传咨询。

思路 2：先证者父母及同胞风险评估。如果为常染色体显性遗传，先证者父母中之一为患者，他们再生育子女患病风险为患者 1/2，正常 1/2。如果为常染色体隐性遗传，先证者父母为携带者，他们再生育子女患病风险为 1/4，携带者 1/2，正常 1/4。

思路 3：产前诊断。如果先证者基因诊断明确，该家系父母携带者生育时须进行产前诊断，若为携带相同突变的胎儿应告知家长胎儿致病风险及可能的不良预后，由孕妇及其家庭自行决定是否采取流产 / 引产。

【问题 7】 如何对患者进行治疗？

对于 LGMD 目前尚无满意的治疗办法，主要是对症支持治疗。

【问题 8】 患儿母亲拟再生育，如何进行产前诊断？

思路：产前诊断须建立在先证者遗传诊断明确的基础上。

【问题9】 LGMD 的遗传诊断和产前诊断流程

参照常染色体显性/隐性遗传性疾病相关章节进行。

三、面肩肱型肌营养不良

面肩肱型肌营养不良症（fascioscapulohumeral muscular dystrophy，FSHD）最早由 Landouzy 和 Dejerine 于 1884 年报道，临床上以选择性侵犯面、肩及上肢肌为特征，呈常染色体显性遗传病，男女均可发病，发病率为 1/20 000。FSHD 分为 1 型和 2 型，FSHD1 型［OMIM 158900］占 95%，是由 4q35 染色体上 D4Z4 微卫星重复序列的缩短引起，正常人在 4q35 区域上存在 11～100 不等的 D4Z4 重复序列，但患者的其中一条染色体上的 D4Z4 重复序列缩短至 1～10 个，导致 DNA 甲基化障碍从而致病。FSHD2 型［OMIM 158901］占 5%，检测未见 4q35 染色体上 D4Z4 微卫星重复序列减少，其中一部分由 *SMCHD1* 基因上的杂合变异引起。

临床关键点

1. 以面部、上肩带和上肢肌肉进行性萎缩是 FSHD 的特征性临床表现。
2. FSHD 的临床诊断依靠详细的家族史、血清酶测定、肌活检及肌电图检查。
3. 基因检测是确诊的重要手段。
4. 该病为常染色体显性遗传病，应在此基础上进行遗传咨询。
5. 无有效的治疗方法，主要是对症治疗。
6. 产前诊断是唯一有效的预防途径，明确基因诊断是进行准确产前诊断的前提。

临床病例3

患者，女，45 岁，主因"进行性四肢无力 27 年余，加重 1 个月"就诊。初步病史采集如下。

患者于 18 岁开始无明显诱因出现双上肢上抬无力，双下肢近端无力，跑步困难，面部表情少，进行性加重，21 岁出现双上肢肌肉萎缩，耸肩无力，易跌倒、上楼吃力，26 岁时走路呈摇摆状，由仰卧位起立时表现出先翻身俯卧，再双手撑地、扶膝、伸腰姿态，30 岁时不能走路。40 岁出现左眼视物不清，44 岁发现视物双影。家系 4 代 24 人，其中 6 人患病，男女均有发病（图 5-6-3 家系图）。Ⅱ1 为 62 岁发病，表现为双上肢无力，需拄拐行走，72 岁时死于脑梗死；Ⅱ3 为 40 岁发病，症状最重，不能举臂及行走，肩带肌、臂肌、骨盆带肌明显萎缩，50 岁不明原因猝死；Ⅲ1 为 20 岁发病，患者梳头困难，尚能自己行走，无需拄拐，30 岁死于自杀；Ⅲ3 为 20 岁时发病，能举臂但不能自己行走，28 岁死于自杀；Ⅲ4 为先证者，18 岁发病；Ⅳ1 为 24 岁发病，症状较轻，举臂稍无力，不影响日常生活。这些患者都有不同程度嘴唇突出，肩带肌、臂肌及髋肌萎缩，病情均呈进行性发展。此家系中无近亲结婚史。

查体：神清，言语流利，双眼视力差。肌病面容，闭目时眼睑不能闭合，噘嘴不能，口唇肥厚，不能鼓腮及吹口哨，双眼闭目无力。双上肢肱二头肌、肱三头肌肌肉萎缩明显，肩胛带肌、胸大肌萎缩，翼状肩胛。盆带肌及双下肢近端肌肉萎缩明显，腓肠肌轻度假性肥大，四肢肌张力低。双足呈弓形。双上肢近端肌力Ⅲ级，双手肌力Ⅳ级，双下肢近端肌力Ⅲ级，远端肌力Ⅳ级。指鼻试验及跟膝胫试验不能完成。深浅感觉正常，四肢腱反射减弱（+），双侧病理征及脑膜刺激征（−）。

眼底检查：左眼见视乳头旁视网膜下积血，视乳头及黄斑周围多处大片状黄白色渗出隆起，视网膜血管扩张、迂曲；右眼视网膜动脉有迂曲。

肌酸激酶，血、尿、便常规，肝肾功能，甲状腺功能，心电图，胸部 X 线片，颈髓 MRI 未见异常。

肌电图符合肌源性肌电改变。肌肉活检：左腓肠肌可见横纹肌部分萎缩、肌纤维变性，左肱三头肌可见部分横纹肌纤维明显萎缩、液化、消失，符合肌营养不良症病理变化。

【问题1】 根据上述门诊资料，患者最可能的诊断是什么？

思路 1：患者为 45 岁女性，进行性四肢无力 27 年余，伴视物不清。查体呈肌病面容，颜面、肱二头肌、肱三头肌、肩胛带肌、盆带肌及双下肢近端肌肉萎缩。眼底检查双眼见视网膜病变。肌电图符合肌源性肌电改变。肌肉活检符合肌营养不良症病理变化。此患者该病主要累及面肩肱肌肉组织,病理为肌营养不良,高度提示 FSHD。

知识点

FSHD 的临床特点

1. 临床表现主要为缓慢进行性加重的面、肩及上肢肌肉无力和萎缩。
2. 遗传方式主要为常染色体显性。
3. 肌电图呈肌源性改变。
4. 组织学特征为横纹肌纤维明显萎缩、液化、消失。
5. 其他症状可累及下肢肌肉、伴有神经性耳聋和视网膜毛细血管扩张,一般无智力障碍表现。

思路 2:FSHD 是一种常染色体显性遗传病,男女均可患病;绝大多数患者父母为致病基因携带者,需要详细询问患儿家族中亲属特别是同胞的患病情况,绘制系谱图。从系谱图看该家系有 6 名患者,每一代均有患者发病,符合常染色体显性遗传方式谱系特点(图 5-6-3)。

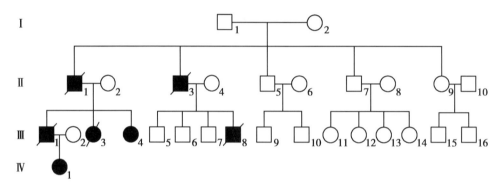

图 5-6-3　FSHD 系谱图

思路 3:肌电图呈肌源性改变,肌肉组织学特征为横纹肌纤维明显萎缩、液化、消失,符合肌营养不良症病理变化。

知识点

FSHD 肌电图与组织病理学表现

肌电图呈肌源性改变,神经传导速度正常;组织学特征为横纹肌纤维明显萎缩、液化、消失,符合肌营养不良症病理变化。

【问题 2】　FSHD 患者临床诊断的必备辅助检查是什么?

思路 1:肌电图。FSHD 肌电图显示肌源性改变,对于 FSHD 具有重要作用。

思路 2:组织病理学改变。横纹肌纤维明显萎缩、液化、消失,符合肌营养不良症病理变化。

【问题 3】　该家系先证者临床上需要与哪些疾病进行鉴别诊断?

思路:本病需与远端型肌营养不良症与眼、咽型肌营养不良进行鉴别。前者多首先侵犯四肢远端伸肌,为双下肢远端肌萎缩,以小腿及双大腿下 1/3 肌群为主;后者临床症状以脑神经支配肌受累明显,主要表现为眼睑下垂、吞咽困难、构音不良等症状,颜面肌受累后可出现颜面肌萎缩。

综合患者临床表现、遗传方式、肌电图及组织病理学改变等均符合 FSHD 临床诊断特征。建议患者进一步做确诊检测。

【问题 4】　怎样对该患者进行确诊?

思路:根据临床表现为面、肩、上肢为主的进行性肌无力,而三角肌相对不受累的特点,可以从临床上疑诊 FSHD，确诊需要基因诊断。

【问题 5】　怎样对该家系先证者进行分子遗传学诊断？

思路 1：明确的遗传病理学特征是进行遗传检测的基础，能指导临床医师选择合适的遗传检测技术，从而制订高效而经济的检测流程。

思路 2：对所有临床疑诊为 FSHD 的患者，均首先进行 4q35 染色体上 D4Z4 微卫星重复序列检测，经典方法为采用限制性内切酶 EcoRI 和 EcoRI/BlnI 酶切基因组 FDNA，再以 p13E-11 为探针（同位素标记）进行检测。其中检测结果阴性，但临床表型非常类似 FSHD 的患者，需考虑是否因为 D4Z4 重复序列完全为 0 导致的假阴性结果，需要进一步采用其他探针来检测 D4Z4 完全缺失的情况。如结果仍为阴性，需要进一步行 *SMCHD1* 基因测序以明确是否为 FSHD2。

【问题 6】　如何进行遗传咨询？

思路 1：按常染色体显性 / 隐性遗传方式进行遗传咨询。

思路 2：先证者父母及同胞风险评估。本病为常染色体显性遗传，先证者父母之一为患者，他们再生育子女患病风险为患者 1/2，正常 1/2。

思路 3：产前诊断。如果先证者基因诊断明确，该家系父母携带者生育时须进行产前诊断，若为携带相同突变的胎儿应告知家长胎儿致病风险及可能的不良预后，由孕妇及其家庭自行决定是否采取流产 / 引产。

【问题 7】　如何对患者进行治疗？

对于 FSHD 目前尚无满意的治疗办法，主要是对症支持治疗。

【问题 8】　患儿母亲拟再生育，如何进行产前诊断？

思路：产前诊断须建立在先证者遗传诊断明确的基础上。

【问题 9】　FSHD 的遗传诊断和产前诊断流程

参照常染色体显性遗传性疾病相关章节进行。

四、强直性肌营养不良

强直性肌营养不良（myotonic dystrophy，DM）是一种常染色体显性遗传的以肌强直、肌无力和肌萎缩为主要临床表现的多系统受累疾病，由 Delege 于 1 890 首先描述本病，发病率约 5/10 万。目前临床上分为强直性肌营养不良 1 型（DM1）[OMIM 160900] 和 2 型（DM2）[OMIM 602668]，DM1 为经典型，占 98%，由位于强直性肌营养不良蛋白激酶（myotonic dystrophy proteinkinase，DMPK）3′ 非翻译区的胞嘧啶 - 胸腺嘧啶 - 鸟嘌呤（cytosine-thymine-guanine，CTG）重复片段异常扩增引起。DM2 型是由位于 q13.3-q24 的 *ZNF9* 基因的 CCTG 重复数异常扩增所致。

临床关键点

1. 肌无力、肌萎缩和肌强直症状是 DM 的特征性临床表现。

2. DM 的临床诊断依靠详细的家族史、体检可见肌强直、肌活检及肌电图检查。

3. 基因检测是确诊的重要手段。

4. 该病为常染色体显性遗传病，应在此基础上进行遗传咨询。

5. 无有效的治疗方法，主要是对症治疗。

6. 产前诊断是唯一有效的预防途径，明确基因诊断是进行准确产前诊断的前提。

临床病例 4

一名男性患者，29 岁，因"四肢活动不灵活伴无力 8 年，加重 2 年"就诊。初步病史采集如下。

患者于 8 年前无明显诱因出现四肢活动不灵活，上肢表现为双手紧握后难以立即放开，反复多次活动后症状有所减轻，吃第一口饭时偶不能立即张口，伴四肢乏力。近 2 年来上述症状加重，无肢体麻木、疼痛、肌肉跳动等症状。

查体：秃顶，前额秃。舌肌强直，四肢近端肌轻度萎缩，握拳不易放松，叩击有肌球反应。四肢肌力 4

级,四肢深腱反射减弱(+),四肢病理征阴性。

既往史和个人史无特殊。

家族史:患者父亲及姑姑均有类似症状,40岁后发病。

实验室检查:心肌酶学:CK 730U/L,谷草转氨酶62U/L(正常范围1~37U/L)。

肌电图:右伸指总肌、股直肌、左胫前肌肌电图运动单位平均时限窄,波幅低,右伸指总肌针刺后见强直样放电。

【问题1】 根据上述门诊资料,患儿最可能的诊断是什么?

思路1:患者为29岁男性,四肢活动不灵活8年,双手紧握后难以立即放开,反复多次活动后症状有所减轻,吃第一口饭时偶不能立即张口,伴四肢乏力,患者父亲及叔叔均有肌强直和肌无力的症状。秃顶,前额秃。舌肌强直,四肢近端肌轻度萎缩,握拳不易放松,叩击有肌球反应。四肢肌力4级。CK增高;肌电图:右伸指总肌、股直肌、左胫前肌肌电图运动单位平均时限窄,波幅低,右伸指总肌针扎后见强直样放电。提示该病主要累及骨骼肌,表现为肌强直、肌萎缩和肌无力,高度提示DM。

知识点

DM的临床特点

1. 骨骼肌受累的主要临床表现　肌强直、肌萎缩和肌无力。肌强直的主要特征为用力握拳后不能立即放松,或敲击手部肌肉、舌肌后肌肉痉挛,可见局部肌球形成,持续数秒后才可以缓解,无肌肉疼痛。

2. 骨骼肌以外的表现　白内障、秃顶、糖尿病及心脏传导阻滞等。

3. DM家系有遗传早现现象,即发病逐代提前,症状逐代加重。

4. 遗传方式主要为常染色体显性。

5. 肌电图呈肌源性改变与肌强直样放电。

6. 组织学特征　大量肌核内移,肌纤维纵切面上核链形成,肌纤维萎缩,少量坏死,肌浆块形成,电镜下表现Z带破坏,肌膜微小缺损等。

思路2:DM是一种常染色体显性遗传病,男女均可患病;绝大多数患者父母为致病基因携带者,需要详细询问患儿家族中亲属特别是同胞的患病情况,绘制系谱图(图5-6-4)。从系谱图看该家系有3名患者,男女均有,代代发病,符合常染色体显性遗传方式谱系特点。

思路3:肌电图呈肌源性改变与肌强直样放电。组织学特征为大量肌核内移,肌纤维纵切面上核链形成,肌纤维萎缩,少量坏死,肌浆块形成,电镜下表现Z带破坏,肌膜微小缺损等。

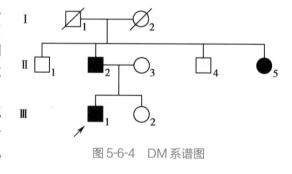

图5-6-4　DM系谱图

知识点

DM肌电图与组织病理学表现

1. 肌电图呈肌源性改变与肌强直样放电。

2. 组织学特征为大量肌核内移,肌纤维纵切面上核链形成,肌纤维萎缩,少量坏死,肌浆块形成,电镜下表现Z带破坏,肌膜微小缺损等。

【问题2】 DM患者临床诊断的必备辅助检查是什么?

思路1:肌电图。肌电图呈肌源性改变与肌强直样放电,对于DM诊断具有重要作用。

思路 2：组织病理学改变。大量肌核内移，肌纤维纵切面上核链形成，肌纤维萎缩，少量坏死，肌浆块形成，电镜下表现 Z 带破坏，肌膜微小缺损等。

【问题 3】 该家系先证者临床上需要与哪些疾病进行鉴别诊断？

思路：本病应与近端肌强直肌病（PROMM）相鉴别，PROMM 无 DM 致病基因（CTG）$_n$ 或（CCTG）$_n$ 的扩增。还应与先天性肌强直症和症状性肌强直症鉴别，前者见于儿童，虽然有肌强直，但是全身肌肉发育良好伴肥大，酷似运动员；后者特点为持续性肌强直，无明显肌肉用力收缩后放松困难和重复收缩后好转现象。

综合患者临床表现、遗传方式、肌电图及组织病理学改变等均符合 DM 临床诊断特征。建议患者进一步做确诊检测。

【问题 4】 怎样对该患者进行确诊？

思路：目前已知与 DM 相关的基因仅有 2 个。DM1 型［OMM 160900］是由于位于 19q13.2-q13.3 的 *DMPK* 基因的（CTG）$_n$ 异常扩增所致，患者（CTG）$_n$ 异常扩增达 50 至数千次，占 DM 98%；DM2 型［OMM 602668］是由于位于 3q13.3-q24 的 *ZNF9* 基因的（CCTG）$_n$ 重复的异常扩增所致，患者的 CCTG 重复数可异常扩增达 75～11 000 次。根据不同亚型进行相应的分子遗传学检测对于先证者确诊、携带者检出以及准确的遗传咨询具有重要价值，并为进一步产前诊断打下扎实的基础。

【问题 5】 怎样对该家系先证者进行分子遗传学诊断？

思路：根据 DM 临床表现先进行 DM1 型（CTG）$_n$ 重复数突变分析，结果未见异常，再进行 DM2 型（CCTG）$_n$ 重复数突变分析，最终确诊患者。

【问题 6】 如何进行遗传咨询？

思路 1：按常染色体显性遗传方式进行遗传咨询。

思路 2：先证者父母及同胞风险评估。本病为常染色体显性遗传，先证者父母中之一为患者，他们再生育子女患病风险为患者 1/2，正常 1/2。

思路 3：DM 具有遗传早现现象，主要表现为发病年龄逐代提前，临床症状逐代加重，发病率逐代提高，且用传统孟德尔遗传定律无法解释。该患者发病年龄比其父亲与姑姑均早。

思路 4：产前诊断。如果先证者基因诊断明确，该家系父母携带者生育时须进行产前诊断，若为携带相同突变的胎儿应告知家长胎儿致病风险及可能的不良预后，由孕妇及其家庭决定是否采取治疗性流产 / 引产。

【问题 7】 如何对患者进行治疗？

对于 DM 目前尚无满意的治疗办法，主要是对症支持治疗。

【问题 8】 患儿母亲拟再生育，如何进行产前诊断？

思路：产前诊断须建立在先证者遗传诊断明确的基础上。

【问题 9】 DM 的遗传诊断和产前诊断流程

参照常染色体显性遗传性疾病相关章节进行。

遗传性神经肌肉疾
病诊治要点（微课）

（江　泓）

第七节　神经皮肤综合征

一、神经纤维瘤病

神经纤维瘤病（neurofibromatosis，NF）是由于基因缺陷导致神经嵴细胞发育异常而引起多系统损害的常染色体显性遗传病。根据临床表现和基因定位，可将 NF 分为神经纤维瘤病 I 型（NF I）和 II 型（NF II）。NF I 型［OMIM 613113］是由 Frederich von Recklinghausen 于 1882 年首次描述，主要特征为皮肤牛奶咖啡斑（café au lait macule）和周围神经多发性神经纤维瘤。NF I 型全球的发病率为 1/3 000～1/2 500，患病率为 3/10 万，50%～70% 有家族史。NF I 型外显率高，由基因 *NF1* 变异致病，该基因位于 17 号染色体，全长 350kb，其 cDNA（NM_000267）长 12kb，含有 57 个外显子，其常见变异类型包括插入 / 缺失突变、外显子及外显子 - 内含子交界区点变异等。NF II 型［OMIM 101000］又称为中枢神经纤维瘤或双侧听神经瘤病，全球的发病率为 1/210 000，患病率为 1/40 000～1/33 000。NF II 型由 *NF2* 变异致病，该基因位于 22 号染色体，全长 120kb，其 cDNA（NM_000268）长度为 4.7kb，含有 16 个外显子，其常见变异类型包括点外显子及外显子 - 内含子交界区点变异等。

神经纤维瘤病的诊疗经过通常包括以下环节：

1. 详细询问 NF 先证者的症状学特征及遗传家族史。

2. 查体时重点关注 NF 患者神经系统及外周骨骼、皮肤、眼部等体征，尤其是疾病特征性的体征。

3. 对疑诊 NF 患者进行骨骼 X 线平片检查可发现各种骨骼畸形；椎管造影、头部 CT、MRI 等检查有助于发现中枢神经系统肿瘤；脑干诱发电位对听神经瘤有较大诊断价值。

4. 皮肤、皮下结节、神经干包块等的活检可确诊该病；分子遗传检测可确定患者 *NF* I 或 *NF* II 基因的变异类型。

5. 向 NF 患者解释检测结果、遗传咨询。

6. 对遗传诊断明确、有生育要求的家系进行产前诊断，根据结果进行遗传咨询。

7. 根据 NF 患者病情制定治疗方案。

8. 向 NF 患者介绍有关的神经纤维瘤病友会，搭建患者间沟通的平台。

临床关键点

1. 皮肤症状　几乎所有病例出生时就可见到皮肤牛奶咖啡斑，形状及大小不一，边缘不整，不凸出皮肤，好发于躯干不暴露部位；有 6 个以上皮肤牛奶咖啡斑，青春期前大于 5mm，青春期后大于 15mm 者具有高度的诊断价值，全身和腋窝雀斑也是特征之一。皮肤纤维瘤和纤维软瘤在儿童期发病，多呈粉红色，主要分布于躯干和面部，也可见于四肢皮肤。

2. 神经症状　约 50% NF 患者有神经系统症状，主要由中枢或周围神经肿瘤压迫引起。①颅内肿瘤：一侧或两侧听神经瘤最常见，视神经、三叉神经及后组脑神经均可发生；尚可合并多发性脑膜瘤、神经胶质瘤、脑室管膜瘤、脑膜膨出及脑积水等。部分患者可出现智能障碍等。②椎管内肿瘤：脊髓任何平面均可发生单个或多个神经纤维瘤、脊膜瘤等，尚可合并脊柱畸形、脊髓膨出和脊髓空洞症等。③周围神经肿瘤：全身的周围神经均可受累，以马尾好发，肿瘤沿神经干分布，呈串珠状，一般无明显症状。

3. 眼部症状　上睑可见纤维软瘤或丛状神经纤维瘤，眼眶可扪及肿块和突眼搏动，裂隙灯可见虹膜有粟粒状橙黄色圆形小结节，为虹膜错构瘤，也称 Lisch 结节，可随年龄增大而增多，为 NF I 型所特有。眼底可见灰白色肿瘤，视乳头前凸，视神经胶质瘤可致突眼和视力丧失。

4. 其他症状　常见的先天性骨发育异常，如脊柱侧凸、前突、后凸，颅骨不对称、缺损及凹陷等。NF I 型患者可患有先天性心脏病，特别是肺动脉狭窄和高血压。

5. NF II 型的主要特征为双侧听神经瘤，常合并脑膜脊膜瘤、星形细胞瘤、脊索后根神经鞘瘤等。

6. 肌肉活检和基因检测是确诊的两个重要手段。

7. 疾病遗传病理是制订遗传检测流程的基础。

8. 该病为常染色体显性遗传病，应在此基础上进行遗传咨询。

9. 目前尚无有效的治疗方法，主要是对症治疗。

10. 产前诊断是唯一有效的预防途径，明确基因诊断是进行准确产前诊断的前提。

11. 对于先证者没有获得基因诊断，但神经病理诊断明确的家系，可以选择连锁分析的方法进行产前诊断，孕妇应该充分知情该方法的局限性。

临床病例 1

患者，男，38 岁，因"头痛、头晕 3 年，加重伴恶心 15 天"入院。患者自幼全身发现散在皮下结节，有色素沉着。

查体：头面、四肢、躯干有多处大小不等的硬性皮下结节，直径 1～3cm，可活动，部分呈串珠样改变，全身散在面积不一的牛奶咖啡斑，形状不规则，边界清楚，双侧视神经乳头明显水肿。

头部 CT：左侧脑室三角区见一等低混杂密度病灶，形状不规则，边界不清，增强扫描病变呈不均匀强化,胼胝体发育不良,脑室扩大,左侧枕骨可见一长约 3cm 的骨性缺损。

头颅 MRI:左侧脑室三角区内一约 2.5cm×2.9cm×4.5cm 肿物,T_1 加权扫描信号低于脑白质,T_2 加权扫描信号呈不均匀改变,胼胝体发育不良。

患者入院后行左颞枕开颅肿瘤切除术及头皮下结节活检术,病理诊断分别为混合性胶质母细胞瘤及神经纤维瘤。

【问题1】 根据上述门诊资料,患者最可能的临床诊断是什么?

思路 1:患者自幼全身发现散在皮下结节及色素沉着,此次发病临床表现为"头痛、头晕 3 年,加重伴恶心 15 天"。查体可见全身多处大小不等的硬性皮下结节,直径 1~3cm,可活动,部分呈串珠样改变,全身散在面积不一的牛奶咖啡斑,形状不规则,边界清楚,双侧视神经乳头明显水肿。头颅 CT 及磁共振 MRI 示左侧脑室三角区内一占位性肿物;此外患者有胼胝体发育不良,左侧枕骨骨性缺损。患者有中枢神经系统肿瘤、皮肤症状及颅骨缺损等多系统损害,颅内占位病变病理检查示混合性胶质母细胞瘤,头皮下结节病理检查示神经纤维瘤,目前临床诊断首先考虑神经纤维瘤病。

NF 皮肤纤维瘤
(图片)

> 知识点
>
> ### NF 的临床诊断标准
>
> 具备下述特征中的 2 条即可确诊 NF Ⅰ 型:
> 1. 6 个以上皮肤牛奶咖啡斑,最大直径,青春期前直径 >5mm,青春期后直径 >15mm。
> 2. 2 个以上任何类型的神经纤维瘤或 1 个丛状神经纤维瘤。
> 3. 腹股沟部或腋窝的雀斑。
> 4. 1 个特征性的骨损害(蝶骨大翼发育不良、长骨发育不良)明确的骨性病变。
> 5. 2 个或以上的 Lisch 结节(虹膜错构瘤)。
> 6. 一级亲属患 N Ⅰ 型。
>
> 具备下述特征中的 1 条即可确诊 NF Ⅱ 型:
> 1. CT 或 MRI 证实双侧听神经瘤。
> 2. 有 NF Ⅱ 型家族史且具备下列特征之一:
> (1) 单侧听神经瘤。
> (2) 神经纤维瘤、脑膜瘤、胶质瘤、神经鞘瘤、年轻患者后囊下白内障,以上疾病中的任意 2 种。

思路 2:NF 是一种常染色体显性遗传病,患者的父母、同胞及子女可能为患者,需要详细询问三代亲属的患病情况,绘制系谱图。

询问家族史后发现该 NF 患者的母亲、妹妹及外甥也有类似症状,从系谱图看该家系,符合常染色体显性遗传方式谱系特点(图5-7-1)。

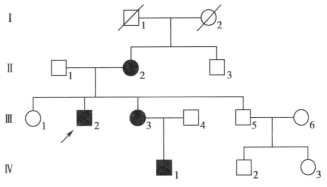

图 5-7-1 NF 患者四代系谱图

【问题2】 该家系 NF 先证者临床上需要与哪些疾病进行鉴别诊断?

思路1:神经皮肤综合征是一类累及神经系统、皮肤和眼,以及内脏器官的发育异常疾病,表现为多系统、多器官受累。因此,临床定位诊断较为广泛,不能只关注神经系统损害,而青少年甚至儿童期起病,多系统受累是发育异常疾病的特点,为定性诊断提供了线索。

思路2:该病临床上需与结节性硬化症、脊髓空洞症、骨纤维结构不良综合征、局部软组织蔓状血管瘤等相鉴别。

结节性硬化症:常染色体显性遗传家族史,典型临床特征是面部皮肤血管痣,癫痫发作,智能减退;头部 CT 检查可发现颅内钙化灶,室管膜下结节等。

脊髓空洞症:多成年期发病,起病隐袭,缓慢进展,常合并其他先天畸形,特征性的节段性分离性感觉障碍、肌无力、肌萎缩,皮肤和关节营养障碍等临床表现,MRI 检查发现脊髓空洞可确诊。

骨纤维结构不良综合征:是一种以纤维、骨组织类肿瘤样增生为特点的非遗传性疾病,可表现为单个骨组织或多骨病损,约 3% 的多骨病损患者伴有内分泌紊乱,常见为性早熟。X 线检查对颅骨纤维异常增生的诊断具有诊断性的价值,颅骨平片主要表现为颅盖板障内圆形或类圆形透光区,颅底病变表现为骨质致密增厚。

局部软组织蔓状血管瘤:又称为先天性动静脉瘘,多发于头颈部和四肢,超声检查可见瘤体内的血流频谱,MRI 检查可见血管流空影。

【问题3】 怎样对该家系 NF 先证者进行分子遗传学诊断?

思路1:明确的遗传病理学特征是进行遗传检测的基础,能指导临床医师选择合适的遗传检测技术,从而制定高效而经济的检测流程。目前的检测方法主要有 Sanger 测序法、变性高效液相色谱法(denaturing high performance liquid chromatography,dHPLC)、多重连接探针扩增技术(multiplex ligation-dependent probe amplification,MLPA)等。对该 NF 先证者采用 PCR 及 Sanger 测序法检测 $NF\,I$ 基因时,发现其 $NF\,I$ 基因第 21 号外显子存在一已知无义突变:c.3520C>T(p.Q1174X)。

思路2:NF I 型外显率高,致病基因位于染色体 17q11.2,$NF\,I$ 基因组跨度为 350kb,cDNA 长度为 11kb,含有 59 个外显子,编码 2 818 个氨基酸,组成 327kD 的神经纤维素蛋白。NF I 型患病率为 3/10 万,50%～70% 有家族史。NF II 型致病基因位于染色体 22q12.2,基因组跨度为 120kb,cDNA 长度为 1 785bp,含有 17 个外显子,$NF\,II$ 基因的产物为 Merlin,由 587 个氨基酸组成。

知识点

$NF\,I$ 基因与 $NF\,II$ 基因变异的特点

$NF\,I$ 基因变异率高,约 50% 的 NF 患者是新变异,$NF\,I$ 基因变异以外显子21～27和外显子11～17 相对集中。已报道的 $NF\,I$ 基因变异超过 1 000 种,85%～90%$NF\,I$ 基因变异为碱基缺失、插入或置换等,2% 的 $NF\,I$ 基因变异为单个或多个外显子缺失或重复,5%～10% 为包括 $NF\,I$ 基因和其邻近基因的大片段缺失。$NF\,II$ 基因变异率较 $NF\,I$ 基因变异率低,在严重表现型的 $NF\,II$ 型患者中,发现的变异大多是无义突变和移码突变,而轻微表现型的 $NF\,II$ 型患者多与错义突变有关。

【问题4】 如何进行 NF 遗传咨询?

思路:按常染色体显性遗传方式进行遗传咨询。

【问题5】 如何对 NF 患者进行治疗?

思路1:NF 迄今无特异性治疗,只能对症治疗,以手术治疗为主。NF 瘤体常为多发,涉及范围广,应根据具体情况拟定手术方案。对有碍外观或影响功能,尤其位于头面部者,可行瘤体部分或完全切除后局部整形。如瘤体巨大,尚无恶变征象者,可作姑息性减灭切除;疑恶变者,应作广泛性扩大切除。

思路2:激光治疗 NF I 的应用范围较局限,主要用于色斑和多发性小病灶的治疗,对 NF I 患者皮肤咖啡牛奶色斑淡化治疗具有一定效果。

思路3:放射治疗 NF I 的效果不明显。目前主要用于中枢神经系统病变的治疗,如视神经胶质瘤,也用于老年患者拒绝手术和无法进行手术治疗的患者。

二、结节性硬化症

结节性硬化症（tuberous sclerosis complex，TSC）又称 Bourneville 病，于 1862 年被首次描述提出发病率约 3.3/10 万，患病率约 5/10 万，男女患者比例为 2∶1。其中，散发病例约占 2/3，家族性 TSC 约占 1/3，主要为常染色体显性遗传。TSC 是一种主要表现为皮肤改变、癫痫发作和智能减退的神经皮肤综合征。TSC 具有遗传异质性，其临床症状表现轻重不一，大部分 TSC 患者以癫痫发作首诊，诊断主要靠结合临床表现与影像学改变进行。依据已知的致病基因定位，目前主要分为 TSC1、TSC2 两型。TSC1［OMIM 191100］由基因 *TSC1* 变异致病，该基因位于 9 号染色体，全长 53kb，其 cDNA（NM_000368）长 8.6kb，含有 21 个外显子，其常见变异类型包括插入/缺失突变、外显子及外显子-内含子交界区点变异等。TSC2［OMIM 613254］由 *TSC2* 变异致病，该基因位于 16 号染色体，全长 41kb，其 cDNA（NM_000548）长度为 5.7kb，含有 41 个外显子，其常见变异类型包括插入/缺失突变、大片段缺失或重排、外显子及外显子-内含子交界区点变异等。

结节性硬化症的诊疗经过通常包括以下环节：

1. 详细询问 TSC 患者的主要症状，是否具备皮肤改变、癫痫发作、智能减退等中的一项或几项。

2. 详细询问是否具有家族史。

3. 查体时注意观察是否存在面部血管纤维瘤（angio fibromas），因其为 TSC 较常见的皮肤损害体征之一。

4. 如果未发现面部血管纤维瘤，还应注意是否存在"腰骶区鲨革斑（shagreen patch）、甲周纤维瘤（ungual fibromas）、色素脱失斑（hypomelanotic macules）"等体征。

5. 对疑诊 TSC 患者行头颅 CT 等影像学检查，可发现侧脑室结节和钙化、多发皮层和小脑的结节，具有确诊意义。

6. 有癫痫发作史者脑电图（EEG）可见高幅失律及各种痫性波。

7. 若伴有肾脏或其他内脏肿瘤有助于进一步支持诊断。

8. 必要时可以行基因诊断，只要证实存在 *TSC1* 或 *TSC2* 的致病性变异，即可明确诊断本病，但 10%～25% 的 TSC 患者 *TSC1* 或 *TSC2* 变异检测阴性，故基因变异检测阴性不足以排除 TSC 诊断，其临床特点仍是 TSC 的诊断条件。

9. 向 TSC 患者解释检测结果；对遗传诊断明确、有生育要求的家系可进行产前诊断，根据结果提供遗传咨询。

10. 根据 TSC 患者病情制定治疗方案，告知 TSC 患者该病目前尚无根治方法，主要为对症治疗。

临床关键点

1. 多儿童期隐匿起病。

2. 主要临床表现皮肤色素脱失斑、面部血管纤维瘤、甲周纤维瘤、室管膜下结节和室管膜下巨细胞星形细胞瘤（subependymal giant cell astrocytoma）等。

3. 常染色体显性遗传家族史，辅助检查如头部影像学 CT/MRI 等（侧脑室、皮层等部位结节），EEG（高幅失律、各种痫性波）等，可进一步提示和支持诊断。

4. 基因检测可确定变异类型并区分亚型。

5. 应注意与神经纤维瘤病（neurofibromatoses）、特发性癫痫（idiopathic epilepsy）或症状性癫痫（symptomatic epilepsy）等疾病相鉴别。

6. 目前尚无根治方法，主要为对症治疗。据最新研究，对于 TSC 相关的脑室管膜下巨细胞星形细胞瘤、肺部淋巴管肌瘤、肾脏血管肌脂瘤、癫痫等多种病变，使用哺乳动物雷帕霉素靶蛋白（mammalian target of rapamycin，mTOR）抑制剂，如雷帕霉素或雷帕霉素类似物进行治疗，有确切疗效。

7. 预后一般良好。

临床病例 2

患者女，17 岁，因"皮疹、甲周疣状物 15 年余，反复肢体抽搐并神志丧失、智能低下 13 年"来诊。

患者 2 岁左右开始出现面部眼睑周围暗红色小丘疹，逐年增多、密集，并向面颊生长蔓延。体格、智能生长发育与同龄儿相比无明显差异。4 岁开始反复无明显诱因下发作突发倒地、呼之不应，四肢抽搐，双眼上翻、口唇发绀、口吐白沫，持续约 3～5 分钟后缓解，予以抗癫痫治疗，症状控制良好。智能发育较同龄儿迟滞，学习成绩随年龄增长呈下降趋势。

既往史：无特殊。

个人史：足月平产。

家族史：外祖父、母亲有"面部血管纤维瘤""癫痫"病史（图 5-7-2）。

查体：智能发育迟滞。面颊部可见大小不等的棕红色蜡样或疣状斑丘疹。

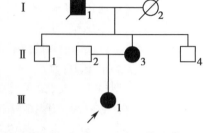

图 5-7-2　TSC 患者三代系谱图

实验室检查：EEG 示尖波、棘波、棘 - 慢复合波，提示异常。

头部 CT：双侧脑室旁脑白质内见多发结节样钙化灶，部分脑灰白质交界区见小片状低密度灶，脑室系统未见扩张，中线结构居中。

头部 MRI 检查：小脑和大脑顶枕叶皮质可见 T_1 低信号，T_2 高信号的多发片状影。

肝脏和肾脏 CT 扫描：肝脏实质内多发囊肿，双侧肾脏未见明显异常。

甲周赘生物病理组织活检：表皮角化过度、真皮毛细血管增生、胶原纤维增生。

【问题 1】　根据上述门诊资料，患者最可能的诊断是什么？

思路 1：患者少年女性，2 岁起病，病程 15 余年，主要表现为面部皮疹、甲周肿物、痫性发作、智能减退，其祖父、母亲有面部血管纤维瘤、癫痫病史，提示有家族史且可能为常染色体显性遗传，查体见面部皮肤改变，智能发育迟滞，辅助检查 EEG 示异常，头颅 CT 提示侧脑室多发结节和钙化，皮质下低密度灶，MRI 提示小脑和大脑皮质多发片状影，肝脏和肾脏 CT 提示肝脏实质内多发囊肿。综合病史及辅助检查，高度提示 TSC 的诊断。

TSC 患者面部
皮脂腺瘤（图片）

知识点

TSC 的诊断标准

2012 年国际结节性硬化症共识组提出：

A. 遗传诊断标准

正常组织的 DNA 检测发现 *TSC1* 或 *TSC2* 基因致病性变异即可确诊 TSC。

B. 临床诊断标准

主要特征：

1. 色素脱失斑（hypomelanotic macules）（≥3，直径至少 5mm）

2. 面部血管纤维瘤（angio fibromas）（≥3）或前额斑块

3. 甲周纤维瘤（ungual fibromas）（≥2）

4. 鲨革斑（shagreen patch）

5. 多发视网膜错构瘤（multiple retinal hamartomas）

6. 皮层发育不良（cortical dysplasias）*

7. 室管膜下结节（subependymal nodules）

8. 室管膜下巨细胞星形细胞瘤（subependymal giant cell astrocytoma）

9. 心脏横纹肌瘤（cardiac rhabdomyoma）

10. 淋巴管肌瘤病（lymphangioleiomyomatosis）†

11. 血管肌脂瘤（angiomyolipomas）（≥2）†

次要特征：

1. "斑驳样"皮肤损害（"confetti" skin lesions）

2. 牙釉质多发性小凹（dental enamel pits）（>3）

3. 口腔内纤维瘤（intraoral fibromas）（≥2）

4. 视网膜色素缺失斑（retinal achromic patch）

5. 多发性肾囊肿（multiple renal cysts）

6. 非肾脏性错构瘤（nonrenal hamartomas）

确定诊断：具有 2 个主要特征，或 1 个主要特征加 2 个次要特征。

疑似诊断：具有 1 个主要特征，或 ≥2 个次要特征。

注：* 包括结节和脑白质辐射状迁移线。

† 当无其他临床特征时，依据"淋巴管肌瘤病"和"血管肌脂瘤"这两项主要特征的组合无法确定诊断。

思路 2：TSC 患者出现皮肤损害，有特征意义。典型皮肤改变包括色素脱失斑、面部血管纤维瘤、指（趾）甲周纤维瘤及鲨革斑样皮疹。其中色素脱失斑（≥3）及甲周纤维瘤为本病较为具有诊断价值的表现。该 TSC 患者有甲周肿物 15 余年，祖父、母亲有面部血管纤维瘤、癫痫病史。

知识点

面部血管纤维瘤

见于 70%～75% 的 TSC 患者。可出现于任何年龄，但以 1～4 岁多发，女性居多。常为坚韧、散在的毛细血管扩张性丘疹结节，直径 1～10mm，随年龄增长其数量和大小进行性增加，组织学上表现为纤维血管组织的错构性增生，皮肤附器伴有萎缩。血管纤维瘤常可无不适症状，但由于其位于面部区域，可严重影响 TSC 患者容貌、个人生活质量。

【问题2】 TSC 主要辅助检查是什么？

思路 1：颅脑 CT 或 MRI。颅脑 CT 可以发现室管膜下钙化性结节，脑室内巨细胞星形细胞瘤，颅脑 MRI 对于皮层或皮层下结节的检出率高于 CT，但是在辨别钙化病灶上 CT 优于 MRI。此外尚可发现巨脑回畸形。

思路 2：脑电图。脑电图多不正常，随病程发展而变化甚大，婴儿痉挛发作者可见高幅失律脑电图。其他异常脑电图还可表现为持续的局限性或弥漫性异常，可为棘波、尖波、棘慢波或慢波。

思路 3：腹部 B 超。可以发现肾血管平滑肌瘤、脂肪瘤、多囊肾等。

【问题3】 该病需要与哪些疾病进行鉴别诊断？

思路：临床定位及定性诊断思路参见"神经纤维瘤"部分，该病临床上与神经纤维瘤、特发性癫痫、脑囊虫病等相鉴别。

神经纤维瘤：皮肤损害以皮肤牛奶咖啡色斑、色素沉着和皮下包块为特点，智力障碍和癫痫较少发生，头部 CT 或 MRI 一般无异常发现。

特发性癫痫：特发性癫痫多具有家族史和特征性起病年龄段，症状性癫痫多在脑炎、外伤、脑血管意外、中毒、颅内肿瘤等情况下伴发。两者均不具有皮脂腺瘤等症状群。

脑囊虫病（brain cysticercosis）：可出现癫痫发作、颅内压增高和精神症状，头部 CT 可见多发的钙化灶等，但脑囊虫钙化多位于脑实质，而无侧脑室室管膜下结节分布这一特点，且本病有疫源地流行病学特点，血、脑脊液囊虫免疫试验阳性。

【问题4】 如何对此 TSC 患者进行确诊？

思路 1：TSC 是一种常染色体显性遗传引起的神经皮肤复合性发育不良综合征。此 TSC 患者具有阳性家族史，男女同患病，提示为常染色体显性遗传模式。

思路 2：TSC1 和 TSC2 两型各自的致病基因已克隆。TSC1 和 TSC2 基因，分别编码错构瘤蛋白 hamartin 和结节蛋白 tuberin。变异 TSC1 或 / 和 TSC2 基因的编码产物形成异常的复合物，导致细胞生长分化异常。研究结果显示 TSC2 基因变异频率高于 TSC1，两者之比约为 4∶1。因此，可首先对此 TSC 患者进行 TSC2 基因的变异筛查。

知识点

TSC 常见亚型特点见表 5-7-1。

表 5-7-1　TSC 致病基因变异形式

分型	OMIM 号	致病基因	基因定位	变异形式
TSC1	605284	*TSC1*	9q34.13	无义/剪接/移码突变
TSC2	191092	*TSC2*	16p13.3	无义/剪接/移码/错义突变,大片段缺失或重排

注:据目前已有研究结果提示,*TSC2* 基因变异频率高于 *TSC1*,两者之比约为 4:1。截至 2019 年 1 月,已发现 *TSC2* 基因变异 2 689 种,*TSC1* 基因变异 928 种,未发现 *TSC1* 及 *TSC2* 基因存在明确的变异热点。

【问题 5】　如何对该 TSC 患者进行分子遗传学诊断?

思路 1:变性高效液相色谱法(denaturing high performance liquid chromatography,dHPLC)技术。dHPLC 法的灵敏度和精确度均可与 DNA 直接测序相媲美。因 dHPLC 法还可同时检测 DNA 样品混合池中的多种变异片段,故可应用于大批量 TSC 患者的快速筛查。dHPLC 法的局限性在于对待测 DNA 纯度、解链温度的选择及调控要求较高,且尚无法直接区分纯合突变与纯合野生型基因片段。

思路 2:Sanger 测序技术。PCR 扩增后 Sanger 直接测序技术精确度高,但有工作量大、耗时长的缺点。

思路 3:多重连接探针扩增技术(multiplex ligation-dependent probe amplification,MLPA)技术。MLPA 法是一种融合 PCR 和 DNA 探针杂交技术的新型基因诊断方法。其除在检测大片段的 DNA 缺失或变异方面较其他基因诊断方法有明显优势外,还具有能同时检测 40 种甚至更多靶基因位点等优点。其缺陷在于并不能检出所有能影响 *TSC* 基因功能的 DNA 重排,如染色体扭转及平衡易位。但这两种基因变异在 TSC 患者中出现概率极小,不影响采用。

【问题 6】　TSC 患者拟再生育,如何进行产前诊断?

若 TSC 患者 *TSC* 基因诊断明确,可进行子代产前诊断。可以孕早期取绒毛,中期取羊水,进行染色体核型分析,用 DNA 提取试剂盒提取胎儿 gDNA。运用相应分子遗传学技术对胎儿进行产前诊断,以采取优生优育措施防止患儿出生。

【问题 7】　如何对 TSC 患者进行治疗?

目前尚无有效的根治方法,主要为对症治疗。面部皮疹给予二氧化碳激光或液氮冷冻疗法,分期、分区治疗,也可以用电灼方法。必要时结合颅内结节情况考虑外科手术治疗。据最新研究,对于 TSC 相关的脑室管膜下巨细胞星形细胞瘤、肺部淋巴管肌瘤、肾脏血管肌脂瘤、癫痫等多种病变,使用哺乳动物雷帕霉素靶蛋白(mammalian target of rapamycin,mTOR)抑制剂如雷帕霉素或雷帕霉素类似物进行治疗,有确切疗效。

(江　泓)

第八节　遗传性癫痫

癫痫(epilepsy)是一种以具有持久性的产生癫痫发作倾向为特征的慢性脑部疾病。癫痫不是单一的疾病实体,而是一种有着不同病因基础、临床表现各异,但以反复癫痫发作作为共同特征的慢性脑功能障碍。癫痫是最常见神经系统疾病之一,大多数需要长期治疗,有些癫痫甚至需要终身治疗,其死亡率显著高于正常人群,同时易合并其他躯体和精神疾病,给患者及其家庭带来严重不良影响。癫痫也是一种异质性很强的疾病,既可以是遗传性因素所导致的,也可以继发于各种脑损伤后。很多癫痫是有遗传基础的,甚至获得性癫痫也受到遗传因素的影响。

癫痫遗传方式较复杂,包括单基因遗传(符合孟德尔遗传方式)、非孟德尔遗传方式(线粒体 DNA 遗传、三联密码重复异常、基因组印记等)、复杂遗传(多基因遗传)、DNA 结构异常/拷贝数变异(copy number variation,CNV)。单基因遗传的癫痫又可以分为特发性的,即以癫痫发作为主要或者唯一临床表现,常具有家族性、自限性特点;症状性的,即由其他遗传性疾病导致,癫痫仅为临床表现之一,病人常有其他神经系统功能障碍（小脑、锥体外系等）和/或其他系统功能障碍（肝功能障碍、心肌病等），主要包括神经遗传代谢病（如有机酸代谢病、氨基酸代谢病及线粒体病等）、遗传性神经变性病（神经元蜡样质脂褐质沉积症、Menkes病等）、神经元移行障碍等。

已经鉴定出至少 400 种以上癫痫致病基因，包括增加不同类型癫痫风险的基因，例如全身性和局灶性癫痫，以及发育性及癫痫性脑病（developmental and epileptic encephalopathies，DEE）。DEE 与 60 个以上的基因相关，这些基因在离子通道和突触功能障碍，以及基因转录调节等功能中起作用。基因组拷贝数变异，如微缺失和微重复，导致 4% 的 DEE，也可以导致其他类型的癫痫。3% 的遗传性（特发性）全身性癫痫患者具有拷贝数变异（CNV），但是这些 CNV 只是易感性等位基因而不是完全致病的等位基因。局灶性癫痫，占所有癫痫的 60%，已发现相关的几个致病基因，包括编码离子通道的基因和调节细胞生长的基因。特别是涉及mTOR 通路的基因，其致病变异可以导致具有病灶（例如局灶性皮质发育不良和皮质畸形）的癫痫和非病灶性癫痫。引起局灶性癫痫的 mTOR 通路基因包括 *TSC1*，*TSC2*，*MTOR*、*GATOR1*、*DEPDC5*、*NPRL2* 和 *NPRL3*。

癫痫遗传学的近期进展主要是在单基因遗传癫痫中。大多数突变发生在编码蛋白质的外显子中，其占基因组的约 1.5%。近来，已经鉴定了癫痫相关的非编码区突变，包括家族性成人肌阵挛性癫痫中的非编码重复扩增，并且发现的这种突变越来越多。全基因组测序将能够检测这些变异，但 WGS 数据的生物信息学分析仍然具有挑战性，因而也是目前研究工作的重点之一。

遗传性癫痫的诊疗经过通常包括以下环节：

1. 与患者或者熟悉患者情况的家长或监护人进行详细交谈。

2. 如有发作录像，对患者的发作行为做直接观察。

3. 对患者进行神经系统及全身体格检查。

4. 进行脑电图监测协助明确诊断。

5. 根据临床表现，对可能的病因进行检测，包括头颅 MRI、遗传代谢筛查等。

6. 对于怀疑遗传性癫痫者进行相应的遗传学检测，告知遗传学诊断流程，知情同意后进行遗传学检测。

7. 向患者解释检测结果、遗传咨询。

8. 对遗传诊断明确、有生育要求的家系进行产前诊断，根据结果进行遗传咨询。

9. 向患者及/或患者家长交代病情及指导治疗，包括遗传性癫痫的诊断、病情严重程度、建议的治疗干预计划。

临床关键点

1. 与患者和/或患者家长访谈、对患者癫痫发作或者发作录像进行临床观察及脑电图监测（必要时长程录像脑电图）是癫痫临床诊断所必须的。

2. 病因学诊断是癫痫诊断的重要环节。

3. 详细的神经系统及全身体格检查是不可或缺的。

4. 癫痫遗传方式复杂，包括单基因遗传（符合孟德尔遗传方式）、复杂遗传（多基因遗传）、DNA 结构异常/拷贝数变异。应根据患者的不同致病性遗传机制进行遗传咨询。

5. 癫痫的治疗包括病因学治疗及控制癫痫发作。

6. 产前诊断对于一些预后很差的严重遗传性癫痫是一种有效的预防途径，明确遗传诊断是进行准确产前诊断的前提，孕妇应该充分知情该方法的局限性。

临床病例

患儿男，2 岁，主因"间断抽搐伴智力运动发育迟缓 1 年半"就诊。初步病史采集如下。

患儿 6 个月时在感冒发热当天出现全身抽搐，表现为双眼上翻，左侧肢体强直抽搐，呼之不应，后期出现全身强直抽搐，持续 10 分钟缓解。以后至今每次发热时均出现抽搐，形式类似，持续时间最长可达 40 分钟，经常需要应用止惊剂才能终止发作。1 岁以后也有类似无热发作，持续时间较短，多数数分钟即自行缓解。曾用德巴金、左乙拉西坦、托吡酯均无效。近期出现突然全身抖动一下，严重时跌倒。发病后不久逐渐出现智力运动发育迟缓。第 1 胎第 1 产,足月剖宫产,围生期无异常。父母非近亲婚配,均身体健康,家族成员均无类似疾病史。

查体:头围 48cm,心肺腹(−),神经系统查体未见阳性体征。2 岁时 4 小时视频脑电图显示:多灶性棘慢波,背景节律慢。头颅 MRI 未见异常;血常规、肝肾功能、血电解质、空腹血糖均正常;血尿遗传代谢病筛查(−)。

【问题 1】　根据上述门诊资料,患儿最可能的诊断是什么?

思路:此患儿有多次非诱发性发作,发作特点符合癫痫性发作的特点(反复性、短暂性、刻板性 - 即发作症状表现非常类似),脑电图提示有频繁出现的癫痫性异常(提示存在产生癫痫发作的持久的倾向性),而且这种异常可以解释其临床发作,故癫痫诊断成立。根据发作常出现一侧肢体抽搐,随后全身强直阵挛,考虑发作类型为部分性继发全面性发作;根据起病年龄(<1 岁)、明显热敏感性、脑电图特点(多灶性棘慢波,背景慢),起病后伴有智力运动发育迟缓,考虑癫痫综合征 -Dravet 综合征诊断成立。这种癫痫综合征一般考虑遗传因素异常导致的可能性大。

> 知识点
>
> ### 癫痫的诊断
>
> 1. 癫痫的诊断分为四个步骤
> (1)判断临床发作是否为癫痫发作,许多非癫痫性的发作在临床上需与癫痫发作相鉴别。
> (2)在诊断为癫痫发作的基础上,根据临床发作和脑电图表现,对癫痫发作类型进行分类。
> (3)根据患者的临床发作、脑电图特征、神经影像学、年龄、预后等因素,对癫痫的病因进行分析,并对癫痫综合征、癫痫相关疾病等进行诊断。
> (4)对患者的相关脏器功能以及神经心理、儿童的生长发育等进行检查和整体评估。
> 2. 国际抗癫痫联盟将诊断划为 5 个部分或 5 个诊断轴　描述发作期症状(轴 1);描述癫痫发作的类型(轴 2);癫痫综合征(轴 3);与癫痫或癫痫综合征相关的常见疾病(轴 4);WHO 国际功能、残障与健康分类标准对损伤状况进行评估(轴 5)。

【问题 2】　癫痫患者临床诊断需要做哪些辅助检查?

思路 1:脑电图检查(EEG)。EEG 能够直观地反映脑电活动是否正常,是癫痫患者的常规检查,对于癫痫的诊断以及发作类型、综合征分型都至关重要。癫痫的脑电图异常分为发作间期和发作期,发作间期主要可见到棘波、尖波、棘慢波、尖慢波、棘波节律等,发作期主要看到异常发作性痫样放电持续整个发作期。但应注意在 5%～8% 的健康儿童中可以出现脑电图异常,由于没有临床发作,此时不能诊断癫痫,但应密切观察,临床随访。剥夺睡眠、光刺激和过度换气等可以提高癫痫性脑电异常发现率,因而在儿童脑电图检查中经常用到。视频脑电图配合实时肌电图、心电图和眼动电流图对于癫痫发作的诊断、鉴别诊断与分类具有重要意义,尤其是发作期的脑电图表现。长程动态脑电图对捕捉惊厥发作期脑电图表现以及量化发作具有重要意义。当临床有明确发作史时,发作间期的脑电图正常并不能排除癫痫诊断,因头皮电极仅能反映近头皮的浅表皮质的电活动,而不能记录到深部皮质的电活动。

思路 2:病因学检查。

(1)影像学检查:主要是发现是否存在癫痫相关的脑结构异常,头颅 MRI 更常用。

(2)代谢筛查:如果临床表现提示可能为神经遗传代谢性疾病,可行血氨基酸及尿有机酸分析。

(3)染色体和基因检测:有些染色体 /DNA 结构异常以及基因异常都可能导致癫痫,因此染色体核型分析 /aCGH、基因突变分析等检查有助于此类癫痫的病因学诊断。

思路 3:神经心理和脑功能检查。

(1)功能性神经影像:主要针对癫痫需手术的患儿,并以尽量减少手术造成的功能损伤为目的。用于确定癫痫灶,显示皮质功能区,并研究功能区与癫痫灶的关系。

(2)神经心理评估:包括发育 / 智力评估、社会适应能力、社交能力、认知功能、心理教育水平以及癫痫及癫痫治疗（尤其是手术治疗）对患者的神经心理影响等。

【问题3】　癫痫临床上需要与哪些疾病进行鉴别诊断?

思路1：与非癫痫性发作鉴别。儿科临床上还可见到多种多样的发作性事件，除癫痫发作外，还有非癫痫发作。非癫痫发作，其发病机制与癫痫发作完全不同，并非大脑的过度同步放电所致，非癫痫发作时EEG不伴有发作期的癫痫性异常放电。有时候非癫痫发作临床上很难与癫痫发作鉴别，需要仔细地询问病史，结合发作期脑电图进行鉴别诊断。

思路2：病因学鉴别。国际抗癫痫联盟近期已经将癫痫的病因分为6大类，遗传性、结构性、代谢性、免疫性、感染性以及其他。病因学鉴别诊断不仅能够帮助了解疾病的转归，而且能够更加针对性地进行治疗。

【问题4】　怎样对患儿进行确诊?

诊断癫痫时，首先应结合临床表现和脑电图异常判断是否为癫痫发作及癫痫，确定发作类型及应归属的癫痫综合征，再进一步寻找并确定病因。针对不同的病因采用不同的检测诊断方法，对于遗传性癫痫的确诊仍需要进行遗传学检测。

【问题5】　怎样对遗传性癫痫患者进行遗传学诊断?

应该根据可能的遗传学病因，选择针对性的遗传学检测方法和技术。

（1）临床诊断明确的已知致病基因单一的遗传性癫痫：可以用一代Sanger测序直接进行致病基因检测，例如典型的Dravet综合征，就可以直接测序*SCN1A*基因。

（2）临床诊断不能确定特定的综合征，例如早发性癫痫脑病（一组生后早期起病的难治性癫痫）等，由于致病基因繁多，而且临床上不同致病基因突变所致的癫痫的表型没有特异性，最适宜采用二代测序技术的癫痫靶向测序基因包（即包含所有已知癫痫致病基因的测序组合）。

（3）临床怀疑CNV所致癫痫：如果致病基因明确，例如Dravet综合征的*SCN1A*基因突变检测阴性，怀疑是*SCN1A*基因的CNV所致，可以直接用MLPA方法检测；如果致病基因/CNV位点众多，如特发性全面性癫痫，则可以直接用aCGH进行检测。

（4）临床怀疑染色体病所致癫痫：例如伴有多发小畸形、先天性心脏病及智力障碍等，可以先进行高分辨率染色体核型分析，阴性者再进行aCGH检测。经济条件允许的话，临床表现不能直接判断出具体染色体病（如环20染色体等）的患者，也可以直接进行aCGH检测。

（5）临床有些特殊遗传性癫痫可以有多种遗传学致病机制或者是非孟德尔遗传方式：例如快乐木偶综合征（AS）是由母源染色体15q11-q13区域中编码泛素蛋白连接酶*UBE3A*基因缺失（染色体微缺失、父源性单亲二倍体）或者表达下降/不表达（基因突变、甲基化）所致，诊断此疾病需要分别针对15q11-q13区域染色体微缺失、父源单亲二倍体、*UBE3A*基因突变、甲基化异常等四方面的特异性检测，如果仅用全外显子组测序，则只能检测*UBE3A*基因突变，容易造成漏诊。脆性X综合征是男性智力障碍的主要原因之一，20%患者有癫痫，怀疑此症需要特殊方法检测*FMR1*基因（CGG）$_n$重复数是否存在重复次数的异常增多。线粒体DNA异常相关癫痫，即使用全外显子组也无法检测，必须进行线粒体DNA的全长测序来检测突变。

此患儿临床诊断Dravet综合征，根据上述原则，可以先进行*SCN1A*基因突变I代测序，如为阴性，再进行*SCN1A*基因的CNV检测，如果仍然阴性，可以进行癫痫靶向二代测序。此患儿经过I代测序，最终结果是*SCN1A*c.4942C>T(p.Arg1648Cys)突变，杂合，新发，由于此基因导致的癫痫为常染色体显性遗传病，临床表型符合，故此突变为此患儿癫痫的致病突变。

【问题6】　患儿母亲拟再生育，如何进行产前诊断?

产前诊断须建立在先证者遗传诊断明确的基础上。由于癫痫的遗传性病因高度异质性，根据先证者的突变类型采用相应的技术对胎儿gDNA样本（可以孕早期取绒毛，中期取羊水）进行遗传学检测，看是否存在与先证者相同的基因突变、核型异常或者CNVs；综合上述检测结果做出胎儿是否会罹患与先证者相同变异所致的癫痫的结论。对于此患儿，由于不能排除父或者母的生殖细胞（精子/卵子）嵌合体的问题，虽然白细胞突变检测为新发，仍然需要做胎儿的*SCN1A*的相同突变的遗传学检测，进行产前诊断。

【问题7】　如何进行遗传咨询?

遗传性因素是癫痫的病因学中占有重要地位。癫痫遗传方式较复杂，包括单基因遗传（符合孟德尔遗传方式）、复杂遗传（多基因遗传）、染色体（DNA）结构异常/拷贝数变异。应该针对不同的致病性遗传机制进行遗传咨询。此患儿是常染色体显性遗传病，外周血白细胞DNA检测证实为新发突变，提示下一胎同样突变再发风险很低,但是应该注意父或母的生殖细胞(精子/卵子)嵌合体的可能性。

【问题 8】 如何对患者进行治疗?

癫痫的治疗原则首先应该强调以患者为中心,在控制癫痫发作的同时,尽可能减少不良反应,并且应强调从治疗开始就应该关注患儿远期整体预后,即最佳的有效性和最大的安全性的平衡。理想的目标不仅是完全控制发作,而且是使患儿达到其能够达到的最好的身心健康和智力运动发育水平。因此,癫痫临床处理中既要强调遵循治疗原则(指南),又要充分考虑个体性差异,即有原则的个体化治疗。

由于癫痫病的病因学异质性很高,因此目前治疗方法多样,包括抗癫痫药治疗、外科切除性治疗、外科姑息性治疗、生酮饮食治疗、免疫治疗等。抗癫痫药物治疗仍然是绝大多数癫痫病人的首选治疗。选择治疗方案时,应充分考虑癫痫病(病因、发作/综合征分类等)的特点、共患病情况以及患儿的个人、社会因素,进行有原则的个体化综合治疗。

此患儿为 *SCN1A* 基因突变所致的 Dravet 综合征,抗癫痫药几乎均无效,而且拉莫三嗪以及其他钠离子通道阻滞剂抗癫痫药可能加重癫痫发作。生酮饮食治疗可能有部分疗效。

(江　泓)

第九节　遗传性白质脑病

遗传性白质脑病(genetic leukoencephalopathy),又称脑白质营养不良(leukodystrophy),是指一组主要累及中枢神经系统白质的进展性遗传性疾病,其基本特点为中枢白质的髓鞘发育异常或变性。虽然我们可以人为地将遗传性脑疾病按照主要受累区域分为灰质脑病和白质脑病,但是事实上这种划分只是为了临床容易应用,并不意味着神经系统病变会这么简单、这样泾渭分明。由于很多所谓原发性脑白质营养不良也累及神经系统的非白质(非髓鞘)区域,所以目前多倾向于用更加宽泛的遗传性白质脑病代替脑白质营养不良作为疾病名称。本组疾病可以由很多不同机制导致,虽然存在着很多共性的地方,但是其临床表现仍有各自不同的特征,而且很多其他的儿童时期神经遗传病也可以有中枢白质受累。因此,遗传性白质脑病的准确临床诊断常存在很多困难。

所有神经遗传病导致的脑白质病变具有一些共性的地方,例如智力运动发育迟滞或倒退、视听损害(长传导束受累)、运动障碍、锥体束征阳性等。但是,这些疾病也存在很多不同点。总体来说,遗传性白质脑病主要或者仅累及中枢神经系统白质,灰质核团较少受累或者不是主要受累区域,神经系统以外的其他脏器大多数没有损害,也无生化代谢障碍。而其他伴有脑白质受累的神经遗传病,根据其不同的遗传缺陷,多数合并脑白质以外的其他神经系统部位或者神经系统以外的其他脏器损害表现。以下将就几种常见的遗传性白质脑病分别进行阐述(表 5-9-1)。

表 5-9-1　四种常见遗传性白质脑病临床及遗传学特点

疾病名称	临床特点	实验室检测	致病基因	遗传模式
X 连锁肾上腺脑白质营养不良	● 男性受累 ● 视听功能障碍、智力运动发育倒退、皮肤黑 ● MRI:大脑白质后头部为主的对称性、脱髓鞘病变,增强扫描病灶常有强化	● 极长链脂肪酸增高 ● 肾上腺皮质功能不全	*ABCD1*	X 连锁遗传
异染性脑白质营养不良	● 智力运动发育倒退 ● 病理征阳性,深腱反射减弱 ● MRI:大脑半球深部白质广泛性脱髓鞘改变 ● 肌电图:外周神经脱髓鞘	● ARSA 酶活性降低	*ARSA*	常染色体隐性遗传
佩梅病	● 男性受累为主,少数女性杂合子有轻度表型 ● 眼球震颤、智力运动发育迟缓、共济失调 ● MRI:大脑半球白质广泛性严重发育落后	—	*PLP1*	X 连锁遗传
伴皮层下囊肿的巨脑性白质脑病	● 大头,发育迟缓 ● MRI:大脑半球白质广泛性肿胀,前颞及/或额顶部皮层下白质囊性变	—	*MLC1*, *GLIALCAM*	常染色体隐性遗传, 常染色体隐性/显性遗传

一、X连锁肾上腺脑白质营养不良

X连锁肾上腺脑白质营养不良（X-linked adrenoleukodystrophy，X-ALD）[OMIM 300100]是一种罕见的X连锁遗传的白质脑病，其患病率约为1/17 000。本病致病基因为位于Xq28染色体上的*ABCD1*基因，该基因全长为19kb，cDNA（NM_000033.3）长18kb，包含10个外显子和9个内含子，编码含745个氨基酸的肾上腺脑白质营养不良蛋白（adrenoleukodystrophy protein，ALDP）。目前已报道600余种不同的*ABCD1*基因致病性变异，常见的变异类型为点突变或小的插入/缺失。ALDP蛋白是一种过氧化物酶体膜蛋白，属于ATP1转运体超家族（ATP-binding cassette transporter superfamily）。ALDP负责转运极长链脂肪酰辅酶A（VLCF acyl-CoA）进入过氧化物酶体进行β氧化，其缺陷导致极长链脂肪酸（very long chain fatty acid，VLCFA）的β氧化障碍，从而聚集于各组织（包括脑组织、肾上腺皮质等）及血浆中，改变其细胞膜脂质成分的组成从而影响胞膜结构和功能，并可诱发脑内免疫炎症反应，导致发病。本病临床表现非常多样，包括儿童脑型、青少年脑型、肾上腺脊髓神经病型、成年脑型、橄榄-脑桥-小脑型、单纯Addison病以及无症状型。

X-ALD的诊疗经过通常包括以下环节：

1. 详细询问先证者的症状学特征及遗传病家族史。

2. 查体时重点关注神经系统体征，如锥体束征阳性，视力、听力下降，以及疾病特征性的体征，如皮肤（尤其阴囊部）黑。

3. 对疑诊患者进行头颅MRI检查，确定X-ALD的临床诊断。

4. 对于临床诊断X-ALD患者，进行分子遗传检测，遗传咨询。

5. 对分子诊断明确、有生育要求的家系进行产前诊断。

临床关键点

1. 视听功能障碍、智力运动发育倒退、皮肤黑是X-ALD的特征性临床表现。

2. X-ALD的临床诊断须进行头颅MRI检测。

3. 基因检测是确诊的重要手段。

4. 该病为X染色体隐性遗传病，应在此基础上进行遗传咨询。

5. 无有效的治疗方法，主要是对症治疗；存在肾上腺皮质功能不全的患者可以补充皮质激素。

6. 产前诊断是唯一有效的预防途径，明确基因诊断是进行准确产前诊断的前提。

临床病例1

8岁，男，主因"进行性智力运动倒退伴视听障碍1年"就诊。初步病史采集如下。

患儿7岁时逐渐出现学习成绩下降，注意力不集中，半年后逐渐出现视力、听力下降，走路时步态异常。病程中无惊厥发作、无尿便障碍。第1胎第1产，足月剖宫产，围生期无异常。父母非近亲婚配，胞妹2岁，均身体健康，其舅舅幼时也有类似表现，最终出现四肢痉挛性瘫痪、植物人状态，10岁死亡，家族中其他成员无类似疾病（图5-9-1）。

查体：头围52cm，皮肤偏黑，心肺腹（-）。四肢肌力Ⅴ级，双上肢肌张力基本正常，双下肢肌张力偏高，肌容积正常，深浅感觉存在，双膝腱反射亢进，双踝阵挛（+），双侧巴氏征（+）。

头颅MRI：后头部为主的对称性白质病变，累及胼胝体压部、顶枕叶侧脑室后角周围白质、脑干锥体束以及内囊，呈长T_1、长T_2、FLAIR高信号。

尿17-羟类固醇和17-酮类固醇轻度下降，血ACTH升高；血浆VLCFA水平：C26∶0、C26∶0/C22∶0以及C24∶0/C22∶0均明显高于正常。

【问题1】 根据上述门诊资料，患儿最可能的诊断是什么？

思路1：临床诊断依据。

（1）定位：①大脑白质。患儿表现为认知倒退、视听障碍及运动倒退，符合白质脑病常见临床症状；体征方面有肌张力升高，病理征（+）；头颅MRI提示白质受累。患儿无明确深感觉障碍及尿便障碍，因此无脊髓受累依据。②肾上腺皮质。患儿皮肤颜色黑；尿 17- 羟类固醇和 17- 酮类固醇轻度下降，血 ACTH 升高。

（2）定性：患儿隐匿起病，进展性病程，考虑为遗传变性病。

（3）具体疾病：结合患儿为男性、儿童期起病、上述临床表现、脑白质病变的影像学特点，考虑为 X-ALD 儿童脑型，患儿同时伴有肾上腺皮质功能不全。

确诊依据：患儿具有上述典型表现，化验血浆 VLCFA 水平明显升高，临床可确诊。进一步确诊需进行患儿 *ABCD1* 基因检测。

知识点

X-ALD 儿童型的临床诊断标准

1. 男性，10 岁以前发病，常见发病年龄 3～10 岁。

2. 临床表现　进行性行为、认知和运动功能倒退，逐渐出现视力、听力下降等。多数患儿病情进展迅速，逐渐出现肢体痉挛性瘫痪、共济失调，2～4 年内发展至完全瘫痪，呈植物人状态或死亡。大部分患者伴有肾上腺皮质功能不全的症状。

3. 体征　小脑性共济失调及锥体束损伤表现、皮肤黑。

4. 头颅 MRI　典型表现为后头部为主的对称性白质病变，累及胼胝体压部、侧脑室后角周围白质、脑干锥体束以及内囊，呈长 T_1、长 T_2、FLAIR 高信号，皮层下白质较少受累。增强扫描病灶常有边缘强化。

5. 肾上腺皮质功能评估提示功能不全。

思路 2：X-ALD 是一种 X 连锁隐性遗传病，男性发病；患者母亲和外祖母可能为致病基因携带者，患者舅父可能为患者，需要详细询问患儿家族中亲属的患病情况，绘制系谱图。

从系谱图看该家系只有男性患者、女性不发病，符合 X 连锁隐性遗传方式谱系特点。

思路 3：头颅 MRI 典型表现为后头部为主的对称性白质病变，累及胼胝体压部、侧脑室后角周围白质、脑干锥体束以及内囊，呈长 T_1、长 T_2、FLAIR 高信号，皮层下白质较少受累。增强扫描病灶常有强化，提示炎症存在。该家系先证者头颅 MRI（7 岁）符合此典型表现（图 5-9-2）。

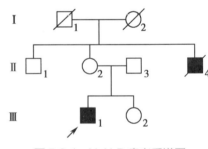

图 5-9-1　X-ALD 患者系谱图

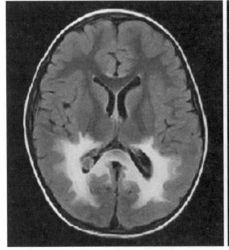
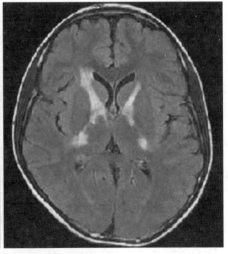

图 5-9-2　X-ALD 儿童脑型患儿的头颅 MRI

> **知识点**
>
> ## 儿童型 X-ALD 头颅 MRI 表现
>
> 1. 典型表现为后头部为主的对称性白质病变，累及胼胝体压部、侧脑室后角周围白质、脑干锥体束以及内囊，呈长 T_1、长 T_2、FLAIR 高信号，皮层下白质较少受累。
>
> 2. 增强扫描病灶常有病灶边缘强化，提示炎症存在。
>
> 3. 不典型者 10%～20% 脑型患者表现为前头部为主的 MRI 改变。病灶有时可不完全对称。

【问题 2】 儿童脑型 X-ALD 患者临床诊断的必备辅助检查是什么？

思路 1：头颅 MRI 检测。后头部为主的对称性白质病变，累及胼胝体压部、侧脑室后角周围白质、脑干锥体束以及内囊，呈长 T_1、长 T_2、FLAIR 高信号，皮层下白质较少受累。增强扫描病灶常有病灶边缘强化。

思路 2：发育评估及视听功能评估。绝大多数儿童脑型 X-ALD 患者均表现为智力运动发育倒退，需要进行发育评估。同时应该进行视听功能评估。

【问题 3】 该家系先证者临床上需要与哪些疾病进行鉴别诊断？

思路：本病需与其他脑白质病鉴别，患者的起病年龄、临床表现、遗传方式及头颅 MRI 的特征可资鉴别。

【问题 4】 怎样对该患儿进行确诊？

思路：确诊依据是患儿具有上述典型表现，化验血浆 VLCFA 水平明显升高，临床可确诊。进一步确诊需进行患儿 ABCD1 基因检测。X-ALD 的致病基因 ABCD1 分子遗传学检测可用于男性患者的诊断、女性杂合子的检出、无症状患者的早期发现以及产前诊断。

【问题 5】 怎样对该家系先证者进行分子遗传学诊断？

思路 1：明确的遗传病理学特征是进行遗传检测的基础，能指导临床医师选择合适的遗传检测技术，从而制订高效而经济的检测流程。

思路 2：导致 X-ALD 的 ABCD1 基因位于 Xq28，由 10 个外显子和 9 个内含子组成，编码含 745 个氨基酸的肾上腺脑白质营养不良蛋白 ALDP。目前已报道 ABCD1 基因 600 种以上不同的突变，常见的变异类型为点突变或小的插入/缺失。可直接进行先证者及其父母的 ABCD1 基因突变检测。

思路 3：X-ALD 最常见的分子病理类型为 ABCD1 基因突变，对本家系中先证者进行 ABCD1 全部外显子及其内含子连接区域检测，结果表明 c.1552C>G; p.(Arg518Gly) 半合子突变，其母为正常临床表型的携带者。

【问题 6】 如何进行遗传咨询？

思路 1：按 X 染色体隐性遗传方式进行遗传咨询。

思路 2：先证者父母及同胞风险评估。先证者母为携带者，如果再次妊娠，男性后代再发风险为 50%，女性后代杂合子风险为 50%，应进行产前诊断。本家系中先证者之妹也应该进行基因检测，如果是携带者，将来结婚怀孕第一胎就应该进行产前诊断，以预防患儿出生。

思路 3：产前诊断。本家系母携带者生育时须进行产前诊断，若为携带相同突变的胎儿应告知家长胎儿致病风险及可能的不良预后，由孕妇及其家庭自行决定是否采取流产/引产。

【问题 7】 如何对患者进行治疗？

对于 X-ALD 目前尚无满意的治疗办法，主要是对症支持治疗。包括喂养困难给予营养支持；关节挛缩给予矫正、按摩理疗、外科手术治疗等；肌张力障碍给予相应改善肌张力药物治疗等。

【问题 8】 患儿母亲拟再生育，如何进行产前诊断？

思路：产前诊断须建立在先证者遗传诊断明确的基础上。该家系先证者遗传学诊断明确，患儿的母亲为致病基因携带者，须进行产前诊断。对胎儿 gDNA 样本需要进行分子遗传学分析；根据先证者的突变类型采用相应的技术进行遗传学检测；综合上述检测结果做出胎儿是否会罹患与先证者相同突变所致 X-ALD 的结论。

二、异染性脑白质营养不良

异染性脑白质营养不良（metachromatic leukodystrophy，MLD）[OMIM 250100] 是一种罕见的常染色体隐性遗传的白质脑病，发病率约为 1/40 000～1/100 000 活产婴。该病属于溶酶体病，是由于溶酶体中芳香硫酯酶 A（arylsulfatase A，ARSA）的缺陷所导致。*ARSA* 基因位于 22q13 染色体上，全长为 5.4kb，cDNA（NM_001085425）长 2.6kb，包含 8 个外显子。目前已发现 150 余种 *ARSA* 基因致病性变异，常见的变异类型为点突变、小插入/缺失。ARSA 是分解脑硫脂（sulfatide）的关键酶，该酶缺陷导致脑硫脂分解受阻从而在细胞内贮积导致细胞变性。脑硫脂可沉积于中枢的少突胶质细胞、周围神经的雪旺细胞、神经元细胞及其他内脏组织。ARSA 的激活还依赖于一种激活蛋白 Saposin B，编码基因为 *PSAP*，位于 10q22.1，NM_002778.4，其缺陷可导致变异型 MLD。根据起病年龄及疾病进展速度，MLD 临床可分为晚婴型、少年型和成年型。晚婴型最常见。

MLD 的诊疗经过通常包括以下环节：

1. 详细询问先证者的症状学特征及遗传家族史。

2. 查体时重点关注神经系统体征，其特征性表现为病理征阳性，而深腱反射减弱。

3. 对疑诊患者进行头颅 MRI 检查，确定 MLD 的临床诊断。

4. 对于临床诊断 MLD 患者，进行分子遗传检测，遗传咨询。

5. 对分子诊断明确、有生育要求的家系进行产前诊断。

临床关键点

1. 双侧病理征阳性，同时深腱反射减弱是 MLD 的相对特征性临床表现。

2. MLD 的临床诊断须进行头颅 MRI 检测。

3. 基因检测是确诊的重要手段。

4. 该病为常染色体隐性遗传病，应在此基础上进行遗传咨询。

5. 无有效的治疗方法，主要是对症治疗。

6. 产前诊断是唯一有效的预防途径，明确基因诊断是进行准确产前诊断的前提。

临床病例 2

女，7 岁，主因"智力运动发育倒退伴肢体运动障碍 2 年"就诊。初步病史采集如下。

患儿，女，5 岁前智力运动发育基本正常。5 岁左右家长逐渐发现患儿双下肢较前僵硬，认知功能及语言能力下降。逐渐发展到严重截瘫，不能独走，智力障碍，对语言不理解，进食少，易呛咳。病程中无惊厥发作。患儿系 G_1P_1，围产期（−）。既往史无特殊，父母非近亲婚配，家族史（−）。头围 50cm，四肢肌力 III 级，肌张力高，肌容积偏少，腱反射未引出，双侧霍夫曼征（+），双侧巴氏征（+）。

辅助检查：头颅 MRI 示脑室旁白质对称性异常信号，表现为长 T_1、长 T_2、FLAIR 像呈高信号，累及胼胝体膝部、压部及内囊后肢；肌电图检查提示神经传导速度明显下降；外周血 ARSA 酶活性检测明显降低、24 小时尿脑硫脂定量增加。

【问题 1】 根据上述门诊资料，患儿最可能的诊断是什么？

思路 1：患儿为 7 岁女孩，5 岁始逐渐出现智力运动发育倒退、运动障碍，病程呈进展性；查体见肌张力升高，锥体束征（+）；头颅 MRI 显示深部脑白质受累，长 T_1、长 T_2、FLAIR 像呈高信号，累及胼胝体膝部、压部及内囊后肢；提示该病主要累及脑白质。而肌力下降、腱反射不能引出，肌电图检查提示神经传导速度明显下降，提示周围神经也受累。结合患儿年龄、脑白质及外周神经同时受累，以及典型的头颅 MRI、肌电图表现，故临床最可能的诊断是少年型 MLD。

知识点

MLD 的临床诊断标准

主要根据临床表现及头颅 MRI、肌电图特点。

1. 典型的临床表现 晚婴型，2～3 岁前起病，首发症状常为双下肢姿势或步态异常，表现为肌张力减低伴腱反射减弱,逐渐演变为双下肢肌张力增高伴巴氏征阳性,部分患儿可起始即表现为肌张力增高。运动技能逐渐倒退,渐出现肢体痉挛、共济失调,认知功能亦逐渐倒退。病程晚期可出现视神经萎缩、眼震、惊厥。最终发展为植物状态,多于 5 岁前死亡;少年型,3~16 岁起病,年龄较小者以周围神经受累症状为主,年龄较大者以学习成绩下降、精神行为异常为主要表现。逐渐出现运动倒退、腱反射减弱,逐渐发展为痉挛性瘫,病情进展快慢不一;成年型,16 岁以后起病,隐匿出现的认知、情绪、行为改变,进展缓慢。平均存活至诊断后约 12 年。

2. 典型头颅 MRI 表现 大脑半球深部白质广泛性髓鞘化异常,长 T_1、长 T_2、FLAIR 像呈高信号,胼胝体早期即受累,皮层下白质早期不受累。增强扫描病灶无强化。

3. 肌电图显示外周神经脱髓鞘。

思路 2:MLD 是一种常染色体隐性遗传病,男女均可患病;患者父母为致病基因携带者,需要详细询问患儿家族中的亲属特别是同胞的患病情况,绘制系谱图(图 5-9-3)。从系谱图看该家系只有一位女性患者,父母临床表型正常,符合常染色体隐性遗传方式谱系特点。

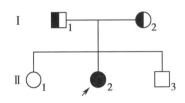

图 5-9-3 MLD 患者系谱图

思路 3:头颅 MRI 典型改变为脑室旁白质对称性异常信号,表现为长 T_1、长 T_2、FLAIR 像呈高信号,异常白质区内可有"豹纹状"改变(正常和异常白质相间分布),胼胝体早期即受累,内囊后肢、锥体束及小脑白质可有受累,皮层下白质早期不受累。增强扫描病灶无强化(图 5-9-4)。

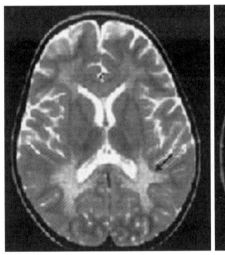
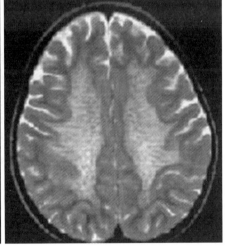

图 5-9-4 MLD 头颅 MRI

(T_2 像显示脑室旁白质呈对称性长 T_2 信号,异常白质区内有"豹纹状"改变,胼胝体膝部、压部及内囊后肢均受累)

知识点

MLD 头颅 MRI 表现

1. 脑室旁白质对称性异常信号,表现为长 T_1、长 T_2、FLAIR 像呈高信号,异常白质区内可有"豹纹状"改变(正常和异常白质相间分布)。

2. 胼胝体早期即受累,内囊后肢、锥体束及小脑白质可有受累。

3. 皮层下白质早期不受累。

4. 增强扫描病灶无强化。

【问题2】　MLD患者临床诊断的必备辅助检查是什么?

思路1:头颅MRI检测。MLD患者头颅MRI表现为大脑半球深部白质广泛性髓鞘化异常,长T_1、长T_2、FLAIR像呈高信号,胼胝体早期即受累,皮层下白质早期不受累。增强扫描病灶无强化。

思路2:肌电图显示外周神经脱髓鞘。

思路3:发育评估。晚婴型MLD患者均表现为发育迟缓或者倒退,运动障碍程度重于智力障碍,0～6岁儿童应用Gesell发育诊断法进行发育评估。

【问题3】　该家系先证者临床上需要与哪些疾病进行鉴别诊断?

思路:本病需与其他伴有大头表现的脑白质病鉴别。还要注意鉴别多种硫酸酯酶缺陷(multiple sulfatase deficiency,MSD),其早期临床表现与MLD有一定相似性。本病临床常有面部、骨骼畸形及鱼鳞病,可与MLD鉴别。本病除ARSA活性下降外,还有其他多种硫酸酯酶活性下降。因此,ARSA活性下降时,如果患者还有其他临床特点,应注意本病可能,需进行其他硫酸酯酶活性检测。

【问题4】　怎样对该患儿进行确诊?

思路1:患儿具有上述典型表现,化验外周血ARSA酶活性检测明显降低、24h尿脑硫脂定量增加,临床可确诊。进一步确诊需进行此患儿ARSA基因检测。MLD的致病基因ARSA、PSAP分子遗传学检测可用于患者的诊断、父母杂合子的检出以及产前诊断。

思路2:要注意ARSA假性缺陷(ARSA pseudodeficiency),0.2%～0.5%的正常人存在ARSA假性缺陷,ARSA活性可为正常水平的10%。这是由于其ARSA基因的两个等位基因上均携带导致ARSA活性下降的多态性变异所致。此类人表型正常。检测24小时尿脑硫脂定量正常或仅轻度升高。因此,不能单纯根据ARSA活性降低即作出MLD的临床诊断,必须结合临床。如果临床表现及影像学高度怀疑MLD,但ARSA活性正常,应注意其激活蛋白SaposinB缺陷的可能性。在常规ARSA的体外酶活性检测时,其水解活性不依赖于SaposinB,因此即使SaposinB缺陷时ARSA活性检测仍为正常。此时可以做SaposinB编码基因PSAP的突变检测。

【问题5】　怎样对该家系先证者进行分子遗传学诊断?

思路1:明确的遗传病理学特征是进行遗传检测的基础,能指导临床医师选择合适的遗传检测技术,从而制订高效而经济的检测流程。

思路2:ARSA的编码基因为ARSA(位于12q13.3-qter),目前已发现致病性突变150种以上。基因检测可用于患者的确诊、携带者的检出以及先证者家庭的产前诊断。对于ARSA基因检测结果阴性,但临床仍高度怀疑为MLD的患者,应进行SaposinB编码基因PSAP的检测。

思路3:此患儿ARSA活性显著减低,先进行ARSA基因突变分析,其结果为ARSA基因复合杂合突变,包括来自其母的c.296G>T;p.(Arg99Leu)以及来自其父的c.251C>T;p.(Pro84Leu)杂合突变,父母均为正常临床表型的携带者。

【问题6】　如何进行遗传咨询?

思路1:按常染色体隐性遗传方式进行遗传咨询。

思路2:先证者父母及同胞风险评估。先证者父母为携带者,他们再生育子女患病风险为1/4,携带者1/2,正常1/4。

思路3:产前诊断。本家系父母携带者生育时须进行产前诊断,若为携带相同突变的胎儿应告知家长胎儿致病风险及可能的不良预后,由孕妇及其家庭自行决定是否采取流产/引产。

【问题7】　如何对患者进行治疗?

对于MLD目前尚无满意的治疗办法,主要是对症支持治疗。包括喂养困难给予营养支持;关节挛缩给予矫正、按摩理疗、外科手术治疗等;肌张力障碍给予相应改善肌张力药物的治疗等。

【问题8】　患儿母亲拟再生育,如何进行产前诊断?

思路:产前诊断须建立在先证者遗传诊断明确的基础上。该家系先证者遗传学诊断明确,患儿的父母亲为致病基因携带者,须进行产前诊断。对胎儿gDNA样本需要继续进行分子遗传学分析;根据先证者的突变类型采用相应的技术进行遗传学检测;综合上述检测结果做出胎儿是否会罹患与先证者相同突变所致MLD的结论。

【问题9】　MLD的遗传诊断和产前诊断流程。

对于临床诊断MLD的患者进行*ARSA*基因突变检测。对于*ARSA*基因检测结果阴性，但临床仍高度怀疑为MLD的患者，应进行*PSAP*基因的遗传学检测。产前诊断流程见相关章节。

三、佩梅病

佩梅病（Pelizaeus-Merzbacher disease，PMD）[OMIM 312080]是一种罕见的弥漫性脑白质髓鞘形成障碍的X连锁隐性遗传病，属蛋白脂蛋白1（proteolipid protein 1，PLP1）相关的遗传性髓鞘形成障碍疾病谱中的一种。PMD发病率在美国为1/500 000～1/300 000，我国尚缺乏相关的发病率研究。PMD特征性病理改变为神经髓鞘不能正常形成，而非其他遗传性白质脑病的脱髓鞘改变。1885年，Pelizaeus率先报道了含有5例男性患者的家系，主要表现为眼球震颤、四肢麻痹、共济失调、发育迟缓等。Merzbacher于1910年再次对Pelizaeus所报道的家系进行研究，发现此病具有X连锁隐性遗传特征并且在脑组织活检中发现白质髓鞘缺失，故将此病命名为PMD。1985年Willard等将本病的致病基因定位于Xq22.2的*PLP1*，全长约16kb，cDNA（NM_000533）长13kb，包含7个外显子。*PLP1*基因变异类型多样，截至目前已发现PLP1相关疾病的*PLP1*基因致病性变异142种，包括重复突变、点突变与缺失突变。以重复突变最为常见，占PMD患者总数的50%～70%，点突变占PMD患者总数的10%～25%。

PMD的诊疗经过通常包括以下环节：

1. 详细询问先证者的症状学特征及遗传家族史，查体时重点关注神经系统体征，尤其是疾病特征性的体征，如眼球震颤（此体征常在1岁后减轻甚至消失，故应该询问1岁以前是否存在）。

2. 对疑诊患者进行头颅MRI检查，如有特征性髓鞘化严重延迟，即可确定PMD的临床诊断。

3. 对于临床诊断PMD患者，进行分子遗传检测，遗传咨询，对分子诊断明确、有生育要求的家系进行产前诊断。

临床关键点

1. 眼球震颤、智力运动发育迟缓、共济失调是佩梅病的特征性临床表现。
2. 佩梅病的临床诊断须进行头颅MRI检测（MRI）。
3. *PLP1*基因检测是确诊的重要手段。
4. 该病为X连锁隐性遗传病，应在此基础上进行遗传咨询。
5. 无有效的治疗方法，主要是对症治疗。
6. 产前诊断是唯一有效的预防途径，明确基因诊断是进行准确产前诊断的前提。

临床病例3

男，2岁，主因"生后10天发现眼球震颤，自幼发育迟缓"就诊。初步病史采集如下。

患儿于生后10天出现眼球震颤，生后一直智力发育迟缓，1岁4个月时竖头不稳，不能翻身、独坐、爬、独站与走路；2岁时不会说话，会翻身，能伸手取物，可以理解简单语言，仍不会坐、走。患儿系第2胎第1产，足月剖宫产，孕2个月先兆流产行保胎治疗，其余出生史无异常。父母非近亲婚配，母亲第1胎为孕3个月自然流产，第3胎为孕7个月胎盘早剥剖宫产男性死胎。家族中有两舅父（约40岁左右去世）以及表兄（24岁去世）均具有类似症状。其余家族成员均否认类似疾病史（图5-9-5）。

查体（1岁4个月）：水平眼震（+），四肢肌力Ⅱ～Ⅳ级，肌张力低，双侧巴氏征（-），共济失调（+）。头颅MRI（1岁4个月）显示脑白质广泛性髓鞘化发育落后，表现为大脑半球、小脑、脑干弥漫性的T_1像白质低信号、T_2像和FLAIR像白质高信号。

【问题1】　根据上述门诊资料，患儿最可能的诊断是什么？

思路1：患儿为2岁男孩，生后不久即出现眼球震颤、发育迟缓，早期虽可缓慢进步，但是仍然严重落后于同龄儿；查体见眼球震颤、肌张力低下以及共济失调；头颅MRI显示脑白质髓鞘化广泛性发育落后；提示该病主要累及脑白质，高度提示遗传性髓鞘发育不良性疾病，其中以PMD为最常见。

知识点

PMD 的临床诊断要点

1. 生后数月内眼球运动异常,包括水平震颤和旋转震颤。
2. 智力运动发育　开始表现为精神运动发育迟缓,仍缓慢进步,10 岁以前出现倒退。
3. 运动障碍　初期为肌张力低下,以后逐渐出现痉挛性四肢瘫、共济失调。
4. 系谱分析　符合 X 连锁隐性遗传特点。
5. 头颅 MPI　脑白质髓鞘化广泛性严重发育落后。

思路 2:PMD 是一种 X 连锁隐性遗传病,男性发病;患者母亲、姨母和外祖母可能为致病基因携带者,患者舅父和表兄弟可能为患者,需要详细询问患儿家族中亲属的患病情况,绘制系谱图。

询问家族史后发现患儿两位舅父(Ⅲ8 与Ⅲ9)及一位表兄(Ⅳ5)也有类似症状,两位舅父约 40 岁去世,表兄于 24 岁时去世。从系谱图看该家系只有男性患者、女性不发病,符合 X 连锁隐性遗传方式谱系特点。

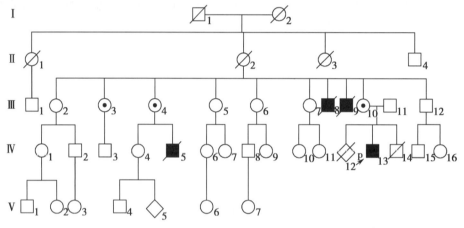

图 5-9-5　佩梅病患者系谱图

思路 3:头颅 MRI 显示严重广泛性髓鞘发育落后为 PMD 特征性表现。该家系先证者头颅 MRI(4 个月、1 岁 4 个月与 2 岁)表现为大脑半球、小脑、脑干弥漫性的 T_1 像白质低信号、T_2 像和 FLAIR 像白质高信号,表明髓鞘发育落后(图 5-9-6)。

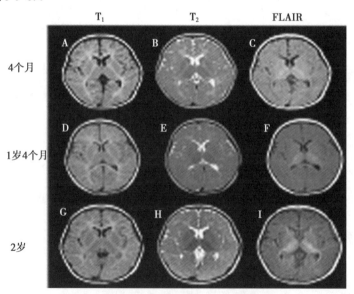

图 5-9-6　佩梅病患者头颅 MRI

[患儿分别于 4 个月(A、B 与 C)、1 岁 4 个月(D、E 与 F)与 2 岁(G、H 与 I)时
头颅 MRI 表现为 T_1 像白质低信号、T_2 像和 FLAIR 像白质高信号]

知识点

PMD 头颅 MRI 表现

PMD 头颅 MRI 异常改变为脑白质广泛性髓鞘化发育落后，表现为大脑半球、小脑、脑干弥漫性的 T_1 像白质低信号及 T_2 像和 FLAIR 像白质高信号，部分伴有胼胝体变薄，在部分病情严重以及疾病晚期的患者多显示脑萎缩。

思路 4：PMD 临床表型从重到轻依次为先天型、中间型与经典型 PMD，通过临床分型可以了解 PMD 疾病发生发展的进程以及预后的判断（表 5-9-2）。本家系中患儿生后 10 天发现眼球震颤、发育迟缓、肌张力低下、可以听懂简单语言及共济失调，考虑为经典型 PMD。

表 5-9-2　PMD 临床分型

表型	发病年龄	神经系统表现	行走	语言	死亡年龄
先天型 PMD	新生儿期	生后即发现眼球震颤、吞咽无力、喘鸣、肌张力低下、后期严重痉挛，伴 / 不伴惊厥、认知障碍	无	无，也可能有非语言交流与语言理解	婴儿到 30 岁
经典型 PMD	5 岁以内	生后 2 个月内发现眼球震颤、起始肌张力低下，逐渐出现痉挛性截瘫、共济失调、肌张力障碍、舞蹈手足徐动症、认知障碍	辅助行走，儿童 / 青春期丧失行走功能	通常可以出现	30～70 岁

注：中间型 PMD 介于先天型与经典型之间。

【问题 2】　PMD 患者临床诊断的必备辅助检查是什么？

思路 1：头颅 MRI 检测。PMD 患者头颅 MRI 异常改变均表现为广泛性脑白质髓鞘发育落后，这对于 PMD 诊断具有重要的作用。

思路 2：发育评估。绝大多数 PMD 患者均表现为智力运动发育迟缓或者倒退，运动障碍程度重于智力障碍，0～6 岁儿童应用 Gesell 发育诊断法进行发育评估。本家系中先证者（1 岁 4 个月）Gesell 发育诊断结果：适应性中度落后，大运动重度落后，精细运动重度落后，语言轻度落后，社交中度落后。

知识点

发育迟缓儿童诊断标准

采用 Gesell 发育诊断法（Gesell developmental Schedule）进行发育诊断评估，并根据国际对发育迟缓的定义，在两个或两个以上发育（发展）能区（维度）存在不同程度落后者均诊断为发育迟缓。

发育迟缓程度诊断标准用发育商（development quotient, DQ）表示，正常 DQ 在 86 以上；边缘状态 76≤DQ≤85；轻度落后 55≤DQ≤75；中度落后 40≤DQ≤54；重度落后 25≤DQ≤39；极重度落后 DQ<25。

【问题 3】　该家系先证者临床上需要与哪些疾病进行鉴别诊断？

思路 1：患儿表现为眼球震颤、发育迟缓、肌张力低下以及头颅 MRI 显示髓鞘发育落后，需要与其他髓鞘形成障碍性疾病（如佩梅样病、GM1、GM2 等）鉴别。

佩梅样病（Pelizaeus-Merzbacher-like disease，PMLD）：是少见的常染色体隐性遗传的弥漫性脑白质髓鞘形成障碍疾病，其临床表现、头颅 MRI 和 PMD 患者相似，难以区分，但是遗传方式不同，目前已知的 PMLD 均为常染色体隐性遗传方式，致病基因包括 *GJC2*、*AIMP1*、*HSPD1* 和 *FAM126A*，根据一般的影像学及生化检查很难将此两种疾病分开，目前只能依赖基因突变分析进行确诊，如果 *PLP1* 基因检查无异常，应该进一步进行其他 PMLD 相关基因检测，尤其对于临床表现为经典型 PMD 的女性患者。

GM2 神经节苷脂沉积病：本病为常染色体隐性遗传性疾病，由于溶酶体 β- 氨基己糖酶（Hex）缺乏而致病，头颅 MRI 也可表现为髓鞘形成障碍，因此需要与 PMD 进行鉴别。

Salla 病：溶酶体中 N- 乙酸神经氨酸（NANA）蓄积所致的游离唾液酸贮积病，临床上也可表现为肌张力低下、眼球震颤和智力运动发育迟缓，应该与 PMD 进行鉴别。详见溶酶体病章。

思路 2：该患儿还需要其他髓鞘变性与脱髓鞘脑白质病相鉴别。

综合患者起病年龄、临床表现、遗传方式及头颅 MRI 等均符合 PMD 临床诊断标准，临床诊断为经典型 PMD。建议患者进一步做基因诊断以确诊。

【问题 4】　怎样对该患儿进行确诊？

思路：PMD 的致病基因 *PLP1* 分子遗传学检测对于先证者确诊、携带者检出以及准确的遗传咨询具有重要价值，并为进一步产前诊断打下扎实的基础。

【问题 5】　怎样对该家系先证者进行分子遗传学诊断？

思路 1：明确的遗传病理学特征是进行遗传检测的基础，能指导临床医师选择合适的遗传检测技术，从而制订高效而经济的检测流程。

思路 2：PMD 由于 *PLP1* 基因突变致病，以重复突变最为常见（50%～70%），少部分（10%～25%）为点突变。据此，在临床诊断为 PMD 患者基因检测策略首先进行 *PLP1* 基因重复突变检测，结果正常者应用 DNA 直接测序方法进行点突变的检测。

思路 3：PMD 最常见的分子病理类型为 *PLP1* 基因重复突变，对于 *PLP1* 基因拷贝数的改变，特别是重复突变检测应用多重连接探针扩增技术（MLPA）试剂盒 P071，本家系中先证者（Ⅳ13）为单拷贝数增加的重复突变，遗传自其母亲（Ⅲ10），母亲 *PLP1* 基因为正常女性的 1.5 拷贝数，表型正常，提示为携带者，对家系中其余成员（Ⅲ3、Ⅲ4、Ⅲ6、Ⅲ7、Ⅲ10、Ⅳ1、Ⅳ2、Ⅳ4、Ⅳ7、Ⅳ8、Ⅳ9、Ⅳ10、Ⅳ11、Ⅳ13）进行筛查，男性均未发现基因型及表型的异常，女性中发现 2 例为携带者分别为Ⅲ3、Ⅲ4（图 5-9-7）。据此，可以确诊该先证者（Ⅳ13）为 PMD 患者，母亲（Ⅲ10）及两个姨母（Ⅲ3 与Ⅲ4）均为携带者。

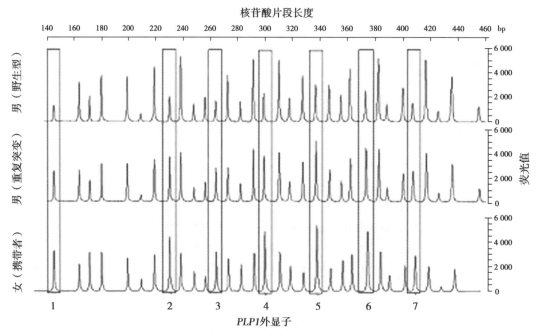

图 5-9-7　佩梅病患者及其母亲（携带者）的 MLPA 检测结果

［PMD 患者 *PLP1* 基因 7 个外显子重复突变，其携带者母亲的基因拷贝数为 3（正常女性基因拷贝数的 15 倍）］

【问题 6】　根据上述临床与分子诊断，如何判断基因型与表型的关系？

研究表明在 *PLP1* 相关疾病谱系中基因型与表型具有明显的相关性（图 5-9-8）：*PLP1* 基因突变以重复突变最为常见，占 50%～70%，点突变占 10%～25%，而缺失突变仅占 2% 左右。*PLP1* 基因重复突变见于大多数经典型与中间型 PMD；点突变临床表型分布广泛，可以见于 *PLP1* 相关疾病的全部临床表型，但以先天型 PMD 为多；而缺失突变见于无 *PLP1* 综合征与痉挛性截瘫 2 型。本家系中先证者临床诊断为经典型 PMD，分子诊断为 *PLP1* 基因重复突变，符合 PMD 基因型与表型具有相关性。

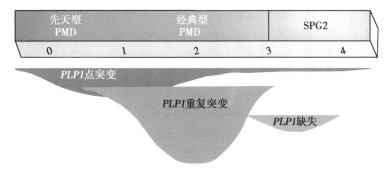

图 5-9-8　*PLP1* 相关疾病系谱中基因型与表型相关性

【问题 7】　如何进行遗传咨询?

思路 1:按 X 连锁隐性遗传方式进行遗传咨询。

思路 2:先证者父母风险评估。先证者父亲不是患者也不是携带者,先证者母亲为携带者。

思路 3:先证者同胞风险评估。先证者母亲为携带者,其遗传给后代的风险为 50%。遗传到突变的男性为患者,女性为携带者。

思路 4:先证者后代风险评估。PMD 患者一般在生育前死亡,如果进行婚配,其后代所有女性为携带者,儿子正常。

思路 5:产前诊断。女性携带者生育时须产前诊断。若明确为携带有相同致病基因突变的男性胎儿,应告知家长胎儿致病风险及可能的不良预后,由孕妇及其家庭决定是否采取治疗性流产。

【问题 8】　如何对患者进行治疗?

思路:对于 PMD 目前尚无满意的治疗办法,主要是对症支持治疗。包括喂养困难给予营养支持;关节挛缩给予矫正、按摩理疗、外科手术治疗等;肌张力障碍给予相应改善肌张力药物治疗,癫痫给予抗癫痫药物治疗等。

【问题 9】　患儿母亲拟再生育,如何进行产前诊断?

思路:产前诊断须建立在先证者遗传诊断明确的基础上。该家系先证者遗传学诊断明确,患儿的母亲为致病基因携带者,须进行产前诊断。首先对胎儿 gDNA 样本(可以孕早期取绒毛,中期取羊水)进行核型分析或 *SRY* 基因扩增确定性别,男性胎儿需要继续进行分子遗传学分析;根据先证者的突变类型采用相应的技术进行遗传学检测;综合上述检测结果做出胎儿是否会罹患与先证者相同突变所致 PMD 的结论。

【问题 10】　PMD 的遗传诊断和产前诊断流程。

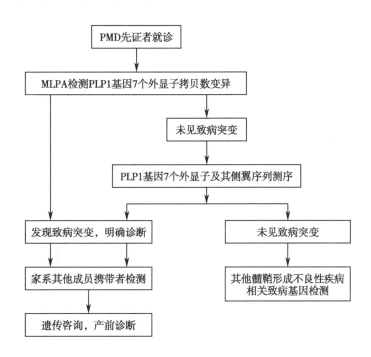

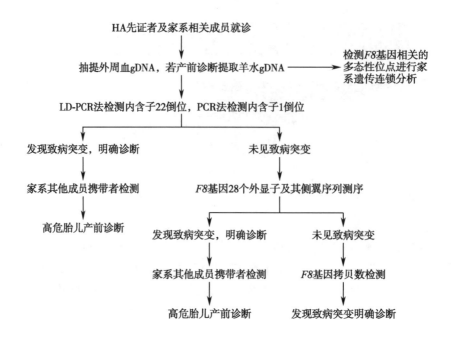

四、伴皮层下囊肿的巨脑性白质脑病

伴皮层下囊肿的巨脑性白质脑病（megalencephalicleukoencephalopathy with subcortical cysts，MLC）[OMIM 604004]又称 Van der Knaap 病（Van der Knaap disease），是于 1995 年由荷兰儿科教授 Van der Knaap 首先描述并报道的一种常染色体遗传的白质脑病，是儿童遗传性白质脑病中常见的类型之一，其患病率尚未见报道。本病于 2001 年确定了致病基因为 *MLC1*，随后于 2011 年又明确了 *HEPACAM* 基因（或称为 *GLIALCAM* 基因）为 MLC 的第二个致病基因。*MLC1* 基因定位于 22q13.3 染色体上，全长 26kb，cDNA（NM_015166）长约 4kb，包含 12 个外显子，编码含 377 个氨基酸的 MLC1 蛋白。目前报道的导致 MLC 的 MLC1 突变有错义突变、无义突变、剪切位点突变、插入突变、小片段缺失突变以及一个或几个外显子的缺失或重复突变。*GLIALCAM* 基因定位于全长 17kb，cDNA（NM_152722）长 3kb，包含 7 个外显子，编码含 416 个氨基酸的 GlialCAM 蛋白。到目前为止，国外已发现与 MLC 相关的 *GLIALCAM* 基因突变 16 种，其中 14 种错义突变，2 种为移码突变。目前认为由 *MLC1* 突变导致的 MLC 称为 *MLC1* 相关的 MLC（约占 75%），临床表现为经典型，也称为 MLC1 型 MLC，为常染色体隐性遗传方式；由 *GLIALCAM* 突变致病者称为 *GLIALCAM* 相关的 MLC（约占 20%），临床分型为 MLC2A 型和 MLC2B 型 MLC，前者为常染色体隐性遗传，后者符合常染色体显性遗传方式；剩余 5% 临床诊断 MLC 患者尚不能明确基因诊断。

MLC 的诊疗经过通常包括以下环节：

1. 详细询问先证者的症状学特征及遗传家族史。
2. 查体时重点关注神经系统体征，尤其是疾病特征性的体征如头围增大。
3. 对疑诊患者进行头颅 MRI 检查，确定 MLC 的临床诊断。
4. 对于临床诊断 MLC 患者，进行分子遗传检测，遗传咨询。
5. 对分子诊断明确、有生育要求的家系进行产前诊断。

临床关键点

1. 头大、发育迟缓是 MLC 的特征性临床表现。
2. MLC 的临床诊断须进行头颅 MRI 检测。
3. 基因检测是确诊的重要手段。
4. 该病为常染色体隐性遗传病或者显性遗传，应在此基础上进行遗传咨询。
5. 无有效的治疗方法，主要是对症治疗。
6. 产前诊断是唯一有效的预防途径，明确基因诊断是进行准确产前诊断的前提。

临床病例4

女,9岁,主因"头大与发育迟缓"就诊。初步病史采集如下。

患儿1岁内头围增长显著,以后头围增长速度减慢,1岁半时头围为53cm。运动发育迟缓,表现为4个月竖头,6个月翻身,7~8个月可以独坐,13个月会走路但不稳,22个月摔跤后走路更差,后渐渐好转,8岁时又逐渐出现走路不稳,易摔跤。无惊厥发作,智力发育基本正常。第1胎第1产,足月剖宫产,围生期无异常。父母非近亲婚配,他们与先证者之妹与弟均身体健康。母亲孕3产3,家族中其他成员无类似疾病(图5-9-9)。

查体:一般检查未见异常。神经系统查体:头围58cm,神志清,全身皮肤无皮疹、黄染及色素沉着,皮纹正常,无特殊外貌,颅神经检查未见异常,四肢肌力Ⅳ~Ⅴ级,双膝腱反射活跃,双侧巴氏征阴性。头颅MRI检查示双侧额、颞、顶、枕白质弥漫性异常信号,双侧颞叶囊性变。

【问题1】 根据上述门诊资料,患儿最可能的诊断是什么?

思路1:患儿为9岁女孩,生后头围进行性增大,病程呈进展性,以头大起病,逐渐出现发育迟缓,以运动障碍为著;查体见头大;头颅MRI显示双侧额、颞、顶、枕白质弥漫性异常信号,双侧颞叶囊性变;提示该病主要累及脑白质,伴白质囊性变,高度提示MLC。

知识点

MLC 的临床诊断标准

1. 出生即可有大头的表现,生后第一年头围增长迅速,以后增长速度逐渐减慢,但是头围仍然大于同龄儿平均值2个标准差以上。

2. 儿童早期或以后逐渐出现缓慢进展性运动功能恶化伴有小脑性共济失调及肢体痉挛。

3. 神经系统症状体征主要为小脑性共济失调及锥体束损失表现。

4. 典型头颅MRI表现为大脑半球白质广泛性髓鞘化异常伴轻度肿胀,前颞及/或额顶部皮层下白质囊性变。

思路2:MLC是一种常染色体隐性或者显性遗传病,男女均可患病;绝大多数患者父母为致病基因携带者,需要详细询问患儿家族中亲属特别是同胞的患病情况,绘制系谱图(图5-9-9)。从系谱图看该家系只有一位女性患者,符合常染色体隐性遗传方式谱系特点。

思路3:头颅MRI显示大脑白质弥漫性异常及肿胀伴有皮层下囊肿是MLC特征性表现。该家系先证者头颅MRI(9岁)表现为双侧额、颞、顶、枕白质弥漫性异常信号,白质轻度肿胀与双侧颞叶囊性变(图5-9-10)。

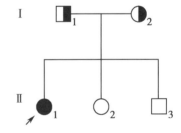

图5-9-9　MLC 患者系谱图

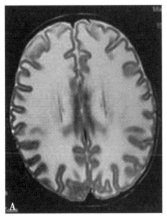
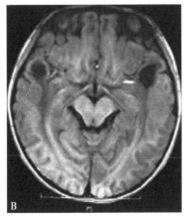
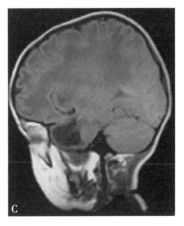

图5-9-10　MLC 患者头颅 MRI

[患儿于9岁时的头颅 MRI T$_2$ 加权像,A、B 与 C 显示双侧大脑半球白质广泛性长 T$_1$、长 T$_2$ 异常信号伴肿胀,双侧颞极可见皮层下囊肿(箭头所指)]

知识点

MLC 头颅 MRI 表现

1. 大脑半球白质广泛性长 T_1、长 T_2 异常伴轻度肿胀。

2. 中央白质结构包括胼胝体、内囊以及脑干虽不完全正常但较其他结构保存相对完好。

3. 小脑的白质多信号正常。

4. 灰质结构不受累。

5. 前颞皮层下囊肿最为多见，其次为额顶部。

6. 弥散加权像提示有逐渐增多的白质异常信号弥散。经典型患者随着病情发展，白质肿胀逐渐减轻并消失，其后会出现脑萎缩，皮层下囊肿逐渐在体积上扩大及数量上增多；改善型患儿 1 岁之内的 MRI 表现与上面描述的基本相同，但之后头颅 MRI 会逐渐改善甚至部分患儿的头颅 MRI 在几年之内可以变为正常。

【问题 2】　MLC 患者临床诊断的必备辅助检查是什么？

思路 1：头颅 MRI 检测。MLC 患者头颅 MRI 异常改变均表现为大脑白质弥漫性异常及肿胀伴有皮层下囊肿，这对于 MLC 诊断具有重要的作用。

思路 2：发育评估。绝大多数 MLC 患者均表现为发育迟缓或者倒退，运动障碍程度重于智力障碍，0～6 岁儿童应用 Gesell 发育诊断法进行发育评估。

【问题 3】　该家系先证者临床上需要与哪些疾病进行鉴别诊断？

思路：本病需与其他伴有大头表现的脑白质病鉴别，中枢神经系统海绵样变性（Canavan 病）与亚历山大病（Alexander disease，AxD）患儿通常也有头围大的表现，但是 Canavan 病典型头颅 MRI 表现为丘脑和苍白球受累明显，与 MLC 的大脑白质广泛异常及肿胀的特点不同，而且 MLC 的丘脑和苍白球并不受累，Canavan 病也可有白质的囊性变，但通常不出现像 MLC 一样的皮层下囊肿，婴儿型 Canavan 病的确诊还可以通过尿中高 N- 乙酰天冬氨酸（N-acetylaspartic acid，NAA）浓度来确定；亚历山大病除了头围大的特点外也可伴有脑白质囊性变，但是亚历山大病的脑白质病变以前头部更重，而且囊肿也经常出现在额叶深部白质。另外白质消融性白质脑病（leukoencephalopathy with vanishing white matter，VWM）及某些线粒体脑病可伴有脑白质囊性变，根据临床特点可予以鉴别。对难以鉴别的病例，*MLC1* 及 *GLIALCAM* 基因突变检测为最终确诊手段。

综合患者起病年龄、临床表现、遗传方式及头颅 MRI 等，均符合 MLC 临床诊断标准，临床诊断为经典型 MLC。建议患者进一步做确诊检测。

【问题 4】　怎样对该患儿进行确诊？

思路：MLC 的致病基因 *MLC1* 与 *GliaCAM* 分子遗传学检测对于先证者确诊、携带者检出以及准确的遗传咨询具有重要价值，并为进一步产前诊断打下扎实的基础。

【问题 5】　怎样对该家系先证者进行分子遗传学诊断？

思路 1：明确的遗传病理学特征是进行遗传检测的基础，能指导临床医师选择合适的遗传检测技术，从而制订高效而经济的检测流程。

思路 2：导致 MLC 的 *MLC1* 突变符合常染色体隐性遗。*MLC1*（GenBank NM_015166）定位于 22q13.3，包含 12 个外显子，编码含 377 个氨基酸的 MLC1 蛋白，目前报道的导致 MLC 的 *MLC1* 突变有错义突变、无义突变、剪切位点突变、插入突变、小片段缺失突变及一个或几个外显子的缺失或重复突变。导致 MLC 的 *GLIALCAM* 基因突变既可以为常染色体隐性遗传，也可以为常染色体显性遗传，不同的遗传方式所导致的临床表型不同。*GLIALCAM*（GenBank NM_611642）包含 7 个外显子，编码含 416 个氨基酸的 GlialCAM 蛋白，到目前为止，国外已发现与 MLC 相关的 *GLIALCAM* 基因突变 16 种，其中 14 种错义突变，2 种为移码突变。*MLC1* 突变约占 MLC 患者总数的 75%，*GLIALCAM* 突变约占 20%。据此，在临床诊断为 MLC 患者基因检测策略首先进行 *MLC1* 基因突变检测，结果正常者进行 *GLIALCAM* 突变的检测。

思路 3：MLC 最常见的分子病理类型为 *MLC1* 基因突变，对本家系中先证者进行 *MLC1* 全部外显子及其内含子连接区域检测未见异常,接着进行 *GLIACAM* 检测,结果表明 c.203A>T;p.(Lys68Met)与 c.395C>A;p.(Thr132Asn)复合杂合突变(图5-9-11),父母均为正常临床表型的携带者。

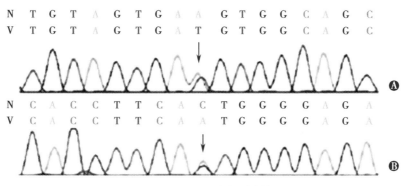

图5-9-11 MLC患者测序结果

(先证者 *GLIACAM* 第2外显子正向测序结果的 c.203A>T 与 c.395C>A 杂突变;N,正常序列;V,变异序列;箭头示 *GLIACAM* 改变位置)

【问题6】 如何进行遗传咨询?

思路1:按常染色体显性或者隐性遗传方式进行遗传咨询。

思路2:先证者父母及同胞风险评估。先证者父母为携带者,他们再生育子女患病风险为1/4,携带者1/2,正常1/4。

思路3:产前诊断。本家系父母携带者生育时须进行产前诊断,若为携带相同突变的胎儿,应告知家长胎儿致病风险及可能的不良预后,由孕妇及其家庭决定是否采取流产/引产。

【问题7】 如何对患者进行治疗?

对于MLC目前尚无满意的治疗办法,主要是对症支持治疗。包括喂养困难给予营养支持;关节挛缩给予矫正、按摩理疗、外科手术治疗等;肌张力障碍给予相应改善肌张力药物治疗,癫痫给予抗癫痫药物治疗等。

【问题8】 患儿母亲拟再生育,如何进行产前诊断?

思路:产前诊断须建立在先证者遗传诊断明确的基础上。该家系先证者遗传学诊断明确,患儿的父母亲为致病基因携带者,须进行产前诊断。对胎儿gDNA样本需要继续进行分子遗传学分析;根据先证者的突变类型采用相应的技术进行遗传学检测;综合上述检测结果做出胎儿是否会罹患与先证者相同突变所致MLC的结论。

【问题9】 根据头颅MRI特点诊断四种常见遗传性白质脑病流程。

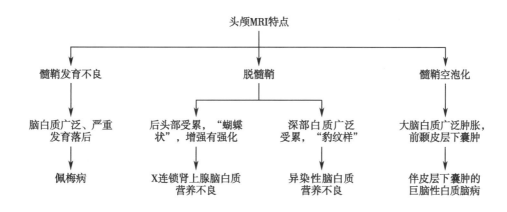

（江 泓）

本 章 小 结

神经系统遗传病具有高度的临床和遗传异质性,可累及包括神经系统在内的多个系统。某一基因致病性变异可导致多种表型,某一类临床相似的表型可由不同的基因变异引起,这种异质性给神经系统遗传病的诊断带来了挑战,也对临床医师的病史采集、临床查体及辅助检查判读,特别是基因测序结果的分析提出了更高的要求。神经系统遗传病的定位诊断可以为定性诊断提供线索,但确诊必须依赖于基因诊断,遗传模式则为基因诊断提供重要参考。神经系统遗传病的诊断思路包括定位诊断、定性诊断、家系分析、候选基因筛查、表型共分离、变异致病性分析等,这也是其不同于其他神经系统疾病的特点。随着测序技术的飞速发展,高通量测序日益成为神经系统遗传病诊断的有力工具,同时,如何从海量的变异数据中筛选有用信息,需要从疾病基因型 - 表型相关性、候选致病性变异的功能解读等多方面分析。美国医学遗传学与基因组学学会(American College of Medical Genetics and Genomics,ACMG)《ACMG 遗传变异分类标准与指南》的推出,为高通量测序数据的解析提供了规范的分析流程。其中,针对罕见变异,不能仅因其罕见性、新发现或者是新发变异来确定其致病性;针对怀疑有隐性遗传或新发变异的患者,建议在开展外显子组或基因组测序时,尽力做到"核心家系"检测(即母亲、父亲、患病儿童),这些新的理念将推动遗传病的基因诊断迎来更大的发展。

推荐阅读文献

[1] 刘焯霖,梁秀龄,张成. 神经遗传学. 3 版. 北京:人民卫生出版社,2011.

[2] ERRO R,SHEERIN UM,BHATIA KP.Paroxysmal dyskinesias revisited:A review of 500 genetically proven cases and a new classification.Mov Disord.2014,29(9):1108-1111.

[3] HIRBE AC,GUTMANN DH. Neurofibromatosis type 1:A multidisciplinary approach to care. Lancet Neurol. 2014,13(8):834-843.

[4] LIM SH,ARDERN-HOLMESS,MCCOWAGE G,et al. Systemic therapy in neurofibromatosis type 2. Cancer Treat Rev. 2014,40(7):857-861.

[5] WICKLUND MP,KISSEL JT. The limb-girdle muscular dystrophies. Neurol Clin. 2014,32(3):729-749.

[6] STATLAND J,TAWIL R. Facioscapulohumeral muscular dystrophy.Neurol Clin. 2014,32(3):721-728.

[7] THORNTON CA. Myotonic dystrophy.Neurol Clin. 2014,32(3):705-719.

第六章　血液系统遗传病

血液系统疾病与遗传的关系极为密切。血液系统的遗传病众多,临床表现复杂,有些血液系统的遗传病,例如地中海贫血和G6PD缺乏症等,具有明显的地域性分布的特点。在我国南方,特别是两广和云贵等地区,地中海贫血(简称地贫)、G6PD缺乏症等占单基因遗传病的首位,而血友病则是原发性凝血障碍性遗传病的最主要的病种。上述这些疾病的患者常表现出较明显的溶血性贫血或出血症状并以引发全身多系统的症状和体征,有时甚至是致死性的,因此对这类疾病作出精准的诊断和治疗,并采取积极的预防措施,对于保障人民的身体健康具有重要的意义。本章将对地中海贫血、血友病和G6PD缺乏症这些代表性的血液系统遗传病的临床表现、诊断和鉴别诊断要点以及治疗手段等逐一进行阐述。

第一节　地中海贫血

地中海贫血(thalassemia),简称地贫,是世界上最常见的人类单基因遗传性血液病,其分子特征是珠蛋白基因的缺失或突变,导致所编码的珠蛋白肽链合成减少或缺如,致使组成血红蛋白的珠蛋白链比例失衡,从而引起红细胞损伤和溶血的贫血性疾病。根据受累珠蛋白基因的不同,地中海贫血可分为不同类型,主要有α-珠蛋白基因(简称α基因)表达缺乏或减少,称为α-地中海贫血,简称α-地贫[OMIM 604131];β珠蛋白基因(简称β基因)表达缺乏或减少则称为β-地中海贫血,简称β-地贫[OMIM 613985]。

地贫在全球广为流行,主要分布在热带和亚热带疟疾高发地区,至少有5亿人携带血红蛋白变异基因,世界卫生组织(WHO)的人类遗传病计划将地贫列为在发展中国家开展人群预防的六大疾病之一。我国长江以南的广大地域为该病的高发区,人群中基因携带者检出率为1%~23%,其中,尤以两广地区为甚,广西地贫携带率高达23.98%(α-地贫17.55%,β-地贫6.43%),广东地贫携带率为11.07%(α-地贫8.53%,β-地贫2.54%)。

α-地贫和β-地贫属常染色体隐性遗传病,杂合子为基因携带者,通常无临床表现,但血液学检查呈现小细胞低色素血象。重型α-地贫(巴氏胎儿水肿综合征)为致死性疾病,重型β-地贫患儿只能靠输血维持生命,缺乏正规治疗的患儿多在童年夭折,目前除造血干细胞移植外,尚无其他有效的治疗方法。通过遗传筛查和产前诊断,选择性淘汰严重受累胎儿是目前最有效的手段。

α-地贫和β-地贫属同类型遗传性溶血性疾病,临床上两种疾病最大的不同是重型患者的治疗和处理,但其临床诊治和遗传咨询策略基本相同。其临床遗传学操作的关键点:①围绕血液学和临床特征指标全面采集表型资料;②通过家系分析进行表型和基因型结果解释;③致病基因的基因分型遗传检测结果是临床确诊的"金标准";④遗传检测技术是开展产前诊断的主要手段;⑤按照常染色体隐性遗传病的规律开展遗传咨询;⑥临床处理时,重型α-地贫的重点是产前诊断,重型β-地贫的重点是支持疗法,后者一般在门诊实施。

地中海贫血诊疗经过通常包括以下环节:

1. 详细询问患者的祖籍、症状学特征和遗传家族史。
2. 详细的临床血液学和血红蛋白特性的检查。
3. 查体时重点关注贫血程度、有无黄疸、生长发育状况、肝脾是否肿大等。
4. 基因诊断确诊地中海贫血的"金标准"。
5. 向患者和家庭解释检测的结果、做好遗传咨询。
6. 根据病情制订治疗方案。
7. 掌握产前诊断的伦理学原则和适应证。

一、α-地中海贫血

前面已述，α-地贫是由于α-珠蛋白肽链合成缺乏或减少以使β珠蛋白肽链相对过剩引发的溶血性贫血症。编码α-珠蛋白肽链合成的α基因（HBA）位于第16号染色体短臂末端13.3处，正常人的每一条16号染色体上具有2个高度同源的α基因，从$5' \rightarrow 3'$分别称为α_2和α_1基因，因此正常人的每一体细胞中含有4个α基因。导致中国人α-地贫的主要分子病因是α基因的缺失，少数则是α_2基因的点突变所致。

在中国人α-地贫中，主要存在三种α基因缺失类型：

1. 东南亚缺失型 这是东南亚和中国α-地贫群体中特有的α基因缺失类型，一条16号染色体上的α_2和α_1基因全部缺失，缺失片段大小为19.30kb，表示为$—^{SEA}/$。

2. 左侧缺失型 α_2基因缺失，缺失片段大小为4.2kb，表示为$-\alpha^{4.2}/$，α_1基因保持完整。

3. 右侧缺失型 缺失了α_2基因的$3'$端和α_1基因的$5'$端，缺失片段大小为3.7kb，表示为$-\alpha^{3.7}/$，α_2基因的$5'$端和α_1基因的$3'$端融合形成了一个完整的α基因。

α基因的点突变所致的中国人α-地贫主要有3种：Hb CS（CD142 TAA>CAA），Hb QZ（CD125 CTG>CCG）和Hb Westmead（CD122 CAC>CAG），可综合用$\alpha\alpha^T/$表示，也可分别表示为$\alpha^{CS}\alpha/$，$\alpha^{QS}\alpha/$和$\alpha^{WS}\alpha/$。

α-地贫的临床表现的严重程度与α基因缺陷的数目密切相关，缺陷数目越多症状就越严重，反之则轻（表6-1-1）。

表6-1-1 α-地贫的表型与α基因缺陷数目之间的关系

表型分类	缺陷基因数目	基因型举例
正常	0	αα/αα
静止型α-地贫（多无表型）	1	-α/αα 或 $\alpha\alpha^T$/αα
α-地贫特征（明显表型）	2	—/αα 或 -α/-α
HbH病（中间型）	3	—/-α 或 —/$\alpha^T\alpha$
巴氏胎儿水肿综合征（重型）	4	—/—

注：α-地贫表型变化的规律为，表型严重程度与HBA基因缺陷数目增加直接相关，$\alpha\alpha^T/$示α_1基因点突变，$\alpha^T\alpha/$示α_2基因点突变，正常情况下，α_2基因的功能强于α_1基因，其表达水平占总α-珠蛋白链的2/3。因此，α_2基因突变的表型较严重。

临床病例1

首次门诊病例摘要

患儿，G_1P_1，女，5岁6个月，父母均为广东韶关人，均为汉族，就诊时母亲已孕第2胎（妊娠12周），患儿为足月正常分娩，出生时正常，婴儿期吃奶常吐，夜睡眠中易哭闹，平时易感冒，约2岁时因感冒发热在当地医院留医，被诊断为"地中海贫血"，住院输血一次，此后至今类似情况在当地医院输血10次。血细胞计数资料（2岁）：Hb 62g/L；RBC参数：MCV 73.5fl，MCH 20.3pg。半年前，血细胞计数资料：Hb 78.0g/L；RBC参数：MCV 76.5fl，MCH 21.5pg。

查体：身高81cm，体重11kg，脸色苍白，巩膜稍黄，腹部稍膨大，肝肋下可触及，脾肋下1指，质软，无明显头颅和面部骨骼畸形，无智力障碍。要求对现怀孕的第二胎进行产前诊断。

【问题1】 通过上述初步检查，该患者可疑的诊断是什么？

思路：根据患儿幼年发病、父母祖籍地（疾病高发区）、有家族史、溶血性贫血（黄疸），肝脾大、血象为小细胞性贫血及血红蛋白水平显著降低，高度怀疑为中间型α-地中海贫血，应进行基因诊断确诊。

知识点

中间型α-地贫

α-地中海贫血是我国南方区域性高发的遗传性溶血性贫血。中间型α-地贫，又称HbH病（实验室检查有 HbH 阳性可以确诊），由于缺陷的 α- 地贫基因型不同，HbH 病的临床表型、发病年龄（平均 4～14 岁之间）和病情严重程度差异很大，发病时间越早，病情越严重。

HbH 病临床特征：①轻、中度小细胞低色素性，平均血红蛋白水平>72g/L；②除少数严重病例外，一般不依赖输血治疗可维持生长发育需要的基础血红蛋白水平，属于非输血依赖型地贫（non-transfusion dependent thalassaemias，NTDT）；③常有脾大；④生长发育基本正常。

【问题 2】　为进一步明确诊断，需要进行何种检查？如何进行基因诊断？

思路 1：根据病史记录，首先需确诊该患儿是否为 HbH 病，并进一步与我国南方另一种小儿常见的地贫——中间型 β- 地贫（详见本章中阐述的"β- 地中海贫血"）进行鉴别诊断。

知识点

α- 地贫临床特征

α- 地贫为常染色体隐性遗传病，患儿（先证者）父母为必然的致病基因携带者（an obligate carrier），家系分析是进行遗传性疾病（尤其是单基因病）临床诊断的重要辅助手段。α- 地贫基因携带者具有小细胞（MCV 降低）低色素（MCH 降低）和 HbA$_2$ 水平降低的表型特征。

α- 地贫确诊指标

单基因遗传病的确诊依赖遗传检测得出的基因分型结果，而表型和基因型分析的一致性是遗传病诊断的基本条件。检测致病基因突变是单基因病确诊的"金标准"。

思路 2：先进行下列 3 类实验室检查，获取必要的血液学表型资料。①患儿及其父母血常规检测 Hb 含量、RBC 参数（MCV 和 MCH 等）等；②HbA2 和 HbF 含量检测，以及是否存在反映 α- 地贫和 β- 地贫的特征性异常 Hb 成分，如 HbH 和 HbE 等；③检测血清铁蛋白（serum ferritin，SF）水平，了解体内铁储积状况。

思路 3：根据上述表型结果的指导，再进行疾病靶基因 α 或 β 基因的突变分析，确定该病的遗传病因学。

知识点

α- 地贫的病因学

1. 致病基因 16p13.3 上的 α 基因发生先天性突变。

2. 基因突变以基因片段缺失为主，中国人 α- 地贫的主要基因缺失类型有东南亚缺失型、左侧缺失型和右侧缺失型等 3 种。

3. 少数 α 基因突变导致的异常血红蛋白变异体可引起 α 基因表达水平降低，同时产生地贫表型，我国最常见的 3 种此类 α- 地贫是 HbCS、HbQS 和 HbWestmead。

4. α 基因突变使 α 珠蛋白肽链合成下降，而 β 珠蛋白肽链合成相对过剩，致使组成血红蛋白的珠蛋白链比例失衡，从而引起红细胞损伤和溶血性贫血。

5. α 基因缺陷的数目与临床表现密切相关。

第二次门诊记录

家系分析表型和基因型检查结果。患儿（先证者）：Hb 76.5g/L；RBC 参数：MCV 74.5fl，MCH 21.2pg，Rtc 80.3×10⁹/L；Hb 分析：HbA 91.8%，HbCS 2.2%，HbH 2.9%，HbA2 1.6%，HbF 0.5%（图 6-1-1）；α 基因突变阳性，基因型为 --/α^{CS}α（双重杂合子）。父亲：Hb 132g/L；RBC 参数：MCV 78.2fl，MCH 24.6pg；Hb 分析：HbA 95.9%，HbCS 1.8%，HbA$_2$ 2.3%；α 基因突变阳性，基因型为 αα/α^{CS}α（杂合子）。母亲：Hb 123g/L；RBC 参数：MCV 79.0fl，MCH 26.7pg；Hb 分析：HbA 96.5%，HbA$_2$ 2.8%，HbF 0.6%；α 基因突变阳性，基因型为 --/αα

（杂合子）。查体：腹部膨大，肝肋下 1.5cm，脾肋下 2.5cm。先证者起病后，在当地医院共输血 10 次，本次外周血检查距上次输血约三个半月。一直未使用铁螯合剂治疗。患儿体内血清铁蛋白（SF）含量为 890μg/L，显著升高，提示体内已有大量铁储积。

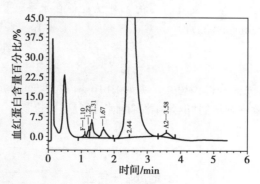

图 6-1-1　血红蛋白成分分析图谱（高效液相色谱分析法）

[左侧 2 个分离峰分别为 HbH（2.9%）和 HbCS（2.2%）；中间主峰为 HbA（91.8%），其右侧为 HbA2（1.6%），HbCS 和 HbA 之间的几个小峰为红细胞溶血液中的其他成分。图中标注的数据为色谱分析的出峰时间]

知识点

α- 地贫实验室检测要点

被检个体的上述血液学表型指标（见"第二次门诊记录"），可以指导检测致病基因的方向，在小细胞（MCV 降低）低色素（MCH 降低）的前提下，一般携带者（父母）HbA2 水平降低（或正常低值）和 / 或合并 HbH 阳性提示为 α- 地贫。检测 α 基因已知突变时，先检测常见突变（见前述知识点"α- 地贫的病因学"），现临床上使用的检测技术一般可一次性检测 3 种缺失突变，同时或另增加一次可检测 3 种点突变，若结果为阴性，应进一步采用多重连接依赖式探针扩增技术（MLPA）检测其他类型大片段缺失，或采用 DNA 测序技术检测少见的 α 基因点突变。

知识点

我国人群 HbH 病的分子病理学基础

HbH 病分为缺失型和非缺失型两类，其分子缺陷表现为一条染色体为最常见的缺失基因（--SEA/），另一条染色体为静止型缺失基因（–α3.7/ 或 –α4.2/，缺失型 HbH 病）或 α 基因点突变（αCSα/，αQSα/ 或 αWSα/、非缺失型 HbH 病）。

知识点

检查结果的解释

血液学表型结果主要抓住反映家系成员小细胞（MCV）低色素（MCH）的细胞计数结果（本例患者及其双亲这两项指标均降低），以及先证者的 Hb 含量（本例为 Hb 76.5g/L）、HbCS 2.2%、HbH 2.9%、HbA₂ 1.6% 和双亲的 HbA₂ 含量降低（本例父亲 2.3%，母亲 2.8%）以及父亲检出 HbCS 1.8% 阳性结果。基因型结果主要抓住 α 基因分型（本例父亲为 αα/αCSα，母亲为 --SEA/αα，先证者为 --SEA/αCSα），突变的遗传关系成立，且家系分析表型和基因型结果相吻合，结合发病情况和其他临床特征，患儿可以确诊为非缺失型 HbH 病，属中间型 α- 地贫。

【问题3】　确诊为 HbH 病后患者下一步应当如何处理? 如何对患者进行治疗?

思路1: 输血治疗的目的是稳定维持 Hb>80g/L 水平,治疗频度和输血量根据这一要求决定。由于患者体内已有较多铁储积,规范输血和除铁治疗是下一步临床处理的要点。可参照重型 β- 地贫的基本规范(详见"本章第二节 β- 地中海贫血")执行,每次输注红细胞 0.5～1U/10kg。

知识点

HbH 病治疗

包括 HbH 病在内的许多遗传性疾病,一般难以治愈,临床上可给予支持疗法改善症状。需根据人体 Hb 水平变化长期治疗,按国际上针对 NTDT 的治疗新观念,主张以稳定维持患者 Hb 80～90g/L 水平进行规范输血和除铁治疗,该治疗在门诊处理。必要时考虑脾切除手术治疗。

思路2: 一般治疗中需注重补充叶酸、钙制剂、抗氧化剂和维生素 D,避免食用富含铁的食物,治疗中避免使用铁制剂和氧化剂。在输血治疗过程中,根据患儿的病情变化,还需考虑该患儿将来是否适合进行脾切除治疗。HbH 病脾切除治疗一般在输血治疗病情恶化情况下才考虑,本案例在未输血期仍可维持 Hb>75g/L 水平(距上次输血约 3.5 个月 Hb 76.5g/L),不属于脾切除适应证。

【问题4】　如何进行 α- 地贫的遗传咨询?

思路1: 与患儿家长交流和解释 HbH 病的相关医学信息。

知识点

HbH 病的诊疗知识

1. HbH 病由 2 种不同的 α 基因缺陷类型,即 2 个 α 基因缺失(—^{SEA}/)复合了 1 个 α 基因缺失(-α$^{4.2}$/或 -α$^{3.7}$/ 基因缺失)或者 1 个具有点突变的 α 基因(α^{CS}α/,α^{QZ}α/ 或 α^{WS}α/),形成的双重杂合子所导致的中间型 α- 地贫,终生患病,其临床表现变异范围广泛,从轻度贫血到需要依赖输血的严重贫血均有发生(患者 Hb 在 60～110g/L 之间),多数可长期存活。

2. α- 地贫携带者为非患病个体,分为 α- 地贫特征和静止型携带者,后者一般无明显表型,静止型纯合子(如 -α$^{3.7}$/-α$^{3.7}$ 和 -α$^{4.2}$/-α$^{4.2}$)或双重杂合子(-α$^{3.7}$/-α$^{4.2}$)表现为 α- 地贫特征。α- 地贫特征有地贫特征的血液学表型,但无临床症状且终生稳定,对个体精神和身体发育无碍,无须治疗。

3. 可以根据基因型预测表型的严重程度,一般非缺失型的病情重于缺失型,但基因型为 —/α^{WS}α 的 HbH 病患者例外,表型最轻,合并 β- 地贫突变和性别是 HbH 病表型变异的主要因素。

4. 研究证实,在 HbH 病中,我国南方常见的由 HbCS 导致的 HbH 病(—/α^{CS}α)较为严重,尤其在发热性疾病期间(如感冒发热)可因迅速溶血而危及患儿生命,须及时救治。

思路2: 对该患儿家系成员的再发风险进行评估和解释。

知识点

α- 地贫遗传规律

1. 患者双亲再生育将有 1/4 的概率出生 HbH 病患儿,1/2 的概率生出携带者(αα/α^{CS}α 或 —/αα),1/4 的概率出生正常基因型的胎儿。

2. 单方为 α- 地贫携带者的夫妻,即 α- 地贫携带者与正常人婚配,有 1/2 的概率出生携带者,1/2 的概率生出基因型正常胎儿,其后代患病的概率为 0。

3. 少数罕见的自发突变与常见缺失组成的双重杂合子也会导致 HbH 病。

4. 近亲婚配会提高中间型 α- 地贫的发病概率。

【问题5】　患儿母亲拟再生育,如何进行产前诊断?

思路1:遗传咨询是产前诊断的重要环节,咨询者需向求诊对象解释和说明产前诊断适应证、胎儿的发病风险、胎儿取样知识、所使用的相关取样和检测技术及其可能出现的意外风险以及被确诊为患病胎儿的处置等。

思路2:胎儿样品采集于孕早、中期(妊娠10～23周)进行,通过产前诊断确诊为重型α-地贫胎儿(包括严重的中间型地贫),需及时与受累胎儿的双亲沟通,在知情选择的情况下,尽快对受累胎儿适时引产。

知识点

α-地贫高风险对象及其基因型

高风险对象主要为重型α-地贫Hb Bart's胎儿水肿综合征(图6-1-2),HbH病由于临床表型差异大,轻者可长期存活,故只有表型严重的HbH病才纳入产前诊断适应证。

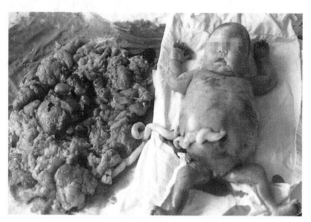

图6-1-2　经产前诊断引产的Hb Bart's胎儿水肿综合征患儿

知识点

产前基因诊断原则

产前诊断是采用遗传检测技术进行已知突变基因分型的临床操作,在进行胎儿样品采集之前,其双亲的α-地贫已知突变基因型都必须明确,这样才能有效地完成胎儿α基因型的产前遗传检测,给出胎儿患病与否的明确结果。产前诊断的遗传检测是基于家系分析的相关操作(必要时检测胎儿双亲的同时,增加检测先证者),须严格杜绝单独针对胎儿样品的检测。

知识点

遗传筛查和地贫预防

1. 孕早期或婚前筛查　降低人群中、重型α-地贫和β-地贫出生率为目标的人群防控计划是针对地贫高发区的大规模前瞻性检测,即通过检查育龄人群中个体的血液学表型特征(MCH和HbA$_2$的改变等),发现和确定α-地贫或β-地贫的高风险夫妇携带者,在遗传咨询的基础上对高风险夫妇进行检测,从而控制α-地贫和β-地贫患儿的出生。本案例中是已生育过地贫患儿的单个家庭,其要求产前诊断的就诊行为属于回顾性检测,意义和操作完全不同于大规模预防控制计划。

2. 新生儿筛查　通过筛查新生儿脐带血检测血液学表型特征(如Hb Bart's和HbH及其含量变化),在人群中发现HbH病患儿,并进一步通过遗传诊断确诊,从而及早实现对不同表型特征的HbH病的医学监护、临床处理和护理,保护儿童健康发育和生长。

二、β- 地中海贫血

β- 地贫是由于位于 11 号染色体短臂 11p15.5 的 β 基因（*HBB*）发生突变致使珠蛋白肽链合成缺乏（β^0）或减少（β$^+$）而引发的溶血性贫血症。β- 地贫的分子缺陷子与 α- 地贫不同，绝大多数中国人群中的 β- 地贫是由于 β 基因点突变所致，少数是基因的缺失。

临床病例 2

首次门诊病例摘要

患儿，男，3 岁 10 个月。父母均为广西东兴人，分别为汉族（父）和壮族（母）。母亲抱孩子就诊，诉孩子为第一胎，家族中患儿大姨妈曾生育过类似女孩，出生时足月正常分娩，8 个月时开始发病，食欲不佳，睡眠差，常夜汗和吵闹，平时易感冒，10 个月时在当地医院因感冒发热住院，第一次输血，此后 10 余次因发热在当地医院输血。当地医院血细胞计数资料（2 岁）：Hb 54g/L；RBC 参数：MCV 62.5fl，MCH 24.3pg，Rtc 87.3×10^9/L。

查体：身高 80cm，体重 10.5kg，脸色苍白，巩膜黄染，腹部膨大，肝肋下 1 指，脾肋下 2 指，质软，无明显头颅和面部骨骼畸形，鼻梁低，无智力障碍。

【问题 1】　通过上述初步检查，该患者可疑的诊断是什么？

思路：根据患儿幼年发病、父母祖籍地（疾病高发区）、有家族史、溶血性贫血（黄疸）、肝脾大、血象为小细胞性贫血及血红蛋白水平显著降低，网织红细胞增多，提示造血活跃，高度怀疑为重型 β- 地中海贫血。

知识点

β- 地贫发病特点

β- 地贫是我国南方区域性高发的遗传性溶血性贫血。大多数重型 β- 地贫患儿在出生后 3～4 个月后就开始出现贫血症状，并呈日益加重趋势。

知识点

重型 β- 地贫的临床特征

1. 严重小细胞低色素贫血，血红蛋白水平 <65g/L。
2. 发育迟缓、面白和黄疸。
3. 特殊面容　鼻梁塌陷、眼距增宽和额骨及颧骨隆起（图 6-1-3）。
4. 肝脾大（脾明显大）。
5. 骨髓扩张。
6. 合并感染。
久病和未规范输血治疗的患者常可有上述各种表现。

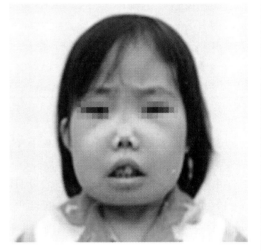

图 6-1-3　β- 地贫患者的特殊面容
（患儿由于长期贫血致发育不良和骨髓扩张使头面部骨骼变形）

【问题 2】　为进一步明确诊断，需要进行何种检查？ 如何进行基因诊断？

思路 1：首先需确认该患儿是否为遗传性疾病，如果是，在诊断 β- 地贫时需与另一种我国南方小儿常见的地贫——中间型 α- 地贫（又称 HbH 病，详见"本章第一节 α- 地中海贫血"）鉴别诊断。

知识点

β- 地贫临床特征

β- 地贫为常染色体隐性遗传病,患儿(先证者)父母为必然的基因携带者(an obligate carrier),家系分析是进行遗传性疾病(尤其是单基因病)临床确诊的基本步骤。β- 地贫基因携带者具有小细胞(MCV 降低)、低色素(MCH 降低)和 HbA_2 水平升高的表型特征。

思路 2:先进行下列两类实验室检查,获取必要的血液学表型资料。①患儿及其父母(家系分析)的外周血常规分析,主要获取 Hb 含量、RBC 参数(MCV 和 MCH 等)的表型指标;②分析血红蛋白成分主要获取 HbA_2 和 HbF 水平,以及是否存反映 α- 地贫和 β- 地贫的特征性异常 Hb 成分,如 HbH 和 HbE 等。

思路 3:根据上述表型结果的指导,再进行疾病靶基因(α 基因或 β 基因)的突变分析,确定该病的遗传学病因。

知识点

β- 地贫的病因学

1. 致病基因 11p15.3 上的 β 基因发生突变。

2. 全世界已发现近 300 种 β- 地贫突变,以点突变为主,基因大片段缺失为次,中国南方人群发现 52 种点突变和 6 种缺失,常见的 8 种 β 基因突变及其频率分布情况见表 6-1-2,突变类型有种族和地域差异。

表 6-1-2　常见的 8 种 β 基因突变及其频率分布

突变类型	突变	表型	频率 /%
移码突变	c.124_127del TICT	$β^0$	43.05
无义突变	c. 52A>T	$β^0$	24.80
RNA 剪接突变	c.316+654 C>T	$β^0$ 或 $β^+$	8.99
转录突变	c.-78A>G	$β^+$	8.72
移码突变	c.216_217insA	$β^0$	6.27
RNA 剪接突变	c.79G>A	HbE	3.27
转录突变	c. 92+1 G>T	$β^+$	2.45
转录突变	c.-79A>G	$β^+$	1.63

注:本表主要列举的是有文献报道的中国人群的 HBB 基因的常见突变频率。

3. β 基因突变使 β 珠蛋白链合成下降,完全抑制 β 珠蛋白链合成的突变为 $β^0$,部分抑制 β 珠蛋白链合成的突变为 $β^+$。

4. 杂合子突变可导致血红蛋白成分(HbA_2 水平)升高。

5. 少数 β 基因突变导致的异常血红蛋白变异体,可同时引起 β 基因表达水平降低,产生地贫表型,如 HbE 也出现 β- 地贫的临床表现。

知识点

β- 地贫实验室检测要点

被检个体的上述血液学表型指标,可以指导检测致病基因的方向,在小细胞(MCV 降低)、低色素(MCH 降低)的前提下,一般携带者(父母)HbA_2 水平升高提示为 β- 地贫,HbA_2 水平降低和 / 或合并

HbH 阳性提示为 α- 地贫。检测 β 基因已知突变时，先检测常见突变，现临床上使用的检测技术一般可一次性检测 17～25 种突变，若结果为阴性，应进一步采用 MLPA 检测少见类型大片段缺失，和必要时采用 DNA 测序技术检测少见的 β 基因点突变。样品表型 HbF>5% 时（携带者），基因大片段缺失突变分析非常重要。

第二次门诊记录

家系分析表型和基因型检查结果。

患儿（先证者）：Hb 65.5g/L；RBC 参数：MCV 64.5fl，MCH 25.2pg，Rtc 83.3×10⁹/L；Hb 分析：HbA 15.5%，HbF 81.6%，HbA_2 2.9%；β 基因突变阳性，基因型为 βc.124_127 del TTCT/βc.52A>T（双重杂合子）。

父亲：Hb 133g/L；RBC 参数：MCV 61.1fl，MCH 24.2pg，Rtc 21.4×10⁹/L；Hb 分析：HbA 93.5%，HbF 1.4%，HbA_2 5.1%；β 基因突变阳性，基因型为 βc.124_127 del TTCT/βN（杂合子）。

母亲：Hb 115g/L；RBC 参数：63.6fl，MCH 23.5pg，Rtc 24.3×10⁹/L；Hb 分析：HbA 94.3%，HbF 0.9%，HbA_2 4.8%；β 基因突变阳性，基因型为 βc.52A>T/βN（杂合子）。

查体：腹部膨大，肝肋下 1.5cm，脾肋下 3cm。先证者起病后，在当地医院共输血 15 次，本次外周血检查距上次输血约 1.5 个月。一直未使用铁螯合剂治疗。

【问题 3】　检查结果说明什么？

思路：血液学表型结果主要抓住反映家系成员小细胞（MCV）、低色素（MCH）的细胞计数结果（本例患者及其双亲这两项指标均降低），以及先证者的 Hb 含量（本例为 65.5g/L）和双亲的 HbA_2 含量升高（本例父亲 5.1%，母亲 4.8%）结果。基因型结果主要抓住 β 基因分型（本例父亲为 βc.124_127 del TTCT βN，母亲为 βc.52A>T/βN，先证者为 βc.124_127 del TTCT/βc.52A>T），突变的遗传关系成立，且家系分析表型和基因型结果相吻合，结合发病情况和其他临床特征，患儿可以确诊为重型 β- 地贫，区分重型和中间型 β- 地贫为确诊的重要步骤。

> 知识点
>
> ### 地贫的临床分类
>
> 地贫的临床分类主要根据临床表型的严重程度来划分。中间型地贫（thalassemia intermediate，TI）和重型 β- 地贫（thalassemia major，TM）的诊断标准：①发病时间 <6～24 个月（TM）或 >48 个月（TI）；②4 周岁前输血情况，一年输血 8 次（TM），未输血或偶然输血（TI）；③稳定的血红蛋白水平，<65g/L（TM）或 >65g/L（TI）；④肝脾大，重度（>4cm）（TM）或中度（<4cm）（TI）；⑤生长发育迟缓（TM）或基本正常（TI）。

【问题 4】　如何进行中间型和重型 β- 地贫的分类诊断？有必要检测其他遗传基因进行该病的精细诊断吗？

思路：目前最需要的是查明患儿是否存在遗传修饰基因突变。

> 知识点
>
> ### β- 地贫的遗传修饰基因
>
> 单基因病的精确诊断已经可以通过影响其临床表型的其他位点的遗传修饰基因突变分析来完成，目前已经明确的 β- 地贫的修饰基因主要包括两组：
>
> 1. 合并 α- 地贫突变（减轻临床表型）或 α- 珠蛋白基因拷贝数增加（加重临床表型）。
>
> 2. 通过提高体内 HbF 水平减轻临床表型的 4 个已知位点：红系转录因子 *KLF1*（19p13）、*HGB2* rs7482114（XmnI，+，11p15）、*HBS1L-MYB* rs9399137（6q23）和 *BCL11A* rs766432（2p16）。其中 *KLF1* 对表型的作用最强。α- 地贫突变可作为常规检测项目。

第三次门诊记录

患儿修饰基因突变检测结果：*HBA* 基因突变阳性，基因型为 $-\alpha^{3.7}/\alpha\alpha$，*KLF1* 基因突变检测阴性。患儿诊断为 β- 地贫复合 α- 地贫。患儿体内血清铁蛋白检测结果：血清铁蛋白（serum ferritin, SF>1 400μg/L），显著升高，提示体内已有大量铁储积。

【问题5】 β基因型为重型 β- 地贫的患者是否可表现为中间型地贫？

思路：β- 地贫复合 α- 地贫患者一般较同样类型 β 基因型患者的临床表型轻。本案例属于 β- 地贫复合 α- 地贫病例，患儿的 2 个 β- 等位基因完全抑制的 β^0/β^0，其表型应该更重，但从发病时 Hb 水平（54g/L）和输血次数看（共 15 次，平均一年输血 5 次），尚可以基本维持其 Hb 较高水平（62~75g/L），其原因可归咎于合并了 α- 地贫突变，使主导病情严重程度的 α/β 较单独 β- 地贫更趋于正常，故这是一个典型的重型 β- 地贫基因型合并 α- 地贫突变使病情减轻的案例。

> 知识点
>
> **β- 地中海贫血临床表型与基因型的关系**
>
> β- 地中海贫血临床表型与基因型的关系见图 6-1-4。
>
>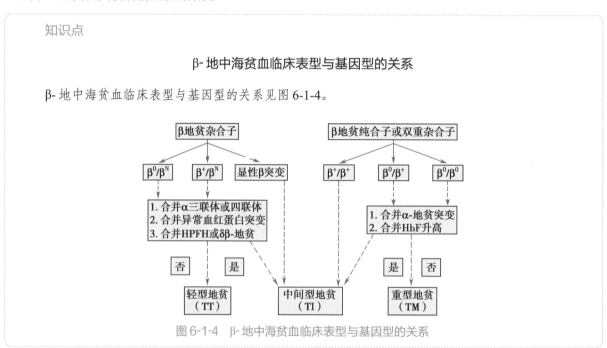
>
> 图 6-1-4 β- 地中海贫血临床表型与基因型的关系

【问题6】 患者下一步应当如何处理？如何对患者进行治疗？

思路1：重型 β- 地贫治疗包括支持疗法（输血配合除铁治疗）、手术治疗（脾切除）和骨髓移植（造血干细胞治疗）。支持疗法是基本处理措施，包括重型 β- 地贫在内的遗传性疾病，一般难以治愈，需要终身治疗，代价昂贵，在缺乏有效支持疗法的情况下，患儿生命难以维持，通常在幼年即夭折。输血和除铁治疗一般在门诊处理。

根据患者体内已有大量铁储积的情况，规范输血和除铁治疗是下一步临床处理的要点。规范治疗需要考虑的问题如下。①输血基本用量：当患儿 Hb<90g/L 时开始输血，每次输注红细胞 1U/10kg；②地贫患儿宜选用过滤少白细胞的红细胞血制品；③根据年龄和体质选用铁螯合剂治疗；④医疗费用负担情况。

> 知识点
>
> **β- 地贫治疗原则**
>
> 重型 β- 地贫在反复输血治疗后体内铁负荷会增加，铁贮积会导致发育迟缓、肝硬化、心功能衰竭等严重并发症。同时，规范的支持疗法是保障患儿正常发育和防治并发症的重要措施。重型 β- 地贫患儿从 3~6 个月开始发病起，就要长期定期输血配合铁螯合剂治疗，患儿和家长都非常难以接受。经常对患儿家长和患者进行地贫知识宣教，对提高治疗依从性至关重要。

知识点

重型 β- 地贫输血治疗的处理原则

1．输血周期 维持保证患儿正常生长发育的血红蛋白水平（Hb>90～105g/L），每次输注红细胞1U/10kg，每次输血时间3～4小时，每2～5周输血一次。

2．重型 β- 地贫患儿接受 10～20 次输血或 SF>1 000μg/L 后需进行铁螯合剂治疗，长期使用。

3．血常规和血清铁蛋白等重要指标的定期检查是监测和指导治疗的必不可少的环节。

思路2：一般治疗可参考 HbH 病的处理原则（详见"本章第一节【问题3】"），在输血治疗过程中，根据患儿的病情变化，还需考虑该患儿将来是否适合进行脾切除治疗。

知识点

重型 β- 地贫脾切除适应证

1．依赖输血量明显增多，如维持 Hb>90～105g/L，每年纯红细胞输注量 >200ml/kg 者，且经过规范去铁治疗后铁负荷仍增加的患儿。

2．脾功能亢进者，患儿出现红细胞破坏增加、持续的白细胞减少或血小板减少、临床上出现反复感染或出血。

3．脾脏增大并有伴随症状者，如患儿出现明显左上腹疼痛或易饱感、巨脾引起压迫及脾破裂等可能。

4．年龄至少在5岁或以上，5岁以下进行脾切除会增加严重败血症发生的风险。

【问题7】 在什么情况下，选择进行骨髓移植治疗，目前采用何种供体移植方式进行治疗？
思路：推荐采用目前已取得国际同行认可的我国自主提出的 β- 地贫移植预处理方案进行骨髓移植治疗。

目前公认可接受的重型 β- 地贫患者的移植方式为：①HLA 全相合同胞骨髓移植；②HLA 全相合非血缘骨髓移植；③HLA 全相合同胞脐血移植。

骨髓移植治疗是目前可治愈重型 β- 地贫的唯一方法。原则上，在患儿身体情况较好和家庭经济能力可负担的条件下，均可选择进行骨髓移植治疗。β- 地贫移植预处理方案已经临床应用评价效果良好，采用HLA 全相合非血缘移植和 HLA 全相合同胞移植治疗的无病生存率分别达到83.3%和90.4%。重型 β- 地贫移植治疗的预处理方案原则：①依据病例的临床分级制订给药剂量，临床分级根据患儿的年龄、血清铁蛋白水平和脾大情况分为 3 组（表 6-1-3）；②预处理从移植前第 10 天开始，用环磷酰胺（cyclophosphamide，Cy）、白消安（busulfan，Bu）、塞替派（thiotepa）和氟达拉滨（fludarabine）4 种药物序贯给药（表 6-1-4）。

表 6-1-3 β- 地中海贫血移植预处理方案的病例临床分组

预处理（分组）	血清铁蛋白水平	脾大	年龄
第 I 组	<3 000μg/L	<2.5cm（肋缘下）	<4 岁
第 II 组		不符合 I 组和III组的患儿	
第III组	>5 000μg/L	>4cm（肋缘下）	>8 岁

表 6-1-4 β- 地中海贫血移植预处理方案的给药时间和剂量

预处理（分组）	环磷酰胺[mg/(kg·d)]第9~10天*	白消安[mg/(kg·d)]第6~8天		塞替派[mg/(kg·d)],bid第5天	氟达拉滨[mg/(m²·d)]第4~8天
第 I 组	60	1～2 岁	4.4	5	40
		>2 岁	4.0		

续表

预处理（分组）	环磷酰胺[mg/(kg·d)]第9~10天*	白消安[mg/(kg·d)]第6~8天		塞替派[mg/(kg·d),bid]第5天	氟达拉滨[mg/(m²·d)]第4~8天
第Ⅱ组	55	<6岁	3.6	5	40
		>6岁	3.2		
第Ⅲ组	50	<8岁	3.0	5	40
		>8岁	2.8		

注：*此为移植前时间。

【问题8】 如何进行β-地贫的遗传咨询?

思路1：与患儿家长交流和解释重型β-地贫病例的相关医学信息。

> 知识点
>
> ### β-地贫的诊疗知识
>
> 1. 本病由β基因双重杂合子导致重型β-地贫，终生患病，需长期治疗。不接受输血等治疗的患儿期望寿命5岁;接受不规范输血治疗的患者期望寿命13~19岁，但生活质量极差;接受规范高量输血和系统正规除铁治疗的患者可长期存活。
>
> 2. β-地贫携带者为非患病个体，除个别β⁺地贫（如βCap+39/βN个体）携带者在成人期无任何可检测的表型外，一般均有地贫特征的血液学表型，但无临床症状且终生稳定，对个体精神和身体发育无碍，无需治疗。
>
> 3. 减轻疾病表型的因素，主要包括合并α-地贫突变，以及提高体内HbF水平的几种修饰基因型（见上述知识点），本案例为合并常见的α-地贫缺失($-\alpha^{3.7}/\alpha\alpha$)，故较一般同类基因型的重型β-地贫临床表型轻。
>
> 4. 目前对患儿尚无理想的治疗办法，可选择通过产前诊断确诊为重型β-地贫胎儿，在知情选择的情况下，对受累胎儿适时进行引产。

思路2：对该患儿家系成员的再发风险进行评估和解释。

（1）患者双亲再生育将有1/4的概率出生重型β-地贫患儿，1/2的概率出生携带者，1/4的概率出生正常基因型的胎儿。

（2）单方为β-地贫携带者的夫妻，即β-地贫携带者与正常人婚配，有1/2的概率出生携带者，1/2的概率生出基因型正常胎儿，其后代患病的概率为0。

（3）显性突变杂合子表现中间型β-地贫表型。

（4）近亲婚配会提高中间型β-地贫的发病概率。

【问题9】 患儿母亲拟再生育，如何进行产前诊断?

思路：β-地贫产前诊断的策略、基于遗传筛查和胎儿采样操作的内容详见"本章第一节【问题5】"。

> 知识点
>
> ### 产前诊断适应证
>
> 夫妻双方均为同类型（β-地贫）的基因携带者，本案例中患儿的双亲分别携带β基因突变βc.124_127del TTCT和βc.52A>T，每次妊娠有1/4的机会产生重型β-地贫患儿，同时有1/4的机会产生完全正常的个体，1/2的机会产生与父或母相同基因型的杂合子个体。

（曾凡一）

第二节　血　友　病

血友病（hemophilia）是较为常见的遗传性凝血因子缺陷导致的出血性疾病，主要分为A（hemophilia

A，HA）、B（hemophilia B，HB）两型，分别是凝血因子Ⅷ和Ⅸ基因缺陷所导致激活凝血酶原酶的功能发生障碍所引起。血友病的发病率无明显种族和地区差异。在男性人群中 HA 的发病率约为 1/5 000，HB 的发病率约为 1/25 000；女性血友病患者极其罕见。HA 占血友病患者 80%～85%，HB 占 15%～20%。疾病呈 X 连锁隐性遗传。约有 1/3 的散发家系，无明显家族遗传史。*F8* 基因位于 X 染色体长臂末端（Xq28），全长 193936bp，含有 26 个外显子，*F8* 基因转录的 mRNA 长度是 9kb。*F9* 基因位于 X 染色体长臂末端（Xq26），基因为 34kb，含有个 8 外显子和 7 个内含子，*F9* 基因转录的 mRNA 长度是 2.8kb。

血友病的诊疗经过通常包括以下环节：

1．详细询问先证者的症状学特征及遗传家族史。

2．查体时重点关注关节和肌肉系统体征。

3．对疑诊患者进行止血筛选检查、凝血因子检测，以排除血小板疾病、血管性血友病等，确定该病的临床诊断。

4．向患者解释检测结果、遗传咨询。

5．对遗传诊断明确、有生育要求的家系进行产前诊断，根据结果进行遗传咨询。

6．根据患者病情制订治疗方案。

临床关键点

1．绝大多数的患者为男性，重型患者出生后即可表现不同部位的出血症状。

2．关节、肌肉和内脏出血的特征性体征。

3．临床诊断需进行血小板计数（blood platelet count，BPC）、活化部分凝血活酶时间（activated partial thromboplastin time，APTT）测定、凝血因子Ⅷ活性（factor Ⅷ coagulant activity，FⅧ：C）及 FⅨ：C 等检测。

4．该病为 X 连锁隐性遗传病，应在此基础上进行遗传咨询。

5．目前凝血因子Ⅷ/Ⅸ制剂的替代治疗，是唯一有效的治疗方法。

6．定期注射凝血因子Ⅷ/Ⅸ制剂，可以有效预防患者的出血症状，提高患者的生活质量。

7．产前诊断是最为有效的预防途径，明确遗传缺陷是进行准确产前诊断的前提。

对于先证者没有获得遗传诊断但临床诊断明确的家系，可以选择连锁分析的方法进行产前诊断，孕妇应该充分知晓该方法的局限性。

临床病例

患儿，男，2 岁，因"左膝关节肿胀 1 年半"就诊。初步病史采集如下。

患儿足月平产，出生时有脐带残端出血，对症处理后无异常，患者生长和智力发育均正常。患者出生后半年起，经常出现左膝关节肿胀，表面皮肤易出现瘀青。症状发病 1 周后可以自行消退。查体发现左膝关节肿胀，体表多处有瘀青。追问病史，家族中舅舅和表兄常有出血表现，大关节主要是膝关节和踝关节畸形，行走困难。

血液学检查：RBC $450×10^{12}$/L，WBC $7.6×10^9$/L，PLT $110×10^9$/L，APTT 70 秒（对照 25 秒），凝血酶原时间（prothrombin time，PT）13 秒（对照 12.5 秒），Fib 2.5g/L，FⅧ：C 0.5%，FⅨ：C 78%，FⅪ：C 88%，FⅫ：C 90%，血管性血友病因子抗原（von Willebrand factor antigen，vWF：Ag）110%，血管性血友病因子活性（von Willebrand factor activity，vWF：A）92%。

【问题 1】　根据上述门诊资料，患儿最可能的诊断是什么？

思路 1：患儿为出生后即出现脐带出血，查体发现左膝关节肿胀，体表多处瘀青；辅助检查血小板计数正常，APTT 延长，PT 正常，FⅧ：C 0.5%，FⅨ：C 78%，FⅪ：C 88%，Ⅻ：C 90%；vWF：Ag 110%，vWF：A 92%，家族中表现为 X 染色体伴性隐性遗传。可以诊断为血友病 A。

思路 2:血友病 A 是一种 X 连锁隐性遗传病,患者多为男性;患者母亲、姨妈和外婆可能为致病基因携带者,患者舅舅和表兄可能为患者,需要详细询问三代亲属的患病情况,绘制系谱图(图 6-2-1)。

询问家族史后发现患儿舅舅和表兄也有类似症状。从系谱图看该家系只有男性患者,女性不发病,符合 X 连锁隐性遗传方式系谱特点。

思路 3:凝血因子缺乏症患者,关节、肌肉和内脏出血为特征性的表现,皮肤、黏膜出血可以出现,但非特征性改变。结合凝血因子检测的结果,可以作出诊断与鉴别诊断。

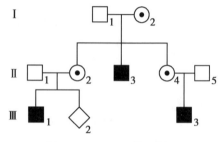

图 6-2-1 HA 三代系谱图

【问题 2】 血友病患者临床诊断的必备辅助检查是什么?

思路 1:凝血筛选试验。

血友病为凝血因子Ⅷ/Ⅸ的数量和功能缺陷所致,临床诊断后应该实施实验室检测。筛选试验包括一期止血缺陷的检测,主要有 BPC,vWF:Ag 和 vWF:A 活性测定等。血友病患者上述试验均表现为正常。在此基础上进行二期止血缺陷的筛选试验,表现为 APTT 延长、PT 正常。纤维蛋白溶解系统的检测目前可以用纤维蛋白(原)降解产物(FDP)和 D- 二聚体(DD)联合检测进行判断。血友病患者没有出血症状时,FDP 和 DD 均可以正常;出血发生后,二者可以有不同程度升高。

思路 2:凝血因子活性测定。

血友病 A/B 患者,凝血因子活性测定是诊断与鉴别诊断的"金标准"。血友病 A 的检测结果是 FⅧ:C 降低,FⅨ:C、FⅪ:C 和Ⅻ:C 正常;血友病 B 的检测结果是 FⅨ:C 降低,FⅧ:C、FⅪ:C 和Ⅻ:C 正常。

思路 3:影像学改变。

血友病的重型和少部分中型患者,由于长期的出血,骨关节可以出现不同程度的畸形,骨质吸收,骨密度降低。CT、MRI 可以发现内脏出血导致的血友病假瘤。结合病史,不难作出诊断。相对于 HA 严重出血倾向,HB 即使是重型患者,出血的频率和严重程度要轻得多。

【问题3】 该家系先证者临床上需要与哪些凝血因子缺陷性疾病进行鉴别诊断?

思路1:患儿出生后即表现为脐带残端出血,左膝关节经常出血,需要与其他凝血因子缺陷症患者鉴别。检测结果是 APTT 延长,PT 正常,FⅧ:C 降低,FⅨ:C、FⅪ:C 和Ⅻ:C 正常,可以与其他凝血因子缺陷症进行鉴别。

思路2:该患儿还需要其他出血疾病相鉴别。

一期止血缺陷性疾病:

(1)血小板数量功能异常性疾病:本病患者可以有或无遗传史,但出血以皮肤、黏膜瘀点、瘀斑为主,不会出现关节和肌肉出血。APTT 和 PT 均表现为正常。血小板功能检测(如血小板聚集试验)和流式细胞术进行血小板膜糖蛋白检查,有利于疾病的诊断与鉴别诊断。该家系患者的临床出血特点和实验室检查结果与上述表现不符合。

(2)血管性血友病:本病多有遗传史,女性患者发病较多。主要表现为皮肤黏膜出血,育龄女性主要是月经增多,可因反复出血导致贫血发生。关节、肌肉没有出血改变。实验室检测一般 APTT 和 PT 均正常,但重型患者 APTT 可以延长。进一步使用 vWF:Ag、vWF:A 检测和 FⅧ:C 检测,vWF 多聚体电泳等有助于该病的诊断。治疗应该根据疾病的分型,使用 1- 去氨基 -8-D- 精氨酸加压素(DDAVP)和使用含有血管性血友病因子的制剂治疗。该家系患儿出血特点和实验室检测均与之不同,可以排除此病。

(3)获得性血友病 A:获得性血友病 A 患者无出血家族史,男女均可发病,常见的病因有恶性肿瘤、免疫系统疾病、服用特殊的药物(如抗精神病药物)、妊娠等;部分健康的男性老年人也可发生。出血特点为皮肤片状出血,可有肌肉出血,一般关节内没有出血,体检也无关节畸形。实验室检测发现 FⅧ:C 降低,FⅧ:C 抑制物明显增高。凝血因子Ⅷ制剂止血效果差。治疗上可以使用基因重组活化的凝血因子Ⅶ制剂(rFⅦa)止血,同时尽快开始免疫抑制治疗。

【问题4】 怎样对该患儿进行确诊?

思路1:F8/F9 基因的分子遗传学检测是确诊的一个重要手段,也是进行产前诊断的必备技术。由于其无创性,是临床首选的确诊方法。此为直接基因诊断的方法。

思路2:为保证基因诊断结果的准确性,往往同时对 F8 基因内外的多个 STR 位点多态性结果进行遗传连锁分析,获得家族成员的遗传单倍型,对照先证者的单倍型,可以确定或者排除血友病 A 的诊断(图 6-2-2)。对无法找到基因缺陷的先证者,遗传连锁分析同样可以取得诊断结果。

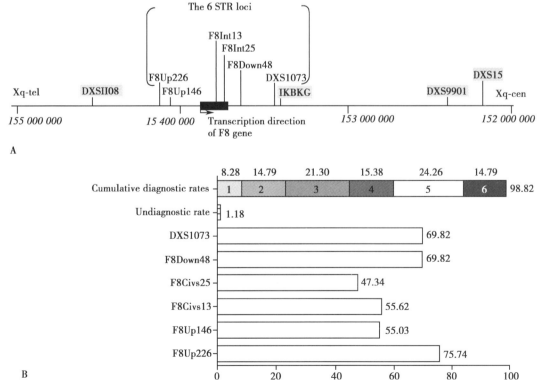

图 6-2-2 *F8* 基因内外的多个 STR 位点多态性用于 HA 的间接基因诊断

【问题 5】 怎样对该家系先证者进行分子遗传学诊断?

思路 1: 明确的遗传病理学特征是进行遗传检测的基础,能指导临床医师选择合适的遗传检测技术,从而制订高效而经济的检测流程。

思路 2: HA 是遗传性出血性疾病,呈 X 连锁隐性遗传,由凝血因子Ⅷ量的缺乏或质的异常而导致。*F8* 基因不仅结构庞大,而且导致 HA 的基因突变种类繁多,其中最常见的是由 *F8* 基因内含子 22 倒位突变引起的 *F8* 严重缺乏,它是 45%~50% 的重型血友病 A 的分子发病机制,而 *F8* 基因 1 号内含子倒位突变是另一突变类型,约 5% 的重型血友病 A 是由该突变所致,其余几乎每个家系都有不同的突变,存在着高度异质性,包括基因缺失、插入和点突变,如错义突变、无义突变、剪接突变等,其中 65% 是由单核苷酸突变引起(图 6-2-3)。

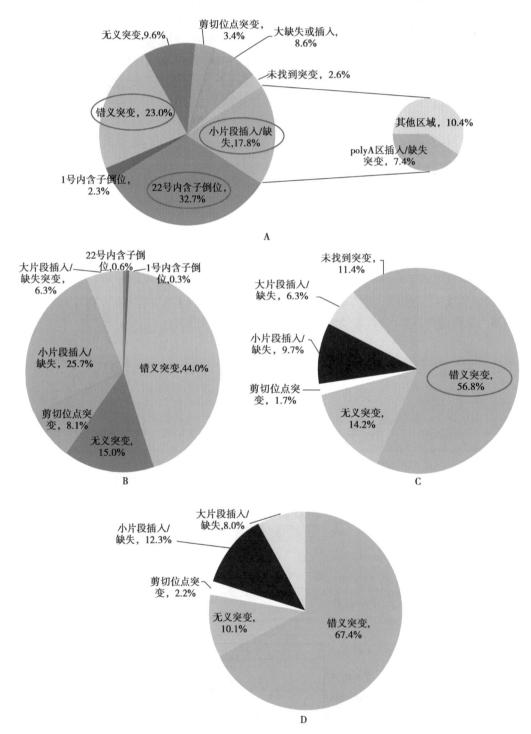

图 6-2-3　某医院近 1 000 个血友病家系基因诊断发现的血友病突变谱

思路 3: 内含子 22 倒位是 *F8* 基因第 22 号内含子内的 int22h-1 序列与基因外的两个与之高度同源的序列（int22h-2，int22h-3）之一发生染色体内的同源重组，导致 *F8* 基因在外显子 1-22 与 23-26 间发生断裂，不能合成正常的凝血因子Ⅷ，导致重型血友病 A（图 6-2-4）。目前采取的是长链 PCR（LD-PCR）的方法进行检测。对于内含子 22 倒位检测结果阴性的病例，进一步进行内含子 1 倒位检测。若二者的结果均为阴性，则用直接测序法进行突变分析。

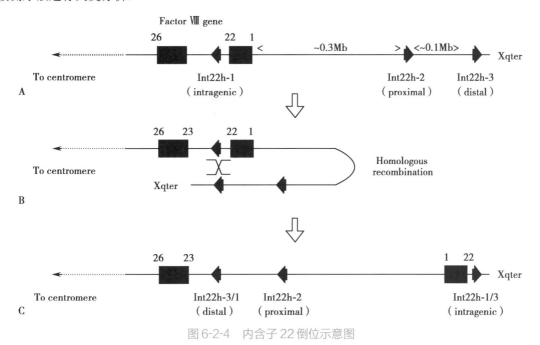

图 6-2-4 内含子 22 倒位示意图

【问题 6】 如何确定先证者诊断?

思路: 该家系先证者内含子 22 倒位检测结果为 11kb，提示患者为内含子 22 倒位阳性，因此可以确诊该先证者为血友病 A 患者；其胞弟内含子 22 倒位检测结果为 12kb，系正常人（图 6-2-5）。

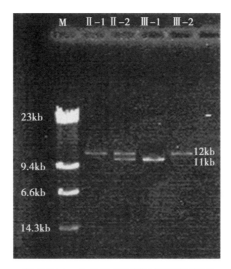

图 6-2-5 内含子 22 倒位检测结果图

知识点

内含子 22 倒位结果判读

长链 PCR（loong-distance polymerase chain reaction，LD-PCR）方法简单快速，可以在 24 小时

内得到结果,且不使用同位素,该方法通过使用 P、Q、B 三种引物用 LD-PCR 法扩增后电泳进行分析,正常人 DNA 经 LD-PCR 后,从引物 P、Q 可以扩增出单一的 12kb 条带,包含 F8 基因的内含子 22。当 F8 基因与其上游约 400kb 处的两个与之高度同源的系列 int22h-2 及 int22h-3 之一发生染色体内同源重组时,LD-PCR 应扩增出引物 P 与 B 之间的一段序列,为 11kb。因此,男性 F8 基因若发生内含子 22 倒位,LD-PCR 的产物为 11kb;与其有血缘关系的女性携带者的 LD-PCR 产物为 12kb 和 11kb。

【问题 7】 如何进行遗传咨询?

思路 1:按 X 连锁隐性遗传方式进行遗传咨询。

思路 2:先证者父母风险评估。

(1)先证者父亲不是患者也不是携带者。

(2)若先证者母亲的母系亲属中还有其他患者,则该母亲很可能为携带者。

(3)若先证者母亲生育一个以上患儿,即使没有其他母系亲属患病,该母亲可能为携带者或者为生殖腺嵌合携带者。约 2/3 无家族史的男性患者母亲为致病基因携带者。

(4)若先证者为家族中唯一的患者,其母亲和其他家系成员的携带者风险有几种可能性需要考虑:

1)突变发生在卵子形成或第一次卵裂前,先证者每一个细胞都带有突变;其母亲不携带突变。

2)突变发生在第一次卵裂后形成体细胞嵌合,先证者外周血 DNA 有可能检测不到突变。其母亲不携带突变。

3)先证者母亲为新发突变携带者。

该家系属于(2)所述情况,母亲是携带者的可能性极大。

思路 3:先证者同胞风险评估。

先证者同胞的患病风险决定于其母亲的携带状态。

(1)若先证者母亲为携带者,其遗传给后代的风险为 50%。遗传到突变的男性为患者,女性为携带者。

(2)若先证者母亲外周血没有检测到致病突变,先证者可能为新发突变,但也不能排除母亲可能为生殖腺嵌合情况(有 15%～20% 的概率),若为后者其同胞患病风险较群体发病率增加。

(3)若先证者母亲同时为体细胞和生殖腺嵌合,其同胞患病的风险较母亲仅为生殖腺嵌合患病风险明显增高。

该家系属于(1)的情况,再生育风险极高,须行产前诊断。

思路 4:先证者后代风险评估。患者其后代所有女性为携带者,儿子正常。

思路 5:患者远期并发症。

(1)由于反复出血,患者可以导致关节变形、僵直;骨质吸收,病理性骨折。

(2)肌肉血肿,血友病假瘤。

(3)腹腔脏器被血肿压迫移位,相应器官功能障碍。

(4)中枢神经系统出血,可以导致患者突然死亡。

(5)部分患者发生凝血因子Ⅷ抑制物;HB 患者产生抑制物的风险较小。

(6)反复接触未经病毒灭活的血液制品,患者易感染输血相关的传染病(丙型肝炎、乙型肝炎及艾滋病)。

思路 6:携带者远期并发症。部分携带致病基因的女性,由于凝血因子Ⅷ/Ⅸ的活性较低,易产生出血症状。

思路 7:产前诊断。女性携带者生育时应做产前诊断。携带有相同致病基因的男性胎儿可采取治疗性流产。

【问题 8】 如何对患者进行治疗?

思路 1:凝血因子Ⅷ/Ⅸ制剂的替代治疗是目前血友病患者最基本的治疗措施,不同部位、不同程度的出血使用不同剂量的凝血因子制剂进行补充。

思路 2:预防治疗。以维持正常关节和肌肉功能为目标,是血友病规范治疗的重要组成部分。虽然不能始终维持凝血因子活性在 1% 以上,但凝血因子的预防性替代治疗已被证明是有效的。预防治疗并不能使已有的关节病变逆转,但可以降低出血频率,延缓关节病变的进展并提高生活质量。目前国际上应用的两种预防治疗方案均有长期统计数据支持。①Malm 方案:每次 25～40U/kg,HA 患者每周给药 3 次,HB 患者每周给药 2 次;②Utrecht 方案:15～30U/kg,HA 患者每周给药 3 次,HB 患者每周给药 2 次。

思路 3:外科手术治疗主要用于患者严重并发症的处理。骨关节畸形的矫正,肌肉、脏器血友病假瘤的清除,均需要在凝血因子充分补充的情况下实施。

【问题 9】　患儿母亲再生育,如何进行产前诊断?

思路 1:产前诊断须建立在先证者遗传缺陷明确的基础上。该家系先证者分子遗传学缺陷明确。其母有一胞弟也是 HA 患者,患儿的母亲一般情况下是致病基因携带者,需要进行产前诊断。对胎儿 gDNA 样本(孕 16～22 周抽取羊水)进行分子遗传学分析;根据先证者的突变类型采用相应的技术进行遗传学检测,检测结果是先证者 F8 内含子 22 倒位阳性,其胞弟无相同的遗传缺陷,结合基于 F8 基因内、外相关的 STR 位点的多态性进行遗传连锁分析验证。综合上述检测结果,先证者胞弟为正常男孩。

思路 2:目前据报道一般有 1/3 的家系为散发血友病家系,这些家系可能是由于患者母亲家系有血友病家族史,但家系成员一直未出现携带致病基因的男性患者;也可能是患者母亲发生基因突变遗传给患儿或患者自身发生基因突变。这些情况均应先进行基因诊断明确突变来自家系遗传还是自发性突变。若散发家系的患者母亲外周血未找到基因突变,患者母亲可能存在体细胞 / 生殖细胞突变嵌合的情况。而嵌合突变存在情况下,患者母亲仍能在再次生育时将致病基因突变遗传给下一代。因此,即使外周血未找到基因突变,仍需要做产前基因诊断。若血友病产前基因诊断无法获得明确结果,胎儿为男性时,可以抽孕妇 23～25 周脐带血检测其全套凝血因子活性作为参考。

【问题 10】　血友病 A 的遗传诊断和产前诊断流程。

思路 1:血友病 A 的遗传诊断和产前诊断流程。

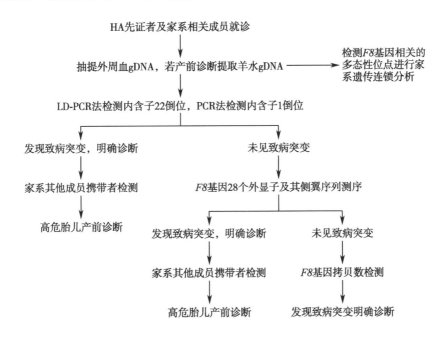

思路 2:有没有女性血友病患者? 其致病机制是什么?

血友病一般在男性发生,一些特殊的情况,也会产生女性血友病患者,但这种情况极为少见。女性血友病患者的致病机制为 X 染色体非随机性灭活伴 F8/F9 基因杂合突变(常见于有父母一方有血友病家族史的家系),F8/F9 基因双杂合突变(可能父母双方均有血友病家族史或一方有血友病家族史伴该女性自发突变),F8/F9 基因纯合突变(可能为父母双方近亲婚配并伴血友病家族史)。

思路 3:X 染色体随机灭活模式分析。

人类雄激素受体基因(HUMARA)位于 Xq13,长度大于 90kb。该基因的 1 号外显子内存在一个(CAG)$_n$ 重复序列,具高度多态性,杂合度约为 90%。已经发现有 20 个与此重复序列相关的等位基因。基因外邻近

3′核苷酸重复序列（20bp及60bp）处发现有两个HpaⅡ内切酶酶切位点。HpaⅡ仅在DNA未被甲基化时可以进行酶切，若基因5′端存在HpaⅡ酶切位点，则该基因的甲基化状态可以通过该内切酶酶切结果来进行分析。由于*HUMARA*位点的甲基化被证实和X染色体的灭活相关，且HpaⅡ酶切位点与*HUMARA*的1号外显子内的多态性位点（CAG重复序列）邻近。因此，利用*HUMARA*基因外的HpaⅡ位点进行相应的PCR反应，可以对父系或母系来源的X染色体灭活模式进行分析。

用甲基化敏感的HpaⅡ内切酶对家系成员的基因组DNA进行酶切，用荧光PCR法对HpaⅡ酶切前后DNA进行扩增，继而通过荧光扫描法对扩增产物进行检测。根据酶切前后PCR产物的峰值变化来分析判断X染色体的随机灭活模式。

【问题11】 血友病B在发病机制、临床表现、实验室诊断上与血友病A相比较有什么特点？

思路：血友病B是由于*F9*的基因缺陷导致凝血因子Ⅸ的水平明显降低，其发病率约为血友病A的1/5，临床上同样表现为关节、肌肉和内脏的出血，但症状轻于血友病A，即使是重型患者，同样可见较轻的临床出血表现。表型检测可见凝血的筛选实验如血小板计数正常，APTT延长，PT正常。确证试验中凝血因子Ⅸ的水平明显降低。排除获得性凝血因子Ⅸ的缺陷，血友病B的诊断便可确立。对先证者的基因诊断可以明确*F9*基因的缺陷所在。由于*F9*基因较小，全长34kb，由8个外显子和7个内含子以及侧翼顺序中调控区域构成。因此，直接测序即可明确诊断。

【问题12】 如何确保基因诊断的准确性？

思路：以HA为例，*F8*基因较大，突变复杂，较易出现各种异常情况。在完善的分子生物学质量检测体系的基础上，将直接基因诊断的结果与遗传连锁分析得到的结果进行对比判断。若二者的结果完全吻合，互相验证，可以保障结果的准确；若直接基因诊断的结果与遗传连锁分析得到的结果不吻合，一定要寻找差异发生的原因，直至问题解决（图6-2-6）。由于*F8*基因、外位点所提供的信息不同，推荐尽量使用基因内位点提供的信息。切忌使用*F8*基因单一位点尤其是基因外的位点进行基因诊断。

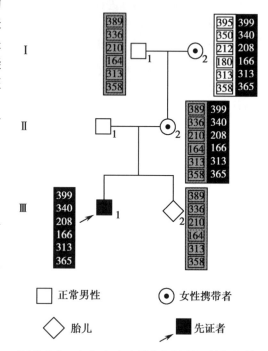

图6-2-6 血友病A直接与间接基因诊断相结合的诊断策略

（曾凡一）

第三节 葡萄糖-6-磷酸脱氢酶缺乏症

葡萄糖-6-磷酸脱氢酶（glucose-6-phosphate dehydrogenase，G6PD）缺乏症［OMIM 305900］，又称"蚕豆病"，是临床上最常见的单基因病之一，全球超过4亿人受累。G6PD缺乏的红细胞对疟原虫有一定抵抗性，经长期自然选择，该病在疟疾高发的热带、亚热带地区常见。我国的发病分布呈"南高北低"，广东、广西、海南、贵州、云南、四川、台湾地区等人群基因携带率较高，为4%～20%不等。该病属于X连锁不完全显性遗传，男性患者明显多于女性。编码G6PD的基因位于Xq28，长约20kb，包含13个外显子，编码515个氨基酸的蛋白酶，起始密码子位于第2外显子，第1外显子不参与翻译。目前已报道的致病性变异有214种。

该病的致病机制是由于红细胞膜的G6PD缺陷，导致戊糖磷酸途径中谷胱甘肽还原酶辅酶还原型烟酰胺腺嘌呤二核苷酸磷酸（NADPH）生成减少，进而导致还原型谷胱甘肽（GSH）减少，使红细胞清除过氧化氢（H_2O_2）的能力下降，当红细胞受到氧化应激损伤时，红细胞变形性降低，脆性增加，容易产生溶血。G6PD缺乏症临床表现差异大，大部分可终身无症状，小部分表现为新生儿期高胆红素血症，或在特定条件下（氧化应激、药物或食物如蚕豆）诱发非免疫性溶血，严重者可危及生命。

G6PD缺乏症的诊疗经过通常包括以下环节：

1. 详细询问先证者的症状特征及遗传家族史。

2. 查体时重点关注贫血、黄疸、血红蛋白尿等溶血性贫血的特质性体征。

3. 正确理解 G6PD 缺乏症的筛查结果，对筛查阳性者进行 G6PD 酶活性检测。

4. 对于诊断不明、女性杂合子或者有家族史患者建议进行基因检测。

5. 根据患者的临床症状制订治疗方案。

6. 根据检测结果，对患者家庭进行遗传咨询，解释生育过程中遗传规律，有助于预测后代的发病风险。

7. 在 G6PD 缺乏症高发地区开展新生儿常规筛查。

临床关键点

1. G6PD 缺乏症的临床表现个体差异大，主要与 G6PD 酶活性有关，非免疫性溶血是其特征性表现。

2. G6PD 缺乏症的临床诊断主要依靠 G6PD 酶活性等检测。

3. 基因检测是确诊的重要依据。

4. 该病为 X 连锁不完全显性遗传病，在此基础上进行遗传咨询。

5. G6PD 缺乏症的治疗主要针对急性溶血，应立即阻断诱因，并对症治疗。

6. 该病重在预防，在高发地区应常规开展该病的新生儿筛查。

临床病例

患儿，女，9 天，主因"皮肤黄染 7 天"急诊入院。患儿系 G_4P_2，胎龄 38^{+3} 周，顺产娩出，羊水清，Apgar 评分 1、5 分钟均为 10 分，出生体重 3.26kg，身长 50cm。生后 2 天开始出现皮肤黄染并逐渐加深，生后 8 天查经皮测胆红素（TCB）21.8-22.3-12.4mg/dl。父母均有"G6PD 缺乏症"。

查体：全身皮肤重度黄染，稍苍白，肝脾不大。入院后测 TCB 最高达 22.3mg/dl，查血 CRP<0.20mg/L，WBC 15.48×10^9/L，中性粒细胞 5.92×10^9/L，Hb 114g/L，PLT 555×10^9/L；急诊生化组合：K^+ 5.56mmol/L，Na^+ 142mmol/L，白蛋白（ALB）36g/L，球蛋白（GLB）25.0g/L，总胆红素（TBIL）373.1μmol/L，结合胆红素（DBIL）15.1μmol/L，未结合胆红素（IBIL）358.0μmol/L；大小便常规未见异常；G6PD 225U/L。

【问题 1】　患儿最可能的诊断是什么？

思路 1：患儿为出生后 2 天渐进性皮肤黄疸、贫血，实验室检测为高胆红素血症，以非结合胆红素升高为主，判断存在溶血。结合患儿父母均有"G6PD 缺乏症"病史，患儿可能为 G6PD 缺乏症。

知识点

G6PD 缺乏症的临床诊断标准

1. 临床症状及体征　患者可在不同因素，包括食物、药物及感染等作用下诱发新生儿高胆红素血症或急性溶血性贫血，少数甚至表现为自发性慢性溶血性贫血。急性溶血的临床症状包括乏力、面色苍白、黄疸、寒战、腰痛、酱油样小便等，慢性溶血者除贫血症状外，可出现肝脾肿大。

2. 实验室检查　溶血患者血液检查提示非结合胆红素升高，血红蛋白降低，网状红细胞增多以及血红蛋白尿。患者在 G6PD 缺乏症筛查实验阳性，而 G6PD 酶活性实验提示酶活性缺乏或下降。

3. 基因诊断　有条件的实验室可开展 G6PD 基因检测，多数患者可检出致病性变异。根据致病变异的类型，可对患者家系进行较详尽的遗传咨询。

思路 2：G6PD 缺乏症的大部分患者无症状，在一定因素（包括食物、药物及感染等）诱发下，可表现为急性非免疫性溶血，引起新生儿高胆红素血症，甚至急性溶血。常见临床症状包括乏力、面色苍白、黄疸、寒战、腰痛、酱油样小便等。少数表现为自发性慢性非球形细胞性溶血性贫血。

知识点

G6PD 缺乏症禁用及慎用的常用药物见表 6-3-1。

表 6-3-1 G6PD 缺乏症禁用及慎用的常用药物列表

类型	禁用	慎用
抗疟药	伯氨喹,氯喹,帕马喹,戊胺喹,米帕林	奎宁,乙胺嘧啶
砜类	噻唑砜,氨苯砜	
磺胺类	磺胺甲噁唑,磺胺二甲嘧啶,磺胺吡啶,柳氮磺胺吡啶	磺胺嘧啶,磺胺甲嘧啶
解热镇痛药	乙酰苯肼,乙酰苯胺	氨基比林,安替比林,保泰松,对乙酰氨基酚,阿司匹林,非那西丁
其他	呋喃妥因,呋喃唑酮,呋喃西林,呋喃妥英,小檗碱,尼立达唑,硝酸异山梨醇,二巯丙醇,亚甲蓝,三氢化砷,维生素 K_3、K_4	氯霉素,链霉素,异烟肼,环丙沙星,氧氟沙星,左氧氟沙星,诺氟沙星,萘啶酸,布林佐胺,多佐胺,甲氧苄啶,普鲁卡因胺,奎尼丁,格列本脲,苯海拉明,氯苯那敏,秋水仙碱,左旋多巴,苯妥英钠,苯海索,丙磺舒,对氨基苯甲酸,维生素 C,维生素 K_1
中药	川莲,珍珠粉、金银花,腊梅花,牛黄,茵栀黄(含金银花提取物),保婴丹	

思路 3：G6PD 缺乏症的实验室检查。

1. 有关溶血的检查 溶血时血液中胆红素明显升高,尤其以非结合胆红素升高为主,血常规则提示血红蛋白降低,网状红细胞增多,尿液检查提示血红蛋白尿。

2. G6PD 筛查试验 新生儿 G6PD 筛查的常用试验包括高铁血红蛋白还原试验、硝基四氮唑蓝纸片试验、G6PD 缺陷变性珠蛋白小体试验、荧光定量分析法。目前临床上推荐使用荧光定量法检测干血滤纸片的 G6PD 酶活性,该方法通量和自动化程度高,具有较高的特异度与灵敏度。

3. G6PD 确诊试验 G6PD 缺乏症筛查阳性者应召回进行诊断性 G6PD 酶活性检测,目前推荐采用静脉血红细胞 G6PD 酶活性测定法或 G6PD/6- 磷酸葡萄糖酸脱氢酶(6PGD)比值法进行确诊。

知识点

G6PD 酶活性检测

G6PD 酶活性检测的常用方法包括 G6PD 酶活性测定法和比值法。

1. 酶活性测定法原理 G6PD 酶将 G6P 催化为 6PG 的同时,将 $NADP^+$ 转化为 NADPH,在 340nm 吸光度下检测 NADPH 的生成速率,从而计算 G6PD 酶活性。

2. 比值法原理 G6PD、6PGD 在催化相应底物的同时将 $NADP^+$ 还原为 NADPH,检测 650nm 处吸光度上升的速率,可计算两者活性,通过测定 G6PD/6PGD 比值对 G6PD 缺乏症进行诊断,比值<1 考虑 G6PD 缺乏,比值结果大于 1.3 时为正常。女性杂合子 G6PD 酶活性轻度降低,G6PD/6PGD 的比值变异较大,如比值在 1.0~1.3 之间,可结合基因检测结果进行诊断。

【问题 2】 患儿临床上需要与哪些疾病进行鉴别诊断?

思路 1：G6PD 缺乏症的鉴别诊断。

G6PD 缺乏症主要的临床表现是溶血性贫血及高胆红素血症,需要与引起新生儿溶血的常见疾病相鉴别,包括同种免疫性溶血(如 ABO、Rh 血型不合溶血)、自身免疫性溶血、阵发性睡眠性血红蛋白尿、红细胞酶缺陷疾病(如己糖激酶缺陷、丙酮酸激酶缺陷等)。

思路 2：与 ABO、Rh 等同种免疫性溶血的鉴别方法。

ABO、Rh 血型不合引起的同种免疫性溶血是新生儿溶血病的常见原因。首先,同种免疫引起的新生儿溶血一般在生后 3 天内发病，诱因不明显，而 G6PD 缺乏症新生儿一般在感染或药物等因素作用下才出现临床症状。其次，同种免疫性溶血病例一般存在母胎血型不合，且母体血液中可检出相应类型的同种抗体，该试验可通过母体血型抗体的筛选完成；再次，部分同种免疫溶血病例，尤其是 Rh 血型不合溶血者，可能既往有新生儿溶血病史或宫内死胎的不良生育史；最后，新生儿直接抗人球蛋白试验、抗体释放试验阳性对确诊同种免疫性溶血有重要意义，而 G6PD 缺乏症可通过酶活性检测明确诊断。

【问题 3】　该患儿如何治疗？

思路 1：去除诱因。多数 G6PD 缺乏症患者无临床表现，只在感染、特殊药物及食物等诱因作用下才发生急性溶血性贫血，G6PD 缺乏症的溶血多为自限性，去除诱因后多在 7～10 天内缓解。所以，应积极寻找及去除诱因，阻止溶血的进一步发展。

思路 2：输血。如溶血导致患儿严重贫血，可输入 G6PD 酶活性正常的红细胞。

思路 3：光疗或换血。发生溶血及高胆红素血症的患儿，应密切检测胆红素水平，警惕病理性黄疸，预防新生儿胆红素脑病的发生，其中蓝光治疗是最常用的安全有效的方法，能有效降低外周血胆红素浓度。病情严重者可行换血治疗。

思路 4：预防急性肾功能衰竭。在溶血期应供给足够水分，注意纠正电解质失衡，口服碳酸氢钠，使尿液保持碱性，以防止血红蛋白在肾小管内沉积。

【问题 4】　患儿如何预防再次发作？

思路 1：明确 G6PD 缺乏症的诊断后，应对患儿父母进行宣教，避免进食干鲜蚕豆及其制品，避免接触樟脑丸等日用品，对慎用及禁用药品有清晰的认识，加强对各种感染因素的预防。

思路 2：当出现急性溶血时，应立即去除诱因，停止接触和摄入可疑食物、药物。

思路 3：在高发地区开展新生儿 G6PD 缺乏症筛查及教育是预防该病发作的重要措施。

【问题 5】　如何对该家系进行遗传学检查？

思路 1：G6PD 缺乏症的遗传学检测思路。如可疑为遗传性疾病，应首先对先证者（proband），即有临床表现的患者，进行遗传学检测，明确致病位点后再对家系成员进行相应检查。此外，目前一家三口（trio）联合测序也在临床上广泛应用，其数据分析更全面，检出率及时效性也更佳，但缺点在于费用较为昂贵。

本病例中，女性患儿及其父母均有 G6PD 缺乏症病史，提示患儿父母可能均携带 G6PD 基因的致病变异，而女性患儿可能是某种致病性变异纯合状态或不同致病变异的复合杂合状态。在进行遗传咨询前，首先应检测先证者 G6PD 基因的变异状态，根据检测结果在父母或一级亲属中验证，或者直接进行一家三口（trio）联合测序获得家系的遗传信息。

思路 2：G6PD 缺乏症的遗传学检查。

G6PD 缺乏症为 X 连锁不完全显性遗传病，*G6PD* 基因的多种致病性变异可引起 G6PD 酶活性异常，导致不同的临床表型。基因诊断是确诊 G6PD 缺乏症的重要手段，并且是进行精准遗传咨询的基础。目前基因诊断常用检测方法有 Sanger 测序、高分辨熔解曲线技术等。c.95A>G（p.His32Arg）、c.1376G>T（p.Arg459Leu）和 c.1388G>A（p.Arg463His）是我国 G6PD 缺乏症人群中最常见的三种致病性变异。

知识点

G6PD 缺乏症的基因检测

G6PD 基因位于 Xq28，全长约 20kb，包含 13 个外显子，共编码 515 个氨基酸，目前已报道的致病性变异有 214 种，其中中国人群报道的突变类型有 40 余种。依据 WHO 建议，根据酶活性受影响程度，可将 G6PD 缺乏症的基因变异分为 Ⅰ～Ⅳ 类。①Ⅰ类致病性变异：变异主要位于外显子 6、10 和 13，其所编码的氨基酸多位于底物结合区、NADP+ 辅酶结合区等重要结构域，引起酶活性严重缺乏伴先天性非球形细胞溶血性贫血；②Ⅱ类致病性变异：可导致酶活性严重缺乏；③Ⅲ类致病性变异：酶活性出现轻中度缺乏；④Ⅳ类致病性变异：主要累及外显子 5 和 9，引起酶活性轻度降低或正常。大部分 G6PD 缺乏症的致病性变异属于 Ⅰ、Ⅱ、Ⅲ 类。

中国 G6PD 缺乏症人群中检出的常见致病性变异有 9 种，占总变异的 90% 以上，分别为 c.95A>G

（p.His32Arg）、c.392G>T（p.Gly131Val）、c.487G >A（p.Gly163Ser）、c.493A >G（p.Asn165Asp）、c.592C >T（p.Arg198Cys）、c.1024C >T（p.Leu342Phe）、c.1360C >T（p.Arg454Cys）、c.1376G >T（p.Arg459Leu）和 c.1388G >A（p.Arg463His）。

【问题6】 该家系如何进行遗传咨询？

思路1：G6PD 缺乏症的生育风险。G6PD 缺乏症是 X- 连锁不完全显性遗传病。后代的患病风险与夫妻的致病变异携带状态有关。

1）如父亲为 G6PD 缺乏（半合子），母亲正常（不携带致病变异），则男性后代不携带致病变异，女性后代均为杂合子。

2）如父亲 G6PD 缺乏，母亲为致病变异杂合子，则男性后代患病风险为 50%，正常概率为 50%，女性后代为致病变异纯合子或双重杂合子的概率为 50%，杂合子的概率为 50%。

3）如父亲 G6PD 缺乏，母亲为致病变异纯合子或双重杂合子，则男性后代均为半合子，女性后代均为纯合子或双重杂合子。

4）如父亲正常，母亲为杂合子，则男性后代为半合子和女性后代为杂合子概率均为 50%。

5）如父亲正常，母亲为纯合子或双重杂合子，则男性后代均为半合子，女性后代均为杂合子。

思路2：是否应针对 G6PD 缺乏症进行产前诊断？

虽然本病为遗传性疾病，且遗传规律较为明确，可根据夫妻双方的基因型判断后代的发病风险，通过介入性产前诊断可明确子代的基因型并推测其临床表型，但由于 G6PD 缺乏症通过避免接触高危因素可预防临床症状发作，即使胎儿存在 G6PD 缺乏症，对其预后及生存质量一般不带来严重影响，所以目前不建议针对 G6PD 缺乏症对胎儿进行产前诊断。

（罗艳敏　何志明）

本 章 小 结

地中海贫血是世界上最常见的人类单基因遗传性血液病。其广泛分布于全球热带和亚热带地区，在我国长江以南的广大地域为高发区。临床表现呈慢性进行性贫血，血液学特征为小细胞低色素性贫血。其发病机制是由于基因缺陷使组成血红蛋白的珠蛋白链合成障碍（减少或缺如）。根据受累珠蛋白基因的不同，地中海贫血可分为 α- 地贫和 β- 地贫。导致中国人 α- 地贫的主要分子病因是 α 基因的缺失，少数则是 α_2 基因的点突变所致。α- 地贫临床表现的严重程度与 α 基因缺陷的数目呈正相关。缺失 4 个 α 基因导致重型 α-地贫的发生，Hb Bart's 胎儿水肿综合征为致死性疾病。3 个 α 基因缺陷形成中间型地贫（HbH 病），其临床表现从轻度贫血到需要依赖输血的严重贫血均有发生（患者 Hb 在 60～110g/L 之间），常脾肿大，基本不影响生长发育。β- 地贫是由于 β 基因点突变所致。重型 β- 地贫患者呈地贫特殊面容，肝脾肿大，发育迟缓，依赖输血维持生命。除造血干细胞移植外，尚无其他有效的治疗方法。地贫基因携带者通常无临床症状。通过遗传筛查和产前诊断，可以有效预防重型地贫患儿的出生。

血友病是凝血因子缺陷导致的遗传性出血性疾病，最主要的两种类型为 HA 和 HB，二者均呈 X 连锁隐性遗传，女性患者罕见。HA 导致凝血因子Ⅷ缺陷，在我国 HA 占血友病患者 80%～85%；HB 则引发凝血因子Ⅸ缺陷。疾病临床特征为关节、肌肉和内脏的出血，凝血因子活性测定是临床诊断与鉴别诊断的"金标准"。凝血因子Ⅷ/Ⅸ制剂的替代治疗是目前唯一有效的治疗方法。分子遗传学检测是确诊的一个重要手段，也是进行产前诊断的必备技术。产前诊断是最为有效的预防途径。对于先证者没有获得遗传诊断但临床诊断明确的家系，可以选择连锁分析的方法进行产前诊断。

葡萄糖 -6- 磷酸脱氢酶缺乏症是由于 G6PD 基因发生致病性变异所致的 X 连锁不完全显性遗传的非免疫性溶血性疾病，我国南方地区高发。c.95A>G 、c.1376G>T 和 c.1388G>A 是我国 G6PD 缺乏症人群中最常见的三种致病性变异，临床诊断主要依靠 G6PD 酶活性等检测。多数 G6PD 缺乏症患者无临床表现，只在感染、特殊药物及食物等诱因作用下才发生急性溶血性贫血，严重者可危及生命。发生急性溶血时，应立即阻断诱因，并对症治疗。该病重在预防，在高发地区常规开展该病的新生儿筛查，不建议对胎儿进行产前诊断。

推荐阅读文献

[1]　中华预防医学会出生缺陷预防与控制专业委员会新生儿筛查学组，中国医师协会医学遗传医师分会临床生化遗传专业委员会，中国医师协会青春期医学专业委员会临床遗传学组. 葡萄糖 -6- 磷酸脱氢酶缺乏症新生儿筛查、诊断和治疗专家共识. 中华儿科杂志. 2017，55（6）：411-414.

[2]　国家卫生健康委临床检验中心新生儿疾病筛查室间质评专家委员会. 新生儿葡萄糖 -6- 磷酸脱氢酶缺乏症筛查与诊断实验室检测技术专家共识. 中华检验医学杂志. 2019，42（3）：181-185.

第七章　心血管系统遗传病

心血管遗传病主要包括遗传性心肌病、心脏离子通道病、家族性血脂代谢异常、先天性心脏病、单基因血压异常、遗传性心脏血管畸形等疾病。多数心血管遗传病患病率并不高，但我国人口基数大，此类疾病往往呈现家族聚集性，因此，心血管遗传病患者总数并不低。而有的心血管遗传病具有潜在的致死致残危害，可导致心源性猝死，不容小觑。目前，通过基因检测技术可以找到许多心血管遗传病的致病性基因变异，并通过对这些变异位点进行分子遗传学和分子生物学研究，进一步探究该病的遗传发病机制。目前，基因诊断和遗传咨询在这类疾病的诊断、危险分层、治疗及产前诊断方面的作用日益突显，但心血管医生对基因诊断的作用和适用范围普遍认识不足，限制了其合理应用。近两年，相应的临床指南和共识已发布，对提高心血管遗传病的规范化临床诊疗起了巨大的助力作用。

第一节　家族性高胆固醇血症

家族性高胆固醇血症（familial hypercholesterolemia，FH）[OMIM 143890]为常染色体显性遗传病，其主要临床表现为血清低密度脂蛋白胆固醇（low density lipoprotein cholesterol，LDL-C）水平明显升高、特征性皮肤或肌腱黄色瘤和早发性心血管疾病。本病是由于低密度脂蛋白受体（low density lipoprotein receptor，LDLR）介导的LDL在肝脏代谢有关基因发生致病性变异，导致体内LDL代谢异常，造成血液中总胆固醇（total cholesterol，TC）和LDL-C水平显著升高。目前认为FH患病率杂合子型（heterozygotefamilial hypercholesterolemia，HeFH）为0.2%~0.48%，纯合子（homozygote familial hypercholesteremia，HoFH）为（1~3)/1 000 000。FH的知晓率和诊断率均非常低，大多数国家的诊断率<1%，治疗状况更差。

家族性高胆固醇血症的诊治经过通常包括以下环节：

1. 详细询问先证者的症状学特征及遗传家族史。

2. 查体时重点关注心血管系统体征，尤其是疾病特征性体征。

3. 对疑诊患者进行血清胆固醇水平、跟腱高清晰度超声和心血管系统影像学诊断，以确定家族性高胆固醇血症的临床诊断。

4. 对于诊断不明或临床分型不明确的患者建议进行基因诊断，以明确突变的存在和性质，是鉴别FH患者致病基因及其家族成员是否受累的决定性手段。

5. 根据临床和检查结果评估患者动脉粥样硬化的进程，给予建议和治疗。

6. 向患者解释检测结果和治疗方案，对遗传诊断明确、有生育要求的家系进行产前诊断，根据结果进行遗传咨询。

临床关键点

1. 皮肤或肌腱黄色瘤为其特征性体征。

2. 家族性高胆固醇血症的临床诊断需进行血清胆固醇水平、跟腱高清晰度超声和心血管系统影像学诊断。

3. 基因检测是确诊的重要手段。

4. FH患者的临床表现取决于其基因型，非遗传因素如高龄、男性、吸烟、饮食等也可显著影响LDL水平，增加冠心病的发生。

---

5. 该病为常染色体显性遗传，应在此基础上进行遗传咨询。

6. 该病的主要治疗方法是对症治疗。

7. 产前诊断是唯一有效的预防途径，明确遗传诊断是进行准确产前诊断的前提。

临床病例

患儿，男，8 岁。2 岁时发现臀部有一约 1cm×3cm 大小黄色丘疹，外院查血脂增高，约 3 个月后局部皮疹逐渐增多增大。近一年来，全身多处皮下结节，逐渐增多增大。皮肤科诊断结节疹性黄色瘤。父母非近亲结婚，家族中其父兄弟姐妹 11 人全部及其部分子女均有高胆固醇血症、高血压。

查体：血压 90/60mmHg，神志清楚、发育正常、营养良好，心肺腹部无异常，臀部可见 1cm×3cm 大小结节状融合性橘黄色瘤，其表面凹凸不平，基底呈暗红色炎性改变，双膝可见对称分布的结节性黄色瘤（tuberousxanthoma），为类圆形状黄豆大小结节，边界清楚。

实验室检查：总胆固醇（TC）21.7mmol/L，低密度脂蛋白（LDL）18.2mmol/L。其父母血脂也高，其父 TC 10.04mmol/L，LDL 7.66mmol/L，其母 TC 8.68mmol/L，LDL 6.41mmol/L。颈部彩超示双侧颈总、颈内、颈外动脉血流阻力指数偏高。

【问题 1】　根据上述门诊资料，患儿最可能的诊断是什么？

思路 1：初步病史采集发现，患儿 2 岁时发病，病程呈进展性，以全身多处皮下结节起病，逐渐增多增大；查体见臀部和双膝结节性黄色瘤，辅助检查总胆固醇超过正常值上限的 3 倍以上，其父母血脂也高，高度提示为家族性高胆固醇血症。

知识点

家族性高胆固醇血症的诊断标准见表 7-1-1。

表 7-1-1　荷兰临床脂质网络标准（DLCN）

项目	分值
家族史	
一级亲属有早发冠心病史（男性<55 岁，女性<60 岁）	1
一级亲属中血 LDL-C 水平＞人群 95% 可信区间（经年龄和性别校正）	1
一级亲属有腱黄色瘤和 / 或脂质角膜弓，或	2
<18 岁的孩子血 LDL-C 水平＞人群 95% 可信区间（经年龄和性别校正）	2
临床病史	
早发冠心病（男性<55 岁，女性<60 岁）	2
早发脑血管病或外周血管病（男性<55 岁，女性<60 岁）	1
体格检查	
腱黄色瘤	6
脂质角膜弓（<45 岁）	4
血 LDL-C 水平	
>8.5mmol/L（>325mg/dl）	8
6.5～8.4mmol/L（251～325mg/dl）	5
5.0～6.4mmol/L（191～250mg/dl）	3
4.0～4.9mmol/L（155～190mg/dl）	1
分子遗传学实验（DNA 分析）	
在 LDLR、ApoB 或 PCSK9 基因上发现致病性变异	8

注：分值 >8 分为确诊 FH，6～8 分为 FH 可能性大，3～5 分为可能的 FH。

思路2：FH 是一种常染色体不完全显性遗传病，最常见的原因是低密度脂蛋白受体基因突变引起细胞膜上的 LDLR 结构及功能异常，从而导致脂质代谢紊乱而产生的一组临床综合征。询问家族史后发现患儿父母、姑姑和表兄也有高脂血症的病史。患者三代家系图谱见图 7-1-1。

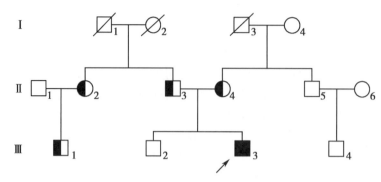

图 7-1-1　家族性高胆固醇血症系谱图

【问题2】　家族性高胆固醇血症的临床症状有哪些差异？

思路1：本病特征性的临床表现为血 LDL-C 水平增高、黄色瘤、角膜弓和早发性冠心病。

思路2：纯合子 FH 低密度脂蛋白（LDL）胆固醇值可能高达正常人的 6～8 倍，典型杂合子型 FH 患者的血浆胆固醇浓度是正常人的 2～3 倍，且在儿童时期便可测定出高胆固醇血症。但有些杂合子 FH 患者的血浆胆固醇浓度可以是正常或仅稍有升高。

思路3：高胆固醇血症促使胆固醇在皮肤或肌腱等组织沉着。

思路4：本病易发生广泛的动脉粥样硬化。纯合子 FH 多在 10 岁左右就出现冠心病的症状和体征，降主动脉、腹主动脉、胸主动脉和肺动脉主干易发生严重的动脉粥样硬化，心瓣膜和心内膜表面也可形成黄色瘤斑块，多在 30 岁以前死于心血管疾病；男性杂合子 30～40 岁就可患冠心病，女性杂合子的发病年龄较男性晚 10 年左右。

知识点

特征性皮肤或肌腱黄色瘤的形成机制

吞噬了胆固醇的巨噬细胞可引起各部位肌腱出现结节性肿胀，称肌腱黄色瘤，以跟腱和手伸肌腱受累为多见。在眼睑也可发生类似的胆固醇沉着，引起扁平状黄色瘤；角膜的胆固醇浸润则引起角膜弓。随着年龄的增长，肌腱黄色瘤则更为常见，约 75% 的 FH 患者最终会出现肌腱黄色瘤，但没有发现肌腱黄色瘤并不能排除该病的诊断。

【问题3】　家族性高胆固醇血症临床诊断的必要辅助检查是什么？

临床医生可对 FH 患者从生物化学检测、跟腱超声和心血管影像学方面进行诊断鉴别。

思路1：生物化学检测。血清胆固醇水平诊断血脂升高达到以下水平者均可疑为 FH，年龄在 16 岁以内（含 16 岁），TC>6.7mmol/L 或 LDL-C>4.4mmol/L；或年龄超过 16 岁，TC>7.8mmol/L 或 LDL-C>4.9mmol/L。

思路2：跟腱高清晰度超声诊断。超声检查是一种无创性且有诊断价值并可作为随访 FH 患者的有效手段。跟腱低回声及跟腱厚度的增加可作为 FH 腱黄瘤的定性指标，跟腱厚度平均为（13.4±5.9）mm，跟腱声像图呈不均质的低回声，与腱周脂肪组织分界不清。实时空间复合超声对杂合患者的跟腱黄瘤厚度和低回声区域进行检查，来评估患者情况，相对高分辨率超声，它是更有效的手段。

思路3：心血管系统影像学诊断。通过胸部 X 线片、MRI、超声心动图和心血管造影等影像学检查，发现 FH 患者心血管系统受累情况，辅助诊断。

【问题4】　家族性高胆固醇血症分子遗传学机制是什么？

思路1：*LDLR* 基因突变。在临床确诊的 FH 患者中，最常见的为 *LDLR* 基因突变，只有 20%～35% 为非 LDL 受体基因突变。LDL 受体由 839 个氨基酸残基组成，为含有 5 个功能结构域的成熟单链糖蛋白，在人类中该基因定位于染色体 19p13.1-p13.3,长度为 45kb,包含 18 个外显子。目前有记载的 *LDLR* 基因突变多达 1 000 余种,75% 为单个碱基替换。每个碱基置换均可产生不良突变效应,包括那些表型正常但功能缺失的序列。

思路 2:ApoB 配体缺陷。*ApoB* 基因定位于染色体 2p23-2p24,其 3 500 相邻位点突变可造成 LDL 受体的结合结构域的空间构象改变,LDL 受体的亲和力显著降低,导致 LDL-C 清除障碍、血浆胆固醇升高。

思路 3:LDL 受体衔接蛋白(*LDLRAP1*)基因缺陷。LDLRAP1 蛋白包括保守的磷酸化酪氨酸结合区,可结合蛋白附件和胞质区 LDL 受体,使 LDL 受体和被膜小窝衔接发挥内吞作用。

思路 4:*PCSK9* 基因突变。*PCSK9* 基因位于染色体 1p32.3,长 12kb,含 14 个外显子。其发生功能获得性突变,可使 LDL 受体不能完成循环通路返回肝细胞表面,而是在肝细胞溶酶体内降解,导致 LDL 受体减少,上调 LDC-C,致高胆固醇血症(表 7-1-2)。

表 7-1-2 不同类型家族性高胆固醇血症样表型的临床特征与分子基础

致病基因	定位	遗传类型	低密度脂蛋白受体功能	胆固醇水平	黄色瘤	冠心病
LDLR	19p13.1	AD	功能缺陷	显著升高	有	早发
ApoB	2p23	AD	无明显影响	升高	有	晚发
LDLRAP1	1p35	AR	功能缺陷	升高	有	晚发
PCSK9	1p32.3	AD	功能缺陷	升高	有	早发

【问题 5】 家族性高胆固醇血症确诊依据?

思路 1:FH 分子病理基础主要是 *LDLR* 基因突变所致细胞膜表面 LDLR 蛋白缺如或功能异常,导致肝脏对血液循环中 LDL-C 的清除能力下降,进而引起血液循环中 LDL-C 的水平升高。基因诊断不仅能明确基因突变的类型,并推测出受体蛋白相应功能域的缺陷。以 LDLR 为例,不同的突变破坏 LDLR 蛋白合成、细胞内转运、配体结合容量、内化和再循环等功能,是基因结构与功能相关的外在表现。除此之外,近年来陆续发现了载脂蛋白 B100、前蛋白转化酶枯草溶菌素 9(proprotein convertase subtilisin/kexin type 9,PCSK9)、衔接子蛋白和 7α 羟化酶等编码基因突变也可导致临床上类似 FH 的表型。

思路 2:目前已有多种突变分析的技术得到应用和发展,其中变性高效液相色谱法(dHPLC)、多重连接依赖式探针扩增技术(MLPA)、基因芯片等新技术被逐渐应用于 FH 的基因诊断。

【问题 6】 FH 如何进行遗传咨询与产前诊断?

思路 1:以 DNA 为基础的遗传学检查比生物化学方式更加可靠,是鉴别 FH 患者致病基因及其家族成员是否受累的决定性手段。基因诊断能够提高 FH 患者诊断的可靠性,早期识别出 FH 患者。这对于患者在致命性动脉粥样硬化发生之前进行治疗非常重要。

思路 2:导致细胞膜表面携带胆固醇的 LDL 受体缺失或异常的根本原因是基因突变。

思路 3:为预防家族性高胆固醇血症患儿的出生,应在遗传咨询的基础上进行产前诊断。

思路 4:家族性高胆固醇血症的遗传咨询和产前诊断流程。

【问题 7】 如何对患者进行治疗?

思路:FH 患者的治疗首要目标是控制 LDL-C 水平,根据最新的 ESC/EAS 指南建议 LDL-C 的治疗目标定为儿童 LDL-C<3.4mmol/L;成人 LDL-C<2.6mmol/L;成人伴有冠心病或者糖尿病 LDL-C<1.8mmol/L。FH 的治疗一般遵循以下原则。

(1)生活方式改善:生长中的小孩每日摄入卡路里脂肪比例尽量小于 30%。含水解纤维素饮食如水果、蔬菜有益降低血中胆固醇;鼓励患者戒烟,进食低饱和脂肪酸、低胆固醇饮食。控制体重,建议患者积极参加体育锻炼。但在体育活动开始前需仔细评估心血管风险,尤其是冠状动脉粥样硬化和主动脉狭窄情况。

(2)药物治疗:FH 诊断后应立即启动降胆固醇药物治疗。他汀类药物为首选,建议使用最大耐受剂量的强效他汀。对于他汀类药物单药治疗效果不好或不能耐受大剂量他汀的患者,可联合使用不同类别调脂药物。他汀类药物联合胆固醇吸收抑制剂依折麦布是联合治疗的首选推荐。经上述治疗仍不达标者,可加用 PCSK9 抑制剂。

(3)脂蛋白血浆置换:药物联合治疗效果欠佳者,可考虑血浆置换快速降低 LDL,改主要用于 HoFH 患者。

（4）肝脏移植：移植正常肝脏组织，恢复 LDL 受体功能。

（5）基因治疗尚处于实验探索阶段。

（余细勇　洪葵）

第二节　家族性肥厚型心肌病

肥厚型心肌病（hypertrophic cardiomyopathy，HCM）[OMIM 160760] 是以心肌肥厚为特征的遗传性心肌疾病，主要表现为左心室壁增厚，通常指二维超声心动图测量的室间隔或左心室壁厚度≥15mm，或有明确家族史者厚度≥13mm。通常不伴有左心室腔的扩大，需排除负荷增加，如高血压、主动脉瓣狭窄和先天性主动脉瓣下隔膜等引起的左心室壁增厚。中国人群 HCM 患病率约为 0.8‰，男女比例约 2∶1，平均发病年龄（38±15）岁，病死率 1%～2%，其中 80% 具有明显的家族聚集倾向，绝大部分呈常染色体显性遗传，常称之为家族性肥厚型心肌病（familial hypertrophic cardiomyopathy，FHCM）。临床诊断的 HCM 中，5%～10% 是由其他遗传性或非遗传性疾病引起，包括先天性代谢性疾病（如糖原贮积病、肉碱代谢疾病、溶酶体贮积病），神经肌肉疾病（如 Friedreich 共济失调），线粒体疾病，畸形综合征，系统性淀粉样变等。

FHCM 的诊治经过通常包括以下环节：

1. 详细询问先证者的症状学特征及遗传家族史。

2. 查体时重点关注心血管系统异常体征。

3. 对疑诊患者进行心电图、超声心动图和磁共振心肌成像等检测，以确定 FHCM 的临床诊断。

4. 对于诊断不明或临床分型不明确的患者建议进行基因检测，以明确突变的存在和性质，是鉴别 FHCM 患者致病基因及其家族成员是否受累的决定性手段。

5. 根据临床和检查结果进行病情评估，给予建议与治疗。

6. 向患者解释检测结果和治疗方案，对遗传诊断明确、有生育要求的家系进行产前诊断，根据结果进行遗传咨询。

临床关键点

1. 临床症状主要表现为劳力性呼吸困难、心前区闷痛、频发一过性晕厥。

2. 梗阻性 HCM，心前区出现收缩期杂音，这种杂音来自室内梗阻，杂音的强度、长短变化可协助诊断；非梗阻性 HCM，心尖区无收缩期杂音，但可闻及舒张中期轻微杂音，系左室充盈受阻所致。

3. 超声心动图是 HCM 诊断最为常用可靠的诊断方法。

4. 基因检测是诊断的重要手段之一。

5. 该病为常染色体显性遗传，根据基因检测结果进行遗传咨询。

6. 该病治疗的主要原则是缓解症状，控制并发症和预防猝死。

临床病例

患者，女，15 岁，以"阵发性眩晕 20 天"为主诉入院。该患者每于起立时，即出现眩晕症状，偶有心悸，活动后常出现气短，无恶心和呕吐，无胸痛及神志丧失。既往史：健康。

查体：血压 143/83mmHg，一般状态尚可，神志清楚；查体合作，口唇无发绀，颈软，未见颈静脉怒张，双肺未闻及干湿性啰音；心界略大，心率 95 次 /min，在胸骨左缘第 3 肋间可闻及粗糙的喷射性收缩期杂音；双下肢无水肿；生理反射存在，病理反射未引出。心电图示：Ⅱ、Ⅲ、aVF、V$_4$、V$_5$ 导联异常 Q 波，ST-T 改变，V$_2$、V$_3$、V$_4$ 导联 T 波倒置。心脏彩超示：室间隔非对称性肥厚，最厚处为 21mm，舒张期室间隔的厚度与后壁之比为 2.0（正常值为 0.95），间隔运动低下，左心室肥大，左心室流出道狭窄。追问病史其外祖母及舅舅，母亲均经心电图、心脏彩超确诊为肥厚型心肌病，已死亡。

【问题 1】 根据上述门诊资料，患者最可能的诊断是什么？

思路 1：患者心脏彩超示室间隔非对称性肥厚，最厚处为 21mm，舒张期室间隔的厚度与后壁之比为

2.0,间隔运动低下,左心室肥大,左心室流出道狭窄。据此,基本可诊断为肥厚型梗阻性心肌病、左室流出道狭窄。而家系调查三代,发现4例患者,因此,可确诊为家族性肥厚型心肌病。

知识点

家族性肥厚型心肌病的诊断标准

1. 肥厚型心肌病表现为劳力性呼吸困难、胸痛、心悸、晕厥及心源性猝死。心力衰竭和血栓栓塞是HCM患者死亡的两大主要原因。

2. 所有HCM患者均应进行全面的经胸超声心动图检查。成人HCM超声心动图诊断标准:左心室心肌任何节段或多个节段室壁厚度≥15mm,并排除引起心脏负荷增加的其他疾病,如高血压、瓣膜病等。13~14mm时要注意与职业运动员的左室肥厚相区别。

3. 依据临床表现、超声诊断的HCM患者,除本人(先证者)以外,三代直系亲属中有两个或以上被确定为HCM或HCM致猝死患者。HCM患者家族中,两个或以上的成员发现同一基因,同一位点突变,室间隔或左室壁超过13mm,青少年成员11~14mm。HCM患者及三代亲属中有与先证者相同基因突变位点,伴或不伴心电图、超声心动图异常者。符合三条中任何一条均诊断为FHCM,该家族为FHCM家系。

思路2:家系调查时追问病史其外祖母及舅舅、母亲均经心电图、心脏彩超确诊为肥厚型心肌病。这个家系三代中代代有患者,且无性别之分,符合常染色体显性遗传特点。患者三代家系图谱见图7-2-1。

【问题2】 HCM常见的临床分型有哪些?

思路1:根据超声心动图检查时测定的左心室流出道与主动脉峰值压力阶差(left ventficular outflow tract gradient,LVOTG),HCM分为3型。

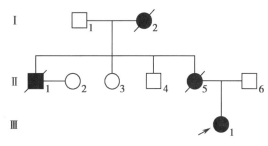

图7-2-1 家族性肥厚型心肌病系谱图

(1)梗阻型:指安静时LVOTG≥30mmHg(1mmHg=0.133kPa)。

(2)隐匿梗阻型:指安静时心室流出道压力阶差正常,负荷运动后LVOTG≥30mmHg。

(3)无梗阻型:指安静或负荷时LVOTG<30mmHg。

思路2:根据病变部位不同将HCM分为6个亚型。室间隔中上部肥厚型最常见,心尖肥厚型,左室前、侧壁肥厚型,左室后壁肥厚型,均匀肥厚型,右室肥厚型。以上类型可混合存在。

【问题3】 家族性肥厚型心肌病临床诊断的必要辅助检查是什么?

思路1:心电图。心电图变化出现较早,可先于临床症状,所有患者都应进行心电图检查。心电图改变包括明显的病理性Q波,尤其是下壁导联和侧壁导联;异常P波;电轴左偏;心尖肥厚者常见V_2~V_4导联T波深倒置。此外,房室传导阻滞和束支传导阻滞也较常见。

思路2:超声心动图。所有HCM患者均应进行全面的经胸超声心动图检查,目前仍是HCM诊断最为常用可靠的诊断方法。特征性表现为无法解释的左心室或室间隔明显肥厚,室间隔与左心室后壁厚度之比>(1.3~1.5):1,二尖瓣前叶收缩期前向运动,左心室流出道狭窄,主动脉瓣收缩中期部分性关闭等。

对接受室间隔心肌切除术的患者,推荐行围手术期经食管超声心动图检查,以确认左心室流出道梗阻机制,指导制订手术策略,评价手术效果和术后并发症,并检测残余左心室流出道梗阻的程度。

思路3:动态心电图。所有HCM患者均应行24~48小时动态心电图,以评估室性心律失常和猝死的风险,有助于判断心悸或晕厥的原因。

思路4:运动负荷试验。由于受各种改变心肌收缩力和负荷量因素的影响,LVOTG呈现动态变化,因此对于静息时无左心室流出道梗阻而有症状的患者,建议做运动负荷试验,以排除隐匿性梗阻。检查前应做好准备,检查及恢复过程需密切关注患者生命体征和LVOTG变化,检查室应配备相应抢救人员和设备。

思路5:心脏磁共振成像。磁共振心肌成像是目前最为敏感的无创诊断方法。钆对比剂延迟强化(lategadolinium enhancement,LGE)是识别心肌纤维化最有效的方法。约65%的HCM患者出现LGE,多表现为肥厚心肌内局灶性或斑片状强化,以室间隔与右心室游离壁交界处局灶状强化最为典型。

思路 6: 心内膜心肌活检。荧光免疫测定法能发现肥厚心肌内儿茶酚胺含量增高,组织学检查能发现肥厚部心肌排列紊乱的奇异肥大心肌细胞。

【问题 4】 怎样对该家系先证者进行分子遗传学诊断?

思路 1: 明确的遗传病理学特征是进行遗传检测的基础,能指导临床医师选择合适的遗传检测技术,从而制订高效而经济的检测流程。

知识点

家族性肥厚型心肌病分子遗传学基础

研究显示一些基因突变导致肌纤维收缩功能受损,从而代偿性地出现心肌肥厚和舒张功能障碍;也有研究者提出基因突变导致钙循环或钙敏感性受扰,能量代谢受到影响,从而出现心肌肥厚、纤维化、肌纤维排列紊乱及舒张功能改变。

HCM 的遗传外显率为 40%～100%,目前发现 27 种 FHCM 致病相关基因以及超过 1 000 个突变位点(表 7-2-1)。β- 肌球蛋白重链是肌小节的主要成分之一,15%～30% 左右的 FHCM 是由 *MYH7* 基因突变所致;15%～30% 的 HCM 病例由心脏肌球蛋白结合蛋白 C 编码基因 *MYBPC3* 突变引起;心脏肌钙蛋白 T 基因(*TNNT2*)编码肌钙蛋白结合原肌球蛋白亚单位(cTnT),突变大约占 FHCM 病例的 5%。其他编码肌小节蛋白的基因突变所占比例较小,但有些可导致严重的症状,如 α- 原肌球蛋白基因(*α-Tm*)p.Asp175Asn 突变的患者表现有致命性心律失常;肌球蛋白轻链 1 基因(*MYL3*)p.Met149Val 突变会引起罕见的梗阻型 FHCM。

思路 2: 除发病就诊的先证者以外,三代直系亲属中有两个或以上成员诊断 HCM 或存在相同变异位点。FHCM 诊断后对其遗传背景筛查和确定,随访无临床表现的基因突变携带者,及时确定临床表型十分重要(表 7-2-1)。

表 7-2-1　肥厚型心肌病的相关致病基因

致病基因	编码蛋白	遗传模式	突变比例
MYH7	肌球蛋白重链 7	AD	15%～30%
MYH6	肌球蛋白重链 6	AD	<1%
MYL2	肌球蛋白轻链 2	AD	<1%
MYL3	肌球蛋白轻链 3	AD, AR	<1%
MYLK2	肌球蛋白轻链激酶 2	AD	<1%
TTN	肌联蛋白	AD	<1%
MYBPC3	心肌球蛋白结合蛋白 C	AD, AR	15%～30%
TNNT2	心肌肌钙蛋白 T2	AD	1%～5%
TNNI3	心肌肌钙蛋白 I3	AD	1%～5%
TPM1	原肌球蛋白 1	AD	1%～5%
ACTC1	α 肌动蛋白 1	AD	<1%
TNNC1	肌钙蛋白 C1	AD	<1%
ACTN2	辅肌动蛋白 α2	AD	<1%
ANKRD1	锚蛋白重复域 1	AD	<1%
CSRP3	半胱氨酸和甘氨酸富集蛋白 3	AD	<1%
LDB3	L1M 结合域 3	AD	<1%
MYOZ2	Myozenin2	AD	<1%
MYPN	肌钯蛋白	AD	<1%
NEXN	结合蛋白 F 肌动蛋白结合蛋白	AD	<1%

致病基因	编码蛋白	遗传模式	突变比例
TCAP	肌联蛋白帽	AD	<1%
VCL	黏着斑蛋白	AD	<1%
JPH2	亲联蛋白 2	AD	<1%
PLN	受磷蛋白	AD，AR	<1%
CALR3	钙网膜蛋白 3	AD	<1%
CAV3	小窝蛋白 3	AD	<1%
DES	结蛋白	AD	<1%
FLNC	细丝蛋白 C	AD	<1%

【问题 5】　HCM 的基因型与临床表型间的关系。

思路 1：不同基因突变所致 HCM 的严重程度及预后明显不同。如 *β-MYH7* 突变，大部分患者首次发作年龄 <40 岁且预后差；而 *MYBPC3* 突变患者首次发作年龄大部分在 40～50 岁之间，且无严重的临床症状；*TNNT2* 基因突变患者心肌肥厚程度最轻，但猝死率却最高。

思路 2：具有相同的致病基因但突变位点不同的 HCM 患者，其临床表型也存在明显差异。*MYH7* 恶性突变如 R403Q、R719W 的家系成员室间隔均重度肥厚并梗阻，45 岁以前 50% 发生猝死，家族成员预期寿命 <40 岁；而 *MYH7* 基因良性突变如 V606M、L908V 的病例心肌肥厚及梗阻程度明显较轻，且猝死发生率低，对患者寿命无明显影响。

【问题 6】　如何对患者进行治疗？

肥厚型心肌病目前仍无根治方法，但多数患者可以有一个与正常人相同的寿命和生活质量。治疗目的主要在于改善心功能，缓解症状，防止并发症。

思路 1：药物治疗。β 受体阻滞剂是一线治疗方案。对于无法耐受 β 受体拮抗剂或有禁忌证的患者，应给予维拉帕米改善症状。但 LVOTG 严重升高（≥100mmHg）和严重心力衰竭或窦性心动过缓的患者，维拉帕米应慎用。

思路 2：介入治疗。心源性猝死风险高的肥厚型心肌病患者应安装植入式心脏复律除颤器。

经皮室间隔心肌消融术是通过导管将酒精注入前降支的一或多支间隔支中，造成相应肥厚部分的心肌梗死，使室间隔基底部变薄，以减轻 LVOTG 和梗阻的方法。该方法可有效降低 LVOTG，改善症状、增加活动耐量。

植入 DDD 起搏器对有严重症状的梗阻性 HCM 可能有效。使用短的 AV 间期改变了左心室的激动顺序，远离肥厚室间隔部位的心肌提前激动和收缩，而室间隔的激动和收缩相对滞后，随之减轻左心室流出道梗阻。

思路 3：外科手术治疗。药物治疗效果不佳及静息或运动激发后 LVOTG≥50mmHg 的患者，可考虑室间隔心肌切除术。

【问题 7】　如何进行患者随访以及遗传咨询？

思路 1：随访。临床稳定的 HCM 患者，建议每 12～24 个月进行 1 次包括 12 导联心电图和经胸超声心动图检查，每 12～24 个月进行 1 次 48 小时动态心电图检测，每 2～3 年进行 1 次运动负荷检查，每 5 年进行 1 次心脏磁共振成像检查。

病情进展的患者，可及时进行包括 12 导联心电图和经胸超声心动图检查，每年进行 1 次运动负荷检查，每 2～3 年进行 1 次心脏磁共振成像检查。窦性心律、左心房内径≥45mm 的患者建议每 6～12 个月进行 1 次 48 小时动态心电图检测；新出现心悸症状的患者可及时进行 48 小时动态心电图监测。

思路 2：患者母亲拟再生育遗传咨询。FHCM 的家庭成员和亲属有基因突变者不影响婚姻和生育。FHCM 妇女除有恶性型表现外，妊娠和分娩不受 FHCM 影响和限制。对无症状或症状已被 β 受体拮抗剂控制的女性 FHCM 患者，妊娠期应在产科医生的指导下应用 β 受体拮抗剂，但需要加强监测，以及时发现胎儿心动过缓或其他并发症。

思路 3：家族性肥厚型心肌病的遗传咨询和产前诊断流程。

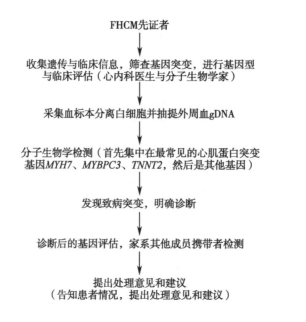

FHCM先证者

↓

收集遗传与临床信息，筛查基因突变，进行基因型
与临床评估（心内科医生与分子生物学家）

↓

采集血标本分离白细胞并抽提外周血gDNA

↓

分子生物学检测（首先集中在最常见的心肌蛋白突变
基因*MYH7*、*MYBPC3*、*TNNT2*，然后是其他基因）

↓

发现致病突变，明确诊断

↓

诊断后的基因评估，家系其他成员携带者检测

↓

提出处理意见和建议
（告知患者情况，提出处理意见和建议）

070201

家族性肥厚型心
肌病（微课）

（余细勇　洪　葵）

第三节　家族性扩张型心肌病

扩张型心肌病（dilated cardiomyopathy，DCM）以左心室、右心室或双心腔扩大和收缩功能障碍等为特征，通常经二维超声心动图诊断，20%～35% 的家族性 DCM 多呈常染色体显性遗传。DCM 导致左室收缩功能降低、进行性心力衰竭、各类心律失常、血栓栓塞和猝死。DCM 是心肌疾病的常见类型，是心力衰竭的第三位原因，发病率约为 19/10 万。如果 DCM 患者家族内有至少 2 个以上的成员患病，则为家族性扩张型心肌病（familial dilated cardiomyopathy，FDCM）[OMIM 212110]，占 DCM 的 1/3 左右。目前采用候选基因筛选和基因连锁分析已成功识别了 24 种致病基因，其中常染色体显性遗传约占 90%，X 连锁遗传占 5%～10%，亦有常染色体隐性或线粒体 DNA 基因突变致病的报道。

家族性扩张型心肌病的诊治经过通常包括以下环节：

1．详细询问先证者的症状学特征及遗传家族史。

2．查体时重点关注心血管异常体征。

3．对疑诊患者进行 X 线胸片、标准和动态心电图、超声心动图、运动平板试验和血清肌酸激酶等检测，以确定 FDCM 的临床诊断。

4．对于诊断不明或临床分型不明确的患者建议进行基因检测，以明确突变的存在和致病性，是鉴别 FDCM 患者致病基因及其家族成员是否受累的决定性手段。

5．根据临床和检查结果进行病情评估，给予建议与治疗。

6．向患者解释基因检测结果和治疗方案，对遗传诊断明确、有生育要求的家系进行产前诊断，根据结果进行遗传咨询。

临床关键点

1．临床症状主要表现为疲劳、乏力、胸闷、气促、心悸等症状，可合并各种心律失常。

2．主要体征是心脏扩大、奔马律、肺循环和体循环淤血征。

3．临床上主要以超声心动图作为诊断依据，X 线胸片、心脏磁共振显像有助于诊断。心内膜心肌活检可发现心肌细胞肥大、变性及有否心肌炎症的证据。

4．对怀疑 FDCM 患者应注意病情发展趋势，如果确定该病，应绘制家系成员结构图，第 1 代成员每 3 年进行一次心电图、心超检查、基因检测和临床评估。

5．该病治疗的主要原则是缓解症状，控制并发症和预防猝死。

临床病例

患者,男,30岁,以"劳力性心悸气短,呼吸困难3年,加重3天"为主诉入院。既往身体健康。

查体:脉搏78次/min,呼吸30次/min,血压90/70mmHg。神清,精神不振,发育正常,营养中等,端坐呼吸,口唇发绀,颈静脉怒张。双肺呼吸音粗糙,双肺底可闻及湿啰音。心界叩之向左下明显扩大于锁骨中线外3cm,心律不齐,心音强弱不等,心率88次/min,心尖区可闻及收缩期吹风样粗糙杂音。腹平坦,肝肋下约4.1cm,脾未触及,移动浊音(-)。双下肢中度水肿。神经系统正常。

心电图:加速性逸搏心律;aVF、aVL导联ST段下移0.5mV,T波倒置。

心脏彩超:心脏各腔均明显扩大,室间隔变薄,左室壁呈弥漫性运动减低,各瓣膜结构正常,二尖瓣、三尖瓣及主动脉瓣开放幅度均减小,二尖瓣、三尖瓣均见反流。肝脏呈淤血改变。

诊断:扩张型心肌病,慢性充血性心力衰竭、心功能Ⅲ级。

家系调查:患者4代19人,除患者外还有10人有同样病症,其中,9人已死亡,均在25~29岁发病,病前发育正常,身体健康,以心力衰竭为首发症状,一旦出现症状,病情进展迅速,发病后2~5年全部死亡。

【问题1】 根据上述门诊资料,患者最可能的诊断是什么?

思路1:初步病史采集发现,病情危重,端坐呼吸,口唇发绀,颈静脉怒张;心尖区可闻及收缩期吹风样粗糙杂音;心脏彩超可见心脏各腔均明显扩大,室间隔变薄,左室壁呈弥漫性运动减低;肝脏呈淤血改变;有明显的家族史。可确诊为FDCM。

知识点

FDCM的诊断标准

FDCM的最终确诊,需要遗传学检测,但目前尚不具备临床应用的条件,一般临床上主要以超声心动图作为诊断依据。①临床常用左心室舒张期末内径(LVEDd)>5.0cm(女性)和>5.5cm(男性);②LVEF<45%和/或左心室缩短速率(FS)<25%;③更为科学的是LVEDd>2.7cm/m²,其中体表面积(m²)=0.006 1×身高(cm)+0.012 8×体重(kg)−0.152 9,心脏可呈球形;④除符合以上条件外,在一个家系中包括先证者在内有两个或两个以上DCM患者,或在DCM患者的一级亲属中有不明原因的35岁以下猝死者。在进行DCM诊断时需要排除引起心肌损害的其他疾病,如高血压、冠心病、心脏瓣膜病、先天性心脏病、酒精性心肌病、心动过速性心肌病、心包疾病、系统性疾病、肺心病和神经肌肉性疾病等。

思路2:询问家族史后发现患者家系中有严重的扩张型心肌病史。患者四代家系图谱见图7-3-1。

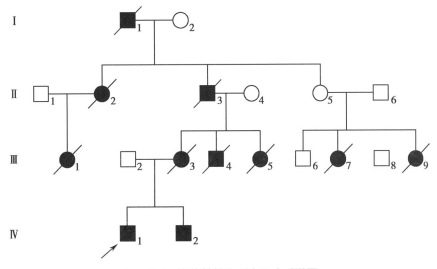

图7-3-1　家族性扩张型心肌病系谱图

【问题2】 FDCM 的病理生理表现是什么？

思路1：心腔扩大，以左室扩大为主，心肌细胞减少、间质增生、心内膜增厚及纤维化，常有附壁血栓形成。心肌纤维化使心肌收缩力减弱，左心室射血分数（LVEF）降低，收缩期末容积增大，舒张期末压增高，静脉系统淤血，晚期出现继发性肺动脉高压。

思路2：心肌纤维化病变累及传导系统，常合并各种类型心律失常。

【问题3】 FDCM 的分子遗传学机制是什么？

思路1：家族性扩张型心肌病有不同的遗传模式。①在出现心力衰竭症状的常染色体显性遗传性 DCM 人群中，0.5%～5% 的患者发现有 LMNA 突变，患者病情严重，常伴有心源性猝死、恶性心律失常、重度房室传导阻滞，该突变致心肌病比其他原因所致心肌病的临床预后更差、猝死率更高。②常染色体隐性遗传；③X 连锁 DCM 伴横纹肌萎缩；④线粒体性 DCM，母系遗传；⑤其他骨架蛋白缺失如纽蛋白（vinculin）等基因缺陷都可能与 DCM 发病有关。

思路2：遗传性致病基因主要集中在肌小节内的产力过程、力从肌小节传递到细胞骨架和胞外基质、肌小节内各蛋白质的相互作用、肌细胞核膜的组装过程四个方面，导致 DCM 的发生（表 7-3-1）。

表 7-3-1 家族性扩张型心肌病相关的基因、蛋白质以及蛋白定位（功能）

致病基因	蛋白	OMIM 编号	蛋白定位（功能）
ABCC9	ATP 结合盒亚家族 C 成员 9	601439	形成 ATP 敏感钾通道复合物
ACTC1	心肌肌动蛋白 α1	102540	肌丝，肌小节
ACTN2	辅肌动蛋白 α2	102573	Z- 盘
ANKRD1	锚蛋白重复结构域含蛋白质 1	609599	核转录因子
BAG3	Bcl-2 关联永生基因 3	603883	热休克蛋白调节
CRYAB	α-B 晶状体球蛋白	123590	分子伴侣
CSRP3	富含半胱氨酸和甘氨酸蛋白 3	600824	Z- 盘
DES	结蛋白	125660	中间丝，细胞骨架
DMD	抗肌萎缩蛋白	300377	细胞骨架
DSC2	桥粒糖蛋白 2	125645	桥粒
DSG2	桥粒芯糖蛋白 2	125671	桥粒
DSP	桥粒斑蛋白	125647	桥粒
EMD	伊默菌素	300384	核被膜
EYA4	EYA4 蛋白	603550	转录激活
G4.5	Taffzzins 蛋白	300394	线粒体
ILK	整合素连接激酶	602366	细胞骨架
JUP（DP3）	连环蛋白	173325	细胞骨架
LMNA	核纤层蛋白	150330	核被膜
LAMA4	层粘连蛋白 α4	600133	胞膜
LDB3	LIM 域结合 3	605906	细胞骨架
MYBPC3	肌球蛋白结合蛋白 C	600958	肌小节
MYH6	肌球蛋白重链 6	160710	肌小节
MYH7	肌球蛋白重链 7	160760	肌小节
MYOZ1	肌原调节蛋白 1	605603	Z- 盘
MYPN	肌钯蛋白	608517	Z- 盘
NEBL	Nebulette 蛋白	605491	Z- 盘
PDLIM3	LIM 蛋白 PDZ 结构域 3	605889	Z- 盘
PLN	受磷蛋白	172405	肌浆网

续表

致病基因	蛋白	OMIM 编号	蛋白定位（功能）
PKP2	Plakophilin 2 蛋白	601975	桥粒
PSEN1/2	早老素 1/2	104311/600759	γ- 分泌酶复合物
RBM20	RNA 结合基元蛋白 20	613171	结合 RNA
SCN5A	钠通道	600163	电压门控钠通道
SGCD	δ- 肌糖蛋白	601411	细胞骨架
SYNE1	突触核包膜蛋白 1	608441	核被膜
TCAP	肌联蛋白帽	604488	Z 线蛋白
TCF21	TCF21 蛋白	603306	细胞骨架
TGFB3	转化生长因子 β3	190230	调节细胞
TMEM43	跨膜结构域 43	612048	核被膜
TMPO	胸腺生成素	188380	核被膜
TNNC1	心肌肌钙蛋白 C	191040	肌小节
TNNI3	心肌肌钙蛋白 I	191044	肌小节
TNNT2	心肌肌钙蛋白 T	191045	肌小节
TPM1	原肌球蛋白 1	191010	肌小节
TTN	肌联蛋白	188840	肌小节
VCL	纽蛋白	193065	细胞骨架

【问题 4】 FDCM 的临床诊疗与遗传咨询方案是什么？

思路 1：根据中华心血管病学会提出的诊断标准，确立 DCM 的诊断，并且同一家系的血亲中有两名或以上的人员患病，则可诊断为 FDCM。

思路 2：超声心动图筛查可发现早期尚未出现症状的患者，随着致病基因的确定，基因检测有望使 DCM 的早期确诊成为可能，还可发现表型正常的致病基因携带者，在临床症状出现前作出患病风险预测和预后估计。

思路 3：FDCM 的遗传咨询和产前诊断流程。

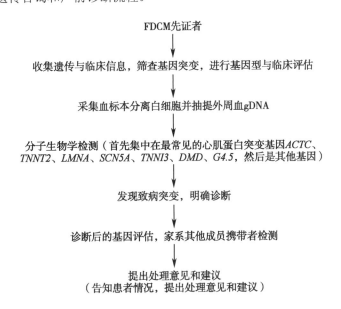

【问题 5】 如何对患者进行治疗？

FDCM 的治疗原则：本病尚无有效的治愈方法。治疗目标是有效控制心力衰竭和心律失常，缓解心肌损害，提高患者的生活质量和生存率。

思路 1：病因治疗。对于不明原因的 FDCM 要积极寻找病因，排除任何引起心肌疾病的可能病因并给予积极的治疗,如控制感染、严格限酒或戒酒、改变不良的生活方式等。

思路 2:药物治疗。①心力衰竭的治疗;②栓塞的预防;③改善心肌代谢。

思路 3:猝死的预防,主要是控制诱发室性心律失常的可逆性因素。①纠正心力衰竭,降低室壁张力;②纠正低钾低镁;③改善神经激素功能紊乱,选用 ACEI 和 β 受体拮抗剂;④避免药物因素如洋地黄、利尿剂的毒副作用;⑤胺碘酮有效控制心律失常,对预防猝死有一定作用。

思路 4:外科治疗。对于常规内科或介入等方法治疗无效的难治性心力衰竭,心脏移植是目前唯一已确立的外科治疗方法。

(余细勇 洪 葵)

第四节 特发性长 Q-T 间期综合征

长 Q-T 间期综合征(long Q-T syndrome, LQTS)是指心电图上 Q-T 间期延长,伴有 T 波和 / 或 u 波形态异常,临床上表现为室性心律失常、晕厥和猝死的一组综合征。LQTS 的病因很多,包括先天性和获得性两个方面:先天性 LQTS 包括常染色体显性遗传的 Romano Ward 综合征和常染色体隐性遗传的 Jervell Lange-Nielsen 综合征,前者听力正常,后者伴有先天性耳聋;获得性 LQTS 的发生主要由致 Q-T 间期延长的药物、电解质代谢紊乱、缓慢型心律失常、中枢神经系统疾病、冠心病等所致。

LQTS 的诊治经过通常包括以下环节:

1. 详细询问先证者的症状学特征及遗传家族史。

2. 查体时重点关注心血管系统异常体征。

3. 对疑诊患者进行常规心电图检测,是其主要的诊断依据。动态心电图、运动试验和儿茶酚胺敏感性试验可以提高诊断的敏感性。

4. 根据临床和检查结果进行病情评估,给予建议与治疗。

5. 向患者解释检测结果和治疗方案,对遗传诊断明确、有生育要求的家系进行产前诊断,根据结果进行遗传咨询。

临床关键点

1. 有反复晕厥病史,特别是在体力活动或情绪激动时易发生,可伴有先天性耳聋。家族中、有同类患儿或猝死者,死亡病例半数 <5 岁。

2. 心电图或动态心电图 ①Q-T 间期延长,T 波宽大、切迹、高尖;②可见频发室性期前收缩,常有 R-on-T,而致尖端扭转室性心动过速、心室颤动。

3. 脑干听觉诱发电位或电测听检查以诊断有无耳聋。

4. 基因检测是诊断的重要手段之一,主要包括 *KCNQ1*、*KCNH2* 和 *SCN5A* 基因筛查。

5. 该病分为听力正常的常染色体显性遗传和伴有先天性耳聋的常染色体隐性遗传,遗传咨询时需要关注。

6. 该病的治疗原则是避免剧烈运动及精神刺激,β 受体拮抗剂是多数 LQTS 的首选治疗药物,对 1 型最有效,2 型中等有效;慢频率引起的尖端扭转型室速需要采取人工心脏起搏治疗。其他治疗包括心脏埋藏式除颤器植入和颈交感神经去除术。

临床病例

患者,女,24 岁,因"牙痛,发热,输液过程中突发晕厥,手足抽搐"入院。住院期间多次发生晕厥,无口吐白沫及大小便失禁。常规 12 导联静态卧位心电图及长程心电图显示 Q-T 间期平均值为 0.60。既往身体健康,可从事正常劳动,无高血压病史。其母在 25 岁产下先证者后猝死。有两位兄长,其中一位曾诊断为 LQTS,另一位目前未发现有心脏方面的问题,可以从事较强的体力劳动。先证者的父亲、丈夫、女儿健康状况良好,无遗传病史。

【问题1】 根据上述门诊资料,患者最可能的诊断是什么?

思路1:根据患者临床表现和心电图结果,由于患者反复晕厥、抽搐,校正Q-T间期(QTc)为0.60秒,有家族史,无其他病史,除外电解质紊乱、药物及其他心脏病致Q-T间期延长,符合LQTS的诊断标准,可确诊为长Q-T间期综合征。

思路2:询问家族史后,患者三代家系图谱绘制见图7-4-1。

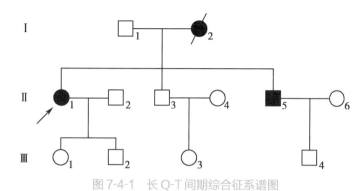

图7-4-1 长Q-T间期综合征系谱图

知识点

特发性LQTS诊断标准

对于特发性LQTS,可采用Schwartz诊断标准(表7-4-1)。该标准采用项目评分的方法,≤1分时,LQTS的可能性小;2~3分,LQTS的可能性中等;≥4分时,长Q-T间期综合征的可能性较大。

表7-4-1 特发性LQTS诊断标准

指标	分值
心电图异常	
QTc≥480ms	3
QTc 460~479ms	2
QTc 440~459ms(男性患者)	1
尖端扭转室速	2
T波倒置	1
3个导联T波切迹	1
心率慢(经年龄校正)	0.5
临床病史	
压力应激下晕厥	2
非压力应激下晕厥	1
先天性耳聋	0.5
家族史	
家系成员确诊为LQTS	1
直系亲属中有不明原因猝死(年龄小于30岁)	0.5

【问题2】 LQTS的诊断原则是什么?

思路1:病史。凡出现发作性晕厥和猝死者均应怀疑为LQTS,尤其是由运动、情绪激动诱发的晕厥,更提示可能存在LQTS。病史中询问发病年龄,发病前的诱因,对是否有运动情绪激动,抑或使用奎尼丁、丙吡胺等抗心律失常药物,或房室传导阻滞等心脏病史等方面应详细了解。

思路2:心电图。心电图是主要的诊断依据。男性QTc≥0.47秒,女性QTc≥0.48秒可作出独立的诊断。

若 QTc 介于 0.41～0.46 秒之间，应进一步结合病史及其他诊断指标。①Q-T 间期测量。选择起点与终点较清楚的导联，一般选用 II 导联，近年有人提倡以 V_3 或 V_4 导联测量为佳。测量 QRS 波起点到 T 波终点的时间。一般成人不超过 0.40 秒。但在判断 Q-T 间期是否延长时，必须考虑到心率因素，因为心率快慢是复极时间长短的主要决定因素。最通用的心率校正公式：QTc=QT/R-R。②观察 ST 和 T 波形态改变；③寻找 u 波；④心动过速的诊断。长 Q-T 间期综合征发生心动过速时可出现各种形态的室性心动过速。

【问题3】 先天性 LQTS 的分子遗传学机制？

思路1：目前已发现与 Romano Ward 综合征有关的基因有 13 种，突变近千种。根据 LQTS 致病 13 种基因型的不同，将 LQTS 分为 13 型。其中临床最为常见的是 LQT1（42%）、LQT2（45%）和 LQT3（8%），除此之外，LQTS 的其他各亚型所占比例均较少（表 7-4-2）。

思路2：与常染色体隐性遗传的 Jervell Lange-Nielsen 综合征有关的基因目前已发现 2 种亚型（表 7-4-2）。

表 7-4-2 先天性长 QT 间期综合征基因分型以及功能效应

亚型	致病基因	染色体定位	蛋白	功能	诱发因素	检出率
LQT1	KCNQ1	11p15.5	Kv7.1	IKs 减小	运动（游泳）	30%～35%
LQT2	KCNH2	7q35-q46	Kv11.1	IKr 减小	铃声、运动、唤醒	25%～30%
LQT3	SCN5A	3p21-p24	Nav1.5	INa 增大	休息、睡眠	5%～10%
LQT4	ANK2	4q25-q27	Ankyrin-B	离子泵转运异常	运动	<1%
LQT5	KCNE1	21p22.1	Mink	IKs 减小	运动、情绪激动	<1%
LQT6	KCNE2	21p22.1	MiRP1	Ikr 减小	休息、运动	<1%
LQT7	KCNJ2	17p23	Kir2.1	IK1 减小	休息、运动	<1%
LQT8	CACNA1C	12p13.3	Cav1.2	ICa-L 增大	运动、紧张	<1%
LQT9	CAV3	3p25	Caveolin 3	INa 增大	休息、睡眠	<1%
LQT10	SCN4B	11q23.3	Na1.5β4	INa 增大	运动、产后	<1%
LQT11	AKAP9	7q21-q22	Yotiao	IKs 减小	乙酰胆碱	<1%
LQT12	SNTA1	20q11.2	a1-syntrophin	INa 增大	运动、情绪激动	<1%
LQT13	KCNJ5	11q24	Kir4.3	IK, Ach 减小	运动、情绪激动	<1%
JLN1	KCNQ1	11p15.5	Iks α 亚基	IKs 减小	伴耳聋	1%～7%
JLN2	KCNE1	21p22.12	IKr β 亚基	IKs 减小	伴耳聋	<1%

【问题4】 遗传离子通道病的基因型与表型关系如何？

思路：LQTS 表型与基因型关系差异较大。相当一部分突变基因携带者心电图表现正常，如 32% LQTS 突变基因携带者 QTc 在正常范围内，但他们较正常人群更易于发生心律失常；同样的表型可由多种基因突变引起，如 LQTS 有多个致病基因；同一种基因的不同突变或同一突变又可导致不同的临床表型，如心脏钠通道基因 SCN5A 突变可导致 3 种疾病，LQTS、Brugada 综合征和家族性进行性心脏传导系统疾病。由此可见，同样的单基因突变，由于突变位点的差异和 / 或微环境的改变，临床表现型复杂多变。目前认为，修饰基因、环境因素、心脏结构改变均参与基因型与表型间关系，而离子通道表达自身稳定性调节（正、负反馈机制）也在生长过程、病理环境及药物作用下维持心肌细胞稳定电生理表型中起重要作用。

【问题5】 不同类型的 LQTS 如何进行临床诊治与遗传咨询？

思路1：LQTS 的基因型与临床症状密切相关。LQT1 和 LQT5 患者大约 90% 的症状发生在运动和情绪激动时，LQT3 患者约 90% 的猝死发生在睡眠时，LQT2 患者的症状几乎均出现在运动、情绪激动、熟睡和唤醒时。

思路2：LQTs 三个主要亚型有独特的心电图表现。①LQT1 的心电图 T 波基底部增宽；②LQT2 的心电图 T 波振幅低而有切迹（或双峰）；③LQT3 的心电图 ST 段延长，T 波延迟出现，婴幼儿期易发生 2∶1 房室阻滞。

思路3：LQTS 的基因型已经成为 LQTS 危险程度分层的指标。基因型、性别和 QT 间期是 LQTS 的危险分级和预后的决定因素。根据基因型不同及其临床特性,ACC/AHA/ESC 发布的 2006 年指南中,将 LQTS1、2、3 型进行危险度分级,以指导治疗。

思路 4:基因型也是治疗方案的选择依据之一。①尽量减少诱发因素,对于 LQT1 型患者应该避免进行剧烈的体育运动和情绪波动,同时要积极补钾以避免出现低血钾状态。而对于 LQT2 型患者则应避免猝发的铃声刺激。②β 受体拮抗剂对 LQTS1、LQTS2 型治疗效果较好,而对 LQTS3 型效果较差;③由于 LQT3 型患者的突变位于 SCN5A,导致钠电流异常增强,因而对于此亚型钠通道阻滞剂美西律等具有一定疗效。氟卡尼对于某些 LQTS7 型患者有效。

思路 5:先天性 LQTS 的遗传咨询和产前诊断流程。

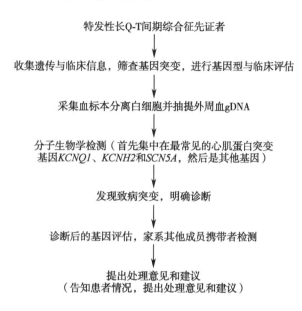

(余细勇　洪　葵)

第五节　先天性心脏病

先天性心脏病(congenital heart defects,CHD)是一类常见的出生缺陷。由于胚胎发育期即存在的心脏及大血管的结构和功能复杂异常,可以导致死胎、死产、早产、新生儿死亡、青少年时期的死亡和功能残疾,其死亡率、致残率较高。其发生率占活产婴儿的 0.7%~1%,中国每年新增 15 万~20 万例先天性心脏病患儿。CHD 是胚胎期遗传因素和环境因素共同作用、相互影响,导致心血管发育异常。先天性心脏病的遗传因素可能是单基因遗传缺陷、多基因遗传缺陷、染色体易位与畸变;环境因素主要与宫内感染、饮酒吸烟、大剂量放射性接触和药物等有关。

先天性心脏病的诊治经过通常包括以下环节:

1. 详细询问先证者的症状学特征及遗传家族史。

2. 查体时重点关注心血管异常体征,心脏听诊发现杂音是重要诊断依据。

3. 对疑诊患者进行 X 线胸片、超声心动图、标准和动态心电图、运动平板试验等检测,以确定先天性心脏病的临床诊断。

4. 根据临床和检查结果进行病情评估,给予建议与治疗。

5. 向患者解释基因检测结果和指导治疗方案,对遗传诊断明确、有生育要求的家系进行产前诊断,根据结果进行遗传咨询。

> **临床关键点**
>
> 1. 轻者无症状,查体时发现,重者可有活动后呼吸困难、发绀、晕厥等,年长儿可有生长发育迟缓。
>
> 2. 症状与疾病类型和有无并发症有关。常见症状有发绀、蹲踞、杵状指(趾)和红细胞增多症、肺

动脉高压、心力衰竭、发育障碍等。

3．体格检查发现有心脏典型的器质性杂音、心音低钝、心脏增大和心律失常时，应进一步检查排除先天性心脏病。彩色多普勒超声心动图是目前最常用的先天性心脏病诊断方法，能够诊断心脏解剖上的异常及其严重程度。

4．一般先天性心脏病中仅有少数类型的先天性心脏病可以自然恢复，有的则随着年龄的增大，病情也逐渐加重。

5．保守观察的先天性心脏病病例　直径较小且无肺动脉高压倾向的继发房间隔缺损者、直径小于4mm 的膜部室间隔缺损，跨瓣压差小于40mmHg 的主动脉瓣或小于60mmHg 的肺动脉瓣狭窄，可观察到3～5 岁再手术。

选择合适的手术时机是先天性心脏病手术成功并取得良好预后的关键。基本原则为畸形越复杂，对血流动力学影响越大，越应尽早手术治疗；左向右分流类先天性心脏病，应争取在发生肺血管阻塞性改变之前进行手术矫治；发绀性、梗阻性先天性心脏病应争取在发生严重心肌肥厚、纤维变性前手术。

临床病例

患儿，女，6 岁，因平时易患"感冒"发现心脏杂音，经心脏彩超检查判断为"先天性心脏病、室间隔缺损（膜周部），二尖瓣少量反流"住院。

入院后查体，患儿生命体征平稳，发育偏差，营养中等，乳房骨左缘第三肋间可触及轻度震颤，听诊在胸骨左缘第三、四肋间可闻及收缩期喷射性杂音（Ⅲ级以上），肺动脉瓣第二心音无亢进及分裂。腹平软，肝脾未触及，全腹无压痛，心电诊断，左室肥厚。

胸部 X 线诊断：肺动脉段凸出，左右心室增大，左室为主，肺血增多，为二尖瓣型心影。

追问家族史，先证者姨妈的女儿亦患有先天性心脏病房间隔缺损，舅舅家里未发现先天性心脏病患者，外祖父外祖母健在。

综合上述症状及体征，明确判断为先天性心脏病、室间隔缺损。经术前充足准备后在全麻体外循环下行心脏直视、室间隔修补术，术中见心脏中等增大，肺主动肺增粗，主动脉与肺动脉之比为1：2，右室前壁偏高，可触及震颤，淤积部找到室缺，直径为0.8cm，探查无另外畸形，术中决定心脏停搏修补室缺。患儿术后无并发症发生，生命体征稳定，三天后拔出心包内引流管，返回普通病房观察治疗。

【问题1】　根据上述临床资料，患儿最可能的诊断是什么？如何处理？

思路1：患者查体时，胸前明显听到病理性杂音；辅助诊断，心电图发现左室肥厚；胸部 X 线显示二尖瓣型心影，经心脏彩超检查，可确诊为"先天性心脏病、室间隔缺损（膜周部）"。

思路2：询问家族史后，患者三代家系图谱绘制见图 7-5-1。

思路3：先天性心脏病的治疗主要有介入治疗和手术治疗。本病例应用全麻体外循环下行心脏直视、室间隔修补术。

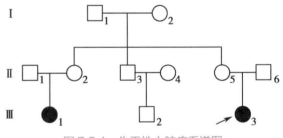

图 7-5-1　先天性心脏病系谱图

知识点

室间隔缺损临床症状的病理生理学机制

室间隔缺损是常见的先天性心脏病，通常可分为膜部缺损、漏斗部缺损和肌部缺损三类，以膜部缺损最多见，肌部缺损少见。室间隔缺损引起的左向右分流量取决于缺损的大小及左、右心室的压力阶差，当心室水平有相当量的左向右分流时，肺血流量增加，经肺静脉回至左心房的血量亦增加，引起左心房扩大及左心房压升高，流经二尖瓣孔的血量增加，可产生相对性二尖瓣狭窄，心尖区可听到舒张期杂音。左心室工作量增加，左心室增大，左心房压升高可导致肺间质充血，患儿易患肺部或上呼吸道感染。大量的左向右分流，肺循环血流量明显增加，可引起肺小血管痉挛、内膜增生和中层肥厚。使肺血管阻力及肺动脉压逐渐升高，右心室压力亦随之增高，当左、右心室的压力趋于接近时，心室水平左向右分流，渐变为左向右及右向左的双向分流，更甚者右向左分流为主，临床上出现发绀，称为艾森门格综合征（Eisenmenger's syndrome），为手术禁忌。

【问题2】　CHD 的临床表型有哪些?

思路1：间隔缺损。间隔缺损分为房间隔缺损、室间隔缺损和房室间隔缺损，导致左向右分流。房间隔缺损大约占全部心脏缺陷的 10%，与房间隔缺损相关的综合征包括遗传性心血管上肢畸形综合征（Holt-Oram syndrome）、埃利伟综合征（Ellis-Van Creveld syndrome）和努南综合征。室间隔缺损是最常见的先天性心脏缺陷，大约占所有先天性心脏缺陷的 40%，其中完全性心内膜垫缺损有 60% 见于 21- 三体综合征。

思路2：梗阻性缺陷。梗阻性缺陷主要有肺动脉狭窄、主动脉狭窄、二叶式主动脉瓣和主动脉缩窄等。其中肺动脉狭窄约占先天性心脏病的 10%，导致右心室进入肺动脉的血流受阻，肺动脉狭窄与努南综合征、阿拉日耶综合征（Alagille syndrome）、Costello 和心脏皮肤综合征（LEOPARD syndrome）等综合征与一些染色体异常有关。主动脉狭窄约占先天性心脏病的 5%～10%，导致瓣膜以及瓣膜上、瓣膜下各个水平的狭窄，主动脉狭窄与努南综合征、特纳综合征以及威廉姆斯综合征有关。二叶式主动脉瓣（BAV）是一种常见的遗传性状，可以单独存在，也可以和其他心脏缺陷合并存在，特别是主动脉缩窄。

思路3：复杂性心血管畸形。复杂性心血管畸形包含一种以上发育异常，通常可以导致右向左分流以及发绀发生。常见的复杂性心血管畸形有法洛四联症（tetralogy of Fallot，TOF）、大动脉转位（TGA）、共干畸形（TA）即动脉干区域未能分化成独立的主动脉和肺动脉导致的心血管发育畸形、左心发育不良综合征（HLHS）等。

知识点

主要先天性心脏病临床表型与遗传的关系

1. 房间隔缺损（atrial septal defect，ASD）　心房间隔是对基因及环境因素最敏感的心脏组织。目前发现，编码转录因子的 *NKX2.5* 和 *GATA4* 基因突变与非综合征型 ASD 发生相关，位于 5q34-q35 的 *NKX2.5* 基因和位于 8p22-p23 的 *GATA4* 基因是通过 ASD 家系连锁分析找到的致病基因，呈常染色体显性遗传（AD）。进一步的家系研究提示，拥有相同基因型的家族成员可以表现为不同的临床特征，伴传导异常的 ASD 多见于 *NKX2.5* 突变，而 *GATA4* 突变的 ASD 则常伴肺动脉瓣狭窄。

2. 室间隔缺损（ventricular septal defect，VSD）　VSD 是最常见的一种心脏畸形，大约占 CHDs 的 33%。其分子遗传学改变主要包括染色体异常和基因突变两类。5%～8% 的 CHDs 患儿存在染色体异常疾病，亲代染色体异常在子代 VSD 发病中具有十分重要的影响。与 VSD 相关的基因突变包括 *TBX5* 基因突变、*GATA4* 基因表达水平下降、*NKX2.5* 基因突变等，或者这些基因的相互作用。

3. 房室间隔缺损（atrioventricular septal defect，AVSD）　AVSD 的发病率约为 3.5/10 000，尽管是 21- 三体综合征最常见的心脏畸形，但对非综合征型的 AVSD 家系连锁分析发现，发病与 21 号染色体无关。近年来，家族性 AVSD 相关基因陆续有报道，如 *CRELD1* 基因和 *PTPN11* 基因突变，但不确定。

4. 法洛四联症（tetralogy of Fallot，TOF）　TOF 由肺动脉口狭窄、室间隔缺损、主动脉骑跨及右心室肥厚四种畸形组成，是最常见的青紫型 CHD，其中散发的 TOF 约占 70%，其余继发于染色体异常、22q11 缺失及各种遗传综合征。家族性 TOF 的遗传方式为常染色体隐性遗传（AR）。

5. 大动脉转位（transposition of the great arteries，TGA）　TGA 占所有 CHD 的 5%～7%，是心脏共同流出道的隔膜缺损。有证据表明，TGA 可能为常染色体隐性的单基因或寡基因遗传，*CFC1*、*PROSIT240* 等基因突变可能与 TGA 相关。

　　6. 共干畸形（truncus arteriosus，TA）　即动脉干区域未能分化成独立的主动脉和肺动脉导致的心血管发育畸形。研究表明，TA 与 CAFS 综合征（conotruncal anomaly face syndrome，CAFS）有关，其遗传学特征包括 *CFC1* 基因突变导致右室双出口畸形、*GDF1* 基因突变相关的右室双出口、*TBX1* 基因突变导致的 22q11.2 缺失综合征。

　　7. 动脉导管未闭（patent ductus arteriosus，PDA）　PDA 是动脉导管在出生后未闭合而持续开放的病理状态。研究发现，家系中 PDA 患者存在 *TFAP2B* 基因内含子与外显子连接区的点突变，并影响到 *TFAP2B* 基因的正常转录。*TFAP2B* 基因是从属于 TFAP 家族的转录蛋白，定位于人类染色体 6q12。除了 *TFAP2B* 基因突变可引起单纯性动脉导管未闭外，有人认为 *TFAP2B* 基因表达量降低同样可导致包括动脉导管未闭在内的疾病发生。

　　8. 左室流出道梗阻（left ventricular outflow tract obstruction，LVOTO）　LVOTO 包括左室发育不良（HLH）、主动脉瓣狭窄（AS）、主动脉缩窄（CoA）等，常伴有二叶式主动脉瓣（BAV）。家族性 LVOTO 较常见，流行病学调查显示，HLH、CoA 在一级亲属中的发病率分别为 19.3% 和 9.4%，一级亲属的相对危险度为 36.9，表明 LVOTO 中存在家族聚集性现象，可能以常染色体寡基因隐性、外显率降低的 AD 等方式遗传。BAV 是这类畸形中临床症状最轻的一种，但远期可导致主动脉瓣钙化、感染性心内膜炎等并发症。BAV 有很高的家族聚集性，因此对无症状的 BAV 患者一级家属进行心超检查，以及早发现并预防远期并发症。

【问题 3】　CHD 的主要遗传基础有哪些？

思路 1：CHD 的遗传特征主要有如下几点。

（1）染色体畸变：染色体数目和结构的畸变都可引起各类综合征，如 21- 三体综合征、18- 三体综合征、13- 三体综合征、5p 综合征等，多伴有先天性心脏病，这部分占先天性心脏病的 4%～5%。

（2）单基因缺陷：如努南综合征是一种临床表现多样的常染色体显性遗传病，已经确定多个致病基因，其中 *PTPN11* 的突变约占 50%；杜氏肌营养不良症（DMD）是 X 连锁隐性遗传，男性发病，女性为致病基因携带者，致病基因定位于 Xp21；阿拉日耶综合征是一种临床表现多样的多系统发育异常的常染色体显性遗传病，常伴有心脏畸形，致病基因是 *JAG1* 突变（>90%）和 *Notch2* 突变（<1%）。

（3）多基因缺陷：如 T-box 转录因子家族，主要有 TBX1 和 TBX2 亚家族，其中与心脏发育有关的基因主要是 TBX1 亚家族中的 *TBX1*、*TBX18*、*TBX20* 和 TBX2 亚家族中的 *TBX2*、*TBX3*、*TBX5*；GATA 家族，含有锌指结构的一组转录因子，是维持心血管发育的关键转录因子之一，包括 6 种亚型，其在进化过程中高度保守。其中 GATA-4、5、6 对大量心脏基因表达的直接调节非常重要；Homeobox 基因家族，*NKX2.5* 基因属于 *Homeobox* 基因家族，是心脏前体细胞分化的最早期标志之一，参与心脏发育的各个过程。

思路 2：单基因突变与先天性心脏病。通过定点基因敲除的方法，在小鼠等动物中发现与先天性心脏病相关的基因突变超过 500 种，迄今在人类中鉴别的基因约 55 种（表 7-5-1）。

表 7-5-1　基因突变与先天性心脏病

基因	功能蛋白	先天性心脏病类型
1. 编码转录因子的基因		
CITED2	转录辅助激活子	I
FOXH1	叉头蛋白盒转录因子	I
FOXP1	叉头蛋白盒转录因子	I
GATA4	GATA 结合转录因子	I
GATA6	GATA 结合转录因子	I
IRX4	易洛魁族同源盒转录因子	I
MED13L	多蛋白辅助激活亚基	I
NKX2-5	同源盒转录因子	I
NKX2-6	同源盒转录因子	I

续表

基因	功能蛋白	先天性心脏病类型
TBX1	T-box 转录因子	S（22q11.2 缺失综合征）
TBX5	T-box 转录因子	S（遗传性心血管上肢畸形综合征）
TBX20	T-box 转录因子	I
SALL4	锌指转录因子	I, S（杜安射线综合征）
TFAP2B	AP-2 转录因子	I, S（Char 综合征）
ZFPM2	锌指转录因子	I
ZIC3	锌指转录因子	HTX
2. 细胞信号相关的基因		
ACVR1	激活素受体 1 型	I
ACVR2B	激活素受体 2B 型	HTX
BRAF	丝氨酸 / 苏氨酸蛋白激酶	S（NS, LS, CFC）
CBL	E3 泛素连接酶	S（NS-like）
CFC1	配体（EGF 家族）	HTX
GDF1	配体（BMP/TGFβ 家族）	HTX
HRAS	RAS GTP 酶	S（Costello 综合征）
JAG1	NOTCH 配体	S（阿拉日耶综合征）
LEFTY2（*LEFTYA*）	配体（BMP/TGFβ 家族）	HTX
KRAS	RAS GTP 酶	S（NS, CFC）
MAP2K1（*MEK1*）	MAPK 激酶	S（CFC）
MAP2K2（*MEK2*）	MAPK 激酶	S（CFC）
NF1	RAS-MAPK 信号负性调控子	S（神经纤维瘤病 -NS）
NRAS	RAS GTP 酶	S（NS）
NODAL	配体（BMP/TGFβ 家族）	HTX
NOTCH1	NOTCH 受体	I
NOTCH2	NOTCH 受体	S（阿拉日耶综合征）
PTGFRA	PTGFRα 受体	I
PTPN11	蛋白酪氨酸磷酸酶	S（NS）
RAF1	MAPKK 激酶	S（NS, LS）
RIT1	RAS 关联的 GTP 酶	S（NS）
SHOC2	RAS-MAPK 调控子	S（NS）
SMAD6	BMP/TGFβ 调控子	I
SOS1	鸟嘌呤核苷酸交换因子	S（NS）
TAB2	MAP3K7 激活子（TAK1）	I
TDGF1	TGFβ 配体的共同体	I
3. 编码结构蛋白的基因		
ACTC1	心肌 α 辅肌动蛋白	I
ELN	弹性蛋白	I
MYH6	心肌肌球蛋白重链	I
MYH7	心肌肌球蛋白重链	I
MYH11	平滑肌肌球蛋白重链	I
4. 编码表观遗传学调控子的基因		
CHD7	H3K4me3 的结合蛋白	S（CHARGE 综合征）
KMT2D（*MLL2*）	H3K4 甲基化转移酶	S（Kabuki 综合征）
EP300	组蛋白乙酰化转移酶	S（Rubinstein-Taybi 综合征）

续表

基因	功能蛋白	先天性心脏病类型
CREBBP	组蛋白乙酰化转移酶	S（Rubinstein-Taybi 综合征）
EHMT1	H3K9 甲基化转移酶	S（Kleefstra 综合征）
5. 其他基因		
CRELD1	细胞黏附	I
MCTP2	Ca^{2+} 信号中可能作用蛋白	I
NPHP4	纤毛蛋白	I, HTX

注：I，独立先天性心脏病；S，先心综合征；HTX，异位；NS，努南综合征；LS，心脏皮肤综合征；CFC，心脸皮肤综合征。

思路 3：染色体异常与先天性心脏病。据统计大约有 300 多种临床综合征伴有 CHD，显微镜可见的染色体异常约占先天性心脏病患者的 8%～18%，最常见染色体异常是唐氏综合征，主要引起房间隔缺损、室间隔缺损和房室间隔缺损；其次为性腺发育不良、18- 三体综合征、13- 三体综合征等（表 7-5-2）。

表 7-5-2　微缺失和微重复综合征及基因组拷贝数变异与先天性心脏病

综合征	染色体区域	先天性心脏病发生频率 /%	先天性心脏病候选基因	功能蛋白
1. 染色体微缺失综合征				
8p23.1 缺失综合征	8p23.1	94	*GATA4*	GATA 结合转录因子
17q23 微缺失综合征	17q23	86	*TBX2*	T-box 转录因子
22q11.2 缺失综合征	22q11.2	65～75	*TBX1；CRKL*	T-box 转录因子，酪氨酸激酶
1p36 缺失综合征	1p36	71	*DVL1*	WNT 信号单元
2q31.1 微缺失综合征	2q31.1	70	*SP3*	Sp 转录因子
Kleefstra 综合征	9q34	40	*EHMT1*	H3K9 甲基转移酶
16p12.2-p11.2 微缺失综合征	16p12.2-p11.2	60	*N/A*	
Jacobsen 综合征	11q23-qter	56	*N/A*	
Wolf-Hirschhorn 综合征	4p16.3	50	*WHSC1；FGFRL1*	H3K36 甲基转移酶，成纤维细胞生长因子受体
Williams-Beuren 综合征	7q11.23	53～85	*ELN；BAZ1B*	弹性蛋白，染色质重构复合体的亚单体
史密斯 - 马盖尼斯综合征	17p11.2	40～45	*MAPK7*	MAP 激酶
Koolen-De Vries 综合征	17q21.31	27～36	*KANSL1*	NSL 组蛋白乙酰化复合体的亚单位
1q21.1 缺失综合征	1q21	29	*GJA5*	连接蛋白 40
Miller-Dieker 平脑综合征	17p13.3	22	*N/A*	
Sotos 综合征	5q35	21	*NSD1*	H3K36 甲基转移酶
短指 / 趾 - 智力迟缓综合征	2q37	20	*HDAC4*	组蛋白去乙酰化酶
15q13 微缺失综合征	15q13	15	*N/A*	
2. 染色体微重复综合征				
16p13.3 微重复	16p13.3	40	*CREBBP*	组蛋白乙酰转移酶
16p13.11 微重复	16p13.11	20	*MYH11*	平滑肌肌球蛋白重链
Potocki-Lupski 综合征	17p11.2	50	*MAPK7*	MAP 激酶
22q11.2 重复综合征	22q11.2	15	*TBX1*	T-box 转录因子
3. 染色体非整倍体				
帕塔综合征	47, +13（13- 三体）	86	N/A	
Edward 综合征	47, +18（18- 三体）	61～94	N/A	
唐氏综合征	47, +21（21- 三体）		N/A	

知识点

常见遗传综合征的基本特征

1. 阿拉日耶综合征　典型表型为特殊面容、胆汁淤积、椎骨、眼和心脏畸形，90% 的患者心血管畸形，最常见的为非进行性肺动脉分支狭窄（PABS），其他有法洛四联症，肺动脉瓣狭窄和主动脉缩窄。阿拉日耶综合征为常染色体显性遗传病，外显率 94%，表型多变，致病原因为 *JAG1* 基因（位于 20p11.2）突变或缺失，JAG1 是一种细胞表面蛋白，参与细胞信号系统和细胞死亡。

2. CHARGE 综合征　临床表型为脑神经缺损（79%）、心脏病（85%）、后鼻孔闭锁（57%）、生长发育迟缓（100%）、生殖器发育不全（34%）和耳畸形（91%）。本征发病率不确定，心脏畸形常见于右边畸形，有法洛四联症、右心室双出口、肺动脉瓣狭窄、房间隔缺损和完全房室隔缺损。

3. 遗传性心血管上肢畸形综合征　HOS 的表型为心脏畸形合并上肢畸形，常见拇指畸形，女性比男性严重，同一家族表型严重度也不一样，上肢异常很轻微的患者，需 X 线片才能辨认。85%～95% 的患者心血管畸形，以房间隔缺损（58%）和室间隔缺损（28%）最常见，40% 患者心脏传导阻滞，包括 PR 间期延长、窦性心动过缓、房室结合性期前收缩、心房颤动等。HOS 为常染色体显性遗传，外显率 100%，表型多变。30%～40% 的患者存在 *TBX5* 突变。

4. 努南综合征　表型为特殊面容，身材矮小，蹼颈和心脏缺陷，发育迟缓的程度不一。80% 的患者心脏畸形，肺动脉瓣狭窄占 70%～80%，其他畸形有肺动脉瓣上狭窄，PABS、ASD、VSD、法洛四联症和主动脉缩窄等。20%～30% 的患者为心肌病，表现为从轻微的局部性室间隔肥大到明显致死的严重肥大性心肌病。努南综合征为常染色体显性遗传病，也有常染色体隐性遗传的家系报道，约一半（45%）为 *PTPN11* 基因（定位 12q24）突变，家族性病例基因突变率高于散发性病例（分别为 59% 和 37%）。

5. 特纳综合征　表型为身材矮小、蹼颈、肾脏畸形、先天性淋巴水肿、卵巢发育不全和心脏缺陷。35% 的患者心脏缺陷，以左心为主，主要为二尖瓣（30%）和主动脉狭窄（10%）和心脏发育不良。特纳综合征有多种核型，致病原因是减数分裂中 X 染色体不分离、易位或重排。

6. 威廉姆斯综合征（Williams syndrome, WS）　表型多样，面容特殊，个性和认知特殊，具婴儿特发性高钙血症和心脏缺陷。90% 的患者心脏缺陷，主动脉瓣上狭窄占 75%，一般是局限性的瓣上狭窄型，更多是弥漫性的主动脉发育不良型，这两种类型趋于进行性，狭窄之处可阻塞冠状动脉，引起猝死。WS 为常染色体显性遗传，由位于 7q11.2 处 *ELN* 基因及附近多个基因缺失致病。

7. 22q11 缺失综合征　表型有心脏畸形、特殊面容、腭裂、胸腺发育不全和低钙血症，或认知交流障碍和发育迟滞。此综合征包括 22q11.2 缺失综合征、Shprintzen 综合征和 VSD。85% 的患者心脏畸形，以 VSD 最典型，20% 有法洛四联症、共干畸形、右位主动脉弓等，也有单独的 ASD 和 VSD。94% 的患者染色体微缺失是新发突变，主要是母源性的 22q11 微缺失，缺失长度大多为 3Mb，缺失区域含 *TBX1* 基因和 *VEGF* 基因。

8. 三体综合征　13-三体综合征的 85% 患者有不同形式的 CHD，其中 85% 的心脏缺陷为 ASD，42% 为 VSD，30% 为较复杂心脏病。18-三体综合征所有患者心脏缺陷，VSD 最常见，其次是 ASD 和动脉导管未闭，无损伤或反流的多瓣膜发育不良也较常见。21-三体综合征的 45%～60% 患者有 CHD，其中 45% 是 AVSD，35% 为 VSD，8% 为 ASD，4% 为法洛四联症。这 3 种三体综合征若产前筛查提示高风险或者超声筛查有结构异常，通过产前染色体分析即可确诊。

【问题 4】　先天性心脏病的治疗手段与最佳治疗时间？

思路 1：先天性心脏病的治疗主要有介入治疗和手术治疗。介入治疗大致分为两大类：一类为用球囊扩张的方法解除血管及瓣膜的狭窄，如主动脉瓣狭窄、肺动脉瓣狭窄、主动脉缩窄等；另一类为利用各种记忆金属材质的特质封堵器堵闭不应有的缺损，如房间隔缺损、室间隔缺损、动脉导管未闭等。先天性心脏病的外科手术方法主要根据心脏畸形的种类和病理生理改变的程度等综合因素来确定，手术方法可分为根治手术、姑息手术和心脏移植三类。

思路2：手术最佳治疗时间取决于多种因素，其中包括先天畸形的复杂程度、患儿的年龄及体重、全身发育及营养状态等。针对一般简单的先天性心脏缺陷，建议手术时间为1~5岁。因为年龄过小，体重偏低，全身发育及营养状态较差，会增加手术风险；年龄过大，心脏会代偿性增大，有的甚至会出现肺动脉压力增高，同样会增加手术难度，术后恢复时间也较长。对于合并肺动脉高压、先天畸形严重且影响生长发育、畸形威胁患儿生命、复杂畸形需分期手术者手术越早越好，不受年龄限制。

【问题5】　先天性心脏病如何进行遗传咨询与产前诊断？

思路1：产前诊断方法可分为三类五个水平。第一类属形态学检查，采用特殊仪器检查胎儿是否有畸形，如用X线或体表造影、B超扫描间接观察或胎儿镜下直接观察。第二类属生化遗传学检查，是采取母体血、尿等间接诊断胎儿先天性疾病，因为孕期少量胎儿血细胞、可扩散的代谢产物及蛋白质、酶，可通过胎盘进入母体的血液循环，这是母血、尿可作某些疾病产前诊断的基础。如测定母血甲胎蛋白（AFP）诊断胎儿神经管畸形（NTD），测定孕妇尿甲基丙二酸，诊断胎儿甲基丙二酸尿症。第三类属细胞遗传学检查，是直接获取胎血、羊水或胎儿组织来诊断胎儿疾病。三类检查方法可以在形态学、染色体、酶学、代谢产物和基因5个水平进行产前诊断。

知识点

先天性心脏病产前筛查常用的生化遗传学指标

1. 甲胎蛋白（alpha-fetoprotein，AFP）　AFP是胎儿的一种特异性球蛋白，分子量为64~70KDa，在妊娠期间可能具有糖蛋白的免疫调节功能，可预防胎儿被母体排斥。AFP在妊娠早期1~2个月由卵黄囊合成，继之主要由胎儿肝脏合成，进入胎儿血液循环。妊娠6周胎血AFP值快速升高至妊娠13周达高峰，此后随妊娠进展逐渐下降。母血AFP来源于羊水和胎血，但与羊水和胎血变化趋势并不一致，妊娠早期母血AFP浓度最低随妊娠进展而逐渐升高，妊娠28~32周时达高峰以后又下降。怀有21-三体综合征胎儿的孕妇其血清AFP水平为正常孕妇的70%，即平均MoM值为0.7~0.8MoM。

2. 游离-β亚基-绒毛膜促性腺激素（free human chorionic gonadotropin-β，β-HCG）　HCG是由胎盘细胞合成的人绒毛膜促性腺激素，由α-和β-两个亚单位构成。HCG以两种形式存在。完整的HCG和单独的β链都有活性，但只有β-单链形式存在的HCG才是测定的特异分子。HCG在受精后就进入母血并快速升高一直到孕期的第8周，然后缓慢降低浓度直到第18~20周然后保持稳定。21-三体综合征胎儿母亲血清HCG和β-HCG均在呈持续上升趋势，一般为通常孕妇的1.8~2.3MoM值和2.2~2.5MoM，18-三体综合征β-HCG表现为降低异常，一般≤0.25MoM作为18-三体综合征高风险的重要表现。

3. 游离雌三醇（free estriol，uE_3）　uE_3是胎儿胎盘单位产生的主要雌激素，由于胎儿的肾上腺皮质发育不良导致uE_3的前体——硫酸脱氢表雄酮的合成减少，从而使uE_3减少。怀有21-三体综合征胎儿的母亲血中uE_3表现为降低，一般正常平均MoM值为0.7。

4. 抑制素（inhibin A，InhA）　抑制素是一种蛋白激素，由女性卵巢的颗粒层细胞或男性睾丸的滋养细胞分泌产生，可选择性地抑制垂体促卵泡激素（FSH）的分泌，亦可在性腺发挥局部旁分泌作用，调节卵泡的生成。抑制素的分子量为32~34kDa，由一个α亚基与一个βa形成抑制素-A或与βb形成抑制素-B，亚基通过一个二硫键连接组成。目前认为妊娠期胎盘是抑制素A的主要来源，它以旁分泌和自分泌方式参与胎盘局部调节轴中促性腺激素释放激素（GnRH）、人绒毛膜促性腺激素（HCG）、孕激素、前列腺素等各种激素间的生殖内分泌调节，从而影响着妊娠的发展及胎儿的生长发育。抑制素A作为产前筛查指标的一大优势是其中位数与孕周的相关性较小，受到孕周不准确的影响小，与其他指标指数型变化不同，抑制素A的孕周变化趋势为潜"U"形的抛物线底端在16~17周。怀有21-三体综合征胎儿的母亲血中InhA表现为升高，一般情况下平均MoM值为2.0以上。

5. MoM值　MoM值是一个比值，即孕妇体内标志物检测值除以相同孕周正常孕妇的中位数值，该值即为MoM。由于产前筛查物的水平随着孕周的增加会有很大变化，因此其值必须转化为中位数的倍数MoM表示，使其"标准化"便于临床判断。

思路 2：根据目前的诊断技术，大约 85% 以上先天性心脏病通过产前筛查能够在胚胎期被发现，因此产前筛查与遗传咨询至关重要。

思路 3：遗传咨询的对象：35 岁以上（包括 35 岁）高龄孕妇，生过一胎先天畸形儿者，有原因不明流产史、死胎史及新生儿死亡史的夫妇，先天性智力低下者及其血缘亲属，有遗传病家庭史的夫妇，有致畸因素接触史的孕妇，原发性闭经和原因不明的继发性闭经，生育过母儿血型不合引起新生儿核黄疸致死亡者，近亲婚配者。

思路 4：产前诊断的对象：35 岁以上（包括 35 岁）的高龄孕妇，产前筛查后的高危人群，生育过染色体病患儿的孕妇，夫妇一方为染色体异常携带者，孕妇可能为某种 X 连锁遗传病基因携带者，产前检查怀疑胎儿患染色体病的孕妇，有不明原因的反复流产或有死胎、死产等情况者，生育过不明原因智力低下或多发畸形儿的孕妇，有明确遗传病家族史者。

思路 5：产前筛查与遗传咨询的程序：询问病史，询问家族史并绘制系谱图，临床检查，实验室检查并计算风险率，高风险者进一步确定先天性疾病的类型，提出处理意见和建议。

（余细勇）

第六节　致心律失常右室心肌病

致心律失常右室心肌病（arrhythmogenic right ventricular cardiomyopathy，ARVC）是以右室心肌逐步丧失，并被纤维脂肪组织所替代为主要病理特征的遗传性疾病，主要为常染色体显性遗传病，也有部分患者呈常染色隐性遗传。ARVC 在人群中发病率约为 1/5 000～1/2 000，男性好发，且男性患者的临床表现更为严重。患者常从 20～40 岁左右出现症状，临床症状差异较大，症状可轻微甚至无症状，也可表现为恶性心律失常甚至猝死。猝死的年轻人及运动员中，ARVC 可占到 20%，是运动员猝死的常见病因之一。

致心律失常右室心肌病的诊治经过通常包括以下环节：

1. 详细询问先证者的症状学特征及遗传家族史。

2. 查体时重点关注心血管系统异常体征。

3. 对疑诊患者进行心电图、心脏彩色多普勒和心肌磁共振成像等检测，以确定 ARVC 的临床诊断。

4. 对于诊断不明或临床分型不明确的患者建议进行基因检测，以明确突变的存在和致病性，是鉴别 ARVC 患者致病基因及其家族成员是否受累的决定性手段。

5. 根据临床和检查结果进行病情评估，给予建议与治疗。

6. 向患者解释基因检测结果和治疗方案，对遗传诊断明确、有生育要求的家系进行产前诊断，根据结果进行遗传咨询。

知识点

1. 临床症状主要表现为心悸、胸闷和晕厥。

2. 特征性心电图表现、心脏彩色多普勒和心脏影像学表现是诊断 ARVC 的常用可靠方法。

3. 基因检测有助于明确诊断。

4. 该病主要为常染色体显性遗传，部分呈隐性遗传，应在此基础上进行遗传咨询。

5. 该病治疗的主要原则是预防猝死，缓解心律失常和心力衰竭症状，提高生存质量。

临床病例

患者，男，49 岁，以"反复心悸、胸闷半年伴晕厥 2 次"为主诉入院。外院行冠脉造影提示正常。

既往史：健康。

查体：血压 111/73mmHg，一般状态尚可，神志清楚；查体合作，口唇无发绀，颈软，未见颈静脉怒张，双肺未闻及干湿性啰音；心界正常，心率 62 次/min，各瓣膜听诊区未闻及病理性杂音；双下肢无水肿；生理反射存在，病理反射未引出。

心电图：V_1、V_2导联呈"QR"型，QRS波群时限160ms，R波振幅0.9mV，V_3、V_4导联QRS波群结束可见一震荡波，时限80ms（图7-6-1）。心悸时心电监护显示室性心动过速。

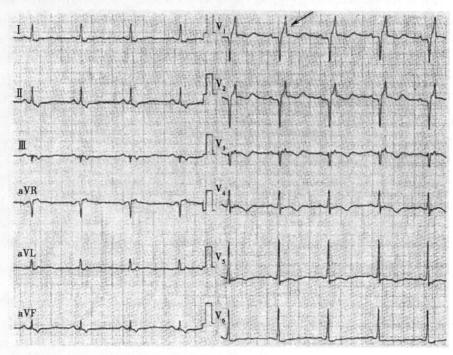

图7-6-1　患者心电图

Fontatine导联心电图：Epsilon波与QRS波群分离。

心脏彩超示：右房、右室增大，右室流出道35mm，右房内径34mm，右室内径54mm，左室射血分数38%。心脏磁共振提示右房、右室、左室增大。

【问题1】　根据上述门诊资料，患者最可能的诊断是什么？

思路：心电图示V_1、V_2导联呈"QR"型，QRS波群时限160ms，R波振幅0.9mV，V_3、V_4导联QRS波群结束可见一震荡波，时限80ms。心悸时心电监护显示室性心动过速。Fontatine导联心电图示Epsilon波与QRS波群分离。影像学检查提示右房、右室增大。据此，基本可诊断为ARVC（表7-6-1）。

表7-6-1　ARVC的诊断标准

1. 整体和/或局部运动障碍和结构改变	
主要条件	次要条件
1）二维超声：右室局部无运动，运动障碍或室壁瘤伴有以下表现之一： 右室流出道胸骨旁长轴≥32mm（体表面积校正后≥19mm/m²） 右室流出道胸骨旁短轴≥36mm（体表面积校正后≥21mm/m²） 面积变化分数≤33% 2）心脏磁共振：右室局部无运动，运动障碍或右室收缩不协调伴有以下表现之一： 右室舒张末容积/BSA≥110ml/m²（男性）；≥100ml/m²（女性） 右室射血分数≤40% 3）右室造影：右室局部无运动，运动减低或室壁瘤	1）二维超声：右室局部无运动，运动障碍伴有以下表现之一： 右室流出道胸骨旁长轴29～32mm（体表面积校正后16～19mm/m²） 右室流出道胸骨旁短轴32～36mm（体表面积校正后18～21mm/m²） 面积变化分数33%～40% 2）心脏磁共振：右室局部无运动，运动障碍或右室收缩不协调伴有以下表现之一： 右室舒张末容积/BSA100～110ml/m²（男性）；90～100ml/m²（女性） 右室射血分数40%～45%

2. 室壁组织学特征	
主要条件	**次要条件**
至少一份活检标本形态学分析显示残余心肌细胞<60%（或估计<50%），伴有右室游离壁心肌组织被纤维组织替代，伴或不伴有脂肪组织替代心肌组织	至少一份活检标本形态学分析显示残余心肌细胞60%～75%（或估计50%～65%），伴有右室游离壁心肌组织被纤维组织替代，伴或不伴有脂肪组织替代心肌组织

3. 复极障碍	
主要条件	**次要条件**
右胸导联（V₁～V₃或弥漫性）T波倒置，或14岁以上（不伴右束支传导阻滞，QRS≥120ms）	1）V₁和V₂导联T波倒置（14岁以上，不伴完全性右束支传导阻滞），或V₄、V₅或V₆导联T波倒置 2）V₁、V₂、V₃和V₄导联T波倒置（14岁以上，伴有完全性右束支传导阻滞）

4. 除极/传导异常	
主要条件	**次要条件**
右胸导联（V₁～V₃）Epsilon波（在QRS波群终末至T波之间诱发出低电位信号）	标准心电图无QRS波群增宽，QRS≤110ms情况下，信号平均心电图至少1/3参数显示出晚电位： QRS滤过时程≥114ms <40μV QRS终末时程≥38ms 终末40ms平方根电压≤20μV QRS终末激动时间≥55ms，测量V₁或V₂或V₃导联QRS最低点至QRS末端包括R'波，无完全性左右束支传导阻滞

5. 心律失常	
主要条件	**次要条件**
持续性或非持续性左束支传导阻滞图形的室性心动过速，伴电轴向上（Ⅱ、Ⅲ、avF导联QRS波群负向或不确定，avL正向）	持续性或非持续性右室流出道来源图形的室性心动过速，左束支传导阻滞图形室性心动过速，伴电轴向下（Ⅱ、Ⅲ、avF导联QRS波群正向，avL负向），或电轴不明确 Holter显示室性期前收缩24小时大于500个

6. 家族史	
主要条件	**次要条件**
1）一级亲属中有符合诊断标准的ARVC患者 2）一级亲属中有尸检或手术病理确诊为ARVC患者 3）经评估明确患者具有ARVC致病基因的有意义突变	1）一级亲属中有可疑ARVC患者但无法证实患者是否符合目前诊断标准 2）可疑ARVC引起的早发猝死家族史（<35岁） 3）二级亲属中有病理证实或符合目前诊断标准的ARVC患者

注：

确诊：具备2项主要条件，或1项主要条件加2项次要条件，或4项次要条件；

临界诊断：具备1项主要条件和1项次要条件，或3项不同方面的次要条件；

可疑诊断：具备1项主要条件或2项不同方面的次要条件。

【问题2】 ARVC的临床阶段。

思路：ARVC根据疾病进展可分为4个阶段。

（1）隐匿期：可能有轻微的室性心律失常，没有显著的解剖结构变化。患者往往无症状，但在剧烈运动时有心源性猝死风险。病变轻微，仅局限于"发育不良三角"。

（2）显著电紊乱期：可见症状性室性心律失常，伴有明显的右心室形态和功能异常。心律失常表现为左束支阻滞图形的室性期前收缩、非持续性或持续性室性心动过速。

（3）右室衰竭期：右心室病变进展，左心室功能相对保持正常。

（4）双室衰竭期：病变显著且累及左室，发生双心室衰竭，出现类似于扩张型心肌病的表型。

【问题3】 致心律失常右室心肌病的分子遗传学基础。

思路1：30%～50%的ARVC患者有家族史，主要为常染色体显性遗传，但也有特殊类型表现为常染色体隐性遗传，如 Naxos 病和 Carvajal 综合征。目前已有 13 个基因报道与该疾病相关（表 7-6-2），其中 6 个为肯定致病基因，包括 5 个桥粒蛋白基因（*PKP2*、*DSP*、*DSG2*、*DSC2*、*JUP*）和跨膜蛋白 43 基因（*TMEM43*）。33%～65% 的先证者中可检测出桥粒蛋白基因突变，最常见的为 *PKP2*。桥粒蛋白基因突变外显率低，基因型阳性的先证者亲属中仅 1/3 表现为阳性。

表 7-6-2　致心律失常右室心肌病相关致病基因

基因名称	英文全称	中文全称	致病等级
PKP2	plakophilin 2	斑菲素蛋白	肯定致病基因
DSP	desmoplakin	桥粒斑蛋白	肯定致病基因
DSG2	desmoglein 2	桥粒核心糖蛋白	肯定致病基因
DSC2	desmocollin 2	桥粒糖蛋白	肯定致病基因
JUP	junction plakoglobin	桥粒结蛋白	肯定致病基因
TMEM43	transmembrane protein 43	跨膜蛋白 43	肯定致病基因
TGFβ3	transforming growth factor beta 3	转化生长因子 β3	可能致病基因
LMNA	lamin A/C	核纤层蛋白 A/C	可能致病基因
PLN	phospholamban	膜磷蛋白	可能致病基因
DES	desmin	结蛋白	可能致病基因
TTN	titin	肌联蛋白	可能致病基因
CTNNA3	catenin alpha 3	连环蛋白 α3	可能致病基因
SCN5A	sodium voltage-gated channel alpha subunit 5	钠离子电压门控通道蛋白 α5 亚基	可能致病基因
RYR2	ryanodine receptor 2	兰尼碱受体 2	可能致病基因
FLNC	filamin C	细丝蛋白 C	可能致病基因
CDH2	cadherin 2	钙粘蛋白 2	可能致病基因

思路 2：桥粒蛋白基因突变在 ARVC 致病过程中起重要作用。桥粒蛋白是连接邻近细胞的纤维蛋白复合体，呈复杂盘状结构，通过与中间纤维形成的网络支架相连，使相邻的细胞连接成一体，并能承受很大的机械应力。心肌细胞桥粒蛋白基因突变会造成桥粒蛋白功能不全，使得心肌细胞间的连接不稳定，心肌细胞耐受机械应力的能力降低，从而使心肌细胞膜易破损，导致心肌细胞死亡。细胞死亡导致炎症发生，在炎症的愈合过程中会出现纤维脂肪浸润，正常的心肌组织萎缩。同时，桥粒蛋白结构改变还可能影响心肌间的缝隙连接及心肌电信号传导，从而导致心律失常和心源性猝死。

【问题 4】　ARVC 的基因型与临床表型间的关系。

思路 1：不同基因突变所致 ARVC 的临床特征有所不同。如桥粒蛋白基因突变的 ARVC 患者发病年龄更为年轻，但与男女性别差异无关。桥粒蛋白基因突变患者右胸导联 T 波倒置发生率更高，患者有家族遗传史的比例更大。

思路 2：纯合子、复合杂合子或双基因杂合子的遗传状态与高外显率、早发室性心律失常、左心室受累、心力衰竭程度和 / 或猝死风险较高相关。

【问题 5】　如何对患者进行治疗？

ARVC 治疗目的主要是降低猝死发生率，缓解心律失常和心力衰竭症状，提高生活质量。

思路 1：生活方式改变。明确诊断、临界诊断和可能诊断的 ARVC 患者不能参加竞技运动。明确诊断的 ARVC 患者应限制参加体育活动，可以进行休闲低强度运动。

思路 2：药物治疗。ICD 频发恰当放电的 ARVC 患者，抗心律失常药物应作为 ICD 的辅助治疗。反复室性心动过速、恰当 ICD 治疗或由于窦性心动过速、室上性心动过速或伴快心室率的房颤 / 房扑行不恰当 ICD 干预的 ARVC 患者，应用 β 受体拮抗剂治疗。单用胺碘酮或其与 β 受体拮抗剂联用防止有症状性室性心律失常最有效药物，且其致心律失常风险相对低。

建议右心力衰竭和 / 或左心力衰竭的 ARVC 患者应用 ACEI、ARB、β- 受体拮抗剂和利尿剂规范化药物治疗。建议有腔内血栓或静脉 / 动脉血栓史患者长期口服抗凝药作为二级预防。

思路 3：介入治疗。经过最大剂量药物（包括胺碘酮）治疗后仍有持续性 VT 或频发恰当 ICD 干预的 ARVC 患者建议行 VT 导管消融术。一次或多次心内膜 VT 消融失败者建议行心外膜 VT 消融术。

≥1 次血流动力学不稳定、持续性 VT/VF 的 ARVC 患者应植入 ICD。无论有无心律失常，有右室、左室或双室严重收缩功能障碍的 ARVC 患者应植入 ICD。

思路 4：手术治疗。其他外科手术治疗包括心脏移植治疗，适用于其他治疗效果不好的终末期心力衰竭患者。此外还包括右室心肌成形术、右室离断术、左室交感神经去神经支配术。

【问题 6】　如何进行患者随访以及遗传咨询？

思路 1：患者的随访。ARVC 患者应终身随访、定期检查评估。根据患者年龄、症状和疾病的严重程度每 1～2 年进行 1 次随访，包括静息十二导联心电图、动态心电图、心脏彩超及运动耐力评估等。明确诊断、临界诊断和可能诊断的 ARVC 患者不能参加竞技运动。明确诊断的 ARVC 患者应限制参加体育活动，休闲低强度运动可能除外。

思路 2：患者亲属的随访。ARVC 患者家系中健康的基因携带者及其家庭成员也应进行规律临床评估。每 2～3 年随访 1 次，尤其是青春期和青年期，评估项目与患者一致。

思路 3：患者母亲拟再生育遗传咨询。向其解释，ARVC 的家庭成员和亲属有基因突变者不影响婚姻和生育，ARVC 妇女除有恶性型表现外，妊娠和分娩不受影响和限制。

（洪　葵）

第七节　Brugada 综合征

Brugada 综合征（Brugada syndrome，BrS）[OMIM 601144]是由产生心脏动作电位的离子通道遗传学改变所引起的心脏离子通道病，主要为常染色体显性遗传。BrS 的临床特点为心电图右胸导联（V_1～V_3）ST 段抬高但心脏结构及功能正常，存在晕厥、心室颤动和心源性猝死的风险。本病好发于男性，男女比例为（8～10）：1，男性预后更差。主要成年发病，婴儿期至老年期都可能诊断本病，猝死平均年龄为 41 岁。人群中患病率约为 1/5 000～1/2 000，在东南亚地区发病率明显高于其他地区。在心脏结构正常者的猝死原因中，BrS 占 20%。影响心电图 ST 段抬高的因素包括发热、药物、自主神经活性及血浆胰岛素浓度升高。

BrS 的诊治经过通常包括以下环节：

1．详细询问先证者的症状学特征及遗传家族史。

2．查体时重点关注心血管系统异常体征。

3．对疑诊患者进行十二导联心电图（自发或药物诱发）和心电生理等检查，以确定 BrS 的临床诊断。

4．对于诊断不明或临床分型不明确的患者建议进行基因诊断，以明确变异及其性质，是鉴别 BrS 患者致病基因及其家族成员是否受累的决定性手段。

5．根据临床和检查结果进行病情评估，给予建议和治疗。

6．向患者解释检测结果和治疗方案，对遗传诊断明确、有生育要求的家系进行产前诊断，根据结果进行遗传咨询。

临床关键点

1．临床症状主要表现为心悸、胸部不适、夜间濒死样呼吸和晕厥。

2．BrS 诊断主要依据特征性心电图表现，一个或多个右胸导联（V_1～V_3）ST 段呈穹窿形或马鞍形抬高，可自发或由药物激发。

3．基因检测不能确诊 BrS，但可疑病例可协助诊断。

4．该病为常染色体显性遗传，应在此基础上进行遗传咨询。

5．BrS 的基因检测结果不作为预后判断的依据，也不影响治疗方案的选择。

6．该病治疗的主要原则是预防主要表现和并发症，预防猝死。植入埋藏式心脏复律除颤器（implantable cardioverter defibrillator，ICD）是目前已知在既往有特发性持续性 VT 记录伴或不伴晕厥和心脏骤停史的患者中唯一有效的治疗方法。

临床病例

患者,男,43 岁,以"反复晕厥 20 余天"为主诉入院。该患者多次于大量进餐或夜间突发晕厥。家属诉患者晕厥发作时,突然意识丧失、停止呼吸、头部后仰、双眼上翻、四肢无力,伴小便失禁。既往史:健康。既往无用药、酗酒及吸毒史,无心源性猝死家族史。

查体:体温 36.4℃,血压 123/80mmHg,一般状态尚可,神志清楚,查体合作,口唇无发绀,颈软,未见颈静脉怒张,双肺未闻及干湿性啰音;心界无扩大,心率 70 次/min,各瓣膜听诊区未闻及病理性杂音;双下肢无水肿;生理反射存在,病理反射未引出。

心电图:窦性心律,$V_1 \sim V_2$ 导联 ST 段持续穹窿形抬高,符合 I 型 Brugada 波。

心脏彩超:心脏结构和功能正常。患者入院后再次出现意识丧失,心电监护显示数阵多形性室性心动过速(ventricular tachycardia, VT)发作,均可自行转复窦性心律。VT 逐渐自发加重,最终转变为持续性多形性 VT 及 VF。

【问题 1】 根据上述门诊资料,患者最可能的诊断是什么?

思路 1:患者心电图示窦性心律,$V_1 \sim V_2$ 导联 ST 段持续穹窿形抬高,符合 I 型 Brugada 波。根据患者典型心电图表现、持续性多形性 VT 及正常的心脏结构,BrS 诊断明确。BrS 患者 VF 和心源性猝死的发生具有昼夜节律,常于夜间及餐后发作,因该时间段迷走张力及自主神经活性增强,进餐可同时导致自主神经活性及胰岛素释放增加。

知识点

Brugada 综合征的诊断标准

1. 具有至少一项临床表现的患者,如心源性猝死生还者、有心室颤动或多形性持续性 VT、非血管迷走性晕厥或夜间濒死样呼吸史、45 岁以下非冠状动脉心源性猝死家族史,如有以下情况,应诊断为 BrS。

(1)自发性或行静脉注射 I 类抗心律失常药物后,第 2、3 或 4 肋间的右胸导联 V_1 和 V_2 的其中 1 个及以上导联出现 ST 段抬高≥0.2mV 的 1 型心电图表现者;

(2)使用静脉注射 I 类抗心律失常药物进行的激发试验中出现 1 型心电图表现,且其自发性第 2、3 或 4 肋间 V_1、V_2 导联中≥1 个导联 ST 段呈 2 或 3 型抬高≥0.2mV 的 2 型或 3 型心电图表现者。

2. 无症状而心电图有 Brugada 特征的患者,如有以下情况,应考虑 BrS 的诊断。

(1)运动负荷试验达极限时 ST 段抬高不明显,运动后恢复期又出现 ST 段抬高。

(2)I 度房室传导阻滞和电轴左偏。

(3)心房颤动。

(4)晚电位阳性。

(5)QRS 碎裂波。

(6)ST-T 电交替,自发的 QRS 波群,呈左束支传导阻滞图形的室性期前收缩。

(7)电生理检查记录心室有效不应期(ERP)<200ms 且 HV 间期>60ms。

思路 2:诊断 BrS 前需要排除其他引起右胸导联 ST 段抬高的原因,包括右或左束支传导阻滞,左室肥厚,急性心肌缺血或梗死,急性心肌炎,低温,右室缺血或梗死,主动脉夹层动脉瘤,急性肺栓塞,各种中枢和自主神经系统异常,三环类抗抑郁药过量,杜氏肌营养不良,维生素 B 缺乏,高钙血症,高钾血症,可卡因中毒,纵隔肿瘤压迫右室流出道,致心律失常性右室心肌病等。

【问题 2】 BrS 常见的临床分型有哪些?

思路:BrS 根据心电图表现可分为 2 型。

(1)1 型(穹窿型):如图 7-7-1A 所示,≥1 个右胸导联($V_1 \sim V_3$)ST 段抬高≥2mm,ST 段穹窿型抬高,然后下降穿过等电位线,T 波倒置。

（2）2 型（马鞍型）：如图 7-7-1B 所示，≥1 个右胸导联（V_1～V_3）ST 段抬高≥0.5mm，通常 V_2 导联抬高≥2mm，ST 段马鞍型抬高。

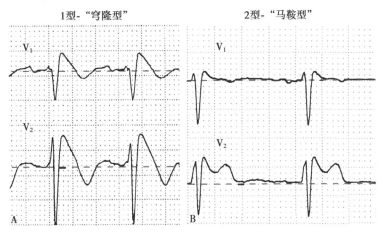

图 7-7-1　BrS 患者心电图表现
（A 穹隆型；B 马鞍型）

【问题 3】　BrS 的分子遗传学机制？怎样对该家系先证者进行分子遗传学诊断？

思路 1：BrS 主要为常染色体显性遗传，患病家系常出现不完全外显现象，超过 60% 患者为散发病例。目前发现 25 个致病基因与 BrS 发生密切相关主要是心脏钠、钾、钙离子通道基因以及调控这些通道的相关基因（表 7-7-1）。这些致病基因均与两种机制相关：内向钠离子流或钙离子流减少，或外向钾离子流增加。

思路 2：BrS 患者致病性变异的检出率仅约为 30%。SCN5A 基因编码心脏钠通道 α 亚基蛋白 Nav1.5，在有 Brugada 综合征家族史的人群中 SCN5A 基因变异检出率高达 40%。迄今已报道了超过 300 余个 SCN5A 基因"功能丧失型"致病性变异可导致 BrS。编码心脏 L 型钙通道的 CACNA1C、CACNB2 和 CACNA2D1 基因，共约占 BrS 的 10%。其他离子通道基因突变较为少见。KCNE5 基因位于 X 染色体，为 X 连锁显性遗传，在男性患者中检测出 KCNE5 基因半合子致病性变异即可致病。

思路 3：明确的表型特征是进行遗传检测的基础，能指导临床医师选择合适的遗传检测技术，从而制定高效而经济的检测流程。基于病史、家族史以及心电图表现（静息 12 导联心电图和 / 或药物激发试验），临床怀疑 BrS 的患者可行分子遗传学检测（表 7-7-1）。但对于仅有 2 型 Brugada 心电图的个体不推荐进行基因检测。

表 7-7-1　Brugada 综合征的致病基因

分型	致病基因	染色体位点	功能效应	突变比例
BrS1	SCN5A	3p21	I_{Na} 减小	20%～25%（高加索人群） 10%～15%（亚洲人群）
BrS2	GDP1L	3p24	I_{Na} 减小	罕见
BrS3	CACNA1C	12p13.3	I_{Ca} 减小	6%～7%
BrS4	CACNB2b	10p12.33	I_{Ca} 减小	4%～5%
BrS5	SCN1B	19q13.1	I_{Na} 减小	1%～2%
BrS6	KCNE3	11q13-q14	I_{to}/I_{ks} 增大	<1%
BrS7	SCN3B	11q23.2	I_{Na} 减小	罕见
BrS8	KCNH2	7q35	I_{Kr} 增大	1%～2%
BrS9	KCNJ8	12p12.1	$I_{K\text{-}ATP}$ 增大	罕见
BrS10	CACNA2D1	7q21-q23	I_{Ca} 减小	罕见

续表

分型	致病基因	染色体位点	功能效应	突变比例
BrS11	RANGRF	17p13.1	I_{Na} 减小	罕见
BrS12	KCNE5	Xq22.3	I_{to} 增大	罕见
BrS13	KCND3	1p13.2	I_{to} 增大	罕见
BrS14	HCN4	15q24.1	I_f 增大	罕见
BrS15	SLMAP	3p21.2-p14.3	I_{Na} 减小	罕见
BrS16	TRPM4	19q13.33	I_{Na} 减小	8%
BrS17	SCN2B	11q23	I_{Na} 减小	罕见
BrS18	SCN10A	3p22.2	I_{Na} 增大	2.5%～16%
BrS19	HEY2	6q22	I_{to} 增大	罕见
BrS20	PKP2	12p11.21	I_{Na} 减小	2.5%
BrS21	ABCC9	12p12.1	I_{K-ATP} 增大	4%～5%
BrS22	SEMA3A	7q21.11	I_{to} 增大	罕见
BrS23	KCND2	7q31.31	I_{to} 增大	罕见

【问题 4】 BrS 的基因型与临床表型间的关系。

思路：心脏离子通道病具有遗传异质性，表型和基因型之间的关系并非一一对应。心脏钠通道基因 SCN5A 致病性变异可导致三种心脏离子通道病，LQTS、BrS 和进行性心脏传导疾病。某些 SCN5A 基因变异可导致心脏钠通道重叠综合征，即携带 SCN5A 基因变异的某个或某些位点的患者，同时兼有上述几种疾病的表现，如同一患者兼有 QT 间期延长和 BrS 的双重表现，这种情况常导致严重的心脏事件。甚至在同一家系中的 SCN5A 基因变异与 LQTS 和 BrS 都相关。携带 SCN5A 基因致病性变异的个体，其心电图常有传导减慢。

【问题 5】 如何对患者进行治疗？

迄今 BrS 的治疗选择仅限于 ICD 或药物。预防心律失常的教育和生活方式改变至关重要，应尽可能地避免恶性心律失常的所有诱因，避免使用禁忌的药物。发热患者应积极干预。治疗目的主要在于缓解症状，预防并发症和猝死。

思路 1：生活方式改善。避免使用诱发或加重右胸导联（V_1、V_2）ST 段抬高的药物，如安眠药、α- 肾上腺受体激动剂、β- 肾上腺受体拮抗剂、三环类抗抑郁药、第一代抗组胺药、可卡因、IC 类抗心律失常药物和 1A 类抗心律失常药物等；避免过度饮酒和大量进食；发热时应及时使用退热药。

思路 2：介入治疗。心脏骤停幸存者以及有特发性持续性 VT 记录伴或不伴晕厥患者，应植入 ICD。有晕厥发作史的自发性 1 型 Brugada 心电图表现者，建议植入 ICD。程序电刺激可诱发 VF 者，可考虑植入 ICD。有心律失常风暴的患者或反复 ICD 恰当治疗的患者，可考虑行导管消融术。

思路 3：药物治疗。出现心律失常电风暴的患者以及有 ICD 植入指征，但存在 ICD 植入禁忌证或拒绝 ICD 治疗的患者，建议使用奎尼丁。自发性 1 型心电图表现者可考虑使用奎尼丁。室上性心律失常发作且需要治疗的患者，异丙肾上腺素可有效抑制心律失常风暴的发生。

【问题 6】 如何进行患者随访以及遗传咨询？

思路 1：亲属风险评估。大多数诊断为 Brugada 综合征的个体，其父母也患病，由新发致病性变异所导致的患者比例不到 1%。如在先证者中检测到致病性变异，应对其有患病风险的亲属进行该致病性变异的分子遗传学检测。如在家系中未检测出致病性变异，亲属应行心电图筛查。如检查出 I 型 Brugada 心电图，则必须进一步检查。

疑诊或确诊心脏离子通道病的运动员限制所有竞技运动，完成综合评估或运动员和其家属充分知情，运动员治疗 3 个月后症状控制后才可考虑竞技类运动。患有 BrS 的运动员应避免体温过热的运动或中暑。

思路 2：患者和亲属随访。有 BrS 家族史或已知致病变异的有风险的个体应该从出生开始每隔一至两年进行心电图检查。如检查出 I 型 Brugada 心电图,应进行进一步检查。

思路 3:患者母亲拟再生育遗传咨询。怀孕期间的激素变化可能引发患有 BrS 的妇女出现心律失常事件,怀孕前是确定遗传风险和讨论是否进行产前诊断的最佳时机。一旦在患病家系成员中检出了致病性变异,Brugada 综合征的患者生育再现风险增加,可选择产前诊断和植入前诊断。

（洪　葵）

第八节　遗传性儿茶酚胺敏感性室速

儿茶酚胺敏感性室速(catecholaminergic polymorphic ventricular tachycardia,CPVT)[OMIM 604772]是一种心脏结构正常,以交感兴奋(运动、情感应激或药物)诱发双向性、多形性室性心动过速为主要特征的遗传性恶性心律失常,常导致晕厥和心源性猝死。CPVT 的患病率约为 1/10 000,而未经治疗的患者病死率高达 30%。本病好发于年轻人,平均发病年龄为 8 岁。30% 的 CPVT 患者 10 岁以前发病,60% 患者 40 岁以前至少有 1 次晕厥发作。运动诱发的单个室性期前收缩或室性期前收缩二联律可作为唯一表型,还可出现房性期前收缩、房性心动过速和心房颤动,少数个体还可表现为运动或情感应激下心室颤动发作。CPVT 发作时引起的特殊室性心律失常易引起大脑血液动力学改变,常伴抽搐及大小便失禁,易误诊为癫痫。

CPVT 的诊治经过通常包括以下环节:

1. 详细询问先证者的症状学特征及遗传家族史。

2. 查体时重点关注心血管系统异常体征。

3. 对疑诊患者进行心电图(运动或药物诱发)和心电生理等检查,以确定 CPVT 的临床诊断。

4. 对于诊断不明或临床分型不明确的患者建议进行基因诊断,以明确变异及其性质,是鉴别 CPVT 患者致病基因及其家族成员是否受累的决定性手段。

5. 根据临床和检查结果进行病情评估,给予建议和治疗。

6. 向患者解释检测结果和治疗方案,对遗传诊断明确、有生育要求的家系进行产前诊断,根据结果进行遗传咨询。

临床关键点

1. 临床症状主要表现为运动或情感应激诱发的心悸、晕厥。

2. CPVT 诊断主要依据特征性心电图表现以运动或情感应激诱发双向或多形性室性心动过速,可自发或由运动诱发。运动负荷试验是诊断 CPVT 的金标准。

3. 基因检测可有助于确诊 CPVT。

4. 该病为常染色体显性遗传和常染色体隐性遗传,应在此基础上进行遗传咨询。

5. CPVT 的基因检测结果不作为预后判断的依据,也不影响治疗方案的选择。

6. 该病治疗的主要原则是预防并发症,预防猝死。

临床病例

患者,男,11 岁,以"反复晕厥、抽搐 8 年,加重 1 周"为主诉入院。每次发作均于运动或受惊吓后发生晕厥,数分钟内自行清醒。既往无"脑炎"及"脑膜炎"病史,无脑外伤史,父母及姐姐均体健。

查体:血压 123/80mmHg,一般状态尚可,神志清楚,查体合作,口唇无发绀,颈软,未见颈静脉怒张,双肺未闻及干湿性啰音;心界无扩大,心率 80 次 /min,各瓣膜听诊区未闻及病理性杂音;双下肢无水肿;生理反射存在,病理反射未引出。

十二导联心电图:正常心电图。

运动平板试验:患者于运动 45 秒时出现胸闷,并同时记录到双向及多形性室性心动过速(图 7-8-1)。超声心动图提示心脏结构和功能正常,甲状腺激素和电解质水平等实验室检查及头颅磁共振无明显异常。脑电图检查提示枕区背景慢,未见癫痫波形变化。

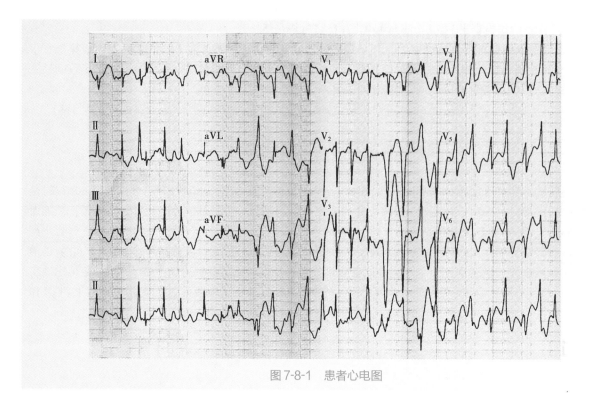

图 7-8-1　患者心电图

【问题 1】 根据上述门诊资料,患者最可能的诊断是什么?

思路 1:运动平板试验:患者于运动 45 秒时出现胸闷,并同时记录到双向及多形性室性心动过速。根据患者典型心电图表现及正常的心脏结构,CPVT 诊断明确。

知识点

CPVT 的诊断标准

1. 以下情况可确诊为 CPVT。

(1)心脏结构和心电图正常,不能解释的运动或儿茶酚胺诱发双向 VT 或多形性室性期前收缩或 VT 的 <40 岁患者;

(2)携带 CPVT 致病基因突变的患者(先证者或家属);

(3)CPVT 先证者亲属,运动可诱发多形性室性期前收缩或双向性或多形性 VT。

2. 心脏结构、冠状动脉和心电图均正常,运动或儿茶酚胺可诱发双向 VT 或多形性室性期前收缩或 VT 的年龄 >40 岁的患者应考虑诊断为 CPVT。

思路 2:运动负荷试验是诊断 CPVT 的金标准,为首选检查方法。运动负荷试验的心电图表现具备重复性和复杂性两大特征。重复性是指运动负荷试验时,诱发出的室性心律失常为高度可重复的。复杂性表现为随着心率增快,单形性室性期前收缩可演变为多形性室性期前收缩或室性期前收缩二联律,最终演变为双向性或多形性持续性 VT 或心室颤动,部分患者也可能出现室性心律失常减少甚至消失的现象。

思路 3:对于不能运动的患者可考虑行动态心电图、肾上腺素药物激发试验或植入式心电监测器检查。

思路 4:双向性室性心动过速定义为 QRS 波群额面电轴呈两种形态逐搏交替变化,常呈 180° 旋转的室性心律失常。

【问题 2】 CPVT 的分子遗传学机制?

思路 1:现已发现 6 个基因与其致病相关(表 7-8-1)。目前公认的 CPVT 致病基因为 *RYR2* 和 *CASQ2*。*RYR2* 基因编码兰尼碱受体,为常染色体显性遗传,其检出率为 65%。*CASQ2* 基因编码隐钙素,为常染色体隐性遗传，其检出率为 3%～5%。*KCNJ2*、*ANK2*、*TRDN* 和 *CALM1* 基因突变患者出现与 CPVT 相似的临床症状。目前暂无基因学 - 表型关联的确切证据。

思路 2：自发性钙离子释放后诱发的延迟后除极是目前广泛接受的 CPVT 相关心律失常的电生理机制。*RyR2* 功能获得型突变可以降低通道的稳定性，导致舒张期钙离子释放，刺激胞膜钠钙交换体排出过多的 Ca^{2+}，从而产生一过性去极化内向电流。这种生电性的内向电流导致延迟后除极，后者若达到阈值可引发过早发生动作电位，导致诱发活动。

【问题 3】　怎样对该先证者及其亲属进行分子遗传学诊断？

思路 1：明确的表型特征是进行遗传检测的基础，能指导临床医师选择合适的遗传检测技术，从而制订高效而经济的检测流程。基于病史、家族史以及运动或药物激发的心电图表现，具有 CPVT 诊断临床证据的患者可行分子遗传学检测（表 7-8-1）。

表 7-8-1　CPVT 的致病基因

致病基因	染色体位点	英文全称	遗传方式	突变比例
RYR2	1q43	ryanodine receptor 2	AD	65%
CASQ2	1p13.1	calsequestrin 2	AR	5%
KCNJ2	17q24.3	potassium voltage-gated channel subfamily J member 2	AD	罕见
ANK2	4q25-q26	ankyrin 2	AD	<1%
CALM1	14q32.11	calmodulin 1	AD	罕见
TRDN	6q22.31	triadin	AR	1%～2%

思路 2：如先证者检测出致病基因的致病性变异，家系成员及其他相关亲属应行特定变异位点的基因检测。所有的一级亲属均应行基因筛查，而所有一级亲属和二级亲属都应该进行临床和遗传学评价。

【问题 4】　CPVT 患者的风险和预后评估？

思路 1：患者心律失常的高风险主要为心脏骤停而非晕厥。CPVT 伴猝死高危者的特征包括发病年龄小，未服用 β 受体拮抗剂，运动试验可诱发持续复杂的心律失常。

思路 2：目前尚无 CPVT 基因型相关的危险分层。基因检测阳性和阴性的先证者治疗无差别。

【问题 5】　如何对患者进行治疗？

思路 1：生活方式改善。限制和避免竞技运动或剧烈运动减少精神压力大的环境。

思路 2：药物治疗。β 受体拮抗剂为一线治疗。CPVT 确诊者首选纳多洛尔。无药时选普萘洛尔。β 受体拮抗剂服用后仍有发作者可使用氟卡胺。维拉帕米可与 β 受体拮抗剂合用。

思路 3：介入治疗。对于在 β 受体拮抗剂治疗期间反复心脏骤停的患者或对 β 受体拮抗剂不耐受或有禁忌证的患者，必须安装 ICD。对于安装 ICD 的患者也应保持或继续优化药物治疗，以减少 ICD 的触发。另外，还可以考虑左心室交感神经去神经术。

【问题 6】　如何进行患者随访以及遗传咨询？

思路 1：患者评估和随访。先前有症状或无症状 CPVT 患者，合并运动相关的成对期前收缩或非持续性室速，不推荐参加竞技运动。心内科医师需要每 6～12 个月对患者进行随访，行静息心电图、运动负荷试验或动态心电图检查，以监测治疗效果。至少每两年做 1 次超声心动图和心脏 MRI。

思路 2：亲属评估和随访。基因检测结果对家系成员的处理具有重要价值。由于 CPVT 发病年龄小，与部分婴儿夜间猝死综合征相关，猝死可能为 CPVT 的首发症状，因此携带有致病基因变异的先证者家系成员应在出生时尽早进行相关基因检测，有助于他们在出现症状前进行诊断和合理的遗传咨询，对于基因检测阳性的个体尽早开始 β 受体拮抗剂治疗。

思路 3：患者母亲拟再生育遗传咨询。女性 CPVT 患者整个孕期应使用 β 受体拮抗剂（纳多洛尔或普萘洛尔）。怀孕前是确定遗传风险和讨论是否进行产前诊断的最佳时机。一旦在患病家系成员中检出了致病性变异，CPVT 的患者生育再现风险增加，可选择产前诊断和植入前诊断。

（洪　葵）

本 章 小 结

心血管系统遗传病通常是符合孟德尔遗传规律，这类疾病通过临床基因检测可检测到罕见的致病性基因变异，进而在家系中进行级联基因筛查。然而，由于各种疾病的致病变异携带者在外显率、表现度和严重程度上存在显著差异，相当大比例的患者无法检测到罕见的符合孟德尔遗传规律的变异，这表明这些疾病可能存在更为复杂的遗传学基础。最近的研究表明，跨越一系列群体频率和效应大小的遗传变异可能与非遗传因素相结合，从而决定是否达到疾病表达的阈值和表型的严重程度。罕见心脏病的遗传基础很可能会在不同的情况下以及在具有相似表型的患者之间有很大的不同，从近乎孟德尔式的疾病到更类似于常见的复杂疾病的模型，具有很高的遗传异质性。揭示遗传因素有望改善患者及其人的风险预测和更有针对性的临床管理。

由于具有潜在的致死风险，尽早识别心血管遗传病非常重要。绝大多数心血管遗传病目前缺乏广泛可用的基因分型，虽然目前一般治疗方法并不以特定的基因型为指导，但明确遗传学病因有助于了解治疗效果，制订合理的目标，更好地对先证者和家属进行疾病防治。今后，心血管遗传病基因分型将成为患者管理中不可或缺的工具。随之而来的新个体化治疗方法即将问世，这些疗法是否对心血管遗传病及其相关并发症有益还有待观察。

推荐阅读文献

[1] GIDDING S S，CHAMPANGE M A，FERRANTI S D，et al. The agenda for familial hypercholesterolemia: A scientific statement from the American Heart Association，Circulation，2015，132: 2167-2192.

[2] GANDJBAKHCH E，R，POUSSET F，et al. Clinical diagnosis, imaging, and genetics of arrhythmogenic right ventricular cardiomyopathy/dysplasia: JACC State-of-the-Art Review，J Am Coll Cardiol，2018，72: 784-804.

[3] CORRADO D，W，THOMAS，L M，et al. Treatment of arrhythmogenic right ventricular cardiomyopathy/dysplasia: An international task force consensus statement，Eur Heart J，2015，36: 3227-3237.

[4] SARQUELLA-B G，CAMPUZANO O，AERBELO E，et al. Brugada syndrome: Clinical and genetic findings. Genet Med，2016，18: 3-12.

[5] BRUGADA J，CAMPUZANO O，ARBELO E，et al. Present status of Brugada syndrome: JACC State-of-the-Art Review. J Am Coll Cardiol，2018，72: 1046-1059.

[6] VEERMAN CC，WILDE AA，LODDER EM. The cardiac sodium channel gene SCN5A and its gene product NaV1.5: Role in physiology and pathophysiology. Gene，2015，573（2）: 177-187.

[7] HAMMONDH M，PATEL RS，PROVIDENCIAR，et al. Exercise restrictions for patients with inherited cardiac conditions: Current guidelines, challenges and limitations. Int J Cardiol. 2016，209: 234-241.

第八章 遗传代谢病

遗传代谢病（inherited metabolic diseases，IMD）又称先天性代谢异常（inborn errors of metabolism，IEM），是由于基因变异导致酶、受体等蛋白功能缺陷，使体内生化物质在合成、代谢、转运等方面发生障碍，包括氨基酸、有机酸、碳水化合物、脂肪酸、内分泌激素、核酸、金属元素等代谢紊乱，一些代谢物在溶酶体、线粒体、过氧化物酶体等细胞器内贮积，从而产生一系列临床症状。绝大多数 IMD 属常染色体隐性遗传，少数为常染色体显性遗传、X连锁伴性遗传。遗传代谢病种类繁多，约 8 千余种，常见 500～600 种。虽单一病种的患病率较低，属于罕见病，但将所有 IMD 相加，其总体发病率则较高。IMD 基本发病机制是由于代谢途径受阻，产物缺乏，底物蓄积，旁路代谢物大量产生，从而导致代谢紊乱，肝、脑、肾等组织功能受损，直接或间接影响多个器官而严重危及生命。

遗传代谢病特点：①临床表现错综复杂、表型多变、多脏器受累，缺乏特异性。发病年龄可在新生儿期、婴幼儿期、儿童期、青少年期，甚至成人期。患者可表现为急性起病，在新生儿期就出现代谢危象、间歇性急性发作、猝死，或者可表现为缓慢进展型。临床主要表现为急性代谢性脑病、高氨血症、低血糖、代谢性酸中毒、肝肾损害、皮肤、毛发异常、特殊气味。②常规生化难以诊断，属疑难杂症，易漏诊和误诊。因此，需要依赖血串联质谱、尿气相色谱质谱检测技术对特异性代谢物检测，或酶活性测定（主要用于溶酶体贮积病、脑白质病的诊断）和基因突变分析，如 Sanger 测序、新一代高通量测序技术（next generation sequencing technology，NGS）、染色体基因组芯片技术等以明确诊断。③遗传代谢病治疗面临挑战。多数疾病可治疗，主要通过饮食限制蛋白质或限制某种危害性氨基酸的摄入，葡萄糖供能，降血氨治疗，左旋肉碱纠正继发性肉碱缺乏及有利于毒性代谢产物排出。溶酶体病多发展酶替代、底物减少、基因等治疗以达到控制代谢目的。④遗传代谢病干预。遗传代谢病患者若得不到及早诊治，可致残致死。因此，新生儿疾病筛查可在症状前进行早期诊断、早期治疗，避免或减少严重并发症的发生及神经系统后遗症，为三级预防措施；遗传咨询及产前诊断是二级预防措施，可阻止患病胎儿再出生。

遗传代谢病种类繁多，本章主要阐述较常见的几种氨基酸、有机酸、脂肪酸、糖代谢、溶酶体贮积病，通过典型病例介绍，临床诊断思考、鉴别诊断、治疗、遗传咨询及产前诊断等方面，掌握疾病的发病机制、相关知识点，规范诊治，提高临床医生对遗传代谢病的诊疗水平。

第一节 氨基酸代谢病

人体氨基酸在体内经脱氨基后生成氨及相应 α-酮酸，氨被运到肝脏转变成尿素排出体外，α-酮酸可以经转氨基作用再合成氨基酸，也可以经三羧酸循环氧化产能。先天性氨基酸代谢病主要由于氨基酸代谢途径中酶或辅酶缺乏，前提氨基酸及中间代谢产物堆积，导致有机酸血症及尿素循环障碍。总发病率约为 1:（5 000～10 000），病种约 70 余种，如苯丙酮酸尿症、酪氨酸血症、枫糖尿病等；多为常染色体隐性遗传。临床表现缺乏特异性，严重程度取决于酶缺乏程度、蛋白质摄入量及内源性氨基酸释放，主要表现为进行性脑损害，是引起小儿智力障碍的重要原因；也可导致其他重要器官（肝、肾）受损危及生命。感染、高蛋白饮食是主要诱发因素，这类疾病早期诊断十分重要，饮食限制蛋白质或某种氨基酸的摄入而避免疾病的发生及进展。

一、苯丙氨酸羟化酶缺乏症

高苯丙氨酸血症（hyperphenylalaninemia，HPA）是遗传代谢病新生儿筛查、诊断、鉴别诊断、治疗、产前诊断的典范，为最常见的氨基酸代谢病。血苯丙氨酸（phenylalanine，Phe）浓度 >120μmol/L（>2mg/dl）及血 Phe 与酪氨酸（tyrosine，Tyr）比值（Phe/Tyr）>2.0 统称为 HPA。HPA 病因分为两大类，即苯丙氨酸羟化酶

（phenylalanine hydroxylase，PAH）缺乏症及 PAH 辅酶四氢生物蝶呤（tetrahydrobiopterin，BH$_4$）缺乏症。PAH 缺乏症在 HPA 中最常见，其又可分类为经典型苯丙酮尿症（phenylketonuria，PKU）、轻度 PKU 及轻度 HPA，及 BH$_4$ 反应型和无反应型 PKU。

HPA 发病率有种族和地区的差异。根据我国新生儿筛查得出平均患病率为 8.5/10 万。在高加索人 HPA 病因中 PAH 缺乏症占 98%，BH$_4$ 缺乏症约 2%；我国 PAH 缺乏症平均占 90%，北方发病率高于南方；而 BH$_4$ 缺乏症约占 10%，南方发病率较高，中国台湾约 29%；典型 PKU 临床表现为智能低下、尿液和汗液鼠臭味、头发和皮肤颜色浅淡；轻度 HPA 可无临床症状。PAH 基因（NM_000277.1）定位于染色体 12q22-q24.1，全长约 90kb，含 13 个外显子，编码 451 个氨基酸。至今国际上已报道近 1 083 种 PAH 基因变异，中国 PKU 患者较多见的 PAH 基因变异包括 R243Q，Ex6-96AG，IVS4-1GA，R413P，Y356X，R111X，R241C 和 V399V。

苯丙氨酸羟化酶缺乏症的诊疗经过通常包括以下环节：

1. 详细询问先证者的症状学特征及遗传家族史。

2. 查体关注患者头发和皮肤颜色，汗液、尿液气味、智力、生长发育情况及神经系统体征。

3. 对疑诊患者进行血 Phe 浓度及 Phe/Tyr 检测，排除继发疾病或因素，确定为 HPA。

4. 尿蝶呤谱分析、血二氢蝶啶还原酶活性测定，或辅助 BH$_4$ 负荷试验以鉴别 PAH 缺乏症（包括 BH$_4$ 反应型和无反应型）和 BH$_4$ 缺乏症。

5. PAH 基因变异分析明确诊断，提供遗传咨询。

6. 根据患者病情制订治疗方案。

7. 在基因明确前提下，对有生育要求的家系进行产前诊断。

临床关键点

1. HPA 为常染色体隐性遗传病；PAH 缺乏导致的苯丙酮尿症（PKU）最常见。

2. 新生儿筛查诊断者多无症状；典型特点为皮肤和毛发色浅淡，汗液和尿液有鼠臭味及智能发育落后等神经系统症状。

3. 血 Phe 浓度及 Phe/Tyr 升高是 HPA 诊断标准。

4. 尿蝶呤谱分析、血二氢蝶啶还原酶活性测定，或辅助 BH$_4$ 负荷试验是临床病因鉴别的主要手段。

5. 基因检测是确诊的依据。

6. 在家系基因明确下，可根据需要提供产前诊断。

7. 低或无 Phe 饮食治疗仍是目前 PAH 缺乏症的主要方法。对 BH$_4$ 反应型患者给予 BH$_4$ 治疗可提高对 Phe 耐受性。

临床病例 1

患儿，男，20 天，因新生儿遗传代谢病疾病筛查发现血 Phe 升高，由外院转诊来遗传门诊就诊。初步病史采集如下。

患儿系 G$_2$P$_2$，足月顺产，出生体重 3.1kg，出生后因新生儿筛查发现血 Phe 升高（具体不详）被召回复查。临床无任何症状。其哥哥 3 岁，头发黄，汗液和尿液有鼠臭味，智力发育落后，不会走，无抽搐，2 岁曾查血 Phe 700μmol/L，未治疗。

查体：精神反应可，毛发黑，皮肤颜色正常，躯体无异味。

实验室检查结果：血串联质谱 Phe 650μmol/L，Tyr 56μmol/L，Phe/Tyr 11.6。

尿蝶呤谱分析：尿新蝶呤（N）2.7mmol/molCr（N：1.9～2.91），生物蝶呤（B）0.54mmol/molCr（N：0.42～1.92），B/（B+N）% 为 16.7%（19.8%～50.3%），红细胞二氢蝶啶还原酶（DHPR）活性为 5.2nmol/（min•5mm disc），为对照者活性的 105%，BH$_4$ 负荷试验 Phe 0 小时 1 000μmol/L，2 小时 1 130μmol/L，4 小时 890μmol/L，8 小时 800μmol/L，24 小时 760μmol/L。给予无苯丙氨酸奶粉和母乳喂养，4 月龄逐渐添加辅食，后多次复查血 Phe，维持在（120～240）μmol/L，1 岁行 bayley 智力测定均正常，生长发育正常；PAH 基因变异检测示患儿携带父源性的 IVS4-1G>A 和母源性的 R241C 变异。

【问题 1】 根据上述临床病例资料,考虑患儿的诊断是什么?

思路 1:病例 1 患儿因新生儿筛查发现血 Phe 升高,临床无症状;其兄为高危儿,出现头发黄、智能发育落后就诊。先证者血串联质谱(tandem mass spectrometry,MS/MS)提示 Phe 及 Phe/Tyr 均明显增高,其余氨基酸水平正常,可排除其他疾病继发血 Phe 增高。结合各个临床表现考虑为高苯丙氨酸血症。

知识点

苯丙氨酸羟化酶缺乏症发病机制

1. *PAH* 基因变异导致 PAH 活性降低或丧失,苯丙氨酸不能正常转化为酪氨酸。

2. 血 Phe 在体内积聚,影响中枢神经系统及脑发育,导致智能发育落后,出现小头畸形、抽搐等神经系统症状。

3. 高浓度的 Phe 及其异常代谢产物抑制酪氨酸酶,可使黑色素合成减少,临床出现皮肤、毛发色浅。

4. 高浓度的 Phe 刺激转氨酶,次要代谢途径增强,生成苯丙酮酸、苯乙酸和苯乳酸,并从尿中大量排出,使患儿尿液具有特殊的鼠尿臭味(图 8-1-1,图 8-1-2)。

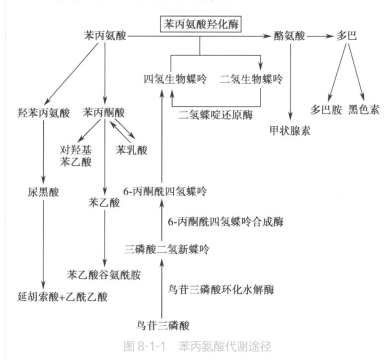

图 8-1-1 苯丙氨酸代谢途径

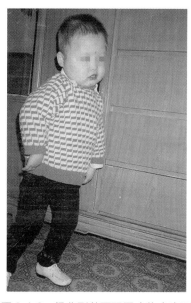

图 8-1-2 经典型苯丙酮尿症临床表型

思路 2:先证者诊断为 HPA 后进一步做病因鉴别诊断,尿蝶呤谱分析新蝶呤接近正常,生物蝶呤正常偏低,生物蝶呤 %>10%,血 DHPR 活性正常,可排除 BH₄ 缺乏症,考虑 PAH 缺乏症。BH₄ 负荷试验血 Phe 浓度在服用 BH₄ 后 24 小时内下降小于 30%,为 BH₄ 无反应性 PAH 缺乏症,根据血 Phe 浓度 600～1 200μmol/L,分型为轻度 PKU。

知识点

苯丙氨酸羟化酶缺乏症的临床诊断标准

1. 血 Phe 浓度>120μmol/L 及 Phe/Tyr>2.0 可诊断为 HPA。

2. 新生儿期 HPA 多无临床症状,未经治疗则在出生 3～4 个月后逐渐出现症状。

3. 典型 PKU 特点为智能发育落后、头发由黑变黄、皮肤色浅淡,汗液和尿液有鼠臭味,常有湿疹;部分患儿出现癫痫,年长儿可有行为、性格的异常,如自侵、多动、攻击、自卑、自闭等。

4. 尿气相色谱质谱分析可见尿苯乙酸、苯乳酸及苯丙酮酸增高。

5. 尿蝶呤谱分析、血 DHPR 活性测定排除 BH_4 缺乏症后即可诊断为 PAH 缺乏症。

6. 24 小时 BH_4 负荷试验血 Phe 下降 <30% 可排除 BH_4 缺乏症,下降 >30% 可诊断 BH_4 反应型 PAH 缺乏症(多见于轻度 PKU 或 HPA)或 BH_4 缺乏症。

7. PAH 缺乏症分型根据正常饮食、治疗前最高的血 Phe 浓度分类:血 Phe≥1 200μmol/L 为经典型苯丙酮尿症(phenylketonuria, PKU);血 Phe(360~1 200)μmol/L 为轻度 PKU,血 Phe(120~360)μmol/L 为轻度 HPA。

【问题 2】 家系中 2 例患儿分别为经新生儿筛查诊断和发病后诊断,有何差异?

思路:先证者是通过新生儿筛查早期诊断,无任何临床表现,经早期治疗后智力发育正常;而其哥哥因条件限制或家长对疾病的忽视,2 岁时出现 PKU 典型症状后才诊断,未治疗,智力发育落后。因此,新生儿筛查早期诊治十分重要。

【问题 3】 HPA 患者临床鉴别诊断主要方法及判断标准是什么?

思路 1:血苯丙氨酸及酪氨酸水平测定。部分筛查实验室单纯测定血 Phe 浓度,正常血 Phe 浓度 <120μmol/L(2mg/dl),如未测定 Tyr,易误诊或存在假阳性;近 10 年余,血串联质谱法(tandem mass spectrometry, MS/MS)逐步普及,它可同时检测血 Phe、Tyr 和 Phe/Tyr 比值,用于新生儿疾病筛查可显著降低假阳性率,血 Phe 浓度 >120μmol/L 及 Phe/Tyr>2.0 可确诊为 HPA。

知识点

串联质谱技术及临床诊断标准

1. 一种分析技术,串联质谱通常出两个被碰撞室隔开的质量分析仪组成。

2. 将被测物质分子电离成各种质荷比(m/s)不同的带电粒子,应用电磁学原理,使这些带电粒子按照质荷比大小在空间或时间上产生分离,排列成图谱。

3. 通过测定离子峰的强度,获得确定化合物的相对分子质量,进行定性、定量分析。

4. 血样标本采集 外周血 3 滴于干滤纸片上,阴干。干血滤纸片与含已知量的氨基酸、酰基肉碱同位素内标一起,经甲醇萃取,盐酸正丁醇衍生后,用串联质谱仪分析血片中 40 余种氨基酸和酰基肉碱浓度及其之间的比例,某些指标对某种遗传代谢病,几种常见氨基酸、有机酸、脂肪代谢疾病与血尿质谱诊断参数对比表(表 8-1-1)。

表 8-1-1 几种常见氨基酸、有机酸、脂肪代谢疾病与血、尿质谱参数对比表

疾病	血串联质谱参数	尿气相色谱质谱参数
高苯丙氨酸血症	Phe、Phe/Tyr	苯乙酸、苯乳酸、苯丙酮酸
枫糖尿病	Leu、Val	2- 酮 - 异戊酸、2- 酮 - 异己酸、2- 羟基异戊酸
高氨血症	Glu, Cit	乳清酸、尿嘧啶
酪氨酸血症 I 型	Tyr, Met	琥珀酰丙酮
瓜氨酸血症 II 型(NICCD)	Cit, Tyr, Arg	4- 羟基苯丙酮酸、4- 羟基苯乳酸
同型胱氨酸尿症	Met	
甲基丙二酸血症	C3、C3/C0、C3/C2	甲基丙二酸、3- 羟基丙酸、甲基枸橼酸
丙酸血症	C3、C3/C0、C3/C2	甲基枸橼酸、3- 羟基丙酸
多种辅酶 A 羧化酶缺乏症	C5-OH, C3	甲基巴豆酰甘氨酸、甲基枸橼酸
戊二酸血症 I 型	C5DC, C5DC /C8	戊二酸
异戊酸血症	C5、C5/C2	异戊酰甘氨酸
B- 酮硫解酶缺乏	C5-OH, C5:1	酮体
3- 甲基巴豆酰辅酶 A 羧化酶缺乏	C5-OH	3- 甲基巴豆酰甘氨酸

续表

疾病	血串联质谱参数	尿气相色谱质谱参数
3-羟基-3-甲基-戊二酰辅酶A裂解酶缺乏症	C5-OH	3-羟-3-甲基戊二酸
中链酰基辅酶A脱氢酶缺乏	C8	二羧酸尿
极长链酰基辅酶A脱氢酶缺乏	C14:1, C14	二羧酸
短链酰基辅酶A脱氢酶缺乏	C4	乙基丙二酸
戊二酸血症Ⅱ型	C4-C16	戊二酸，二羧酸尿
原发性肉碱缺乏	C0	
肉碱棕榈酰转移酶Ⅱ缺乏	C16+ C18:1/C2	棕榈酸增高

　　思路2：尿蝶呤谱分析。留取患者新鲜尿液，或-70℃保存或浸透5cm×5cm大小专用滤纸片上，避光晾干后邮寄。采用高效液相层析仪进行尿新蝶呤、生物蝶呤定量分析。PAH缺乏症患者尿新蝶呤和生物蝶呤多可增高，生物蝶呤百分比正常。

　　思路3：红细胞二氢蝶啶还原酶（dihydropteridine reductase，DHPR）活性测定。DHPR活性测定是诊断DHPR缺乏的金标准。由于尿蝶呤谱分析难以鉴别DHPR缺乏所致BH$_4$缺乏症，需要通过DHPR酶活性测定，PAH缺乏症者该酶活性正常。

　　思路4：尿气相色谱质谱分析。PKU患者血Phe明显增高者，尿中可见尿苯乙酸、苯乳酸及苯丙酮酸增高。

知识点

尿气相色谱质谱技术及临床诊断标准

　　1．气相色谱质谱技术（gas chromatography-mass spectrometry，GC-MS）主要用来检测尿中有机酸代谢物。

　　2．气相色谱质谱仪流动相为气体，将样品输送到质谱仪。

　　3．通过检测物质的质量与电荷比（m/z），对物质进行定性和定量的分析仪器。

　　4．收集新鲜尿液5～10ml直接送检或留取新鲜尿液后浸到2张5cm×5cm专用滤纸上，自然干燥后邮寄送检。采用岛津公司气相色谱质谱分析仪运用先天代谢异常筛查软件对色谱和质谱图数据处理分析，检测132种代谢产物。

　　5．提供32种遗传代谢病的诊断，部分疾病的有机酸代谢物的诊断标准见表8-1-1。

知识点

PAH缺乏症和BH$_4$缺乏症生化鉴别方法及要点

　　1．尿蝶呤谱分析留尿时需要及时将尿液介入抗坏血酸尿管内、避光，避免蝶呤氧化而影响检测结果。

　　2．采用高效液相层析仪进行尿新蝶呤（neopterin，N）、生物蝶呤（biopterin，B）定量分析，从而得出两者浓度和生物蝶呤百分率[B/（B+N）×100%]。

　　3．PAH缺乏者尿新蝶呤及生物蝶呤正常或增高，生物蝶呤百分比正常。

　　4．BH$_4$缺乏症中最常见的合成酶6-丙酮酰四氢蝶呤合成酶缺乏时，尿新蝶呤明显增加，生物蝶呤明显降低，B%<10%（多<5%）。

　　5．对于尿新蝶呤明显增高，而生物蝶呤正常或略低，B%介于5%～10%，诊断需谨慎，可结合BH$_4$负荷试验及基因分析协助判断。

　　6．BH$_4$缺乏中DHPR缺乏时，尿新蝶呤可正常或稍高，生物蝶呤明显增加，B%增高或正常，其诊断需要依赖DHPR活性测定确诊。

　　7．DHPR活性测定是采用UV-2450型双光束分光光度仪测定干滤纸血片中DHPR活性，DHPR缺乏者其活性多低于正常人的10%。

思路 5：四氢生物蝶呤负荷试验。24 小时四氢生物蝶呤负荷试验为 BH₄ 缺乏症的辅助诊断方法及 BH₄ 反应型 PKU/HPA 的判断方法，需在留取尿蝶呤标本后进行。

知识点

四氢生物蝶呤负荷试验方法

1．当新生儿基础血 Phe>400μmol/L，直接给予口服 BH₄ 片 20mg/kg，BH₄ 服前，服后 2、4、6、8、24 小时分别取血做 Phe 测定。

2．对 Phe 轻度增高者，建议正常蛋白质饮食 3 天，血 Phe 增高后再做 BH₄ 负荷试验。

3．不推荐做 Phe+BH₄ 联合负荷试验。

4．BH₄ 负荷试验后血 24 小时内 Phe 下降 30% 以上，判断为 BH₄ 反应型。

5．绝大多数经典型 PKU 患者血 Phe 浓度无明显下降。

6．60%～70% 轻度 PKU 或 HPA 对 BH₄ 有反应。必要时可延长 2～7 天试验判断。

7．PTPS 缺乏性 BH₄ 缺乏症血 Phe 浓度多在服用 BH₄ 后 4～6 小时内下降至正常。

思路 6：智力测定。血 Phe 浓度增高可对患儿智能发育造成不同程度的影响，可行智力测定评估智力影响程度。根据不同年龄选择相应智力测试方法。

思路 7：脑电图、CT 和 MRI 检查。约 80%PKU 患儿有脑电图异常，可表现为高峰节律紊乱、灶性棘波等；头颅 CT 或磁共振影像（MRI）可无异常发现，也可发现有不同程度脑萎缩和脑白质脱髓鞘病变。这三项一般不作为常规检查。

【问题 4】 这 2 例患者临床上需要与哪些疾病进行鉴别诊断？

思路 1：对于 HPA 患儿临床上首先需要排除其他继发性疾病或因素导致的血 Phe 增高，以明确是遗传性的 HPA；对所有 HPA 患儿均需要鉴别 PAH 缺乏症和 BH₄ 缺乏症，两者在临床表现相似，后者典型表现为躯干肌张力低下，但在新生儿期无症状，难以鉴别，主要依靠实验室检查进行鉴别。

思路 2：与其他继发性血 Phe 增高的鉴别。

1．酪氨酸血症Ⅱ型 由于酪氨酸氨基转移酶缺乏所致，罕见。临床可出现角膜病变、掌跖角化过度、可伴智能落后及神经症状。血 Tyr 显著增高，可伴 Phe 增高，但 Phe/Tyr 正常，尿 4-羟基苯丙酮酸、4-羟基苯乳酸排出增多；基因分析明确诊断。

2．希特林蛋白缺陷症 成年期发病的瓜氨酸血症Ⅱ型在新生儿期表现为肝内胆汁淤积，主要表现为黄疸延迟、阻塞性黄疸、肝内胆汁淤积，肝大、大便浅淡；实验室检测特点为高胆红素血症（直胆为主）、肝功能异常、凝血时间延长、低血糖、AFP 增高；在新生儿或小婴儿期血串联质谱显示瓜氨酸、甲硫氨酸、苯丙氨酸、酪氨酸、苏氨酸增高，但 Phe/Tyr 正常，*Citrin* 基因分析可明确诊断。

3．与 BH₄ 缺乏症鉴别 主要与 PTPS 缺乏症及 DHPR 缺乏症鉴别。

（1）PTPS 缺乏症（6-pyruvoyl tetrahydropterin synthase deficiency，PTPSD）：PTPSD 是 BH₄ 合成代谢中最常见酶，该酶缺乏除了 PKU 症状外，主要表现为躯干肌张力低下、小头畸形等。尿新蝶呤（N）明显增加，生物蝶呤（B）极低，B%<10%（多数 <5%），BH₄ 负荷试验其血 Phe 浓度在服用 4～6 小时下降至正常，*PTS* 基因变异分析可证实诊断。

（2）DHPR 缺乏症：BH₄ 合成代谢中主要还原酶，该酶缺乏除了与 PTPS 相似症状外，因叶酸代谢受阻而出现基底神经节、脑白质钙化灶、小头畸形严重；尿生物蝶呤多明显增高，红细胞 DHPR 活性极低，*QDPR* 基因分析可明确诊断。

【问题 5】 怎样对该家系先证者进行分子遗传学诊断？

思路 1：*PAH* 基因的分子遗传学检测是临床确诊的首选方法。通常首选 PCR+ 测序的方法对基因编码区进行 *PAH* 变异分析，确定点突变或小插入/缺失，如检测阴性，需要进行 MLPA 分析以检出 *PAH* 基因较大的缺失。

思路 2：*PAH* 基因位于染色体 12q23.2，全长约 90kb，有 13 个外显子，外显子 7 的变异位点较为集中。基因变异类型多样，其中 60% 为错义变异，其他包括氨基酸置换、翻译提早终止、mRNA 剪切异常、阅读框架移位等。

思路 3：本先证者携带 IVS4-1G>A 和 R241C 变异，这 2 个位点变异均为报道过的已知变异，且为中国人群中常见的致病变异位点，基因变异分别来源于父母，符合常染色体隐性遗传模式，PAH 缺乏症诊断明确。

【问题 6】 如何进行遗传咨询？

思路 1：PAH 缺乏症属常染色体隐性遗传方式，患者携带纯合或复合杂合突变才会致病，先证者父母均携带一个基因变异，为杂合子。

思路 2：先证者同胞风险评估。先证者父母均为杂合子携带者，其后代为杂合子的风险均为 50%，后代遗传到父母双方的致病变异的概率为 25%，另 25% 后代未携带基因变异。

思路 3：先证者后代风险评估。

1. 若先证者配偶为正常非携带者，其后代均为杂合子。

2. 若先证者配偶为杂合子携带者，其后代为杂合子携带者的概率为 50%，携带 2 个致病变异的概率为 50%。

3. 若先证者配偶也携带 PAH 纯合或复合杂合突变，则后代为纯合或复合杂合突变致病的概率为 100%。

【问题 7】 如何对患儿进行治疗？

思路 1：治疗原则。PAH 缺乏症是第一种可通过饮食控制治疗的遗传代谢病。低苯丙氨酸饮食治疗仍是目前治疗 PKU 的首选方法。血 Phe 水平持续 2 次超过 360μmol/L 的 PKU 患者一旦确诊，应立即治疗，越早治疗预后越好；轻度 HPA 可不治疗，但需要定期检测血 Phe 水平。

思路 2：治疗方法。

1. 低或无苯丙氨酸饮食治疗　经典型 PKU 一经诊断，应暂停天然饮食，给予无苯丙氨酸特殊奶方治疗，按正常人每日蛋白质摄入量 +40% L- 氨基酸计算。治疗后待血浓度降至理想控制范围时，可逐渐少量添加天然饮食，其中首选母乳（苯丙氨酸含量仅为牛奶的 1/3）。较大婴儿及儿童可选用无 Phe 蛋白粉和 / 或奶粉，减少天然蛋白质，添加食品应以低蛋白、低苯丙氨酸食物为原则。

2. BH_4 治疗　对 BH_4 反应型 PAH 缺乏症，尤其是饮食治疗依从性差者，可口服 BH_4（5～20）mg/（kg·d），分 2～3 次，或联合低 Phe 饮食；BH_4 治疗可提高患者对 Phe 的耐受量，适当增加天然蛋白质摄入，改善生活质量及营养状况。目前我国批准的 BH_4 药物的适应证为 BH_4 缺乏症，对 BH_4 反应型 PAH 缺乏症的治疗经验有限。

3. 治疗进展　大分子中性氨基酸（LNAA）疗法、苯丙氨酸裂解酶（PAL）、酶替代疗法、基因治疗有望今后应用于临床。

思路 3：治疗方案调节和随访。特殊奶粉治疗后定期监测血 Phe 浓度，建议空腹或喂奶 2 小时后采血；需定期进行体格、营养发育评估，避免苯丙氨酸缺乏症。定期智能发育评估。PKU 患者怀孕之前半年起直至分娩需严格控制血 Phe 浓度以避免母亲增高的 Phe 对胎儿脑发育的影响。

知识点

PKU 治疗随访要点

1. 血 Phe 水平持续 2 次超过 360μmol/L 的 PKU 需要治疗，轻度 HPA 无需治疗，但需随访。

2. 低或无苯丙氨酸饮食治疗是目前主要方法。

3. BH_4 反应型 PAH 缺乏症可试用 BH_4 治疗。

4. 治疗后定期监测血 Phe，<1 岁每周 1 次，1～12 岁每 2 周至每月 1 次，12 岁以上每 1～3 个月测定 1 次。

5. 有感染等应急情况下血 Phe 浓度升高或血 Phe 波动。

6. Phe 浓度在理想控制范围　1 岁以下婴儿（120～240）μmol/L，1 岁～12 岁儿童（120～360）μmol/L，12 岁以上患者控制在（120～600）μmol/L。对女性 PKU 患者怀孕之前半年起直至分娩需严格控制血 Phe 浓度在（120～360）μmol/L。

7. 多学科的综合管理　包括遗传代谢病专科医师、营养师、神经科、心理科、社会工作者。

【问题8】 患儿母亲拟再生育,如何进行产前诊断?

思路1:在先证者基因诊断明确的前提下,母亲再次怀孕可在知情同意下实施产前诊断。

思路2:产前诊断可在孕早期(10～13周)采集绒毛或孕中期(16～20周)收集羊水,针对先证者 *PAH* 基因变异位点靶向检测提供产前诊断,如胎儿基因变异与先证者相同提示 PAH 缺乏症患者,由家长决定是否人工流产。并结合 STR 位点连锁分析进一步验证。

【问题9】 如何对 PAH 缺乏症进行预防?

思路1:避免近亲结婚。

思路2:产前诊断。对高危家庭产前诊断是降低出生缺陷、防止同一遗传病在家庭中重现的二级预防措施。

思路3:新生儿筛查,是三级预防措施。

知识点

新生儿 HPA 筛查要点

1. 新生儿筛查是通过对出生 72 小时(哺乳 6～8 次以上)新生儿足跟采血,滴于专用滤纸片,寄送到筛查中心测定血 Phe 浓度。

2. 筛查血 Phe 浓度>120μmol/L,或同时伴有 Phe/Tyr>2.0,需召回复查。

3. 召回复查后血 Phe 浓度仍增高,需要做病因鉴别诊断及确诊。

4. 新生儿筛查能使患儿在临床症状尚未出现,而其生化等方面的改变得以早期诊断、早期治疗,能避免智能落后发生,是二级预防措施。

思路4:对临床疑似该病患者,尽早进行血串联质谱分析,以早期诊治,预防智力落后等后遗症。

【问题10】 PAH 缺乏症的遗传诊断和产前诊断流程。

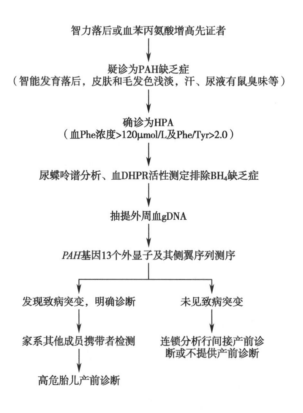

苯丙氨酸羟化酶
缺乏症(微课)

二、酪氨酸血症

酪氨酸血症(tyrosinemia,HT)是由于酪氨酸代谢途径中酶的缺陷导致血酪氨酸水平明显增高。根据酶缺陷的种类不同,分为三型:①酪氨酸血症Ⅰ型(tyrosinemia type 1,HT-Ⅰ)[OMIM 276700],又称为肝-

肾型酪氨酸血症，是由于延胡索酰乙酰乙酸水解酶（fumarylacetoacetate hydrolase，FAH）缺陷导致延胡索酰乙酰乙酸不能分解为延胡索酸和乙酰乙酸。临床以肝、肾和周围神经病变为特征，表现为急性肝功能衰竭、肝大、黄疸、贫血、出血倾向、呕吐及生长迟缓、低磷血症性佝偻病及嗜睡等神经系统异常。②酪氨酸血症Ⅱ型，又称眼 - 皮肤型酪氨酸血症，罕见，由于酪氨酸氨基转移酶（tyrosine aminotransferase，TAT）缺陷所导致的以角膜增厚、掌跖角化以及发育落后为特征；③酪氨酸血症Ⅲ型，由于 4- 羟基苯丙酮酸双加氧酶（4-hydroxyphenylpyruvate dioxygenase，4-HPPD）缺陷所导致的一类以神经精神症状为主的症候群，罕见。酪氨酸血症的全球发病率为 1/100 000～1/120 000，为常染色体隐性遗传病，FAH 缺陷导致的 HT-I 最常见。*FAH* 基因（NM_000137.2）位于常染色体 15q25.1，包括 14 个外显子，DNA 长度约 35kb。各国个地区基因变异谱不同，我国关于该型基因诊断报道例数极少。

酪氨酸血症Ⅰ型的诊疗经过通常包括以下环节：

1．详细询问先证者的症状学特征及遗传家族史。

2．查体时重点关注肝、肾、皮肤和周围神经病变方面特征性体征。

3．对疑诊患者进行血氨基酸、尿有机酸分析及血琥珀酰丙酮测定，提供临床诊断。

4．基因突变分析确诊，有条件也可进行酶活性检测。

5．对遗传诊断明确提供遗传咨询，对有生育要求的家庭开展产前诊断。

6．根据患者病情制订治疗方案。

临床关键点

1．酪氨酸血症Ⅰ型为常染色体隐性遗传病，临床少见，肝、肾和周围神经病变为主要特点。

2．临床诊断依靠血氨基酸、尿有机酸分析及血琥珀酰丙酮测定。

3．基因变异检测是临床常规确诊方法。

4．治疗主要包括低苯丙氨酸和低酪氨酸饮食，降低血浆酪氨酸的水平；尼替西农是一种 4-HPPD 抑制剂；可减少异常中间代谢产物；对有适应证者行肝移植。

5．明确基因诊断是进行产前诊断的前提。

临床病例2

患儿，女，4 岁，"走路摇摆两年半伴多次骨折"来诊。初步病史采集如下。

患儿为 G_3P_2，足月顺产，无窒息史，出生体重 3.4kg。1 岁起出现生长发育迟缓，1 岁 3 个月走路摇摆，2.5 岁起在外力作用下共发生骨折 4 次，当地医院多次查血磷低（最低 0.36mmol/L），四肢长骨 X 线片示典型佝偻病样改变，血甲状旁腺激素及 25- 羟基维生素 D_3 正常，当时拟诊为"低磷性佝偻病"，予以相应对症治疗。1 个月前（3 岁 11 月龄）出现多饮多尿，具体不详，夜尿 1～2 次。

查体：生命体征平稳，体重 11kg，身长 84cm，发育落后，心肺无异常，腹平软，肝肋下 3cm，四肢活动受限，不能站立，NS（-）。患儿父母体健，为非近亲婚配，无家族史。

实验室检查：谷丙转氨酶 82U/L，谷草转氨酶 61U/L，γ- 氨基丁酸 181U/L，碱性磷酸酶 1 287U/L；血糖、血脂、甲状腺功能、乳酸、血氨、心肌酶谱、同型半胱氨酸、肾功能正常；结合胆红素 10.1μmol/L；血 Na^+ 133.4mmol/L，K^+ 3.22mmol/L，Cl^- 104.7mmol/L，Ca^{2+} 2.18mmol/L，P 0.83mmol/L（1.1～1.8mmol/L），甲状旁腺激素及 25- 羟维生素 D_3 正常。血 pH 7.34，BE -5.2mmol/L，HCO_3^- 20mmol/L（22～26mmol/L）；血甲胎蛋白 943ng/ml（0～9ng/ml），尿比重 1.014，酸碱度 9，尿糖（+），尿酮体（+），尿蛋白（+）；24 小时尿磷 46mmol/L（16.1～42mmol/L），尿钙 1.85mmol/L（2.5～7.5mmol/L）；头颅 CT 未见异常；肌电图（-）。

X 片显示骨龄 2 岁，四肢长骨及骨盆骨质疏松，干骺端临床钙化带模糊，成毛刷样改变。腹部 MRI 示肝增大，肝脏弥漫性损害，双肾体积增大、弥漫性肾损害。进一步血串联质谱分析显示 Tyr 190μmol/L（20～100μmol/L），Tyr/Leu 2.562（0.5～2），尿气相色谱质谱琥珀酰丙酮 19.8（正常为 0），4- 羟基苯乳酸 665（0～7），4- 羟基丙酮酸 126.17（0～1）。智测评定为轻度智力落后。*FAH* 基因分析显示患儿携带母源性的 IVS6+5G>A 和父源性 IVS10-2A>G 变异。

【问题1】　根据上述病史资料,对该患儿的诊断是什么?

思路1:患儿生长迟缓、矮小、肝大、骨龄落后、多饮多尿、低血磷佝偻病、轻度糖尿、蛋白尿,腹部MRI显示肾脏弥漫性损害,考虑肾脏及肾小管功能受损。

思路2:患儿有肝大,肝功能异常,ALP、AFP显著增高,提示肝损,可能有并发肝细胞癌倾向;腹部MRI显示肝弥漫性损害的改变;结合上述临床资料,需考虑酪氨酸血症I型可能。

知识点

酪氨酸血症的发病机制

1. 酪氨酸血症是一种常染色体隐性遗传病。

2. 酪氨酸由苯丙氨酸羟化或组织蛋白分解产生,经TAT、4-HPPD、FAH等酶的催化下最终生成延胡索酸和乙酰乙酸,参与糖和脂肪酸代谢。

3. FAH缺陷,延胡索酰乙酰乙酸不能分解为延胡索酸和乙酰乙酸而堆积,旁路衍生生成毒性代谢产物琥珀酰丙酮,引起细胞和组织的相应损伤。

4. 酶阻断前体酪氨酸水平增高,其代谢物4-羟基苯乳酸及4-羟基丙酮酸经尿排出增多。(图8-1-3)

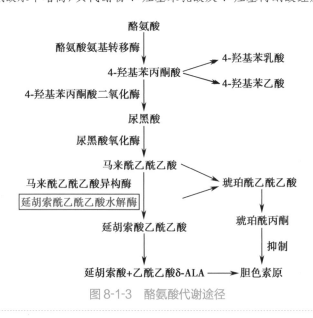

图 8-1-3　酪氨酸代谢途径

知识点

HT-I 的临床特征

1. 发病年龄可分为急性型、慢性型和亚急性型;急性型最常见,约占80%。

2. 急性期多在生后几天至几周内起病,以急性肝功能衰竭为主要表现,可见肝大、黄疸、贫血、出血倾向、厌食、呕吐及生长迟缓。多1岁内死亡。

3. 慢性型在6个月至2岁起病,表现肝硬化、肾性糖尿、氨基酸尿、低磷佝偻病、易激惹或嗜睡等肝、肾及神经系统功能损害;逐渐进展为肝细胞癌。

【问题2】　酪氨酸血症I型临床诊断的重要辅助检查是什么?

思路1:常规实验室检查。酪氨酸血症I型患儿血谷丙转氨酶、谷草转氨酶常轻度或中度增高,可伴凝血功能障碍、贫血、血小板减少、碱性磷酸酶增高、低磷血症、糖尿、蛋白尿。AFP明显增高,常提示肝细胞癌可能。

思路2:血浆氨基酸分析。酪氨酸血症I型常规生化检查无特异性,需要依靠血串联质谱、尿气相色谱质谱及特异性代谢物检查。患者血酪氨酸轻中度增高、但血琥珀酰丙酮浓度明显增高是诊断 HT-1 的"金标准"。

思路 3：尿有机酸分析。酪氨酸血症Ⅰ型患儿可见尿琥珀酰丙酮增多，酪氨酸代谢产物 4- 羟基苯乳酸及 4- 羟基苯丙酮酸排出增多。

思路 4：酶学及基因分析。淋巴细胞、红细胞、皮肤成纤维细胞、肝、肾组织均可检测 FAH 活性，但临床酶学检测有困难。因此，临床多采用 *FAH* 基因变异分析以确诊。

思路 5：影像学检查。B 超可见肝大、肝内密度不均、脾大、肾脏增大或回声增强。长骨 X 线片可见典型佝偻病样改变。腹部 CT 或 MRI 有助于发现早期肝细胞癌病变。头颅 CT 或 MRI 有助于发现神经脱髓鞘病变。

【问题 3】　该家系先证者临床上需要与哪些疾病进行鉴别诊断？

思路 1：酪氨酸血症Ⅰ型临床及常规生化指标异常容易被考虑为单纯的某个器官损害，导致误诊或漏诊。随着血串联质谱技术的普及，对临床疑似氨基酸代谢紊乱疾病及时采用串联质谱联合尿气相色谱质谱分析可以明确临床诊断。

思路 2：HT-Ⅰ需要与其他以肝、肾损害为主要表现的几种代谢性疾病鉴别如下。

1．希特林蛋白缺陷　多于生后数月内发病，黄疸、直接胆红素增高为主、AFP 显著增高，血瓜氨酸升高为主，可伴蛋氨酸、苯丙氨酸、酪氨酸、苏氨酸等升高。

2．遗传性果糖不耐受和半乳糖血症　进食含果糖或半乳糖食物后出现拒乳、呕吐、腹泻、体重不增、肝大、黄疸、低血糖、蛋白尿等。不伴有酪氨酸增高。

3．线粒体疾病　表现为脑、心、肝、肌肉等多脏器损害，血乳酸增高、代谢性酸中毒、头颅 MRI 线粒体脑病的改变。

4．原发性范可尼综合征　糖尿、蛋白尿和氨基酸尿等范可尼综合征的症状。

5．肾小管性酸中毒　临床可表现为多饮、多尿、低血钾、高氯血症、代谢性酸中毒。

6．抗维生素 D 性佝偻病　肠道钙吸收功能障碍，对维生素 D 治疗无反应。

【问题 4】　怎样对该患儿进行确诊？

思路 1：HT-Ⅰ以生长迟缓、肝大及肝功能损害、肾小管损害、低磷佝偻病和多神经病变为临床特征。

思路 2：生化检查常见转氨酶、胆红素增高、低血磷、凝血功能异常，伴 AFP 明显增高，多有糖尿、蛋白尿等肾小管损害表现。

思路 3：血串联质谱酪氨酸轻中度增高，血琥珀酰丙酮增高是目前临床诊断 HT-Ⅰ的"金标准"及酪氨酸尿特点。患者血有条件的实验室还可以开展酶学诊断，*FAH* 基因分析可以普及以明确诊断。

【问题 5】　怎样对该家系先证者进行分子遗传学诊断？

思路 1：*FAH* 基因变异分析是分子遗传学诊断的主要方法，*FAH* 基因位于常染色体 15q25.1，包括 14 个外显子。各地区热点突变分布不同，如 IVS12+5G>A 是法国 - 加拿大人群的热点突变，IVS6-1G>T 是地中海地区和西班牙的常见突变类型等。我国目前基因诊断病例报道罕见。

思路 2：采用 PCR+ 测序的方法对患者进行 *FAH* 基因 14 个外显子进行基因变异的检测。检测结果显示患儿携带 2 个已报道的剪接位点突变：IVS6+5G>A 和 IVS10-2A>G 突变，变异分别来自父母，符合常染色体隐性遗传模式，符合酪氨酸血症Ⅰ型诊断。

【问题 6】　如何进行遗传咨询？

思路 1：同 PAH 缺乏症一样，按常染色体隐性遗传方式进行遗传咨询，本例先证者携带 FAH 基因的复合杂合突变，父母均证实为杂合子携带者。

思路 2：先证者同胞及后代再发风险的描述详见第三章相关内容。

【问题 7】　如何对患者进行治疗？

思路 1：治疗原则。对 HT-Ⅰ患者治疗的原则是减少酪氨酸的摄入和有毒代谢产物（如琥珀酰丙酮）的堆积，治疗并发症，恢复和维持机体正常功能。

思路 2：治疗方法。

1．低苯丙氨酸和低酪氨酸饮食　可以降低血浆酪氨酸的水平，从而减少异常的中间代谢产物。但是单纯饮食治疗仅能改善患者的肾小管功能，而对肝脏病变和神经系统病变无益，也不能降低肝细胞癌的发生率。建议蛋白总摄入量：2 岁以下 3g/kg；3～5 岁 2.5g/kg；10 岁以上 2g/kg。其中每日天然蛋白摄入量 1 岁内约 2g/kg；1 岁以上约 1g/kg，其余给予不含 Phe 和 Tyr 奶粉或蛋白粉，适当补充多种维生素和矿物质。定期复查血浆酪氨酸水平，随时调整饮食结构。

2. 4-羟基苯丙酮酸双加氧酶（4-HPPD）抑制剂　尼替西农（NTBC）是一种 4-HPPD 抑制剂，通过阻止 4-羟基苯丙酮酸向尿黑酸转化，减少琥珀酰丙酮的产生。NTBC 治疗剂量每日 1mg/kg，分 2～3 次服用，能使肝、肾及神经系统症状在数天内明显改善，该药耐受性好，副作用少。由于 4-HPPD 被抑制，使酪氨酸水平增高，可联合低 Phe 和 Tyr 奶粉。应定期检测血浆酪氨酸水平，维持在 400～500μmol/L 为宜。

3. 肝移植指征　①确诊肝细胞癌的患者；②暴发性肝衰竭患者；③饮食控制及 NTBC 治疗后血、尿质谱中代谢物、AFP 持续增高等。低白蛋白血症、年幼、男性患儿是肝移植失败的危险因素。

【问题8】 患儿母亲拟再生育，如何进行产前诊断？

思路 1：在先证者基因诊断明确的前提下，母亲再次怀孕可在知情同意下实施产前诊断。

思路 2：

1. 产前诊断可在孕早期（10～13 周）采集绒毛或孕中期（16～20 周）收集羊水，针对先证者 *FAH* 基因变异位点靶向检测提供产前诊断，如胎儿基因变异与先证者相同提示 HT-Ⅰ患者，由家长决定是否人工流产。

2. 羊水中的琥珀酰丙酮测定。

【问题9】 如何对 HT-Ⅰ进行预防？

思路 1：避免近亲结婚。

思路 2：产前诊断。对高危家庭产前诊断是降低出生缺陷、防止同一遗传病在家庭中重现的二级预防措施。

思路 3：新生儿筛查。通过对出生 3 天新生儿采集干滤纸血片进行串联质谱氨基酸筛查，Tyr 增高者需要召回复查，仍有异常进一步临床确诊，但由于新生儿期的 HT-Ⅰ患儿血酪氨酸水平可不增高，故目前最可靠的方法是测定 FAH 活性（有条件下）或用干血滤纸片法测定血琥珀酰丙酮浓度。从而使患者在症状前得以早期诊断、早期治疗、降低 HT-Ⅰ患者死亡率，是三级预防措施。

思路 4：对临床疑似该病患者，尽早进行血串联质谱及尿有机酸分析，以早期诊治。高蛋白饮食等诱发因素。

【问题10】 HT-Ⅰ的遗传诊断和产前诊断流程。

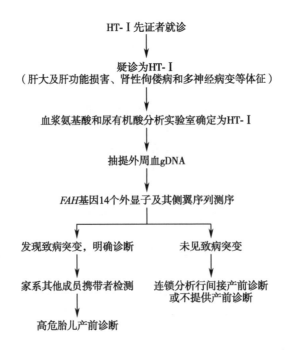

（叶　军）

第二节 尿素循环障碍

尿素循环是人体蛋白质分解代谢途径中产生的氨经过一系列酶作用被分解合成尿素而达到去除氨毒性作用,尿素由尿液排出体外。尿素循环中,氨最初和碳酸氢钠结合,在 N-乙酰谷氨酸激活的氨甲酰磷酸合成酶 1(carbamoyl phosphate synthetase I, CPS1)作用下生成氨甲酰磷酸。而 N-乙酰谷氨酸是由谷氨酸盐经 N-乙酰谷氨酸合成酶(NAGS)作用下生成。氨甲酰磷酸在鸟氨酸氨甲酰转移酶(ornithine transcarbamylase, OTC)作用下和鸟氨酸结合生成瓜氨酸。瓜氨酸转运出线粒体,在精氨酰琥珀酸合成酶(argininosuccinate synthetase, ASS)作用下与天冬氨酸结合(反应过程中的天冬氨酸由线粒体转运体希特林蛋白提供)生成精氨酰琥珀酸。精氨酰琥珀酸在精氨酰琥珀酸裂解酶(argininosuccinate lyase, ASL)作用下裂解生成延胡索酸和精氨酸,精氨酸经精氨酸酶水解成鸟氨酸和尿素(图 8-2-1)。

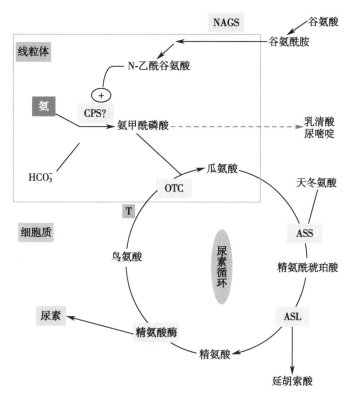

图 8-2-1 尿素循环示意图

尿素循环障碍是指尿素循环过程中所需的酶活性降低或缺乏,氨的代谢受阻,导致高氨血症。引起高氨血症的疾病较多,可有原发性尿素循环障碍引起,也可继发于有机酸血症及脂肪酸代谢病,新生儿期和其他一些继发因素也会导致高氨血症。遗传性高氨血症共涉及 7 种酶缺乏症:鸟氨酸氨甲酰转移酶缺乏症、氨甲酰磷酸合成酶缺乏症、瓜氨酸血症-Ⅰ型、精氨酸琥珀酸尿症、精氨酸血症、鸟氨酸血症及 N-乙酰谷氨酸血症,其中鸟氨酸氨甲酰转移酶缺乏症最多见,属于伴 X 染色体遗传,其他为常染色体隐性遗传。尿素循环障碍患者急性发作期的主要表现为高氨血症引起的一系列临床症状,包括呕吐、嗜睡、精神萎靡、肢体运动减少、呼吸暂停、甚至昏迷及死亡。稳定期可无临床症状,但高蛋白食物可诱发症状。本节阐述鸟氨酸氨甲酰转移酶缺乏症。

鸟氨酸氨甲酰转移酶缺乏症(ornithine transcarbamylase deficiency, OTCD)[OMIM 311250]是因 *OTC* 基因变异导致的一种以高氨血症为主要表现的遗传性代谢病,又称“高氨血症Ⅱ型”。OTC 是一种线粒体酶,仅在肝脏和小肠黏膜细胞中表达,在细胞质中合成,然后转入线粒体,在线粒体中催化鸟氨酸与氨甲酰磷酸反应生成瓜氨酸,后者被转运到细胞质,继续参与尿素循环的其他生化反应(图 8-2-1)。OTCD 是尿素循环障碍中最常见的类型，属 X 连锁不完全显性遗传。OTCD 主要分为新生儿期急性起病型和迟发型。大多数男性常于新生儿期发病，生后数天内出现并迅速进展的代谢性脑病，若不及时治疗，常在 1 周内死亡。部分迟发型多于婴幼儿起病，症状相对较轻，临床表现多样，如肝大、癫痫、生长发育障碍及行为异常，儿童和成人期以各种行为异常、精神错乱、烦躁易怒和发作性呕吐为特征。应激、高蛋白摄入、慢性疾病、丙戊酸等因素会诱发高氨血症发作。OTCD 平均发病率约为 7.1/10 万，男女发病率大致相同，具有种族和地区差异。美国约为 5.9/10 万，日本约为 1.3/10 万，芬兰约为 1.6/10 万，意大利约为 1.4/10 万。我国发病率不详。OTCD 致病基因 *OTC*（NM_000531.5）定位于 Xp2.1，全长约 73kb，包含 10 个外显子和 9 个内含子，编码 354 个氨基酸。已报道了 400 多种基因变异，其中约 84% 的变异类型为错义变异。

OTCD 的诊疗经过通常包括以下环节：

1. 详细询问先证者的症状学特征、遗传家族史等。

2. 查体关注精神状态、呼吸、肝脏大小、神经系统异常体征。

3. 对疑诊患者进行血气、乳酸、血氨、尿酮体、电解质、肝肾功能等；血氨基酸、尿有机酸分析，提供临床诊断。

4. 对于临床疑似患者，进行基因变异分析确诊。

5. 对遗传诊断明确提供遗传咨询、对有生育要求的家庭开展产前诊断。

6. 根据患者病情制订治疗方案。

> **临床关键点**
>
> 1. OTCD 是因 *OTC* 基因变异导致，又称"高氨血症Ⅱ型"。
>
> 2. 属 X 连锁不完全显性遗传，显性基因的女性纯合子和男性半合子发病，杂合子女性多无症状，也有发病，但症状一般较男性轻。
>
> 3. 临床表现为高氨血症的一系列症状，高蛋白摄入和慢性疾病等诱发。
>
> 4. 新生儿期急性起病，易激惹、喂养困难、癫痫、呼吸急促和昏睡等。
>
> 5. 实验室检查以高血氨、肝功能异常、代谢性碱中毒多见。
>
> 6. 血氨基酸分析显示瓜氨酸降低，谷氨酸增高；尿乳清酸增高。
>
> 7. 各种高氨血症的鉴别重要。
>
> 8. *OTC* 基因变异分析确诊，可提供产前诊断。
>
> 9. 治疗以低蛋白饮食、降血氨为主；必要时血透或肝移植。

> **临床病例**
>
> 患儿，男，2 岁 4 月龄，因"呕吐、精神萎靡、烦躁"1 个月就诊。初步病史采集如下。
>
> 患儿为 G_2P_1，足月剖宫产，无窒息史，出生体重 3.4kg。1 个月前患儿出现呕吐，每日 3～4 次，无腹泻，伴精神萎靡、乏力、夜间睡眠不安、烦躁，无抽搐及昏迷。当地医院发现血氨增高 400μmol/L（N<33），给予低蛋白饮食、精氨酸及苯甲酸钠等降氨治疗后血氨逐步下降至 120μmol/L，症状有所好转后要求出院，疑似"高氨血症，尿素循环障碍"转本院儿内分泌遗传门诊。父母体检，非近亲婚配，无家族史。追问病史，2 岁时曾有一次外出赴宴回家也出现呕吐、精神差，不吃东西，3 天后好转。
>
> 查体：身高 87cm，体重 12kg，反应可，呼吸平稳，血压 75/50mmHg，精神稍差，心肺无异常，腹软，肝脾未及肿大。
>
> 实验室检查：血氨 190μmol/L，LAT 70U/L，AST 66U/L；血 pH 7.5，BE 1.9mmol/L，HCO_3^- 28mmol/L（22～26mmol/L）；血串联质谱氨基酸分析显示瓜氨酸 3.5μmol/L（7～35μmol/L），谷氨酸 300μmol/L（45～200μmol/L），尿气相色谱质谱分析显示尿嘧啶 22（<7），乳清酸 48（<1.5）。给予低蛋白 1.5g/kg.d，精氨酸 5g/d，分 3 次；苯甲酸钠 0.5g，每日 3 次，口服，瓜氨酸 0.5g，每日 2 次，口服，治疗 1 个月临床无症状，肝功能正常，血氨 68μmol/L。*OTC* 基因检测发现患儿携带 c.317G>T（p.G106V）杂合变异，来源母亲，符合 X 连锁不完全显性遗传。

【问题1】 根据上述病例资料,患儿最可能的诊断是什么?

思路1:患儿男性,"呕吐、精神萎靡、烦躁"起病,2岁时也曾有一次外出赴宴(饮食摄入蛋白质多)后也出现呕吐、精神差表现。结合血氨明显增高伴代谢性碱中毒,首先考虑高氨血症。

思路2:高氨血症可以是原发于尿素循环障碍或继发其他遗传代谢病,但前者通常血氨显著增高,后者多为轻度增高,结合患儿临床表现应考虑前者可能性大。需要进一步做其他检查鉴别。

思路3:患儿血串联质谱氨基酸分析显示瓜氨酸降低,谷氨酸增高,尿气相色谱质谱分析显示尿嘧啶及乳清酸增高,考虑最常见的OTCD。

知识点

OTCD 发病机制

1. OTC是一种线粒体酶,仅在肝脏和小肠黏膜细胞中表达,在细胞质中合成,然后转入线粒体,催化鸟氨酸与氨甲酰磷酸反应生成瓜氨酸。

2. OTCD患者由于OTC缺乏导致瓜氨酸合成受阻,尿素循环中断,因而出现高血氨、低瓜氨酸血症。

3. 线粒体中大量氨甲酰磷酸溢入胞浆,增加了嘧啶合成,导致磷酸核糖焦磷酸耗竭,抑制了乳清酸磷酸核糖焦磷酸转移酶活性及其催化反应,最终导致乳清酸蓄积,尿中以尿嘧啶及乳清酸增高为主。

4. 血氨增高对神经系统有较大毒性,干扰脑细胞的能量代谢,可引起脑内兴奋性神经递质减少,抑制性神经递质增多而出现神经系统损害症状。

知识点

OTCD 临床诊断标准

1. OTCD属X连锁不完全显性遗传。

2. 多数患者以肝脏和神经系统损害为主。

3. 新生儿期发病,病情凶险,出现易激惹、喂养困难、呼吸急促和昏睡表现,发展为痉挛、昏迷和呼吸衰竭。

4. 迟发型,多于婴幼儿期起病,儿童发病者常表现为各种行为异常、精神错乱、烦躁、易怒和发作性呕吐、肝大、肝功能异常等。

5. 高蛋白、发热、感染、手术等应激下可诱发症状。

6. 急性发病时血氨水平常超过300μmol/L,并可继续增高。血氨基酸分析显示精氨酸及瓜氨酸水平降低、谷氨酸水平可升高。

7. 尿有机酸分析可见乳清酸、尿嘧啶排出增多。

8. 影像学检查有脑水肿或脑萎缩等。

【问题2】 OTCD临床诊断的重要辅助检查是什么?

思路1:血氨测定。血氨测定应作为常规生化检测,尤其对于不明原因呕吐、进食蛋白质后不适、抽搐或精神萎靡或行为反常等疑似遗传代谢病患儿均需要尽早测定血氨,避免漏诊。新生儿期畸形起病患儿血氨水平常超过300μmol/L,并可继续增高;迟发型患者及有症状的女性杂合子携带者,发作时血氨水平多>150μmol/L,发作间期病情缓解时可恢复正常。

思路2:血氨基酸测定。血串联质谱氨基酸分析可发现患者血瓜氨酸水平降低,谷氨酸水平增高,部分患者血瓜氨酸水平也可正常。

思路3:尿有机酸检测。OTCD患者尿气相色谱质谱检测显示乳清酸增高。

思路4:酶活性测定。鸟氨酸氨甲酰转移酶在肝组织和小肠黏膜中表达,因此酶活性分析有助于诊断,通常男性患者及女性发病者酶活性为正常人的5%～25%。但由于方法烦琐,临床应用受限。

知识点

血氨测定注意事宜

1. 组织中氨的浓度是血液的 10 倍。

2. 抽血时不用止血带,静脉血标本,冰冻保存并立即送检。

3. 新生儿静脉导管未闭、呼吸窘迫综合征、人工呼吸机、全身抽搐发作后也会导致一过性血氨增高,但很少 >180μmol/L。

4. 新生儿血氨 >200μmol/L、新生儿后期血氨 >100μmol/L,可疑代谢性疾病。

【问题3】 该先证者临床上需要与哪些疾病进行鉴别诊断?

思路1:与其他引起高氨血症的遗传代谢病鉴别。引起高氨血症的遗传代谢病如尿素循环障碍包括氨甲酰磷酸合成酶缺乏症、精氨酸缺乏症、精氨酰琥珀酸合成酶缺乏症等;有机酸血症如丙酸血症、甲基丙二酸血症及多种羧化酶缺乏症等;脂肪酸氧化代谢病如戊二酸血症Ⅱ型及原发性肉碱缺乏症,及丙酮酸羧化酶缺陷等。

思路2:其他暂时性高氨血症鉴别。如感染、Reye综合征、肝病等会导致血氨升高或暂时升高;新生儿静脉导管未闭、呼吸窘迫综合征、肌肉活动增加如呼吸机应用、抽搐后等也会导致一过性血氨增高。

【问题4】 怎样对患儿进行确诊?

思路1:对不明原因呕吐、进食蛋白质后不适、抽痉或精神萎靡或行为反常等疑似遗传代谢病患儿需要尽早测定血氨。患者血氨明显增高。

思路2:如反复多次测得血氨增高,并排除其他导致血氨增高的继发因素,进一步做血浆氨基酸分析或血串联质谱,以及尿乳清酸等有机酸代谢物检测有助于鉴别。该患儿通过上述检查,血氨显著增高、代谢性碱中毒、血瓜氨酸降低、尿乳清酸增高,临床可明确诊断为OTCD。

思路3:通过 *OTC* 基因变异分析可从分子遗传学水平明确OTCD;有条件可行OTC酶活性检测。

【问题5】 怎样对先证者进行分子遗传学诊断?

思路1:OTCD患者临床诊断明确。但因其为遗传性尿素循环障碍,属于X连锁不完全显性遗传病。需要进一步对患者及其父母进行 *OTC* 基因变异分析以从分子遗传水平确诊。

思路2:致病基因 *OTC* 定位于 Xp2.1,全长约 73kb,包含 10 个外显子。采用 PCR 后直接测序的方法对该家系先证者进行 *OTC* 基因检测,对先证者的父母进行基因变异来源验证。*OTC* 基因检测发现患儿携带 c.317G>T(p.G106V)杂合变异,来源母亲,明确OTCD诊断。

【问题6】 如何进行遗传咨询?

思路1:患者同胞及后代患病风险按X连锁显性遗传方式进行遗传咨询。

思路2:当产前诊断提示为携带有相同致病变异的男性胎儿时,应在充分的遗传咨询情况下由孕妇及其家属选择是否继续妊娠。家族成员 *OTC* 基因分析也可检出杂合子或携带者。

【问题7】 如何对OTCD患者进行治疗?

思路1:治疗原则。目前该病尚无特效治疗方法,主要的治疗方法是饮食控制减少蛋白质摄入,降低血氨产生,药物促进血氨的代谢。

思路2:患者出现进行性脑病和高氨血症(血氨 >200μmol/L)时需紧急治疗。

急性期立即停止蛋白质摄入,禁食蛋白质24～48小时;葡萄糖保证能量供给,适量抗生素口服,抑制肠道细菌的繁殖及肠道产氨。纠正电解质紊乱,维持酸碱平衡。

清除体内毒性产物:静脉应用苯甲酸钠(0.25g/kg)或苯丁酸钠(0.25g/kg)及精氨酸及瓜氨酸(100～250)mg/kg/d 等降氨药物,由于苯甲酸钠和苯乙酸钠可引起体内肉碱缺乏,需补充左旋肉碱 100mg/kg。

饮食治疗:主要以低蛋白质、高热量饮食,减少氨的产生;蛋白质摄入量主要依据患者年龄和疾病严重程度而定。目标是既能纠正患者的生化异常,又能满足其生长发育所需营养。

血液透析或腹膜透析:若药物不能有效控制患者血氨水平,血氨超过 500μmol/L 需要血液透析或腹膜透析治疗。

肝移植治疗:上述各种办法并不能从根本上解决患者的高氨血症,要彻底治疗 OTCD 患者,最有效的方法是进行肝移植。活体肝移植可纠正患者的尿素循环障碍,明显降低血氨水平,极大改善患者的生活质量,但不能逆转已经发生的神经系统损伤。

【问题8】 患儿母亲拟再生育,如何进行产前诊断?

思路1:产前诊断须建立在先证者遗传诊断明确的基础上。该家系先证者遗传学诊断明确,母亲是 *OTC* 致病基因携带者,再生育需要进行产前诊断。

思路2:产前诊断可在孕早期(10~13周)采集绒毛或孕中期(16~20周)收集羊水进行核型分析或 SRY 基因扩增确定性别,并进行分子遗传学分析;针对先证者基因变异位点靶向检测,并结合 STR 位点连锁分析进一步验证;当产前诊断提示为男性 OTCD 胎儿时,应在充分的遗传咨询情况下由孕妇及其家属选择是否继续妊娠;如为女性 OTCD 杂合子,告知出生后也有少数可能会发病。

【问题9】 如何对 OTCD 进行预防?

思路1:避免近亲结婚。

思路2:产前诊断。对高危家庭产前诊断是降低出生缺陷、防止同一遗传病在家庭中重现的二级预防措施。

思路3:新生儿筛查。通过对出生 3 天的新生儿采集干滤纸血片进行串联质谱氨基酸筛查,瓜氨酸明显降低需要召回复查,仍有异常进一步临床确诊,可及早发现 OTCD 患儿,尽早开始治疗,防止发生智力低下,是三级预防措施。但部分患儿在出生后 10 天内血瓜氨酸水平并不低,易遗漏,故新生儿筛查血瓜氨酸正常也不能排除此病。

思路4:对临床疑似遗传代谢病患者,血氨测定应作为常规生化检查之一,并尽早进行血串联质谱及尿有机酸分析,以早期诊治。避免高蛋白摄入、减少感染发生等诱发因素。

【问题10】 OTCD 的遗传诊断和产前诊断流程。

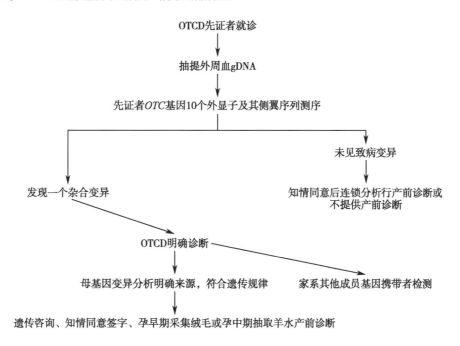

(叶 军)

第三节 有机酸代谢病

有机酸血症是由于氨基酸、脂肪酸和糖代谢异常导致中间代谢产物(羧基酸)增加,从而引起一系列病理生理改变和临床症状的一组疾病。气相色谱质谱技术(GC-MS)是有机酸代谢物测定的主要方法。至今已发现了约 50 多种有机酸血症,多数为常染色体隐性遗传病。最常见的有机酸尿症是由于复合支链氨基酸的代谢过程中某些酶缺陷导致代谢障碍,大量有机酸在体内蓄积,血浓度增高,并从尿中大量排出,导致有机酸血(尿)症,如甲基丙二酸血症、丙酸血症、枫糖尿病、异戊酸血症、生物素酶缺乏症和多种羧化酶缺乏症等。绝大多数患者以全身症状为主(典型有机酸尿症),但部分患者仅表现为脑进行性损害(脱髓鞘病变,脑萎缩,基底神经节异常等),缺乏低血糖或代谢性酸中毒或乳酸酸中毒等实验室异常指标,为"脑性"有机酸尿症。有机酸血症单个病种发病率较低,但由于病种繁多,总体发病率并不低。有机酸血症通常会影响多个脏器功能,特别是中枢神经系统,如反应差、拒食、嗜睡、昏迷、呕吐、脱水、营养不良、肌张力低下、顽固性惊厥、代谢性酸中毒、低血糖、酮症酸中毒、高氨血症等,不及时治疗会造成患者死亡。发病年龄越早,病情越重,病死率越高。目前临床主要采用血串联质谱技术测定各种氨基酸和酰基肉碱及尿 GC-MS 有机酸代谢物分析进行临床诊断。治疗以低蛋白、葡萄糖脂肪供能及左卡尼汀等为主。

一、异戊酸血症

异戊酸血症(isovaleric acidemia,IVA)[OMIM 243500]是由于亮氨酸分解代谢中异戊酰辅酶 A 脱氢酶(isovaleryl-CoA dehydrogenase,IVD)缺陷而导致异戊酸、3-羟基异戊酸、异戊酰甘氨酸和异戊酰肉碱体内蓄积所致的常染色体隐性遗传病。IVA 患者中超过半数在新生儿期发生急性脑病,婴儿和儿童期可有反复呕吐、特殊汗脚气味、昏睡、昏迷及智力发育落后。近年来,新生儿串联质谱筛查血酰基肉碱谱也检出更多无症状或症状较轻的患者。美国 IVA 发病率约为 1/250 000,德国人中较常见,约为 1/67 000。根据新华医院的 50 万新生儿串联质谱筛查数据,平均发病率为 1/160 000。*IVD* 基因(NM_002225.3)位于染色体15q14-q15,该基因长 15kb,包含 16 个外显子,编码 394 个氨基酸的蛋白。共发现近 38 种 *IVD* 基因变异,多为错义或无义变异,少数剪切突变和小缺失或插入变异 3 种。白色人种中约半数新生儿筛查发现的患儿携带 c.932C>T(Ala282Val)错义变异。

异戊酸血症的诊疗经过通常包括以下环节:

1. 详细询问先证者的症状学特征及遗传家族史。
2. 查体时关注患者精神面貌、生命体征、神经系统异常体征及特征性"汗脚气味"。
3. 常规生化全套,尤其血气、血糖、酮体等帮助判断病情严重度及疾病诊断方向。
4. 对疑诊患者进行血串联质谱和尿气相质谱分析,可提供诊断。
5. 对于诊断不明或临床分型不明确的患者,可进行 *IVD* 基因变异分析确诊;有条件也可进行成纤维细胞、淋巴细胞、IVD 酶活性检测。
6. 对基因诊断明确、有生育要求的家系,提供遗传咨询,进行产前诊断。
7. 提供患者疾病知识,根据患者病情制订治疗方案。

临床关键点

1. 异戊酸血症(IVA)是亮氨酸分解代谢中异戊酰辅酶 A 脱氢酶(IVD)缺陷导致。
2. 临床多出现急性脑病症状,"汗脚气味"为诊断有价值的证据。
3. 患者血串联质谱发现血异戊酰肉碱(C_5)及 C_5/C_2 增高。
4. 尿异戊酰甘氨酸水平明显升高可临床确诊本病。
5. 该病为常染色体隐性遗传病,基因或酶学检测是疾病确诊的重要手段。
6. 治疗原则为适当限制天然蛋白质摄入,给予无亮氨酸特殊饮食、葡萄糖供能、补充左卡尼丁等。

临床病例 1

患儿,男,7 天,因"发现呼吸深大 4 天,反应差 1 天"收住院治疗。初步病史采集如下。

患儿 G_1P_1,足月顺产,无窒息史,出生体重 3kg。生后 3 天无明显诱因下出现呼吸深大,奶量减少,未至医院就诊。生后 7 天出现精神萎靡,嗜睡,反应差,伴无热抽搐 1 次,双眼凝视,四肢僵直,持续数秒后自行缓解,可闻及患儿躯体有特殊的汗臭味。父母体健,为非近亲婚配,无家族史。

查体:脉搏 144 次/min,深大呼吸 44 次/min,血压 69/31mmHg,体重 3.04kg;神志不清,头围 35cm,前囟平 2cm×2cm,瞳孔等大等圆,对光发射灵敏,口唇稍干燥,无发绀;颈软,无吸凹征,心肺无异常,肝肋下

1.5cm,质软,四肢肌张力低,其余 NS(−)。

实验室检查:血常规 WBC $5.0×10^9$/L,中性粒细胞百分比 9.9%;血 pH 7.31,BE −4mmol/L,HCO_3^- 17.5mmol/L,Na^+ 141mmol/L,尿酮体(+);血糖、肝肾功能、电解质、血钙、血氨、乳酸均正常。

头颅 MRI 示双侧室管膜下出血伴囊肿,透明隔腔偏大。

血串联质谱急报,血异戊酰肉碱(C_5)7.02μmol/L(0.04～0.3μmol/L),血异戊酰肉碱(isovalerylcarnitine, C_5)/乙酰基肉碱(acetylcarnitine, C_2)0.54(正常<0.02)。尿气相色谱异戊酰甘氨酸 139.32(0～0.4)。

予以低蛋白、低亮氨酸奶粉喂养 8 天,躯体酸臭较前减轻,未再出现抽搐,一般情况恢复正常后出院,转至遗传代谢门诊随访,门诊再次复查血异戊酰肉碱(C_5)4.98μmol/L,血异戊酰肉碱(C_5)/乙酰基肉碱(C_2)0.12;*IVD* 基因检测提示患儿携带父母源性的纯合错义变异 c.158G>C(p.R53P)。

【问题 1】 根据上述初诊病史及生化检测,患儿最可能的临床诊断是什么?

思路 1:患儿出生 3 天发病,进展快,以喂养困难、嗜睡、抽搐、深大呼吸为主要表现,阴离子间隙 AG=$[Na^+]−([HCO_3^-]+[Cl^-])$=20.5(>16)增高,为阴离子间隙增高的代谢性酸中毒。血钙、血糖均正常,可排除低血钙、低血糖或糖尿病酮症酸中毒,首先需要考虑遗传代谢性疾病可能。

思路 2:患儿躯体有特殊的汗臭味,血异戊酰肉碱(C_5)增高,尿气相色谱异戊酰甘氨酸显著增高。可诊断为异戊酸血症。

知识点

异戊酸血症的主要发病机制

1. 异戊酰辅酶 A 脱氢酶是线粒体的一种四聚体黄素蛋白酶,属于乙酰辅酶 A 脱氢酶家族成员,作用于亮氨酸代谢的第三步,催化异戊酰辅酶 A 为 3- 甲基巴豆酰辅酶 A 并将脱氢产生的还原当量传递给电子转运黄素蛋白(ETF)。

2. IVD 酶缺陷导致异戊酰辅酶 A 旁路代谢物聚集从而引起相应症状。

3. 异戊酰辅酶 A 的主要代谢产物是异戊酰甘氨酸,从尿中排。

4. 在疾病急性发作期,异戊酸的另一代谢产物是 3- 羟异戊酸异常排出增多(图 8-3-1)。

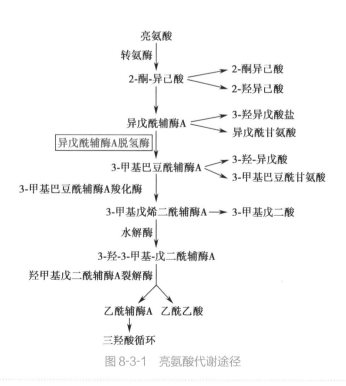

图 8-3-1　亮氨酸代谢途径

【问题2】 异戊酸血症的临床特征有哪些?

思路1:IVA主要分为两种类型,急性新生儿型和慢性间歇性。急性新生儿型多在新生儿期2周内急性发病,表现为非特异性喂养困难、呕吐、嗜睡和惊厥等。在急性发作期在汗液和耳耵聍中最易闻到特殊的汗脚味(未结合异戊酸)。慢性间歇型患者一般在新生儿期以后诊断,临床表现为慢性间歇发作,间歇型精神运动发育正常,可有发育延迟和轻度或重度的智力障碍,或仅表现为非特异性症状,不能耐受空腹。上呼吸道感染或摄入高蛋白质饮食诱发。

思路2:常规生化检查无特异性,难以诊断IVA,发现阴离子间隙增高所致酸中毒、高氨血症、低或高血糖、酮症及低钙血症。由于骨髓抑制可有全血细胞、中性粒细胞和血小板减少。需要依赖特异性的检测技术,即血串联质谱显示异戊酰肉碱(C_5)增高,尿GC-MS异戊酰甘氨酸水平明显升高可明确诊断IVA。

知识点

异戊酸血症的诊断标准

1. 急性新生儿型多在新生儿期2周内起病,表现喂养困难,呕吐,嗜睡和惊厥等,急性期有特殊的"汗脚气味"(未结合异戊酸所致)。

2. 慢性间歇型多在6个月至2岁起病,慢性间歇发作,仅表现为非特异性空腹不耐受或智力发育落后;感染或摄入高蛋白质饮食诱发急性发作。

3. 急性发作期患者可以有阴离子间隙增高的代谢性酸中毒、高氨血症、低或高血糖,酮症及低钙血症。

4. 特异性诊断价值的指标是血串联质谱异戊酰肉碱(C_5)、C_5/C_2增高,尿有机酸分析异戊酰甘氨酸水平明显升高。

5. *IVD*基因突变检测可进一步确定诊断。

【问题3】 异戊酸血症患者临床诊断的必备辅助检查是什么?

思路1:IVA患者急性发作期常规生化检查表现为阴离子间隙升高的代谢性酸中毒、高氨血症、低或高血糖及低钙血症,需检测血气分析、电解质、血氨、血糖和血钙等。

思路2:血串联质谱异戊酰肉碱(C_5)升高及尿中异戊酰甘氨酸明显升高为IVA的重要诊断依据。

思路3:IVD酶活性分析。有研究报道可以测定成纤维细胞、淋巴细胞、羊水细胞的酶活性进行诊断。

思路4:头颅MRI检查。患者头颅磁共振影像(MRI)可无异常发现,也可发现有不同程度脑发育不良,苍白球受累表现。

【问题4】 该先证者临床上需要与哪些疾病进行鉴别诊断?

思路1:该先证者患儿出生3天发病,进展快,以喂养困难、嗜睡、抽搐、深大呼吸为主要表现,生化检查及头颅MRI表现无特异性,临床初期难以诊断,但特殊的躯体汗脚味常常引起临床医生或考虑遗传代谢病的可能,因此,入院后立即做了血串联质谱和尿气相色谱质谱分析,结果明确患有有机酸代谢病IVA。

思路2:IVA需要与其他有类似表现的疾病及有机酸血症鉴别,血尿质谱分析有助于鉴别诊断。

1. 急性发作时由于可伴有高血糖和酮症可被误诊为糖尿病酮症酸中毒,但该病不会出现异戊酸血症的特殊的"汗脚气味"及血串联质谱和尿有机酸的改变。

2. 短链羟酰基辅酶A脱氢酶缺乏症 该疾病主要表现为间歇性不可预知的突发性低血糖,可伴惊厥,血串联质谱示3-羟基丁酰肉碱增高,尿有机酸示3-羟基戊二酸增高可予以鉴别。

3. 戊二酸血症Ⅱ型 新生儿期发病可出现肌张力低下、代谢性酸中毒、肝大、低血糖症,类似于异戊酸血症患者急性发作期的表现,但血串联质谱显示短链、中链及长链酰基肉碱增高,而不是单纯C5增高可予以鉴别。

【问题5】 怎样对该患儿进一步确诊?

思路:患者临床表现及生化检测,尤其是血、尿质谱技术检查提供临床诊断,但有时不典型表型难以明确临床诊断。需要进一步通过酶学或基因变异分析以从分子遗传学角度进行确诊。

【问题6】 怎样对先证者进行分子遗传学诊断?

思路1:IVA 患者临床诊断明确。但因其为遗传性有机酸血症,属于常染色体隐性遗传病。需要进一步进行 *IVD* 基因变异分析以从分子遗传水平确诊。

思路2:位于染色体 15q15.1,该基因长 30kb,包含 17 个外显子,编码 423 个氨基酸的蛋白。采用 PCR 后直接测序的方法对该家系先证者进行 *IVD* 基因 16 个外显子基因变异的检测,对先证者的父母进行基因变异来源验证。本例患儿携带纯合的 c.158G>C(p.R53P),已报道的变异,来自父母,符合常染色体隐性遗传模式,故患儿可确定为异戊酸血症。

【问题7】 如何进行遗传咨询?

思路1:异戊酸血症属常染色体隐性遗传疾病,按常染色体隐性遗传方式进行遗传咨询。本例家系先证者携带纯合突变,来源父母,符合常染色体隐性遗传方式。

思路2:先证者同胞及后代再发风险的描述详见第三章相关内容。

【问题8】 如何对患者进行治疗?

思路1:IVA 诊断一旦建立,应立即治疗,越早治疗越好。治疗原则为预防疾病急性发作和维持间歇期治疗。

思路2:急性期治疗。疾病危重时,应该限制蛋白质 24~48 小时,同时提高热卡,静脉葡萄糖供能,促进合成代谢,24 小时后逐步给予低蛋白或无亮氨酸的特殊奶粉,亮氨酸摄入应减少至日常摄入量的 50%。同时给予左旋肉碱[100~200mg/(kg·d)]和甘氨酸[250~600mg/(kg·d)],分为 3~4 次服用。如果血氨升高,可给予苯甲酸钠或苯丁酸钠降血氨处理。必要时可血液透析或者腹膜透析。

思路3:间歇期或缓解期治疗。

1. 饮食疗法 通过饮食适当控制天然蛋白及给予低亮氨酸的奶粉或饮食,以减少异常代谢产物,总蛋白和热卡必须足够保证正常的生长发育,通常天然蛋白质摄入 1.5g/(kg·d)。注意监测体重、身长和头围等发育指标。由于亮氨酸在促进蛋白合成中的特殊作用,过度限制亮氨酸摄入可能会导致包括肌肉萎缩等副作用。

2. 药物治疗 根据血游离肉碱水平调节左旋肉碱剂量。

【问题9】 患儿母亲拟再生育,如何进行产前诊断?

思路1:在先证者基因诊断明确的前提下,母亲再次怀孕可在知情同意下实施产前诊断。

思路2:

1. 产前诊断可在孕早期(10~13 周)采集绒毛或孕中期(16~20 周)收集羊水针对先证者基因变异位点靶向检测提供产前诊断,如胎儿基因变异与先证者相同提示 IVA 患者,由家长决定是否人工流产。

2. 少数生化诊断为 IVA 患者,基因诊断不能明确(未见或仅找到 1 个变异),对于这种情况的家庭要求再次生育时,可以选择羊水酰基肉碱谱及有机酸谱分析进行产前诊断,羊水 C_5、C_5/C_2 及尿中异戊酰甘氨酸明显升高提示为 IVA 胎儿,但孕妇须充分知情该方法的局限性,IVA 胎儿是否人工流产由父母决定。

【问题10】 如何对 IVA 进行预防?

思路1:避免近亲结婚。

思路2:产前诊断。对高危家庭产前诊断是降低出生缺陷、防止同一遗传病在家庭中重现的二级预防措施。

思路3:新生儿筛查。通过对出生 3 天新生儿采集干滤纸血片进行串联质谱酰基肉碱筛查,C_5 及 C_5/C_2 增高需要召回复查,仍有异常进一步临床确诊,从而使患者在症状前得以早期诊断、早期治疗、降低 IVA 死亡率,是三级预防措施。

思路4:对临床疑似遗传代谢病患者,尽早进行血串联质谱及尿有机酸分析,以早期诊治。预防饥饿、高蛋白饮食等诱发因素。

【问题11】 异戊酸血症的遗传诊断和产前诊断流程。

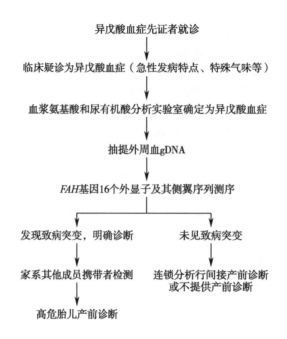

异戊酸血症先证者就诊

↓

临床疑诊为异戊酸血症（急性发病特点、特殊气味等）

↓

血浆氨基酸和尿有机酸分析实验室确定为异戊酸血症

↓

抽提外周血gDNA

↓

*FAH*基因16个外显子及其侧翼序列测序

┌─────────────┴─────────────┐

发现致病突变，明确诊断　　　　未见致病突变

↓　　　　　　　　　　　　　　↓

家系其他成员携带者检测　　　连锁分析行间接产前诊断
　　　　　　　　　　　　　　或不提供产前诊断

↓

高危胎儿产前诊断

二、甲基丙二酸血症

甲基丙二酸血症（methylmalonic acidemia，MMA）是一种常染色体隐性遗传病，是中国有机酸血症患者最常见疾病。由于甲基丙二酰辅酶 A 变位酶（methylmalonyl-CoA mutase，MCM）自身缺陷或其辅酶钴胺素（cobalamin，Cbl；即维生素 B_{12}）代谢障碍，导致甲基丙二酸及其相关代谢物异常蓄积，引起脑、肝、肾、骨髓及心脏等多脏器损伤。根据酶缺陷类型分为 MCM 缺陷型（Mut 型）[OMIM 251000]及维生素 B_{12} 代谢障碍型（cbl 型）两大类。Mut 型是单纯型 MMA 最常见类型，又可依据 MCM 酶活性完全或部分缺乏分为 Mut^0 和 Mut^- 亚型；Mut^0 亚型患者起病最早，脑损伤严重。cbl 型包括 cblA、cblB、cblC[MIM 277400]、cblD、cblF 等。中国患者以 MMA 合并同型半胱氨酸血症多见（70%），其中 cblC 亚型占 95%，对维生素 B_{12} 治疗均有效。MMA 临床表现为反复呕吐、嗜睡、惊厥、运动障碍、智力及肌张力低下、代谢性酸中毒、血氨增高等。MMA 患病率各地区差异较大：美国约 1.3/10 万，德国约 0.4/10 万，日本约 2/10 万，我国筛查资料为（1.2～3）/10 万。*MUT* 基因（NM_000255.3）定位于 6p21，含 13 个外显子，至今已发现 240 余种变异；Liu 等报道，c.729_730insTT（p.D244LfsX39）、c.1280G>A（p.G427D）和 c.1630_1631GG>TA（p.G544X）可能是中国人群的热点突变。cblC 基因 *MMACHC*（NM_015506.2）位于 1p34.1，含 5 个外显子，已发现 70 余种基因变异，中国患者热点突变以 c.609G>A（p.W203X）多见，其次为 c.658_660delAAG（p.K220del）。

MMA 的诊疗经过通常包括以下环节：

1. 详细询问患者的症状学特征、生长发育史及遗传家族史。

2. 查体关注患者生长发育情况及神经系统等多脏器损害的体征。

3. 常规生化，尤其血气、血糖、酮体、血氨等帮助判断病情严重度及疾病诊断方向。

4. 特异性检查包括串联质谱及气相色谱质谱检测，有助于诊断和鉴别诊断。

5. 根据生化诊断进一步分子遗传学诊断，提供遗传咨询。

6. 对基因诊断明确、有再次生育要求的家庭进行产前诊断。

7. 对生化诊断但基因诊断不明确要求产前诊断的家庭，可以选择羊水酰基肉碱谱及有机酸代谢产物测定提供辅助产前诊断，须充分知情该方法的局限性。

8. 根据血同型半胱氨酸检测及维生素 B_{12} 负荷试验以鉴别各种亚型，制订治疗方案。

> **临床关键点**
>
> 1. 甲基丙二酸血症（MMA）是甲基丙二酰辅酶 A 变位酶自身缺陷或其辅酶钴胺素代谢障碍，导致甲基丙二酸及其相关代谢物异常蓄积。

2．临床以神经系统、肝、肾、血液、心脏等多脏器损害为特点。

3．血串联质谱示 C3、C3/C2 增高；尿中甲基丙二酸及甲基枸橼酸增高是 MMA 的重要诊断标准。

4．血同型半胱氨酸（Hcy）水平是鉴别单纯性或合并性 MMA 的方法。

5．该病为常染色体隐性遗传病，基因或酶学检测是疾病确诊的重要手段。

6．中国约 70% MMA 合并 Hcy 增高，对维生素 B_{12} 治疗有效。

7．单纯性 MMA 治疗原则应适当限制天然蛋白质，给予无异亮氨酸、缬氨酸、苏氨酸和蛋氨酸的特殊奶粉或蛋白粉，以及左卡尼丁等。

临床病例 2

患儿，男，40 日龄，因"发热 3 天，反复呕吐、喂养困难、嗜睡"收治于 PICU。初步对症处理、病情稳定后转入小儿内分泌遗传专科门诊进一步确诊，病史采集如下。

G_2P_2，足月剖宫产，无窒息史，出生体重 2.8kg。患儿入院前 3 天开始发热，36.7～38.3℃，有咳嗽、气促，精神萎靡、嗜睡、呕吐数次，拒乳，无腹泻、抽搐、皮疹等症状。患儿父母均健康，非近亲结婚。患儿姐姐生后喂养困难、嗜睡，出生 3 天死亡（死因不明）。

入院查体：体温 36.7℃，脉搏 148 次 /min，呼吸 66 次 /min，血压 72/45mmHg，精神萎靡、反应差、全身皮肤苍白、干燥弹性差，无花纹及皮疹；头围 36.4cm，前囟平、哭时泪少、口唇干燥、发绀，颈软，无抵抗；呼吸急促，吸凹征（+）；双肺可闻及少许细湿啰音；心律齐，腹平软，肝肋下 2cm，四肢肌张力尚可，其余 NS（-）。

主要化验结果：血常规 Hb 86g/L、血糖、心肌酶谱、肝肾功能无明显异常；尿常规酮体（++）；血气分析 pH 7.248（7.35～7.45），HCO_3^- 8.5mmol/L（22～26mmol/L），BE -19mmol/L（-3～3mmol/L），血氧饱和度 83%，电解质 K^+ 2.93mmol/L（3.5～5.1mmol/L），Na^+ 130.9mmol/L（135～146mmol/L），Cl^- 92.9mmol/L（95～105mmol/L）；血氨 134μmol/L（9～33μmol/L）；血乳酸 3.3mmol/L（0.1～2.7mmol/L）；血同型半胱氨酸 10.3mmol/L（6～14mmol/L）、血维生素 B_{12} 及叶酸正常。

胸片示两肺纹理增多；头颅磁共振示双侧苍白球病变，轻度脑萎缩。血串联质谱示丙酰肉碱（C_3）46.77μmol/L（0.5～4μmol/L），丙酰肉碱 / 乙酰肉碱（C_3/C_2）1.48（<0.25），游离肉碱（C_0）偏低；尿气相色谱质谱示甲基丙二酸 604.33（0.2～3.6），甲基枸橼酸 26.61（0～1.1）。给予限制蛋白质摄入，服用不含异亮氨酸、缬氨酸、苏氨酸和蛋氨酸的特殊配方奶粉、充足热卡、纠正酸中毒及电解质、左卡尼丁 100～300mg/(kg·d)，肌内注射维生素 B_{12}，1mg/d，连续 5 天；一周复查生化指标恢复正常，血串联质谱示 C_3）35μmol/L，丙酰肉碱 / 乙酰肉碱（C_3/C_2）1.0（<0.25）；尿气相色谱质谱示甲基丙二酸 506（0.2～3.6），甲基枸橼酸 19（0～1.1）有所下降，但仍显著增高。基因分析显示患儿携带来源父亲的 *MUT* 基因错义变异 c.1280G>A（p.G427D）及来源母亲 c.1677-1G>A 剪切位点变异。

【问题 1】 根据上述病史及生化检测，患儿最可能的临床诊断是什么？

思路 1：该患儿生后 1 个月余起病，主要表现为支气管肺炎症状、低氧血症、脱水、贫血、代谢性酸中毒、低钾血症、低钠血症、高氨血症、高乳酸血症、脑损伤。家族史发现患儿姐姐新生儿期死亡，提示有遗传代谢病可能，感染是其急性发病的诱因。

思路 2：结合血串联质谱示 C_3、C_3/C_2 增高；尿甲基丙二酸及甲基枸橼酸显著增高，根据 MMA 病因及各型特点，需要考虑的临床诊断是 MMA。

知识点

甲基丙二酸血症发病机制

1．正常情况下甲基丙二酸在甲基丙二酰辅酶 A 变位酶及腺苷钴胺素的作用下转化成琥珀酰辅酶 A，参与三羧酸循环。

2．由于基因突变导致甲基丙二酰变位酶或甲基钴胺素活性下降从而导致甲基丙二酰辅酶 A 代谢受阻，甲基丙二酸、丙酸、甲基枸橼酸等代谢物异常蓄积。

3. 代谢产物的堆积，引起脑、肝、肾、血液及心脏等多脏器损伤（图 8-3-2）。

4. MMA 是常染色体隐性遗传病。

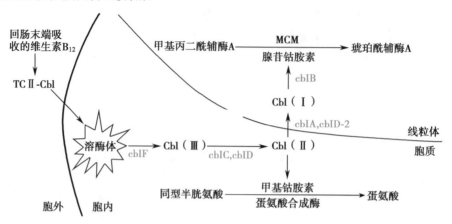

图 8-3-2　MMA 酶缺陷类型及发生部位示意图

[MCM，甲基丙二酰辅酶 A 变位酶；TCⅡ-Cbl，运钴胺素蛋白Ⅱ- 钴胺素复合体；Cbl，钴胺素；cbl，钴胺素代谢障碍；Cbl（Ⅰ）：一价钴原子的钴胺素；Cbl（Ⅱ），二价钴原子的钴胺素；Cbl（Ⅲ），三价钴原子的钴胺素]

思路 3：患者临床症状发生较早，病情进展快，临床症状涉及多脏器损害，父母体健，血维生素 B_{12} 或叶酸正常，考虑是遗传性 MMA。此外，患者血同型半胱氨酸正常，诊断为单纯性 MMA。

思路 4：该患儿在维生素 B_{12} 治疗 5 天后血 C_3 及尿甲基丙二酸水平稍有下降，未达下降 50% 的水平，判断为维生素 B_{12} 无效型。

知识点

甲基丙二酸血症的临床诊断标准

1. MMA 缺乏特异性临床表现，且存在个体差异。

2. Mut^0 亚型患者起病最早，80% 在生后数小时至 1 周内发病；Mut^- 及 cb1A 和 cb1B 型患者多在生后 1 个月后发病，cb1C 和 cb1D 在新生儿期至成年发病者均有报道。

3. 发热、感染等应激状态或高蛋白饮食诱发，MMA 神经系统等多脏器损害，呕吐、嗜睡、惊厥、生长、智力发育障碍、肌张力低下；肝大，肝功能异常；肾小管酸中毒、肾衰竭；贫血、粒细胞及血小板减少及免疫功能低下等。

4. 血串联质谱示 C_3、C_3/C_2 增高；游离肉碱可降低，在肉碱缺乏下，C_3/C_2 增高有诊断意义。cb1C MMA 患者血蛋氨酸水平可降低。

5. 尿 GC-MS 分析显示甲基丙二酸及甲基枸橼酸显著增高是 MMA 的重要诊断标准。

6. 血同型半胱氨酸（Hcy）水平是鉴别单纯性或合并性 MMA 的方法，单纯性 MMA 血 Hcy 正常，合并型者 Hcy 增高，后者约 80% 为 cb1C 型。

7. 维生素 B_{12} 负荷试验是鉴别维生素 B_{12} 反应性或无反应性 MMA 的方法。

【问题 2】　甲基丙二酸患者临床诊断的必备辅助检查是什么？

思路 1：常规实验室检查。血尿常规、肝肾功能、血气分析、电解质、血糖、血氨、血乳酸等，有助于评估患者病情并在确诊前对症处理，改善症状。本例患者贫血、酮性代谢性酸中毒、高血氨及乳酸。

思路 2：血串联质谱及尿气相色谱质谱分析。MMA 通过常规生化检测难以诊断，需要特异性检查，包括血串联质谱及尿气相色谱质谱有机酸代谢物分析。本例患儿血 C_3、C_3/C_2 增高，C_0 偏低、尿甲基丙二酸及甲基枸橼酸显著增高，符合 MMA。

思路 3：血同型半胱氨酸（Hcy）水平测定。Hcy 测定是鉴别单纯性或合并型 MMA 的方法。本例患儿血 Hcy 正常，为单纯性 MMA。

思路 4：维生素 B_{12} 负荷试验是鉴别维生素 B_{12} 反应性或无反应性 MMA 的方法，可以指导治疗方案。

知识点

维生素 B_{12} 负荷试验

1. 对所有临床诊断 MMA 患者均进行维生素 B_{12} 负荷试验。

2. 每天肌内注射维生素 B_{12} 1.0mg，连续 5 天，治疗后临床症状、生化指标好转、血 C_3、C_3/C_2 及尿甲基丙二酸水平明显下降 50% 为维生素 B_{12} 有效型。

3. cbl C、cbl D 及 cbl F 型患者对维生素 B_{12} 均有效，cbl A 型大部分有效，cbl B 型约 50% 有效，Mut 型大部分无效。

思路 5：头颅 MRI。MMA 以脑损伤最为明显，头颅 MRI 可辅助评估患者脑损伤情况。MMA 代谢性脑病影像学改变常见对称性基底节损害、双侧苍白球信号异常，脑白质脱髓鞘变性、软化、坏死，脑萎缩及脑积水等。该患儿头颅 MRI 已出现脑损伤改变。

【问题 3】 该病临床上需要与哪些疾病进行鉴别诊断？

思路 1：该先证者临床表现、血生化检测及家族史同时患有遗传代谢病可能，进一步特殊血串联质谱和尿气相色谱质谱分析结果明确遗传性 MMA。

思路 2：遗传性 MMA 需要与其他几种疾病鉴别。

1. 丙酸血症 由于丙酰辅酶 A 羧化酶活性缺乏，导致体内丙酸及其代谢产物前体异常蓄积所致，临床表现与 MMA 类似，血 C_3 及 C_3/C_2 增高，常伴有甘氨酸增高。需结合尿有机酸谱鉴别，丙酸血症患者尿 3- 羟基丙酸及甲基枸橼酸增高为主，无甲基丙二酸排出可鉴别。

2. 多种羧化酶缺陷病 是一种以神经系统及皮肤损害为特征的有机酸代谢病，包括生物素酶缺乏症及全羧化酶合成酶缺乏。血串联质谱显示 3- 羟基异戊酰肉碱（C_5-OH）增高，可伴或不伴有 C_3 或 C_3/C_2）比值增高。尿有机酸分析 3- 甲基巴豆酰甘氨酸、3- 羟基异戊酸、3- 羟基丙酸、甲基枸橼酸可增高，但无甲基丙二酸排出可鉴别。

3. 继发性甲基丙二酸血症 多是由于母亲慢性胃肠和肝胆疾病、恶性贫血、营养障碍及长期素食，导致胎儿期即处于维生素 B_{12} 及叶酸缺乏的状态，出生临床表现与 MMA 类似。血维生素 B_{12}、叶酸水平降低，结合病史有助于诊断。

4. 其他引起尿 MMA 轻度增高疾病 如 *SUCLA2* 基因变异导致的线粒体 DNA 缺失、部分疾病导致代谢性酸中毒等，但血 C_3 及 C_3/C_2 正常可排除。

综上，根据该患儿病史特点、家族史、常规实验室检查、头颅 MRI、血 MS/MS 及尿 GC-MS 结果及血同型半胱氨酸浓度正常，排除其他疾病，可诊断为单纯型 MMA。

【问题 4】 怎样对该患儿进行确诊？

思路 1：患者临床表现及生化检测，尤其是血、尿质谱技术检查提供临床诊断，但有时不典型表型难以明确临床诊断。需要进一步通过酶学或基因变异分析，从分子遗传学角度进行确诊。

思路 2：酶学分析可通过皮肤成纤维细胞、外周血淋巴细胞或肝组织成纤维细胞明确 MMA 各酶缺陷的具体亚型，但临床上该方法但操作复杂、推广应用较困难。因此，分子遗传学检测是确诊的首选方法，可常规应用。

【问题 5】 怎样进行分子遗传学诊断？

思路 1：MMA 属于单基因遗传病，常染色体隐性遗传，由于 MCM 自身缺陷或其辅酶腺苷钴胺素生成障碍所致，包括 Mut、cblA、cblB、cblC、cblD、cblD-2 和 cblF 等亚型。

思路 2：Mut 亚型是单纯型 MMA 最常见类型。MUT 基因定位于 6p21，含 13 个外显子。目前已报道 *MUT* 基因 240 余种变异，以错义 / 无义变异最多见。

思路 3：cblC 型是合并型 MMA 最常见类型。cblC 型由于 *MMACHC* 基因致病变异导致维生素 B_{12} 胞内代谢的早期阶段受阻，腺苷钴胺素和甲基钴胺素均生成障碍而致病。*MMACHC* 位于 1p34.1，含 5 个外显子，外显子 1-4 是编码区。迄今已报道 *MMACHC* 基因 70 余种突变,大多为错义 / 无义突变,其次为小缺失突变。有关此基因报道详见 http://www.hgmd.cf.ac.uk/ac/all.php。

【问题 6】 根据该患儿基因检测结果能否确诊 MMA?

思路 1:该患儿为单纯型 MMA,故首选其 *MUT* 基因进行序列分析,结果显示携带杂合变异 c.1280G>A(p.G427D)及 c.1677-1G>A 剪切位点变异,进一步验证明确父母来源,来自母亲。符合 MMA 常染色体隐性遗传模式。

思路 2:查阅突变数据库发现这 2 个为已报道的致病突变,其中 c.1280G>A(p.G427D)可能是中国人群热点突变。确诊该患儿致病的分子基础为 *MUT* 等位基因变异导致的遗传性 MMA。

【问题 7】 如何对该患者进行治疗? 预后如何?

思路 1:一旦诊断明确,应尽快治疗。急性期治疗应以补液、纠正酸中毒及电解质紊乱、控制感染等诱发因素;限制蛋白摄入量,给予 MMA 特殊奶粉及维生素 B_{12} 肌内注射、降低高血氨,左卡尼丁辅助治疗,严重者可以进行透析疗法。

思路 2:MMA 的长期治疗根据 MMA 分型做相应处理。维生素 B_{12} 无效或部分有效的单纯型 MMA 患者以饮食治疗为主,治疗过程定期监测各项代谢物指标及生长发育和营养状况,避免必需氨基酸缺乏。对于维生素 B_{12} 无效型且饮食控制治疗效果较差的患者可尝试肝脏移植或肝、肾移植治疗。

思路 3:维生素 B_{12} 有效型的 MMA 以维生素 B_{12} 长期维持治疗,剂量调整以维持代谢正常为宜。对于合并同型半胱氨酸血症者,辅助甜菜碱、叶酸、维生素 B_6 等治疗。

思路 4:基因治疗对 MMA 的治疗有研究前景。2011 年研究报道 *rAAV9* 基因介导可治疗 MMA 患鼠模型。

知识点

甲基丙二酸饮食及药物治疗原则

1. 急性期治疗应以保证足够热量供给、补液、纠正酸中毒及电解质紊乱、控制感染等诱因。

2. 急性期在分型尚未明确下,限制天然蛋白摄入量 0.8~1.2g/(kg·d),同时给予不含异亮氨酸、缬氨酸、苏氨酸和蛋氨酸的特殊奶粉,同时维生素 B_{12} 1mg,每日 1 次,肌内注射。

3. 蛋氨酸降低者给予口服蛋氨酸(200mg/d)。

4. 静脉或口服左旋肉碱 100~300mg/(kg·d) 促有害代谢物排泄。

5. 高氨血症者静脉滴注或口服精氨酸 250mg/(kg·d),苯甲酸钠 150~250mg/(kg·d)。

6. 长期治疗方法根据 MMA 分型,维生素 B_{12} 无效或部分有效的单纯型 MMA 患者以饮食治疗为主。

7. 合并型 MMA 患者不需要严格控制天然蛋白质,维生素 B_{12}(羟钴胺素优选)每次 1~2mg,1~2 次/周,肌内或皮下注射。

8. 同型半胱氨酸增高给予口服甜菜碱 100~500mg/(kg·d)、叶酸 5~10mg/d。

9. 甲硝唑 10~20mg/(kg·d) 或新霉素 50mg/(kg·d) 以减少肠道细菌代谢产生的丙酸,间歇给药,不建议长期应用。

10. 通过血 MS/MS 定期检测,以便及时调整饮食治疗方案,避免必需氨基酸缺乏。

11. 终身治疗。

思路 5:MMA 的预后与酶缺陷类型、发病年龄以及维生素 B_{12} 治疗的反应性等因素有关,新生儿期发病、维生素 B_{12} 无效型者预后更差,不少患者尽管早期或及时治疗,远期预后仍不理想,遗留不同程度智力落后。合并型 MMA 预后较好。

【问题 8】 如何做好患者的随访工作?

思路 1:至小儿内分泌遗传专科门诊随访为主,治疗初期每 1~3 个月随访一次,病情稳定后半年至 1 年随访一次。

思路 2:随访内容包括饮食情况、体格发育及智力发育进展;检测常规实验室检查项目;动态监测血 C_3、C_3/C_2 及尿甲基丙二酸等代谢物,及时调整治疗。

思路 3:针对该病多系统损害,出现个系统并发症时,需要个专业科室协助诊治和随访。

【问题 9】　如何进行遗传咨询?

思路 1:对该病病因、遗传、诊断、治疗及预后等问题予以解答。

思路 2:按常染色体隐性遗传方式提供遗传风险信息,MMA 是常染色体隐性遗传病。该患儿父母所携带的 *MUT* 基因突变已明确。该患儿姐姐新生儿期发病死亡,无标本留取,但可能同为 MMA 患者。

思路 3:先证者同胞及后代再发风险的描述详见第三章相关内容。

【问题 10】　患儿母亲拟再生育,如何进行产前诊断?

思路 1:在先证者基因诊断明确的前提下,母亲再次怀孕可在知情同意下实施产前诊断。

思路 2:

1. 在先证者基因诊断明确的前提下,母亲再次怀孕需要生育正常孩子,可在知情同意下,孕早期(10~13 周)采集绒毛或孕中期(16~20 周)收集羊水针对先证者基因变异位点靶向检测,如胎儿基因变异与先证者相同提示 IVA 患者,由家长决定是否人工流产。

2. 少数生化诊断为 MMA 患者,基因诊断不能明确(未见或仅找到 1 个变异),对于这种情况的家庭要求再次生育时,可以选择羊水酰基肉碱谱、有机酸谱分析及同型半胱氨酸(Hcy)检测进行产前诊断,羊水 C_3、C_3/C_2 及尿中甲基丙二酸、甲基枸橼酸明显升高提示为 MMA 胎儿,如 Hcy 增高提示 cblC 型可能,如但孕妇须充分知情该方法的局限性,MMA 胎儿是否人工流产由父母决定。

【问题 11】　如何对 MMA 进行预防?

思路 1:避免近亲结婚。

思路 2:产前诊断。对高危家庭产前诊断是降低出生缺陷、防止同一遗传病在家庭中重现的二级预防措施。

思路 3:新生儿筛查。通过对出生 3 天新生儿采集干滤纸血片进行串联质谱酰基肉碱筛查,C_3、C_3/C_2 增高需要召回复查,仍有异常进一步临床确诊,从而使患者在症状发生前得以早期诊断、早期治疗、降低 MMA 死亡率。

思路 4:对临床疑似遗传代谢病患者,尽早进行血串联质谱及尿有机酸分析,以早期诊治。预防饥饿、高蛋白饮食等诱发因素。

【问题 12】　MMA 的遗传诊断和产前诊断流程。

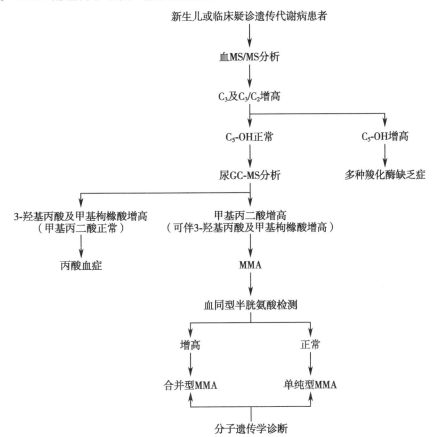

（叶　军）

第四节　脂肪酸 β 氧化障碍

线粒体脂肪酸（FA）氧化是细胞能量的主要来源之一，尤其在空腹时。空腹或长时间运动时，以甘油三酯形式存储在脂肪组织中的长链脂肪酸（C_{16}～C_{20}）不能通透线粒体内膜，需要通过肉碱穿梭进入线粒体，血液中的游离肉碱经过细胞膜上的肉碱转运蛋白转运进入细胞浆中。长链脂肪酸通过酰基辅酶 A 合成酶作用下产生脂酰基辅酶 A。细胞浆中的中、长链脂酰基 CoA 与肉碱在肉碱棕榈先转移酶 - Ⅰ（CPTⅠ）作用下生成酰基肉碱，酰基肉碱及肉碱在肉碱酰基肉碱转移酶作用下进入线粒体内。线粒体内的酰基肉碱在肉碱棕榈先转移酶 - Ⅱ（CPTⅡ）作用下，生成酰基 CoA。酰基 CoA 在不同长度的酰基 CoA 脱氢酶催化作用下，生成少两个碳原子（一个乙酰辅酶 A）的酰基 CoA 及肉碱，最终生成的乙酰 CoA 进入三羧酸循环，提供 ATP 或被转换为酮体，肉碱可以重新被利用（图 8-4-1）。脂肪酸 β 氧化代谢障碍（fatty acid oxidation disorders，FOAD）是由于脂肪酸进入线粒体，进行 β 氧化代谢途径中的酶缺陷，导致脂肪酸 β 氧化代谢发生障碍，乙酰 CoA 生成减少，ATP 相应减少，能量合成障碍，引起一组疾病，均属于常染色体隐性遗传病。典型临床以低酮性低血糖昏迷、可伴有高氨血症、新生儿乳酸酸中毒、心肌病和肝病。在许多国家，应用串联质谱仪新生儿疾病筛查以早期发现脂肪酸氧化障碍。脂肪酸 β 氧化障碍疾病包括原发性肉碱缺乏、肉碱棕榈酰转移酶 - Ⅰ缺乏症、肉碱棕榈酰转移酶 - Ⅱ缺乏症、肉碱酰基肉碱移位酶缺乏症、短链酰基辅酶 A 脱氢酶缺乏症、中链酰基辅酶 A 脱氢酶缺乏症、短链 3- 羟酰基辅酶 A 脱氢酶缺乏症、极长链酰基辅酶 A 脱氢酶缺乏症、多种酰基辅酶 A 脱氢酶缺乏症、β- 酮硫解酶缺乏症等。

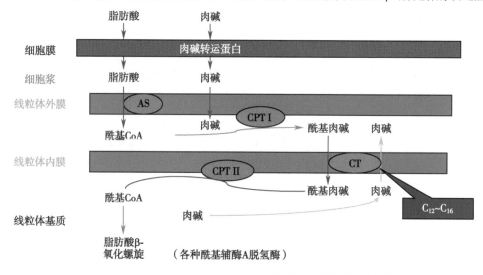

图 8-4-1　线粒体脂肪酸 β 氧化代谢途径

中链酰基辅酶 A 脱氢酶（medium chain acyl-CoA dehydrogenase，MCAD）缺乏症［OMIM 201450］是脂肪酸氧化代谢病，属于常染色体隐性遗传，由于 MCAD 功能缺陷导致中链脂肪酸 β 氧化受阻，引起能量生成减少和毒性代谢中间产物蓄积而致病。近年来随着新生儿疾病筛查的开展，MCAD 缺乏症的患病率逐渐明确，不同种族和国家差异较大，其中白种人患病率较高，英国约 9.4/10 万，德国约 12.3/10 万，美国约 5.2/10 万，沙特阿拉伯约 5.5/10 万。在亚洲人群中较少见，日本患病率约 1.9/10 万，中国约 0.7/10 万。MCAD 缺乏症患者常常由于长时间饥饿或感染诱发，主要表现为嗜睡、呕吐、抽搐、低酮性低血糖、迅速进展为昏迷或死亡。MCAD 的编码基因 *ACADM*（NM_000016.5）位于常染色体 1p31.1，包含 12 个外显子，迄今已报道 95 余种变异，以错义变异为主，约占基因总变异的 60%；最常见的变异是 c.985A>G（p. K304E）变异，约 94% 为白种人携带 p.K304E 纯合变异；其次常见 c.199T>C9（p.Y42H）变异。

MCAD 缺乏症的诊疗经过通常包括以下环节：

1. 详细询问患者的症状学特征、生长发育史及遗传家族史。
2. 查体需关注患者生长发育情况及神经系统等体征，有助于判断病情严重程度。
3. 常规实验室检查可提供鉴别诊断思路，并指导诊断前的对症治疗。

4. 对于临床高度疑诊脂肪酸代谢病的患者应及早进行血串联质谱及尿气相色谱质谱检测,有助于 MCAD 的诊断。

5. 生化诊断明确或生化表现不典型的疑似患者,需要进行分子遗传学诊断。

6. 对基因诊断明确、有再次生育要求的家庭进行产前诊断,并进行优生优育指导。

7. 根据患者病情制订治疗及随诊方案。

临床关键点

1. MCAD 缺乏症临床表现多样且缺乏特异性。

2. 低酮型低血糖可作为 MCAD 缺乏症的诊断线索。

3. 串联质谱技术检测发现血辛酰肉碱(C_8),辛酰肉碱 / 乙酰肉碱(C_8/C_2)增高是 MCAD 缺乏症的诊断依据。

4. 分子遗传学检测或酶活性分析是确诊 MCAD 缺乏症的确诊手段。

5. MCAD 缺乏症预防及治疗原则是注意避免饥饿,急性发作期积极对症处理。

临床病例

患儿,女,1 岁半,因"腹泻 2 天,呕吐 1 天,伴抽搐 1 次"入院,初步对症处理后转入小儿内分泌遗传专科进一步确诊,初步病史采集如下。

G_1P_1,足月顺产,无窒息史,出生体重 3kg。患儿入院前 2 天出现腹泻,5~6 次 /d,呈黄色糊状便;入院前 1 天数次呕吐,呈非喷射性,抽搐 1 次,双眼凝视、头后仰、四肢短暂抽动,精神疲乏、纳差、尿少,智力发育正常,发病前无类似病史。患儿父母均健康,非近亲结婚。

入院查体:体温 36.7℃,脉搏 110 次 /min,呼吸 28 次 /min,体重 10kg,身长 78cm;神志清楚,精神稍萎,全身皮肤无异常;头围 45cm,颈软,心肺无异常;腹平软,肝肋下 3cm,质中,脾肋下未及,四肢肌力、肌张力正常;NS(−)。

实验室检查结果:血、尿常规、肾功能、乳酸、血氨、心肌酶谱、同型半胱氨酸、血淀粉酶无明显异常;血糖 3.1mmol/L(3.9~6.1mmol/L)血电解质:Na^+ 127mmol/L(135~146mmol/L);肝功能 ALT 180U/L(<75U/L),AST 74U/L(<38U/L);血气分析 pH 7.30(7.35~7.45),BE −9.3mmol/L(−3~3mmol/L),HCO_3^- 18.2mmol/L(22~26mmol/L)。

脑电图及头颅 MRI 未见异常。

血串联质谱:游离肉碱 4.13μmol/L(10~60μmol/L),己酰肉碱(C_6)0.2μmol/L(0.01~0.15μmol/L)辛酰肉碱(C_8)0.05μmol/L(0.01~0.3μmol/L),辛酰肉碱 / 乙酰肉碱(C_8/C_2)0.058(<0.02)。

尿气相色谱质谱:庚二酸、辛二酸、壬二酸、4- 羟基苯乳酸、4- 羟基苯丙酮酸轻度升高;给予左卡尼丁 50mg/kg.d 后 2 周复查肉碱水平:C_0 10.38μmol/L,C_6 0.17μmol/L,C_8 0.48μmol/L,C_8/C_2 0.062。提示该患儿轻度 MCAD 缺乏症可能。ACADM 基因检测到 2 个变异 c.308T>A(p.F103Y)c.449-452delCTGA(p.T150RfsX4),分别来源于父母。

【问题 1】 根据上述病史资料,患儿最可能的诊断是什么?

思路 1:该患儿为 1 岁余起病,表现为腹泻后呕吐、抽搐、智力发育正常。体检除轻度脱水及肝大外无其他特殊体征;实验室检查提示尿常规正常、轻度代谢性酸中毒、低钠血症、低血糖、肝功能异常,头颅 MRI 正常。上述资料不能单纯用消化道紊乱、脑损伤等普通内科疾病解释,患儿低血糖不伴尿酮体增高,考虑低酮性低血糖,首先需排除脂肪代谢紊乱的遗传代谢病可能。

知识点

MCAD 缺乏症的发病机制

1. 常染色体隐性遗传病,属于脂肪酸代谢紊乱。

2. 线粒体脂肪酸氧化途径中（图 8-4-1）的酰基 CoA 中链酰基辅酶 A 脱氢酶作用下，生成少两个碳原子的短链酰基 CoA 及肉碱。当 MCAD 缺乏时中链脂肪酸代谢受阻，乙酰辅酶 A 生成减少，继而 ATP 减少及酮体生成减少。

3. 中链酰基辅酶 A 蓄积抑制了丙酮酸脱氢酶复合体（催化丙酮酸转化为乙酰辅酶 A）和 α- 酮戊二酸脱氢酶复合体，进一步导致 ATP 释放减少。

4. ATP 释放减少，能量缺乏，导致糖酵解加速，糖异生作用被抑制，出现低酮性低血糖。

蓄积的中链酰基 CoA 与甘氨酸结合形成酰基甘氨酸从尿排出；与肉碱结合，产生己酰肉碱、辛酰肉碱、癸酰肉碱，导致继发性肉碱缺乏。转运到微粒体进行 ω 氧化，产生有毒性的二羧酸（尤其是辛二酸），引起脂质过氧化和蛋白氧化损伤而导致脑病。

思路 2：进一步做血串联质谱酰基肉碱水平检测，发现该患儿血游离肉碱（C_0）降低、C_8 正常、C_8/C_2 轻度增高；尿有机酸谱检测提示轻度二羧酸尿症，4- 羟基苯乳酸、4- 羟基苯丙酮酸轻度升高可能继发于肝功能异常，需要考虑患儿有肉碱缺乏，给予补充左卡尼丁后 C_0 正常，C_8 升高，C_8/C_2 上升，考虑 MCAD 缺乏症。

> 知识点
>
> ### MCAD 临床诊断标准
>
> 1. MCAD 缺乏症患者大多在出生后 3 个月至 3 岁之间发病，也有患者无症状。
> 2. 主要临床表现为嗜睡、呕吐常见，抽搐、肝大、脑水肿、心脏受累少见。
> 3. 实验室特点为低酮性低血糖、转氨酶升高、血氨升高、肌酸激酶升高、代谢性酸中毒等。部分患者有疲劳、肌痛和运动耐力减退等。
> 4. 血串联质谱己酰肉碱（C_6）、辛酰肉碱（C_8）、癸酰烯肉碱（$C_{10}:1$），C_8/C_2、C_8/C_{10} 增高，其中 C_8 升高是该病的特征性指标。
> 5. 尿机酸分析可发现尿二羧酸（如己二酸、辛二酸、癸二酸等）及相应酰基甘氨酸增高。稳定期可无二羧酸排出。

【问题 2】 MCAD 缺乏症临床诊断需要的辅助检查是什么？

思路 1：常规实验室检查，包括血尿常规、肝肾功能、血气分析、电解质、血糖、血氨、血乳酸、心肌酶谱分析等，有助于评估患者病情并指导确诊前的对症治疗。

思路 2：结合临床症状及低酮性低血糖特点，要警惕脂肪酸代谢紊乱，需进一步做特异性生化检查以明确诊断。

1. 血串联质谱检查　MCAD 缺乏症患者血中链酰基肉碱升高，即己酰肉碱（C_6）、辛酰肉碱（C_8）、癸酰烯肉碱（$C_{10}:1$），C_8/C_2、C_8/C_{10} 增高，其中 C_8 升高显著，是该病的特征性变化，因此临床应用中将 C_8 作为 MCAD 缺乏症新生儿筛查、临床诊断和随访监测的主要指标。

> 知识点
>
> ### 特殊情况下 MCAD 缺乏症的判断
>
> 1. 当继发性肉碱缺乏时，游离肉碱（C_0）水平等多种酰基肉碱降低，此时 C_8 可正常，但血 C_8/C_2、C_8/C_{10} 增高也可需考虑 MCAD 可能。
> 2. 给予补充左卡尼丁后纠正缺乏的肉碱，此时复查串联质谱会发现 C_8 升高，C_8/C_2、C_8/C_{10} 增高可明确诊断。

2. 尿有机酸检测　MCAD 缺乏症患者在发作期可出现尿二羧酸（如己二酸、辛二酸、癸二酸等）及酰基甘氨酸（如己酰甘氨酸、辛酰甘氨酸、癸酰甘氨酸等）浓度升高，但病情稳定时尿二羧酸正常。

思路3：影像学检查。

1. 头颅 MRI 检查　部分 MCAD 缺乏症患儿有脑水肿，故行头颅 MRI 检查以排除，或发现其他脑损伤改变。

2. 脑电图　抽搐患者有时可发现异常。

思路4：酶学检查。通过检测患者白细胞、成纤维细胞、肝细胞、肌细胞中的还原型 ETF 以测定患者 MCAD 的酶活性以确诊，酶活性低于正常人 10% 时，症状较重。但临床该方法应用受限。

【问题3】　该病临床上需要与哪些疾病进行鉴别诊断？

思路1：Reye 综合征。MCAD 缺乏症患儿出现急性非炎症性脑病伴血氨升高、肝功能异常及肝活检提示脂肪浸润，易被误诊为 Reye 综合征，但 Reye 综合征无血酰基肉碱水平增高易鉴别。

思路2：戊二酸血症Ⅱ型。MCAD 缺乏症患者嗜睡、呕吐、低酮型低血糖、肝大、急性脑病等，与戊二酸血症Ⅱ型较相似。但戊二酸血症Ⅱ型患者通常血串联质谱显示短链、中链（C_6、C_8、C_{10}）及长链等多种酰基肉碱水平升高，尿有机酸如戊二酸、2- 羟戊二酸、乙基丙二酸增高，一般不难鉴别。

【问题4】　怎样对该患儿进行确诊？

思路1：患者临床表现及生化检测，尤其是血、尿质谱技术检查提供临床诊断；而分子遗传学检测是 MCAD 缺乏症确诊的一个重要手段，尤其有助于生化表现不典型的患者确诊，也是进行产前诊断的必备技术，是临床首选的确诊方法。

思路2：通过检测患者白细胞、成纤维细胞、肝细胞、肌细胞或羊水细胞中的还原型 ETF 以测定患者的 MCAD 酶活性，是确诊的另一个重要手段。目前临床上尚未常规开展。

【问题5】　如何对 MCAD 缺乏症进行分子遗传学诊断？

思路1：MCAD 缺乏症属于单基因遗传病，常染色体隐性遗传，是由于编码 MCAD 的基因 *ACADM* 变异导致酶缺陷所致，*ACADM* 基因分析进行遗传学诊断。

思路2：*ACADM* 基因位于 1p31.1，编码 421 个氨基酸。迄今已报道 140 余种突变，以错义 / 无义变异为主要类型。国外报道最常见的变异是位于第 11 外显子的 c.985A>G（p.K329E），估算约 94% 白种人患者携带 K329E 纯合变异，携带频率为 1/65，未发现亚裔人携带，提示该变异可能具有种族特异性。MCAD 缺乏症的第二个常见变异是 c.199T>C（p.Y42H），携带者频率为 1/500。本例患儿 *ACADM* 基因检测到 2 个变异即来源于母亲的、已报道的 c.308T>A（p.F103Y）变异，及来源于父亲 c.449-452delCTGA（p.T150RfsX4）新致病性变异，明确 MCAD 缺乏症的分子遗传学诊断。

【问题6】　如何对 MCAD 患者进行治疗？预后如何？

思路1：治疗原则。一旦 MCAD 明确诊断，应尽快治疗。注意避免饥饿、急性发作期积极对症处理。

思路2：急性期处理。补充足量液体、热卡及电解质及纠正低血糖是改善代谢失衡、清除有毒代谢物的关键。低血糖时，葡萄糖输注速率为每分钟 5～8mg/kg，血糖水平需维持在 5mmol/L 以上。

思路3：长期治疗。

1. 避免饥饿　婴儿期患儿需频繁喂养以提供充足热量摄入，幼儿期患儿可在每天睡前给予生玉米淀粉 1.5～2g/kg 以保证夜间足够葡萄糖供应，防止过多脂肪动员。Derks 等人研究 MCAD 缺乏症患儿可耐受饥饿的时间上限，推荐 6 个月至 1 岁为 8 小时，1 岁至 2 岁为 10 小时，>2 岁可达到 12 小时。

2. 膳食营养素分配　患者平时可正常摄入脂肪、蛋白质及碳水化合物饮食，避免食用富含中链甘油三酯的配方食品。但也有学者认为适量减少脂肪的摄入量对于预防疾病的急性发作是有益的。有感染等应激下增加碳水化合物量，防治低血糖发生。

3. 肉碱治疗　对于补充肉碱治疗 MCAD 缺乏症尚存在争议。许多学者认为每天 50～100mg/kg 的肉碱补充有利于纠正常见的继发性肉碱缺乏，并促进有毒代谢物的排泄。

思路4：MCAD 缺乏症患者死亡率较高约 25%，疾病发作间歇期患者往往表现正常，约 1/3 患者在急性发病后出现后遗症，包括生长、运动发育迟缓、智力障碍（智力测试 IQ 常低于 70）、语言发育缺陷、心理行为问题等。必须定期每 1～3 个月随访一次，病情稳定后半年至 1 年随访一次随访症状、生化指标及动态监测血 C_8、C_8/C_2、C_8/C_{10} 水平等以调整治疗。

随访远期预后需治疗随访过程中监测患儿运动、语言发育，结合头颅磁共振及智力测试结果，以综合评估。

【问题7】　如何进行遗传咨询？

思路1：对该病病因、遗传、诊断、治疗及预后等问题予以解答。

思路2：按常染色体隐性遗传方式提供遗传风险信息，包括具体携带情况通过基因突变分析明确。先证者同胞及后代再发风险的描述详见第三章相关内容。

【问题8】　患儿母亲拟再生育，如何进行产前诊断？

思路1：在先证者基因诊断明确的前提下，母亲再次怀孕可在知情同意下实施产前诊断。

思路2：在知情同意下，孕早期（10~13周）采集绒毛或孕中期（16~20周）收集羊水针对先证者基因变异位点靶向检测，如胎儿基因变异与先证者相同提示胎儿MCAD缺乏症，由家长决定是否人工流产。

【问题9】　如何对MCAD缺乏症进行预防？

思路1：避免近亲结婚。

思路2：产前诊断。对高危家庭产前诊断是降低出生缺陷、防止同一遗传病在家庭中重现的二级预防措施。

思路3：新生儿筛查。通过对出生3天新生儿采集干滤纸血片进行串联质谱酰基肉碱筛查，C_8、C_8/C_2增高需要召回复查，仍有异常进一步临床确诊，从而使患者在症状前得以早期诊断、早期治疗、降低MCAD死亡率，是三级预防措施。

思路4：对临床疑似遗传代谢病患者，尽早进行血串联质谱及尿有机酸分析，以早期诊治。预防饥饿、感染等诱发因素。避免食用富含中链甘油三酯的配方食品，避免过量饮酒以及避免剧烈运动。当并发感染性疾病时，增加碳水化合物的摄入或及时就诊治疗。

【问题10】　MCAD的遗传诊断和产前诊断流程。

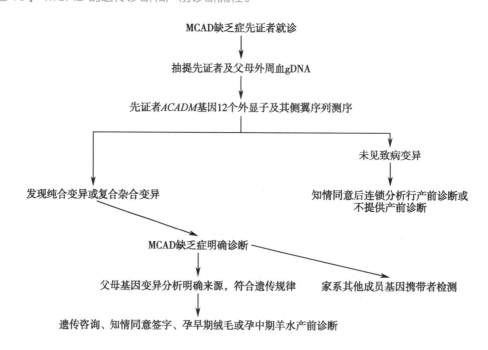

（叶　军）

第五节　糖　代　谢　病

糖原贮积症Ⅰa型

糖原贮积症（glycogen storage disease，GSD）是一类由于在糖原合成或分解过程中酶缺陷所致的先天遗传性疾病。根据酶缺陷的不同先后命名为不同类型。绝大多数是常染色体隐性遗传，只有GSD-Ⅸ型糖原贮积症的一些亚型为性连锁遗传。GSD的临床表现谱十分广泛，一般将其分为三大类：主要为肝脏受累（Ⅰ、Ⅳ、Ⅵ、Ⅸ、0型）；横纹肌受累（Ⅴ、Ⅶ型）以及肝脏和横纹肌均受累（Ⅲ型），Ⅱ型GSD属于溶酶体病。

肝糖原累积病的发病率在国内尚无准确资料,美国资料估计至少为 1/60 000。以下重点讨论其中最常见的 GSD-Ⅰa 型[OMIM 232200]。为食欲旺盛,空腹低血糖身材矮小,幼稚面容,肝脏明显增大,高乳酸性代谢性酸中毒、口服糖耐量试验异常等。*G6PC* 基因(NM_000151.4)为 GSD-Ⅰa 型的致病基因,位于 17q21,长约 12.5kb,包含 5 个外显子,编码 357 个氨基酸。

GSD-Ⅰa 型的诊疗经过通常包括以下环节:

1. 详细询问先证者的临床表现及家族史。

2. 查体时重点关注身高、面容、心肺及腹部体征。

3. 对疑诊患者进行血常规、尿常规、生化全项(包括肝肾功能、血脂、血乳酸和肌酸激酶)、肝脾及双肾 B 超声检查,作出 GSD 的临床拟诊。

4. 对于临床拟诊 GSD 的患儿进行肾上腺素刺激试验,初步进行临床分型。

5. 根据病情对临床拟诊 GSD-Ⅰa 型患者制订治疗方案。

6. 对临床拟诊 GSD-Ⅰa 型的患者建议进行遗传学检测,分子遗传学的确诊有助于进一步遗传咨询。

7. 向患者解释检测结果、遗传咨询。

8. 对遗传学诊断明确且有生育要求的家系进行产前基因诊断,根据结果进行遗传咨询。

临床关键点

1. GSD-Ⅰa 型的常见主诉为易饥饿、"肚子大"和身材矮小。

2. 主要的辅助检查包括空腹低血糖、高乳酸、代谢性酸中毒、高甘油三酯血症、高尿酸血症、B 超示肝脏巨大、双肾增大等。

3. 肾上腺素刺激试验显示空腹及餐后状态下血糖无明显上升。

4. 以生玉米淀粉为中心的综合饮食疗法及针对合并症的对症治疗可有效改善患者的低血糖,增长身高和提高生活质量。

5. 特征性体征(幼稚面容、腹部膨隆、肝脏肿大、矮小)或基因检测是确诊的重要手段。

6. 该病为常染色体隐性遗传病,应在此基础上进行遗传咨询。

7. 产前诊断是唯一有效的预防途径。

临床病例

患儿,女,10 岁,因"腹大 9 年、外院疑诊糖原贮积症 7 年余"来儿科门诊就诊。

患儿足月顺产,母乳喂养,1 岁以内生长发育基本同同龄儿,仅感觉患儿腹大未予重视。1 岁多以后发现患儿逐渐腹大,食欲旺盛,经常鼻出血,身高较同龄儿矮,有时手足发抖,大喘气。2 岁半时当地拟诊"肝糖原累积病",相关化验已丢失,告知"不能治疗"。上述症状持续至今。患儿现上小学 3 年级,成绩中等。

查体:身高 102.5cm(<第 3 百分位),体重 16kg(<第 3 百分位),幼稚面容,对答良好,身材矮小,四肢匀称。巩膜皮肤无黄疸,双肺呼吸音清晰,心律齐,心前区可闻及 2 级吹风样杂音,颈静脉无怒张,腹部明显膨隆,肝脏于肋下 13.5cm(平脐)、剑下 7.5cm 可及,质地偏软,脾肋下及边。四肢关节(-)。

门诊化验:血常规示 Hb 111g/L, WBC 8.6×10⁹/L, PLT 413×10⁹/L。尿常规:蛋白 0.25g/L,酮体 0.5,潜血(+)。血气: pH 7.254, BE -15.1mmol/L, HCO₃⁻ 9.9mmol/L。生化全项:ALT 122U/L(<40U/L), AST 126U/L(<37U/L), GGT 139U/L(10~50U/L), LD 297U/L(97~270U/L), CO₂CP 11.1mmol/L(20~34mmol/L), GLU 2.7mmol/L(3.61~6.05mmol/L), CHO 8.98mmol/L(2.85~5.7mmol/L), TG 33mmol/L(0.45~1.7mmol/L), UA 495μmol/L(150~357mmol/L)。血乳酸 10mmol/L,清晨尿乳酸 7mmol/L。

父母非近亲婚配,同胞妹妹 5 岁,易饥饿,有时诉腿痛,其余症状同姐姐。

【问题 1】 根据上述资料,患者最可能的诊断是什么?

思路 1:本病例具有如下特点。①起病早,自幼腹大,身材矮小,易饥饿;②巨大肝脏;③低血糖、高乳酸、高血脂、高尿酸、肝功能损害;④代谢性酸中毒;⑤尿酮体阳性,少量尿蛋白。这些特点高度提示糖原累积病。鉴于患儿肝大、低血糖、高乳酸、代谢性酸中毒等异常均十分显著,提示 GSD-Ⅰ 型可能性大,同时患儿血常规中的 WBC 和中性粒细胞正常,提示在 GSD-Ⅰ型中Ⅰa型可能性大。

思路2:此患儿有阳性家族史,其妹妹有同样症状,后经化验也证实具有和姐姐相同的生化异常。GSD-Ⅰa型是常染色体隐性遗传性疾病,先证者的父母表型正常,其同胞兄妹可有25%的可能性患同样疾病。

思路3:收患儿入院行肾上腺素刺激试验(0.32mg 皮下)。

空腹血糖 3.6mmol/L,注射 1 小时后血糖 4.2mmol/L,上升 0.6mmol/L;

餐后 2 小时血糖 6.5mmol/L,注射 1 小时后血糖 6.9mmol/L,上升 0.4mmol/L。

餐前及餐后肾上腺素刺激试验血糖上升均<2.5mmol/L,提示 GSD-Ⅰa型可能性大。

知识点

GSD 的临床诊断标准

1. 常见症状 食欲旺盛,空腹时可出现低血糖症状,严重者可惊厥;身材矮小;经常鼻出血;可有乏力、便次增多等。

2. 常见体征 幼稚面容;身材矮小;腹部膨隆,肝脏明显增大,质地偏软。

3. 典型的辅助检查特征 空腹低血糖、高乳酸性代谢性酸中毒、高甘油三酯血症、高尿酸血症、B 超声示肝脏巨大(可有脂肪肝样改变)、双肾可增大。

4. 肾上腺素刺激试验 显示空腹及餐后状态下血糖无明显上升。

5. 口服糖耐量试验 基础血乳酸值明显升高,服糖后血乳酸明显下降。

【问题2】 GSD-Ⅰa型患者临床诊断的必备辅助检查是什么?

思路1:血常规。GSD-Ⅰa型患者的血常规通常正常,若白细胞和中性粒细胞计数明显降低则支持 GSD-Ⅰb型。

思路2:尿常规。GSD-Ⅰa型患者的尿常规中酮体可阳性,蛋白质可阳性(早期多为小分子蛋白,晚期可出现白蛋白增多),合并肾结石时可出现血尿。

思路3:生化全项和血气分析。GSD-Ⅰa型患者的典型改变为空腹低血糖,阴离子间隙升高,乳酸升高,CO_2 降低,血尿酸升高,血脂尤其是甘油三酯升高,ALT 等肝酶可有不同程度升高。血气示代谢性酸中毒(pH 降低、BE 降低、HCO_3^- 降低)。

思路4:腹部脏器 B 超检查。GSD-Ⅰa型患者的肝脏明显增大,回声可细密增强,部分患者出现肝腺瘤。脾脏一般不大。双肾多增大,肾实质呈弥漫性改变。

思路5:肾上腺素刺激试验。鉴于 GSD-Ⅰ型和 GSD-Ⅲ型患者的临床表现在婴幼儿期可十分相似,很难区分,但两者的治疗原则不尽相同,因此临床上常借肾上腺素刺激试验初步辅助诊断 GSD 并进行初步分型:GSD-Ⅰ型在空腹和餐后 2 小时行此试验血糖上升均不超过 2.5mmol/L,而 GSD-Ⅲ型在空腹时血糖上升不超过 2.5mmol/L,餐后 2 小时血糖上升超过 2.5mmol/L。

思路6:口服糖耐量试验。空腹测定血糖和血乳酸,给予葡萄糖 2g/kg(最多 50g)口服,服糖后 30、60、90、120、180 分钟测定血糖和血乳酸,正常时血乳酸升高不超过 20%,患者基础血乳酸明显升高,而在服糖后血乳酸明显下降提示 GSD-Ⅰ型。

知识点

肾上腺素刺激实验

分别在空腹和餐后 2 小时行此试验:皮下注射肾上腺素 0.02mg/kg,于注射前和注射后 30 分钟、60 分钟检测血糖。正常情况下血糖明显升高(>2.5mmol/L),若血糖增加<2.5mmol/L 则有助于 GSD 诊断。

思路7:肝活检病理检查。目前基因突变检测是诊断 GSD-Ⅰa型的"金标准"之一,而有创性肝穿刺病理分析不具有确诊意义。如果已做肝活检,病理学检查可发现肝细胞明显肿胀,胞质呈空泡状,内含有大小不等的脂肪滴，PAS 染色见大量染色阳性糖原，肝纤维化不明显。

思路 8：肝活检酶活性测定。肝脏葡萄糖 -6- 磷酸酶活性和糖原含量测定示肝细胞糖原含量在正常上限，而 1- 磷酸葡萄糖在糖原中的含量也正常。肝细胞葡萄糖 -6- 磷酸酶活性降低有确诊意义。

知识点

GSD- Ⅰa 型的发病机制

正常人体在进食非葡萄糖的碳水化合物后，会将暂时不需要的碳水化合物转化为糖原储存在肝脏内，以备不进食时由糖原释放出葡萄糖，维持体内血糖水平在一个正常范围内。在糖原降解或糖原异生过程中，关键的一步是 6- 磷酸葡萄糖在葡萄糖 -6- 磷酸酶（G6Pase）催化下转换为游离葡萄糖。

GSD- Ⅰa 型是一种罕见的常染色体隐性遗传性疾病，由于位于染色体 17q21.31 的葡萄糖 -6- 磷酸酶催化亚基（glucose-6-phosphatase catalytic subunit，G6PC）基因突变，基因产物 G6Pase 的 α 催化亚基活性缺乏，导致患者在空腹状态下糖原降解或糖原异生过程不能释放出葡萄糖，空腹低血糖进一步刺激体内生成更多 6- 磷酸葡萄糖，堆积的 6- 磷酸葡萄糖部分进入糖酵解途径产生过多乳酸；部分进入磷酸戊糖途径导致血尿酸水平的升高；同时生成大量乙酰辅酶 A，导致甘油三酯等脂类的升高。因此空腹低血糖是 GSD- Ⅰa 型最重要的临床特征，也是其系列生化异常的基础病变。

【问题 3】 临床上需要与哪些疾病进行鉴别诊断？

抓住 GSD- Ⅰa 型的三大临床特点（低血糖、肝脏大和代谢性酸中毒），需要鉴别的疾病如下。

思路 1：肝糖原累积病的其他类型也多存在低血糖、肝大等症状，如Ⅲ型、Ⅸ型等。但Ⅲ型患儿多伴有肌无力、血肌酸激酶升高（随年龄增大而明显）、血乳酸、尿酸多正常、餐后肾上腺素刺激试验可以显著升高血糖；Ⅸ型常见男性患儿且临床症状普遍偏轻。对小婴儿的肝糖原累积病很难从临床症状确切区分亚型，有时需要进行基因突变检测予以确诊分型。

思路 2：脂肪酸利用障碍性疾病（如肉碱转运、脂肪酸氧化、酮体生成等）在低血糖的同时，存在血游离脂肪酸水平明显增高和尿中酮体阴性；而 GSD- Ⅰa 型的患者在低血糖时游离脂肪酸水平明显升高伴尿中酮体阳性。

思路 3：Fanconi-Bickel 综合征：系编码 GLUT2（促进葡萄糖转运体）的基因突变所致遗传性疾病，具有低血糖、肝大、身材矮小、代谢性酸中毒等酷似 GSD 的临床症状，但同时具有肾小管受损的临床表现，如大量糖尿、氨基酸尿、肾小管性蛋白尿、肾小管性酸中毒、佝偻病等，据此可与 GSD- Ⅰa 型相鉴别。

【问题 4】 怎样对该患者进行确诊？

思路：GSD- Ⅰa 型的临床诊断主要依赖患者的临床表现，对其明确诊断需要依赖遗传学诊断技术，明确的基因致病性变异是 GSD- Ⅰa 型诊断的"金标准"。

【问题 5】 怎样对先证者进行分子遗传学诊断？

思路 1：明确的遗传病理学特征是进行遗传检测的基础，能指导临床医师选择合适的遗传检测技术，从而制订高效而经济的检测流程。

思路 2：目前已经明确 G6PC 为 GSD- Ⅰa 型的致病基因，G6PC 位于 17q21，长约 12.5kb，包含 5 个外显子，编码 357 个氨基酸。

【问题 6】 该患者检测结果能否确诊为 GSD- Ⅰa 型？

思路：对于该先证者及其同胞妹妹经过 G6PC 测序均发现 c.70C>T；p.Gln24* 纯合变异，父母该位点均为杂合变异，结合临床典型的表现，表明 c.70C>T；p.Gln24* 为两患儿的致病性变异，分别遗传自表型正常的父母，遗传学诊断明确，据此，该患者能够确诊。

【问题 7】 如何进行遗传咨询？

思路：按常染色体隐性遗传方式进行遗传咨询。

【问题 8】 如何对患者进行治疗？

对临床拟诊的 GSD- Ⅰa 型患者应先开始治疗，以减少低血糖、酸中毒等对患儿的损害。

思路 1：此患儿给予生玉米淀粉混悬液每日 4 次（9am，3pm，9pm，3am），每次 30g 生玉米淀粉配水 60ml,服用 3 天后空腹血糖从 2.7mmol/L 升至 3.5mmol/L,又将生玉米淀粉增量至 40g,空腹血糖可达 4.0mmol/L。按此剂量出院回家长期服用,检测血糖。

知识点

生玉米淀粉混悬液的配制、服用方法及有效性评价

1. 生玉米淀粉剂量　小婴儿从每次 1.6g/kg,每 4 小时一次开始,待适应后增至每次 1.75~2.5g/kg,每 6 小时一次。

2. 生玉米淀粉与凉白开水按 1:2 比例混合,不可用开水冲服,不可加服葡萄糖。

3. 生玉米淀粉混悬液放在正餐中间服用,如 9am、3pm、9pm、3am。

4. 评价生玉米淀粉混悬液治疗的有效性　餐前空腹血糖控制在 4~5mmol/L;餐前空腹血乳酸控制在 2~5mmol/L;夜间 12 小时尿乳酸控制在 ≤0.6mmol/L。治疗后绝大多数患儿生长速度显著加快,血 CO_2、尿酸、甘油三酯等生化指标有不同程度好转。

思路 2:对饮食的指导原则。①少量、多餐,避免长时间空腹;②1 岁内婴儿:由于体内淀粉酶尚不成熟,不能耐受生玉米淀粉,因此建议按需哺母乳或无乳糖配方奶粉;③幼儿和儿童:饮食主要由复杂碳水化合物和蛋白质组成,避免单糖,限制一定量的乳制品和水果;④自 1 岁起引进生玉米淀粉治疗。

思路 3:GSD-Ⅰa 型患儿的急症危象的处理。

1. 合并其他感染时的处理。GSD-Ⅰa 型患儿在合并呼吸道感染或腹泻等常见感染后,由于发热或疾病影响,往往食欲下降,入量不足,加重了本身就存在的代谢性酸中毒,如果这时患儿玉米淀粉也不能食入则酸中毒更加严重,患儿往往出现大喘气、精神萎靡等紧急症状。处理应迅速静脉补液,纠正酸中毒,维持血糖在正常范围内,同时积极治疗感染,待病情好转且食欲恢复后,再逐步停用补液,改回规则服用生玉米淀粉。

2. 外科手术时的处理。GSD-Ⅰa 型患者存在与低血糖相关的血小板黏附力下降。手术过程往往要求空腹,为避免术中异常出血,在需要外科手术前,要做到:①术前将自己病情告诉医师;以全面评估肝功能,决定适宜的麻醉方式;②术前、术中和术后一段时间内维持血糖正常:建议 10% 葡萄糖持续缓慢静点,维持血糖在 4mmol/L 以上,直至可以进食生玉米淀粉后才可停止输液。

【问题 9】　GSD-Ⅰa 型患儿的常见远期合并症及处理有哪些?

思路 1:经以生玉米淀粉为中心的综合饮食治疗,患儿的生活质量提高,生存期明显延长,但并不能完全避免疾病对多系统的损害。我们观察到 GSD-Ⅰa 型患者的一些远期合并症,主要有:

(1) 随年龄增长(多发生在 10 岁以后),有些可合并肝脏腺瘤。肝腺瘤可逐渐长大,少数可恶变、瘤内出血。因此应定期随诊肝脏 B 超或 CT,血甲胎蛋白,根据腺瘤性质和大小行动脉栓塞、射频消融、肝脏部分切除或肝移植。

(2) 持续高尿酸血症和低枸橼酸尿症,可出现肾结石、肾绞痛、血尿,有些可发生痛风、痛风性关节炎等。因此,在低嘌呤饮食的情况下,必要时予以别嘌醇降尿酸治疗,针对肾结石可补充枸橼酸盐、碱化尿液、行体外碎石等治疗。

(3) 随年龄增长,有些患者尿中蛋白逐渐增多,严重者可进展到肾小球硬化、慢性肾衰竭。因此应定时随诊尿常规和尿微量白蛋白,早期加用 ACEI 类药物以减少蛋白尿,延缓肾衰竭进展,必要时行肝肾联合移植。

思路 2:GSD-Ⅰa 型患者由于慢性酸中毒存在,多数合并骨质疏松,因此应常规补充钙剂和维生素 D 制剂。多数 GSD-Ⅰa 型患者的高甘油三酯血症明显且一般不能随生玉米淀粉治疗而降至正常,为避免胰腺炎和心血管合并症,必要时应加服降脂药物。有些患者还可存在贫血、身材矮小、多囊卵巢综合征和糖尿病等少见的合并症。

【问题 10】　GSD-Ⅰa 的遗传诊断和产前诊断流程。

参照常染色体隐性遗传性疾病相关章节进行。

(王静敏)

第六节 溶酶体贮积病

一、黏多糖贮积症Ⅱ型

黏多糖贮积症Ⅱ型（mucopolysaccharidosis typeⅡ，MPSⅡ）[OMIM 309900]是由于艾杜糖 2- 硫酸酯酶基因（iduronate 2-sulfatase gene，*IDS*）突变所致 X 连锁隐性遗传性多系统受累性疾病。绝大多数患者为男性，极少数女性携带者可以发病。临床表现轻重不同，典型患者表现为生后逐渐出现面容丑陋、进行性多发骨骼畸形伴矮小、智力落后和心脏病变等。此型发生率为 1/（100 000～170 000）男性婴儿。*IDS* 基因（NM_000202）位于 X 染色体 Xq28，基因全长 28kb，含 9 个外显子，编码 550 个氨基酸。

MPSⅡ型的诊疗经过通常包括以下环节：

1. 详细询问先证者的临床表现及家族史。

2. 查体时重点关注面容特征，角膜清亮度，皮肤改变，骨关节表现，智力和体格发育等。重点关注身高、面容、心肺及腹部体征。

3. 实验室检查 对疑诊患者进行 X 线骨骼评估（头颅侧位，脊柱正侧位，手正位片）、眼科检查（角膜裂隙灯），心脏彩超，腹部 B 超，尿黏多糖电泳分析等。

4. 确诊 有赖于外周血白细胞或皮肤成纤维细胞中艾杜糖硫酸酯酶活性测定，或 *IDS* 基因突变分析。分子遗传学的确诊有助于进一步遗传咨询。

5. 向患者解释检测结果、遗传咨询。

6. 对遗传学诊断明确且有生育要求的家系进行产前基因诊断，根据结果进行遗传咨询。

> 临床关键点
>
> 1. 特征性面容伴智力发育落后是患者的主要典型表现。
>
> 2. 临床诊断在典型临床表现的基础上结合骨骼 X 线改变，尿黏多糖电泳分析即可做出。
>
> 3. 确诊有赖于外周血白细胞或皮肤成纤维细胞中艾杜糖硫酸酯酶活性测定，或 *IDS* 基因突变分析。
>
> 4. 该病为 X 连锁隐性遗传病，应在此基础上进行遗传咨询。
>
> 5. 目前国内无有效的治疗方法，主要是对症治疗。
>
> 6. 产前诊断是唯一有效的预防途径，先证者艾杜糖硫酸酯酶活性明显降低或 IDS 基因发现致病突变是进行产前诊断的前提。建议到有资质的产前诊断中心进行咨询。

临床病例 1

患儿，男，4 岁，因"脊柱后凸伴双手关节僵硬 2 年余"就诊。

现病史：患儿系 G_1P_1，足月顺产，出生体重 3.8kg，身长不详，出生时基本正常。1 岁之前体格和智力发育均正常。1 岁后渐出现腰部脊柱后凸伴头两侧增大，双手指间关节发硬，2 岁时头明显增大伴面容改变，双手指和双肘关节屈曲。1 岁时能辨认爸爸和妈妈，2 岁时偶然能叫"妈妈"，4 岁时不说成整句话，不能完全听懂父母家人的说话。1.5 岁会走路，2.5 岁会小跑，4 岁运动能力正常。

既往史：患儿每年 4～5 次患"上呼吸道感染"及"中耳炎"，2 岁后睡觉打鼾。平素脾气急躁，没有耐心，常动手打其他小朋友。

家族史：父母非近亲，该患儿为家中唯一孩子。母亲之舅父，50 岁，正常，母亲之弟弟，"智力落后伴关节炎"，15 岁死于"心脏病"，病因不详。

体格检查：身高 113cm（97%），体重 22.5kg（>97%），头围 53cm（97%）。头大、前后径长、头发浓密，前额突出、角膜清亮、鼻梁扁而宽、鼻翼和口唇增厚、牙龈增生；背部多处大片状胎记，脐疝 2cm×2cm；心前区 2 级收缩期杂音，肝脏肋下 3cm，剑下 4cm，脾脏肋下 4cm。轻度鸡胸和肋缘外翻，腰部脊柱后凸明显，双肩关节不能上举,双肘关节屈曲,双腕关节僵硬,双手爪形,双膝关节轻度屈曲。

实验室检查:心脏超声示左室肥厚,二尖瓣和主动脉瓣增厚;头颅侧位片示颅骨增厚,蝶鞍"J"形,脑室轻度扩大;脊柱正侧位片示锁骨短宽,肋骨飘带状,脊柱端增宽呈括弧状,椎体后凸畸形,下胸段和上腰段椎体前缘上部分发育不良呈鸟喙状,髂骨展开,髋臼浅;双手正位片示指骨近端增宽,掌骨近端呈子弹头状。

【问题 1】 根据上述资料,患者最可能的诊断是什么?

思路 1:患儿 1 岁后发病,进行性多脏器受累,表现为智力落后,头大伴面容特殊,脊柱后凸,多关节僵硬和屈曲等。查体:发现智力落后,前额突出,鼻梁低,鼻翼和口唇厚,皮肤见多处大片状胎记,脐疝,心脏杂音,肝脾大,脊柱后凸,多关节活动受限,爪形手。辅助检查发现心脏瓣膜病变伴心肌肥厚,多发骨发育不良(肋骨飘带,椎体前缘鸟喙状,掌骨近端子弹头样改变等)。以上高度提示黏多糖贮积症。

思路 2:黏多糖贮积症是一组溶酶体酶缺乏性遗传病,在学龄期之前以面容特殊、智力落后、脊柱弯曲、关节僵硬、心瓣膜和 / 或心肌肥厚为表现的主要有 MPS I 型和 MPS II 型,而 X 连锁隐性遗传性 MPS II 型是最常见的黏多糖贮积症。

思路 3:MPS II 型是一种 X 连锁隐性遗传病,患者多为男性;进一步追问家族史有可能发现患者母方家系男性成员为患者,如患者的舅舅和表兄弟,母亲的舅舅等;而患者母亲、姨妈和外婆可能为致病基因携带者;需要详细询问三代亲属的患病情况,家族史阴性不能排除诊断。该病例家族史记载患儿舅舅"智力落后,关节炎,心脏病",15 岁时去世,存在可疑阳性家族史。支持 X 连锁隐性遗传病的可能。

知识点

MPS II 型的临床诊断要点

1. 男性发病为主。

2. 临床主要表现　出生时面容和骨关节均正常,1～1.5 岁后渐出现脊柱后或后侧凸,多关节僵硬,尤其是指间关节和掌指关节僵硬及爪形手等,面容丑陋、头大、前后径长、前额突出、面中部扁平、鼻梁增宽、鼻翼和口唇增厚、牙龈增生和头发增多等,大多数患者婴幼儿早期发育在正常范围,逐渐出现智力和部分运动发育落后,行为和认知障碍是最常见的表现,可出现脑积水和抽搐,部分患者出现腕管综合征和脊髓压迫需要手术治疗。

3. X 线检查　蝶鞍"J"形,肋骨飘带样,椎体前缘鸟喙状,掌骨近端子弹头样改变等。

4. 家族史阳性更支持临床诊断。

5. 角膜是否混浊是与 MPS I 型临床鉴别的要点之一

6. 其他脏器受累表现包括眼、耳鼻喉、呼吸、循环、消化、皮肤等:少数患者有视神经萎缩、视盘水肿;视网膜病变也有报道;舌大,扁桃体和腺样体增大,颞下颌关节僵硬共同导致进行性张口和吞咽困难;声带受累致声嘶;牙龈增生,牙齿不齐;大多数患者有传导感音性耳聋伴反复中耳炎;神经性耳聋也可发生;患者早期即有反复上呼吸道感染,随病情进展可出现气道阻塞,睡眠呼吸暂停等;部分患者在查体时有心脏杂音,而心电图和心脏超声检查能够发现更多的患者有心脏瓣膜或心肌受累,心脏受累程度是决定此病预后的主要因素之一;大多数患者出现肝大和 / 或脾大,脐疝 / 腹股沟疝;患者胎记不消退,明显增多,皮肤可有卵石花纹状改变;黏多糖贮积症 II 型患者出生时身长正常,1 岁之前患儿身长可达正常 97%,随后身长增长缓慢,8 岁时身长多低于正常 3%。

【问题 2】 MPS II 型患者临床诊断的必备辅助检查是什么?

思路 1:骨骼 X 线检查。MPS II 型患者骨骼系统普遍受累,典型病例可以出现如下改变:颅骨增厚,蝶鞍 J 形,脑室扩大;锁骨短宽,不规则;肋骨飘带状,脊柱端增宽呈括弧状;椎体形状异常,后凸畸形为主,下胸段和上腰段椎体前缘上部分发育不良呈鸟喙状;骨盆髂骨展开,髋臼浅,髋外翻;长骨骨干变短,不规则,骨髓腔增宽;双手指骨近端增宽,掌骨近端呈子弹头状,尺桡骨远端呈 "V" 形,骨龄落后

思路 2:尿黏多糖电泳分析。黏多糖贮积症 II 型患者出现异常硫酸类肝素(HS)及硫酸皮肤素(DS)条带。

思路 3：心电图和超声心动图。此病心电图改变包括心动过速、心肌肥厚、心律失常等。超声心动图可见瓣膜病变（依次为二尖瓣、主动脉瓣、三尖瓣和肺动脉瓣）、心肌肥厚，晚期见充血性心力衰竭。

思路 4：头颅 CT/MRI。典型表现为脑实质多发囊状改变，其他包括脑室扩张、脑积水等。

【问题 3】 需要与哪些疾病进行鉴别诊断？

思路 1：患儿面容特殊、智力落后、关节僵硬、爪形手等首先要与黏多糖贮积症的其他类型进行鉴别，尤其是 I 型和 VI 型。

（1）黏多糖贮积症 I 型（Hurler syndrome）[OMIM252800]：为艾杜糖苷酶基因（IDUA）突变所致的常染色体隐性遗传病，男女发病率相等，发生率约 1/100 000。临床表现二者很难区别，但是，I 型患者通常出现症状较早，进展较快，常有角膜混浊，皮肤没有卵石花纹状改变。外周血白细胞或皮肤成纤维细胞中 α-L- 艾杜糖苷酶活性测定，或 IDUA 基因突变分析可以鉴别。

（2）黏多糖贮积症 IVa 型（morquio syndrome）[OMIM 253100]：是由于半乳糖 -6- 硫酸酯酶基因（GALNS）突变所致常染色体隐性遗传病，发生率约 1/（76 000～640 000），占黏多糖贮积症 IV 型的 95%。典型患者生后逐渐出现脊柱后侧凸、鸡胸、膝外翻（X 形腿）、短躯干矮小等骨骼异常为主的表现。与黏多糖贮积症 II 型患者的区别主要是面容正常、智力正常、角膜可以混浊、双腕关节松弛且下垂、双手掌指和指间关节松弛等。确诊有赖于外周血白细胞或皮肤成纤维细胞中半乳糖 -6- 硫酸酯酶活性测定，或 GALNS 基因突变分析。

（3）黏多糖贮积症 VI 型（maroteaux-lamy syndrome）[OMIM 253200]：由芳基硫酸酯酶 B 基因（arylsulfatase B，ARSB）突变致芳基硫酸酯酶 B（ASB）缺乏的常染色体隐性遗传病。发病率约 1/（248 000～300 000）。与黏多糖贮积症 II 型的鉴别主要是患者智力正常、尿硫酸皮肤素（DS）单一条带异常、外周血白细胞和皮肤成纤维细胞芳基硫酸酯酶 B 活性明显降低或 ARSB 基因存在突变。

思路 2：与黏脂贮积症 II 型相鉴别。黏脂贮积症 II 型[OMIM 252500]是由于 GNPTAB 基因突变所致的常染色体隐性遗传病。与黏多糖贮积症 II 型患儿相比，患者起病更早更重，一岁之前即有面容特殊，关节僵硬，爪形手，牙龈增生明显，智力落后严重，大多数有身材矮小，常因心脏受累致心力衰竭于学龄前期死亡。黏脂贮积症 II 型患者头不大，尿黏多糖电泳分析正常，确诊有待于酶活性测定或基因突变分析。

本例 4 岁患儿为男性，智力落后，角膜清亮，家族史提示 X 连锁隐性遗传病等均支持黏多糖贮积症 II 型的可能。有必要进一步行确诊检测。

【问题 4】 怎样对 MPS II 型患者进行确诊？

思路：MPS II 型的临床诊断主要依赖患者的临床表现，对其明确诊断需要依赖外周血白细胞，皮肤成纤维细胞或血浆中艾杜糖硫酸酯酶活性测定以及 IDS 基因突变分析，明确的致病性变异是 MPS II 型诊断的"金标准"。

【问题 5】 怎样对该家系先证者进行确诊？

思路 1：艾杜糖硫酸酯酶活性测定明显降低，低于正常下限的 10% 有确诊意义。

思路 2：明确的遗传病理学特征是进行遗传检测的基础，能指导临床医师选择合适的遗传检测技术，从而制订高效而经济的检测流程。

目前已经明确 IDS 为 MPS II 型的致病基因，X 染色体 Xq28，基因全长 28kb，含 9 个外显子，编码 550 个氨基酸。

【问题 6】 该患者检测结果能否确诊为 MPS II 型？

思路：该患儿外周血血浆中艾杜糖硫酸酯酶活性为 0.2nmol/（4h·ml）[参考范围 240.8～668nmol/（4h·ml）]，明显低于正常值下限，可以确诊 MPS II 型。对于该先证者经过 IDS 基因测序发现 c.137A>C/p.D46A 半合子变异，母亲该位点均为杂合变异，结合临床典型的表现，表明 c.137A>C/p.D46A 为患儿的致病性变异，遗传自表型正常的母亲，遗传学诊断明确，据此，该患者能够确诊。

【问题 7】 如何进行遗传咨询？

思路：按 X 染色连锁遗传方式进行遗传咨询。

【问题 8】 如何对患者进行治疗？

思路 1：酶替代治疗。目前国内暂无此药物。艾杜糖硫酸酯酶（idursulfase）的替代治疗在北美、欧洲和日本等国家和地区已作为首选的治疗方法，剂量为每周每次 0.5mg/kg 静脉用药。患者治疗后肝脾大小、关节活动度、步行速度和生活质量等得到不同程度的改善，但是，因为药物不能透过血脑屏障，所以，对中枢神经系统病变造成的智力发育落后效果欠佳。

思路2：定期随诊和对症治疗。目前，在没有酶替代治疗的情况下，建议家长带孩子定期随诊和对症治疗。

思路3：干细胞移植。干细胞移植用于治疗黏多糖贮积症Ⅱ型患者的可行性目前尚未定论。

【问题9】 MPSⅡ型的遗传诊断和产前诊断流程。

思路：参照X连锁遗传性疾病相关章节进行。

二、戈谢病

戈谢病（Gaucher disease）是由于β-葡萄糖脑苷脂酶（β-glucocerehrosidase，GBA）基因突变所致的常染色体隐性遗传病。根据临床表现不同，此病主要分为Ⅰ型［OMIM 230800］、Ⅱ型［OMIM 230900］和Ⅲ型［OMIM 231000］。

Ⅰ型患者典型表现为生后逐渐出现进行性肝脾大、贫血、血小板减少和骨骼病变等。Ⅱ型患者典型表现为2岁之前出现进行性神经系统受累表现，查体可见肝脾大，多于4岁前死亡。Ⅲ型患者除肝脾大外，神经系统受累表现出现年龄可早可晚，且缓慢进展，多于30～40岁死亡。外周血白细胞中葡萄糖脑苷脂酶活性明显减低或GBA基因分析发现2个致病突变具有确诊意义。发生率约为1:57 000。GBA基因（NM_000157.4）位于1q22，长约7.6kb，含11个外显子，编码536个氨基酸。

戈谢病的诊疗经过通常包括以下环节：

1. 详细询问先证者的临床表现及家族史。

2. 查体时重点关注肝脾大小、神经系统表现和骨关节检查等。

3. 实验室检查 血常规；以明显脾大为主的肝脾大患者，伴或不伴神经系统受累，在除外感染之后，首先要进行骨穿检查。

4. 确诊 有赖于外周血白细胞或皮肤成纤维细胞中葡萄糖脑苷脂酶活性测定，或GBA基因突变分析。分子遗传学的确诊有助于进一步遗传咨询。

5. 向患者解释检测结果、遗传咨询。

6. 对遗传学诊断明确且有生育要求的家系进行产前基因诊断，根据结果进行遗传咨询。

临床关键点

1. 首发症状 多不典型（贫血、血小板减少、骨痛、双眼运动障碍和抽搐等），而查体时发现脾脏明显增大。

2. 主要的辅助检查 行骨髓穿刺，发现戈谢细胞高度提示戈谢病，但骨穿阴性不能排除诊断。

3. 确诊 有赖于外周血白细胞中葡萄糖脑苷脂酶活性测定，或GBA基因突变分析。特征性体征或基因检测是确诊的重要手段。

4. 该病为常染色体隐性遗传病，应在此基础上进行遗传咨询。

5. 目前国内有酶替代治疗（ERT）可选择，没有条件进行酶替代治疗的家庭建议定期随诊并对症治疗。

6. 产前诊断是唯一有效的预防途径。

临床病例2

患儿，女，4岁，主因"发现肝脾大1个月余"就诊。

现病史：患儿1个月前因为"发热、咽痛"在外院查血常规发现血红蛋白90g/L，血小板74×10⁹/L，热退2周后复查，血红蛋白87g/L，血小板77×10⁹/L，住院检查发现患儿肝脾明显增大，骨穿发现大量戈谢细胞。

既往史：系G₁P₁，足月顺产，出生体重3.3kg，身长50cm，头围34cm。患儿智力和运动发育均正常。无反复感染史，无骨痛史。

家族史：父母体健，非近亲，该患儿为家中唯一孩子。父母近亲中没有相似表现的患者。

体格检查：身高 100cm（25%），体重 19kg（75%），头围 51.5cm（75%）。肝脏右肋下 4cm，剑下 4cm，脾脏左肋下甲乙线 8cm，甲丙线 12cm，其他心肺和神经系统查体未见异常。

【问题1】 根据上述门诊资料，患儿最可能的诊断是什么？

思路 1：患儿因发热而偶然发现血红蛋白和血小板减少，进一步查体发现肝脾增大，以脾大为主，骨穿可见戈谢细胞，高度提示戈谢病。

思路 2：戈谢病是一种溶酶体病，当 GBA 基因突变导致葡萄糖脑苷脂酶缺乏时，葡萄糖脑苷脂在巨噬细胞中大量堆积，形成戈谢细胞，造成多脏器受累。除了肝脾大、血液系统受累出现贫血和血小板减少外，疾病还可累及骨骼、中枢神经系统和呼吸系统等，还可增加恶性肿瘤的发生率。

知识点

戈谢病Ⅰ型的临床诊断要点

1. 肝脾大 脾脏增大为主，平均增大 30～60 倍，脾亢可致全血细胞减少，脾梗死可致急腹症。

2. 骨骼病变 骨骼受累表现为骨痛，病理性骨折，骨关节病等，严重者出现骨危象，表现为难以忍受的骨痛，伴发热和血白细胞增高。70% 多的患者有影像学可见的骨质疏松、局灶性骨溶解或骨硬化、骨坏死等。当严重骨质疏松致脊柱压缩性骨折时，可以出现脊髓或神经根压迫等继发性周围神经病变。

3. 呼吸系统 肺间质性病变、肺动脉高压、肝肺综合征等。

4. 肿瘤倾向 戈谢病患者多发性骨髓瘤、肝细胞癌、非霍奇金淋巴瘤和胰腺癌的发生率较正常人增高。

5. 骨髓检查 发现戈谢细胞更支持临床诊断。

知识点

戈谢病Ⅱ型和Ⅲ型的临床诊断要点

1. 可以有戈谢病Ⅰ型的所有临床表现。

2. 在病程的不同时期，出现中枢神经系统受累的表现，可早在 2 岁之前，也可晚至成年之后。

3. 戈谢病Ⅱ型 患者神经系统受累的症状进行性发展，多于 4 岁前死亡。

4. 戈谢病Ⅲ型 患者神经系统受累的症状缓慢发展，多于 30～40 岁死亡。

5. 神经系统受累 眼球运动性失用症表现双眼水平扫视运动不能，眼球运动性眼颤；延髓性麻痹；锥体外系症状包括牙关紧闭，角弓反张，头后仰和肢体僵硬等；强直阵挛性抽搐，癫痫样肌阵挛。

6. 实验室检查 脑干听力诱发电位和脑电图可示异常波形，头颅 MRI 可有轻度脑萎缩。骨髓检查发现戈谢细胞支持临床诊断。

思路 3：戈谢病是一种常染色体隐性遗传病，进一步追问家族史有可能发现患者的兄弟姐妹中有相同表现的患者，而患者父母亲表型正常。需要详细询问三代亲属的患病情况，家族史阴性不能排除诊断。

【问题2】 戈谢病临床诊断的主要辅助检查是什么？

思路 1：血常规。戈谢病Ⅰ型患者最常见的首发表现是由于脾大，脾功能亢进造成的贫血和 / 或血小板减少，虽然脾大发生得更早，但是，脾大本身并不造成患者有明显的不适，如果健康儿童不进行定期查体，很难发现脾大，所以，血常规异常往往是发现患者的第一个线索。

戈谢病Ⅰ型患者贫血的原因除脾亢外，还可以合并缺铁性或维生素 B_{12} 缺乏性营养性贫血，疾病晚期骨髓衰竭导致的促红细胞生成素缺乏性贫血等。

思路 2：腹部超声检查。腹部超声检查可以明确肝脏和脾脏大小，是否有肝脏肿瘤、腹腔淋巴结肿大以及门脉血管情况,有鉴别诊断意义。

思路3:骨髓检查。骨髓检查发现戈谢细胞高度提示戈谢病。骨髓检查未发现戈谢细胞也不能除外戈谢病。

> **知识点**
>
> ### 戈谢细胞
>
> 戈谢细胞是法国皮肤科医生 Gaucher P 在 1882 年首次报道,由葡萄糖脑苷脂堆积在巨噬细胞内而形成,是一种充满脂质的巨噬细胞,胞体较大,胞质呈飘带状,核居一侧,PAS 染色阳性。

分子标记物检测:戈谢病患者壳三糖酶活性平均增加数百至上千倍,这个指标可用于临床监测疾病进展和患者对治疗的反应的参考方法。

思路4:脑电图。在临床考虑戈谢病诊断时,患者只要有神经系统受累的症状,都应该进行脑电图检查,对疾病分型有帮助。

戈谢病Ⅱ型和Ⅲ型的部分患者可以在抽搐出现前即有脑电图异常。

思路5:头颅 MRI。在临床考虑戈谢病诊断时,患者只要有神经系统受累的症状,即可行头颅 MRI 检查,对疾病分型有帮助。

戈谢病Ⅱ型和Ⅲ型患者头颅 MRI 检查可以发现非特异性改变。

【问题3】 该家系先证者临床上需要与哪些疾病进行鉴别诊断?

思路1:肝脾增大的鉴别诊断。该家系患者临床上以肝脾大伴血小板减少和贫血为表现,鉴别诊断也主要以肝脾增大为主。

肝脾大的鉴别诊断主要包括感染(嗜肝病毒、细菌、寄生虫等)、淤血缩窄性心包炎、巴德-吉亚利综合征(Budd-Chiari syndrome)、遗传性出血性毛细血管扩张症、免疫系统疾病(自身免疫性肝炎等)、代谢性疾病(尼曼-匹克病、肝豆状核变性、糖原贮积症、血色病等)和肿瘤(淋巴瘤、白血病、肝细胞癌等)。

思路2:肝脾增大的实验室检查。肝脾大鉴别诊断主要的实验室检查除感染外,还包括心脏彩超、腹部血管检查、自身免疫性肝炎抗体检测、骨髓分析、肝穿病理检查等。必要时行相关酶活性分析。

该家系先证者在外院骨穿发现戈谢细胞,已经高度提示戈谢病,进一步外周血酶活性测定即可确诊,如果没有条件行酶活性分析,基因突变分析发现 2 个致病突变也有确诊意义。

思路3:骨髓检查发现戈谢样细胞的鉴别诊断。戈谢样细胞可以出现在尼曼-匹克病和骨髓增生不良性疾病等患者的骨髓中,所以,骨穿发现戈谢细胞不具有确诊意义。

思路4:肝脾增大伴中枢神经系统受累的鉴别诊断。

1. 肝脾增大伴肌强直性抽搐为表现的鉴别诊断。主要包括 GM2 神经节苷脂病、唾液酸贮积症和岩藻糖苷贮积症等,酶活性分析和基因突变分析可以确诊。

2. 肝脾增大伴眼睛运动障碍为表现的鉴别诊断。主要应与尼曼-匹克病 C 型相鉴别,基因突变分析可以确诊。

【问题4】 怎样对戈谢病患者进行确诊?

思路:戈谢病的临床诊断主要依赖患者的临床表现,对其明确诊断需要依赖外周血白细胞或者皮肤成纤维细胞中葡萄糖脑苷脂酶活性测定以及 *GBA* 基因突变分析,明确的致病性变异是戈谢病诊断的"金标准"。

【问题5】 怎样对该家系先证者进行确诊?

思路1:葡萄糖脑苷脂酶活性测定明显降低,低于正常下限的 30% 有确诊意义。少数成年期发病的患者酶活性水平可以超过正常下限的 30%,确诊有赖于基因突变分析。

思路2:明确的遗传病理学特征是进行遗传检测的基础,能指导临床医师选择合适的遗传检测技术,从而制订高效而经济的检测流程。

目前已经明确 *GBA* 为戈谢病的致病基因,位于 1q22,长约 7.6kb,含 11 个外显子,编码 536 个氨基酸。

【问题6】 怎样对该家系先证者进行确诊?

思路1:外周血白细胞或血浆中葡萄糖脑苷脂酶活性测定。

该患儿外周血血浆中葡萄糖脑苷脂酶活性为 0.5nmol/(h·mgPr)[参考范围 6.0～16.7nmol/(h·mgPr)]，明显低于正常值下限，可以确诊戈谢病。

基于患者未表现神经系统受累的症状，查体也没有发现任何神经系统受累的体征，所以，该先证者在确诊时分型为戈谢病Ⅰ型。

思路2：对于该先证者经过 *GBA* 测序发现 c.1174C>T/p.R353W 与 c.260G>A/p.R48Q 复合杂合变异，分别遗传自父母亲，结合临床典型的表现，表明 c.1174C>T/p.R353W 与 c.260G>A/p.R48Q 为患儿的致病性变异，遗传自表型正常的父母亲，遗传学诊断明确，据此，该患者能够确诊。

【问题7】 如何进行遗传咨询？

思路：按常染色体隐性遗传方式进行遗传咨询。

【问题8】 如何对患者进行治疗？

思路1：酶替代治疗。可以静脉使用的根据基因序列重组的葡萄糖脑苷脂酶共有 3 种，在国内有售的只有思而赞(Cerezyme)，依据中国戈谢病诊治专家共识推荐剂量进行治疗。

思路2：骨髓/干细胞移植治疗。由于骨髓/干细胞移植存在一定的风险，建议家长到有经验的移植中心咨询。

思路3：底物减少疗法。美格鲁特是葡萄糖脑苷脂酶底物降解剂，有助于改善因为葡萄糖脑苷脂酶活性降低所致的葡萄糖脑苷脂在肝脾中的堆积，减轻肝脾大的表现，改善贫血和血小板减少。

思路4：对症治疗包括成分输血与止痛/镇痛药物应用等。当患者出现严重贫血或血小板减少致出血时，成分输血可以暂时缓解症状。当患者出现局限性骨痛时，在除外病理性骨折后，可以给予止痛/镇痛药缓解症状。如果进一步检查发现存在骨密度减低，可以用双磷酸盐、维生素 D 和钙剂治疗。

思路5：脾切除。当患者由于脾脏巨大导致严重血小板减少伴反复出血或脾脏内出现大面积梗死时，脾脏全部或部分切除可以改善症状。在有条件得到 ERT 治疗的患者，脾切除有可能加重骨痛和骨危象的发生。

【问题9】 戈谢病的遗传诊断和产前诊断流程。

思路：参照常染色体隐性遗传性疾病相关章节进行。

（王静敏）

第七节　维生素反应性疾病

一、生物素反应性疾病

生物素是一种水溶性维生素，多数以蛋白结合的方式，广泛存在于天然食物中。生物素反应性疾病(biotin-responsive disorders，BRD)是生物素代谢相关的两种酶缺陷引起的一组常染色体隐性遗传病。包括 *BTD* 基因变异所致的生物素酶缺乏(biotinidase deficiency，BTD)[OMIM 253260]和由 *HLCS* 基因变异所致的全羧化酶合成酶缺乏(holocarboxylase synthetase deficiency，HCSD)[OMIM 253270]。*BTD* 基因位于 3p25，全长约 23kb，包含 4 个外显子，编码 543 个氨基酸，几乎所有突变位于外显子 2、3、4 及其相邻内含子区域，错义突变最常见。*HLCS* 基因位于 21q22.1，全长约 250kb，包含 14 个外显子，编码 726 个氨基酸。

其中多数地区生物素酶缺乏更为多见，发病率约为 1:(112 000～129 000)。患者以代谢性酸中毒、神经系统异常和皮肤改变为主要表现。

生物素反应性疾病诊疗经过通常包括以下环节：

1. 神经系统异常结合皮肤损害需考虑 BRD。

2. 体格检查时应重点关注神经系统体征和皮肤黏膜的改变，辅助临床诊断。

3. 辅助检查时应对 BRD 患者行尿有机酸分析，示 3- 甲基巴豆酰甘氨酸、巴豆酰甘氨酸、3- 羟基异戊酸、3- 羟基丙酸、甲基枸橼酸等代谢产物增高符合多种羧化酶缺乏症表现，血氨基酸和酯酰肉碱谱提示羟异戊酰肉碱(C_5-OH)增高，伴或不伴丙酰肉碱(C_3)增高。生化示代谢性酸中毒，以上均提示可能存在生物素相关代谢障碍。

4. 对疑诊 BRD 的患者进行基因诊断和相应的酶活性测定，明确致病基因，从遗传学和酶学水平提供证据。

5. BRD 患者确诊后以口服生物素治疗为主,可明显改善症状。

6. BRD 患者可进行遗传咨询和产前诊断。

临床关键点

1. 代谢性酸中毒、神经系统异常和皮肤损害是 BRD 的典型表现。

2. 尿有机酸分析提示多种羧化酶缺乏,血氨基酸和酯酰肉碱谱提示 C_5-OH 增高,有意义。

3. 基因检测和酶学分析是确诊的重要手段。

4. 该病呈常染色体隐性遗传。

5. 生物素是有效的治疗方法,多数可有效改善症状。

6. 遗传咨询和产前诊断是有效的预防途径,明确基因诊断是进行准确产前诊断的前提。

临床病例 1

12 岁男童,主因"4 年前双眼球运动障碍,四肢无力 2 周"于儿科门诊就诊。

患者 4 年前(8 岁时)无明显诱因出现复视,双眼球外下斜视,予补充复合维生素后逐渐恢复正常;2 周前上呼吸道感染后出现四肢无力伴麻木渐加重,现不能扶走,可独坐片刻。小便排出缓慢,大便未受累。自幼智力运动发育正常,现智力无明显倒退。

既往史:自幼反复患湿疹样皮疹和结膜炎。

家族史:无特殊。

神经系统体格检查:神志清楚,颅神经查体未见异常;不能独走,双下肢肌力Ⅲ级,双上肢肌力Ⅳ级,四肢肌张力增高;双下肢痛觉减退,深感觉存在;双侧膝反射亢进,双侧巴宾斯基征阳性。

辅助检查:尿有机酸分析提示 3-甲基巴豆酰甘氨酸、甲基巴豆酰甘氨酸、3-羟基异戊酸和 3-羟基丙酸等增高。血氨基酸和酯酰肉碱谱提示 3-羟基异戊酰肉碱 C_5-OH 增高伴丙酰肉碱(C_3)轻度增高。脑脊液常规、生化和培养未见异常。脑脊液神经元表面抗体和寡克隆区带未见异常。8 岁时头颅 MRI 示脑干背侧 T_2 Flair 高信号(图 8-7-1);12 岁时脊髓 MRI 提示从颈延交界处到全脊髓长 T_2 信号(图 8-7-2)。

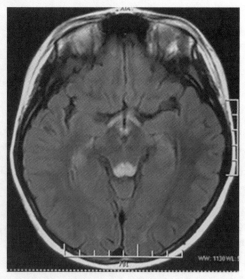

图 8-7-1　患者头颅磁共振图片 1

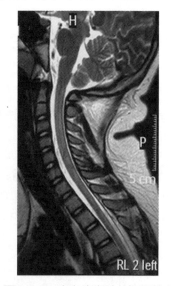

图 8-7-2　患者头脊髓共振图片 2

【问题 1】　根据患者的病例资料,患者最可能的诊断是什么?

思路:

1. 定位诊断

(1)脑干:根据眼球运动障碍和影像学改变,定位于脑干背侧。

(2)脊髓:四肢上运动神经元症状及体征,伴感觉异常,结合影像提示脊髓长节段病灶。

2. 定性诊断　遗传代谢病,尤其是血尿代谢筛查提示生物素代谢相关的多种羧化酶缺乏。确诊需依靠基因检测和酶学分析。临床上对于怀疑 BRD 的,可首先行血液生物素和生物素酶检测。

知识点

BRD 临床表现

BRD 为多系统受累疾病,临床表现无特异性,涉及神经系统、皮肤、呼吸系统、消化系统和免疫系统等。HCSD 可从生后几天到学龄前发病,可出现反复感染后的酸中毒有时伴高氨血症、发育落后、肌张力异常等,皮疹也可类似脂溢性皮炎或鱼鳞病等表现。BTD 可于生后 1 月余起病,除上述症状外,可见视听障碍和脱发等。也可至成年不发病。

【问题 2】　BRD 的诊断必备辅助检查是什么?

思路 1:上述血氨基酸和酯酰肉碱谱以及尿有机酸分析典型改变,可提示生物素相关的代谢障碍。头颅、脊髓或视神经 MRI,可以明确神经系统病灶。确诊需依靠基因检测和酶学分析。临床上对于怀疑 BRD 的,可首先行血生物素和生物素酶检测。

思路 2:中枢神经系统脑干和长节段脊髓受累,应完善腰椎穿刺脑脊液检查,尤其是感染和免疫相关检查,除外后天获得性疾病。

【问题 3】　BRD 的基因诊断和产期诊断?

思路:基因诊断是 BRD 确诊的关键,目前主要应用 PCR 扩增、下一代测序(next-generation sequencing)等技术手段检测 BTD 和 HLCS 基因的致病性变异,为 BRD 确诊和分型提供依据。明确的先症者基因诊断,下一胎可以通过产前诊断判断胎儿情况。

该患者最终在 BTD 基因发现两个致病性的复合杂合突变 c.637delC(p.H213Tfs*51)和 c.G1157A(W386X),分别来自父母。故诊断生物素酶缺乏症成立。

【问题 4】　该家系先证者临床上需要与哪些疾病进行鉴别?

思路 1:患儿慢性波动性病程,感染后出现脑干和长节段脊髓病灶,应注意与自身免疫性疾病如视神经脊髓炎谱系障碍鉴别,脑脊液常规、生化和相关免疫学检查不支持免疫性疾病。

思路 2:BRD 需要与其他引起 C_5-OH 升高的疾病鉴别。如 3- 羟基 -3- 甲基戊二酸尿症、3- 甲基巴豆酰辅酶 A 羧化酶缺乏症、3- 甲基戊烯二酰辅酶 A 水解酶缺乏症、β- 酮硫解酶缺乏症等,可结合尿有机酸分析和基因除外。

思路 3:其他后天性因素所致的生物素缺乏。

(1)生物素吸收障碍:如短肠综合征、长期食用生蛋清、服用雌激素和酒精等。

(2)生物素消耗:如长期应用抗癫痫药物。

(3)生物素生成障碍:如长期应用抗生素和防腐剂。

思路 4:引起皮肤损害的疾病,如肠病性肢端皮炎、必需氨基酸缺乏和皮肤黏膜淋巴结综合征。

【问题 5】　BRD 治疗的药物选择和预后?

思路 1:BRD 是一组可治疗的遗传代谢病。临床症状出现的早晚和轻重与酶活性密切相关。所有 BRD 患者诊断后均需生物素治疗,以游离型生物素为首选。剂量存在个体差异 5～200mg/d 不等。宫内治疗可给予孕妇生物素 10mg/d。对于合并代谢性酸中毒或高氨血症等重症患者,可适当限制蛋白质 0.5～1.0g/(kg·d)。

思路 2:诊断和治疗越早,效果越好;新生儿筛查可于症状前诊治。诊断延迟,可导致不可逆性脑损害。生物素治疗起效快,4～5 天后临床症状好转;抽搐可于治疗后数小时至数天停止;皮疹于 1～2 周好转或消退;C_5-OH 多于 3～6 个月降至正常;神经系统病灶 2 个月左右逐渐好转。常遗留视听功能损害,部分智力障碍和共济失调也不能完全恢复。

【问题 6】　如何进行遗传咨询和产前诊断?

思路 1:BRT 为常染色体隐性遗传,先证者父母为携带者,他们再生育子女患病风险为 1/4,携带者 1/2,正常 1/4。先症者明确诊断后,其父母下一胎,可行产前诊断。

思路 2：产前诊断。如果先证者基因诊断明确，该家系父母携带者生育时须进行产前诊断，若为携带相同突变的胎儿应告知家长胎儿致病风险及可能的不良预后，由孕妇及其家庭自行决定是否采取流产 / 引产。

二、生物素硫胺素反应性基底节病

硫胺素（维生素 B_1）是一种水溶性维生素，通过两种密切相关的硫胺素转运蛋白 THTR1（thiamine transporter 1）和 THTR2（thiamine transporter 2）转运穿过细胞膜，由 *SLC19A2* 和 *SLC19A3* 基因编码。其中常染色体隐性遗传的 THTR2 蛋白缺乏最常导致生物素硫胺素反应性基底节病（biotin-thiamine-responsive basal ganglia disease，BTBGD），又称为硫胺素代谢障碍综合征 -2（thiamine metabolism dysfunction syndrome-2，THMD2）[OMIM 607483]。不同临床表现的 THTR2 缺陷患者已被确定，临床表型谱在不断扩大。两型临床表现无特异性，可出现智力运动发育落后、嗜睡、肌张力异常、抽搐发作和脑病表现等非特异症状。*SLC19A3* 基因常见致病性变异为 c.1264A>G，c.68G>T，c.74dupT，c.980-38dupA，和 c.980-14A>G（NM_025243.3）。

生物素硫胺素反应性基底节病诊疗经过通常包括以下环节：

1. 临床表现无特异性，多于儿童期出现亚急性脑病表现。

2. 头颅 MRI 示 Leigh 综合征样特点，即双侧基底节、丘脑和脑干异常信号伴广泛的皮层水肿改变，后期出现脑萎缩。

3. 生化检测无特异性，可见血液和脑脊液乳酸增高。

4. 对疑诊 BTBGD 的患者进行 *SLC19A3* 基因诊断，从遗传学水平提供证据。

5. BTBGD 患者确诊后以口服生物素和硫胺素治疗为主，可明显改善症状。

6. BTBGD 患者可进行遗传咨询和产前诊断。

临床关键点

1. 反复发作的亚急性脑病表现。

2. 头颅 MRI 急性期示 Leigh 综合征样特点，即双侧基底节、丘脑和脑干异常信号伴广泛的皮层水肿改变。

3. *SLC19A3* 基因检测是确诊的重要手段。

4. 该病呈常染色体隐性遗传。

5. 生物素和硫胺素是有效的治疗方法，可有效改善症状。

6. 遗传咨询和产前诊断是有效的预防途径，明确基因诊断是进行准确产前诊断的前提。

临床病例 2

患儿，女，2 岁 5 个月幼儿，亚急性起病。主因"步态不稳 1 月余"入院。

患儿 1 月余前呼吸道感染后出现走路时突然跌倒，渐加重独站不稳，予以阿昔洛韦抗病毒、甲泼尼龙冲击及对症补钙、补钾治疗。头颅 MRI 示双侧额颞顶枕叶皮质、基底节区、丘脑及中脑多发片状异常信号。予甲泼尼龙冲击后，家长觉患儿走路较前稍稳。2 周前再次出现精神差，易激惹，睡眠差，反应慢，易疲劳，不愿下地行走。复查头颅 MRI 示脑内广泛多发对称性片状异常信号影，强化不明显，与前次头颅 MRI 对比部分病灶有吸收好转，部分病灶似有加重。予以第二次甲泼尼龙冲击，步态无明显好转，复查头颅 MRI 部分略有加重。患儿走路仍不稳，呈宽基底跨阈步态，较前无明显变化，精神反应好转，睡眠可。为进一步诊治收入院。

既往史、个人史、家族史：无特殊。

神经系统体格检查：神清，步态不稳，双上肢肌力 V 级，双下肢肌力 Ⅳ 级，肌张力高，可见肌张力不全表现。双侧膝腱反射稍活跃，病理征及脑膜刺激征（−）。

辅助检查：血乳酸增高 5.28mmol/L。脑脊液乳酸 2.10mmol/L。头颅 MRI 示（图 8-7-3）病初双侧额颞顶枕叶皮质、基底节区、丘脑及中脑多发片状异常信号；后期有好转，伴皮层萎缩。

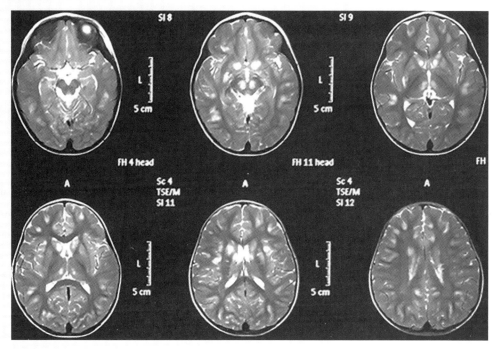

图 8-7-3 患者头颅 MRI

【问题1】 根据患者的病例资料,患者最可能的诊断是什么?

考虑遗传代谢病可能性大,结合头颅 MRI 改变,应注意线粒体病或 BTBGD。考虑遗传代谢病可能性大,结合头颅 MRI 改变,应注意线粒体病或 BTBGD。确诊需依靠 *SLC19A3* 和 *SLC19A2* 基因分析。

知识点

BTBGD 临床表现

1. 早期表现包括非典型婴儿痉挛,迟发性进行性脑萎缩和双侧丘脑、基底神经节病变,以及严重新生儿乳酸性酸中毒伴急性脑病。

2. 在青春期或成年期,表现为 Leigh 样综合征或类似 Wernicke 脑病,以及全身性肌张力障碍和癫痫发作。

3. 也有早发性致命性脑病的报道,伴典型的影像学改变。

【问题2】 此患者需完善的辅助检查有哪些?

思路 1:①完善肝肾功能、血糖、心肌酶、血电解质、血和脑脊液乳酸、血氨、维生素 B_{12}、叶酸、同型半胱氨酸、铜蓝蛋白及血尿代谢筛查等;②血和脑脊液神经元表面抗体和寡克隆区带以及全身自身免疫性抗体,甲状腺功能和抗体,血管炎相关指标,除外自身免疫性疾病;③血和脑脊液病原学检查;④凝血功能检查等。

思路 2:因线粒体病可能出现颅内钙化,可完善头颅 CT 检查;早期皮层广泛肿胀,可完善头颅 MRI 增强,观察病灶是否强化或血管发育异常等;脑电图检查等。

【问题3】 BTBGD 的基因诊断是什么?

思路:基因诊断是 BTBGD 确诊的关键,目前主要应用 PCR 扩增、下一代测序等技术手段检测基因的致病性变异。*SLC19A3* 基因位于 2p36.3,全长约 32.91kb,包含 6 个外显子。*SLC19A3* 基因复合杂合致病性变异支持诊断。该患儿下一胎可以通过产前诊断判断胎儿情况。该患儿在 *SLC19A3* 基因发现两个致病性复合杂合变异分别来自父母,为 c.A947C(N316T)和 c.G400T(E134X)。故诊断成立。

【问题4】 该家系先证者临床上需要与哪些疾病进行鉴别?

思路:患儿亚急性起病,脑病和运动障碍表现,结合头颅 MRI,应与下列疾病鉴别。

其他遗传代谢病：如 Wernicke 脑病、线粒体病等可出现颅内对称性基底节、脑干、丘脑和小脑病灶，但广泛的皮层病灶少见，鉴别主要依靠线粒体核基因和线粒体基因检测。

自身免疫性脑炎或血管炎：患儿亚急性起病，意识改变结合影像，且病初免疫治疗似有好转，应注意基底节脑炎或其他自身免疫性脑炎、血管炎。但病灶多为对称性且广泛，免疫相关检查未见异常，且加强免疫治疗病情有加重，故不支持诊断，仍需依靠基因检测进一步鉴别。

中枢神经系统感染：患儿起病前正常，突然出现的运动障碍和意识改变，应注意中枢神经系统感染；但病程呈亚急性，无发热及抽搐，影像呈对称性改变且无破坏性病灶，免疫治疗无加重，故不支持。完善血和脑脊液病原学检测可进一步除外该病。

【问题5】 BTBGD 治疗的药物选择和预后？

思路：BTBGD 是一种可治疗的遗传代谢病。以生物素和硫胺素为主。生物素 2～10mg/d，硫胺素 100～400mg/d。对于婴儿痉挛症和发育落后，生物素疗效欠佳。但对于脑病患者，二者连用疗效较好。治疗越早，疗效越佳。

【问题6】 如何进行遗传咨询和产前诊断？

思路1：BRT 为常染色体隐性遗传，先证者父母为携带者，他们再生育子女患病风险为 1/4，携带者 1/2，正常 1/4。先症者明确诊断后，其父母下一胎，可行产前诊断。

思路2：产前诊断。如果先证者基因诊断明确，该家系父母携带者生育时须进行产前诊断，若为携带相同突变的胎儿应告知家长胎儿致病风险及可能的不良预后，由孕妇及其家庭自行决定是否采取流产/引产。

三、遗传性叶酸吸收障碍

叶酸又称喋酰谷氨酸，是一种水溶性 B 族维生素，为机体细胞生长和繁殖必需物质。遗传性叶酸吸收障碍（hereditary folate malabsorption，HFM）[OMIM 229050]是一种罕见的可治疗的常染色体隐性遗传代谢病。患者肠道叶酸吸收障碍，且叶酸不能通过血脑屏障转运进入中枢神经系统。*SLC46A1* 基因编码的质子偶联叶酸转运子（proton-coupled folate transporter，PCFT）功能异常导致该病的发生。*SLC46A1* 基因位于 17q11.2，包含 5 个外显子，编码 459 个氨基酸。目前已报道近 40 个家系。

脑叶酸缺乏症是由于脑脊液中 5-甲基四氢叶酸降低引起的一组可治疗疾病。脑叶酸缺乏病因复杂，包括多种遗传性和获得性疾病。导致多系统受累，常见的表现为小婴儿期起病的大细胞贫血，全血细胞减少或无丙种球蛋白血症和 T 细胞功能异常导致反复感染或慢性腹泻，以及神经系统症状如癫痫，智力运动发育落后和锥体外系症状等。

遗传性叶酸吸收障碍的诊疗经过通常包括以下环节：

1. 婴儿期起病的大细胞贫血，发育正常或落后伴癫痫，且头颅 CT 或 MRI 显示双侧对称性进行性加重的颅内钙化，需考虑 HFM。

2. 辅助检查有特征性的血液和脑脊液叶酸浓度降低，且脑脊液 5-甲基四氢叶酸浓度降低。

3. 对疑诊 HFM 的患者进行基因诊断，分析明确的 *SLC46A1* 致病基因，从遗传学水平提供证据。

4. HFM 患者确诊后补充亚叶酸，可明显改善症状。

5. HFM 患者可进行遗传咨询和产前诊断。

临床关键点

1. 婴儿期起病的大细胞贫血和喂养困难，发育落后伴癫痫是 HFM 的典型表现。

2. 头颅 CT 或 MRI 显示双侧对称性进行性加重的颅内钙化，血液和脑脊液叶酸浓度降低，脑脊液 5-甲基四氢叶酸浓度降低，有提示意义。

3. *SLC46A1* 基因分析是确诊的重要手段。

4. 该病呈常染色体隐性遗传。

5. 亚叶酸是有效的治疗方法，多数可有效改善症状。

6. 遗传咨询和产前诊断是有效的预防途径，明确基因诊断是进行准确产前诊断的前提。

临床病例 3

患儿为 9 岁男童，主因"间断抽搐 7 年，走路不稳 1 年余"入院。2 岁 6 个月起出现间断抽搐发作，可持续 2～7 小时后缓解，予止痉治疗方可缓解，2～3 个月可发作 1 次。智力运动发育落后，1 岁 6 个月会走，一直走路欠稳。8 岁时，走路不稳加重，现独坐欠稳。2 岁前智力与同龄儿相仿，其后逐渐较同龄儿落后，反应迟钝，伴攻击性行为。

既往史：生后 3 个月时曾患"大细胞贫血，三系减低"（具体不详）。患儿为 G_3P_3，前两胎均为女孩，体健。自幼反复患湿疹样皮疹和结膜炎。

家族史：无异常。

入院查体：神清，反应稍迟钝，生命体征平稳，右侧口角可见直径约 1cm 皮肤破损，已结痂，牙龈见少许出血，可见心肺腹查体未见明显异常。

神经系统查体：不能独走，双下肢肌力Ⅲ级，双上肢肌力Ⅳ级，四肢肌张力增高；双下肢痛觉减退，深感觉存在；双侧膝反射亢进，双侧巴宾斯基征阳性。

辅助检查：血常规示 Hb 141g/L，MCV 100fl（82～92fl），MCH 37pg（27～34pg），MCHC 370g/L（316～354g/L）。血叶酸 9.96nmol/L（>10nmol/L），维生素 B_{12} 正常。脑脊液常规生化未见异常，利用高效液相色谱法分析脑脊液 5-甲基四氢叶酸为 0.01nmol/L（60～210nmol/L）。头颅 CT 示进行性加重的双侧对称性额、颞、顶和枕叶白质及双侧基底节和丘脑高信号，白质病变由后至前进展，早期既有基底节受累。头颅 MRI 示 T_2 像双侧基底节及白质区多发小片状高信号（图 8-7-4 与图 8-7-5）。

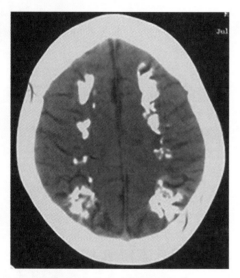

图 8-7-4　患者头颅 MRI 图像 1

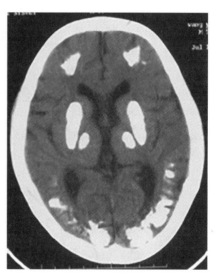

图 8-7-5　患者头颅 MRI 图像 2

【问题 1】　根据病例资料，患者最可能的诊断是什么？

思路：婴儿期出现的大细胞贫血，发育落后伴倒退，癫痫持续状态。头颅 CT 或 MRI 显示双侧对称性进行性加重的颅内钙化，血液叶酸浓度降低，脑脊液 5-甲基四氢叶酸浓度降低。临床上高度怀疑 HFM 的，可行 SLC46A1 基因检测。

知识点

HFM 临床表现

HFM 为多系统受累疾病。神经系统除发育落后和癫痫外，还可见共济失调、肌无力和震颤等；血液系统可表现为大细胞贫血、白细胞和血小板减少；消化系统可出现食欲不佳、喂养困难、腹泻、口腔溃疡和体重下降等；部分合并低免疫球蛋白血症，易出现反复呼吸道感染。

【问题2】 HFM 的诊断必备辅助检查是什么？

思路：血常规示大细胞贫血。血液和脑脊液叶酸浓度降低，脑脊液 5- 甲基四氢叶酸浓度降低，提示脑叶酸缺乏症。头颅 CT 或 MRI 改变进一步提示诊断。临床上对于怀疑 HFM 的，确诊需依靠 *SLC46A1* 基因检测。

【问题3】 HFM 的基因诊断和产期诊断？

思路：*SLC46A1* 基因诊断是 HFM 确诊的关键，目前主要应用 PCR 扩增、下一代测序（next-generation sequencing）等技术手段检测 *SLC46A1* 基因的致病性变异，符合常染色体隐性遗传方式。明确的先症者基因诊断，下一胎可以通过产前诊断判断胎儿情况。

【问题4】 该家系先证者临床上需要与哪些疾病进行鉴别？

思路1：患儿发育落后伴倒退，合并癫痫，伴多系统受累，需与其他遗传代谢病和神经变性病鉴别，包括完善血氨基酸和酯酰肉碱谱分析及尿有机酸分析，以及血氨、乳酸和同型半胱氨酸的筛查。最终需要依靠基因诊断进行鉴别。

思路2：需要与其他引起颅内钙化的疾病相鉴别。

1. 先天性感染 巨细胞病毒、风疹病毒等，但多数自幼发育落后，颅内多为不对称点状钙化。
2. 遗传性疾病 如线粒体病，Aicardi-Goutires 综合征和遗传性低镁血症等。
3. 内分泌疾病 如假性甲状旁腺功能减退症等。

【问题5】 HFM 治疗的药物选择和预后如何？

思路1：HFM 是可治疗的遗传代谢病。所有 HFM 患者诊断后均需亚叶酸治疗。剂量存在个体差异。经治疗临床可明显改善甚至接近正常；血液叶酸水平可恢复正常，脑脊液 5- 甲基四氢叶酸可升高，但很难恢复正常；颅内钙化无好转，但可无进展或进展缓慢。

思路2：诊断和治疗越早，效果越好；颅内钙化为不可逆性脑损害。经治疗多数患者可正常生活或工作，但远期预后仍有待观察。

【问题6】 如何进行遗传咨询和产前诊断？

思路1：BRT 为常染色体隐性遗传，先证者父母为携带者，他们再生育子女患病风险为 1/4，携带者 1/2，正常 1/4。先症者明确诊断后，其父母下一胎，可行产前诊断。

思路2：产前诊断。如果先证者基因诊断明确，该家系父母携带者生育时须进行产前诊断，若为携带相同突变的胎儿应告知家长胎儿致病风险及可能的不良预后，由孕妇及其家庭自行决定是否采取流产 / 引产。

本 章 小 结

遗传代谢病种类繁多，约 8 千种。虽单一病种的患病率较低，属于罕见病，但总体发病率则较高为 1/4 000～1/3 000。遗传代谢病主要由于基因变异导致酶功能缺陷，从而导致各种代谢障碍，其中主要包括氨基酸、尿素循环、有机酸、脂肪酸氧化、糖代谢障碍及溶酶体贮积病。这些疾病绝大多数属常染色体隐性遗传，少数属 X 连锁伴性遗传。遗传代谢病特点是临床表现错综复杂、表型多变、多脏器受累、缺乏特异性，常规生化及影像学检查难以鉴别而易漏诊、多数疾病起病早而凶险、延误治疗致死致残。疾病严重程度取决于酶缺乏程度，轻者可无症状，重者出现急性代谢性脑病、高氨血症、低血糖、代谢性酸中毒、肝脾肿大、肾小管受损、特殊面容、皮肤、毛发异常、特殊气味、生长智力发育障碍等症状。随着串联质谱、气相色谱质谱、酶学检测及基因检测技术的发展，使许多遗传代谢病得以早期病因诊断、早期对因治疗，改善了患者的以后，避免或减少了神经系统后遗症的发生，降低了新生儿及小婴儿期危重患者的死亡率；遗传代谢病三级预防（孕前咨询指导、产前诊断、新生儿筛查）的开展是提高我国出生人口质量的重要措施。

遗传代谢病诊断技术的发展，如高通量基因检测包括医学外显子、全外显子、全基因分析是提高疑难病的诊断率有突破性的革新，基因分析结果的正确解读需要专业人员，基因结果需要通过生化及临床表型核实。目前酶活性测定在遗传代谢病诊断方面的应用尚未普及，开发更多的酶学检查有待发展。遗传代谢病无创性产前诊断可避免羊膜腔穿刺、绒毛活检、脐血采集等方法对母亲和儿童的危害，但目前应用仅局限几种疾病，故无创前筛查 / 诊断技术成为当前产前筛查 / 诊断的发展方向。目前，对于氨基酸、有机酸、尿素循环及脂肪酸代谢多有相应的治疗方法，但一些遗传代谢病如糖原累积病、黏多糖病等溶酶体病治疗存在很大的挑战，药物昂贵、短缺是治疗瓶颈，希望通过政府及社会团体等资助为这些患者的治疗提供帮助。

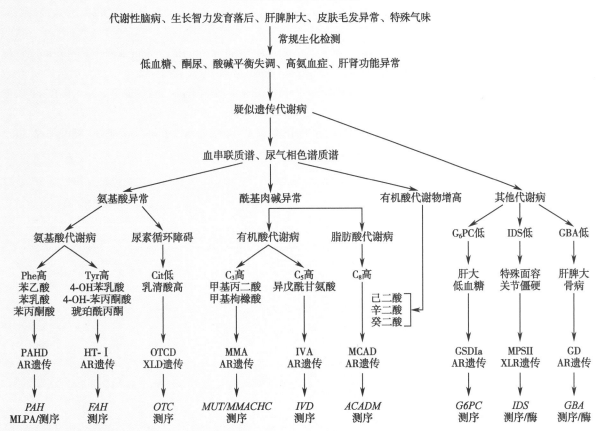

遗传代谢病诊断简要流程

（注：Phe：苯丙氨酸；Tyr：酪氨酸；Cit：瓜氨酸；C₃：丙酰肉碱；C₅：异戊酰肉碱；C₈：辛酰肉碱；PAHD：苯丙氨酸羟化酶缺乏症；HT-Ⅰ：酪氨酸血症Ⅰ型；OTCD：鸟氨酸氨甲酰基转移酶缺乏症；MMA：甲基丙二酸血症；IVA：异戊酸血症；MCAD：中链酰基辅酶A脱氢酶缺乏症；GSDⅠ：糖原累积病Ⅰa型；MPSⅡ：黏多糖贮积症Ⅱ型；GD：戈谢病；G₆PC：葡萄糖-6-磷酸酶；IDS：艾杜糖醛酸-2-硫酸酯酶。GBA：酸性-β-葡糖苷酶）

（姜玉武）

推荐阅读文献

[1] ZANETTI A，D'AVANZO F，RIGON L，et al. Molecular diagnosis of patients affected by mucopolysaccharidosis：A multicenter study. Eur. J. Pediatr. 2019，178：739-753.

[2] ALKHZOUZ C，LAZEA C，BUCERZAN S，etal. Clinical and Genetic Characteristics of Romanian Patients with Mucopolysaccharidosis Type Ⅱ. JIMD Rep. 2017，33：19-25.

[3] LIN HY，LEE CL，LO YT，et al. The relationships between urinary glycosaminoglycan levels and phenotypes of mucopolysaccharidoses. Mol. Genet. Genom. Med. 2018，6：982-992.

[4] LIN HY，LO YT，WANG TJ，et al. Normalization of glycosaminoglycan-derived disaccharides detected by tandem mass spectrometry assay for the diagnosis of mucopolysaccharidosis. Sci. Rep. 2019，9：1-9.

[5] SHAPIRO EG，ESCOLAR ML，DELANEY KA，et al. Assessments of neurocognitive and behavioral function in the mucopolysaccharidoses. Mol. Genet. Metab. 2017，122S：8-16.

[6] KANUNGO S，WELLS K，TRIBETT T，et al. Glycogen metabolism and glycogen storage disorders. Ann Transl Med. 2018，6（24）：474.

[7]　SKAKIC A，DJORDJEVIC M，SARAJLIJA A，et al. Molecular diagnosis of glycogen storage disease type I：a review. EXCLI J. 2019，18：30-46.

[8]　OKECHUKU GO，SHOEMARKER LR，DANBSKA M，et al. Tight metabolic control plus ACE inhibitor therapy improves GSD I nephropathy. J Inherit Metab Dis. 2017，40（5）：703-708.

[9]　KISHNANIPS，SUN B，KOEBERL DD. Gene therapy for glycogen storage diseases. Hum Mol Genet. 2019，28（R1）：R31-R41.

[10]　BELMATOUG N，DI ROCCO M，FRAGA C，et al. Management and monitoring recommendations for the use of eliglustat in adults with type 1 Gaucher disease in Europe. Eur J Intern Med. 2017，37：25-32.

[11]　ADAR T，ILAN Y，ELSTEIN D，et al. Liver involvement in Gaucher disease-review and clinical approach. Blood Cells Mol Dis. 2018，68：66-73.

[12]　TAMADINUR，ARIZIMRAN，MICHAL BECKER-COHEN，et al. Long Term Follow-Up of 103 Untreated Adult Patients with Type 1 Gaucher Disease. J Clin Med. 2019，8（10）：166.

第九章　骨骼系统遗传病

　　骨骼发育不良（skeletal dysplasia）是以四肢、躯干和／或头颅的大小、形状异常为主要特征，一般导致身材比例失调的一组遗传病。目前大约有 450 多种不同的骨骼发育异常疾病，具有广泛的遗传异质性，其分类方法也非常多样化。分类的主要依据有：①以临床或影像学上受累的骨骼部位（如干骺端发育不良 metaphyseal dysplasias）；②以希腊语直接描述受累骨骼外观或疾病进程［如致死性骨发育不良 thanatophoric (death-seeking) dysplasia］；③以人名命名（如 Kniest 骨发育不良 Kniest dysplasia）；④使用描述发病机制的术语（如软骨发育不全 achondroplasia，成骨不全 osteogenesis imperfecta）。根据国际骨骼系统疾病命名委员会（2010）规定的标准命名，骨骼发育不良一般分为软骨发育不全组病（achondroplasia group）、Ⅱ型胶原蛋白病（type Ⅱ collagenopathies）、Ⅺ胶原蛋白病（type Ⅺ collagenopathies）、硫酸化异常组病（sulfation disorders group），节段异常骨发育不全组病（dyssegmental dysplasia group）、细丝蛋白相关疾病（filamin-related disorders）、变型骨发育不全／TRPV4 组病（etatropic dysplasia/TRPV4 group）、短肋发育不良伴或不伴多指组病［short rib dysplasia（SRP）(+/- polydactyly) group］、多发性骺骨发育不良及假性软骨发育不全（multiple epiphyseal dysplasia and pseudoachondroplasia）、干骺端发育不良（metaphyseal dysplasias）、脊柱骨骺干骺端发育不良（spondyloepimetaphysealdysplasias）、短脊柱发育不良（brachyolmiaspondylodysplasias）、点状软骨发育不全（chondrodysplasia punctata）、肢根肢中部发育不良（rhizomelic and mesomelicdysplasias）、肢端和肢中部到肢端发育不良（acromelic and acromesomelicdysplasias）、膜性骨受累型骨发育不良（dysplasias with prominent membranous bone involvement）、弯曲型骨发育不良组病（bent-bone dysplasia group）、骨发育不良伴多发性关节错位（multiple dislocations with dysplasias）。本章主要详解较常见的几种骨骼系统遗传病。

第一节　软骨发育不全

　　软骨发育不全（achondroplasia, ACH）[OMIM 100800]是最常见的一种短肢型侏儒症。ACH 的发病率低，为 1/28 000～1/26 000，没有种族差异。主要表现为四肢粗短（以长骨如股骨、肱骨缩短为主）、面中部发育不良，伴有头大。ACH 是一种常染色体显性遗传病，100% 外显率。该病由位于 4 号染色体上的成纤维生长因子受体 3 基因（*FGFR3*）的杂合变异（一般为 c.1138G>A or G>C，p.Gly380Arg）导致。由于患者的生育适合度下降，大约 7/8 的患者携带的变异为新生变异（de novo mutation）。软骨发育不全在婴儿期或儿童早期即可确诊。

　　软骨发育不全的诊疗经过通常包括以下环节：

1. 详细询问先证者的症状学特征及家族史。

2. 查体　关注骨骼系统体征，尤其是疾病特征性的体征。

（1）身材矮小；

（2）头颅大且前额突出；

（3）四肢近端短缩并伴四肢皮肤多余皱褶；

（4）肘部关节伸展受限；

（5）短指；

（6）三叉戟手（中指与环指不能并拢）；

（7）下肢弯曲呈弓形（膝内翻）；

（8）胸腰椎后凸；

软骨发育不全诊治要点（微课）

（9）面中部发育不良（面中部凹陷、塌鼻梁）。

3. 影像学检查　关注疾病特征性改变。

（1）颅盖大，前额突出；

（2）腰椎前凸；

（3）尾椎弓根间距离狭窄；

（4）坐骨小切迹狭窄；

（5）干骺端呈波浪状。

4. 对临床确诊患者，经知情同意后，对 *FGFR3* 基因进行分子遗传学检测。

5. 向患者解释检测结果、遗传咨询。

6. 对遗传诊断明确、有生育要求的家系进行产前诊断，根据结果进行遗传咨询。

7. 根据患者病情制订治疗方案。

8. 向患者介绍有关的软骨发育不全病友会，搭建患者间沟通的平台。

临床关键点

1. 身材矮小、头颅大、前额突出、肢体近端缩短（海豹肢）及手指呈三叉戟状是软骨发育不良的特征性体征。

2. 软骨发育不全的临床诊断须进行影像学检查。

3. *FGFR3* 基因检测可以辅助确诊。

4. 99% 以上的患者携带 *FGFR3* 基因 p.G380R 致病变异。

5. 患者的父母一般正常，致病变异可能是双亲一方生殖细胞发生新生致病变异。

6. 新生致病变异来源于父亲的可能性较大，与父亲的年龄呈正相关。

7. 该病为常染色体显性遗传病，应在此基础上进行遗传咨询。

8. 无有效的治疗方法，主要是对症治疗。

9. 产前诊断是唯一有效的预防途径，明确遗传诊断是进行准确产前诊断的前提。

临床病例

患儿，女，因孕 35 周臀位行剖宫产。产后 20min 因头大、前额突出、四肢短而进一步检查。母亲否认孕早期感染史，否认家族遗传病史。

查体：体重 2 700g，头围 34.5cm，身长 42cm，上肢上臂 6cm，前臂 6.8cm，大腿 7.0cm，小腿 7.6cm，顶臀长 33cm，顶臀长/身长为 78.6%，前额突出，胸廓扁平较短，腹部相对较长且大，双下肢皮肤皱褶明显。

X 线检查：四肢长骨相对粗短，双侧肱骨远端膨大、增宽，呈喇叭口样改变，髂骨骶端呈波浪状。

头颅彩超提示双侧侧脑室略显增宽。生长激素、甲状腺激素均正常。

【问题 1】　根据上述门诊资料，患儿最可能的诊断是什么？

思路 1：患儿出生时查体和影像学显示身高低于正常值（<1%）；35 周早产儿头围达到正常（~50%），提示头颅大；四肢长骨粗短，双下肢皮肤皱褶明显，以上体征高度提示为软骨发育不良。

知识点

先天性软骨发育不全的临床诊断标准

临床诊断主要以疾病特征性的骨骼系统体征和影像学检查确定，包括身材矮小、头颅大且前额突出、四肢近端短缩并伴四肢皮肤多余皱褶、肘部关节伸展受限、三叉戟手（中指与环指不能并拢）、下肢弯曲呈弓形、胸腰椎后凸、腰椎前凸、面中部发育不良、尾椎弓根间距离狭窄、坐骨小切迹狭窄和干骺端呈波浪状。

思路 2：软骨发育不全是一种常染色体显性遗传病，男女患病机会均等；患者的子女有 1/2 的概率患病，能看到连续传递。但是由于 ACH 患者的生育适合度下降，大约 7/8 的患者携带的变异为新生变异。因此 ACH 患者通常为散发病例，询问家族史后绘制的系谱图一般看不到常染色体显性遗传病的系谱特点。本案例中，患儿的父母正常，该患者为家系里唯一的患者。

【问题2】 软骨发育不全患者临床诊断的必备辅助检查是什么？

思路：全身骨骼 X 线检查。软骨发育不全患者 X 线检查可以衡量头颅骨大小，评估是否有颅盖大、颅底小；四肢长骨 / 短骨长度、比例，评估是否有四肢近侧（长骨）短缩等特征。婴儿期胸腰椎后凸、腰椎前凸，椎体厚度减少，尾椎弓根间距离狭窄，干骺端呈波浪状，都是软骨发育不全患者的影像学特征性改变。

【问题3】 该患者临床上需要与哪些疾病进行鉴别诊断？

思路 1：患儿出生时即表现出头颅大，前额突出，四肢短粗，查体体征和 X 线检查结果都提示软骨发育不全。

思路 2：该患儿还需要其他骨骼疾病相鉴别。在有 X 线检查结果与查体结果时，软骨发育不全很容易与其他骨骼畸形鉴别。但它与以下几种以身材矮小为特征的骨骼畸形有相似的症状。

（1）严重的软骨发育低下（severe hypochondroplasia）：软骨发育低下的骨骼特征性改变与软骨发育不全非常类似，只是症状较轻。因为婴儿期骨骼发育比例失调及影像学改变都不明显，三岁以下的软骨发育低下患者很难诊断。大约 70% 的患者携带 *FGFR3* 基因变异，这些变异不同于软骨发育不全患者的变异。当软骨发育低下的症状较重时，则较难与软骨发育不全相互鉴别，只能通过基因诊断来确诊。

（2）SADDAN（severe achondroplasia, developmental delay, acanthosis nigricans）：严重软骨发育不全伴发育迟缓及黑棘皮病是一种极其罕见的骨骼系统遗传病，以身材极度矮小、严重的胫骨弯曲、复杂的发育迟缓和黑色棘皮病为特征。*FGFR3* 基因 Lys650Met 变异是其特征性变异。

（3）致死性骨发育不良（thanatophoric dysplasia）：该症一般为婴儿期致死，可以通过这个特点与软骨发育不全相互鉴别。

（4）假性软骨发育不全（pseudoachondroplasia）：假性软骨发育不全的临床表型初现于两岁左右；而软骨发育不全的症状在出生时就表现出来。

综合本例患者体征、影像学结果及家族史均符合软骨发育不全临床诊断标准，临床诊断为软骨发育不全。建议患者可以做基因检测以进一步确诊。

【问题4】 怎样对该患儿进行进一步确诊？

思路 1：检测患儿 *FGFR3* 基因特定的两种变异之一（c.1138G>A or G>C）可以帮助进一步确诊，但是基因检测不是确诊软骨发育不全所必须的。

思路 2：*FGFR3* 基因检测是进行产前诊断的必备技术。该家系先证者临床诊断 ACH 明确，进一步确诊可以进行分子遗传学检测。

【问题5】 怎样对该家系先证者进行分子遗传学诊断？

思路：软骨发育不全是由于编码成纤维生长因子受体 3 的基因 *FGFR3*（NM_000142.4）变异致病，该基因位于 4p16.3，全长 15.561kb，共包含 18 个外显子。99% 患者的基因致病变异为第 9 外显子 c.1138G>A or G>C，p.Gly380Arg。

对该家系先证者采用 PCR 方法扩增 *FGFR3* 基因第 9 外显子检测发现患者携带 c.1138G>A，p.Gly380Arg 致病变异，患者临床诊断 ACH 正确。

【问题6】 如何进行遗传咨询？

参见《第三章遗传病诊断与遗传咨询》。

思路 1：按常染色体显性遗传方式进行遗传咨询。

思路 2：先证者父母风险评估。

（1）大约 80%ACH 患者的父母都不是患者，患者的致病变异为新生致病变异。

（2）新生致病变异通常与父亲年龄大（>35 岁）有关，因此新生致病变异基本都来源于父亲。

（3）另外 20% 的 ACH 患者有至少一个患有 ACH 的父（母）亲。

思路 3：先证者同胞风险评估。

（1）先证者的同胞是否患病取决于先证者的父母是否患病。

（2）如果父母是正常身高，那么先证者的同胞患病的概率非常低。但不能排除父（母）可能为生殖腺嵌合情况,所以先证者同胞患病风险较群体发病率高。

(3) 当双亲之一患病,则先证者的同胞患病概率为 50%。

思路 4:先证者后代风险评估。

(1) ACH 患者的每一次生育都有 50% 的可能性将致病变异传递给下一代。

(2) ACH 患者与正常身高的伴侣婚配,则后代有 50% 的可能性患 ACH。

(3) ACH 患者可能与矮身材有生育能力的伴侣婚配。

1) 如果双方均为 ACH,则 50% 后代为杂合子 ACH 患者,25% 后代为纯合子 ACH 患者。纯合子患者比杂合子患者的症状严重得多。胸廓小及神经系统功能异常通常造成呼吸窘迫而致死。

2) 如果夫妻双方为两种不同的显性遗传的骨骼发育不良,则后代的患病风险为:

25% 与妈妈患同样的遗传病;

25% 与爸爸患同样的遗传病;

25% 正常身高;

25% 为复合杂合子,通常会出现累加的、更严重的临床表现。

思路 5:ACH 患者远期并发症。

(1) 骨骼肌肉系统

1) 关节不稳定性;

2) 椎管狭窄:麻木、放射性疼痛、四肢无力、步态不稳、大小便失禁。

(2) 神经系统:头颅过度生长、肌张力过低;嗜睡、易怒、不明原因的头疼及呕吐等。

(3) 丧失听力:2 岁以内 ACH 患者可能丧失听力。

(4) 阻塞性睡眠呼吸暂停或中枢神经性睡眠呼吸暂停:ACH 患者在一岁之内或上学之前可能出现睡眠呼吸暂停,出现夜间肺通气不足。

(5) 肥胖:ACH 患者可能出现肥胖,进一步加重下肢弓形。

【问题 7】 如何对 ACH 患者进行治疗?

思路 1:迄今无特异性治疗,只能对症和支持治疗。

思路 2:针对身材矮小的治疗。

(1) 生长激素治疗:早期疗效显著,疗效随时间减弱;生长激素的疗效对成年 ACH 患者的疗效一般。

(2) 外科四肢增长术作为可选。

思路 3:呼吸系统症状治疗,出现通气障碍的患儿实施扁桃体或腺样体切除术来缓解症状;使用 CPAP(持续正压通气)面罩。

思路 4:骨骼肌肉系统症状治疗,外科四肢增长术以矫正四肢短及改善腰椎前凸;膝内翻、椎管狭窄等骨骼异常进行适时外科治疗矫正。

思路 5:肥胖的治疗,从儿童早期开始监控 ACH 患者体重,监控指标以专门针对 ACH 患者的标准体重和体重 - 身高表为准,不能使用正常人的 BMI 作为参考。

【问题 8】 患儿母亲拟再生育,如何进行产前诊断?

思路 1:产前诊断须建立在先证者遗传诊断明确的基础上。

思路 2:孕妇本人或孕妇与配偶均为 ACH 患者的孕妇为高风险孕妇。取胎儿 gDNA 样本(可以孕早期取绒毛,中期取羊水)进行 *FGFR3* 基因进行分子遗传学分析;根据先证者的致病变异情况进行特定区域 PCR- 测序分析。

思路 3:正常身高的孕妇常规围产期超声检出胎儿短四肢,这种情况下,胎儿有可能患 ACH。可以通过 3D 螺旋 CT 进一步检查宫内胎儿是否可能有骨骼异常。如果进一步检查结果仍怀疑胎儿有骨骼异常,需做胎儿 DNA 的 *FGFR3* 基因致病变异筛查。

(张　学)

第二节　成骨不全

成骨不全(osteogenesis imperfecta, OI),又名"脆骨病",是由 I 型胶原蛋白(collagen type I, COL1)结构异常、数量不足或翻译后修饰和折叠错误导致的一类结缔组织病,群体发病率约 1/10 000。该病主要临床特征为骨骼变脆、轻微外伤和非外伤导致多发性骨折，骨骼畸形，蓝／灰巩膜，牙本质发育不全，成年进行性听力衰减和身材矮小等。OI 遗传异质性强，临床表型变异广泛。根据临床表现、遗传基础和遗传方式的不同，OI 至少被分为 15 种亚型（OI- Ⅰ～ⅩⅤ）（表 9-2-1）。其中，OI- Ⅰ～Ⅳ占 90% 以上，由 *COL1A1*（位于染色体 17q21.33）和 *COL1A2*（位于染色体 7q21.3）致病性变异直接导致，呈常染色体显性遗传。本节主要针对 *COL1A1/2* 致病性变异相关的 OI 亚型进行讲解。

成骨不全诊治要
点（微课）

COL1A1/2 相关 OI 的诊疗经过通常包括以下环节：

1．详细询问先证者骨折史、症状学特征和遗传家族史。

2．查体　关注骨骼系统体征，尤其是疾病特征性的体征，如：

（1）轻微外伤和非外伤性骨折；

（2）肢体变形；

（3）身材矮小（主要针对Ⅲ型和Ⅳ型）；

（4）蓝／灰巩膜；

（5）牙本质发育不全；

（6）青春期后进行性听觉损伤；

（7）关节脱位，韧带松弛和其他结缔组织异常；

（8）婴幼儿囟门晚闭合；

（9）胎儿 B 超检测股骨成角等；

（10）有常染色显性遗传的 OI 患病家族史。

3．疑似患者进行 X 线影像学检查。

（1）骨折、骨变形（包括长骨、肋骨、颅骨和锁骨等的骨折）；

（2）"鳕鱼"椎骨：为脊髓压缩性骨折的结果，多见于成年 OI 患者；

（3）沃姆骨：面积≥6mm×4mm（直径）的缝间骨，数量超过 10 个，提示 OI 但非特异病征性；

（4）髋关节内陷；

（5）骨质减少和骨质疏松。

4．生化检测　血清维生素 D、钙、磷、碱性磷酸酶浓度正常，但骨折期间碱性磷酸酶大幅提高。

5．COL1 分析　体外培养患者皮肤成纤维细胞，显示胶原蛋白的结构和数量。这种方法可确诊临床 90% 以上的 OI 患者，并可将 COL1 数量缺陷的Ⅰ型 OI 与 COL1 质量缺陷的重型 OI 加以区分。

6．分子遗传学检测　COL1 相关 OI 致病基因为 *COL1A1* 或 *COL1A2*。上述两个基因分别编码 COL1 的两种亚基（α1 和 α2）。基因变异分点变异和基因内的微缺失，可分别通过基因测序和多重连接探针扩增技术（MLPA）检测。告知患者 OI 的分子诊断流程，知情同意后进行 *COL1A1/2* 变异分析。

7．向患者解释检测结果、遗传咨询，对遗传诊断明确、有生育要求的家系进行产前诊断。

8．根据患者病情制订治疗方案。

临床关键点

1．OI 的诊断主要依据临床表现和影像学检查，初诊患者临床资料要齐全，问诊要翔实。

2．胎儿期 OI 表现　B 超下显示长骨骨折（成角），颅骨骨化度低下，脊柱和椎体变形，身材小。

3．出生后主要临床特征　出生时 X 线检查结果显示骨折迹象；轻微外力或不明原因导致的多次非偶然骨折，骨密度低下，骨骼畸形，假关节，沃姆骨；特殊面容，蓝巩膜，牙本质发育不良，身材矮小，关节韧带松弛等；部分患者有耳鸣，青春期后进行性听力损失。

4．鉴别诊断　儿童骨折相关疾病有多种，OI 临床诊断需要鉴别。

5．遗传方式　常染色体显性遗传，外显率不完全和表现度不一致。

6．临床治疗方法　康复、药物和外科手术治疗。

7．基因诊断　在明确临床分型的基础上进行基因诊。

8．遗传咨询和产前基因诊断　对有生育需求的患者家庭，在明确遗传方式和致病变异的基础上为家系成员提供遗传咨询和产前基因诊断。

临床病例

一名 11 岁男童（Ⅳ-3）因"全身性多发骨折和下肢严重变形"由儿科转诊来遗传门诊就诊。初步病史采集如下。

临床特征：患儿足月平产，1 岁 2 个月学会走路，生长和智力发育均正常，刚学步时左腿股骨断裂，当地医院就诊，牵引治疗，恢复良好；两岁右侧股骨断裂，牵引治疗，治疗效果欠佳，后手术治疗，钢钉、钢板反复固定，右腿变形；此后不断骨折，每年骨折 1～2 次，累计骨折 20 多次，骨折部位累及双侧股骨、双侧胫、腓骨、双前臂远端及肋骨、锁骨。2011 年、2012 年行骨外科手术，对双侧下肢（股骨和胫、腓骨）矫形。

家族史：家系中连续 4 代发病（图 9-2-1），患儿母亲和外公等 9 个家庭成员均有骨折病史、蓝巩膜和身材矮小，但患儿外公和母亲症状较轻，骨折次数均少于 5 次，其他患者骨折次数均多于 15 次，家系中所有患者均有相似面容，外公等 3 名年长患者有耳鸣和听力衰退表现。

患儿查体：三角脸，深蓝巩膜，牙齿黄色透明状、损坏严重，髋关节脱位；身高 115cm（较同龄正常儿童偏低），右小腿变形，鸡胸，脊柱侧弯，听力正常。

X 线检查：患儿全身多处陈旧性骨折和下肢长骨髓内针，骨皮质变薄，骨质减少（图 9-2-2）。

生化检查：血清维生素、钙、磷和碱性磷酸酶活性均属正常范围。

分子遗传学检测：*COL1A1/2* 基因测序，发现患儿 *COL1A1* 基因内错义致病性变异 c.2560G>A，该致病性变异导致编码氨基酸由甘氨酸变为丝氨酸（G854S）。

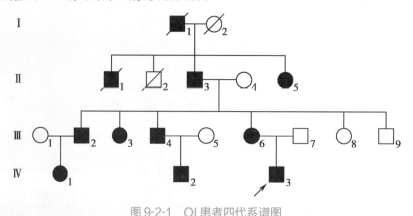

图 9-2-1 OI 患者四代系谱图

【问题 1】 根据上述门诊资料，患儿最可能的诊断是什么？

思路 1：患儿从 1 岁 2 个月起不断骨折，骨折次数累计 20 多次；查体见下肢、胸骨和脊柱变形；三角脸，蓝巩膜，牙本质发育不良，身材矮小；关节脱位；X 线检查显示多处陈旧性骨折，骨皮质变薄，骨质疏松，沃姆骨和脊柱变形；血液维生素 D、钙、磷和碱性磷酸酶活性未见异常。综合上述，高度提示成骨不全。

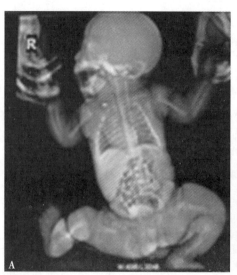

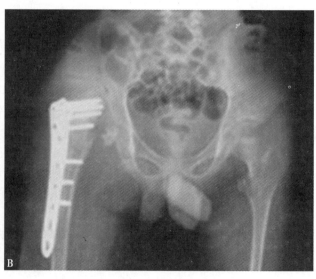

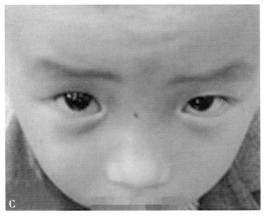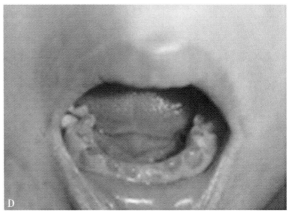

图 9-2-2 OI 患者临床表现

(A.下肢骨折；B.股骨钢钉固定；C.三角脸，蓝巩膜；D.牙本质发育不全)

知识点

成骨不全的临床诊断标准

①非外力引起多发骨折；②蓝巩膜，牙本质发育不全，身材矮小，下肢变形等；③系谱分析符合常染色体显性遗传；④X 线检查多处陈旧性骨折，骨骼变形，骨密度低下；⑤血液维生素 D、钙、磷和碱性磷酸酶活性均在正常水平。

思路 2：*COL1A1/2* 相关成骨不全是一种常染色体显性遗传病，男女患病机会均等，患者的子女有 1/2 的概率患病，家系中连续传递。详细询问亲属患病情况，绘制系谱图。家系共 4 代 19 人，现存患者 9 人，男性 5 人，女性 4 人，符合常染色体显性遗传方式谱系特点(见第一章医学遗传学基础理论第二节常染色体显性遗传)。

思路 3：外显率不完全和表现度不一致是 OI 的重要遗传学特征之一。本家系患者 OI 临床表现与基因致病性变异(*COL1A1*：c.2560G>A)共分离；先证者母亲和外公等 3 人骨折次数少，骨骼畸形不明显，其他患者骨折次数均多于 15 次，骨骼变形明显，提示该家系 OI 外显率完全和表现度不一致。

【问题 2】 OI 患者临床诊断需要哪些必备辅助检查？

思路 1：X 线检查。OI 患者骨质减少，轻微外力和非外力即可导致骨折，表现全身性骨折，四肢和脊柱、肋骨等的畸形及特征性的沃姆骨。X 线检查可以检测到骨折，骨畸形，沃姆骨和骨皮质变薄、骨折减少。所以 X 线检查是 OI 临床诊断的主要手段。

思路 2：骨密度检测。OI 患者多表现为骨质疏松，骨密度低下。通过骨密度检查，进一步为临床诊断提供支持；此外，OI 家系中，并非所有患者均有骨折表现，但骨密度低下较为普遍，也可以通过骨密度检查鉴别 OI 家系中无骨折病史的患者。

知识点

OI 患者骨密度低下的原因

OI 患者骨组织正常中 COL1 减少，骨质减少，骨密度低下。骨密度检测可作为 OI 辅助诊断手段。

思路 3：COL1 蛋白检测。应用尿素聚丙烯酰胺凝胶电泳技术对患者体外培养皮肤成纤维细胞的分泌蛋白进行定性和定量分析。蛋白质分析在散发病例、致死病例和不典型病例的诊断中作用突出。

知识点

OI 致病分子机制

COL1 的基本结构单位是一个异源三聚体,由 2 个 α1(COL1A1 编码)和 1 个 α2 亚基(COL1A2 编码)共同形成三螺旋结构。OI 患者 COL1A1/2 基因致病性变异,α1 或 α2 亚基结构或数量异常。OI-I 表型较轻,多由于 COL1A1/2 基因终止密码提前出现,致病性变异基因表达产物降解,不能合成完整的蛋白质产物,相应基因产物较正常人减少一半,为 COL1 剂量不足所致,致病机制为单倍型不足(haplo-insufficiency);OI-Ⅱ~Ⅳ型表型严重,致病性变异基因 COL1A1/2 编码结构异常的 α1 或 α2 亚基,变异亚基参与并干扰 COL1 三螺旋装配(2 个 α1 和 1 个 α2),放大了致病性变异等位基因的致病效应,即显性负效应(dominant negative)。基因致病性变异检测可作为 OI 确诊和分型的金标准。

【问题 3】 该家系先证者临床上需要与哪些疾病进行鉴别诊断?

思路 1:COL1A1/2 相关 OI 与其他型 OI 的鉴别主要从遗传方式,致病基因,病情严重程度及身高、虹膜颜色,听力和牙本质等方面进行鉴定(表 9-2-1)。

表 9-2-1　OI 临床分型和遗传基础

OMIM	类型	遗传方式	临床表现					致病基因
			严重程度	身高	虹膜	耳聋	牙齿异常	
166200	Ⅰ	AD	基本正常	正常	蓝色	是	否	COL1A1/A2
166210	Ⅱ	AD	致死	/	深蓝	/	/	COL1A1/A2
259420	Ⅲ	AD	严重	极矮	蓝色	是	是	COL1A1/A2
166220	Ⅳ	AD	中度	矮小	正常	否	是	COL1A1/A2
610967	Ⅴ	AD	中度	矮小	正常	否	否	IFITM5
610968	Ⅵ	AR	中度	矮小	正常	否	否	SERPINF1
610682	Ⅶ	AR	中度	矮小	正常	否	否	CRTAP
610915	Ⅷ	AR	致死/严重	矮小	正常	否	否	LEPRE1
259440	Ⅸ	AR	严重	/	正常	否	否	PPIB
613848	Ⅹ	AR	严重(肾病)	矮小	蓝色	否	是	SERPINH1
610968	Ⅺ	AR	轻度(关节挛缩)	/	正常	否	否	FKBP10
613849	Ⅻ	AR	严重(长骨、椎骨)	矮小	浅灰	否	否	SP7
614856	ⅩⅢ	AR	全身,综合征型	矮小	灰蓝	否	否	BMP1
615066	ⅩⅣ	AR	/	/	正常	否	否	TMEM38B
615220	ⅩⅤ	AR	畸形	矮小	浅蓝	否	否	WNT1

思路 2:OI 与其他疾病有许多重叠表型,因而也需要鉴别。

(1)出生前:早期胎儿超声检查或 X 线检查一旦发现发育迟缓、四肢短小,在考虑致死性 OI 的同时,也需要将低磷酸酯酶症、致死性骨发育不良,长骨弯曲型骨发育不良和软骨发育不全纳入鉴别范围,结合临床表现、生化检查和分子检查做进一步诊断。

1)低磷酸酯酶症:血清和骨组织碱性磷酸酶活性低,牙齿和骨骼矿化缺陷。严重者骨矿化障碍致死,轻者成年后期下肢出现病理性骨折。围产期和婴儿期患儿表现为骨骼矿化低下,小胸廓,长骨变短。可通过血清中磷酸酯酶活性检测与 OI 鉴别。

2)致死性骨发育不良:在胚胎发育三个月即可通过超声鉴定,胎儿生长迟缓,四肢长骨变短,颅骨脊柱畸形,羊水增多,股骨弯曲。多由 FGFR3 致病性变异所致,该病容易与致死性 OI 混淆,可通过基因检测鉴别。

3)长骨弯曲型发育不良:具有特殊面容,腭裂,小颌畸形,颈部半透明度增加,长骨弯曲,变短和足内翻和两性畸形,新生儿致死,部分女婴患儿具有男性染色体核型。可通过超声波和染色体核型检测将该病与 OI 鉴别。

4）软骨发育不良 IB 型：软骨发育不良，上下肢和指 / 趾极端短小，胸廓发育不良，短颈，腹部隆起，胎儿面容水肿，致病基因为 *SLC26A2*，超声波检测联合基因变异检查可将该病与 OI 鉴别。

（2）出生后

1）非偶然骨折：婴儿和儿童由于看护不当和遭受虐待，产生非意外骨折，需要通过发病史、家族史和骨折以其他 OI 特征，如无特殊面容（如三角脸），蓝巩膜，关节过度松弛，牙齿异常和成年性耳聋进行鉴别。

2）其他综合征

Bruck 综合征：该病临床表现和致病基因与 OI 均有重叠，但遗传方式为常染色体隐性。

骨质疏松 - 假性神经胶质瘤综合征：表现为骨折和骨骼畸形，婴儿期失明，假性神经胶质瘤和其他畸形，致病基因为 *LRP5* 基因。可通过婴儿表型和基因变异分析与 OI 鉴别。

Cole-Carpenter 综合征：本病患者可出现多发骨折、骨骼畸形、眼球突出、眼眶变浅、眼眶颅缝早闭、颌部隆起和脑积水等症状，表型综合分析可与 OI 鉴别。

Hadju-Cheney 综合征：以生长缓慢、身材矮小、牙齿缺失、传导性耳聋、骨质疏松、关节松弛、短指、多毛、脊柱、椎骨畸形等为特征，与 OI 表型重叠较多，但表型有微小不同，可通过表型的仔细观察进行鉴别。

骨结构不良老年状皮肤病：以矮小、皮肤松弛、骨质疏松、沃姆骨、骨折和畸形面容等为特征，皮肤松弛表现与 OI 不同。

先天性青少年骨质疏松（idiopathic juvenile osteoporosis, IJO）：在青春期特发的骨质疏松和骨折，致病基因不明确。

牙本质发育不全：是由 *DSPP* 基因变异引起的单纯性病变，无骨折表现。

【问题 4】　怎样对该患儿进行确诊？

思路 1：约 90% 以上的 OI 与 *COL1A1/2* 变异有关。建议临床初诊疑似患者进行 *COL1A1/2* 基因的变异筛查；应用外周血基因组 DNA 的 PCR- 测序技术检测外显子及外显子 / 内含子衔接区变异；通过皮肤成纤维细胞 RNA 的 RT-PCR 测序检测内含子变异；非点变异病例通过 MLPA 和荧光定量 PCR 技术检测基因内拷贝数变异。基因变异检测是 OI 临床诊断的金标准。

思路 2：*COL1A1/2* 基因点变异检测通过 PCR- 测序技术检测患儿 *COL1A1* 和 *COL1A2* 基因全部外显子及外显子 / 内含子衔接区序列，筛查候选致病变异，并在家系和群体个体中进行变异致病性鉴定，年幼患者要通过随访对其基因检测结果验证。

思路 3：缺失或重复变异分析，如果基因测序未发现致病变异，则采用 CGH array，MLPA 和 qPCR 检测 *COL1A1/2* 基因的缺失或重复变异。1%～2%OI 患者携带 *COL1A1* 或 *COL1A2* 基因的拷贝数变异。

思路 4：*COL1A1/2* 基因表达分析，如果基因组 DNA 序列未见变异，则需要做患者皮肤成纤维细胞原代培养，提取成纤维细胞 mRNA，进行 *COL1A1/2* 基因全长 cDNA 的序列分析，确认是否有 RNA 水平的变异。

思路 5：如果以上三种策略都不能检测到先证者致病变异，则需要复审先前临床资料，对临床诊断充分的中、重型 OI 患者，考虑在非 COL1 相关 OI 候选致病基因中进行变异检测。

【问题 5】　怎样对该家系先证者进行分子遗传学诊断？

思路 1：综合患儿临床表现及家族遗传史，确认患儿 OI 为常染色体显性遗传，候选致病基因为 *COL1A1/2*。

思路 2：通过 PCR、测序对候选基因全部外显子及外显子 / 内含子衔接区进行序列分析；在明确患儿变异的基础上，在家系样本中进行致病变异验证，结果发现患儿致病变异为 *COL1A1* 内 c.2560G>A。针对家系中致病变异优化个性化遗传检测技术，制订高效而经济的检测流程。

【问题 6】　如何进行遗传咨询？

思路 1：按常染色体显性遗传方式进行遗传咨询。

思路 2：先证者父母风险评估。

（1）在畸形不太严重的 OI 患者中，一般双亲之一为 OI 患者。

（2）60% 的轻型 OI 先证者由新生基因变异引起，100% 的进行性畸形和围产期致死个体由新生致病性变异导致，其父母存在致病性变异的可能性较小。

（3）一旦明确先证者致病变异，必须对其父母进行临床表现和致病变异的鉴定，防止其父母之一为该致病性变异的生殖腺嵌合体。

思路3：先证者同胞风险评估。

（1）当双亲之一患病，则先证者的同胞患病概率为50%。

（2）如果父母均无临床表型，先证者的同胞患病的概率约为5%，不能排除父母之一为体细胞或生殖细胞嵌合的情况。

思路4：先证者后代风险评估。先证者每次生育，后代的发病风险均为50%。

思路5：家系其他成员后代发病风险评估。家系成员后代发病风险与先证者双亲的表型有关，患病方父（母）的家庭成员后代有发病风险。

思路6：OI患者远期并发症。

（1）肌肉萎缩：OI患者骨折或手术后，很长时间不能走路和站立，骨变细，肌肉萎缩，严重者长期依靠轮椅行走。

（2）骨骼变形：Ⅲ型和Ⅳ型OI患者骨折频繁，最终下肢、脊柱和胸廓变形，运动障碍。

（3）消化不良：多数OI患者牙齿损坏严重，甚至脱落，咀嚼困难，导致消化不良。

（4）妊娠和生产困难：女性重型OI患者，身材矮小，肢体畸形，特别是躯干畸形，腹腔空间有限，妊娠和生产可能有生命危险。

（5）丧失听力：部分OI患者有成年期进行性耳鸣和听力衰减，最终完全失聪，导致耳聋。

思路7：产前诊断。

（1）产前超声检测：妊娠20周前，超声检查只能检测出畸形严重或致死的OI胎儿；轻型OI可能在妊娠晚期或骨折/变形发生后才能检测到，一般轻型OI不能通过超声鉴定。

（2）分子遗传学诊断：羊膜穿刺获得妊娠11～13周的胎儿绒毛组织，16～22周的胎儿羊水细胞或妊娠超过23周的脐带血，提取DNA，根据已明确的先证者*COL1A1/2*致病变异，进行胎儿基因鉴定。

（3）高危妊娠产前诊断和植入前遗传学诊断需在明确家系致病变异的基础上进行。

【问题7】　如何对患者进行治疗？

思路1：康复疗法。适于骨折、手术恢复期的患者，已经出现运动障碍并发症的患者或脊柱变形的患者。治疗过程必须在康复中心专业人员的指导下进行；

思路2：整形外科治疗。适于四肢骨骼，特别是下肢长骨变形的患者，通过外科整形手术配合髓内针、内固定和外固定模具的方法，使弯曲的骨重新变直。

思路3：药物治疗。根据二磷酸盐或焦磷酸盐类似物可以减少骨吸收的原理增强骨密度。二磷酸盐已经在重型OI的儿童患者中，并取得较好的疗效；在成年患者中使用，骨密度也有升高。

（张　学）

第三节　脊柱骨骺发育不良

脊柱骨骺发育不良（spondyloepiphyseal dysplasia，SED）是一组由遗传缺陷造成脊柱和骨骺畸形的遗传疾病，因先天性脊柱、四肢大关节和骨盆发育障碍，而致短躯干和短肢体侏儒。影像特点包括椎体扁平、骨骺发育不良及关节软骨破坏。SED致病基因包括细胞外基质结构蛋白（各种胶原蛋白和非胶原连接蛋白），代谢途径相关基因，大分子折叠、转运和包装相关基因，激素和生长因子及其受体相关基因，核蛋白与转录因子相关基因，RNA加工和细胞骨架蛋白相关基因等。遗传方式包括常染色体显性遗传、常染色体隐性遗传及X连锁隐性遗传。根据临床表现、影像特点以及分子遗传学机制分为九种临床类型：①先天性脊柱骨骺发育不良（spondyloepiphyseal dysplasia congenital，SEDC）；②迟发性脊柱骨骺发育不良（spondyloepiphyseal dysplasia tarda，SEDT）；③迟发性脊柱骨骺发育不良伴进行性骨关节病（spondyloepiphyseal dysplasia tarda with progressive arthropathy，SEDT-PA）；④Omani型SED（spondyloepiphyseal dysplasia Omani type，SED-OT）；⑤Kimberley型SED（spondyloepiphyseal dysplasia Kimberley type，SEDK）；⑥Wolcott-Rallison型SED（spondyloepiphyseal dysplasia Wolcott-Rallison type，SED-WR）；⑦轻度SED伴早发性关节炎（Mild SED with premature onset arthrosis）；⑧SED伴跖骨短缩畸形（SED with metatarsal shortening）；⑨染色体隐性晚发型SED（late onset SED，autosomal recessive type）。

先天性脊柱骨骺发育不良

先天性脊柱骨骺发育不良（spondyloepiphyseal dysplasia congenita，SEDC）［OMIM 183900］是一种常染色体显性遗传病，发病率约为 1/100 万。临床上主要表现为非匀称性身材矮小（短躯干）、骨骺发育异常以及椎体扁平。骨骼特征在出生时即有表现并随时间进展。其他特征包括近视、视网膜变性、脱离和腭裂。SEDC 由 *COL2A1* 基因杂合致病性变异造成。*COL2A1* 基因位于 12 号染色体长臂，长约 31 510bp，含 54 个外显子，编码 II 型胶原 α1 链。

先天性脊柱骨骺发育不良的诊疗经过通常包括以下环节：

1. 详细询问先证者的症状学特征及遗传家族史。

2. 查体时重点关注骨骼系统体征，尤其是疾病特征性的体征。

3. 影像学检查关注脊柱、四肢大关节、头颅及骨盆等典型疾病特征。

4. 对疑诊患者，经知情同意后，选择以 *COL2A1* 基因靶基因的分子遗传检测。

5. 向患者解释检测结果、遗传咨询。

6. 对遗传诊断明确、有生育要求的家系进行产前诊断，根据结果进行遗传咨询。

7. 根据患者病情制订随诊治疗方案。

临床关键点

1. 先天性脊柱骨骺发育不良主要依据其遗传方式和影像学特点。

2. 基因检测是确诊的重要手段。

3. 该病为常染色体显性遗传，应在此基础上进行遗传咨询。

4. 无有效的治疗方法，主要是对症治疗。

5. 产前诊断是唯一有效的预防途径，明确遗传诊断是进行准确产前诊断的前提。

临床病例

先证者，男，11 个月。因身材矮小、颈短就诊。由于家系中还有数个身材矮小、颈短和跛行的患者，要求诊断是否与家系中的患者患有同样疾病。母孕期无特殊，足月分娩，患儿出生时身高 40cm（低于均值 6 个标准差，−6SE），体重 3.3kg，6 个月能独立坐，10 个月能扶物独立站立，首次说单词在出生后 11 个月。

查体：11 个月时身高 65cm（−4SE），体重 9.5kg，颈短，面部发育正常。听力、视力正常，乳牙已萌出，心、肺、肝和脾正常。分别于 10 个月和 18 个月行影像学检查，X 线片显示股骨头继发骨化中心未出现，18 个月时脊柱侧位片显示 L₂、L₃ 椎体呈奶瓶样改变。实验室检查钙、磷、碱性磷酸酶均正常，生长激素与甲状腺功能检测正常。尿甲苯胺蓝试验阴性。

【问题1】　根据上述门诊资料，患儿最可能的诊断是什么？

思路 1：患儿身材矮小，出生时即明显，短颈，属于短躯干性身材矮小，脊柱侧位片显示椎体呈奶瓶样改变，股骨头继发骨化中心未出现，但实验室检查未发现钙、磷、碱性磷酸酶及生长激素等异常，且未发现遗传代谢疾病。据此初步诊断患者为先天性脊柱骨骺发育不良。

知识点

先天性脊柱骨骺发育不良的常见体征

1. 生长　生前生长发育缺陷；最终身高为 94～132cm。

2. 面部　不同程度扁平脸，颧骨发育不全，腭裂。

3. 眼睛　近视，视网膜剥离（50%）。

4. 脊柱　椎骨短，包括颈部卵圆形扁平椎骨、椎间盘狭窄；齿状发育不良；脊柱后侧凸；腰椎前凸。

5. 胸部　桶状胸伴鸡胸。

6. 四肢　骨骺矿化延迟，骨骺扁平，出生时无耻骨、距骨、跟骨或膑骨中心矿化；髋内翻；肘部、膝部和髋部关节活动受限；传导性耳聋。

7. 肌肉　肌力弱、易疲劳，腹肌发育不良。

思路2：先天性脊柱骨骺发育不良是一种常染色体显性遗传病，患者家系中有数个身材矮小、颈短和跛行的患者，需要详细询问家系成员的患病情况，绘制系谱图（图9-3-1）。

询问家族史后发现家系中每代均有相同表型的患者，男女均受累。从系谱图看符合常染色体显性遗传方式特点。

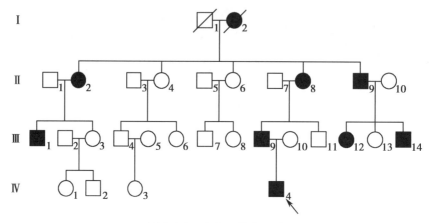

图9-3-1　患者四代家系图

【问题2】　先天性脊柱骨骺发育不良患者临床诊断必备的辅助检查是什么？

思路：影像学检查。该病典型影像特征包括椎体扁平，椎体呈卵圆形，脊柱侧弯，股骨头骺端骨化缺如，股骨颈发育不良且结构不规则，髋臼顶扁平，髋、膝关节畸形等。临床诊断主要依赖影像学特点及遗传方式。

【问题3】　该家系先证者临床上需要与哪些疾病进行鉴别诊断？

思路：黏多糖病Ⅳ型。

SEDC与黏多糖病Ⅳ型均为婴幼儿起病，临床表现和影像学表现类似。黏多糖病以患者尿中黏多糖含量明显增多为特征。患者出生时表型一般正常，往往在第12~18周会走时发现异常，3~4岁体征明显。特征性检查包括外周血涂片中性粒细胞和淋巴细胞浆内可见深紫色异染性颗粒，尿黏多糖阳性。另外，黏多糖病Ⅳ型为常染色体隐性遗传，致病基因为 GALNS 基因和 GLB1 基因。

【问题4】　怎样对该患儿进行确诊？

思路1：该患儿因出生时即表现出短躯干型身材矮小就诊，影像学有典型表现，且有明确常染色体显性遗传的家族史，临床上可以考虑诊断SEDC。

思路2：COL2A1 基因的分子遗传学检测是确诊和分类的一个重要手段，也是进行产前诊断的必备技术。由于其无创性，是临床首选的确诊手段。

【问题5】　怎样对该家系先证者进行分子遗传学诊断？

思路1：基因变异分析是在分子水平确诊 SEDC 的唯一方法。已报道的 COL2A1 基因致病性变异以点致病性变异造成的错义致病性变异为主，虽然没有明显的致病性变异热点，但大部分致病性变异发生在 Gly-X-Y 三螺旋重复序列区域内。另外也有少数剪接致病性变异和个别外显子缺失/重复致病性变异。建议首先用一代测序方法对 COL2A1 基因进行测序分析。对未发现测序改变的病例视情况用 MLPA 进行缺失/重复检测。

思路2：由于 SED 疾病种类多，单个病种发病率低，但总的致病基因众多，当临床分型不明确时，有条件可以针对 SED 的所有临床分型及其余骨骼系统疾病的致病基因进行二代测序分析，根据测序结果用一代测序验证所发现的致病性变异（表9-3-1）。

表 9-3-1 SED 临床分型及致病基因

疾病名称	遗传方式	致病基因
先天性脊柱骨骺发育不良	AD	COL2A1
迟发性脊柱骨骺发育不良	XLR	SEDL
迟发性脊柱骨骺发育不良伴进行性骨关节病	AR	WISP3
Omani 型脊柱骨骺发育不良	AR	CHST3
Kimberley 型脊柱骨骺发育不良	AD	AGC1
Wolcott-Rallison 型脊柱骨骺发育不良	AR	EIF2AK3
轻度脊柱骨骺发育不良伴早发性关节炎	AD	COL2A1
脊柱骨骺发育不良伴跖骨短缩畸形	AD	COL2A1
常染色体隐性晚发型脊柱骨骺发育不良	AR	未知

【问题 6】 如何对该家系进行简单的遗传咨询？

思路 1：按常染色体显性遗传方式进行遗传咨询。

思路 2：先证者父母再生育及先证者后代风险评估。

（1）根据系谱特征，先证者父亲为肯定携带者。

（2）先证者父母再生育的患病风险为 1/2。

（3）先证者为致病性变异携带者，其后代患病风险为 1/2。

思路 3：产前诊断咨询。产前诊断实施过程必须严格执行《中华人民共和国母婴保健法》《中华人民共和国母婴保健法实施办法》《中华人民共和国人口与计划生育法》,《产前诊断技术管理办法》等。

目前在国内，产前诊断应由取得《母婴保健技术考核合格证书》的医务人员在经卫生行政部门许可的开展产前诊断技术的医疗保健机构中进行。

该家系明确表现出常染色体显性遗传，家系中的患者生育患儿的可能性为 1/2，家系中未受累同胞生育患儿的可能性极低。

【问题 7】 如何对患者进行治疗？

思路：定期随诊和对症治疗。目前无特异性治疗，只能对症和支持治疗，自然病程包括低张力性肌无力，外科手术有助于矫正延后鸭步的发生。有可能出现近视，因此需要经常进行眼科检查以防止视网膜剥离的发生。可出现晨僵，但通常不伴有过度关节痛，注意患者日常生活的护理。预后不良，应加强婚、育的优生指导。

（张 学）

第四节　颅缝早闭综合征

颅缝早闭是一种常见的先天性颅面部畸形，新生儿发病率约为 1/2 500，仅次于唇腭裂畸形，居先天性颅面部畸形的第二位。其中约 40% 的患者，除有颅缝早闭的症状外，还存在其他的颅面部畸形或其他部位的畸形，这类疾病统称为颅缝早闭综合征（craniofacial syndromes）。常见的颅缝早闭综合征包括 Crouzon 综合征（Crouzon syndrome）[OMIM 123500]、Apert 综合征[OMIM 101200]、Pfeiffer 综合征[OMIM 101600]、Muenke 综合征[OMIM 602849]、Saethre-Chotzen 综合征[OMIM 101400] 以及 Carpenter 综合征[OMIM 201000]等。颅缝提前骨化闭合，可引起颅腔狭小，颅骨变形，进而导致颅内压增高。严重者可出现视力减退甚至失明，部分患者还伴随智力发育障碍。

由于 Crouzon 综合征在本组疾病中相对常见，故以 Crouzon 综合征为主来介绍。

Crouzon 综合征，又称 I 型颅面骨发育异常（carniofacialdysostosis, type I, CFD1），最初于 1912 年由法国医生 Octave Crouzon 首次报道，在活产儿中发病率约 1/25 000。本病呈常染色体显性遗传，90% 以上的患者是由位于 10q25-q26 的 FGFR2 基因致病性变异所致，其中约 1/4 的患者无家族史，可能是由于 FGFR2 基因的新生致病性变异所致。

Crouzon 综合征的诊疗经过通常包括以下环节：

1. 详细询问先证者的症状学特征及遗传家族史。

2. 查体时重点关注颅面部、耳鼻喉、口腔、眼部及四肢是否存在异常以及是否存在精神障碍。

3. 对疑诊患者进行 X 线片、CT、MRI 等影像学检查。

4. 告知患者 Crouzon 综合征的分子诊断流程，知情同意后进行分子遗传学检测。

5. 患者解释检测结果、遗传咨询。

6. 对遗传诊断明确、有生育要求的家系进行产前诊断，根据结果进行遗传咨询。

7. 根据患者病情制订治疗方案。

临床关键点

1. Crouzon 综合征的诊断主要依据临床表现和影像学检查。

2. 主要临床特征为颅缝早闭、前额隆突、眼距宽、眼眶浅、眼球突出伴斜视。上颌骨发育不良，上唇短，伴发上呼吸道狭窄时可出现呼吸困难。

3. 该病为常染色体显性遗传病，应在此基础上进行遗传咨询。

4. 治疗上主要是手术治疗。①防止颅内压增高，预防脑水肿，促进脑组织发育；②改善颅面骨畸形。

5. 对有再生育需求的家庭，明确遗传诊断是进行准确产前诊断的前提。

临床病例

患儿，男，5 岁。以"腺样体肥大和扁桃体肥大"收住入院。患儿近 2 年经常出现睡眠打鼾憋气，呼吸暂停。半年前出现双耳听力下降。

查体：身高 110cm，体重 17kg，头围 49.5cm，头颅呈舟状，眼球突出，眼距增宽，角膜混浊（−），下颌骨前突，上下齿呈反咬合，牙齿排列不齐。硬腭呈倒"V"形。双侧扁桃体Ⅲ度肿大，充血。身材匀称，心肺听诊正常，腹软，肝脾不大，四肢关节无畸形，手、足发育正常，无并指和短指。

家族史：父母非近亲，生育年龄均为 30 岁。面容正常，没有兄弟姐妹。

个人史：患儿系第 1 胎第 1 产，足月顺产分娩，出生体重 3kg，母孕期健康。

影像学检查：头颅正侧位片、X 线片显示颅骨及面颅较小，颅骨布满鳞状脑回压迹，颅缝均未见显示，下颌发育不良。CT 及 MRI 显示眼眶变浅、眼距增宽，眼球突出；鼻腔狭窄，鼻咽部软组织影，硬腭高拱。颅骨内板弥漫性深大脑回压迹。智商 92。

【问题 1】 根据上述门诊资料，患儿最可能的诊断是什么？

思路 1：患儿查体时发现头颅呈舟状，眼球突出，眼距增宽，下颌骨前突，上下齿呈反咬合，牙齿排列不齐。双侧扁桃体肥大，硬腭呈倒"V"形。但手、足发育正常。头颅正侧位 X 线片显示颅骨及面颅较小，颅骨布满鳞状脑回压迹，颅缝均未见显示，下颌发育不良。CT 及 MRI 显示眼眶变浅、眼距增宽，眼球突出；鼻腔狭窄，鼻咽部软组织影，硬腭高拱。颅骨内板弥漫性深大脑回压迹。综合临床表现和影像学检查结果高度提示 Crouzon 综合征。

思路 2：Crouzon 综合征是一种常染色体显性遗传病，男女均可患病，患者的父母或同胞也可以是病人，需要详细询问三代和同胞的患病情况，绘制系谱图。

询问家族史后发现该患儿没有同胞，父母非近亲结婚，生育年龄均为 30 岁。头颅和面容正常，没有兄弟姐妹。此家系目前没有显性遗传的证据。

思路 3：Crouzon 综合征的患者除具有典型的颅面部异常外，还有一些偶发的异常改变：如智力下降，脑积水，癫痫，胼胝体发育不全，Chiari 畸形，脊髓空洞症，角膜结膜炎，虹膜缺损，颈静脉孔狭窄，悬雍垂分叉，耳道不通，肺动脉狭窄，气管支气管软化等。此外，一般来讲，本病是完全外显的，但也存在表现度变异和不完全外显的情况。

【问题 2】 Crouzon 综合征患者临床诊断的辅助检查是什么？

思路 1：头颅正侧位 X 线片主要用于颅骨受压情况和颅面畸形的筛查，明确骨骼的畸形和相应的软组织改变。本病患者的头颅正侧位 X 线片可见到颅骨及面颅较小，颅骨布满鳞状脑回压迹，颅缝无显示，下颌发育不良等。

思路2：CT检查可明确颅骨颅缝的一般情况及其他颅面骨解剖结构的异常，评定颅面骨受累的严重程度，指导制订相应的治疗方案。

思路3：MRI检查主要用于了解脑发育情况及颅骨生长情况，对判断颅内继发改变，如脑积水的程度及梗阻部位，以及与其他颅脑发育畸形相鉴别具有重要意义。

【问题3】 该家系先证者临床上需要与哪些疾病进行鉴别诊断？

思路1：Crouzon综合征、Apert综合征、Pfeiffer综合征及Jackson-Weiss综合征均属颅缝早闭综合征，多由*FGFR2*基因致病性变异所致，其颅面部的临床表现相似，但也有不同之处（表9-4-1）。

表9-4-1　颅缝早闭综合征鉴别诊断

疾病	Crouzon综合征	Apert综合征	Pfeiffer综合征	Jackson-Weiss综合征
四肢	不受累	指、趾皮肤融合或伴骨融合	拇指/趾宽大，指、趾融合	脚趾宽大，部分患者指、趾融合
其他畸形	不受累	颈椎骨融合 生长缓慢	三叶草头颅内脏畸形	不受累
智力发育	10%有智力发育落后	普遍落后	有智力发育落后	不受累

思路2：眼球突出可与甲状腺功能亢进相鉴别，可通过测定血T_3、T_4和TSH排除。特殊面容与黏多糖贮积病相混淆时，可通过尿黏多糖酸检查以及脊柱正、侧位片排除。

【问题4】 怎样对该患儿进行确诊？

思路：Crouzon综合征的诊断主要依据临床表现和影像学检查。基因检测可作为辅助诊断，但对临床无症状或临床表现轻微的致病性变异基因携带者有一定的诊断作用。该家系先证者临床诊断Crouzon综合征明确，结合分子遗传学诊断结果可确诊。

【问题5】 怎样对该家系先证者进行分子遗传学诊断？

思路1：基因致病性变异分析是在分子水平确诊Crouzon综合征的唯一方法。

思路2：Crouzon综合征主要是由于编码成纤维生长因子受体2（*FGFR2*）的基因致病性变异所致。该基因位于10q25-q26，全长120kb，含18个外显子。致病性变异热点在第8和第10外显子，据报道，约80%的*FGFR2*基因致病性变异位于此区域。此外，约10%的致病性变异位于第3、第5、第11、第14、第15、第16和第17外显子。致病性变异类型包括错义致病性变异、剪接致病性变异、缺失致病性变异、插入致病性变异和重复性致病性变异，其中以错义致病性变异最常见。

对该家系先证者*FGFR2*基因分析发现了一个已经报道的错义致病性变异，c.1024T>C，p.Cys342Arg。而患者的父母没有检出相同的致病性变异。该患者Crouzon综合征基因诊断明确。

【问题6】 如何进行遗传咨询？

思路1：按常染色体显性遗传方式进行遗传咨询。

思路2：先证者父母风险评估。

（1）先证者的基因致病性变异可能来自于父母，也可能是新生致病性变异。

（2）怀疑患者为新生致病性变异时，要评估其父母的临床表现和影像学检查，必要时结合分子遗传学检测。

（3）对于散发病例来说，Crouzon综合征的发病与父亲的年龄相关，随着父亲年龄增的加，其后代发生Crouzon综合征的概率也增加。

本例中该先证者父母临床表现正常，*FGFR2*基因分析正常，故其父母不是患者，也不是携带者。

思路3：先证者同胞风险评估。先证者同胞的患病风险决定于其父母的基因致病性变异携带状态。

（1）若先证者父母之一为患者，其同胞患病风险为50%。

（2）若先证者的父母不是患者，其同胞患病风险与群体发病率相似，但应注意先证者父母之一有无体细胞致病性变异嵌合现象，这会增加同胞的患病风险。

该家系父母均正常，所以，其同胞患病的可能性小。

思路4：先证者后代风险评估。该患者后代有50%的机会患病。

思路5:产前诊断咨询。如果家系中的致病性变异已知,可以对该家系中的高风险胎儿进行产前诊断。取孕10~12周的绒膜绒毛样本或取孕15~18周羊水中的胎儿细胞,提取基因组DNA,可以检测出胎儿是否获得致病性变异。

目前,该家系中先证者的父母均正常,所以,他们再次生同样患病孩子的可能性小,通常不需要行产前诊断。建议进一步到有资质的产前诊断中心进行咨询。

【问题7】 如何对患者进行治疗?

思路:Crouzon综合征的治疗采取多学科综合治疗,主要为手术治疗。目的是防止颅内压增高,预防脑水肿,促进脑组织发育;改善颅面骨畸形。通过综合治疗,改善症状,促进智力、视力和听力的发育。

针对该家系的先证者在全麻下行双侧扁桃体切除术,鼻内镜下行腺样体射频消融术后,患者的上呼吸道阻塞症状明显缓解。针对耳部症状采取对症处理。除了改善通气和听力下降的症状外,在后续治疗中,可通过手术矫正改善患者的颅面部畸形,使患者更好地融入社会。此外,应定期监测颅内压。

（张　学）

第五节　颅骨锁骨发育不良

颅骨锁骨发育不良(cleidocranial dysplasia,CCD)[OMIM 119600]是一种罕见的常染色体显性遗传性骨骼系统疾病,人群发病率约为1/1 000 000。该病以骨缺如和膜性化骨发育障碍为特征,可单骨或多骨受累。典型的临床表现为无锁骨或锁骨发育不良,囟门和颅缝增宽、颅缝闭合迟缓或不闭合,牙齿异常包括出牙晚和恒牙数目增多等骨骼异常,以及身材矮小等。该病可在任何年龄发病,一般对生活及劳动影响较小,但个别重症者合并脊柱畸形、传导性耳聋等,会明显影响生活质量。其致病基因RUNX2所编码的转录因子在骨骼细胞谱系分化中起重要作用。迄今为止,在CCD患者中已鉴定出RUNX2基因致病性变异100多种,包括缺失、插入、无义和错义致病性变异,以及剪接位点改变等多种类型。多数致病性变异都只见于1例或1个家系,而且新生致病性变异所占比例较高。

颅骨锁骨发育不良的诊疗经过通常包括以下环节:

1. 详细询问先证者的症状学特征及遗传家族史。
2. 查体时重点关注骨骼系统体征,尤其是CCD特征性的体征。
3. 对疑诊患者进行骨骼X线检查,确定CCD的临床诊断。
4. 对临床诊断病例知情同意后进行分子遗传RUNX2基因检测以辅助确诊。
5. 向患者解释检测结果、遗传咨询。
6. 对遗传诊断明确、有生育要求的家系进行产前诊断,根据结果进行遗传咨询。
7. 根据患者病情制订治疗方案。

临床关键点

1. 无锁骨或锁骨发育不良,颅缝闭合迟缓或不闭合,恒牙数目增多及身材矮小是颅骨锁骨发育不良的特征性体征。
2. 颅骨锁骨发育不良的临床诊断需影像学检测。
3. RUNX2基因检测可以辅助确诊。
4. 该病为常染色体显性遗传病,应在此基础上进行遗传咨询。
5. 无有效的治疗方法,主要是对症治疗。
6. 产前诊断是唯一有效的预防途径,明确遗传诊断是进行准确产前诊断的前提。

临床病例

一名13岁男童因"乳牙滞留恒牙迟萌"来遗传门诊就诊。初步病史采集如下。

患者,男,13岁,足月剖宫产。查体较同龄儿矮小,脸扁平,运动语言发育正常。出生时囟门大,至今前囟未闭,头大,前额突出。出牙时间与同龄儿相似,目前未换牙,牙齿不齐及多生牙,间隙大。腰椎前凸明显;手小,指尖短。X线检查可见囟门未闭,锁骨末端缺损,肋骨细小,双拇指远端指骨小片骨缺损,尾骨缺损,脊柱胸椎侧凸畸形,凸向左。头颅CT提示额骨中线处颅骨缺损。其父母均无类似表型,否认家族史。

【问题1】 根据上述门诊资料,患儿最可能的诊断是什么?

思路1:患儿表现出囟门未闭,锁骨短,牙齿不齐、多生牙、间隙大等临床表型,提示颅骨锁骨发育不全。

CCD临床诊断不难,主要依据特殊症状、体征与多骨X线检查即可确诊。当患儿同时具备锁骨发育不良或缺失、囟门未闭和恒牙数目增多时,临床即可确诊CCD,几乎不需要与其他综合征鉴别。

知识点

颅骨锁骨发育不全的临床诊断标准

临床诊断主要以疾病特征性的骨骼系统体征和影像学检查确定,包括:①锁骨发育不良或缺失;②囟门未闭或颅缝增宽;③出牙晚和恒牙数目增多;④身材矮小。

思路2:颅骨锁骨发育不全综合征的临床表现与年龄有很大的相关性,所以早期诊断CCD存在一定的困难。青春期前的CCD患者可能并不出现诸如"月牙状"侧貌、多生牙等典型症状,临床可以通过第二恒磨牙与乳牙列同时存在、下切牙间有较大间隙、缝状骨的存在、下颌支及蝶骨发育畸形等特点对患者做出早期诊断。

思路3:颅骨锁骨发育不良是一种常染色体显性遗传病,半数以上有家族史,无性别差异。

该病例的父母表型均正常,家系中无其他成员患类似疾病。

【问题2】 颅骨锁骨发育不良患者临床诊断的必备辅助检查是什么?

思路:全身骨骼X线影像学检查。

(1)锁骨

1)一侧或两侧锁骨全部或部分缺如,部分缺如者常见于肩峰端,也见于中1/3缺如。

2)肩胛骨短小或高位,喙突发育不全。

(2)颅面部

1)短头畸形,前囟延迟闭合或不闭合。

2)骨缝开放,有缝间骨存在。

3)面小,面中1/3凹陷,呈月牙状侧貌。

4)鞍形鼻,双眼眼距过宽,鼻旁窦、前鼻窦及乳突窦气腔形成不良。

5)牙齿不齐、多生牙、阻生牙。

(3)胸廓

1)呈圆锥形,肋骨向下倾斜,可见鸡胸。

2)少数见肋骨缺如和骨化不全。

3)胸骨不发育者,新生儿常因胸廓畸形而发生呼吸困难。

(4)其他骨

1)耻骨完全未骨化,耻骨联合明显增宽。

2)髂骨发育不良。

3)髋臼扁平,可有髋外翻或髋内翻。

4)股骨颈大,大骨骺。

【问题3】 该家系先证者临床上需要与哪些疾病进行鉴别诊断?

思路1:患儿身材矮小,必要时需与佝偻病、软骨发育不全、克汀病、成骨不全等疾病进行鉴别诊断。

思路2:有一些遗传病与CCD有共同表型,需要加以鉴别。这些遗传病共有某些症状说明这些疾病的

致病基因影响了 *RUNX2* 作用于下游靶基因的效果。

（1）Crane-Heise 综合征[OMIM 218090]。

（2）下颌骨末端发育不良综合征[OMIM 248370]。

（3）致密性成骨不全症[OMIM 265800]。

（4）Yunis Varon 综合征[OMIM 216340]。

（5）CDAGS 综合征[OMIM 603116]。

（6）低磷血症。

（7）顶骨孔伴颅骨锁骨综合征。

以上综合征与 CCD 共有的症状为囟门未闭、锁骨发育异常。它们的致病基因都影响了 *RUNX2* 作用于下游靶基因的效果，因此产生了共有的表型。但是综合遗传方式及 CCD 其他典型的特点及影像学结果，不难与它们鉴别。

综合患者临床表现、遗传方式及影像学检查结果均符合颅骨锁骨发育不良的临床诊断标准，临床诊断为 CCD。建议患者进一步做分子遗传学检测以辅助确诊。

【问题 4】　怎样对该患儿进行确诊?

思路：检测患儿 *RUNX2* 基因致病性变异可以帮助进一步确诊，但是基因检测不是确诊颅骨锁骨发育不良所必须的。分子遗传学检测是确诊和分类的一个重要手段，也是进行产前诊断的必备技术。由于其无创性，是临床首选的辅助确诊方法。

该家系先证者临床诊断 CCD 明确，辅助确诊可以进行分子遗传学检测。

【问题 5】　怎样对该家系先证者进行分子遗传学诊断?

思路 1：明确的特征和 X 线影像学结果是进行遗传检测的基础，能指导临床医师选择合适的遗传检测技术，从而制订高效而经济的检测流程。

思路 2：颅骨锁骨发育不良由于编码 1 个在胚胎骨骼发育中起关键作用的转录因子 *RUNX2*（NM_001015051.3）基因致病性变异致病，该基因定位于染色体 6p21，全长大约 222kb，共含 8 个外显子。迄今为止已报道的 *RUNX2* 致病性变异引起 CCD 的致病性变异类型包括错义致病性变异、缺失、插入、无义致病性变异和剪接位点致病性变异，以及复杂的染色体重排等，并无致病性变异热点。

思路 3：目前首选的方法是采用 PCR+ 测序的方法对 *RUNX2* 基因编码区进行致病性变异分析，确定点致病性变异或小的插入 / 缺失。

思路 4：对于 PCR+ 测序检测结果阴性的病例，采用 MLPA 进行半定量的缺失 / 重复检测，以确定微缺失 / 微重复。

该家系先证者首先进行 PCR+ 测序致病性变异分析。

【问题 6】　如何进行遗传咨询?

思路 1：按常染色体显性遗传方式进行遗传咨询。

思路 2：先证者父母风险评估。

（1）先证者父母亲可能是患者。

（2）先证者父母亲均无表型时，先证者的致病性变异可能是新生致病性变异。由新生致病性变异造成的 CCD 比例较高。

（3）即使先证者明显是由新生致病性变异造成的 CCD，也应对父母临床症状做详细评估，并且在有牙齿和骨骼异常的指征时，进一步考虑颅面部和骨骼 X 线检查。

1）虽然一些 CCD 患者的父母之一是患者，但患者仍可能否定其有家族史，因为通常在家庭成员中不能正确识别出 CCD 的表型。

2）如果致病性变异第一次发生于父母之一，那么父（母）可能是致病性变异的体细胞嵌合体，父（母）的表型会较轻。

该病例的致病性变异为新生致病性变异，*RUNX2* 基因致病性变异筛查发现先证者父母外周血 DNA 均不携带该致病性变异。但不能排除父母之一为生殖腺嵌合。

思路 3：先证者同胞风险评估。

（1）先证者同胞的患病风险决定于先证者的父母是否为患者。

（2）若先证者父母之一患病，则先证者同胞发病风险为50%。

（3）若先证者父（母）临床评估为非患者，则先证者同胞发病风险很低。

（4）若先证者父母外周血没有检测到致病性变异，先证者可能为新发致病性变异，这时先证者同胞患病概率很低。因为不能排除父（母）可能为生殖腺嵌合情况，所以先证者同胞患病风险较群体发病率增加。

思路4：先证者后代风险评估。CCD患者每一次生育都有50%的可能性将致病性变异传递给下一代。

【问题7】 如何对患者进行治疗？

思路1：大多数患者健康状况良好，能胜任一般劳动，甚至重体力劳动。迄今无特异性治疗，只能对症和支持治疗。应预防颅脑损伤，定期随访。

思路2：牙科治疗。及时转诊到熟悉CCD病症的牙科医生，展开及时的、有计划的、必须的治疗。

（1）需要解决的牙科问题包括乳牙滞留、恒牙迟萌、多生牙。

（2）临床应以解决面部美观和咬合功能为最终目标，采取序列治疗。治疗计划通常包括：①逐步拔除滞留乳牙及多生牙；②外科手术暴露发育良好的阻生恒牙；牵引恒牙萌出到正常位置，排齐牙列，整平牙弓，调整咬合关系。

（3）在正畸治疗中如果有新的多生牙在颌骨内不断出现，会影响正畸治疗效果的稳定性。所以锁骨颅骨发育不全综合征的牙颌畸形治疗不仅需要正确的诊断和多学科的综合治疗，还应定期随访，拍摄曲面体层片，以便及早发现新的多生牙并及早处理，以维持治疗效果的稳定。

思路3：颅面部治疗。绝大多数CCD的卤门最终会闭合，因此颅骨重塑一般并不是必须的。

【问题8】 患儿母亲拟再生育，如何进行产前诊断？

产前诊断主要依赖于高发风险胎儿的超声波检查（锁骨缺失或发育不全）和基因检测。

思路1：产前诊断须建立在先证者遗传诊断明确的基础上。家系先证者遗传学诊断明确，对家系中的高风险胎儿要进行产前诊断。首先对胎儿gDNA样本（可以孕早期取绒毛，中期取羊水）进行分子遗传学分析；根据先证者的致病性变异类型采用相应的技术进行遗传学检测。

思路2：超声检查应在怀孕12～14周进行，并定期检查以确定骨的发育情况。

（张 学）

第六节 肢端畸形

先天性肢端畸形是人类最常见的出生缺陷之一，在新生儿中的发生率为1‰～2‰，我国每年约有36 000名肢端畸形患儿出生，占新生儿出生缺陷的首位。引起先天性肢端畸形的原因有环境因素和遗传因素两大类。环境因素主要包括病毒感染、电离辐射、化学致畸剂、不良的子宫内环境和母体的代谢性疾病等。遗传因素主要指基因变异或染色体畸变，其导致的肢端畸形既可以单独发生又可以是某种综合征的一部分。多种基因变异和染色体畸变都会直接引起肢端形态发生的异常，表现不同类型的肢端畸形，如并指（趾）、短指（趾）、缺指（趾）、多指（趾）、宽拇指、关节挛缩、马蹄内翻足和仰趾外翻足等足畸形。

一、并指（趾）

并指（趾）（syndactyly，SD）是由于指/趾间骨性或软组织融合形成的肢端畸形。SD分为五种类型：Ⅰ型[OMIM 185900]（致病基因定位于2q34-q36）最为常见，其主要特征为3～4指和2～3趾并指（趾）；Ⅱ型[OMIM 186000]（致病基因定位于2q31.1）即并多指（趾），表现为3～4指和4～5趾并指（趾），蹼中第4指和第5趾部分或完全多指（趾）畸形；Ⅲ型[OMIM 186100]（致病基因定位于6q22.31）双侧4～5指并指，多为软组织并指，偶有远节指骨融合，第5指中指骨缺失或发育不良，一般足不受累；Ⅳ型[OMIM 186200]（致病基因定位于7q36.3）软组织形成双侧完全并指（趾），双手具六根指骨和六根掌骨，双手指弯曲为杯状；Ⅴ型[OMIM 186300]（致病基因定位于2q31.1）表现为4～5掌骨和3～4距骨的融合，4～5指及3～4趾软组织并指（趾）。Ⅱ型和Ⅴ型致病基因均为位于2q31.1的HOXD13（NM_000523.4），基因全长3.1kb，含2个外显子，编码343个氨基酸，目前报道了40余种变异，常见变异类型包括外显子及外显子-内含子交界区点变异，以及外显子1中GCN重复。Ⅲ型致病基因为GJA1（NM_000165.5），定位于6q22.31，基因全长14kb，含1个外显子，编码382个氨基酸，目前报道100余种变异，常见变异为外显子区的点变异。

并指（趾）的诊疗经过通常包括以下环节：

1. 详细询问先证者的症状学特征，遗传家族史，是否近亲婚配，父母生育年龄，妊娠早期相关事件如致畸剂暴露史、绒毛膜采样、阴道出血、发热等。

2. 查体应重点关注所有指（趾）数目和形状，确定哪些手指和足趾并指（趾），并指（趾）是否累及手指（足趾）全长即完全或部分性并指（趾），并指（趾）是否累及骨或仅为软组织，是否有任何指（趾）短缩现象，短指（趾）粘连现象（Poland 畸形），拇指（趾）是否受累，双侧或单侧受累，是否对称等。

查体还应关注是否合并下述症状：头颅形状（颅缝早闭、Apert 综合征），小眼畸形（眼齿指综合征 /ODD 综合征），鼻翼发育不全（紧缩鼻、ODD），口腔发育异常［腭裂、口腔系带、舌囊肿，口 - 面 - 指（OFD）综合征］，皮肤色素异常（染色体嵌合，特别考虑二倍体 / 三倍体嵌合体）。

3. 患者双手（足）进行外部形态和 X 线检查。

当有其他部位异常时根据具体情况，进行染色体分析、头颅 X 线和进一步骨骼成像等明确临床诊断。

4. 知情同意后进行分子遗传学检测。

5. 有生育要求的家庭在确认先证者致病变异后到产前诊断中心进行咨询和产前诊断。

6. 根据患者病情制订手术治疗方案。

临床关键点

1. 指（趾）数目和形状，X 线检查确定是骨性或软组织并指（趾）及骨骼结构。

2. 是否有其他器官的异常。

3. 根据症状进行分型。

4. 分子遗传学检测。

5. 畸形严重的患者采取手术治疗。

6. 该病以常染色体显性遗传为主，男女均可发病。

7. 产前诊断是唯一有效的预防途径，对有再生育需求的家庭，妊娠的 4～6 个月进行超声扫描；如果遗传诊断明确，则可利用绒毛、羊水、脐带血或孕妇外周血进行准确的产前诊断。

临床病例 1

家系先证者，女，40 岁，因"手足畸形"由手外科转至遗传门诊就诊。初步病史采集如下。

家系 4 代 54 人，其中患者 16 人，现存患者 15 人。患者主要临床表现为 3～4 并指及 4～5 并趾，蹼中的第 4 指及第 5 趾部分或完全多指（趾）。先证者 3～4 并指限于右手；Ⅲ9 和Ⅳ6 表现单侧 4～5 并趾；Ⅳ5 无并多趾，仅有双侧第 5 趾短小；Ⅱ3、Ⅲ9、Ⅲ14 和Ⅳ9 呈双侧第 5 指弯曲，所有患者畸形仅限于手足。家系中患者表型存在明显的表现度差异，不同患者间以及同一患者不同手、足间表型差异显著。

【问题 1】 根据上述门诊资料，可能的诊断是什么？

思路 1：家系患者主要临床表现为 3～4 并指及 4～5 并趾，蹼中的第 4 指及第 5 趾部分或完全多指（趾）。手足畸形符合Ⅱ型并指（趾）即并多指（趾）。

思路 2：并指（趾）畸形呈常染色体显性遗传，男女均可发病。需要详细询问亲属的患病情况，绘制系谱图（图 9-6-1）。家系共 4 代 54 人，符合常染色体显性遗传方式系谱特点（详见"第一章第二节遗传方式"）。

思路 3：并指（趾）畸形表现度不一致，家系中患者表型复杂，存在明显的表现度差异，不同患者间以及同一患者不同手、足间表型差异显著。

【问题 2】 并指（趾）畸形患者需要做哪些辅助检查？

思路 1：X 线检查手足部，评估骨骼情况，并指（趾）是否累及骨或仅为软组织，是否有任何指 / 趾短缩现象，检查临床体检不可见的微小症状，有助于确诊。

思路 2：临床体检，是否有其他畸形或发育迟缓，当有其他部位异常时根据具体情况，进行染色体分析、头颅 X 线检查等确定临床诊断。

并指（趾）家系
先证者手足照片
及 X 线检查
（图片）

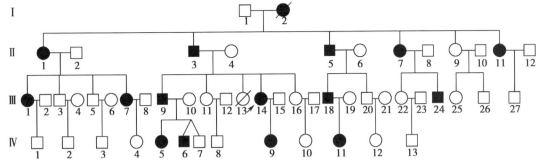

图 9-6-1　并指（趾）家系图

【问题 3】　该家系先证者临床上需要与哪些疾病进行鉴别诊断？

思路 1：该家系并指（趾）首先需要与其他型并指（趾）进行鉴别。

家系患者主要临床表现为 3～4 并指及 4～5 并趾，蹼中的第 4 指及第 5 趾部分或完全多指（趾）。在 I 型、III 型和 V 型并指（趾）均没有多指（趾），因此，可以排除上述 3 型。IV 型并指（趾）有多指，但 IV 型是软组织形成完全并指（趾），双手具六根指骨和六根掌骨，双手指弯曲为杯状，该家系不符合，因此也可以排除 IV 型。

思路 2：并指（趾）畸形是许多畸形综合征的表现之一，因此要与之相鉴别。

（1）Apert 综合征：严重并指，常称为手套样手。发育迟缓，可有冠状缝早闭和颅内压升高。

（2）眼齿指（趾）（ODD）综合征：有特征性鼻及牙齿异常，50% 患者发生神经系统症状，如构音障碍、痉挛性膀胱或步态异常。

（3）口 - 面 - 指综合征：手部特征包括并指、短指、轴后多指，颅面部异常包括唇裂、舌囊肿及多余口腔系带。

（4）Filippi 综合征：I 型并指（趾）伴小头畸形，智力发育障碍及特征性鼻。遗传方式为常染色体隐性遗传。

该家系所有患者发育正常，除了手足畸形，未有其他器官畸形，因此可以排除上述综合征。

思路 3：并指（趾）畸形可能是染色体异常的表现之一，需要与之鉴别。

2q37 缺失：除了并指（趾）和 E 型短指（趾）肢端畸形表现外，患者有发育迟缓。家系患者发育正常，因此容易与之鉴别。

【问题 4】　怎样对该家系进行分子遗传学诊断？

思路 1：连锁分析对该家系进行定位。

II 型并指（趾）定位于染色体 2q31.1，在染色体 2q24.3-q31.3 区域选取微卫星标记进行候选致病基因连锁分析。

思路 2：*HOXD13* 基因编码区测序。*HOXD13* 基因（NM_000523.4）位于染色体 2q31.1，含 2 个外显子，其中外显子 1 编码的蛋白 N- 端含一个由 15 个丙氨酸残基组成的多聚丙氨酸链，外显子 2 编码 C- 端的同源异形结构域（homeodomain，HD）。*HOXD13* 基因外显子 1 中 *GCN* 重复即多聚丙氨酸延展变异都可导致典型的并多指（趾）表型；*HOXD13* 基因内微小缺失或点变异可导致非典型的并多指（趾）畸形。

【问题 5】　如何解释该家系 *HOXD13* 基因测序结果？

思路 1：家系先证者 Sanger 测序表明致病变异为 *HOXD13*。c.172_198dupGCGGCGGCGGCGGCAGCGGCGGCTGCG（p.Ala58-Ala66dup），导致 *HOXD13* 蛋白 9 个丙氨酸重复。

思路 2：*HOXD13* 多聚丙氨酸延展变异验证。PCR 扩增家系所有成员及群体正常对照的多聚丙氨酸编码区，PCR 产物经琼脂糖凝胶电泳分离，致病等位基因比正常等位基因长 27bp，因此可以分离。

【问题 6】　如何进行遗传咨询？

思路 1：按常染色体显性遗传方式进行遗传咨询，患者双亲之一为患者，患者同胞患病的概率为 50%，患者后代患病风险为 50%，与性别无关。

思路 2：产前诊断。夫妻中一方为患者时，妊娠 4～6 个月进行超声扫描；根据妊娠周数，利用绒毛、羊水、脐带血或孕妇外周血检测 *HOXD13* 基因多聚丙氨酸延展变异。

【问题7】 如何对患者进行治疗?

思路:家系中患者表型复杂,存在明显的表现度差异,不同患者间以及同一患者不同手、足间表型差异显著。轻者无需治疗,畸形严重者可以手术改善手足外观和功能。

【问题8】 先证者再生育,如何进行产前诊断?

思路1:该家系先证者遗传学诊断明确,先证者怀孕,可提供绒毛、羊水和脐带血用于产前诊断。通过PCR和琼脂糖凝胶电泳的方法进行产前HOXD13多聚丙氨酸延展变异检测。

思路2:胎儿DNA排除母源DNA污染。因为孕妇为患者,如果胎儿疑似患儿,有必要排除孕妇细胞污染绒毛、羊水和脐带血的可能性。利用HOXD13基因内及两侧微卫星多态标记进行单体型分析,确定标本DNA源自胎儿细胞。

二、短指(趾)

短指(趾)(brachydactyly,BD)是由于指(趾)骨、掌(跖)骨发育异常导致指(趾)缩短畸形。非综合征性BD分为A~E五型,每型又陆续被分成若干亚型,各类型的主要特征如下:BDA[OMIM 112500]主要表现为中节指(趾)骨缩短、缺失或与远节指(趾)骨融合,有时还会累及掌(跖)骨;BDB[OMIM 113000]为BD中最严重的一类,主要特点为远节指(趾)骨缩短,常伴有指(趾)甲发育不良、中节指(趾)骨缩短和指(趾)间关节粘连,患者多有并指(趾)(第2~3并趾常见);BDC[OMIM 113100]主要为第2、3和5指中节指骨缩短,近节指骨分节过多,可有身材矮小;BDD[OMIM 113200]为拇指(趾)远节指(趾)骨短宽畸形;BDE[OMIM 113300]为一个或多个掌(跖)骨缩短,部分患者中度矮小,颜面圆形,并可伴发其他骨骼异常。

BDA又被分成1~6共六个亚型。BDA1、BDA2、BDB、BDC、BDD和BDE(BDD和BDE致病基因相同)致病基因分别为IHH、BMPR1B、ROR2、GDF5和HOXD13。IHH(NM_002181.4)位于2q35,基因全长6.1kb,含3个外显子,编码411个氨基酸,目前报道30余种变异,主要为外显子点变异。BMPR1B(NM_001203.2)位于4q22.3,全长400.5kb,含10个外显子,编码502个氨基酸,目前报道28种变异。ROR2(NM_004560.4)位于9q22.31,全长387.1kb,含9个外显子,编码943个氨基酸,目前已经报道40种变异。GDF5(NM_000557.5)位于20q11.22,全长21.4kb,含2个外显子,编码501个氨基酸,目前已经报道60种变异。上述基因变异均以外显子点变异为主。

短指(趾)的诊疗经过通常包括以下环节:

1. 详细询问先证者的症状学特征、遗传家族史、父母身材、是否有发育迟缓。

2. 查体应测量手的全长(中指末端至远端腕折痕)、中指长(中指末端至中指底部近端折痕)及手掌长(中指底部近端折痕至远端腕折痕)。观察并记录手掌纹路、指挛缩(屈曲指)、指甲形态/缺失及并指(骨骼或皮肤)。测量身高、臂伸展宽度及上下身长度。

查体还应关注下述情况:关节病变(假性软骨发育不全)、鼻(短而平,肢端骨发育不全)、血压(短指畸形-高血压)、肥胖、学习障碍、圆形脸、短颈、短鼻(Albright遗传性骨营养不良)、尿道下裂、双子宫、阴道纵隔(手-足-生殖器综合征)、肢中段性短肢、胎儿面容、椎骨异常、胎儿面容综合征(Robinow syndrome)、肢根性身材矮小、围巾样阴囊、远视、上睑下垂(Aarskog综合征)。

3. 对患者双手(足)进行外部形态和X线检查。

4. 根据手足特征进行分型,知情同意后进行分子遗传学检测。

5. 有生育要求的家庭到产前诊断中心进行咨询和产前诊断。

6. 根据患者病情制订手术方案。

临床关键点

1. 手足X线检查确定指(趾)骨骼结构。

2. 是否有其他器官的异常。

3. 根据症状进行分型。

4. 连锁分析对家系致病基因进行定位。

5. 根据分型或连锁分析结果检测相关基因。

6. 畸形严重的患者手术改善手功能（骨延长或再造）。

7. 该病以常染色体显性遗传为主，男女均可发病。

8. 产前诊断是唯一有效的预防途径，如果家系变异已知，则可利用绒毛、羊水、脐带血或孕妇外周血游离胎儿 DNA，进行准确的产前诊断。

临床病例2

家系先证者，女，29 岁，因"家族性手足畸形"来遗传门诊就诊。初步病史采集如下。

先证者双手 2～5 指中节指骨缩短，中远节指骨融合，左手 2、4 指及右手 2～5 指远节指骨缩短，指甲明显发育不良；双足 2～5 趾中远节趾骨融合、缩短，趾甲发育不良。

先证者女儿外观检查见双手 2～5 指远端指间关节处皮肤纹理消失，提示关节融合，融合的指骨短，左手 2～5 指，右手 2、4、5 指甲发育不良；足短趾不明显，部分趾甲发育不良。

先证者妹妹外观检查发现双手 2～5 指中远节指骨融合，融合指短，指甲基本正常，右手第 3、5 指远端向掌侧挛屈；双足第 5 趾短。

短指（趾）家系患者手足照片及 X 线检查（图片）

【问题1】　根据上述门诊资料，患者可能的诊断是什么？

思路 1：患者普遍表现为双手 2～5 指短小，部分指远节和中节指骨明显缩短并且融合，指甲发育不良。双侧拇指不受累。足部受累轻于手部，个别患者 2～5 趾有缩短，双侧第 1 趾未见受累。不同患者畸形指（趾）的位置和数目有所不同，但差异不大，该家系表型符合 BDB。

思路 2：短指（趾）畸形呈常染色体显性遗传，详细询问亲属的患病情况，绘制系谱图（图 9-6-2）。家系共 3 代 13 人，其中患者 5 人，符合常染色体显性遗传方式系谱特点。

思路 3：短指（趾）畸形相关的基因有哪些？

BDB、BDC、BDD 和 BDE（BDD 和 BDE 致病基因相同）致病基因分别为 *IHH*、*BMPR1B*、*ROR2*、*GDF5* 和 *HOXD13*。因此对该家系先证者 *ROR2* 基因进行 Sanger 测序。

【问题2】　短指（趾）畸形患者需要做哪些辅助检查？

思路 1：X 线检查手足部，评估骨骼情况，检查临床体检不可见的微小症状有助于确诊。

思路 2：临床体检，是否有其他畸形或发育迟缓。

【问题3】　该家系先证者临床上需要与哪些疾病进行鉴别诊断？

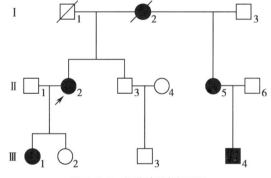

图 9-6-2　短指（趾）家系图

思路 1：需要与孤立发病的短指畸形或者骨骼发育不良相鉴别。

（1）短指（趾）畸形：远节指（趾）骨缩短是 BDB 的特征，可以区别于其他型短指（趾）畸形。

（2）短指畸形 - 高血压：短指，严重原发性高血压及轻度身材矮小。

（3）软骨发育不全：可见"海星"或"三叉戟"形手，掌骨大小正常。

（4）软骨发育不良：与软骨发育不全相似，但面部头颅及脊柱损害较轻。

（5）肢端骨发育不全：短而平的鼻。

（6）肢端肢中发育不全：手掌宽伴粗短手指，常染色体隐性遗传。

（7）Geleophysic 发育不良：心脏瓣膜增厚，踮足步态，发育延迟。

（8）假性软骨发育不全：早期关节病变伴关节痛。

思路 2：需要与一些有短指（趾）畸形表现的综合征相鉴别。

（1）Aarskog 综合征：肢根性身材矮小，上睑下垂，远视，围巾样阴囊，短指畸形伴近端指间关节可伸性增加，X 连锁遗传。

（2）Albright 遗传性骨营养不良：身材矮小伴全身肥胖，相对性小头畸形，主要累及远端指节（尤其是拇指)及掌/跖骨的短指畸形。轻至中度学习障碍及皮肤骨化。

（3）手-足-生殖器综合征：手掌较小伴拇指发育不全且向近端移位，小足伴小趾。男性有尿道下裂，女性有双子宫，有时伴双宫颈且有分隔开的阴道。尿路畸形在两性中均较为多见。

（4）史密斯-马盖尼斯（Smith-Magenis）综合征：部分患者有身材矮小伴肥胖、小手、小足、方脸、眼睛深陷、下颚突出等，婴儿期可有肌张力低下史，发育延迟，行为异常（睡眠障碍）。

（5）胎儿面容综合征（Robinow syndrome）：肢中段性短肢，特征性面容（胎儿面容），椎骨异常，小阴茎，常染色体隐性遗传。

（6）小手与小足：见于普拉德-威利综合征（PWS）及母源性 UPD14。

【问题4】　怎样对该家系进行分子遗传学诊断？

思路1：对家系先证者进行 Sanger 测序，*ROR2* 基因杂合插入变异 c.1398-1399insA（p.Arg467fs*56），导致自 467 位氨基酸开始形成一段新的肽链，至 523 位终止。

思路2：检测其他家系成员是否存在与先证者相同变异，家系中手足畸形患者均存在 *ROR2* 基因杂合插入变异 c.1398-1399insA（p.Arg467fs*56），而家系手足表型正常的个体该位点正常。

【问题5】　如何进行遗传咨询？

思路1：按常染色体显性遗传方式进行遗传咨询。

思路2：产前诊断。夫妻之一为患者时，妊娠的 4～6 个月进行超声扫描；利用绒毛、羊水、脐带血或孕妇外周血检测 *ROR2* 基因变异。

【问题6】　如何对患者进行治疗？

思路：无有效治疗手段，轻者无需治疗，畸形严重者可以手术改善手足外观和功能。

【问题7】　家系成员生育，如何进行产前诊断？

思路1：该家系先证者遗传学诊断明确，患者（包括先证者、先证者长女、先证者妹妹和先证者外甥）再生育其后代患缺指/趾畸形的概率为 50%，根据孕龄不同，选择绒毛、羊水或脐带血标本检测 *ROR2* 基因杂合插入变异 c.1398-1399insA（p.Arg467fs*56）；此外，可利用孕妇外周血中游离胎儿 DNA 进行无创产前诊断。表型正常的个体（如先证者次女、先证者弟弟、先证者侄子）后代患病风险很低，不建议针对肢端畸形进行特异性产前诊断。

思路2：胎儿 DNA 排除母源 DNA 污染。利用 STR 标记进行分析，确定标本 DNA 源自胎儿细胞。

三、缺指（趾）

缺指（趾）/手足裂畸形（ectrodactyly/split-hand/split-foot malformation，SHFM）是四肢端骨（autopod）中部指轴发育不全而剩余指（趾）呈不同模式融合导致严重影响患者精细活动的先天性肢端畸形。典型表现为龙虾爪（中部指轴缺陷）或独指（桡侧指轴缺陷而无裂隙，第 5 指/趾不受累）。目前已定位的人类 SHFM 遗传位点包括 SHFM1［OMIM 183600］（7q21）、SHFM2［OMIM 313350］（Xq26）、SHFM3［OMIM 600095］（10q24）、SHFM4［OMIM 605289］（3q27）和 SHFM5［OMIM 606708］（2q31）、SHFM6［OMIM 225300］（12q13.12）。SHFM1～SHFM5 均为显性遗传，SHFM6 为常染色体隐性遗传。SHFM3、SHFM4 和 SHFM6 位点的致病变异已经明确，分别是染色体 10q24 区域内约 0.5Mb 的 DNA 串联重复、*TP63* 和 *WNT10B* 基因变异。*TP63*（NM_003722.5）位于 3q28，全长 265.9kb，包含 14 个外显子，编码 680 个氨基酸，目前报道 100 余种变异，常见变异类型为外显子及外显子-内含子交界区点变异。*WNT10B*（NM_003394.4）位于 12q13.12，全长 6.5kb，包含 4 个外显子，编码 389 个氨基酸，目前只报道 20 个变异，主要为外显子及外显子-内含子交界区点变异。

缺指（趾）的诊疗经过通常包括以下环节：

1. 详细询问先证者的症状学特征、发育情况、遗传家族史、近亲婚配情况、父母生育年龄和妊娠早期致畸剂暴露史等。

2. 查体应重点关注指（趾）数目和形状，确定缺失哪些手指和足趾，是否有并/多指（趾），上下肢受累情况（是否屈曲等）。

查体还应关注如下指标：心脏缺陷、低位耳、耳聋、小鼻、小嘴、皮肤斑点、唇/腭裂、小颌畸形、泪腺发育异常、智力低下、癫痫、毛发稀疏或秃发、指甲发育不良或不发育、少牙或牙齿形状异常。

3. 患者双手（足）进行拍照和 X 线检查。

4. 知情同意后进行分子遗传学检测，可以优先选择 *TP63* 基因和 10q24 区域分析，上述基因检测阴性而有明显隐性遗传证据或散发的患者可以检测 *WNT10B* 基因，根据结果进行遗传咨询。

5. 对有生育要求的家系进行产前诊断。

6. 根据患者病情制订手术治疗方案（骨延长或再造）。

临床关键点

1. 指（趾）数目和形状，手足 X 线检查确定骨骼结构。

2. 是否有其他器官的异常。

3. 连锁分析对家系致病基因进行定位。

4. 根据连锁分析结果检测相关基因。

5. 散发患者直接检测 *TP63*、*WNT10B* 基因或 10q24 区域拷贝数。

6. 畸形严重的患者手术改善手功能。

7. 该病遗传异质性，可呈 AD、AR 或 X 连锁遗传。

8. 产前诊断是唯一有效的预防途径，对有再生育需求的家庭，妊娠 4～6 个月进行超声扫描；如果遗传诊断明确，则可利用绒毛、羊水、脐带血或孕妇外周血进行准确的产前诊断。

临床病例 3

家系先证者，女，62 岁，因"手足畸形"至遗传门诊咨询。初步病史采集如下。

家系 4 代 20 人，其中患者 5 人，现存患者 3 人。先证者右手缺失第 1、2 掌骨及第 1～3 指全部指骨，左手第 1、2 掌骨骨干变细并缺失第 1、2 全部指骨，第 3 指近节指骨畸形且尺侧偏，其骨干与第 4 掌骨远端形成关节，而第 4 指骨均缺失；双足缺失第 2、3 跖骨及第 2～4 趾全部趾骨。

先证者长子双手缺失 2～3 块桡侧腕骨，第 1～3 掌骨缺失或发育不全，相应指骨缺失，双足跗骨畸形，第 1～4 跖骨缺失或发育不全，相应趾骨均缺失。

先证者次女双手缺失第 1、2 掌骨及第 1、2 指全部指骨，左手第 3 掌骨缩短、相应指骨均缺失，右手第 3 掌骨缩短，第 3 指近节指骨畸形，第 3 指中节和远节指骨缺失，双足跗骨有缺失，并缺失双侧第 2～4 跖骨及全部趾骨。

【问题 1】 根据上述门诊资料，最可能的诊断是什么？

思路 1：家系患者主要临床表现为双侧手足畸形，双手桡侧轴掌骨和指骨缺失，双足中央轴跖骨和趾骨缺失，为典型缺指（趾）畸形。

缺指（趾）家系患者手足照片及 X 线检查（图片）

思路 2：缺指（趾）畸形基因型 - 表型关系。缺指（趾）分型主要是根据其染色体定位，与临床表型严重程度无关。

思路 3：缺指（趾）畸形具有遗传异质性，可呈常染色体显性遗传、X 连锁显性遗传和常染色体隐性遗传。详细询问亲属的患病情况，绘制系谱图（图 9-6-3）。该家系符合显性遗传方式系谱特点。

【问题 2】 缺指（趾）畸形患者需要做哪些辅助检查？

思路 1：X 线检查手足部，评估骨骼情况，检查临床体检不可见的微小症状。

思路 2：临床体检，是否有发育迟缓或其他畸形，重点检查颜面部、皮肤、毛发、指甲、牙齿、心脏、听力和智力等。

思路 3：染色体检查，当有其他部位严重畸形时，进行核型分析检查是否有染色体数目或结构异常。

【问题 3】 该家系先证者临床上需要与哪些疾病进行鉴别诊断？

思路：

（1）先天性缺指（趾）- 外胚层发育不良 - 唇腭裂综合征（EEC 综合征）：EEC 综合征典型表现为缺指 / 趾，唇 / 腭裂，皮肤干燥伴不同程度少汗，毛发稀疏或秃发，眉毛与睫毛缺失，泪管畸形多见，指甲薄、脆、有嵴，

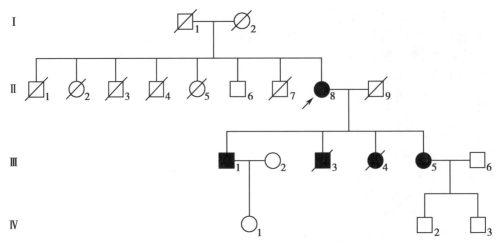

图 9-6-3　缺指(趾)家系图

少牙或牙齿形状异常等外胚层发育不良症状。

（2）缺指/趾伴长骨缺陷：缺指/趾同时伴胫骨、腓骨、尺骨和桡骨等长骨发育不良或不发育。

（3）肢体短缩缺陷（末端横向缺陷）：变化范围从指甲或远端指节或单个手指缺失到整个肢体缺失，一般没有家族史。

（4）肢-乳腺综合征：主要症状包括严重的手足畸形和乳腺及乳头发育不良或不发育，其他症状如泪管闭锁、指甲发育不良、少汗、牙齿发育不全、腭裂等。

（5）ADULT 综合征（acro-dermato-ungual-lacrimal-tooth syndrome）：主要特征为四肢发育畸形（缺指/趾、并指/趾、指/趾甲发育不良）、乳腺和乳头发育不全或缺失、皮肤斑点、泪管闭锁、少汗、牙齿发育不全等症状。

（6）遗传性心血管上肢畸形综合征（HOS）：骨骼缺陷仅影响上肢，均为双侧性，常不对称。95% 患者有心脏缺陷。

（7）口下颌骨-肢体-发育不良（OMLH）综合征：大多数为散发，临床表现多变，肢体异常范围从指缺失到肢体远端缺失，小颌畸形，小舌。

（8）Robert 综合征：对称性肢体缺陷（肢体严重短缩，伴桡骨缺陷，缺指畸形或并指畸形），合并颅面部异常。

【问题 4】　怎样对该家系进行分子遗传学诊断？

思路 1：连锁分析对该家系进行定位。该家系为常染色体显性遗传，可以排除 SHFM2 和 SHFM6，针对 SHFM1、SHFM3、SHFM4 和 SHFM5 区域选取微卫星标记进行候选致病基因连锁分析，可以排除部分位点。

思路 2：检测 TP63 基因。5 个显性遗传的 SHFM 位点及所涉及的基因中，SHFM4 位点的 TP63 基因是唯一一个明确的致病基因，因此对于小家系或者散发病例可以直接测序 TP63 基因。

思路 3：检测 10q24（SHFM3）拷贝数。如果 TP63 基因检测阴性，则可利用 qPCR 或 CGH array 检测 10q24 拷贝数。

【问题 5】　如何解释该家系分子遗传学检测结果？

思路：家系先证者 Sanger 测序表明致病变异为 TP63 基因 c.289C>T（p.Arg97Cys）。

【问题 6】　如何进行遗传咨询？

思路 1：按常染色体显性遗传方式进行遗传咨询。

思路 2：产前诊断。夫妻之一为患者时，妊娠 4～6 个月进行超声扫描；利用绒毛、羊水、脐带血或孕妇外周血检测 TP63 基因 c.289C>T（p.Arg97Cys）变异。

【问题 7】　如何对患者进行治疗？

思路：无有效的治疗手段，轻者无需治疗，畸形严重者可以手术改善手足外观和功能。

【问题 8】　先证者子女再生育，如何进行产前诊断？

思路 1：该家系先证者遗传学诊断明确，先证者子女均为患者，其后代有 50% 的概率患缺指/趾畸形，可于妊娠的 4～6 个月进行超声扫描;选择绒毛、羊水、脐带血或孕妇外周血中游离胎儿 DNA 标本检测 *TP63* 基因 c.289C>T(p.Arg97Cys)变异。

思路 2: 胎儿 DNA 排除母源 DNA 污染,确定标本 DNA 源自胎儿细胞。

四、多指(趾)

多指(趾)(polydactyly)是正常指(趾)以外的赘生指(趾)或指(趾)的孪生畸形,可分为指(趾)骨赘生或单纯软组织成分赘生或伴有掌(跖)骨赘生畸形,主要分轴前、轴后和中央型多指(趾)三大类,轴后多指(趾)最常见,轴前多指(趾)次之,中央型多指(趾)最少见。轴后多指(趾)(postaxial polydactyly,PAP)可分为两型:PAP-A 型多余指/趾形成良好,与掌骨有关节连接;PAP-B 型多余指/趾较小,类似皮赘。根据染色体位置不同,PAP-A 又细分为 6 个亚型:PAP-A1[OMIM 174200](7p14.1,GLI3)、PAP-A2[OMIM 602085](13q21-q32)、PAP-A3[OMIM 607324](19p13.2-p13.1)、PAP-A4[OMIM 608562](7q22)、PAP-A5[OMIM 263450](13q13.3-q21)和 PAP-A6[OMIM 615226](4p16.3,ZNF141)。轴前多指(preaxial polydactyly,PPD)分 Ⅰ～Ⅳ四型:Ⅰ型[OMIM 174400]双重拇指/趾;Ⅱ型[OMIM 174500](7q36.3)三指骨拇指/双重趾;Ⅲ型[OMIM 174600](7q36.3)拇指缺失,并有多余的单个或两个轴前指;Ⅳ型[OMIM 174700](7p14.1,GLI3)宽拇指。PPD-Ⅱ和 PPD-Ⅲ都是由位于 *LMBR1* 基因第 5 内含子的 SHH 调控元件 ZRS 变异引起,PAP-A1 和 PPD-Ⅳ由 *GLI3* 基因变异引起,PAP-A6 由 *ZNF141* 纯合变异导致。*GLI3*(NM_000168.6)定位于 7p14.1,全长 276.9kb,包含 14 个外显子,编码氨基酸,*ZNF141*(NM_003441.4)定位于 4p16.3,全长 47kb,包含 4 个外显子,编码 474 个氨基酸,目前报道 200 余种变异,常见变异类型包括整个或部分基因缺失、外显子及外显子-内含子交界区点变异等。*ZNF141* 目前仅报道 1 例错义变异。

多指(趾)的诊疗经过通常包括以下环节:

1. 详细询问先证者的症状学特征、遗传家族史、近亲婚配、母亲生育年龄、妊娠早期致畸因子暴露史、母亲是否有糖尿病。

2. 查体应重点关注指(趾)数目和形状。还应关注如下指标:生长发育指标(生长停滞,SLO 综合征)、不规则呼吸(Joubert 综合征)、头颅形状(颅缝早闭综合征,Greig 综合征、Pfeiffer 综合征和 Carpenter 综合征)、大小(巨头畸形,Greig 综合征)及头颅缺陷/头皮缺失、宽前额(Greig 综合征)、眼部(小眼畸形,13-三体)、色素性视网膜病(BBS)、口腔系带(EVC 和 Mohr-Majewski 综合征)、舌错构瘤(Joubert 和 Mohr-Majewski 综合征)、唇/腭裂、钟形胸廓(Jeune 和 EVC 综合征)、囊性肾(EVC 和 Meckel 综合征)、生殖器异常(Kaufman-McKusick,BBS 及 SLO 综合征)等。

3. 对患者双手(足)进行拍照和 X 线检查;当有其他部位异常时根据具体情况,进行染色体分析、超声扫描、听力检测、脑成像等确定临床诊断。

4. 知情同意后进行分子遗传学检测,可以选择以 *GLI3* 和 ZRS 为主的 Sanger 测序分析,根据结果进行遗传咨询。

5. 对有生育要求的家系进行产前诊断。

6. 根据患者病情制订手术治疗方案。

临床关键点

1. 指(趾)数目和形状。

2. 是否有其他器官的异常。

3. 对畸形严重的患者,手术治疗是目前主要的治疗方法。

4. 该病以常染色体显性遗传为主,应在此基础上进行遗传咨询。

5. 致病基因目前较为明确的有 *GLI3*、*ZNF141* 和 ZRS,对于上述基因检测阴性者,可以利用二代测序技术进行外显子组测序。

6. 产前诊断是唯一有效的预防途径,对有再生育需求的家庭:妊娠的 4～6 个月进行超声扫描;如果遗传诊断明确,则可利用绒毛、羊水、脐带血或孕妇外周血进行准确的产前诊断。

临床病例 4

先证者，男，32 岁，因"手足畸形"于手外科手术。初步病史采集如下。

先证者双手第 5 指外侧有 1 个发育尚可的额外指，左右手第 5 指分别向桡骨侧和尺骨侧偏移，左手第 5 指宽。双足小趾外侧各有 1 个额外趾。X 线显示额外指与掌骨有关节连接。先证者畸形仅限于手足，发育正常，先证者同胞 7 人，3 个手足与先证者类似，父母手足正常。

【问题 1】 根据上述门诊资料，患者可能的诊断是什么？

思路 1：患者轴后多指/趾畸形。

思路 2：详细询问亲属的患病情况，绘制系谱图（图 9-6-4）。先证者同胞 7 人，共有 4 人手足畸形，父母手足正常，父母为近亲结婚。

多指（趾）家系
先证者手足照片
及 X 线检查
（图片）

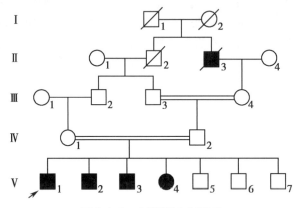

图 9-6-4 多指（趾）家系图

【问题 2】 多指（趾）畸形患者需要做哪些辅助检查？

思路 1：X 线检查手足部，评估骨骼情况，检查临床体检不可见的微小症状有助于确诊。

思路 2：临床体检，是否有其他畸形或发育迟缓，如肢体、颜面部、皮肤、口腔等。

【问题 3】 该家系先证者临床上需要与哪些疾病进行鉴别诊断？

思路：

（1）Greig 头 - 多指/趾畸形：特征性表现为高前额，巨头畸形，眼距过宽，鼻基底宽，常有宽拇指。AR 疾病。

（2）Ellis-van-Creveld 综合征：特征性表现为手轴后多指，偶尔可累及足。肢体短缩，指甲小且深陷，多个口腔系带，常合并先天性心脏病，肋骨短缩，胸廓长窄。AR 疾病。

（3）Jeune 综合征（窒息性胸廓营养不良）：特征表现为长窄胸廓，伴短肋骨，约 50% 发生轴后多指。AR 疾病。

（4）肢端 - 胼胝体综合征：智力发育障碍，胼胝体发育不全，轴后多指/趾。AR 疾病。

（5）Bardet-Biedl 综合征（BBS）：色素性视网膜营养不良，轴后多指，肥胖，认知受损，肾脏缺陷。AR 疾病。

（6）口 - 面 - 指综合征：颜面部异常包括唇裂、舌囊肿、多余口腔系带，并指、短指及轴后多指畸形。XLD 疾病。

（7）耳 - 腭 - 指/趾综合征：小颌畸形，小口伴腭裂，髋关节脱位，手指屈曲重叠，轴后多指及并指畸形。XLR 疾病。

（8）肛 - 脑 - 指/趾综合征：肛门无孔，轴后或轴中多指/趾，垂体功能减退及下丘脑错构母细胞瘤。AD 疾病。

（9）Smith-Lemli-Opitz（SLO）综合征：约 50% 的患者有轴后多指，其他特征性表现为生长缺陷及发育迟缓、腭裂、心脏缺陷、尿道下裂、隐睾等。

（10）Pfeiffer 综合征：冠状缝早闭，宽拇指/趾，软组织并指，可伴发轴前多趾。

（11）Carpenter 综合征：轴前多指与短指畸形伴发颅缝早闭。AR 疾病。

（12）Mohr-Majewski 综合征：腭裂，口腔系带，舌错构瘤，手轴后多指多见，伴足轴前或轴后多趾。AR 疾病。

（13）Meckel-Gruber 综合征：枕部脑膨出，双侧肾脏增大伴多发囊性发育不良及肝脏纤维变，轴后多指/趾。致死性 AR 疾病。

【问题 4】　怎样对该家系进行分子遗传学诊断？

思路 1：直接对轴后多指（趾）相关基因 GLI3 测序。该家系符合隐性遗传方式系谱特点，GLI3 基因变异导致的轴后多指（趾）多为显性遗传，该家系 GLI3 基因正常。

思路 2：利用 CGH array 检测先证者是否有基因组拷贝数变异。

思路 3：利用二代测序技术对该家系进行外显子组测序。外显子组测序结果表明该家系 ZNF141 纯合变异 c.1420C>T（p.Thr474Ile）。

【问题 5】　如何进行遗传咨询？

思路 1：按常染色体隐性遗传方式进行遗传咨询，先证者父母为携带者，先证者同胞 1/4 患病。

思路 2：先证者后代风险评估。

先证者与没有血缘关系正常个体婚配，后代为携带者。

先证者近亲结婚，配偶为患者时，后代为患者；如果配偶为携带者，则后代 1/2 患病，1/2 为携带者；如果配偶非携带者，则后代为携带者。

【问题 6】　如何对患者进行治疗？

思路：手术切除多余的指/趾，改善手足外观。

【问题 7】　先证者或其同胞再生育，如何进行产前诊断？

思路：

（1）先证者及患病同胞（Ⅴ1~4）

1）如果与没有血缘关系的正常个体婚配，则不建议针对肢端畸形进行特异性产前诊断。

2）如果近亲结婚，配偶为患者时，后代为患者。

3）如果近亲结婚，配偶为携带者时，妊娠的 4~6 个月进行超声扫描；选择绒毛、羊水、脐带血或孕妇外周血中游离胎儿 DNA 标本检测 ZNF141 纯合变异 c.1420C>T（p.Thr474Ile）。

（2）非患病同胞（Ⅴ5~7）：检测非患病同胞是否为携带者，只有其与配偶均为携带者时，才需要进行产前诊断，方法同上。

（张　学）

本 章 小 结

　　本章以真实的临床典型骨骼系统遗传病病例为出发点，对软骨发育不全、成骨不全、先天性脊柱骨骺发育不良、Crouzon 综合征、颅骨锁骨发育不良、并指（趾）、短指（趾）、缺指（趾）/手足裂畸形、多指（趾）等常见骨骼系统遗传病诊治思路进行了详尽的叙述，包括各病种的临床关键点、临床诊断（标准）及辅助检查手段、鉴别诊断、分子遗传学诊断策略、再发风险评估及遗传咨询，以及各病种的并发症、一般治疗策略及产前诊断一般原则等。病例中的知识点对各典型骨骼系统遗传病的临床诊断标准、发病机制等进行了提炼总结，是理解该病临床及遗传学要点的重要部分。本章内容可以帮助临床医师识别骨骼系统典型遗传病，掌握分子遗传学诊断策略并为患者提供正确的遗传咨询服务。

推荐阅读文献

[1] CHITTY LS，GRIFFIN DR，MEANEY C，et al. New aids for the non-invasive prenatal diagnosis of achondroplasia：Dysmorphic features，charts of fetal size and molecular confirmation using cell-free DNA in maternal plasma. Ultrasound Obstet Gynecol，2011，37：283-289.

[2]　VAN D FS1, BYERS PH, DALGLEISH R, et al. EMQN best practice guidelines for the laboratory diagnosis of osteogenesis imperfecta. Eur J Hum Genet, 2012, 20 (1): 11-19.

[3]　BUCHANAN EP, XUE AS, HOLLIER LH. Craniofacial syndromes. Plast Reconstr Surg, 2014, 134 (1): 128e-153e.

[4]　KALSOOM UE, KLOPOCKI E, WASIF N, et al. Whole exome sequencing identified a novel zinc-finger gene ZNF141 associated with autosomal recessive postaxial polydactyly type A. J Med Genet, 2013, 50 (1): 47-53.

第十章 眼耳遗传病

视觉和听觉形成需要有接受刺激产生神经冲动的感觉细胞，通过相关的神经传导兴奋，最后在大脑皮层形成视觉和听觉。其中某个环节出现功能障碍可导致视觉和／或听觉障碍。人类从外界获取的信息中约90%来自视觉与听觉。视觉和听觉受损甚至缺失对人生存质量影响巨大。60%～70%的致盲眼病和耳聋是由于遗传缺陷导致。由于眼和耳在早期发育有很多共性和关联性，遗传性致盲眼病和遗传性耳聋在临床表型上常常相互影响相互重叠。近年来，随着基因组学的研究与技术的迅猛发展，人们对遗传性致盲眼病和遗传性耳聋的遗传机制了解更加深入。遗传性致盲眼病和遗传性耳聋的预防及治疗取得巨大进步。临床实践中，临床医生需要根据不同临床表型，选择适宜技术进行眼科及耳科功能检查和遗传学检测，以明确患者的诊断，并进行遗传咨询、预后评估及指导治疗。本章针对视网膜色素变性、非综合征型先天性白内障、先天性青光眼、遗传性非综合征性耳聋、药物性耳聋、耳聋综合征等疾病，主要介绍疾病临床表型特征、遗传机制、临床诊断、产前诊断及遗传咨询要点。

第一节　视网膜色素变性

视网膜色素变性（retinitis pigmentosa，RP）[OMIM 268000]是一种最常见的眼科单基因遗传性疾病，是致盲的主要原因之一。在人群中发病率约为 1∶（3 000～7 000）。由光感受器（photoreceptors）视杆细胞（rods）和视锥细胞（cones）或视网膜的视网膜色素上皮细胞（retinal pigment epithelium，RPE）异常导致的进行性视力丧失，是视网膜营养不良的一种形式。RP 可分为非综合征型（nonsyndromic RP）和综合征型（syndromic RP）。非综合征型 RP 是指病变仅累及眼，综合征型 RP 病变累及多器官，导致多器官功能障碍。非综合征型 RP 为本节重点介绍内容。

RP 遗传模式非常复杂。50%～60%的视网膜色素变性表现为常染色体隐性遗传 RP（autosomal recessive RP，ARRP），30%～40%的患者表现为常染色体显性遗传 RP（autosomal dominant RP，ADRP），5%～15%的患者则表现为 X 连锁 RP（X-linked RP，XLRP），极少数病例表现为双基因遗传（digenic inheritance）。

RP 具有高度的遗传异质性，主要表现为多个基因变异可导致 RP，相同致病基因的不同变异，可以引起不同遗传方式的 RP。高度的遗传异质性是 RP 临床表现多样化的重要原因，使得 RP 遗传诊断和遗传咨询非常困难。目前，已鉴定 71 个非综合征型 RP 致病基因。此外，还发现了 9 个染色体区段与非综合征型 RP 连锁。已鉴定的 RP 疾病基因能解释 60%～70%的 RP 家系和 50%的散发病例。

视网膜色素变性的诊疗经过通常包括以下环节：

1. 详细询问先证者的症状特征及遗传家族史。

2. 对疑诊患者进行眼底检查、视野检查、视网膜电图（electroretinogram，ERG）检查和光相干断层扫描（optical coherence tomography，OCT）。

3. 告知视网膜色素变性的遗传病理及分子诊断流程，知情同意后进行分子遗传检测。

4. 向患者解释检测结果、遗传咨询。

5. 对致病突变诊断明确、有生育要求的家系进行产前诊断。

6. 告知患者目前对视网膜色素变性患者治疗的现状。

> 临床关键点
>
> 1. 视网膜色素变性主要临床特征是视野缩小，夜盲和眼底出现骨细胞样色素沉着。

2. 主要根据患者病史，遗传家族史，患者视野检查、眼底检查和眼电生理检查明确诊断。

3. 非综合征型视网膜色素变性以常染色体显性遗传、常染色体隐性遗传和 X 连锁遗传较为多见。极少数病例表现为双基因遗传。根据遗传方式进行遗传咨询。

4. 目前尚无有效防止视网膜色素变性病情进展的治疗方法。

5. 产前基因诊断是唯一有效的预防途径，明确遗传诊断是进行准确产前诊断的前提。

临床病例

一名 31 岁男性因"进行性视力下降"到医院就诊。初步病史采集如下。

患者 5 岁时出现夜盲，进行性视力下降，曾戴眼镜矫正效果不佳。一年前，病情加重，视力明显下降。无家族史。视野检查双眼视野缩小，周边视野缺失；眼底镜检查发现双眼视乳头颜色蜡黄，骨细胞样色素沉着，视网膜萎缩。

【问题1】　根据上述门诊资料，患者最可能的诊断是什么？

思路1：患者 5 岁时出现夜盲，进行性视力下降，视野检查双眼视野缩小，周边视野缺失；眼底镜检查发现双眼视乳头颜色蜡黄，骨细胞样色素沉着，视网膜萎缩。高度提示为视网膜色素变性。

知识点

视网膜色素变性的临床表现

视网膜色素变性的临床表现：①夜盲是患者最早期的临床表现，并进行性加重。夜盲出现越早，通常患者病情进展越快，晚期视功能越差。②眼底视盘呈蜡黄色萎缩，视网膜血管变细。视网膜赤道部血管旁色素沉着，典型的骨细胞样病变。③患者视野逐渐缩小，至中年或老年，黄斑受累致中心视力减退，严重障碍而失明。通常双眼发病，极少病例单眼发病。

思路2：视网膜色素变性的遗传方式较为复杂，有常染色体隐性遗传、常染色体显性遗传、X 连锁隐性遗传，极少数病例表现为双基因遗传。需要详细询问三代亲属的患病情况，绘制系谱图（图 10-1-1）。完整的家系调查更有益于遗传模式的确定及遗传咨询。应尽量对所有家系成员进行详细全面的眼科检查，不仅有利于患者的遗传诊断，且有助于对家系其他成员 RP 早期诊断。根据家系遗传模式进行相应的遗传风险评估。

根据谱系图，患者为男性，家系中仅有一个患者。应该首先考虑为常染色体隐性遗传，但不排除可能为 X 连锁隐性遗传。常染色体显性遗传、常染色体隐性遗传、X 连锁遗传谱系特点见第一章第二节。

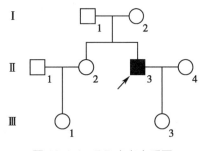

图 10-1-1　RP 患者家系图

思路3：对患者进行视网膜电图（ERG）检查和光相干断层扫描（OCT），进一步完善临床检查资料。

【问题2】　非综合征性 RP 患者临床诊断的辅助检查是什么？

思路1：视野检查。发病早期视野呈环形暗点，并逐渐向中心和周边扩展，表现为视野进行性缩小，晚期形成管状视野，但中央视力可较长时间保留。

思路2：视网膜电图（ERG）检查。ERG 无反应，尤其 b 波消失是本病的典型改变，这种改变常早于眼底改变。

思路3：检眼镜检查。RP 早期眼底可完全正常，也可见视网膜动脉血管变细、细小的尘埃状视网膜内色素沉着。随病情进展，出现 RP 典型的眼底改变，如眼底视盘呈蜡黄、骨细胞样色素沉着及视网膜血管变细。

思路4：光相干断层扫描（OCT）。RP 早期 OCT 检查显示 RP 患者视网膜光感光器外节变薄，感光细胞减少。随着疾病进展，外核层变薄。在疾病晚期，视网膜光感光器外节及外核层完全缺失。OCT 也可发现黄斑囊样水肿（cystoid macular edema，CME）、视网膜外膜形成，玻璃体炎牵引综合征以及黄斑裂孔等。

【问题3】 该家系先证者临床上需要与哪些疾病进行鉴别诊断?

根据上述病史、症状、视功能、检眼镜检查及 ERG 检查结果,诊断并无太大困难。但应该与以下疾病鉴别诊断。

思路1:梅毒或病毒感染导致的先天性或后天性脉络膜视网膜炎症后的继发性视网膜色素变性鉴别诊断。

先天性梅毒和孕妇在妊娠第 3 个月患风疹后可引起的胎儿眼底病变。出生后眼底所见与本病几乎完全相同,ERG、视野等检查结果也难以区分。应该明确患儿父母血清梅毒反应阴性及母亲妊娠早期无风疹病史后,才能诊断为原发性色素变性。

后天性梅毒和某些急性传染病(如麻疹、流行性腮腺炎等),均可引发脉络膜视网膜炎。炎症消退后的眼底改变,有时与原发性色素变性类似。从病史、血清学检查,以及眼底色素斑大且位置较深、形成不规则、有脉络膜视网膜萎缩斑、视盘萎缩呈灰白色、夜盲程度较轻等方面加以鉴别。

思路2:高度近视引起的视网膜病变鉴别诊断。高度近视引起的视网膜病变主要表现为退行性变化,包括萎缩和变性,视网膜色素上皮正常的结构被改变,当变性范围不断扩大,玻璃体可贴附并牵引萎缩的视网膜,可至视网膜裂孔或视网膜脱离。

思路3:无脉络膜症鉴别诊断。RP 早期应特别注意与无脉络膜症(choroideremia)[OMIM 303100]鉴别诊断。该病为 X 连锁隐性遗传,主要临床表现为夜盲,视野缩小。其致病基因为 *CHM*。

【问题4】 怎样对该先证者进行确诊?

思路1:目前,RP 确诊主要依赖于病史、临床症状、眼底检查、视野检查、视网膜电图(ERG)检查结果。

患者有夜盲病史,进行性视力下降,视野检查双眼视野缩小,周边视野缺失;眼底镜检查发现双眼视乳头颜色蜡黄,骨细胞样色素沉着,视网膜萎缩。ERG 检查无反应。符合 RP 的临床诊断标准。

知识点

视网膜色素变性的临床诊断标准

①暗光适应障碍或夜盲症病史;②视野进行性缩小,晚期形成管状视野;③ERG 检查无反应,尤其 b 波消失是本病的典型改变,这种改变常早于眼底改变。眼底检查显示,疾病初期在眼底赤道部,色素有突出的小点,色素继续增多、变大,围绕赤道部渐成色素环,呈典型骨细胞样。

思路2:分子遗传学诊断有助于明确遗传病因,特别对于有生育要求的患者及家庭,是进行遗传咨询和产前诊断的基础。建议该患者进行已知 RP 致病基因的遗传检测。

【问题5】 怎样对该家系先证者进行分子遗传学诊断?

思路1:由于目前已知的 RP 基因多达 71 个,已鉴定的 RP 疾病基因能解释 60%~70% 的 RP 家系和约 50% 的散发患者,不少 RP 患者特别是散发病例不能确定遗传病因。RP 的高度遗传异质性会给遗传诊断和遗传咨询带来严重困难,即使对所有已知的 RP 致病基因完成了突变检测,也仅能解释 50%~70%RP 患者的遗传病因。此外,已知的 RP 基因检测花费较高。因此,在遗传检测前,应充分尊重患者及家人的知情权和隐私权,应充分告知遗传检测的可能结果,应该在得到充分遗传咨询的基础上才能进行遗传诊断。

知识点

RP 具有高度的遗传异质性和临床异质性

RP 遗传异质性既表现有基因座异质性,又有等位基因异质性。在这些 RP 致病基因中,同一个基因上不同的变异可引起了不同遗传模式的 RP,甚至不同的疾病,例如 *PRPH2* 基因突变可引起常染色体显性遗传 RP、先天性黑矇、常染色体显性遗传黄斑变性或与 *ROM1* 基因共同导致双基因遗传 RP。

临床异质性即具有相同基因变异的不同个体,有不同的临床表型,病情严重程度不尽一致。即便是在同一个家族中也会具有不同的症状,家系中患者既有症状轻微的个体,也有症状严重的个体。如 *PRPF31* 基因和 *GUCA1B* 基因相关的 ADRP 就存在外显不全现象。

思路 2：目前，已鉴定 71 个非综合征型 RP 致病基因（表 10-1-1）。此外，还发现了 8 个染色体区段与非综合征型 RP 连锁（表 10-1-2）。其中，16 个 ADRP 致病基因，45 个 ARRP 致病基因，3 个 XLRP 致病基因，7 个基因既可导致 ADRP，也可导致 ARRP。RP 的遗传学诊断最好进行所有已知致病基因的筛选。已知的 RP 致病基因变异主要以点突变为主。高通量测序技术是 RP 遗传诊断有效手段，可以一次性完成已知 RP 致病基因检测。

对该患者高通量测序检测结果显示：该患者 *CRB1*（NM_201253.2）基因存在 c.135C>G（p.Cys45Trp）和 c.2983G>T（p.Glu995Ter）杂合变异，并经 Sanger 测序证实。该两位点均为人类基因突变数据库（human gene mutation database，HGMD）收录的常染色体隐性遗传 RP 的已知致病变异。对其父母采用 Sanger 测序对该两变异位点进行检测，其父亲 c.2983G>T（p.Glu995Ter）位点为杂合变异，母亲 c.135C>G（p.Cys45Trp）位点为杂合变异。

表 10-1-1　已知的 RP 致病基因

表型 MIM 编号	基因	定位	基因 MIM 编号	遗传方式
601414	*PRPF3*	1q21.2	607301	AD
610359	*SNRNP200,*	2q11.2	601664	AD
613827	*GUCA1B*	6p21.1	602275	AD
180104	*RP9*	7p14.3	607331	AD
612943	*KLHL7*	7p15.3	611119	AD
180105	*IMPDH1*	7q32.1	146690	AD
609923	*TOPORS*	9p21.1	609507	AD
615922	*PRPF4*	9q32	607795	AD
617460	*HK1*	10q22.1	142600	AD
613194	*BEST1*	11q12.3	607854	AD
613750	*NRL*	14q11-q12	162080	AD
600059	*PRPF8*	17p13.3	607300	AD
600852	*CA4*	17q23.1	114760	AD
607921	*FSCN2*	17q25.3	607643	AD
600138	*PRPF31*	19q13.42	606419	AD
613983	*PRPF6*	20q13.33	613979	AD
613861	*DHDDS*	1p36.11	608172	AR
617123	*POMGNT1*	1p34.1	606822	AR
613794	*RPE65*	1p31.3-p31.2	180069	AR
601718	*ABCA4*	1p22.1	601691	AR
600105	*CRB1*	1q31.3	604210	AR
615565	*NEK2*	1q32.3	604043	AR
613809	*USH2A*	1q41	608400	AR
617023	*AGBL5*	2p23.3	615900	AR
613617	*ZNF513*	2p23.3	613598	AR
616394	*IFT172*	2p23.3	607386	AR
613428	*C2orf71*	2p23.2	613425	AR
606068	*FAM161A*	2p15	613596	AR
613862	*MERTK*	2q13	604705	AR
608380	*CERKL*	2q31.3	608381	AR
613758	*SAG*	2q37.1	181031	AR

续表

表型 MIM 编号	基因	定位	基因 MIM 编号	遗传方式
613575	ARL6	3q11.2	608845	AR
613581	IMPG2	3q12.3	607056	AR
614180	CLRN1	3q25.1	606397	AR
615725	SLC7A14	3q26.2	615720	AR
613801	PDE6B	4p16.3	180072	AR
612095	PROM1	4p15.32	604365	AR
613756	CNGA1	4p12	123825	AR
613810	PDE6A	5q32	180071	AR
614181	MAK	6p24.2	154235	AR
600132	TULP1	6p21.31	602280	AR
602772	EYS	6q12	612424	AR
616544	HGSNAT	8p11.2-p11.1	610453	AR
614500	C8orf37	8q22.1	614477	AR
615233	RBP3	10q11.22	180290	AR
613660	CDHR1	10q23.1	609502	AR
616469	ZNF408	11p11.2	616454	AR
613194	BEST1	11q12.3	607854	AR
617871	IFT43	14q24.3	614068	AR
613464	TTC8	14q31.3	608132	AR
611131	NR2E3	15q23	604485	AR
617781	IFT140	16p13.3	614620	AR
615434	ARL2BP	16q13	615407	AR
616562	BBS2	16q13	606151	AR
613767	CNGB1	16q21	600724	AR
610599	PRCD	17q25.1	610598	AR
613582	PDE6G	17q25.3	180073	AR
617304	REEP6	19p13.3	609346	AR
617433	ARHGEF18	19p13.2	616432	AR
612572	IDH3B	20p13	604526	AR
615780	KIZ	20p11.23	615757	AR
610282	SEMA4A	1q22	607292	AD 或 AR
613731	RHO	3q22.1	180380	AD 或 AR
180100	RP1	8q11.2-q12.1	603937	AD 或 AR
613769	RGR	10q23.1	600342	AD 或 AR
612712	RDH12	14q24.1	608830	AR 或 AD
608133	PRPH2	6p21.1	179605	AD，AR，双基因遗传
608133	ROM1	11q12.3	180721	AD，AR，双基因遗传
300424	OFD1	Xp22.2	300170	XLR
300029	RPGR	Xp11.4	312610	XLR
312600	RP2	Xp11.3	300757	XLR

注：引自 OMIM，截至 2018 年 12 月。AD，常染色体显性遗传；AR，常染色体隐性遗传；XLR，X 连锁隐性遗传。

表 10-1-2　OMIM 收录的 RP 连锁位点

表型 MIM 编号	位点定位	遗传方式
609913	1p21.3-p13.3	AR
612165	4q32-q34	AR
614494	6q23	AD
602594	16p12.3-p12.1	AR
312612	Xp21.3-p21.2	XLR
300155	Xq26-q27	XLR
300605	Xq28	XLR
400004	Chr.Y	YL

注：引自 OMIM，截至 2018 年 12 月。AD，常染色体显性遗传；AR，染色体隐性遗传；XLR，X 连锁隐性遗传；YL，Y 连锁遗传。

【问题 6】　如何进行遗传咨询？

单基因眼病的基因诊断（微课）

思路 1：该家系患者检测出 *CRB1* 致病变异，该基因变异可导致常染色体隐性遗传 RP。该家系可按常染色体隐性遗传进行遗传咨询。

思路 2：先证者父亲和母亲不是患者，但携带致病变异，为致病基因携带者，每次生育后代为 RP 患者的风险是 25%。

思路 3：先证者后代患有 *CRB1* 基因相关 RP 的风险，取决于先证者配偶是否携带有 *CRB1* 基因的致病变异。如果先证者配偶携带致病变异，后代患 RP 风险为 50%，后代为非 RP 患者的概率为 50%。如果先证者配偶不携带致病变异，理论上后代不会患有 *CRB1* 基因相关 RP，但后代均为 *CRB1* 基因致病变异携带者。建议先证者配偶进行 *CRB1* 基因突变检测。

思路 4：先证者无临床症状的姐姐，建议进行详细的眼科检查，排除 RP 后，有 50% 的可能为携带者。

思路 5：RP 患者病情进展。由于遗传基础不同，RP 患者发病年龄、病程进展、病情严重程度等都可能不同。

①发病年龄：ARRP 发病较早，出现夜盲的平均年龄为 10.7 岁，而 ADRP 发病较晚，出现夜盲的平均年龄为 23.4 岁。

②主要病情变化特征：ADRP 中心视力受损出现时间较晚，ARRP 和 XLRP 在 20～30 岁即可出现明显的中心视力受损；XLRP 常伴高度近视，ADRP 和 ARRP 多为低度近视。

③病情进展：ARRP 进展速度较快，ARRP 和 XLRP 患者多在 30～40 岁时失明。ADRP 进展速度慢，患者在 50～60 岁时，还可保持一定的中心视力。

思路 6：产前诊断咨询。目前无有效的 RP 治疗手段，通过产前诊断预防患儿出生是预防该病发生的有效手段。由于 RP 患者在胎儿期没有显著的结构异常，无法使用超声及 MRI 等影像学手段进行产前诊断。因此，产前基因诊断是预防 RP 的有效方法。只有明确致病变异的家系，才可通过基因检测对 RP 进行产前诊断。

【问题 7】　如何对患者进行治疗？

思路 1：目前尚无有效防止病情进展的治疗方法。患者应避免强光刺激，可佩戴助视器。营养素、血管扩张剂及抗氧化剂（维生素 A 及维生素 E）可用于 RP 治疗，但治疗作用尚缺少循证医学的证据。

知识点

RP 基因治疗新进展

常染色体隐性遗传 RP 是由于基因变异导致基因产物功能丧失引起。理论上，对于这种类型的 RP，把正常基因导入病变细胞可以治疗 RP。目前，针对 *RPE65* 基因的治疗已进入临床试验阶段，适用于治疗由 *RPE65* 基因变异导致的先天性黑矇（LCA），已完成Ⅲ期临床试验。

美国食品药物管理局（FDA）已批准 Luxturna 作为第一个眼部基因治疗药物上市，这是首个用于遗传眼病的基因疗法。目前还有多个针对不同 RP 致病基因的临床试验也在进行中,包括 rAAV2-VMD2-hMERTK 治疗 *MERTK* 基因相关 RP 及 AAV-RPGR 治疗 *RPGR* 基因相关 XLRP 等。基因治疗的效果主要取决于 RP 患者所处的病程阶段,在疾病早期阶段即确诊并开展治疗的患者,预后远好于晚期阶段才接受治疗的患者。

思路 2:孕妇长期大量服用维生素 A,可增加胎儿畸形发生率。因此,女性 RP 患者如果怀孕,须中止服用维生素 A。

【问题 8】 患者拟生育,如何进行产前诊断?

思路 1:该病至今尚无有效的预防和治愈方法,因此,进行基因诊断和产前诊断对预防该病的发生具有重大意义。对 RP 患者进行临床确诊、家系调查及遗传方式判定,并进行分子遗传学检测,鉴定致病变异是产前诊断的基础。

先证者后代患有 *CRB1* 基因变异导致 RP 的风险,取决于先证者配偶是否携带有 *CRB1* 基因的致病变异。建议先证者配偶进行 *CRB1* 基因检测。如果明确先证者配偶为 *CRB1* 基因致病变异携带者,后代有 50% 的风险为 *CRB1* 基因相关的 RP 患者,需要进行产前诊断。

首先对胎儿 gDNA 样本(孕 $10\sim13^{+6}$ 周绒毛活检,孕 $16\sim22^{+6}$ 周羊膜腔穿刺)进行分子遗传学分析;根据突变类型采用相应的技术进行遗传学检测。点突变可采用 Sanger 测序方法进行突变检测。如果胎儿携带两个分别遗传自父亲和母亲的致病等位基因,那么胎儿为 RP 患者。如果胎儿只携带一个遗传自父亲或母亲的致病等位基因,胎儿为携带者,为该基因变异相关的 RP 患者的风险较小。如果胎儿不携带有父亲或母亲的致病等位基因,为野生基因型,原则上不会为患者。

思路 2:RP 的致病基因众多,遗传模式较为复杂。还有很多未知的致病基因有待被发现。产前诊断须建立在先证者遗传诊断明确的基础上。在临床诊断不明和遗传病因未确认的情况下,不能进行 RP 的产前基因诊断。

如果先证者配偶未检出 *CRB1* 基因的致病变异,可以谨慎认为后代为 *CRB1* 基因变异所致 RP 患者的风险较小,不必进行产前基因诊断。但应该告知基因检测对携带者筛查的局限性及可能存在漏检的风险。

(杨正林)

第二节　非综合征型先天性白内障

先天性白内障(congenital cataract)是胚胎期晶状体代谢异常而导致其透明度下降的疾病。患者在出生时或出生后一年内发病,是造成儿童失明和弱视的常见眼病。新生儿中白内障发病率约为 0.5%,可以为家族性,也可为散发,可双眼或单眼发病。先天性白内障约有 50% 与遗传因素有关,环境因素也是导致先天性白内障的重要原因,约占 30%,其他的原因不明。遗传性的先天性白内障可分为非综合征型(nonsyndromic cataract)和综合征型(syndromic cataract)。非综合征型先天性白内障是指病变仅累及眼,综合征型白内障是指病变累及多个器官,导致多器官功能障碍。非综合征型先天性白内障为本节重点介绍内容。

非综合征型先天性白内障以常染色体显性遗传为主,少数为常染色体隐性遗传,X 连锁遗传极为罕见;具有高度的遗传异质性,表现为同一种突变在不同家系中,甚至在同一个家系中,白内障的表型和严重程度都不同。这意味着可能有其他基因或者环境因素在调控突变基因的表达。现已鉴定 35 个非综合征型先天性白内障致病基因,此外还发现了 11 个染色体区段与非综合征型先天性白内障连锁。

非综合征型先天性白内障的诊疗经过通常包括以下环节:

1. 详细询问先证者的症状学特征及遗传家族史。

2. 对疑诊患者散大瞳孔后,检眼镜或裂隙灯下检查晶状体,根据晶状体混浊的形态和视力情况作出明确诊断,新生儿眼科检查主要有眼底红光反射和眼底镜检查。

3. 告知患者监护人,先天性白内障的治疗目标是恢复视力,减少弱视,防止致盲。目前先天性白内障最主要的治疗方式是手术,先天性白内障手术预后的三个重要因素是恰当的手术时机、合理的手术方式和术后科学的视功能重建康复治疗。

4. 告知非综合征型先天性白内障的遗传病理及分子诊断流程,知情同意后进行分子遗传检测。

5. 向患者解释检测结果、遗传咨询。

6. 对遗传病因诊断明确、有生育要求的家系进行产前诊断。

临床关键点

1. 先天性白内障主要临床特征 单眼或双眼晶状体混浊,视力受损。

2. 诊断主要根据患者病史,遗传家族史,晶状体混浊的形态和视力情况作出明确诊断

3. 非综合征型先天性白内障大部分为常染色体显性遗传,少数为常染色体隐性遗传,X 连锁遗传极为罕见。根据遗传方式进行遗传咨询。

4. 先天性白内障最主要的治疗方式是手术,治疗目标是恢复视力,减少弱视和失明的发生。

5. 部分先天性白内障对视力影响较小,一般无需治疗,宜定期随访观察。

6. 明确遗传诊断是进行准确产前诊断的前提。

临床病例

男性,21 岁,视力障碍,准备结婚,就诊咨询生育风险。初步病史采集如下。

患者自幼视物不能,只有光感,临床诊断为双眼先天性白内障。6 岁时双眼进行晶体植入手术,术后视力有一定程度改善。其母亲自述孕期无发热、无皮疹及其他病史。患者为第 2 胎足月顺产,父母非近亲结婚。母亲为先天性白内障患者,外公自幼失明,原因不明。家族中无其他类似患者。

【问题1】 根据上述门诊资料,患者最可能的诊断是什么?

思路1:患者自幼视物不能,只有光感。6 岁时双眼进行晶体植入手术。根据病史,应该考虑为双眼先天性白内障。

知识点

新生儿及儿童白内障的临床表现及诊断

先天性白内障最主要的临床表现为晶状体不同程度的混浊,多为双侧,可出现斜视、眼球震颤,视力减退甚至失明。患儿常用手揉眼睛,对光线的刺激反应降低,瞳孔发白,不能固视等症状。根据先天性白内障晶状体混浊的部位、形态和程度,临床上表现各异,常见的有膜性、核性、绕核性、前极、后极、粉尘状、点状、盘状、缝状、珊瑚状、花冠状及全白内障等。多数先天性白内障患者病情为静止型,少数出生后病情继续发展。

根据家族史、病史及晶状体混浊等可明确诊断。依据的晶状体混浊部位、形态和程度进行先天性白内障的分型及预后判断。

思路2:先天性白内障的病因有遗传因素、环境因素。非综合征型先天性白内障大部分为常染色体显性遗传,少数为常染色体隐性遗传,X 连锁遗传极为罕见。需要详细询问三代亲属的患病情况,经询问家族史,发现患者母亲为先天性白内障,外公有类似疾病,绘制系谱图(图10-2-1)。

从系谱图看该家系只有患者的后代发病,家系中有男性和女性患者。符合常染色体显性遗传谱系特点。常染色体显性遗传谱系特点见第一章第二节。

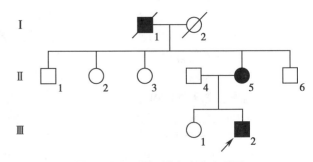

图 10-2-1 先天性白内障家系图

【问题2】 非综合征型先天性白内障患者临床诊断的辅助检查是什么?

思路1:视觉心理物理学检查。主要包括视力、视野、色觉、立体视觉、对比敏感度等。

视力下降是先天性白内障最明显或最重要的症状，严重时仅有光感。新生儿常用手揉眼睛，对光线的刺激反应降低，瞳孔发白，不能固视等症状。先天性白内障患者还会发现视野不同程度缺损；色觉改变，如对蓝色光敏感度降低、立体视觉改变、对比敏感度下降等。

思路2：检眼镜或裂隙灯活体显微镜检查。对疑诊患者散大瞳孔后，检眼镜或裂隙灯下检查晶状体，不同类型的白内障具有其特征性的混浊表现。根据晶状体混浊的形态和程度进行临床分型。

思路3：新生儿眼科检查主要有眼底红光反射和眼底镜检查。如果红光反射在颜色、强度、清晰度等方面不均匀，或者有混浊白点，则为阳性。应该进行眼底检查。

思路4：新生儿先天性白内障患儿相关的一些实验室检查。在新生儿期发现的先天性白内障患儿应进行以下检查，有助于确定其先天性白内障的发病原因。

1. 血糖、尿常规、酮体、血钙、血磷、红细胞半乳糖激酶等检查。

2. 血氨基酸及尿有机酸筛查。

3. 围产期传染病如TORCH、梅毒、HIV、细小病毒、肠病毒检查等。

【问题3】　怎样对该先证者进行确诊?

思路1：目前，先天性白内障确诊主要依赖于病史、临床症状、晶状体混浊形态及程度。

患者自幼视物不能，只有光感。6岁时双眼进行晶体植入手术，其母亲及外公均为先天性白内障患者。根据病史及家族史，可以临床诊断双眼先天性白内障。

思路2：分子遗传学诊断有助于明确遗传病因，对于有生育要求的患者及家庭，是进行遗传咨询和产前诊断的基础。对于有明确遗传因素导致的先天性白内障，应建议进行已知白内障致病基因检测。

该家系中有三名患者，为典型的常染色体显性遗传，可以认为是遗传性因素导致的先天性白内障，进一步的分子遗传学诊断有助于明确遗传病因，是进行产前诊断的基础。建议该患者进行已知先天性白内障致病基因遗传检测。

【问题4】　怎样对该家系先证者进行分子遗传学诊断?

思路1：先天性白内障约50%与遗传因素有关，环境因素也是导致先天性白内障的重要原因，约占30%，其他的原因不明。特别是散发病例，很难判断是遗传性因素或是环境因素导致的先天性白内障。高度遗传异质性会给遗传诊断和遗传咨询带来严重困难，即使对所有已知的白内障致病基因完成了突变检测，也仅能解释部分患者的遗传病因。此外，已知的白内障致病基因检测花费较高。因此，在遗传检测前，应充分尊重患者及家人的知情权和隐私权，应充分告知遗传检测的可能结果，在得到充分遗传咨询的基础上才能进行遗传诊断。

思路2：非综合征型先天性白内障具有高度的遗传异质性，现已鉴定35个非综合征型先天性白内障致病基因（表10-2-1），其中，20个AD先天性白内障致病基因，9个AR先天性白内障致病基因，1个XL先天性白内障致病基因，5个AD或AR先天性白内障基因。此外还发现了11个染色体区段与非综合征型先天性白内障连锁（表10-2-2）。但没有明确的热点突变基因。因此，非综合征型先天性白内障的遗传学诊断最好进行所有已知致病基因的筛选。高通量测序技术是非综合征型先天性白内障遗传诊断的有效手段，可以一次性完成已知非综合征型先天性白内障致病基因检测。

对该患者高通量测序检测结果显示：该患者*GJA3*基因存在c.130G>A（p.Val4Met）杂合变异。该位点为HGMD收录的常染色体显性遗传先天性白内障已知致病变异。对其父亲和母亲采用Sanger测序对该变异位点进行检测，其母亲该位点为杂合变异，父亲无该位点变异，患者的突变遗传自其母亲。

表10-2-1　已知的先天性白内障致病基因

表型	表型MIM编号	基因	染色体定位	基因MIM编号	遗传方式
CTRCT 6	116600	*EPHA2*	1p36.13	176946	AD
CTRCT 1	116200	*GJA8*	1q21.2	600897	AD
CTRCT 4	115700	*CRYGD*	2q33.3	123690	AD
CTRCT 2	604307	*CRYGC*	2q33.3	123680	AD
CTRCT 39	615188	*CRYGB*	2q33.3	123670	AD
CTRCT 42	115900	*CRYBA2*	2q35	600836	AD

续表

表型	表型 MIM 编号	基因	染色体定位	基因 MIM 编号	遗传方式
CTRCT 12	611597	*BFSP2*	3q22.1	603212	AD
CTRCT 20	116100	*CRYGS*	3q27.3	123730	AD
CTRCT 41	116400	*WFS1*	4p16.1	606201	AD
CTRCT 30	116300	*VIM*	10p13	193060	AD
CTRCT 11	610623	*PITX3*	10q24.32	602669	AD
CTRCT 15	615274	*MIP*	12q13.3	154050	AD
CTRCT 14	601885	*GJA3*	13q12.11	121015	AD
CTRCT 5	116800	*HSF4*	16q22.1	602438	AD
CTRCT 21	610202	*MAF*	16q23.2	177075	AD
CTRCT 10	600881	*CRYBA1*	17q11.2	123610	AD
CTRCT 43	616279	*UNC45B*	17q12	611220	AD
CTRCT 31	605387	*CHMP4B*	20q11.22	610897	AD
CTRCT 3	601547	*CRYBB2*	22q11.23	123620	AD
CTRCT 23	610425	*CRYBA4*	22q12.1	123631	AD
CTRCT 34	612968	*FOXE3*	1p33	601094	AR
CTRCT 18	610019	*FYCO1*	3p21.31	607182	AR
CTRCT 13	116700	*GCNT2*	6p24.3-p24.2	600429	AR
CTRCT 46	212500	*LEMD2*	6p21.31	616312	AR
CTRCT 38	614691	*AGK*	7q34	610345	AR
CTRCT 36	613887	*TDRD7*	9q22.33	611258	AR
CTRCT 45	616851	*SIPA1L3*	19q13.1-q13.2	616655	AR
CTRCT 19	615277	*LIM2*	19q13.41	154045	AR
CTRCT 44	616509	*LSS*	21q22.3	600909	AR
CTRCT 16	613763	*CRYAB*	11q23.1	123590	AD 或 AR
CTRCT 33	611391	*BFSP1*	20p12.1	603307	AD 或 AR
CTRCT 9	604219	*CRYAA*	21q22.3	123580	AD 或 AR
CTRCT 22	609741	*CRYBB3*	22q11.23	123630	AD 或 AR
CTRCT 17	611544	*CRYBB1*	22q12.1	600929	AD 或 AR
CTRCT 40	302200	*NHS*	Xp22.13	300457	XL

注：引自 OMIM，截至 2018 年 12 月。AD, 常染色体显性遗传；AR, 染色体隐性遗传；XL, X 连锁遗传。

表 10-2-2　先天性白内障连锁位点

表型	表型 MIM 编号	染色体定位	遗传方式
CTRCT8	115665	1pter-p36.13	AD
CTRCT29	115800	2pter-p24	AD
CTRCT27	607304	2p12	AD
CTRCT 28	609026	6p12-q12	易感
CTRCT37	614422	12q24.2-q24.3	AD
CTRCT32	115650	14q22-q23	AD
CTRCT25	605728	15q21-q22	AD
CTRCT24	601202	17p13	AD
CTRCT7	115660	17q24	AD
CTRCT26	605749	9q13-q22	AR
CTRCT35	609376	19q13	AR

注：引自 OMIM，截至 2018 年 12 月。AD, 常染色体显性遗传；AR, 染色体隐性遗传。

【问题5】 如何进行遗传咨询?

思路1:该家系患者检测出 *GJA3* 基因存在 c. 130G>A(p.Val4Met)杂合变异,该基因为常染色体显性遗传先天性白内障14型致病基因。该家系按常染色体显性遗传进行遗传咨询。

思路2:先证者母亲为先天性白内障患者,携带致病变异,先证者突变遗传自其母亲。

思路3:先证者后代风险评估。先证者结婚生育,后代存在 *GJA3* 相关先天性白内障的患病风险。如果先证者配偶为非先天性白内障患者,后代为50%可能为先天性白内障患者,50%为非白内障患者。

知识点

先天性白内障的遗传咨询要点

1. 在非遗传性的先天性白内障中,环境因素和疾病并发症是造成白内障的重要原因。因此产妇要注意孕产期的保健,预防感冒和其他传染病发生,减少病毒感染的机会;尽可能避免用药;怀孕期间应注意加强营养,补充维生素和钙剂,减少先天性白内障的发生。

2. 对有家族史的新生儿应重视眼科普查,如出生后的扩瞳检查。及早发现和治疗对先天性白内障视力预后有重要影响。

3. 遗传性先天性白内障,其中常染色体显性遗传最为常见,常染色体隐性遗传的白内障和 X 连锁遗传较为少见,常染色体隐性遗传的白内障多与近亲婚配有关。

4. 非综合征型先天性白内障的高度遗传异质性会给遗传诊断和遗传咨询带来严重困难。特别是仅有一个患者的先天性白内障家系,很难判断其是否为遗传性的先天性白内障。仅有30%～40%的先天性白内障的患者能通过遗传检测明确遗传病因。因此,在遗传检测前,应充分尊重患者及家人的知情权和隐私权,充分告知遗传检测的可能结果,在得到充分遗传咨询的基础上才能进行遗传诊断。

思路4:产前诊断咨询。尽管针对先天性白内障的手术治疗有较好的疗效,但是,通过产前诊断预防患儿出生是预防该病的有效手段。对已明确致病变异的家系,基因诊断是先天性白内障产前诊断的有效方法。

该患者先天性白内障致病基因检测显示,*GJA3* 基因存在 c. 130G>A(p.Val4Met)杂合变异,为已知致病变异,可通过产前基因诊断预防患儿出生。

【问题6】 患者拟生育,如何进行产前诊断?

思路1:现已明确先证者 *GJA3* 基因存在 c. 130G>A(p.Val4Met)杂合变异,为已报道的先天性白内障致病突变。在致病突变明确的前提下,可进行产前基因诊断。首先对胎儿 gDNA 样本(孕 10～13^{+6} 周绒毛活检,孕 16～22^{+6} 周羊膜腔穿刺)进行分子遗传学检测;根据突变类型采用相应的技术进行遗传学检测。该家系突变为点突变,采用 Sanger 测序检测。如果胎儿携带有遗传自父亲的致病突变,可判断为胎儿出生后将为先天性白内障患者。如果胎儿不携带有父亲致病突变,则胎儿为正常基因型,成为该基因突变位点导致的先天性患者的概率较小。

思路2:先天性白内障的致病基因众多,遗传模式较为复杂。还有很多未知的致病基因有待发现。产前诊断须建立在先证者遗传诊断明确的基础上。在致病突变未确认的情况下,不能进行先天性白内障的产前基因诊断。

对不能明确遗传病因的先天性白内障患者,如果存在生育先天性白内障患儿的风险较高。尽管产前超声诊断或排除先天性白内障的报道不多,但还是可以建议在怀孕期间进行针对胎儿眼部的超声检查。

知识点

胎儿先天性白内障的三种超声特征

1. 晶体完全呈强回声。

2. 晶体表现为双环征,外侧强回声环为晶体边界回声,内侧强回声环为白内障边界回声。

---

3. 晶体中央出现强回声区。

尽管超声可根据晶体内强回声及晶体边缘不规则提示先天性白内障，但没有上述超声特征也不能排除该病。

【问题7】 先天性白内障的治疗。

思路1：先天性白内障绝大部分不影响视力，如前极白内障，花冠状白内障和点状白内障等不需治疗，定期随访即可。但一些严重的先天性白内障，如全白内障、核性白内障，对视力影响较大，需尽早发现并及时行白内障摘除治疗，以免影响幼儿视功能的发育，导致弱视及眼球震颤。

思路2：治疗方法。先天性白内障的治疗的治疗以手术治疗为主。影响先天性白内障手术预后的三个重要因素是恰当的手术时机、合理的手术方式和术后科学的视功能重建康复治疗。

思路3：手术时间。主张及早手术是眼科医师的共识。手术时机越晚，预后视力越差，3个月龄后手术的患儿术后视力恢复明显较差。4周龄后手术的患儿斜视和眼球震颤的发生率远大于4周龄前手术的患儿，但4周龄前手术的患儿继发青光眼和后发性白内障发病率显著提高。对严重影响视力的白内障，尤其是单眼白内障，可在6～12周时手术。双侧白内障可在8～12周龄时进行手术。

知识点

先天性白内障的预防

非综合征型先天性白内障中大约50%是遗传导致。其中常染色体显性遗传最为常见，常染色体隐性遗传的白内障较为少见，多与近亲婚配有关，近亲婚配后代的先天性白内障发病率要比随机婚配后代的发病率高10倍以上。对遗传因素导致的非综合征型先天性白内障，应进行基因检测，明确致病突变，如能明确致病突变，产前基因诊断是预防先天性白内障的有效手段。如没有发现致病突变，通过家系调查，判断遗传模式，根据不同的遗传模式给予生育指导，避免近亲结婚。

环境因素是导致先天性白内障的另一重要原因，约占先天性白内障的30%。对该类先天性白内障的预防需要加强妊娠期保健。母亲妊娠期间，尤其是前6个月内，杜绝不良生活习惯，如吸烟及被动吸烟、饮酒等；避免过度劳累，保持充足睡眠，预防感冒和其他传染病发生，减少病毒感染的机会；尽可能避免用药；妊娠期间应注意加强营养，补充维生素和钙剂。如有不适应及时就诊，以便合理安排治疗，减少先天性白内障的发生。

（杨正林）

第三节 原发性先天性青光眼

原发性先天性青光眼（primary congenital glaucoma，PCG）[OMIM 231300,613086,617272]是婴幼儿期发病的一种青光眼，是由于胎儿期前角结构发育异常而导致房水排水受阻和眼内压升高并最终导致视神经损伤致盲眼病。依据发病年龄，PCG可以分为原发性婴幼儿型青光眼（primary infantile glaucoma）和原发性青少年型青光眼（primary juvenile glaucoma）两类。80%的PCG患者在一岁内发病，称为原发性婴幼儿型青光眼。在4～5岁以后诊断的PCG通常称为原发性青少年型青光眼。

PCG是一种罕见疾病，发病率约为1∶（10 000～68 000）。在不同种族人群中发病率差异很大，美国白人发病率约为1∶260 000。在非洲黑人中，发病率高达0.4%。在近亲婚配人群中发病率很高。PCG以散发性病例多见。PCG涉及的遗传方式有常染色体显性遗传及常染色体隐性遗传。

原发性先天性青光眼的诊疗经过通常包括以下环节：

1. 详细询问先证者的症状特征及遗传家族史。

2. 对疑诊患者进行外眼检查、眼压测量、裂隙灯检查、房角镜检查、眼底镜检查、视野检查。

3. 告知原发性先天性青光眼的遗传病理及分子诊断流程，知情同意后进行分子遗传检测。

4. 向患者解释检测结果、遗传咨询。

5. 对致病突变诊断明确、有生育要求的家系进行产前诊断。

6. 告知患者原发性先天性青光眼患者治疗的现状,建议眼科就诊。

> **临床关键点**
>
> 1. PCG 主要临床特征　原发性婴幼儿型青光眼典型的临床表现为溢泪、畏光、异常分泌物、角膜混浊水肿、结膜充血以及眼睑痉挛,单侧或双侧大角膜扩张。青少年型青光眼起病隐匿,患者通常无症状,不会发生角膜扩张或牛眼,发生角膜水肿伴畏光流泪的可能性也小得多。视神经损伤隐匿,视野缺损,通常眼科检查发现视神经凹陷扩大。如果不治疗,则可发生中心视力丧失和失明。
>
> 2. 主要根据患者病史,遗传家族史,患者临床症状、外眼检查、眼压测量、裂隙灯检查、房角镜检查、眼底镜检查、视野检查等结果诊断。
>
> 3. PCG 以散发性病例多见,部分 PCG 遵循孟德尔遗传方式,表现为常染色体显性遗传和常染色体隐性遗传。根据遗传方式进行遗传咨询。
>
> 4. 手术干预是原发性婴幼儿型青光眼和大多数儿童青光眼的主要治疗方法。手术方式为前房角切开术和小梁切开术。
>
> 5. 产前基因诊断或 PGD 是有效的预防途径,明确遗传诊断是进行产前基因诊断或 PGD 的前提。

临床病例

2 个月女性婴儿,因"出生 1 个月,其母亲发现小孩双眼怕光、流眼泪、分泌物增多"到医院就诊。初步病史体征采集如下。

双眼眼压指测 T+1,双眼结膜无充血,隐约见角膜增大,前方深,房水清晰,虹膜纹理清,瞳孔圆,直径约 1mm,直接对光反射存在,婴儿父母为 4 代旁系血亲,否认家族遗传病史。

【问题 1】　根据上述门诊资料,患者最可能的诊断是什么?

思路 1:患者出生 1 个月,其母亲发现小孩双眼怕光、流眼泪、分泌物增多;双眼眼压增高,双眼结膜无充血,隐约见角膜增大。高度提示为先天性青光眼。

思路 2:PCG 以散发性病例多见,部分 PCG 遵循孟德尔遗传方式。遗传方式有常染色体显性遗传及常染色体隐性遗传,在近亲婚配人群中发病率很高。需要详细询问三代亲属的患病情况及是否近亲婚配,绘制系谱图(图 10-3-1)。完整的家系调查更有益于遗传模式的确定及遗传咨询。根据家系遗传模式进行相应的遗传风险评估。

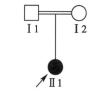

图 10-3-1　PCG 患者家系图

根据谱系图,先证者为家系中唯一患者,其父母近亲婚配,考虑为常染色体隐性遗传。

思路 3:原发性婴幼儿型青光眼的诊断主要依据临床症状,如溢泪、畏光、异常分泌物、眼睑痉挛、角膜扩张、角膜水肿以及视神经杯凹扩大。具有上述临床症状的婴儿应转诊进行紧急眼科评估。不应该因为等待病变进展(如视神经杯凹扩大)而延迟转诊,延误可导致永久性视力丧失。

【问题 2】　PCG 患者临床诊断的辅助检查是什么?

思路 1:PCG 是胎儿发育过程中前房角发育异常,小梁网 -Schlemm 管系统不能发挥有效的房水引流功能而使眼压升高的一组疾病,畏光、流泪和眼睑痉挛是本病的三大体征,部分患儿可以仅表现为角膜大或角膜雾状混浊。如果新生儿或婴幼儿有以上临床表现则考虑做外眼检查,检测内容如下。①角膜直径:出生到 6 个月角膜直径>12mm,1 到 2 岁>12.5mm,2 岁以上>13mm,则怀疑青光眼。任何年龄的儿童,眼角膜直径≥13mm,强烈提示是异常情况。②角膜水肿:为眼压升高的直接结果。③屈光不正:眼压升高,眼球扩大而产生的屈光不正的近视变化。

思路 2:眼压测量。新生儿和早产儿的平均眼压为(9.59±2.30)mmHg,患有先天性青光眼的婴儿,在未麻醉时眼压范围为 30~40mmHg。在麻醉情况下测,推荐使用水合氯醛,此种麻药不影响儿童的眼压测量。

思路3：眼底镜检查。视神经乳头的评估是诊断和评估先天性青光眼有效且重要的方法之一。正常新生儿视神经乳头呈粉红色，儿童期的青光眼视神经萎缩和成人类似，但视神经乳头凹陷比成人进展快。

思路4：视野检查。在已知或可疑的青光眼患儿中进行视野检查。发病早期视野呈环形暗点，并逐渐向中心和周边扩展，表现为视野进行性缩小，晚期形成管状视野，但中央视力可较长时间保留。

【问题3】 该家系先证者临床上需要与哪些疾病进行鉴别诊断？

根据上述病史、症状及辅助检查结果，诊断并无太大困难，但应该与以下疾病鉴别诊断。

思路1：鼻泪管阻塞鉴别诊断。鼻泪管阻塞患儿无眼睑痉挛和畏光表现。在流泪过程中，PCG患儿鼻腔分泌物增多，而鼻泪管阻塞患儿鼻腔分泌物无显著增多。

思路2：先天性遗传性角膜内皮营养不良（congenital hereditary endothelial dystrophy，CHED）鉴别诊断。CHED在出生时即可表现出角膜水肿，可导致患儿溢泪和畏光。但角膜大小、眼压、视神经和房角均正常。

思路3：原发性巨角膜鉴别诊断。原发性巨角膜一般表现为X连锁隐性遗传，男性患病。原发性巨角膜患儿的眼压正常，无角膜水肿、溢泪和畏光，视神经正常。

【问题4】 怎样对该先证者进行确诊？

思路1：PCG确诊主要依赖于病史、临床症状及外眼检查、眼压测量、裂隙灯检查、房角镜检查、眼底镜检查、视野检查等辅助检查。

思路2：分子遗传学诊断有助于明确遗传病因，特别对于有生育要求的患者及家庭，是进行遗传咨询和产前诊断的基础。建议该患者进行已知PCG致病基因的遗传检测。

【问题5】 怎样对该家系先证者进行分子遗传学诊断？

思路1：运用高通量测序技术针对PCG已知致病基因 CYP1B1、LTBP2、TEK 等进行检测。约17% CYP1B1 基因变异是大片段的缺失，6%为大片段重复，部分患者 TEK 基因变异是重复突变。因而针对高通量测序检测，未能明确致病变异的病例，应使用qPCR或MLPA方法检测大片段重复/缺失突变。在遗传检测前，应充分尊重患者及家人的知情权和隐私权，应充分告知遗传检测的可能结果，应该在得到充分遗传咨询的基础上才能进行遗传诊断。

知识点

单基因遗传青光眼的遗传病因

原发性开角型青光眼（primary open-angle glaucoma，POAG）和PCG以散发性病例多见。大部分POAG为复杂性状疾病，部分PCG与少量POAG病例遵循孟德尔遗传方式。单基因遗传POAG及PCG涉及的遗传方式有常染色体显性遗传及常染色体隐性遗传。

到目前为此，已鉴定了5个POAG致病基因：MYOC、OPTN、ASB10、WDR36、TBK1。这5个基因的变异能解释5%～10%的POAG病例。鉴定的PCG的致病基因有3个：CYP1B1、LTBP2、TEK。CYP1B1基因变异除了可导致原发性婴幼儿型青光眼、原发性青少年型青光眼，还可导致成人型POAG。其变异占20%～90%的家族性PCG，27%～33%的散发PCG。而在中国人群中仅有17.2%的PCG在 CYP1B1 基因检出致病变异。

思路2：先证者高通量测序检测结果显示，CYP1B1（NM_000104.3）基因存在 c.1405C>T（p.Arg469Trp）纯合变异。该位点HGMD收录了常染色体隐性遗传PCG的已知致病变异。运用Sanger测序对先证者及其父亲与母亲该位点进行检测，先证者 c.1405C>T（p.Arg469Trp）纯合变异，其父亲与母亲该位点为杂合变异。

【问题6】 如何进行遗传咨询？

思路1：该家系患者检测出 CYP1B1 致病变异，该基因变异可导致常染色体隐性遗传PCG。该家系可按常染色体隐性遗传进行遗传咨询。

思路2：先证者父亲和母亲不是患者，但携带致病变异，为致病基因携带者。每次生育，后代为PCG患者的风险是25%。

思路3：先证者后代患有 CYP1B1 基因相关PCG的风险，取决于先证者配偶是否携带有 CYP1B1 基因的致病变异。如果先证者配偶携带致病变异，后代患PCG风险为50%，后代为非PCG患者的概率为50%。如果先证者配偶不携带致病变异,理论上后代不会患有 *CYP1B1* 基因相关 PCG。但后代均为 *CYP1B1* 基因致病变异携带者。建议先证者配偶进行 *CYP1B1* 基因致病变异携带者筛查。

思路 4:PCG 患者的预后。PCG 患者如果不治疗,必定致盲。PCG 可在出生时、出生后几年内甚至更晚时发病。发病时间越晚,眼房角结构性异常的程度越轻,对治疗产生反应可能性越大,预后越好。接受治疗的 PCG 儿童视力预后良好,52%～79% 患者的视力为 20/60 或更好。但小于 3 月龄时诊断为 PCG 的患儿视力结局较差。大约 32% 的患儿需要佩戴眼镜或接触镜矫正屈光不正。

思路 5:产前诊断与胚胎植入前诊断咨询。PCG 由于发病早,小儿出现症状后就诊时已有严重的视神经损害,通常治疗的效果比较差。由于 PCG 患者在胎儿期没有显著的结构异常,无法使用超声及 MRI 等影像学手段进行出生前筛查与诊断。因此,产前诊断与胚胎植入前诊断有助于预防 PCG。推荐确诊 PCG 的患者以及其直系亲属自愿接受遗传咨询,讨论疾病的遗传方式、家庭成员的患病风险、相应的检查及基因检测的作用、适应证、结果解读及可能带来的影响。基于目前的突变数据,*CYP1B1* 基因相关的 PCG 可以通过胚胎植入前或产前基因诊断预防,其他两个基因(*LTBP2* 和 *TEK*)的变异相关的 PCG 用于临床尚需要积累更多数据。

【问题 7】　如何对患者进行治疗?

思路 1:PCG 由眼房角结构的异常胚胎发育所致,可导致房水引流不畅和眼压升高,眼压升高造成视神经损害。因而,早期诊断和治疗对视力预后至关重要。

思路 2:原发性婴幼儿型青光眼治疗的目的是保存视力。手术治疗是 PCG 主要治疗方法。一线手术包括前房角切开术和小梁切开术。眼压监测可作为手术治疗成功的一个指标。

思路 3:局部或口服剂型的降眼压药物对 PCG 的治疗作用有限,由于 PCG 患儿眼部损伤迅速,几乎所有病例均需进行手术。但术后使用药物治疗来预防或延缓行二次手术操作。

【问题 8】　患者拟生育,如何进行产前诊断?

思路 1:PCG 由于发病早,通常治疗效果比较差。因此,进行产前诊断与胚胎植入前诊断对预防该病的发生具有重大意义。对 PCG 患者进行临床确诊、家系调查及遗传方式判定,并进行分子遗传学检测,鉴定致病变异是产前诊断与胚胎植入前诊断的基础。

思路 2:先证者父亲与母亲为 *CYP1B1* 基因致病变异携带者,每次生育后代患有 *CYP1B1* 基因变异相关 PCG 风险为 25%,建议针对 *CYP1B1*(NM_000104.3)基因 c.1405C>T(p.Arg469Trp)位点进行产前基因诊断。

首先对胎儿 gDNA 样本(孕 10～13^{+6} 周绒毛活检,孕 16～22^{+6} 周羊膜腔穿刺)进行分子遗传学分析。根据突变类型采用相应的技术进行遗传学检测。该家系 *CYP1B1* 基因致病变异为点突变,可采用 sanger 测序方法进行突变检测。如果胎儿携带 c.1405C>T(p.Arg469Trp)纯合变异,那么胎儿为 PCG 患者。如果胎儿携带 c.1405C>T(p.Arg469Trp)杂合变异,胎儿为致病变异携带者,为 PCG 患者的风险较小。如果胎儿不携带有 c.1405C>T(p.Arg469Trp)变异位点,为野生基因型,原则上不会为 PCG 患者。

(杨正林)

第四节　遗传性非综合征性耳聋

一、非综合征性耳聋遗传病理概况

遗传性耳聋是临床最为常见的单基因病,在所有遗传性耳聋中,约 70% 为非综合征性耳聋,其余 30% 为综合征性耳聋,即除耳聋外,还伴有其他相关器官或系统疾病。按遗传模式又可将非综合征性耳聋分为:常染色体隐性遗传,约占 77%;常染色体显性遗传,约占 21%;X 连锁遗传,约占 1%;其余小于 1% 者为 Y 连锁遗传或线粒体遗传。其中,Y 连锁遗传性聋是由我国科学家首次在国际上发现及证明其存在,并得到国际人类基因组命名委员会认可。

非综合征性耳聋表型单一且相关基因众多,分子诊断存在一定的困难。但近些年来,国内大规模聋病分子流行病学研究数据表明,近 40% 重度非综合征性耳聋是 *GJB2* 或 *SLC26A4* 病理性突变所致,并存在有热点突变,为隐性遗传。运用基因芯片检测热点突变或高通量测序检测已知耳聋致病基因,可以明确较大比例的临床耳聋患者分子病因,为遗传咨询与产前诊断提供了确切理论依据,可有效地预防耳聋的发生及出生缺陷。目前,遗传性非综合征性耳聋是国内开展分子诊断及预防最为成熟的遗传性疾病之一,以新生儿听力与基因联合筛查为代表的群体性筛查及耳聋整体干预已在包括北京市在内多个城市得以实施。

二、常染色体显性遗传非综合征性耳聋

常染色体显性遗传非综合征性耳聋的致病基因位于常染色体，遵循常染色体显性遗传模式，只要携带一个突变等位基因即可患病。致病变异携带者几乎总是患者，但患者之间临床表现程度存在较大差异。

常染色体显性遗传非综合征性耳聋的诊疗经过通常包括以下环节：

1. 详细询问先证者的症状学特征、散发或是否有家族史。

2. 查体时重点关注听力情况。

3. 对疑似患者进行其他系统体格检查以排除综合征型耳聋。

4. 对可疑为常染色体显性遗传非综合征性耳聋的患者告知遗传病理及分子诊断流程，知情同意后进行分子遗传检测。

5. 向患者解释检测结果、遗传咨询。

6. 对遗传诊断明确、有生育要求的家系进行产前诊断或胚胎植入前诊断，根据结果进行遗传咨询。

临床关键点

1. 除感音神经性聋外，无其他系统病变。

2. 疾病遗传病理是制订遗传检测流程的基础。

3. 该病为常染色体显性遗传病，通常有家族遗传史，部分新生变异可能表现为散发病例，应在此基础上进行遗传咨询。

4. 尚无针对病因的有效治疗方法，重度耳聋可以考虑人工耳蜗植入。

5. 产前诊断及胚胎植入前诊断是最有效的预防途径，明确的遗传学诊断是进行准确产前诊断及胚胎植入前诊断的前提。

临床病例 1

患者，男，25 岁，因"双耳渐进性听力下降 13 年"来诊。初步病史采集如下。

患者 12 岁双耳开始出现渐进性听力下降，无眩晕耳鸣等不适，无流脓、流水等症状。生长和智力发育均正常，语言模糊。

查体：皮肤、毛发、眼睛色泽正常，双侧鼓膜完整、标志清楚。纯音测听显示双侧中 - 重度感音神经性耳聋。颞骨 CT 未见明显异常。无耳毒性药物用药史，家族中可追溯的耳聋患者共 6 代 34 人，为连续遗传，父亲、祖父等均为耳聋患者（图 10-4-1）。

【问题 1】　根据上述门诊资料，患者最可能的诊断是什么？

思路 1：患者表现为迟发性渐进性听力下降，无反复耳流脓及鼓膜穿孔可排除中耳炎，无全身其他器官功能障碍可排除综合征型耳聋。测听显示双侧中 - 重度感音神经性耳聋（图 10-4-1）。

思路 2：详细询问家族史，家族内耳聋患者均为迟发性听力下降，从系谱图看该家系符合显性遗传方式系谱特点（图 10-4-2）。

【问题 2】　该家系先证者临床上需要与哪些疾病进行鉴别诊断？

思路 1：患者为迟发性感音神经性耳聋，应该和噪声性耳聋或者其他获得性耳聋相鉴别。噪声性耳聋或其他获得性耳聋有明确的噪音或其他诱因接触史，并且无家族史。

思路 2：患者为迟发性感音神经性耳聋，其诊断主要根据系谱图确定其遗传模式。

【问题 3】　怎样对该患者进行确诊？

思路 1：患者迟发性耳聋，测听显示感音神经性耳聋，未合并其他系统疾病，即可明确诊断为迟发性非综合征感音神经性耳聋，表现为显性遗传模式。

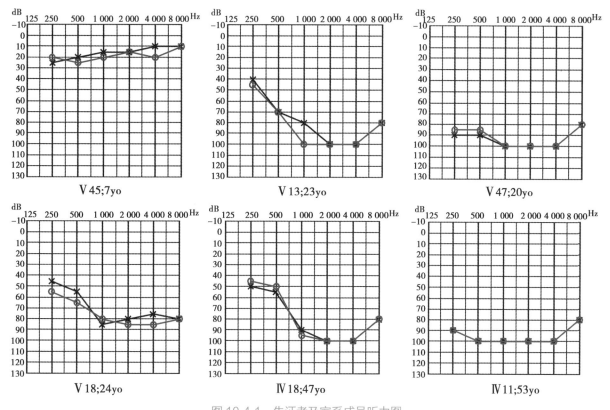

图 10-4-1　先证者及家系成员听力图

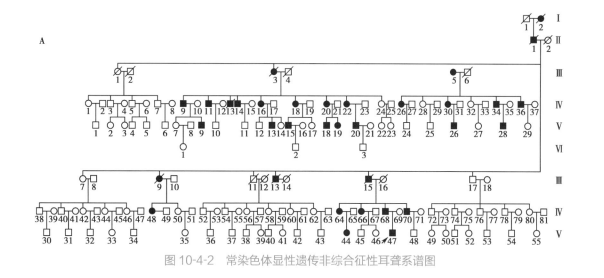

图 10-4-2　常染色体显性遗传非综合征性耳聋系谱图

思路 2：明确的遗传病理学特征是进行遗传检测的基础，能指导临床医师选择合适的遗传检测技术，从而制订高效而经济的检测流程。常染色体显性非综合征型耳聋相关基因的检测可明确其分子病因。

【问题 4】　怎样对该家系先证者进行分子遗传学诊断？

思路 1：按常染色体显性方式遗传的非综合征型耳聋致病基因众多，其中 *TMC1* 是最常见的已知耳聋基因之一。*TMC1* 基因定位于 9q21.13，全长 314 551bp，25 个外显子，编码 760 个氨基酸的跨膜耳蜗表达蛋白，遗传方式为常染色体隐性遗传或显性遗传。人类 *TMC1* 基因相关的常染色体显性遗传性耳聋主要表现为渐进性听力下降，一般从 11～12 岁开始发病。

思路 2：*TMC1* 基因相关的常染色体显性遗传与渐进性听力下降密切相关。对于类似家系可以采用已知耳聋基因目标区域捕获二代测序的方法进行相关基因筛查。

393

【问题5】 该先证者基因检测结果能否明确其分子病因？

对该家系，采用了包含82个已知耳聋基因目标区域捕获、二代测序的方法，检测到先证者 *TMC1* 基因存在 c.1714G>A（p.D572N）杂合变异，该变异为已报道致病性变异。并采用 Sanger 测序法对家系中其他患者进行 *TMC1* 基因直接测序，验证此变异为该家系的致病性变异（图10-4-3），可以明确其分子诊断。

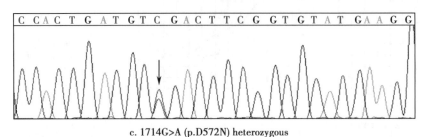

c. 1714G>A (p.D572N) heterozygous

图 10-4-3　先证者基因检测结果

【问题6】 如何进行遗传咨询？

思路1：按常染色体显性遗传方式进行遗传咨询。

思路2：先证者父母风险评估：先证者父亲为 *TMC1* 基因致聋患者，携带致病性变异。

思路3：先证者同胞若为该致病突变致聋患者，其遗传给后代的风险为50%，再生育风险较高。

思路4：先证者后代风险评估：其遗传给后代的风险为50%，生育风险较高，但此基因导致的耳聋为迟发性，且发病时听力损失较轻，呈进行性听力下降，耳蜗植入效果佳，产前诊断需慎重。应详细告知受检者及家属此病症的特点，建议首选PGD及助听器康复，必要时人工耳蜗植入。

【问题7】 患儿母亲拟再生育，如何进行产前诊断？

思路1：产前诊断须建立在先证者遗传诊断明确的基础上。该家系先证者遗传学诊断明确，其父亲为携带致病性变异，需要进行产前诊断。首先提取胎儿 gDNA 样本（可以孕早期取绒毛，中期取羊水,）根据先证者的变异类型采用相应的技术进行遗传学检测，并结合基于基因内部的 STR 位点连锁分析进一步验证；综合上述检测结果做出胎儿是否会罹患与先证者相同变异所致的耳聋结论。

思路2：行胚胎植入前诊断。

思路3：对于先证者遗传诊断不明的家系则不能提供产前诊断。

三、常染色体隐性遗传非综合征性耳聋

常染色体隐性遗传非综合征性耳聋的致病基因位于常染色体上，遵循常染色体隐性遗传模式，当携带两个分别遗传自父母的致病等位基因时即可发病。一个致病等位基因的携带者不发病。大多数患者耳聋症状早发且程度较重。目前已报道的相关基因有40余个，如 *GJB2*、*SLC26A4*、*GJB6*、*OTOF* 及 *MYO7A* 等。其中，*GJB2*、*SLC26A4* 为中国最重要的两个耳聋相关基因，占重度、极重度耳聋人群中的携带比例高达近40%。

常染色体隐性遗传非综合征性耳聋的诊疗经过通常包括以下环节：

1. 详细询问先证者的症状、用药史、是否散发或有家族史。

2. 重点进行专科查体、听力学及影像学（颞骨CT、颅脑MRI等），对疑似患者进行其他系统检查以排除综合征性耳聋。

3. 对疑似患者经知情同意后进行分子遗传检测。

4. 综合分析各项检测结果后进行遗传咨询。

5. 对遗传诊断明确、有生育要求的家系进行产前诊断，根据结果进行遗传咨询。

6. 对双耳重度、极重度耳聋患者，可推荐行人工听觉植入及言语康复治疗。

临床关键点

1. 除耳聋外，无其他系统及器官病变。

2. 耳聋多表现双侧程度较重的感音神经性聋，也可为传导性或混合性聋；发病可为先天性、进行

性或后天性。

3. 在我国人群中,该病常常表现为散发。

4. 由于缺少表型特征,分子诊断首先应排除最为常见的相关基因突变。

5. 无针对病因的有效治疗方法,双侧重度耳聋可以考虑人工耳蜗植入。

6. 产前诊断是一种有效的预防途径,明确遗传诊断是进行准确产前诊断的前提。

临床病例2

患儿,女,1岁,于出生后双耳听力筛查未通过,6个月时经系统听力学检查诊断为双侧极重度感音神经性耳聋。双耳无流脓。生长和智力发育均正常。

全身查体:皮肤、毛发、眼睛色泽正常,双侧鼓膜完整、标志清楚。颞骨水平位 CT 未见内耳畸形。患儿以往无耳毒性药物用药史及头部外伤史,父母听力正常,且直系三代亲属中无耳聋患者。已行单耳人工耳蜗植入术。其母亲已怀孕4周,为能生育一个听力健康的孩子,特来就诊以期查明孩子耳聋的原因。

【问题1】　根据上述门诊资料,患儿最可能的诊断是什么?

思路:患儿的耳聋为双侧、先天性,程度很重,不伴流脓,无耳聋性药物用药史及外伤史,查体未见明显异常,可初步排除中耳炎、外伤、药物性耳聋等环境因素致聋可能。患者未伴有其他器官(如皮肤、毛发、骨骼等)及系统疾病,父母等直系三代亲属中无耳聋患者(图 10-4-4),听力学检查提示双侧极重度感音神经性耳聋。因而,考虑为常染色体隐性遗传非综合征性耳聋的可能性大。

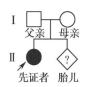

图 10-4-4　常染色体隐性遗传非综合征性耳聋系谱图

【问题2】　如何明确其分子病因学诊断?

思路1:对疑为常染色体隐性遗传非综合征性耳聋,特别是散发耳聋的患者,因其表型单一、相关耳聋基因众多、难于一一检测;同时因缺乏家系线索,无法用连锁分析等传统方法定位并检出致病突变,因此需要制订科学合理的检测策略。

思路2:*GJB2*、*SLC26A4* 是最常见两个已知非综合征性耳聋基因,因此应首先予以检测。

GJB2 是导致非综合征性遗传性耳聋(nonsyndromic hearing loss,NSHL)最常见的突变基因,约20% 的 NSHL 由其突变引起。*GJB2*(NM_004004)位于13q11-q12,由3个外显子组成,产物为266个氨基酸组成的缝隙连接蛋白分子26(CX26)。*GJB2* 基因的致病突变多达数十个,但存在热点突变,中国人群携带频率最高的突变是235delC,其次为 299_300delAT、35delG 及 176_191del16 等,上述四个位点共占所有突变频率的70% 以上。*GJB2* 相关耳聋多表现为双耳先天性重度、极重度感音神经性聋。

SLC26A4 基因(又称 *PDS* 基因)(NM_000441)位于 7q31,由 23 个外显子组成,编码穿膜蛋白 Pendrin,其突变可导致 PS(Pendred syndrome,PS)或常染色体隐性遗传的非综合征性耳聋(DFNB4)。影像学检查常发现双侧内耳发育异常,多为前庭导水管扩张(EVA)。国内外报道 *SLC26A4* 基因的突变多达数十个,但也存在热点突变,中国人群以 IVS7-2 A>G 为最常见,其次为第 19 外显子的 c.2168A>G,两者共占所有突变频率的近 60%。其听力表型多为双耳先天或后天进行性重度、极重度感音神经性聋,可不完全对称。

思路3:可先通过影像学检查明确是否为 *SLC26A4* 突变导致的大前庭导水管综合征,如排除,则用基因筛查芯片或测序法进行 *GJB2* 分子检测,如仍未查明病因,可考虑用覆盖更多相关基因的外显子捕捉或外显子组测序等方法进行筛查及诊断。

思路4:由于家系中患儿颞骨 CT 未见异常,故排除 *SLC26A4* 相关大前庭导水管综合征耳聋。采用 Sanger 测序法对所有家系成员进行 *GJB2* 基因直接测序,查明患儿为 *GJB2* 基因 235delC 纯合突变,其父母亲均为该致病突变携带者,从而明确了分子诊断。

【问题3】　此类耳聋能否预防?如何进行类似家庭的遗传咨询?

思路1:按常染色体隐性遗传方式进行遗传咨询。

思路 2：先证者父母风险评估。先证者父母为 *GJB2* 致病变异携带者，不会发病。

思路 3：先证者同胞风险评估。根据常染色体隐性遗传模式，其父母再生育风险为 25%，生育风险高。

思路 4：先证者后代风险评估。先证者后代 100% 为致病变异携带者，如配偶也携带 *GJB2* 基因致病变异，则后代耳聋风险为 50%，如配偶为 *GJB2* 相关性耳聋，后代耳聋风险为 100%。故婚育前，其配偶应行 *GJB2* 基因检测。

思路 5：产前诊断。由于本病耳聋发病早、症状重，且生育风险高达 25%，本例家庭再生育前应行产前诊断。

思路 6：治疗。由于 *GJB2* 基因突变致病部位主要位于耳蜗，故人工耳蜗植入疗效很好，对于表型为双耳重度、极重度耳聋患者而言是理想的听力康复手段。

【问题 4】　常染色体隐性遗传非综合征性耳聋的遗传诊断和产前诊断流程。

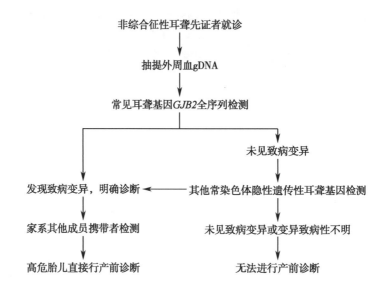

四、性连锁遗传非综合征性耳聋

X 连锁非综合征耳聋占遗传性耳聋的 1%～2%。目前，已确定的 X 连锁非综合征耳聋致病基因有 4 个，分别是 *COL4A6*、*PRPS1*、*POU3F4* 和 *SMPX*。40% 的 X 连锁非综合征性耳聋由 *POU3F4* 基因突变导致。

性连锁遗传非综合征性耳聋的诊疗经过通常包括以下环节：

1．详细询问先证者的症状学特征、散发或是有家族史。

2．查体时重点关注听力情况和耳蜗影像特征。

3．对疑诊患者进行其他系统体格检查以排除综合征型耳聋。

4．对可疑为性连锁遗传非综合征性耳聋的患者进行遗传病理及分子诊断流程，知情同意后进行分子遗传检测。

5．向患者解释检测结果、遗传咨询。

6．对遗传诊断明确、有生育要求的家系进行产前诊断，根据结果进行遗传咨询。

7．向患者介绍有关性连锁遗传非综合征性耳聋病友会，搭建患者间沟通的平台。

　　临床关键点

1．除感音神经性聋外，无其他系统病变。

2．疾病遗传病理是制订遗传检测流程的基础。

3．该病为性连锁遗传病，可能表现为散发病例或家族遗传史，应在此基础上进行遗传咨询。

4．无针对病因的有效治疗方法，重度耳聋可以考虑人工耳蜗植入。

5．产前诊断是一种有效的预防途径，明确遗传诊断是进行准确产前诊断的前提。

临床病例 3

患儿,男,9岁,因"双耳重度-极重度感音神经性耳聋"就诊拟行人工耳蜗植入。初步病史采集如下。

该患者为先天性耳聋,出生后对声音反应差。家族史调查发现该患者家族中仅有该患者耳聋,其父母听力均正常,有一姐姐听力正常,无耳聋家族史。纯音测听结果显示该患者双侧气导仅在125Hz 80dBHL 时引出反应,其余各频率在100dBHL 均未引出。颞骨CT 显示双侧耳蜗分隔不全、前庭发育不良、内听道底膨大、耳蜗和内听道底无骨性分隔,双侧前庭导水管未见扩大。

【问题1】 根据上述门诊资料,患儿最可能的诊断是什么?

思路1:患者为先天性耳聋,听力检查显示为重度-极重度感音神经性耳聋(图10-4-5)。

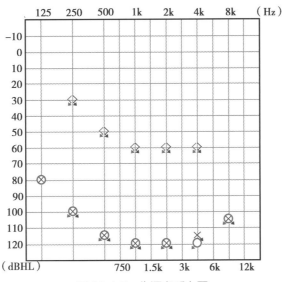

图10-4-5 先证者听力图

思路2:颞骨CT 显示双侧耳蜗分隔不全、前庭发育不良、内听道底膨大、耳蜗和内听道底无骨性分隔(图10-4-6)。

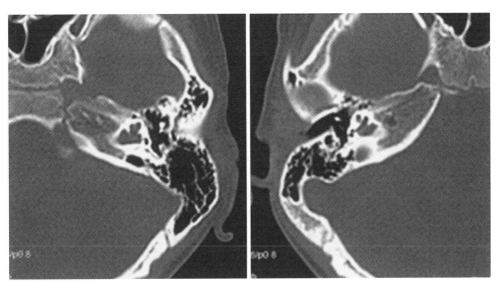

图10-4-6 患者颞骨CT

思路3:详细询问无耳聋家族史,根据颞骨CT 特点提示与 POU3F4 基因有关,为X 连锁隐性遗传非综合征性耳聋,该家系符合X 连锁隐性遗传方式系谱特点。

【问题2】 该家系先证者临床上需要与哪些疾病进行鉴别诊断?

思路:患者为先天性感音神经性耳聋,颞骨CT尤其表现独特,主要与其他类型内耳畸形相鉴别,其诊断主要根据颞骨CT特征进行临床诊断。

【问题3】 怎样对该患儿进行确诊?

思路1:患儿先天性耳聋,测听显示感音神经性耳聋,未合并其他系统疾病,即可明确诊断为先天性感音神经性耳聋。

思路2:颞骨CT显示双侧耳蜗分隔不全、前庭发育不良、内听道底膨大、耳蜗和内听道底无骨性分隔,其特征提示为POU3F4基因相关的非综合征耳聋,表现为X连锁隐性遗传模式。

思路3:明确的遗传病理学特征是进行遗传检测的基础,能指导临床医师选择合适的遗传检测技术,从而制订高效而经济的检测流程。性连锁隐性遗传非综合征型耳聋相关基因的检测可明确其分子病因。

【问题4】 怎样对该家系先证者进行分子遗传学诊断?

思路1:X连锁非综合征耳聋约占遗传性耳聋的1%~2%。目前,已确定的X连锁非综合征耳聋的基因有4个。其中,40%的X连锁非综合征性耳聋由POU3F4基因突变导致。人类POU3F4基因(NM_000307)位于Xq21.1区域,仅有一个外显子,外显子区域全长1 491bp,开放阅读框架全长1 083bp,编码361个氨基酸。POU3F4基因相关的X连锁耳聋患者通过颞骨轴位CT检查可能发现以下异常:①内听道异常扩大;②内听道底部与耳蜗或前庭有异常交通;③耳蜗畸形(扩大或形态异常);④后半规管脚扩大。POU3F4基因突变的耳聋表型为传导性聋、混合性聋、感音神经性聋,尤其是镫骨底板固定,在手术时易导致外淋巴液从前庭窗涌出,发生"镫井喷"的现象。

思路2:POU3F4基因较小,可运用Sanger测序检测。

【问题5】 该先证者基因检测结果能否明确其分子病因?

思路:通过对该患者POU3F4基因PCR产物直接测序分析发现,该患者POU3F4基因第530位碱基由C突变成A(图10-4-7)。该变异使蛋白第177位由丝氨酸突变成终止密码子,导致蛋白翻译提前终止,形成截短的蛋白产物,可以明确其分子诊断。

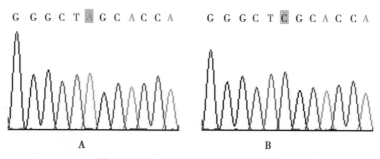

GGGCTAGCACCA　　　　GGGCTCGCACCA

A　　　　　　　　　　　　B

图10-4-7　POU3F4基因检测结果

(A.先证者c.530C>A突变序列;B.听力正常者序列)

【问题6】 如何进行遗传咨询?

思路1:按X连锁隐性遗传方式进行遗传咨询。

思路2:先证者父母风险评估。先证者母亲为POU3F4基因变异携带者。

思路3:先证者同胞风险评估。先证者母亲为携带者,其遗传给后代的风险为50%。如后代为男性,患病风险为50%,如后代为女性,一般不会患病,50%为携带者。先证者父母再生育风险较高,产前诊断胚胎植入前诊断(PGD)或者产前诊断可作为预防的方法。

思路4:先证者后代风险评估。其女性后代100%为携带者,男性后代正常,理论上后代均不会患病。

【问题7】 患儿母亲拟再生育,如何进行产前诊断?

思路1:产前诊断须建立在先证者遗传诊断明确的基础上。该家系先证者遗传学诊断明确,其母亲携带致病基因突变,需要进行产前诊断。首先根据先证者的突变类型采用相应的技术对胎儿gDNA样本(可以孕早期取绒毛,中期取羊水)进行遗传学检测,同时,进行核型分析或SRY基因扩增确定性别;并结合基于基因内部的STR位点连锁分析进一步验证;综合上述检测结果做出胎儿是否会罹患与先证者相同突变所致的耳聋结论。

　　思路2：行胚胎植入前诊断。

　　思路3：对于先证者遗传诊断不明的家系则不能提供产前诊断。

　　【问题8】X连锁引起的非综合征性耳聋的遗传诊断和产前诊断流程。

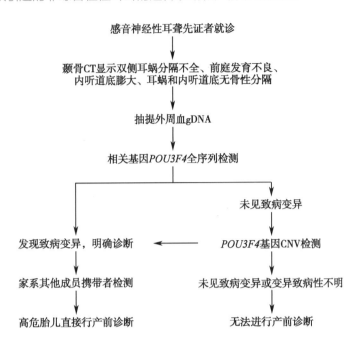

（戴　朴）

第五节　药物性耳聋

　　药物性耳聋是指应用耳毒性药物后所导致的双耳感音神经性耳聋。广义来讲，所有具有耳毒性的药物都可能会导致药物性耳聋；而从遗传学方面狭义来说，药物性耳聋主要指具有一定遗传基础的个体应用氨基糖苷类药物后而导致的耳聋。据统计，我国目前7岁以下听障儿童80万，其中30多万是由于不合理使用抗生素所导致，占听障儿童总数的比例高达30%～40%。其中，90%以上的药物性耳聋由氨基糖苷类抗生素导致。氨基糖苷类抗生素导致耳聋具有遗传易感基础。

　　线粒体变异是导致药物性耳聋的重要原因之一。人类线粒体基因组具有独特的结构和功能特征，为双链环状DNA分子，共包含16 569bp，编码13个蛋白质，22个tRNA和2个rRNA。迄今为止，国内外已报道的与聋病相关的mtDNA变异位点共22个（表10-5-1），分布于线粒体全基因组编码的11个基因中，可导致综合征性耳聋及非综合征性耳聋。已经证实线粒体12S rRNA A1555G和C1494T变异与药物性耳聋关系密切。其中12S rRNA A1555G变异也是中国人群非综合征性耳聋中第三位常见的致病变异，是氨基糖苷类抗生素诱导药物性耳聋发生的重要遗传基础。

表10-5-1　耳聋相关线粒体DNA变异位点

变异位点	线粒体基因	疾病	变异类型
827	12S rRNA	感音神经性耳聋	A-G
961	12S rRNA	感音神经性耳聋	T-C/delT+C（n）ins/ insC
1005	12S rRNA	感音神经性耳聋	T-C
1095	12S rRNA	感音神经性耳聋	T-C
1116	12S rRNA	感音神经性耳聋	A-G
1494	12S rRNA	感音神经性耳聋	C-T
1555	12S rRNA	感音神经性耳聋	A-G

续表

变异位点	线粒体基因	疾病	变异类型
3243	*tRNA Leu*（UUR）	耳聋和糖尿病	A-G
4336	*tRNA Gln*	耳聋、帕金森病和偏头疼	T-C
7443	*CO1*	感音神经性耳聋	A-G
7445	*CO1*	感音神经性耳聋	A-C /A-G
7444	*CO1*	感音神经性耳聋 / Lerbe 遗传性神经病	G-A
7510	*tRNA Ser*（UCN）	感音神经性耳聋	T-C
7511	*tRNA Ser*（UCN）	感音神经性耳聋	T-C
7472	*tRNA Ser*（UCN）	耳聋和小脑共济失调	InsC
8108	*CO2*	感音神经性耳聋	A-G
8296	*tRNA Lys*	耳聋、糖尿病和心肌病	A-G
8332	*tRNA Lys*	张力障碍、卒中发作、感音神经性耳聋和癫痫	A-G
12183	*tRNA His*	耳聋和视网膜色素变性	G-A
12258	*tRNA Ser*（AGY）	耳聋和糖尿病	C-A
14340	*ND6*	感音神经性耳聋	C-T
14709	*tRNA Glu*	耳聋、精神障碍和小脑共济失调	G-A

药物性耳聋的诊疗经过通常包括以下环节：

1. 详细询问先证者的症状学特征及遗传家族史，重点询问氨基糖苷类药物用药史 / 及与耳聋发生的关系。

2. 对疑诊患者进行听力学检测、颞骨 CT 及线粒体基因组测序（主要是 *12S rRNA* 基因的检测）。

3. 向患者解释检测结果、遗传咨询。

4. 对遗传诊断明确的家系中母系成员进行用药指导，避免其使用氨基糖苷类抗生素及其他耳毒性药物。

5. 根据患者病情制订治疗方案，包括助听器的验配或人工耳蜗植入术等。

> 临床关键点
>
> 1. 双耳感音神经性耳聋是药物性耳聋的听力学改变特征，主要以高频听力下降或全频听力下降为主。
>
> 2. 药物性耳聋的临床诊断须进行线粒体变异检测。
>
> 3. 耳毒性药物用药史是药物性耳聋诊断的重要病史。
>
> 4. 该病为线粒体母系遗传病，应在此基础上进行遗传咨询。
>
> 5. 根据听力下降程度，干预和治疗方式包括助听器验配和人工耳蜗植入两种方法。
>
> 6. 母系成员用药指导是有效的预防途径。

临床病例

一男性患儿因"感冒后应用氨基糖苷类抗生素药物后双耳听力下降 2 年"来耳鼻咽喉头颈外科门诊就诊。初步病史采集如下。

患儿男，7 岁，2 年前因上呼吸道感染应用氨基糖苷类抗生素异帕米星治疗，用药后出现耳聋和高调耳鸣。患儿家中有多名耳聋患者。

查体：双耳廓正常，双耳外耳道清洁，双耳鼓膜完整，标志清楚。纯音测听示双耳对称性高频听力下降；声导抗测试双耳 A 型，双耳声反射引不出。

【问题 1】 根据上述门诊资料及系谱图，叙述该病例的特点及遗传方式？

思路：患者因感冒后应用氨基糖苷类抗生素药物后出现双耳听力下降，伴有高调耳鸣，病程进展快；查体未见耳廓及外耳道异常,中耳压力及声反射阈值正常,家族中有多名耳聋患者,具有明确的家族史,根据系谱分析符合线粒体母系遗传(图10-5-1)。

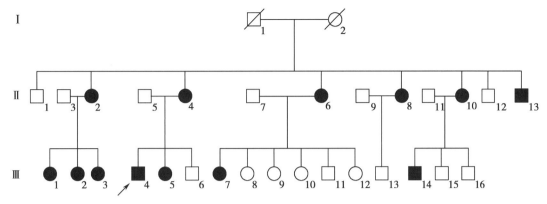

图 10-5-1　线粒体 *12S rRNA* A1555G 变异相关药物性耳聋系谱图

知识点

母系遗传氨基糖苷类抗生素相关线粒体耳聋的特点

①应用氨基糖苷类抗生素后出现耳聋、耳鸣;②双耳对称性听力下降,高调耳鸣为主;③系谱分析符合母系遗传方式。

【问题2】　如何明确此例患者的分子诊断?
思路:根据病史及系谱分析,该例患者符合线粒体母系遗传特征,应进行线粒体变异分析,尤其是中国耳聋人群最常见的 *12S rRNA* A1555G 和 C1494T 位点的检测。若以上位点未存在变异,可进行线粒体全序列测序分析。

知识点

药物性耳聋分子诊断要点

①分析家族系谱;②若符合母系遗传特征,可进行 *12S rRNA* A1555G 和 C1494T 位点分析;③如在以上位点未检测到变异,可深入进行线粒体全序列测序分析。

【问题3】　此类耳聋能否预防?如何进行类似家庭的遗传咨询?
思路:此类耳聋是可以预防的。中国耳聋人群中 4.4% 的患者携带有 mtDNA A1555G 或 C1494T 变异,这些个体多数在接触氨基糖苷类抗生素后发生耳聋。筛查或检测过程中,每发现一个 mtDNA A1555G 或 C1494T 变异患者,在其家族内平均可发现 10 个听力正常且携带同样变异的母系成员。通过对未发病母系成员进行随访和用药指导可以有效预防药物性耳聋发生。

（戴　朴）

第六节　耳聋综合征

一、瓦尔登堡综合征

瓦尔登堡综合征(Waardenburg syndrome,WS),又称听力-色素综合征,是一种较常见的综合征型遗传性耳聋。临床表现为皮肤、毛发、眼睛以及耳蜗血管纹等处黑色素细胞缺如而产生的一组表型特征,以感音神经性耳聋、皮肤低色素白化病、白额发或早白发、虹膜异色为主要临床症状。其主要遗传方式为常染色体显性遗传伴不完全外显。群体发病率为 1/42 000，占先天性耳聋的 2%～5%，听障人群中其发病率为 0.9%～2.8%。WS 主要临床特征包括：①虹膜色素分布异常；②先天性感音神经性耳聋；③头发低色素改变、表现为白额发；④内眦异位（W≥1.95）；⑤高宽鼻根且鼻翼发育不良；⑥一字眉或眉中潮红；⑦下巴宽大；⑧长期便秘甚至同时罹患了先天性巨结肠症；⑨皮肤色素斑、少数有唇腭裂、先天性心脏病或肌肉、骨骼异常。

WS 致病基因 *PAX3*、*MITF*、*SOX10* 和 *SNAI2* 编码的转录因子以及 *EDN3* 和 *EDNRB* 编码的信号传导分子都参与该病的发病过程并发挥重要作用。不同的致病基因与不同的 WS 亚型相关联，*PAX3* 基因突变可导致 WS1 和 WS3，*MITF*、*SNAI2* 和 *SOX10* 基因突变导致 WS2。*SOX10*、*EDN3* 和 *EDNRB* 基因突变可造成 WS4。国外已有的 WS 突变数据库报道了 280 个基因变异位点（http://grenada.lumc.nl/LOVD2/WS/）。国内相关研究表明中国人群 WS 主要致病基因为 *PAX3*、*MITF* 和 *SOX10*。

WS 的诊疗经过通常包括以下环节：

1. 详细询问先证者的症状学特征、散发或是否有家族史。

2. 查体时重点关注听力情况、皮肤低色素白化病、白额发或早白发、虹膜异色等特征性体征。

3. 对疑诊患者进行听力检查判断，是否为感音神经性耳聋、虹膜异色，排除以巩膜深蓝色为特征的 Von der Hoeve 综合征，确定 WS 临床诊断。

4. 对确诊的患者，进行瞳距、内眦和外眦的距离测量，分析其他伴随症状确定 WS 分型，告知 WS 遗传病理及分子诊断流程，知情同意后进行分子遗传检测。

5. 向患者解释检测结果、遗传咨询。

6. 对遗传诊断明确、有生育要求的家系进行产前诊断，根据结果进行遗传咨询。

7. 向患者介绍有关 WS 病友会，搭建患者间沟通的平台。

临床关键点

1. 感音神经性聋、皮肤低色素白化病、白额发或早白发、虹膜异色为主要临床症状。

2. 疾病遗传病理是制订遗传检测流程的基础。

3. 该病为常染色体显性遗传病，可能表现为散发病例或家族遗传史，应在此基础上进行遗传咨询。

4. 无针对病因的有效治疗方法，重度耳聋可以考虑人工耳蜗植入。

5. 产前诊断是一种有效的预防途径，明确遗传诊断是进行准确产前诊断的前提。

临床病例 1

患儿，男，6 岁，因"听力异常"就诊。初步病史采集如下。

患儿足月平产，出生时听力筛查未通过，生长和智力发育均正常。

查体：面部、躯干和四肢大量褐色雀斑，毛发色泽未见异常，双侧鼓膜完整标志清楚。双侧虹膜异色，呈亮蓝色。内眦异位（内眦 4.1cm，瞳距 5.5cm，外眦 8.5cm）。四肢肌肉正常，骨骼发育正常。多频稳态听性脑干反应（ASSR）显示双侧极重度感音神经性耳聋。颞骨 CT 未见明显异常。询问家族史后发现患儿母亲、舅舅和外婆均有类似症状。

【问题 1】 根据上述门诊资料，患儿最可能的诊断是什么？

思路 1：WS 依据不同的伴随症状将其分为 4 型，分别是 WS1 型合并内眦异位、WS2 型无内眦异位、WS3 型合并肢体肌肉痉挛及指关节挛缩和 WS4 型合并先天性巨结肠，常伴胃肠道畸形（如小结肠、新生儿肠梗阻、先天性巨结肠等）。WS 指数用以客观评估患者是否具有内眦异位（≥1.95），其计算公式为 W=X+Y+(a/b)，其中 X=(2a-0.211 9c-3.909)/c，Y=(2a-0.274 9b-3.909)/b，（a. 内眦距离；b. 瞳距距离；c. 外眦距离）。该患儿先天性感音神经性耳聋，面部、躯干和四肢大量褐色雀斑，虹膜异色呈亮蓝色，内眦异位（W=2.597≥1.95），符合 WS1 诊断标准（图 10-6-1）。

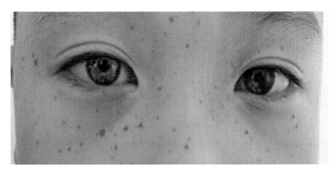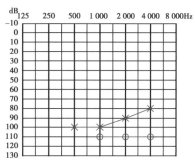

图 10-6-1　先证者面部、眼睛及听力检查

知识点

WS 的临床诊断标准

①患儿先天性感音神经性耳聋；②皮肤有色素沉着；③虹膜异色；④内眦异位；⑤系谱分析符合常染色体显性遗传。

思路 2：WS 是常染色体显性遗传病，询问家族史后发现患儿母亲、舅舅和外婆均有类似症状。从系谱图看该家系符合显性遗传方式系谱特点（图 10-6-2）。

【问题 2】　该家系先证者临床上需要与哪些疾病进行鉴别诊断？

思路 1：患儿先天起病，表现为皮肤色素沉着，需要与心脏皮肤综合征（LEOPARD syndrome）鉴别。

心脏皮肤综合征是多发性黑子的一种变型，与一系列遗传缺陷有关，如心电图异常、肺动脉狭窄、生长迟缓等。而该患儿并无其他系统疾患，故可排除心脏皮肤综合征。

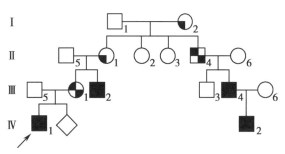

图 10-6-2　WS 系谱图
（🌓耳聋🌓内眦异位🌓虹膜异色🌓皮肤色素沉着）

思路 2：该患儿还需要与 Von der Hoeve 综合征相鉴别。

Von der Hoeve 综合征主要有三大临床表现：成骨不全、蓝色巩膜与传导性耳聋，综合该患儿的临床表现（虹膜异色、感音神经性耳聋）即可排除。

【问题 3】　怎样对该患儿进行确诊？

思路 1：患儿先天性感音神经性耳聋，面部、躯干和四肢大量褐色雀斑，虹膜异色呈亮蓝色，内眦异位（W=2.597≥1.95），根据其临床表现即可明确 WS1 诊断。

思路 2：明确的遗传病理学特征是进行遗传检测的基础，能指导临床医师选择合适的遗传检测技术，从而制订高效而经济的检测流程。不同的致病基因与不同的 WS 亚型相关联。90% 以上的 WS1 型可检测到 PAX3 基因突变，15%～20% 的 WS2 患者中可检测到 MITF 基因突变

该家系先证者临床可以明确诊断 WS，通过分子遗传学检测明确其分子病因。

【问题 4】　怎样对该家系先证者进行分子遗传学诊断？

思路 1：WS1 主要与 PAX3 基因（NM_181457）密切相关，此基因位于 2 号染色体，cDNA 4490bp，含 14 个外显子，其编码的 PAX3 蛋白是一种能与 DNA 结合的转录因子，共有 505 个氨基酸组成。研究发现90% 以上的 WS 1 可检测到 PAX3 基因突变，目前发现 110 多种 PAX3 基因变异，大部分变异位于2～6号外显子。

思路 2：PAX3 基因首选的检测方法是 Sanger 测序。

【问题 5】　该先证者 PAX3 基因检测结果能否明确其分子病因？

思路：运用 Sanger 测序对该家系先证者进行 PAX3 基因检测，发现在 5 号外显子存在无义突变 c.784C>T（图 10-6-3），此突变使终止密码子提前出现 p.Arg262*（该突变为已报道致病突变），并在此家系中符合基因

型与表型共分离,可以明确其分子诊断。

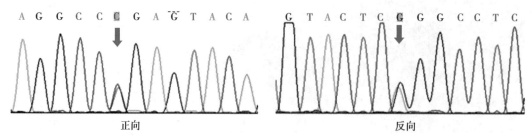

A G G C C G G A G T A C A　　　　G T A C T C G G G C C T C

正向　　　　　　　　　　　　　　　反向

图 10-6-3　*PAX3* 基因测序结果

【问题6】　如何进行遗传咨询?

思路1:按常染色体显性遗传方式进行遗传咨询。

思路2:先证者父母风险评估。先证者父亲不是患者也不是携带者;先证者母亲、舅舅及外婆均为 WS1 型患者,母亲携带致病基因突变。

思路3:先证者同胞风险评估。先证者母亲为携带者,其遗传给后代的风险为 50%,再生育风险高,须行产前诊断或 PGD。

思路4:先证者后代风险评估。其遗传给后代的风险为 50%,再生育风险高,须行产前诊断或 PGD。

思路5:产前诊断。此家庭生育前须行产前诊断或 PGD。

【问题7】　患儿母亲拟再生育,如何进行产前诊断?

思路1:产前诊断须建立在先证者遗传诊断明确的基础上。该家系先证者遗传学诊断明确,其母亲、舅舅及外婆均为 WS1 型患者,母亲为携带基因突变,需要进行产前诊断。首先提取胎儿 gDNA 样本(可以孕早期取绒毛,中期取羊水)根据先证者的突变类型采用相应的技术进行遗传学检测,并结合基于基因内部的 STR 位点连锁分析进一步验证;综合上述检测结果作出胎儿是否会罹患与先证者相同突变所致 WS 的结论。

思路2:行胚胎植入前诊断。

思路3:对于先证者遗传诊断不明的家系则不能提供产前诊断。

【问题8】　WS 患者的遗传诊断和产前诊断流程。

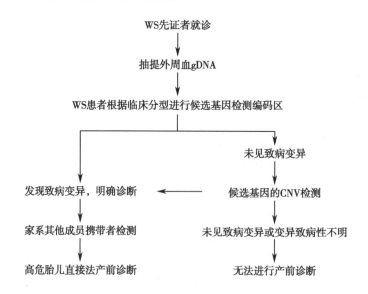

二、厄舍综合征

厄舍综合征(Usher syndrome),又称遗传性耳聋 - 视网膜色素变性综合征,其临床表现差异较大,以先天性感音神经性耳聋、渐进性视网膜色素变性(多为儿童期末至青春期发病)而致的视野缩小、视力障碍为主要表现的一种遗传性疾病。1858 年,Von Graefe 首先观察到先天性耳聋与渐进性视网膜色素变性两者之间的关联。1914 年 Charles Usher 首次提出该病与遗传因素有关。1972 年,Holland 等将该病正式命名为厄舍综合征。厄舍综合征在正常人群发病率为(3～6)/100 000。在美国,约一半的先天性耳聋眼盲患者由此综合征引起。在我国,厄舍综合征临床上也较常见,但具体的发病率尚无统计。

厄舍综合征为常染色体隐性遗传单基因病,具有高度的遗传异质性。视网膜的光感受器和内耳毛细胞都是具有纤毛结构的神经细胞,基因变异引起上述纤毛结构异常,可引起视觉和听觉的损害,导致厄舍综合征的发生。截至 2014 年 8 月,共报道了 16 个基因座与厄舍综合征相关,11 个相关基因被克隆(表 10-6-1)(http://hereditaryhearingloss.org/)。

表 10-6-1　厄舍综合征致病基因

分型	染色体定位	基因	编码蛋白	OMIM	致病性变异检出率(不同分型)
USH1B	11q13.5	*MYO7A*	Myosin ⅦA	276903	30%～55%
USH1C	11p15.1	*USH1C*	Harmoni	276904	6%～15%
USH1D	10q22.1	*CDH23*	Cadherin 23	601067	10%～35%
USH1F	10q21.1	*PCDH15*	PCDH15	602083	11%～35%
USH1G	17q25.1	*SANS*	SANS	606943	7%
USH1J	15q23-q25.1	CIB2	CIB2	614869	NA
USH2A	1q41	*USH2A*	Usherin	276901	79.3%～86%
USH2C	5q14.3	*GPR98*	GPR98	605472	6%～8%
USH2D	9q32	*WHRN*	Whirlin	611383	NA
USH3A	3q25.1	*CLRN1*	Clarin-1	276903	NA
USH3B	5q31.1	*HARS*	HARS	600783	NA

注:NA,无统计数据。

厄舍综合征的诊疗经过通常包括以下环节:

1．详细询问先证者的症状学特征及遗传家族史。

2．查体时重点关注听觉、前庭和视觉系统体征。

3．对疑诊患者需进行听力学、前庭功能、视力、视野、眼底、视网膜电图等检查,综合分析,确定厄舍综合征的临床诊断。

4．由视网膜色素变性引起的视觉损害在 10 岁前常不明显,眼底镜检查难以发现,但视网膜电图可以发现 2～4 岁儿童感光系统功能的微小异常。

5．临床上眼科表现常以夜盲为首发症状,患者暗光下或夜间行走困难。早期视野环形缺损,逐渐发展为管状视野或全盲。

6．对于考虑厄舍综合征诊断的患者,告知遗传分子诊断流程,知情同意后进行分子遗传检测。

7．USH1 相关基因致病比率从高至低分别为 *MYO7A*、*CDH23*、*USH1C*、*PCDH15* 和 *USH1G*。对于 USH2 患者,可选择以 *USH2A* 为主的基因分析,确诊率为 70%～80%。

8．目前已报道的致病性变异多为点突变(错义、无义、剪切位点)。片段缺失、插入和重复亦被发现致病。Usher 相关基因的变异信息可登陆 LOVD-USHbases 进行查询。

9．向患者解释检测结果、遗传咨询。

10．对遗传诊断明确、有生育要求的家系进行产前诊断,根据结果进行遗传咨询。

临床关键点

1．感音神经性耳聋及视网膜色素变性是厄舍综合征的最主要临床表现。

2．厄舍综合征的临床诊断须进行听觉、前庭及视觉检查。

3．基因检测是确诊厄舍综合征的重要手段。

4．厄舍综合征是常染色体隐性遗传单基因病,应在此基础上进行遗传咨询。

5．产前诊断及胚胎植入前诊断是有效的预防途径,明确遗传诊断是进行精准干预的前提。

临床病例 2

患者，男，53 岁，因"出生后听力障碍、视力逐渐下降 40 年"于门诊就诊。初步病史采集如下。

先证者为听障患者，出生时即发现听力下降，14 岁开始出现视力下降，呈进行性，暗光和夜路行走困难，40 岁后基本为全盲。未行任何治疗。先证者父亲、母亲听力及视力正常。先证者兄弟姐妹共 5 人，其中 4 例患有先天性重度 - 极重度耳聋及视网膜色素变性，1 例正常。

纯音测听：双侧重度 - 极重度感音神经性耳聋。声导抗：双耳 A 型曲线。听性脑干反应阈值：双耳 100dB 未引出。DPOAE 未引出。龙贝格征阳性。冷热试验示双侧水平半规管功能减退。颞骨 CT 检查未见异常。双侧视网膜电图波形未引出。眼底检查：视盘苍白萎缩，视网膜色素变性，色素沉着，视网膜血管基本消失。生长和智力发育均正常（图 10-6-4）。

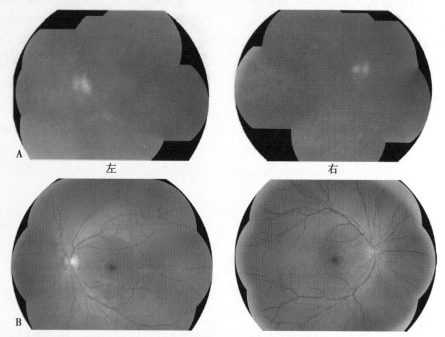

图 10-6-4　先证者及正常人眼底图比较
（A. 先证者；B. 正常人）

【问题 1】　根据上述门诊资料，该家庭患者最有可能的诊断是什么？

思路 1：厄舍综合征根据听力损失程度、视力或视野受损的发病时间及程度可分为三型，其中以 I 型和 II 型最为常见，各占 40%～45%。

①厄舍综合征 I 型（USH1）：表现为先天性重度至极重度感音神经性耳聋，青春期前发生视网膜色素变性，并伴有前庭功能障碍。②厄舍综合征 II 型（USH2）：表现为非进行性中 - 重度感音神经性耳聋，以高频听力损失为主。青春期或之后发生视网膜色素变性，不伴有前庭功能障碍。③厄舍综合征 III 型（USH3）：表现为语后聋，视网膜色素变性及前庭功能障碍发生的时间和程度表现各异。少数患者还可出现嗅觉减退或丧失、智力低下、脑电图异常和精神分裂症等。

该家庭患者临床表现为先天性重度耳聋伴青春期出退。辅助检查：纯音测听示双侧重度 - 极重度感音神经性耳聋，前庭功能减退，眼底检查现视力减示视网膜色素变性，视网膜电图未引出。提示厄舍综合征 I 型可能性大。

知识点

厄舍综合征的表型特征及临床诊断要点

前庭反应不同为区分 I、II 型最可靠的标准：① I 型厄舍综合征特点听力为重度 - 极重度耳聋，因聋致哑普遍；②青春期开始出现视网膜色素变性，进行性加重，逐渐发展至全盲；③前庭功能减退；④早期可出现视网膜电图异常。

思路2：厄舍综合征是一种常染色体隐性遗传病。该家庭第二代个体中，共有 4 例耳聋患者，1 例听力正常个体，先证者父母亲听力及视力正常，考虑常染色体隐性遗传可能性大。先证者父母亲、兄弟姐妹及子女均可能为致病性变异携带者，需要详细询问三代亲属的患病情况，绘制系谱图。

从系谱图看该家系符合常染色体隐性遗传方式系谱特点（图 10-6-5）。

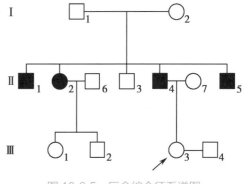

图 10-6-5　厄舍综合征系谱图

【问题2】　厄舍综合征如何明确分子诊断？

思路：目前已克隆的厄舍综合征相关基因共 11 个。由于厄舍综合征遗传异质性明显，相关基因均很大，且无热点变异，传统一代测序基因筛查的工作量很大，仅适用于明确临床分型的厄舍综合征病例，选择以热点基因为主的基因分析，从而限制了它的临床应用。近年来，应用目标基因捕获、二代测序进行厄舍综合征的分子诊断已经逐步开展。对该家系的患者进行包含已知 Usher 基因的所有耳聋基因二代测序，确定了 *MYO7A* 基因复合杂合变异：c.73G>A 和 c.462C>A 为致病性变异。

知识点

厄舍综合征分子诊断要点

①确定厄舍综合征分型；②在确定分型的基础上进行已知厄舍综合征相关基因筛查（一代、二代测序）；③如已知基因筛查结果为阴性，且患者家系庞大，可进行连锁分析、全外显子组测序/全基因组测序确定致病新基因。

【问题3】　此类耳聋能否预防？

思路：厄舍综合征引起的耳聋目前尚无有效预防方法。听力下降主要依靠佩戴助听器，重度 - 极重度耳聋或助听器佩戴听力补偿效果不好的患者可考虑行人工耳蜗植入术。建议厄舍综合征 I 型患者在 3 岁前进行人工耳蜗植入术，以避免严重聋哑盲联合残疾。维生素 A 可能延缓色素性视网膜炎的发展，但有肝功损害，18 岁以下慎用。

【问题4】　如何进行类似家庭的遗传咨询？

按照常染色体隐性遗传方式进行遗传咨询。

思路1：先证者要避免与相同基因致病的患者婚配，否则生育患病后代的概率为 100%，如果其配偶携带有一个致病性变异，则他们的后代将有 50% 的概率为厄舍综合征患者。

思路2：先证者父母经基因检测已确定为 *MYO7A* 基因致病性变异的携带者，该父母再生育厄舍综合征患儿的风险为 25%，可通过产前诊断判断胎儿的遗传状态或者通过胚胎植入前诊断避免生育患病后代。

思路3：先证者的未患病同胞有 50% 的概率携带致病性变异；家族内其他成员生育前亦应进行基因检测，以早期发现危险因素并采取预防及干预措施；

思路4：携带 *MYO7A* 基因突变的听力正常个体婚配或生育前进行基因检测和遗传咨询，预防生育 Usher 患儿。

三、彭德莱综合征

彭德莱综合征（Pendred sydrome，PS）最早由英国全科医生 Pendred 于 1896 年报道，又称耳聋 - 甲状腺肿综合征，是一种以家族性耳聋、甲状腺肿、碘有机化障碍为特征的常染色体隐性遗传性疾病。其耳聋常伴有内耳发育异常，最常见症状为前庭导水管扩大。PS 甲状腺肿可以不伴有甲状腺功能异常，并且常在青春期发病。国外研究报道，本病发病率从 1：153 000 至（7.5～10）：100 000 不等，导致大约 10% 遗传性聋，是引起耳聋综合征的主要原因之一。在新生儿中，PS 发病率 1/25 000，占先天性聋的 7.5%，在人群中发病率 8/100 000。国内学者报道，PS 在中国听障人群中的比例为 4.66/10 000，但考虑到部分 PS 患者就诊时甲状腺表型尚未显现或医生经验不足而仅根据耳聋表型诊断为前庭导水管扩大（DFNB4），PS 在中国的发病率可能并不低。

PS 的诊疗经过通常包括以下环节：

1. 详细询问先证者的症状学特征及遗传家族史。

2. 查体时重点关注听力、内耳发育及甲状腺体征。

3. 对疑诊患者进行听力学检查、颞骨 CT 和 / 或内耳 MRI 检查及过氯酸盐排泌试验，确定 PS 的临床诊断。

4. 告知患者 PS 的遗传病理及分子诊断流程，知情同意后进行分子遗传检测。

5. 向患者解释检测结果、遗传咨询。

6. 对遗传诊断明确、有生育要求的家系进行产前诊断，根据结果进行遗传咨询。

7. 根据患者病情制订治疗方案。

临床关键点

1. 听力表型出现最早，为程度不等的双侧感音神经性耳聋，在头外伤、感冒等诱因下进行性加重。可以伴有眩晕。

2. 内耳影像学检查提示前庭导水管发育异常。

3. 甲状腺肿是 PS 诊断不可或缺的表型。

4. 无有效的治疗方法，对于中度耳聋患者可以验配助听器，对于重度耳聋患者可行人工耳蜗植入；定期复查甲状腺功能及超声，一旦出现甲状腺功能异常可以对症治疗，甲状腺结节一般不需手术切除。

5. 产前诊断及胚胎植入前诊断是有效的预防途径，明确遗传诊断是进行预防的前提。

6. 遗传模式为常染色体隐性，应在此基础上进行遗传咨询。

临床病例 3

患儿，女，14 岁，主因"听力减退 11 年、加重半年，颈前肿大 3 个月"就诊。患者 3 岁头外伤后出现听力减退，后听力减退逐步加重，7 岁时诊断为"感音神经性耳聋"，开始佩戴助听器，半年前发现最大功率助听效果仍欠佳，3 个月前无意中发现颈前部肿大（图 10-6-6），不伴颈前疼痛、心慌、食欲增加、脾气急躁等，为进一步诊治来诊。

否认耳毒性药物接触史、否认耳聋及其他遗传性疾病家族史。

听力学检查提示重度感音神经性耳聋；颞骨 CT 显示双侧前庭导水管扩大（图 10-6-7）；甲状腺超声显示甲状腺弥漫性肿大伴多发结节性病变，结节为囊性或囊实性，密度不均；甲状腺功能（包括血清甲状腺素、血清三碘甲腺原氨酸、血清游离 T_3、血清游离 T_4、血清 TSH）化验显示正常。

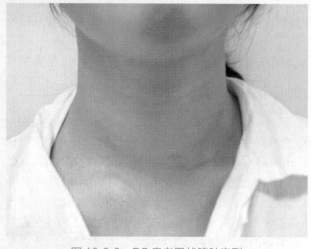

图 10-6-6 PS 患者甲状腺肿表型

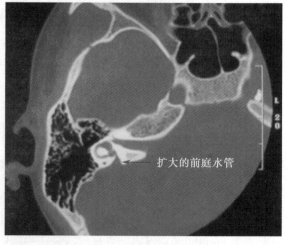

图 10-6-7 PS 患者颞骨 CT

【问题1】　根据上述门诊资料,患者最可能的诊断是什么?

思路1:患者耳聋发生有诱因且呈进展性,最终发展成重度感音神经性耳聋,存在前庭导水管扩大畸形;合并甲状腺肿大但不伴甲状腺功能异常,甲状腺肿表型于青春期出现,高度怀疑PS。

> 知识点
>
> ### PS的临床诊断标准
>
> ①感音神经性耳聋,听力下降程度不等,最终表现为重度耳聋;②颞骨CT显示前庭导水管扩大,MRI显示内淋巴囊扩大;③青春期开始出现甲状腺肿,甲状腺功能一般正常;④过氯酸盐排泌试验阳性;⑤遗传模式为常染色体隐性。

思路2:PS是一种常染色体隐性遗传性疾病,该家系除先证者外没有类似表型患者,先证者父母亲可能为携带者。需要详细询问亲属的患病情况,绘制系谱图(图10-6-8)。

询问家族史后发现该家族中仅先证者1名患者,绘制系谱图。

【问题2】　怎样对该家系先证者进行分子遗传学诊断?

目前PS的分子诊断主要针对SLC26A4基因测序及拷贝数变异分析。

思路1:PS由PDS基因缺陷导致。PDS基因又称SLC26A4基因,是离子转运体26A家族(solute carrier family 26A,SLC26A)的成员,编码Pendrin蛋白。

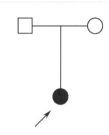

图10-6-8　PS系谱图

SLC26A4(PDS)基因位于7q31.1,mRNA全长4 930bp,含23个外显子,开放阅读框架2 343bp。SLC26A4基因突变表现出广泛的等位基因异质性,目前报道的SLC26A4基因突变类型已达300余种,其中以错义突变最为常见,还包括无义突变、剪切点突变与移码突变等形式。

思路2:PS遵循常染色体隐性遗传规律,明确分子诊断需要在SLC26A4基因上检测到双等位基因突变,即纯合突变或复合杂合突变。在部分携带SLC26A4基因单等位基因突变的大前庭导水管患者中检测到该基因的拷贝数变异,因此在PS的分子诊断中也不能忽视拷贝数变异的检测。

思路3:对于检测到的性质不明的基因变异,首先要明确是否与表型共分离,其次要通过分子流行病学研究明确其在同种族正常人群中的携带状况,再者要对突变进行物种保守性甚至功能学研究,以明确变异是否为致病突变。

对该家系先证者首先采用Sanger测序方法进行SLC26A4基因编码外显子序列测定(图10-6-8),发现IVS7-2A>G纯合突变,该突变是已知的中国人群中的SLC26A4基因常见致病突变(图10-6-9),能导致PS或单纯大前庭导水管(DFNB4)。

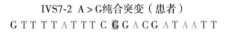

SLC26A4基因IVS7-2 A > G野生型
G T T T T A T T T C G A C G A T A A T T

IVS7-2 A > G纯合突变(患者)
G T T T T A T T T C G G A C G A T A A T T

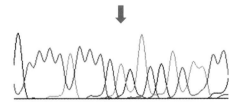
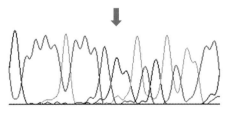

IVS7-2 A > G杂合突变(患者母亲)
G T T T T A T T T C G A C G A T A A T T

IVS7-2 A > G杂合突变(患者父亲)
G T T T T A T T T C G A C G A T A A T T

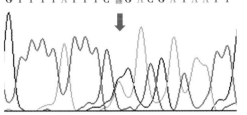
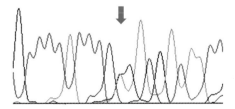

图10-6-9　SLC26A4基因检测结果图

【问题3】 PS 能否预防？如何治疗？

思路1：在诊断明确的 PS 家庭，可以通过胚胎植入前诊断或产前诊断避免再生育耳聋后代。

思路2：对于已经出生的患者，要严格防止头部外伤，不参加剧烈的体育活动，尽量预防感冒，不要用力擤鼻或咳嗽，勿用耳毒性药物，远离噪声，以延缓听力下降的发生。

【问题4】 PS 如何治疗？

思路1：此病无有效治疗方法，一旦出现听力减退，及时按突发性耳聋进行治疗能在一定程度上延缓听力在短期内急速下降。对于中度耳聋患者可以验配助听器，对于重度-极重度耳聋患者可进行人工耳蜗植入。

思路2：本病甲状腺肿不建议手术，如有甲状腺功能异常建议使用甲状腺素治疗。如甲状腺肿严重产生气管压迫等症状时则需考虑手术。本病甲状腺肿可能合并癌变，若疑有甲状腺肿恶变应考虑手术，术后需服用足量的甲状腺素进行替代治疗。

【问题5】 PS 的遗传咨询要点？

思路1：遵循常染色体隐性遗传咨询的要点。先证者要避免与同是 *SLC26A4* 突变致听障者（即前庭导水管扩大或 PS 患者）婚配，否则生育患病后代的概率为 100%，如果其配偶携带有一个 *SLC26A4* 的致聋突变，则他们的后代将有 50% 的概率为 PS 患者。

思路2：若先证者父母经 *SLC26A4* 基因检测已确定为 *SLC26A4* 基因突变的携带者，该父母再生育 PS 患儿的风险为 25%，可通过产前诊断判断胎儿的遗传状态。

思路3：先证者的同胞有 50% 的概率携带致病突变；家族内其他成员生育前亦应进行 *SLC26A4* 基因检测，以早期发现危险因素并采取预防及干预措施。

思路4：携带 *SLC26A4* 基因突变的听力正常个体婚配或生育前进行基因检测和遗传咨询可以预防生育 PS 患儿。

大前庭水管综合征（微课）

本 章 小 结

　　遗传性致盲眼病和遗传性耳聋可以是眼或耳局部的临床疾病，也可能是全身性系统性疾病局部表现。遗传方式涉及常染色隐性遗传、常染色显性遗传、X 连锁遗传、Y 连锁遗传及线粒体遗传。目前治疗手段有限。由于遗传性致盲眼病和遗传性耳聋具有高度临床异质性和遗传异质性，致病基因众多，有些基因与疾病的关系有待确认已知致病基因的变异并非都致病，同时还有很多未知的致病基因有待发现。因此，遗传性致盲眼病和遗传性耳聋的诊断不仅需要有一般疾病的临床知识和相应的专业技能，还应掌握相应的遗传学理论，运用适合的遗传学诊断策略，以明确患者的诊断。临床诊断与遗传病因明确，才能为患者提供更为精准的遗传咨询、预后评估、治疗指导及生育指导。

（戴　朴）

推荐阅读文献

[1] CHAN WH1, BISWAS S, ASHWORTH JL, et al. Congenital and infantile cataract: Aetiology and management.Eur J Pediatr. 2012, 171(4): 625-630.

[2] QUIGLEY HA. GLAUCOMA. Lancet, 2011, (9774): 1367-1377.

[3] JONAS JB, AUNG T, BOURNE RR, et al. Glaucoma. Lancet, 2017, (10108): 2183-2193.

[4] BECK AD. Diagnosis and management of pediatric glaucoma. Ophthalmol Clin North Am, 2001, (3): 501-512.

[5] CHAN WH, BISWAS S, ASHWORTH JL, et al. Congenital and infantile cataract: Aetiology and management.Eur J Pediatr, 2012, 171(4): 625-630.

[6] APARISI MJ, ALLER E, FUSTER-GARCIA C, et al. Targeted next generation sequencing for molecular diagnosis of Usher syndrome. Orphanet J Rare Dis, 2014, 9(1): 168.

第十一章　内分泌系统遗传病

内分泌系统遗传性疾病（endocrinologicalgenetic diseases）是由遗传物质的数量、结构或功能改变所致，很大一部分为单基因疾病，多数属于罕见病，且每一种疾病发病率不同，遗传方式不同。生殖细胞或受精卵的变异基因按一定方式在上下代之间垂直传递。内分泌疾病遗传变异形式主要为点突变、插入/缺失突变、大片段重复或动态突变等，包括常染色体显性遗传（autosomal dominant inheritance，AD）、常染色体隐性遗传（autosome recessive inheritance，AR）、X 连锁显性遗传（X-linked dominant inheritance，XD）、X 连锁隐性遗传（X-linked recessive inheritance，XR）、Y 连锁遗传（Y-linked inheritance）等。

内分泌系统症状的临床表现涉及各个系统，能量平衡失代偿、酸碱失衡、电解质异常、生长障碍、性发育异常、骨骼畸形、突眼、皮肤色素和毛发、面容异常等；特异性症状如多饮多尿、皮肤色素沉着、牛奶咖啡斑、性别异常等。

单基因遗传病的诊断既依赖于病史、症状、体征及常规辅助检查，也需要特殊的遗传学诊断手段，如系谱分析、染色体检查、DNA 变异检测，后者是确诊的关键。不少病因明确这可以有特效治疗，比如假性醛固酮减少症，但也有不少缺乏特效的治疗方法，主要以对症治疗为主，缓解患者症状，改善其生活质量，故遗传咨询和预防工作很重要。借助基因检测的手段，遗传咨询、产前诊断指导成年后的婚育和人工生殖等，这些措施能显著减少遗传病患儿的出生率和疾病的发病率，有助于提高家庭生活质量。

第一节　糖　尿　病

一、ATP 敏感性钾通道异常新生儿糖尿病

新生儿糖尿病（neonatal diabetes mellitus，NDM）[OMIM 600089]通常指生后 6 个月内发病的糖尿病，是一组 β 细胞功能缺陷的异质性单基因遗传病。欧洲国家报道的 NDM 的发生率为 1:（260 000～210 000），最近意大利的一项研究表明，NDM 在活产婴儿中的发生率为 1:90 000。

根据临床转归不同，NDM 分为两个亚型：暂时性新生儿糖尿病（transient neonatal diabetes mellitus，TNDM）和永久性新生儿糖尿病（permanent neonatal diabetes mellitus，PNDM），各约占 50%。PNDM 的致病基因达数二十余种，已知基因变异能解释 50%～60%PNDM 的病因。最常见的为编码 ATP 敏感性钾通道（KATP）Kir6.2 亚单位和 SUR1 亚单位的 *KCNJ11* 和 *ABCC8* 基因，其次为 *INS* 基因。部分 PNDM 患儿（约 5%）在高血糖的同时伴有发育迟缓、肌无力、癫痫，称为 DEND 综合征（development delay，epilepsyand neonatal diabetes，DEND）。也有部分患儿（约 16%）仅表现为发育迟缓和肌无力，而无癫痫表现，称为中间型 DEND 综合征（intermediate DEND，iDEND）。PNDM 的临床表现多样化，与其不同基因变异类型有关，即在基因型和表现型上具有一定的相关性。致病基因不同，其遗传方式也不同。一些临床研究数据显示，*KCNJ11* 基因杂合子激活变异是 PNDM 的主要致病原因，多为显性遗传，而 ABCC8 报道有隐性遗传。

NDM 的诊疗经过通常包括以下环节：

1. 详细询问患者的症状学特征及相关糖尿病家族史。

2. 查体时重点关注发育情况，注意有无智力、体格发育迟缓，有无呼吸深大伴酮味以及脱水等体征，有助于糖尿病酮症酸中毒及脱水的诊断。

3. 对疑诊患者进行尿常规、静脉血糖及 C 肽的检测。

4. 将确诊NDM患者收入病房,并监测血糖情况。

5. 进行基因学检查,明确致病基因,指导临床治疗及预后。

6. 对于临床确诊的患者进行遗传咨询。

7. 对遗传诊断明确、有生育要求的家系进行产前诊断。

8. 选择合适的治疗方式。

9. 根据临床表现及基因结果向家长交代病情(是永久性还是暂时性新生儿糖尿病)。

10. 糖尿病知识教育,长期随访监测。

临床关键点

1. 6个月内的患者临床表现不明显,特异性不强,合理进行血糖及尿常规的检测至关重要。

2. 根据患者的发病年龄、高血糖及需要胰岛素治疗,可临床诊断新生儿糖尿病。

3. 基因检测可明确诊断,在治疗方式选择及预后上也有一定意义。

4. ATP敏感性钾通道异常新生儿糖尿病多为常染色体显性遗传,依据基因检测结果进行遗传咨询。

5. 针对婴幼儿进食特点,合理安排饮食及胰岛素治疗方案。

6. 格列苯脲的合理应用。

7. PNDM诊断后需要持续治疗,大部分TNDM在年龄3个月时缓解,晚至18个月缓解。

8. 糖尿病知识教育 TNDM在青春期有复发的可能性;PNDM需要长期于儿科内分泌专业门诊进行随访。

临床病例1

患儿,女,2个月14天,发现血糖增高24天就诊于儿科内分泌门诊。初步病史采集如下。

患儿于入院前25天,注射乙肝疫苗后出现发热,体温波动在38~39℃,伴呛奶,无咳嗽、流涕,无吐泻,纳食及精神好,于当地医院诊断"呼吸道感染",输液治疗(具体药物及剂量不详)未见缓解。入院前24天,再次就诊,查血糖34.6mmol/L,尿糖(++),尿酮体(+),考虑"1型糖尿病、糖尿病酮症、肺炎",给予胰岛素[0.05U/(kg·h)持续静点]、美罗培南抗感染及果糖二磷酸钠保心肌治疗后,体温正常,血糖波动在7.6~15.2mmol/L,未予皮下胰岛素治疗,建议到上级医院继续就诊。患儿于住院期间,出现抽搐一次,表现为头后仰,双手挥动,双眼上吊,无口吐白沫,持续时间大约5分钟,当时测体温39℃,于当地医院给予"咪唑安定"(具体剂量不详)后停止。家长出院后自服中药治疗一直未予诊治。入院前2天,患儿再次出现发热,体温38℃左右,伴吐沫、呛奶,精神萎靡,吃奶较前略减少,为求进一步诊治遂来我院,以"新生儿糖尿病"收入院治疗。患儿自患病以来,家长自觉尿量增多(具体数量不详),大便正常,无明显多饮,无体重明显变化。

新生儿状况:足月因羊水早破行剖宫产,出生体重2.25kg,无窒息史,新生儿期体健。

家族史:否认糖尿病家族史。

专科查体:体重4.7kg,呼吸53次/min,心率190次/min,血压80/50mmHg。营养中等,神志清,精神反应弱。呼吸稍有酮味。皮肤弹性略差,肢端凉至腕、踝关节处,眼窝略凹陷,眼睑无水肿。伴鼻扇,三四征(+),肋间隙无明显增宽及变窄,双肺呼吸音粗,可闻及少量湿性啰音。心律齐,心音有力,各瓣膜区未闻及心脏杂音。肝肋下2cm,质软,脾肋下未触及,肠鸣音3~5次/min。正常男童外生殖器。

辅助检查:尿常规提示尿糖(++++),尿酮体(++++)。

初步病史采集发现,患儿为2个月小婴儿,临床表现为发热、体重增长缓慢,多次在外院及本院随机静脉血糖均明显升高,大于11.1mmol/L,尿糖阳性,持续时间2周以上,故考虑新生儿糖尿病诊断成立。对于此类患者,临床随之需要考虑以下问题。

【问题1】 该患者需与哪些疾病鉴别?

思路1:NDM的患病率很低,临床罕见,故在做出诊断之前,应根据患儿的临床表现及实验室检查结果进行仔细甄别,除外导致新生儿高血糖的其他情况下方可考虑 NDM。

(1)早产儿接受持续葡萄糖静脉滴注时,如速度 >14mg/(kg·min),50%～100% 的患儿均会发生高血糖。

(2)静脉滴注脂肪乳剂,脂质浓度尤其是游离脂肪酸增多可以降低外周组织对葡萄糖的利用,增加肝糖输出,使血糖增高。

(3)感染、败血症、创伤及手术等均可使患儿处于应激状态,糖皮质激素分泌增加,导致血糖升高。

(4)药物因素,如茶碱和地塞米松等。

(5)喂养因素所导致的偶发一过性高血糖,常发生在各种原因造成的肝脏疾病小婴儿,也常与低血糖交替。

思路 2:出生后 6 个月内出现高血糖、至少持续 2 周且需用胰岛素治疗是得到大多数学者认可的 NDM 的定义。

【问题2】 评估 NDM 合并其他系统受累表现?

思路 1:NDM 除高血糖表现外,在一些特殊病例中还可合并其他系统受累的表现。如 DEND 综合征,合并有癫痫及智力体力发育迟缓;*EIF2AK3* 变异引起的 Wolcott-Rallison 综合征可合并多发性骨骺发育不良、智体力发育迟缓;*FOXP3* 变异引起的 IPEX 综合征可合并顽固性腹泻、皮炎和自身免疫性甲状腺疾病;*GLIS3* 变异者可出现肝纤维化、肾囊肿、甲状腺功能减退和先天性青光眼。

思路 2:该患儿曾经发生过抽搐,在长期(1 年以上)随访中存在无热抽搐,脑电图结果提示有尖波、棘波,诊断癫痫,评估智力、体格发育迟缓,故诊断 DEND 综合征。

【问题3】 NDM 的遗传学检测流程是怎样的?

思路 1:PNDM 的表现更多样化,其临床表现多样化与其不同基因变异类型有关,即在基因型和表现型上具有一定的相关性。如问题 2 中所述,不同基因变异类型其临床表现不同,故可根据患儿的临床表现选择性地进行特定基因的检测。

思路 2:本患儿临床诊断考虑新生儿糖尿病中的 DEND 综合征,首先进行 *KCNJ11* 基因的检测。

思路 3:对于不考虑特殊基因变异的患儿,可先进行 *KCNJ11* 和 *ABCC8* 的检测,其次为 *INS*。由于 *KCNJ11* 突变率在 PNDM 中达 30% 以上,可先进行该基因的检测,根据患儿合并的其他临床表现进行特定基因的检测。

【问题4】 PCR 测序结果怎么解读?

思路 1:PCR 主要用于检测碱基变异,通过测序峰图与扩增片段 DNA 序列进行比对,发现变异位点或缺失、插入位点。

思路 2:变异类型杂合变异,核酸位置 c.175G>A,氨基酸位置 p.V59M。患儿父母该位点未见变异。V59M 位于 ATP 敏感性钾通道双螺旋结构的下滑部位,对 KATP 的影响程度较重,故临床表现重于单纯的 PNDM。该突变的致病性已经被报道。

【问题5】 如何对患者进行治疗?

思路 1:越来越多的研究表明,磺脲类药物对 ATP 敏感性钾通道异常 NDM 有确切的治疗效果。超过 80% 的携带 *KCNJ11*、*ABCC8* 变异的 NDM 可从胰岛素治疗过渡到口服磺脲类药物治疗。在基因检测结果之前均使用胰岛素治疗,对于 ATP 敏感性钾通道异常 NDM 可转换为格列本脲。

思路 2:根据该患儿病初每日 6 次配方奶喂养,故胰岛素注射方式采用每日 3 次短中效胰岛素混合皮下注射。该患儿基因检测结果明确为 *KCNJ11* 变异后,从胰岛素转换为格列苯脲口服治疗,长期随访中未使用胰岛素治疗。

知识点

新生儿糖尿病及其治疗

1. 新生儿糖尿病是多种病因所致的不同糖尿病的总称。诊断时临床和基因检测二者缺一不可。ATP 敏感性钾通道异常导致的新生儿糖尿病是最常见的病因之一。

2. 针对 KATP 致病性变异的报道 单纯糖尿病、iDEND 和 DEND 综合征等临床表型均有与之相对应的较高频率变异位点。对编码 Kir6.2 亚单位的 *KCNJ11* 基因的研究显示，大多数位于 ATP 结合区域的变异（如 R201H 等）仅导致单纯的糖尿病，而伴有 DEND 综合征的患儿其变异位点往往距 ATP 结合区较远（如 V59M）。

3. 磺脲类降糖药物与胰岛 β 细胞膜上特异性受体结合后，关闭 KATP，细胞内 K^+ 外流使 β 细胞膜去极化，导致电压依赖性的 Ca^{2+} 通道开放，释放胰岛素。

4. 对 KATP 变异的特殊类型的新生儿糖尿病格列苯脲有效。大部分新生儿糖尿病依然使用胰岛素治疗。

【问题 6】 从胰岛素治疗转换为格列本脲的方法？

思路 1：格列苯脲起始剂量为 0.1mg/(kg·d)，分 2～3 次服用；在严密监测血糖的情况下，逐步增加口服格列苯脲药物剂量，同时根据血糖情况逐步减少原有胰岛素剂量，直至胰岛素完全停用。格列苯脲最大全天总剂量 0.8mg/kg。治疗有效的标准：同等饮食条件下，加用格列苯脲并逐步增加剂量后，原胰岛素剂量治疗的患儿或未用胰岛素治疗的患儿，出现血糖持续减低趋势；在停用胰岛素后三餐前血糖 <7mmol/L 作为有效的标志。如格列苯脲增加至全天总剂量 0.8mg/kg 时，血糖未出现显著下降、胰岛素剂量无法同步减少，考虑格列苯脲治疗无效，继续胰岛素治疗不再使用格列本脲。

思路 2：该患儿逐渐从胰岛素转换为格列苯脲，并逐渐减停胰岛素。长期随访中糖化血红蛋白控制好，提示治疗有效。

【问题 7】 该患者是 TNDM 还是 PNDM？

思路 1：TNDM 通常伴宫内发育延迟，且起病年龄更早（多于生后 1 个月内起病，平均起病时为生后 6 天），临床可见惊恐貌和巨舌。目前对于大部分 TNDM 患儿给予小剂量胰岛素治疗，其病情多在 1 年内缓解，但 60% 的患儿可在青春期复发糖尿病，多诊断为 T2DM。PNDM 患儿起病稍晚，起病症状较重，需终身治疗。临床主要根据起病时间及是否存在自发缓解倾向来区分两者。目前区分两者自发缓解倾向的时间切点为生后 18 个月。

临床诊断只是为我们大致勾勒了患者的临床特点。如 6 个月以上才发现并诊断为糖尿病的患儿，分子遗传学符合诊断则依然可以诊断为 NDM。另外即使符合分子遗传学诊断的患者也未必有 TNDM 的临床过程，可能短暂而未发现。患者往往有一定的家族聚集性，家族中的某些成员虽然携带同样的基因突变，但他们不是在儿童期发现，很多在成年以后发现并诊断为 T2DM 的，或在妊娠期发现糖尿病而诊断。所以，TNDM 的诊断必须同时结合临床诊断和分子遗传学诊断才能最终确诊。

思路 2：该患者生后 50 天起病，发病时间相对较晚；起病时伴严重的糖尿病酮症酸中毒；胰岛素治疗起始剂量较大 1.2U/(kg·d)，血糖控制不理想，随访至 2 岁，更改为格列苯脲治疗。患儿一直持续治疗超过 2 年仍有血糖高表现，故考虑 PNDM。

【问题 8】 如何进行产前诊断？

思路 1：产前诊断须建立在先证者遗传诊断明确的基础上，可以根据先证者的突变类型采用相应的技术对胎儿 gDNA 样本（一般为 18～22 周羊膜腔穿刺取羊水）进行遗传学检测。

思路 2：对于先证者遗传诊断不明的家系不推荐产前诊断。检测结果不可靠，可能出现假阳性或假阴性。

【问题 9】 如何进行遗传咨询？

思路 1：*KCNJ11* 变异引起的 NDM 多为常染色体显性遗传病，父母双亲一方发病者，后代发生 NDM 的发生率为 50%。

思路 2：父母亲外周血中没有检测到致病变异，先证者为新发变异，变异可能发生在胚胎形成早期，患者仅部分细胞存在变异。

思路 3：*KCNJ11* 变异引起的 NDM 后代患 NDM 的概率为 50%。

【问题 10】 NDM 的遗传诊断和产前诊断流程。

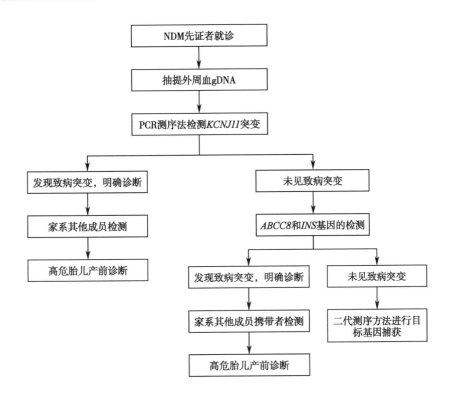

（巩纯秀）

二、硫胺素敏感性巨幼细胞贫血综合征

硫胺素敏感性巨幼细胞贫血（thiamine responsive megaloblastic anemia，TRMA）综合征又称 Rogers 综合征 [OMIM 249270]，是一种常染色体隐性遗传病。以糖尿病、巨幼细胞贫血和感音神经性耳聋为三大主症，还可合并先天性心脏病、心律失常、心肌病、视网膜脱落、视神经萎缩、内脏转位及脑卒中等疾病。该病发病率极低，发病年龄多为婴儿至 6 岁，糖尿病、巨幼细胞贫血、耳聋可不同时出现。TRMA 综合征为编码硫胺素运载蛋白（THTR-1）的 *SLC19A2* 基因（NM_006996.2）突变所致，该基因位于常染色体 1q24.2，含 6 个外显子，编码 497 个氨基酸。

TRMA 综合征的诊疗经过通常包括以下环节：

1. 详细询问先证者的症状学特征及遗传家族史。
2. 当患者患糖尿病合并贫血时，应考虑本病的可能。
3. 对疑诊患者进行纯音测听及听性脑干反应阈值及潜伏期，以支持 TRMA 综合征的临床诊断并尽早治疗。
4. 对于怀疑诊断或诊断不明确的患者建议进行基因检测。
5. 向患者解释检测结果、遗传咨询。
6. 对遗传诊断明确、有生育要求的家系进行产前诊断，根据结果进行遗传咨询。
7. 根据患者病情制订治疗方案。
8. 向患者交代预后及规律服药的意义，给患者及其家人充分的鼓励与关心。

临床关键点

1. 胰岛素依赖性糖尿病、巨幼细胞贫血和感音神经性耳聋是 TRMA 综合征三联征。
2. 疑似患者应尽早行听力、心脏、眼科、头颅 MRI 影像学相关检查，以支持诊断同时评估患儿病情。
3. 基因检测是确诊该病的重要手段。
4. 该病为常染色体隐性遗传病，应在此基础上进行遗传咨询。
5. 临床无有效的治疗方法，主要是对症治疗。
6. 糖尿病及巨幼细胞贫血对硫胺素治疗有反应，但多数于青春期增补硫胺素无效，需使用胰岛素及定期输血。
7. 产前诊断是唯一有效的预防途径，明确遗传诊断是进行准确产前诊断的前提。

临床病例2

患儿，男，5岁，因"发现厌食、面色苍白"入院。初步病史采集如下。

该父母近亲结婚，2岁时即发现患儿面色苍白，曾行血常规检查示血红蛋白40g/L，曾间断服用口服铁制剂、维生素B_{12}和叶酸治疗，血红蛋白曾上升至116g/L，但停药后血红蛋白又再次降低至40g/L，未给予系统诊治。1个多月前以咳嗽、发热起病，体温最高38℃，予对症处理后，病情好转，稍有喘息，发现多次随机静脉血糖高于11.1mmol/L，最高18.0mmol/L，无明显多饮多尿，纳奶及辅食量较前无明显变化，无明显体重减轻，尿酮体(++)，尿糖(+++)，诊断为糖尿病、糖尿病酮症，给予补液、小剂量胰岛素治疗，并予悬浮红细胞输注治疗。

诊断为1型糖尿病，纠酮成功后给予皮下胰岛素治疗。听力结果提示感音神经性耳聋及听力下降，伴视力下降。完善检查，未发现视网膜脱落、视神经萎缩，无内脏转位，无肢体活动障碍，家族中无类似病史。

【问题1】 根据上述临床资料，患儿最先考虑的诊断是什么？

思路1：

（1）糖尿病：患儿为5岁男童，隐匿起病，入院查体口唇稍干燥，皮肤无干燥，多次查随机静脉血糖大于11.1mmol/L，尿糖阳性，故诊断成立。

（2）糖尿病酮症：患儿糖尿病诊断成立，尿常规示酮体阳性，故诊断成立。

（3）轻度脱水：患儿查体见口唇稍干燥，皮肤略干燥，哭时尚有泪，眼窝无明显凹陷，皮肤弹性可，肢端暖，毛细血管充盈时间1秒，尿量不少，故诊断成立。

（4）重度贫血：患儿隐匿起病，病史长，以面色苍黄为主要表现，血常规示血红蛋白40g/L，在30~60g/L之间，故诊断成立。

知识点

糖尿病、贫血的临床诊断标准

糖尿病：糖尿病典型症状（多饮、多尿、多食、消瘦及乏力等）＋任意时间血浆葡萄糖水平≥11.1mmol/L（200mg/dl），或空腹血浆葡萄糖（FPG）水平≥7.0mmol/L（126mg/dl），或口服葡萄糖耐量试验（OGTT）中，2小时血糖水平≥11.1mmol/L（200mg/dl）。

贫血：血红蛋白或血细胞比容低于同年龄、同性别平均值的2个标准差。

思路2：患儿入院后输注红细胞悬液0.5单位后，血红蛋白可维持在70g/L，目前检查患儿铁代谢、叶酸、维生素B_{12}正常，不支持营养性贫血，未发现明显出血，不支持慢性出血性贫血。Coombs试验（－），网织红细胞不高，无黄疸，不支持溶血，骨髓红系增生尚可，不支持单纯红细胞再生障碍性贫血，且骨髓未见肿瘤细胞，不支持白血病及肿瘤性疾病，患儿存在肺部感染，需考虑感染因素引起贫血，但患儿贫血程度重，不支持，故考虑代谢性疾病引起贫血的可能性大。

知识点

贫血的病因

通常根据红细胞大小和细胞内血红蛋白浓度来分类，包括小细胞低色素性贫血（血红蛋白产生不足引起，最常见原因是缺铁性贫血和地中海贫血）、大细胞性贫血（与影响骨髓红细胞合成的全身性疾病有关）、溶血（红细胞内在的缺陷或红细胞外在的因素所致红细胞破坏增加所导致）。

思路3：结合患儿糖尿病、巨幼细胞贫血，听力、视力受损，考虑特殊综合征的可能性大。

【问题2】 TRMA综合征患者需完善的辅助检查有哪些？

思路：

（1）纯音测听或听性脑干反应潜伏期及阈值。

（2）眼底及视力检查。

（3）超声心动图及心电图。

（4）头颅 MRI 影像学检查。

部分 TRMA 综合征患者可伴有心脏结构异常、心律失常、心肌病、脑卒中样发作、视力减退、视神经萎缩、生长发育延迟等异常表现；定期进行心脏检查能有利于全面评估病情，判断预后和制订治疗措施。

知识点

TRMA 综合征引起耳聋的机制

SLC19A2 基因缺陷导致高亲和性硫胺素转运子异常，因此生理浓度的硫胺素（仅可从食物获得）不能有效利用，细胞内硫胺素浓度低，使硫胺素焦磷酸相关酶活性减低，诱导细胞凋亡。Liberman 等人证实，TRMA 综合征可造成选择性的耳蜗内毛细胞缺失，引起进行性神经性耳聋。

【问题 3】　该家系先证者临床上需要与哪些疾病进行鉴别诊断？

思路 1：5 岁男童，隐匿起病，多次查随机静脉血糖大于 11.1mmol/L，尿常规示酮体阳性，患儿有贫血，入院时血色素 32g/L，波动于 30～60g/L 之间，伴糖尿病、糖尿病酮症，入院后查骨髓细胞学检查提示红系部分中、晚幼红细胞胞体偏大，成熟红细胞胞体大小不等，可见变性；查铁代谢，血叶酸、维生素 B₁₂ 水平正常，伴听力损害，*SLC19A2* 基因结果纯合突变 c.726-727insA，造成氨基酸移码突变，故考虑硫胺素反应性巨幼红细胞贫血诊断。

思路 2：需要和以下疾病相鉴别。

（1）糖尿病：该患儿为 5 岁男童，起病早，以酮症起病，多次查随机静脉血糖大于 11.1mmol/L，尿糖阳性，C 肽、胰岛素降低，考虑胰岛素依赖性糖尿病。需与 2 型糖尿病、特殊类型糖尿病、自身免疫性多腺体病相鉴别。

（2）重度贫血：该患儿为 5 岁男童，病史长，以面色苍白为主要表现，查血常规示血红蛋白在 30～60g/L 之间，需与以下疾病相鉴别。

1）失血性贫血：消化道、呼吸道出血、特发性肺含铁等急性或慢性出血可因失血导致贫血，多有呕血、咯血、痰中带血、便血、黑便等表现。患儿无上述出血表现为不支持点。

2）溶血性贫血：自身免疫性溶血性贫血、红细胞膜、酶及血红蛋白异常等均可导致溶血性贫血，表现为面色苍黄、尿色加深，可有肝脾大，血红蛋白降低、胆红素升高非结合胆红素为主，伴有网织红细胞升高。但患儿无尿色加深、Coombs 试验阴性，输血后，血红蛋白上升满意为不支持点。

3）骨髓造血异常

①造血原料不足：缺铁性贫血、叶酸或维生素 B₁₂ 缺乏均可引起营养性贫血，多发生于 6 个月至 2 岁婴幼儿，多发生于早产、低出生体重、多胎、未规律添加辅食患儿，以面色苍白为表现，叶酸或维生素 B₁₂ 缺乏可有面色苍黄，伴有乏力、食欲下降等表现，维生素 B₁₂ 缺乏可引起中枢神经系统症状，缺铁性贫血多表现为小细胞低色素性贫血，叶酸或维生素 B₁₂ 缺乏多为巨幼样改变，核左移，可伴有血小板的轻度减低。患儿为足月儿，适于胎龄儿，非多胎，已规律添加辅食，且贫血程度重，铁代谢、叶酸、维生素 B₁₂ 正常为不支持点。

②造血功能异常：a. 纯红细胞增生障碍性贫血，Diamond-blackfan 综合征、先天性红细胞生成异常性贫血可表现为单纯红系增生低下，表现为贫血、网织红细胞减低，骨穿可见增生低下，多伴有皮疹、骨骼畸形、心脏畸形、泌尿系畸形等其他系统畸形表现。患儿无上述畸形，骨穿结果亦不支持。b. 骨髓异常增生综合征、阵发性睡眠性血红蛋白尿，病情进展可出现骨髓增生减低，引起贫血。但患儿病史短，尿检及骨穿结果均不支持。c. 恶性疾病，如白血病或淋巴瘤等实体瘤累及骨髓均可引起骨髓增生减低。但患儿年龄较小，无反复发热等表现，无淋巴结肿大，其他两系正常，骨穿结果不支持。

【问题 4】　怎样对该患儿进行确诊？

思路 1：*SLC19A2* 基因的分子遗传学检测是确诊的重要手段，也是进行产前诊断的必备技术。由于其具有无创性，是临床首选的确诊方法。

该家系先证者临床 TRMA 诊断明确，需进行分子遗传学检测确诊。

思路 2：TRMA 综合征是一种常染色体隐性遗传病，为纯合发病，患者父亲、母亲可能为致病基因携带者，需要详细询问三代亲属的患病情况。

询问家族史未发现相关疾病家族史，符合常染色体隐性遗传谱系特点。

【问题5】 怎样对该家系先证者进行分子遗传学诊断?

思路1:明确的遗传病理学特征是进行遗传检测的基础,能指导临床医师选择合适的遗传检测技术,从而制订高效而经济的检测流程。

思路2:TRMA综合征由于编码硫胺素运载蛋白(THTR-1)的*SLC19A2*基因突变所致,该基因位于常染色体1q24.2,含6个外显子,编码497个氨基酸,组成含12个穿膜结构域的蛋白。至2006年为止,已发现15种*SLC19A2*基因突变,散在分布于基因内,无明显突变热点,70%为无义突变。

该家系先证者基因检测结果检测到了一个*SLC19A2*的纯合突变:c.726-727insA核酸突变,造成氨基酸移码突变,导致蛋白功能丧失,符合患儿临床特征,支持TRMA综合征诊断。

【问题6】 如何进行遗传咨询?

思路1:按常染色体隐性遗传方式进行遗传咨询。

思路2:先证者父母风险评估。①先证者父亲是携带者;②先证者母亲是携带者。

思路3:TRMA综合征患者远期预后。

①糖尿病:患者随着病程延长及年龄延长,单用硫胺素不足以充分控制血糖而需要用胰岛素或增加胰岛素用量。该患儿服用维生素B₁后1年血糖控制佳,不需要依靠胰岛素治疗。②巨幼细胞贫血:与糖尿病预后相同,多数成年人需定期输血治疗贫血;③耳聋:呈进行性高频神经性耳聋,多在1岁内出现,呈不可逆性,文献报道年龄2个月内治疗可改善预后;④合并症:视觉、心脏及其他。

思路4:产前诊断。携带者及患者生育时须产前诊断。纯合致病基因的胎儿应采取治疗性流产。

【问题7】 如何对患者进行治疗?

思路1:迄今无特异性治疗,只能对症和支持治疗;应鼓励患者按时服药,规律复诊,防治并发症。

思路2:应用大量硫胺素可使TRMA综合征患者糖尿病及贫血症状得到改善,但在家系间效果不一,用于治疗本病的硫胺素用量有时可高达200mg/d,合适剂量有待更多病例证实。

【问题8】 患儿母亲拟再生育,如何进行产前诊断?

思路:产前诊断须建立在先证者遗传诊断明确的基础上。该家系先证者遗传学诊断明确,患儿的母亲一般情况下是致病基因携带者,需要进行产前诊断。对胎儿gDNA样本(可以孕早期取绒毛,中期取羊水)进行收集,根据先证者的突变类型采用相应的技术进行遗传学检测,并结合基于基因内部的STR位点连锁分析进一步验证;综合上述检测结果得出胎儿是否会罹患与先证者相同突变所致的TRMA综合征的结论。

【问题9】 TRMA综合征的遗传诊断和产前诊断流程。

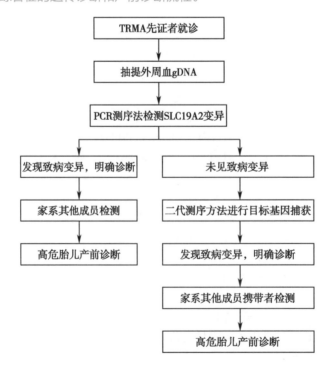

(谷 奕 巩纯秀)

三、青少年发病的成人型糖尿病（2型）

青少年发病的成人型糖尿病（maturity-onset diabetes of the young，MODY）是一种以常染色体显性遗传方式在家系内传递的早发但临床表现类似2型糖尿病的特殊类型糖尿病，以发病年龄早（通常 <25 岁），胰岛 β 细胞功能缺陷为特征。一般估计 MODY 型糖尿病占总糖尿病患者的 1%～6%。迄今，由于基因变异所致的 MODY 可分为 11 种类型，即 MODY1 至 MODY11（表 11-1-1）。其中，MODY2［OMIM 125851］是由葡萄糖激酶（glucokinase，GCK）［OMIM138079］基因突变所致，是欧美 MODY 家系中最常见的一种亚型，约占所有 MODY 的 50%。GCK 基因位于第 7 号染色体的短臂（7p15.3-p15.1），跨越 12 个外显子，全长 45 169bp。截至目前，已发现 200 多种与 MODY2 相关的 GCK 基因变异。两个等位基因上 GCK 的纯合变异会导致永久性新生儿糖尿病，而杂合子变异可能导致酶的部分缺陷引起 MODY。GCK 基因的变异可以发生在基因编码区、剪切位点区以及启动子区等位置。

表 11-1-1　MODY 的分型及相应的致病基因

分型	染色体	致病基因
MODY1	20q	肝细胞核因子 -4α（HNF-4α）
MODY2	7p	葡萄糖激酶（GCK）
MODY3	12q	肝细胞核因子 -1α（HNF-1α）
MODY4	13q	胰岛素启动子因子 -1（IPF-1）
MODY5	17q	肝细胞核因子 -1β（HNF-1β）
MODY6	2q	BetaA2/Neurod1
MODY7	2p	KLF11
MODY8	9q	GEL
MODY9	7q	PAX4
MODY10	11p	INS
MODY11	8p	BLK

MODY2 的诊疗经过通常包括以下环节：

1. 详细询问患者的症状学特征，特别是发病急缓情况及相关糖尿病家族史。
2. 查体时重点关注体型及发育情况，有助于判断糖尿病的分型。
3. 对疑诊患者进行尿常规、静脉血糖及糖化血红蛋白（HbA1c）的监测，确定葡萄糖代谢异常的临床诊断。
4. 确诊葡萄糖代谢异常的患者密切监测三餐前、三餐后及睡前的血糖。
5. 结合患者的血糖监测情况进行口服葡萄糖耐量试验（oral glucose tolerance test，OGTT）。
6. 糖尿病分型疑似 MODY 者，进行基因学检查。
7. 对于临床及基因确诊的患者进行遗传咨询。
8. 根据患者的血糖监测结果选择适当的治疗方式。
9. 糖尿病知识教育，长期随访监测。

> 临床关键点
>
> 1. MODY 及 MODY2 的初步诊断多为临床诊断。
> 2. 糖尿病症状不明显，很少出现相关并发症。
> 3. 家族中其他糖尿病患者的诊断年龄及治疗情况有助于临床诊断。
> 4. 进一步明确诊断须进行基因学检查。
> 5. 该病为常染色体显性遗传，应在此基础上进行遗传咨询。
> 6. 该病的临床表现较轻，一般只需通过控制饮食和运动治疗就可以控制血糖。
> 7. 必要时进行胰岛素皮下注射替代治疗。
> 8. 需进行糖尿病知识教育，并且此类患者需要长期监测血糖并进行门诊随诊。

临床病例 3

患儿，女，2 岁，因"发现血糖升高 24 天"就诊于内分泌科门诊。初步病史采集如下。

入院前 24 天患儿查体时发现空腹静脉血糖为 6.82mmol/L。无多尿、多饮、多食表现，体重无下降，无嗜甜食、恶心、呕吐等表现。患儿家长未予任何诊治。入院前 21 天患儿再次查静脉空腹血糖为 6.87mmol/L，门诊以"血糖升高原因待查"收入院。

查体：神志清，精神反应可。发育正常，营养良好。体重位于生长曲线第 90～97 百分位线之间，身高位于第 75～90 百分位线之间。无明显阳性体征。

患儿祖母 60 岁无症状常规体检时发现血糖升高，诊断"无型糖尿病"，目前予阿卡波糖口服治疗。患儿父亲 23 岁常规体检时诊断"常型糖尿病"，患病的 5 年内未予药物治疗，第 6 年开始口服药物治疗，目前空腹血糖在 7.0mmol/L 左右。患儿的姑姑在 29 岁时出现葡萄糖代谢异常，HbA1c 为 6.4%～6.5%，孕期诊断妊娠糖尿病，并开始予胰岛素皮下注射治疗。目前处于哺乳期，未控制饮食，一直予胰岛素治疗。

初步病史采集发现，患儿为 2 岁幼儿，起病隐匿，病史 24 天，多次查空腹血糖高于 6.1mmol/L，但小于 7mmol/L，故目前提示存在空腹血糖受损，结合患儿家族史，目前高度怀疑 MODY2 的诊断。对于此类患者，临床随之需要考虑以下问题。

【问题 1】 该患者是否可以诊断糖尿病？

思路 1：糖尿病是血浆葡萄糖增高超过正常水平的一种慢性代谢异常的遗传异质性疾病。它是由于胰岛素分泌绝对缺乏或相对不足和胰岛素功能缺陷引起的高血糖；同时有蛋白质和脂肪的代谢障碍。

思路 2：该患者无多饮、多尿、多食及消瘦的糖尿病典型症状，多次检查空腹血糖均高于 6.1mmol/L，但低于 7.0mmol/L，故糖尿病诊断依据不足，需入院后监测血糖、完善 OGTT 协诊。

知识点

糖尿病的诊断标准

当有糖尿病的症状时：

1. 随机血浆葡萄糖≥11.1mmol/L（200mg/dl）*

或

2. 空腹血浆葡萄糖≥7.0mmol/L（≥126mg/dl）**

（空腹的定义为至少 6 小时无热量的摄入）

或

3. OGTT 实验服糖后 2 小时血浆葡萄糖≥11.1mmol/L（200mg/dl）

[OGTT 实验必须按照 WHO 的规定施行，使用含糖量等于 75g 的葡萄糖水或含糖量等于 1.75g/kg（最多不超过 75g）]

* 静脉全血≥10.0mmol/L，毛细血管全血≥11.1mmol/L。

** 静脉全血或毛细血管全血≥6.3mmol/L。

当无症状时，需要改日重复检测。

【问题 2】 MODY2 患者的血糖水平如何？

思路 1：葡萄糖调节受损（impaired glucose regulation，IGR）是处于正常糖耐量（NGT）及糖尿病之间的异常代谢时期，包括糖耐量受损（Impaired glucose-tolerance，IGT）及空腹血糖受损（impaired fasting glucose，IFG）。IFG 与 IGT 分别反映基础状态下及糖负荷后的血糖调节功能受损。MODY2 患者的临床特征是血糖仅轻度升高，多在 5.5～8.0mmol/L 范围之内。

思路 2：根据患儿空腹血糖高于 6.1mmol/L，小于 7mmol/L，故 IFG 诊断成立。OGTT 试验中患儿服葡萄糖后 2 小时血糖在 7.8～11.1mmol/L 之间，考虑 IGT 诊断成立。

知识点

空腹血浆葡萄糖（FPG）分类

FPG<5.6mmol/L（100mg/dl）＝正常空腹血糖

FPG 5.6～6.9mmol/L（100～125mg/dl）＝IFG

FPG³7.0mmol/L（126mg/dl）＝暂时诊断糖尿病（糖尿病的诊断必须以上述"诊断标准"为准）

当行 OGTT 试验后分类如下：

服糖后 2 小时血糖 <7.8mmol/L（140mg/dl）＝正常糖耐量

服糖后 2 小时血糖 7.8～11.1mmol/L（140～199mg/dl）＝IGT

服糖后 2 小时血糖 >11.1mmol/L（200mg/dl）＝暂时诊断糖尿病（糖尿病的诊断必须以上述"诊断标准"为准）

【问题 3】　询问家族史，绘制三代系谱图（图 11-1-1）。

思路 1：MODY 是一种常染色体显性遗传病，是临床诊断。对任何一个糖尿病患者都需要进行家系成员调查。患者父亲、姑姑、叔叔、奶奶或爷爷可能为患者，也可以是母亲、舅舅、姨妈、外婆或外公为患者。需要详细询问家族史。

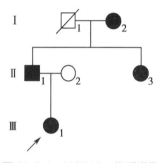

图 11-1-1　MODY 三代系谱图

思路 2：询问家族史时发现患儿祖母 60 岁体检时发现血糖升高，诊断"2 型糖尿病"，目前予阿卡波糖口服治疗。患儿父亲 23 岁时诊断"2 型糖尿病"，患病的 5 年内未予药物治疗，第 6 年开始口服药物治疗，目前空腹血糖在 7.0mmol/L 左右。患儿的姑姑在 29 岁时出现葡萄糖代谢异常，HbA1c 为 6.4%～6.5%，孕期诊断妊娠糖尿病，并开始予胰岛素皮下注射治疗。

【问题 4】　MODY 患者的胰岛 β 细胞的胰岛素分泌功能？

思路 1：各种致 MODY 型糖尿病的基因突变患者都有不同程度或性质的胰岛 β 细胞分泌胰岛素功能缺陷，MODY2 的 *GCK* 基因变异者中无论血糖水平高低，胰岛素分泌率均不及正常人。

思路 2：该患儿胰岛素 C 肽释放曲线提示胰岛 β 细胞分泌胰岛素功能欠佳（表 11-1-2）。

表 11-1-2　该患儿 OGTT 结果

时间	血糖 /(mmol·L⁻¹)	C 肽 /(ng·ml⁻¹)	胰岛素 /(µU·ml⁻¹)
0 分	6.23	0.62	0.29
30 分	10.01	3.98	17.31
60 分	11.42	5.16	34.25
120 分	8.78	3.55	14.3
180 分	6.19	1.61	3.14

注：1ng/ml=0.333nmol/L。

【问题 5】　MODY 患者的确诊依据？

思路 1：MODY 型糖尿病是临床诊断。

目前通用的 MODY 型糖尿病的诊断标准：①家系内至少三代直系亲属内均有糖尿病患者，且其传递符合常染色显性遗传规律；②家系内至少有一个糖尿病患者的诊断年龄在 25 岁或以前；③糖尿病确诊后至少在 2 年内不需使用胰岛素以控制血糖。

思路 2：根据患儿有明确糖尿病家族史，结合患儿父系两代人有三位糖尿病患者，患儿奶奶 60 岁、患儿父亲 23 岁、姑姑 29 岁诊断为糖尿病，且其父病史 5 年未使用胰岛素，其姑病史 4 年后使用胰岛素，故患儿最可能为 *GCK* 基因缺陷致血糖调节异常。

思路 3：基因型分析是临床诊断和分类的另一个重要手段。

【问题 6】 MODY2 的确诊依据是什么？

思路 1：MODY2 的临床特征是起病年龄早，可在婴幼儿时期开始，最小的发病年龄为出生后 15 天，空腹血糖终身仅轻度升高，许多患者是通过常规体检或在家系调查、孕期检查时发现。大约 50% 的女性携带者可能有妊娠糖尿病，大于 50% 的携带者，通常为肥胖或年龄偏大者可有明显的糖尿病。绝大多数 MODY2 个体的空腹血糖随年龄增长而轻度增加。

思路 2：患儿为小幼儿，起病较早，血糖仅轻度升高，家族内有三代直系亲属（患儿奶奶、父亲、姑姑）均诊断为糖尿病，病情均较轻，多为体检时发现。随年龄增长，血糖增高，且血糖易控制。

思路 3：基因型分析是临床分类的一个重要手段。

【问题 7】 MODY2 的遗传病理学特点？

思路 1：明确的遗传病理学特征是进行遗传检测分析的基础，能指导临床选择遗传检测技术、各种遗传检测技术应用的顺序，从而制订高效而经济的检测流程。

思路 2：目前发现可导致 MODY2 的 200 多个 GCK 基因突变遍布于胰腺 β 细胞 GCK 基因的各个外显子，不存在变异热点。在所报道的 GCK 基因变异中许多是"家族独有的 - 私有的"其中只有 48 个变异位点见于 2 个或 2 个以上的家系，致 MODY2 的 GCK 基因变异主要有错义变异、无义变异、移码变异（由缺失或插入所致）和剪切位点变异等四种形式。其中最常见的突变形式是错义变异。

【问题 8】 MODY2 的遗传检测流程有哪些？

思路 1：MODY2 的 GCK 基因变异主要有错义突变、无义突变、移码突变（由缺失或插入所致）和剪切位点变异等四种形式。临床特点明显，故首先采用的方法是 PCR+ 测序的方法。

思路 2：对于 PCR+ 测序检测结果阴性的病例，采用目标区域捕获方法进行目的基因检测，目的基因包括其他的 MODY 致病基因及与糖代谢相关的其他基因。

思路 3：该患者首先进行 PCR+ 测序的方法对基因编码区进行突变分析

【问题 9】 PCR 测序检测结果怎么解读？

思路 1：PCR 主要用于检测碱基变异，通过测序峰图与扩增片段 DNA 序列进行比对，发现变异位点或缺失、插入位点。

思路 2：该患儿变异结果为杂合，核酸位置 c.144G>T，氨基酸位置 p.G44C。患儿父亲、姑姑及奶奶均携带该变异。该突变的致病性已经被报道。

【问题 10】 该患者的治疗方法？

思路 1：轻型的 MODY2 患者只需要通过控制饮食和运动治疗就可以控制血糖。控制饮食是指根据每日总热量的需要量及食物的成分和比例来确定。运动治疗是根据运动时肌肉对胰岛素的敏感性增高，葡萄糖的利用增多，从而达到降低血糖的目的。对于较重的 MODY2 患者则需要进行药物治疗，用药原则与治疗 2 型糖尿病相同。

思路 2：根据该患者入院后监测血糖为 5.3～10.0mmol/L，故选择饮食治疗，给予糖尿病饮食 1 200kcal（1kcal=4.18kJ），兼顾血糖控制及生长发育的需要。

【问题 11】 如何进行产前诊断？

思路：产前诊断须建立在先证者遗传诊断明确的基础上，可以根据先证者的突变类型采用相应的技术对胎儿 gDNA 样本（一般为 18～22 周羊膜腔穿刺取羊水）进行遗传学检测，从而确定胎儿的基因型、是否会罹患与先证者相同的疾病。

【问题 12】 如何进行遗传咨询？

思路 1：常染色体显性遗传病，双亲之一是患者，就会遗传给子女，子女中半数可能发病。若双亲都是患者，其子女有 3/4 的可能发病（双亲均为杂合体，子代中纯合体患病占 1/4，杂合体患病占 1/2，纯合体正常占 1/4），若患者为致病基因的纯合体，子女全部发病。

思路 2：在受累家系内进行父系或母系成员的遗传筛查是必要的，可以采用 OGTT 检查以及分子诊断方法检测。

【问题 13】 青少年发病的成人型糖尿病 2 型的遗传诊断和产前诊断流程。

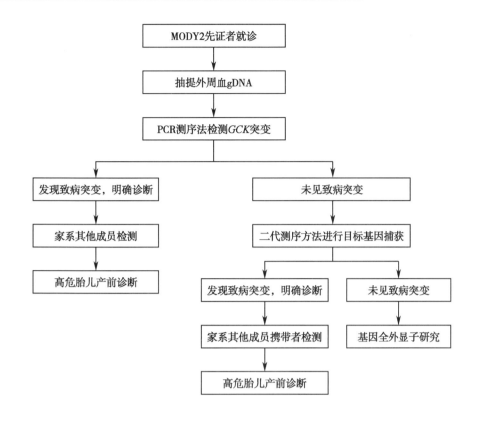

（巩纯秀）

第二节　性发育异常

性发育异常（disorders of sex development，DSD）是性别决定和性分化异常的一组疾病，表现为遗传性别、性腺性别和表型性别的异常及不一致性。DSD表型具有显著差异性及高度遗传异质性。

性发育异常分为三类：性染色体异常DSD（主要与性染色体核型异常有关）、46，XY DSD（主要与睾丸分化发育异常及雄激素合成、利用障碍有关）和46，XX DSD（主要与 SRY 基因易位、雄激素过量有关）三大类。对于已经明确病因和明确预后的DSD患者，建议可在指南的指导下与患者及家庭共同决定医学处理的方法，并宣教既往、当前医学处理概况和将来的可能发展趋势，如各型先天性肾上腺皮质增生症（CAH）。对于不能明确诊断的疾病，预后是不确定的。目前暂时没有早期治疗优于晚期治疗的证据。因为该类疾病具有明显的异质性，不可能做到一概而论。个体化、量身定做的治疗策略才是最优化的选择。

性发育异常疾病
简介（微课）

一、雄激素不敏感综合征

雄激素不敏感综合征（androgen insensitivity syndrome，AIS）[OMIM 300068]是一种X连锁隐性遗传病。是由于雄激素受体（androgen receptor，AR）基因变异致AR结构和功能异常，造成男性性发育有关的靶组织对雄激素不敏感，从而使雄激素的正常生物学效应全部或部分丧失，引起男性假两性畸形。有报道称新生男婴AIS的发生率为1/60 000～1/20 000。目前已经报道了600多个变异位点，国内近年来也有过报道。根据患者不同程度的临床表现可分为完全性（CAIS）、部分性（PAIS）及轻度（MAIS）雄激素不敏感综合征。人的 AR 基因（NM_000044.3）位于Xq11-q12，全长90kb，含8个外显子和7个内含子，编码919个氨基酸。

雄激素不敏感综合征的诊疗经过通常包括以下环节：

1. 详细询问先证者的症状学特征（包括出生时外阴表型）及遗传家族史（包括家族中有无性发育不良、尿道下裂、女性不孕的家族史等）。

2. 查体时重点关注生殖系统，包括乳房发育、阴茎/阴蒂发育情况、阴毛、有无阴道、睾丸部位、能否触及。

3. 对疑诊患者需进行染色体核型分析及盆腔/睾丸B超检查，了解内生殖器情况。行性激素检测，尤其是睾酮/双氢睾酮的比值检测基本除外 5α- 还原酶缺陷。

4. 告知雄激素不敏感综合征的遗传病理及分子诊断流程,知情同意后进行分子遗传检测,进一步证实。

5. 向患者解释检测结果、遗传咨询。

6. 对遗传诊断明确、有生育要求的家系进行产前诊断,根据结果进行遗传咨询。

7. 根据患者病情、患者及家长意愿选择性别,制订治疗方案。

临床关键点

1. 腹股沟区或阴唇处触及包块是 CAIS 最常见的主诉。

2. AIS 的临床诊断须进行染色体核型分析,睾丸、子宫及附件超声,睾酮/双氢睾酮等检测。

3. 基因检测是确诊的重要手段。

4. 疾病遗传病理是制订遗传检测流程的基础。

5. 该病为 X 连锁隐性遗传病,应在此基础上进行遗传咨询。

6. 无有效的治疗方法,根据病情及患儿及家长的选择决定性别及治疗方案。

7. 产前诊断是唯一有效的预防途径,明确遗传诊断是进行准确产前诊断的前提。

临床病例 1

患儿,女,4 岁,洗澡时发现双侧阴唇处包块就诊。初步病史采集如下。

患儿出生外阴呈女性,按女性抚养,性格、穿衣喜好均倾向女孩。洗澡时无意中触及双侧阴唇处包块,遂就诊。

查体:匀称、面肢无畸形。女童外阴,阴毛 Tanner I 期。无阴蒂肥大,阴道尿道口可见。双侧大阴唇内各触及 1 枚包块,大小约 1ml。

辅助检查:腹腔内无子宫及附件,双侧大阴唇处可探及睾丸组织;性激素水平呈青春期前水平,HCG 激发试验后睾酮 272.2ng/dl(9.4nmol/L);染色体核型为 46,XY;*SRY* 基因阳性。家系调查患者父母表型正常,否认近亲婚配。

家族史:患儿姐姐 17 岁,原发性闭经。患儿有一姨表姐,26 岁,原发性闭经,未婚。

【问题 1】 根据上述门诊资料,患儿最可能的诊断是什么?

思路 1:根据患儿为 4 岁女童,无意中发现双侧阴唇内包块,染色体核型为 46,XY,B 超示未见子宫及附件,但可探及睾丸组织,提示社会性别与生殖器性别及染色体性别不符。根据 2006 年美国儿科学会推荐的性发育异常疾患分类标准,考虑诊断为 46,XY DSD。

思路 2:46,XY 是一个大的分类,其中有几种疾病均可导致本例先证者的临床表型,如 AIS、5α- 还原酶缺陷、完全性睾丸发育不良及部分性睾丸发育不良、黄体生成素(LH)受体变异、药物及环境因素等,根据上述门诊资料,并不能对患儿进行明确诊断,需要进一步检查。DSD 诊疗较复杂,相同疾病临床表现可能不同,如 AIS 即可分为 3 型。

知识点

AIS 临床分类

根据雄激素的抵抗程度及女性化程度,该综合征可分为以下 3 类:

1. 完全性雄激素不敏感症(CAIS) 此类患者出生时表现为正常女婴,常伴有单侧或双侧腹股沟疝,仔细检查疝囊可发现睾丸。外生殖器为女性型,常有盲管阴道,无子宫和输卵管。CAIS 患者青春期有第二性征发育,但原发性闭经。乳房发育可同正常人,但体毛稀少甚至缺如。

2. 部分性雄激素不敏感症(PAIS) 此类患者与 CAIS 的区别是前者有不同程度的男性化表现。PAIS 患者常有尿道下裂,小阴茎或阴茎,类似女性阴蒂甚至有盲端阴道,隐睾多见,睾丸小,无精子,附睾和输精管发育不良,无子宫和输卵管。

3.轻度雄激素不敏感症(MAIS) 此类患者可仅表现为轻微的男性化不足(如阴茎偏小、胡须稀少等)伴或不伴男性乳房发育。

思路3:AIS 是一种 X 连锁隐性遗传病,患者以男性多见;患者母亲、姨妈和外婆可能为致病基因携带者,患者舅舅和表兄弟可能为患者,需要详细询问三代亲属的患病情况,绘制系谱图(图 11-2-1)。

询问家族史后发现先证者之妹(Ⅲ7),4 岁,与先证者是同卵双胞胎,查染色体为 46,XY。先证者之姐(Ⅲ5),17岁,原发性闭经,染色体核型分析结果为 46,XY,但未进行其他辅助检查。先证者有一姨表"姐"(Ⅲ1),26 岁,原发性闭经,未婚。但此家系分支成员拒绝进行辅助检查及基因诊断。从系谱图看该家系只有 46,XY 核型个体发病,女性不发病,符合 X 连锁隐性遗传方式谱系特点。

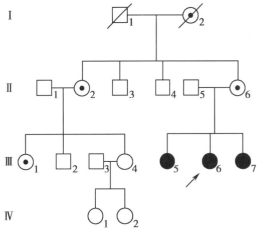

图 11-2-1 AIS 系谱图

【问题 2】 雄激素不敏感综合征患者临床诊断的必备辅助检查是什么?

思路1:性激素水平及 HCG 激发试验。典型的内分泌改变是血睾酮或者双氢睾酮在青春期显著升高,甚至在新生儿和婴儿早期也有睾酮暂时性分泌较高的表现。AMH 和 INHB 水平正常。HCG 激发试验后睾酮水平明显升高,提示睾丸间质细胞功能良好。

HCG 刺激试验操作及意义:

1.用来评价睾酮的生物合成能力,不同程度的下降,如隐睾(睾丸未降)和无睾(睾丸缺失)睾酮的生成能力不同。

2.方法静脉或肌内注射给予 HCG 1 500U/d,分别于注射当天和第 5 天测血清睾酮和双氢睾酮的水平。

3.意义如果在 HCG 刺激下血清睾酮>3.8nmol/L(110ng/ml)就说明有足够的睾酮分泌。隐睾患者在 HCG 刺激下睾酮可升至成年人水平,而无睾患者无升高表现。

思路2:睾丸/盆腔 B 超检查。睾丸存在,可以在患者的腹股沟处、腹部或阴唇内发现。无子宫、输卵管等女性内生殖器结构,可探及下 1/3 阴道结构。

思路3:染色体核型分析及 SRY 基因检测。染色体核型为 46,XY,SRY 基因为阳性。

【问题 3】 该家系先证者临床上需要与哪些疾病进行鉴别诊断?

思路1:患儿 4 岁,社会性别女,以发现双侧大阴唇包块起病,内生殖器成男性,染色体 46,XY,SRY (+),HCG 激发试验后反应可,应与 5α-还原酶 2 型缺陷症相鉴别。两者之间重要的鉴别点在于睾酮(T)/双氢睾酮(DHT)比值,尤其是 HCG 激发试验后的比值,比值升高,则支持 5α-还原酶缺陷的诊断。但临床上两种疾病不典型的并不能完全鉴别开,与轻度的不完全的睾丸发育不全青春期前也较难鉴别,虽然也有少数基因检测找不到突变的病例,但是青春期前的确诊,仍需要行基因检测确诊。

思路2:该患儿还需要与其他 46,XY DSD 相鉴别。

Swyer 综合征:本病患者的染色体核型为 46,XY,但表现为女性外生殖器,与本患儿相符,但 Swyer 综合征患儿内生殖器应具有子宫和输卵管以及条索样性腺组织,且无睾丸、前列腺组织,与本患儿不符。

LH 或 HCG 受体变异:LHCGR 基因突变导致 Leydig 细胞发育不全的临床表型从 46,XY 的完全假两性畸形到具有正常男性性分化但存在小阴茎或尿道下裂的男性表型,患者缺乏青春期第二性征的发育,LH 水平升高伴有睾酮水平降低,显示了原发性 Leydig 细胞发育缺陷。青春期前因下丘脑-垂体-性腺轴处于静默期,仅通过性激素水平并不能进行鉴别,但可以通过 HCG 激发试验进行鉴别,LH 或 HCG 受体变异患儿 HCG 激发试验无反应。青春期后 LH 或 HCG 受体变异患者性激素特点表现为 LH 升高明显,而外周性激素水平低于正常,且不被 HCG 兴奋。

雄激素合成障碍:先天性肾上腺皮质增生症包括 17α-羟化酶/17,20-裂解酶缺陷症及 3βHSD 缺陷症,临床表现除男性假两性畸形外，还可存在皮质醇水平低于正常，ACTH 水平升高以及肾上腺增生的影像学表现，而雄激素不敏感综合征一般不出现肾上腺的问题，仅出现男性化不足或者生精问题；而 17βHSD3 型也是重要的睾酮合成酶之一，可合并男性乳腺发育，睾酮与雄烯二酮（AD）比值显著低于正常。HCG 兴奋后睾酮/AD<0.8 高度提示 17βHSD3 缺陷症。

某些转录因子的功能异常：如 SOX9、SF1 基因变异，可以伴有多系统受累。

【问题4】　怎样对该患儿进行确诊？

思路1：根据临床表现和常规化验锁定此疾病。本病目前无法临床确诊。

思路2：受体检测，成纤维细胞培养测定受体活性（多数无法进行而依赖基因检测）。

思路3：AR 基因的分子遗传学检测是确诊的一个重要手段，也是进行产前诊断的必备技术。由于其无创性，是临床首选的确诊方法。

【问题5】　怎样对该家系先证者进行分子遗传学诊断？

思路1：雄激素受体不敏感是由于 AR 基因缺陷。截至 2011 年 9 月，雄激素受体 8 个外显子已报道了 1 029 多个变异，引起 AIS 的变异有 500 多种。完全性雄激素不敏感综合征（CAIS）的雄激素受体基因异常包括 6 种：点突变导致氨基酸替换或提前终止、基因片段完全或部分丢失（>10 个核苷酸）、缺失（1～4 个碱基）或插入碱基导致移码或提前终止、重复、缺失片段和插入、内含子突变。

思路2：AIS 最常见的遗传病理类型为点突变，目前首选的方法是采用 PCR+Sanger 测序的方法对基因编码区进行变异分析，确定点突变或小的插入/缺失。

对该家系先证者首先采用 PCR+Sanger 测序的方法对基因编码区进行变异分析。

【问题6】　该先证者测序结果能否确诊为 AIS？

思路：该家系先证者测序结果显示 AR 基因第 1 外显子第 441 位密码子发生 GAA → TAA 变异，其他外显子及外显子与内含子之间的剪切位点序列未见变异。该变异使雄激素受体 441 位的谷氨酸密码子变为终止密码子，产生一个无功能的含 440 个氨基酸残基的截短雄激素受体。这种截短的雄激素受体缺失了 DNA 结合区和配体结合区，无法与雄激素结合，进而失去调节靶基因的转录功能，患者表现为 CAIS。

【问题7】　如何进行遗传咨询？

思路1：按 X 连锁隐性遗传方式进行遗传咨询。

思路2：先证者父母风险评估。

（1）先证者父亲不是患者也不是携带者。

（2）若先证者母亲的母系亲属中还有其他患者，则该母亲很可能为携带者。

（3）若先证者母亲生育一个以上患儿，即使没有其他母系亲属患病，该母亲可能为携带者或者为生殖腺嵌合携带者。约 2/3 无家族史的男性患者母亲为携带者。

（4）若先证者为家族中唯一的患者，其母亲和其他家系成员的携带者风险有几种可能性需要考虑：

1）变异发生在卵子形成或第一次卵裂前，先证者每一个细胞都带有变异；其母亲不携带变异。

2）变异发生在第一次卵裂后形成体细胞嵌合，先证者外周血 DNA 有可能检测不到变异。其母亲不携带变异。

3）先证者母亲为新发变异携带者。

该家系属于（2）所述情况，母亲是携带者的可能性极大。

思路3：先证者同胞风险评估。先证者同胞的患病风险决定于其母亲的携带状态。

（1）若先证者母亲为携带者，其遗传给后代的风险为 50%。遗传到变异的男性为患者，女性为携带者。

（2）若先证者母亲外周血没有检测到致病变异，先证者可能为新发变异，但也不能排除母亲可能为生殖腺嵌合情况（有 15%～20% 的概率），若为后者其同胞患病风险较群体发病率增加。

（3）若先证者母亲同时为体细胞和生殖腺嵌合，其同胞患病的风险较母亲仅为生殖腺嵌合患病风险明显增高。

该家系属于先证者母亲为携带者的情况，再生育风险极高，需行产前诊断。

思路4：先证者后代风险评估。

（1）大多数 CAIS 多主张选择按女性抚养。但是此患儿才 4 岁，不能说明是 CAIS，必须青春期才可能讨论这个问题。一般如果愿意女性养育，暂时不做处理。如选择按男性抚养，需要努力获得满意的外生殖器外观,患儿睾丸功能正常,有可能通过辅助生殖技术生育下一代,其后代所有女性为携带者,男性正常。

(2)部分 PAIS 和 MAIS 经过大剂量睾酮和双氢睾酮治疗后,可能使阴茎得到满意生长,有性功能,可能生育,其后代所有女性为携带者,儿子正常。

思路 5:产前诊断。女性携带者生育时需产前诊断。携带有相同致病基因的男性胎儿应采取治疗性流产。

【问题 8】　如何对患者进行治疗?预后如何?

思路 1:性别选择。

治疗首先涉及社会性别的选择问题。医生提供生物学信息,帮助决定,而决定权归患者所有。提供的信息包括外生殖器的生理及解剖特点,患者的性别心理倾向、社会和环境因素。但是青春期前期的低剂量自发的激素对生长发育很重要。至于激素替代治疗维持第二性征及相关生理功能,在适当的年龄进行,以达够结婚与性生活要求,生育时尽可能辅助完成生育。

思路 2:手术治疗及时机选择。

按女性生活的 AIS 在适当的年龄切除双侧性腺,根据具体情况在必要时行外阴整形或阴道成形术。按男性生活的 AIS 则需尽早纠正隐睾和外生殖器整形。

手术时机:由于青春期前性腺发生恶变的可能性低,破坏性的手术应待患者可以参与决定后进行。

思路 3:心理治疗。

雄激素不敏感综合征患者在明确诊断和进行了性腺切除术后仍会面临包括阴道发育不良等许多问题,应予以重视。青春期前,部分孩子性别意识朦胧,心理问题不一定突出;成年患者阴道发育不良可能会影响性生活质量,从而导致患者出现焦虑和自卑心理。因此,针对雄激素不敏感综合征患者,应在其青春期后给予适当的解释和心理辅导。值得注意的是,患者在得知病症后,往往会出现自卑、孤独心理,对自己的前途和今后的生活缺乏信心。因此,患者的亲人、朋友乃至社会各方面都应对他们给予理解与关心,因为患者除了生理上存在缺陷外,其他方面和普通人并无两样。

思路 4:预后。除发生恶性肿瘤者预后不良,其余均为不危及患者生命的社会心理问题。CAIS 发生肿瘤的机会远远低于 PAIS。

【问题 9】　患儿母亲拟再生育,如何进行产前诊断?

思路:产前诊断须建立在先证者遗传诊断明确的基础上。该家系先证者遗传学诊断明确,患儿的母亲一般情况下是致病基因携带者,需要进行产前诊断。首先对胎儿 gDNA 样本(可以孕早期取绒毛,中期取羊水)进行核型分析或 SRY 基因扩增确定性别,男性胎儿需要继续进行分子遗传学分析;根据先证者的变异类型采用相应的技术进行遗传学检测,并结合基于基因内部的 STR 位点连锁分析进一步验证;综合上述检测结果得出胎儿是否会罹患与先证者相同变异所致的雄激素不敏感综合征的结论。

【问题 10】　雄激素不敏感综合征的遗传诊断和产前诊断流程。

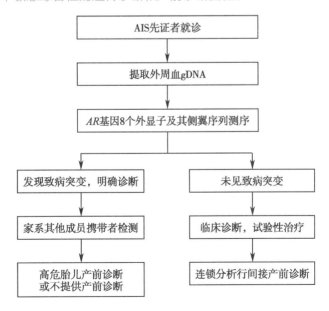

（巩纯秀）

二、5α-还原酶2型缺陷症

5α-还原酶2型缺陷症(5 alpha-reductase 2 deficiency)[OMIM 264600]为一种常染色体隐性遗传疾病，是导致46,XY DSD的重要病因之一。正常生理情况下，5α-还原酶能够利用辅酶NADPH提供的氢原子，将底物睾酮(testosterone, T)转化为双氢睾酮(dihydrotestosterone, DHT)。由于编码5α-还原酶2型的*SRD5A2*基因缺陷导致酶活性完全或部分缺失，使T不能转化成为与雄激素结合能力更强、生物活性更高的DHT。因此，其临床特征以外生殖器中线愈合不良、阴茎短小、前列腺发育不佳、胡须及体毛稀疏、发际无退缩等双氢睾酮作用缺失为主要表现。由于睾酮仍然可与雄激素受体结合发挥作用，故睾丸发育不受影响，但常伴有隐睾、尿道下裂。其附睾、输精管和精囊均存在。因阴茎短小、外生殖器性别模糊难辨，患者不少以女性性别抚养。青春期时，由于促性腺激素的升高及睾酮的作用，常可出现一定程度的雄性化，但多数仍存在雄性化程度不足，如体毛稀疏。一般无男性乳房发育现象。人的SRD5A2(NM_000348.3)由294个氨基酸残基组成，基因位于2p23，含5个外显子和4个内含子，主要在生殖器和前列腺表达。目前已经报道的*SRD5A2*基因变异位点已达100余种，变异广泛分布于5个外显子。

5α-还原酶2型缺陷症的诊疗经过通常包括以下环节：

1.详细询问先证者的症状学特征(包括出生时外阴表型、青春期后外阴发育情况)、患儿的性别意识及遗传家族史。

2.查体时重点关注生殖系统查体，包括阴茎发育情况，尿道开口，青春期后有无阴毛、腋毛、胡须，睾丸部位能否触及包块等。

3.对疑诊患者需进行染色体核型分析及盆腔/睾丸B超，了解内生殖器情况。行性激素检测，尤其是睾酮/双氢睾酮的比值检测。

4.对于不能进行双氢睾酮检测的患者，告知5α-还原酶2型缺陷症的遗传病理及分子诊断流程，知情同意后进行分子遗传检测。

5.向患者解释检测结果、遗传咨询。

6.对遗传诊断明确、有生育要求的家系进行产前诊断，根据结果进行遗传咨询。

7.青春期后根据患者病情、患者意愿选择性别，制订治疗方案。

临床关键点

1.出生时外生殖器呈女性表型，青春期后出现男性青春发育。

2.患儿的性格和性意识差异很大。较多为男性意识，这是5α-还原酶2型缺陷症的特征性表现。

3.5α-还原酶2型缺陷症的临床诊断须进行染色体核型分析及影像学检查，如睾丸、子宫及附件超声。

4.青春期激素检测及睾酮/双氢睾酮等检测。幼年期诊断困难，需要HCG激发试验。

5.结合基因检测更精确确断。

6.疾病遗传病理是制订遗传检测流程的基础。

7.该病为常染色体隐性遗传疾病，应在此基础上进行遗传咨询。

临床病例2

患儿，社会性别男，3岁。主因"生后小阴茎，尿道下裂"就诊于门诊。初步病史采集如下。

患儿生后发现阴茎短小，尿道下裂，生后至今阴茎增长不明显。

查体：身高94cm，体重14kg，心肺腹查体无明显异常。匀称、面肢无畸形，男童外阴，阴毛Tanner I期，阴茎长度2cm，尿道开口于阴茎体部，双睾丸位于阴囊内，容积约为2ml。

辅助检查：腹腔内无子宫及附件，双侧睾丸位于阴囊内，大小正常；肾上腺功能正常，性激素水平呈青春期前水平，HCG激发试验后睾酮212ng/dl，DHT为62.5pg/ml，AMH>23ng/ml，INHB 101.9pg/ml。染色体核型为 46,XY,*SRY* 基因阳性。

家系调查患者父母表型正常,否认近亲婚配。

【问题 1】 根据上述门诊资料,患儿最可能的诊断是什么?

思路 1:根据患儿为 3 岁男童,生后发现小阴茎,尿道下裂,染色体核型为 46,XY,*SRY* 基因阳性,根据 2006 年美国儿科学会推荐的性发育异常疾患分类标准,初步诊断为 46,XY DSD。

思路 2:46,XY DSD 是 DSD 较大的分类。患者性腺为睾丸,且未发现子宫及附件。患者 AMH、INHB 正常,提示睾丸 Setoli 细胞功能良好,HCG 激发后睾酮 212ng/dl,提示睾丸 Leydig 细胞功能良好,结合患者外生殖器发育不良(小阴茎,尿道下裂),肾上腺功能正常,初步考虑 AIS 及 5α- 还原酶 2 型缺陷症均有可能。结合患者 HCG 激发后睾酮 / 双氢睾酮比值为 35,考虑 5α- 还原酶 2 型缺陷症可能性大。

【问题 2】 5α- 还原酶 2 型缺陷症患者临床诊断的必备辅助检查是什么?

思路 1:性激素水平及 HCG 激发试验。

典型的内分泌改变是血清睾酮正常,DHT 低下,两者比值明显升高,青春期基础或 HCG 激发试验后睾酮 / 双氢睾酮>10 有助于诊断。AMH 和 INHB 水平正常。

思路 2:睾丸 / 盆腔 B 超。

患者存在睾丸,可以为隐睾,体积一般正常,附睾和输精管及前列腺可发育不良。无子宫、输卵管等女性内生殖器结构。

思路 3:染色体核型分析,*SRY* 基因及 *SRD5A2* 基因检测。

染色体核型为 46,XY,*SRY* 基因为阳性,*SRD5A2* 基因为纯合或复合杂合突变。

【问题 3】 该家系先证者临床上需要与哪些疾病进行鉴别诊断?

思路 1:患儿生后发现小阴茎,尿道下裂,性腺为睾丸,染色体核型为 46,XY,需与雄激素不敏感综合征相鉴别。

知识点

5α- 还原酶 2 型缺陷症特点

1. 青春期男性化,并逐渐出现男性第二性征,5α- 还原酶 2 型缺陷症患者常因此而改变社会性别。

2. 无男性乳房发育 由于 5α- 还原酶 2 型缺陷症患者的 T 水平并不像 AIS 患者一样异常增高,则 T 转化为 E_2 亦不增多,且乳腺组织对 T 的作用敏感,阻止了雌激素刺激乳房发育的作用。

3. T/DHT 的比值明显增高 PAIS 患者的该项比值与正常人一致,而在 5α- 还原酶 2 型缺陷症患者中,由于 DHT 合成障碍,则此比值明显增高,且在 HCG 的刺激下比值增高的幅度加大。近年来也有报道称,在部分 5α- 还原酶 2 型缺陷症患者行 HCG 激发实验时,T/DHT 比值在激发前后均未见明显升高,仍在正常范围内。因此,若在以上临床特征或激素水平的特点均不明显时,基因诊断则成为了鉴别两种疾病的重要手段。

思路 2:该患儿还需要与其他性发育异常疾病相鉴别。

(1)LH 或 HCG 受体变异:*LHCGR* 基因突变导致 Leydig 细胞发育不全的临床表型,从 46,XY 的完全假两性畸形到具有正常男性性分化但存在小阴茎或尿道下裂的男性表型,患者缺乏青春期第二性征的发育,LH 水平升高伴有睾酮水平降低,显示了原发性 Leydig 细胞发育缺陷。青春期前因下丘脑 - 垂体 - 性腺轴处于静默期,仅通过性激素水平并不能进行鉴别,但可以通过 HCG 激发试验进行鉴别,LH 或 HCG 受体变异患儿 HCG 激发试验无反应。青春期后 LH 或 HCG 受体变异患者性激素特点表现为 LH 升高明显,而外周性激素水平低于正常,且不被 HCG 兴奋。

(2)其他雄激素合成障碍疾病:先天性肾上腺皮质增生症包括 17α- 羟化酶 /17,20- 裂解酶缺陷症及 3βHSD 缺陷症,临床表现除男性假两性畸形外,还可存在皮质醇水平低于正常,ACTH 水平升高以及肾上腺增生的影像学表现，而 5α- 还原酶 2 型缺陷症外患者一般不出现肾上腺的问题，仅出现外生殖器男性化不足；另外 17βHSD3 型也是重要的睾酮合成酶之一，17βHSD3 患者可合并男性乳腺发育，睾酮（T）与雄烯二酮（AD）比值显著低于正常，HCG 兴奋后睾酮 /AD<0.8 高度提示 17βHSD3 缺陷症。

某些转录因子的功能异常：如 SOX9、SF1 基因变异，可以伴有多系统受累。

【问题 4】　怎样对该患儿进行确诊？

思路 1：根据患者外生殖器发育不良的临床特点，及 HCG 激发试验后睾酮（T）正常，双氢睾酮（DHT）水平低下，T/DHT 比值为 35（>10）可基本锁定 5α- 还原酶 2 型缺乏症。

思路 2：SRD5A2 基因的分子遗传学检测是确诊的一个重要手段，也是进行产前诊断的必备技术。由于其无创性，是临床首选的确诊方法。

【问题 5】　怎样对该家系先证者进行分子遗传学诊断？

思路 1：明确的遗传病理学特征是进行遗传检测的基础，能指导临床医师选择合适的遗传检测技术，从而制订高效而经济的检测流程。

思路 2：5α- 还原酶 2 型缺陷症是由于 SRD5A2 基因缺陷，以点突变为主，常导致氨基酸替代或者终止密码子提前出现引起所编码蛋白的结构异常，进一步引起相关酶的活性缺陷。另外，核苷酸的插入或者缺失以及内含子的剪切位点突变也有报道。目前发现的变异位点可以广泛分布于 SRD5A2 基因的 5 个外显子或内含子范围内。

思路 3：5α- 还原酶 2 型缺陷症最常见的遗传病理类型为点突变，目前首选的方法是采用 PCR+ 测序的方法对基因编码区进行变异分析，确定点突变或小的插入 / 缺失。

对该家系先证者首先采用 PCR+ 测序的方法对基因编码区进行变异分析。

【问题 6】　该先证者基因检测结果能否确诊为 5α- 还原酶 2 型缺陷症？

思路：该家系先证者基因检测结果为 SRY，AR 基因未发现基因变异，SRD5A2 基因发现 c.680G>A（p.R227Q）纯合变异。该位点变异在亚洲多个国家均未报道，在 SNP 数据库，ExAC 东亚人群中收录的人群频率很低，HGMD 多次收录为致病性变异。该变异导致第 227 氨基酸位点的精氨酸被谷氨酰胺替代，在体外研究中发现，该位点变异可以使 5α- 还原酶 2 型活性下降 3.2%。因此可确诊该患者为 5α- 还原酶 2 型缺陷症。

【问题 7】　如何进行遗传咨询？

思路：根据基因检测结果，按常染色体隐性遗传方式进行遗传咨询。患者为纯合变异，其父母各携带一个变异。父母下一胎如为男孩，患病风险为 25%；如为女孩，则不患病。患者的健康同胞为携带者的可能性为 2/3。携带风险随该个体与患者父母的亲缘关系每降低一级而下降一半。如果先证者配偶为非携带者，其子女均不患病。

【问题 8】　如何对 5α- 还原酶 2 型缺陷症患者进行治疗？

思路 1：性别选择。指南关于 5α- 还原酶 2 型缺陷症患者的性别分配是非指令性的，主要依据临床判断。性别的分配主要依据性腺解剖及生理功能，外生殖器表型，手术方式的选择，潜在的生育能力，终身激素替代治疗的选择，性别认同以及社会环境因素。大多数以男性社会性别生存的患者比女性社会性别的生活质量更高。

思路 2：药物及手术治疗。

十一酸睾酮及双氢睾酮凝胶。尿道下裂者应在阴茎长度达手术要求后行尿道下裂修补术，必要时进行盲端阴道切除术。如果伴有隐睾，同时施行睾丸固定术。对于大多数 5α- 还原酶 2 型缺陷症患者来说，自发性生育不太可能，但辅助生殖技术已经显示出较好的效果。

女性社会性别者管理：如果已按照女性养育，需在患者 11～12 岁时采用小剂量雌激素替代治疗模拟正常的青春期。乳房发育完成后，继续雌激素维持治疗。因为该类患者没有子宫，所以不必要黄体酮替代治疗。该类患者大部分需接受外生殖器整形术，如阴道成形术及阴道扩张术。5α- 还原酶 2 型缺陷症患者睾丸的致癌风险较低，目前的趋势为保留睾丸进行青春期阻滞直到个人的性别得到确认。腹腔镜手术为睾丸切除术的首选方式。

思路 3：预后。5α-RD2 患者睾丸的致癌风险较低。以男性抚养者社会心理问题较少。

【问题 9】　5α- 还原酶 2 型缺陷症的遗传诊断和产前诊断流程。

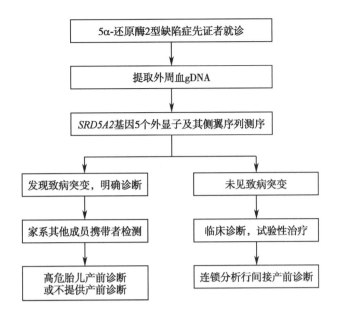

（巩纯秀）

三、德尼-德拉什综合征及弗雷泽综合征

性腺的发育与分化是一个复杂而连续的过程。其中有许多基因参与指导正常的性分化过程，这些基因变异可导致各种各样类型 DSD 的发生。肾脏与性腺均来源于中胚层，因此一些基因异常可引起以肾脏、性腺共同受累为特征的综合征，如 *WT1* 基因（Wilms tumor 1 gene）（NM_024424.3）。该基因位于 11p13，含10 个外显子，编码 1 个具有高度同源性的核蛋白，在胚胎早期即在尿生殖嵴内表达，主要功能是识别、结合特异的靶基因以调节其转录，在肾脏和生殖器官发育过程中发挥重要作用。*WT1* 基因异常可导致肾脏发育畸形或功能异常，其中累及性发育的主要包括 11p 部分单体综合征、德尼-德拉什综合征、弗雷泽综合征。

德尼-德拉什综合征（Denys-Drash syndrome，DDS）[OMIM 194080]多由 *WT1* 第 8、9 外显子的错义和无义变异引起，60% 以上为新发变异，为常染色体显性遗传病。临床上分为完全型和不完全型，完全型 DDS 表现为以弥漫性系膜硬化为特征的肾病综合征伴有男性假两性畸形和肾母细胞瘤；不完全型可仅表现肾病综合征或合并生殖异常或肾母细胞瘤。

弗雷泽综合征（Frasier syndrome，FS）[OMIM 136680]多由 *WT1* 基因剪接变异引起，表现为以慢性进展肾病、男性假两性畸形以及性腺肿瘤高发倾向为特点的临床综合征。引起 FS 的变异有近 10 种，多为内含子9 的剪接变异，变异导致 WTl+KTS 亚型的缺乏，WTl+KTS/-KTS 异构体产物失衡所致。

DDS 及 FS 的诊疗经过通常包括以下环节：

1. 病史采集时需注意先证者的症状学特征、肾脏合并症、对药物的疗效及遗传家族史。

2. 查体时重点关注生长发育、营养状态、水肿表现、腹部包块及生殖系统体征。

3. 对疑诊患者进行染色体核型、性激素、HCG 实验、血液生化、胆固醇代谢产物等以排除肾上腺或其他因素异常引起的 DSD，进行自身抗体、肾穿刺活检等以排除继发性肾病综合征，确定 DDS 及 FS 的临床诊断。

4. 对于诊断不明的患者建议进行分子遗传检测。

5. 向患者解释检测结果、遗传咨询。

6. 对遗传诊断明确、有生育要求的家系进行产前诊断，根据结果进行遗传咨询。

7. 根据患者病情制订治疗方案。

临床关键点

1. 男性假两性畸形及进行性肾功能异常是 DDS 及 FS 的共同特征。

2. DDS 及 FS 患者需进行染色体核型分析、肾穿刺活检等辅助诊断，肾脏活检有助于鉴别 DDS 及 FS。

3. 基因检测是确诊的重要手段。

4. 无有效的治疗方法，主要是对症治疗。

5. 明确诊断可选择合适的治疗方案，延长患儿寿命，避免无效治疗。

6. 该病生存率低，产前诊断是唯一有效的预防途径，明确遗传诊断是进行准确产前诊断的前提。

临床病例3

患儿，男，6个月，因"水肿1个半月"入院。初步病史采集如下。

患儿1个半月前腹泻后出现颜面水肿，2天前出现低热，水肿加重伴尿量减少，以"肾病综合征"收入院。患儿为 G_1P_1，母孕50天时曾患"上呼吸道感染"，孕3个月患"阑尾炎"，曾接受抗炎及手术治疗。足月顺产，出生后发现外生殖器似女性，阴囊内未及睾丸，染色体检查示46,XY，诊断为"尿道下裂"。否认家族遗传病史。

入院检查：营养发育可，五官匀称，无特殊面容。全身水肿，外生殖器似女性，阴茎向腹侧弯曲，尿道口位于会阴部，被分裂的阴囊所遮盖，阴囊空虚，未及睾丸（图11-2-2）。实验室检查示轻度贫血，大量蛋白尿、低蛋白、高胆固醇血症，电解质大致正常，二氧化碳结合力（CO_2CP）14.9mmol/L，血尿素氮（BUN）10.8mmol/L，血肌酐（SCr）145μmol/L。胸片、心电图检查大致正常。腹部B超示双肾实质弥漫性损害，未见占位性病变。双侧腹腔内环口可见双侧睾丸，盆腔内未见子宫、卵巢。

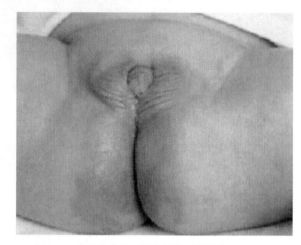

图 11-2-2 患儿外生殖器照片

【问题1】 根据上述病例资料，患儿最可能的诊断是什么？

思路：患儿生后即发现外生殖器表型模糊，似女性外阴。经染色体核型鉴定为46,XY，B超可见睾丸，确诊为男假两性畸形。患儿4个月余出现肾病综合征，病程急剧进展导致肾衰竭，结合患儿起病早，以进展性肾功能损害及男性假两性畸形为特征，辅助检查未发现明显占位，故考虑诊断不完全性DDS。

知识点

DDS 的临床诊断标准

1. 肾脏病变起病早，多于2岁前出现。

2. 肾脏病变多表现为激素抵抗型肾病综合征，并迅速进入终末肾病。

3. 肾脏病理检查常见弥漫性系膜硬化。

4. 伴或不伴生后外生殖器异常。

5. 伴或不伴 Wilms 瘤。

6. 多无明显相关家族史。

【问题2】 DDS 患者临床诊断的必备辅助检查是什么？

思路1：染色体核型分析、性激素检查。DDS 性发育异常通常发生于46,XY 的男性患者，也可仅表现为隐睾、尿道下裂或阴茎发育不良等，完善染色体核型分析、性激素检查初步排除肾上腺等其引起 DSD 因素，对于判定患儿性别、确诊 DSD 类型是十分重要的。

思路2：肾穿刺活检。

知识点

DDS 肾脏病理改变

DDS 肾脏病理典型表现为弥漫性系膜硬化（diffuse mesangial sclerosis，DMS），表现为肾小球系膜区扩张、基质增多，系膜细胞无明显增生；足细胞肥大，基底膜增厚，毛细血管腔变窄和闭塞。少数也可见局灶节段性肾小球硬化（FSGS）或微小病变改变（MCNS）。

思路 3：肾脏 B 超。DDS 患儿半数以上可发生 Wilms 瘤，平均发病年龄约为 1.65 岁，以单侧多见。故疑似 DDS 的患儿需常规监测泌尿系 B 超以便尽早发现。Wilms 瘤起病常稍晚于肾病，亦可与肾病同时发现，也或作为 DDS 的首发症状。

临床病例 4

患儿，女，1 岁 3 个月，主因"面色苍白 1 个半月，尿检异常 1 个月"入院。初步病史采集如下。

患儿 1 个半月前出现面色苍白，精神不振、胃纳差，外院就诊并查血常规 Hb71g/L，尿常规蛋白持续（+++）、RBC（-），血白蛋白（ALB）17.7g/L，血清总胆固醇（CHOL）7.47mmol/L，BUN19～25.2mmol/L，SCr 172～212μmol/L，骨髓检查示增生性贫血骨髓象，诊断为"肾病综合征、肾功能不全、增生性贫血"，为进一步诊治入院。

患儿为 G_1P_1，孕 1 个月时有阴道流血，经保胎治疗 1 周恢复，治疗不详；孕 37 周因"羊水过少"剖宫产娩出患儿，出生体重 2.75kg，出生后发育较同龄儿稍落后。家族中无肾病患者。

入院查体：体重 7.5kg，身长 70cm，胸骨左缘可闻及（2～3）/6 收缩期吹风样杂音，四肢轻微水肿，正常女性外生殖器。辅助检查：1 岁 3 个月时，24 小时尿蛋白定量 0.66g/24h，尿蛋白/肌酐 9.7；尿 ALB1 160mg/L（0～30mg/L）、α_1- 微球蛋白 47.1mg/L（0～12mg/L）、α_2- 巨球蛋白 2.47mg/L（0～9.4mg/L）、β_2- 微球蛋白 27.5mg/L（0～0.2mg/L）。血常规 Hb 84～90g/L，红细胞平均体积（MCV）、平均红细胞血红蛋白浓度（MCHC）、平均红细胞血红蛋白量（MCH）正常，网织红细胞计数（Ret）（79.5～89.4）×10^9/L，网织红细胞百分比（Ret%）（2.5～3）%；生化 SCr 126～252μmol/L，BUN 16.8～27.8mmol/L，ALB 29～34g/L，CHOL 6.3～7.2mmol/L；泌尿系彩色超声示双肾稍小，呈慢性肾病声像图，左肾肾盂分离；双输尿管、膀胱未见异常。染色体核型检查示 46，XY。子宫附件彩色超声示子宫长径 12mm，前后径 5mm，横径 7mm，子宫内膜未能显示，双侧卵巢显示不清，双侧附件未见明显异常肿块。

【问题 3】　根据上病例所述资料，患儿最可能的诊断是什么？

思路 1：据患儿起病早，母孕期有羊水过少史，外生殖器为正常女性外观，染色体核型 46，XY，B 超可见子宫发育不良，无卵巢，为完全性逆转伴性腺发育不良，且患儿合并肾病综合征、肾功能不全，辅助检查未发现明显占位，故考虑诊断 FS。

思路 2：WT1 基因有抑制细胞分裂和分化的功能，与间质细胞形成精巢有关（图 11-2-3）。WT1 基因是一种调控尿殖嵴发育的基因，在胚胎发育早期尿殖管道的发育中起重要作用。在睾丸中，WT1 基因只在足细胞中表达，在卵巢中，WT1 基因只在颗粒细胞中表达，而这 2 种细胞均能促进生殖细胞的成熟。小鼠敲除 WT1 基因，则小鼠因缺少性腺而出现雄性发育反常，这说明 WT1 基因在调节雄性性腺发育过程中起一定作用。说明 WT1 失活造成男性化不全。表明 WT1 基因可能在性别分化初期控制 SRY 基因并激活一系列基因，最终导致睾丸的形成。而 Swyer 综合征就是 SRY 基因异常，表现为子宫发育不良，应该是同样的机制。

知识点

FS 的临床诊断标准

1. 肾脏病变起病早，常于 2～6 岁或以上起病。

2. 肾脏病变常以蛋白尿为主要表现，呈慢性进展性。

3. 肾脏病理检查常见局灶性节段性肾小球硬化。

4. 患者多为女性外生殖器，性发育不良常见于 46,XY 完全性逆转伴特纳综合征。

5. 性腺肿瘤高发倾向。

6. 多无明显相关家族史。

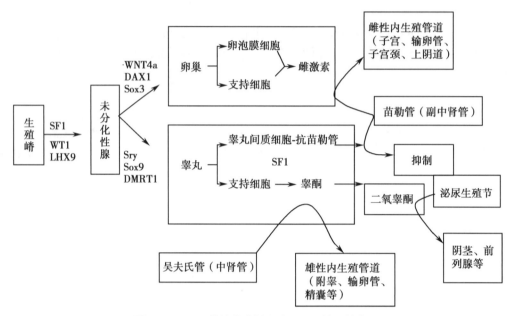

图 11-2-3　正常性发育过程中 *WT1* 基因的作用

【问题4】 FS 患者临床诊断的必备辅助检查是什么？

思路1：染色体核型分析、性激素检查。FS 患儿多表现为正常女性外生殖器，但子宫发育不良，条索性腺，为完全性逆转伴男性假两性畸形伴性腺发育不良，临床多以原发闭经就诊，发育不良性腺恶变率高。少数患儿有正常男性表型或伴有尿道下裂、阴囊对裂及隐睾等。46,XX 的患儿性发育表型多正常，临床多为孤立性激素耐药型肾病综合征。故染色体核型分析对患儿分型及性腺的处理是十分必要的。

思路2：肾穿刺活检。

知识点

FS 肾脏病理改变

FS 典型肾脏病理表现为局灶性节段性肾小球硬化（FSGS），表现为局灶肾小球硬化或毛细血管袢塌陷，节段透明变性，毛细血管腔消失，免疫荧光偶见 IgM 沉积；电镜下可见足突广泛融合、退化及空泡变性。少数表现为肾小球微小病变或是膜增生性肾小球肾炎，此类非典型病理改变可进展至 FSGS。

思路3：性腺 B 超。FS 患儿 Wilms 瘤发生概率极小，但患儿性腺肿瘤发病率高，多数为性腺胚细胞瘤，亦有发生恶性生殖细胞瘤的风险。故对于保留性腺的患者应密切监测相关性腺变化，及时发现肿瘤。

【问题5】 如何鉴别 DDS 与 FS？

思路：DDS 与 FS 的鉴别见表 11-2-1。

【问题6】 怎样对该家系先证者进行分子遗传学诊断？

思路1：明确的遗传病理学特征是进行遗传检测的基础，能指导临床医师选择合适的遗传检测技术，从而制订高效而经济的检测流程。

思路2：对该家系先证者进行分子遗传学诊断。

表 11-2-1 DDS 与 FS 特征的鉴别

	起病年龄	终末肾病	男性假两性畸形	Wilms 瘤	肾脏病理	*WT1* 基因异常
DDS	生后数月，2 岁之前	迅速进展，多于 4 岁前	伴或不伴	伴或不伴	DMS 为主	多为错义或无义变异
FS	多于 2~6 岁或更晚	缓慢进展，多于 10~20 岁以后发生	伴有	不伴	FSGS 为主	多为内含子、剪切变异

DDS 中的 *WT1* 基因变异基本上集中在锌指区域，大多数集中在外显子 8、9 影响锌指 Ⅱ、Ⅲ，以错义变异为主，其中，外显子 9 的第 1 180 位碱基 C>T 变异，导致第三个锌指结构区域第 394 位精氨酸改变为色氨酸即 p.R394W，是变异热点，约占错义变异近一半。变异的基因影响正常野生型等位基因的功能，较失去整个基因的剂量效应更为显著。

FS 主要是由于 *WT1* 基因内含子 9 剪切位点变异导致 +KTS 同工体明显减少 WT1+KTS/-KTS 异构体产物失衡所致。变异热点是 c.1288+4C>T，约占变异总数的 52%；其次是 c.1288+5G>A，约占 26%。

【问题 7】 怎样对该患儿进行确诊及意义？

思路：*WT1* 基因的分子遗传学检测是确诊和分类的一个重要手段，也是进行产前诊断的必备技术。由于其具有无创性，是临床首选的确诊方法。据文献报道，*WT1* 错义变异的 DDS 男性患者发生 Wilms 瘤的危险性高，发生性腺胚细胞瘤的危险性小；*WT1* 无义变异的 DDS 男性患者发生 Wilms 瘤和不严重的生殖道畸形的危险性高，故分子遗传学监测对诊断 DDS 及 FS 意义重大。

先证者 1 临床诊断 DDS 明确，先证者 2 临床诊断 FS 明确，为确诊进行分子遗传学检测。

先证者 1：*WT1* 检测为 c.1180C>T，(p.R394W)，提示患者外显子 9 第 1 180 位碱基变异，是 DDS 热点变异，从而在基因水平上确诊该患者为 DDS。

先证者 2：*WT1* 检测为 IVS9 1 228+4C>T 自发（de novo）变异，患儿父母亲均未检测到该位点变异。为 FS 热点变异，从而在基因水平上确诊该患者为 FS。

【问题 8】 如何进行遗传咨询？

思路 1：按常染色体显性遗传进行遗传咨询。本病为杂合致病，先证者多为新发变异，男女患病率相同，均可传递变异。如先证者父母一方携带变异，父母下一胎有 50% 的可能性获得变异。先证者子代有 50% 的可能获得变异，携带变异的子代疾病严重程度可与先证者不同。

思路 2：先证者后代风险评估。DDS 及 FS 患者一般在生育前死亡。部分不完全型或一些 DDS 及 FS 女性患者具有正常的生殖器官，有 50% 的风险将变异基因传递给其子代，子代可能发生 DDS 或 FS。

【问题 9】 如何对 DDS 或 FS 患者进行治疗？

思路：

（1）肾脏功能异常：DDS 及 FS 肾功能异常对激素和其他免疫抑制剂均不敏感，DDS 多于 3 岁之前，FS 多于 10~20 之后发展为终末肾病，目前无有效治疗方法，有个别报道指出环孢素 A 或他克莫司可使个别 DDS 患儿尿蛋白得到缓解，但仍缺乏有效数据验证。透析替代治疗或肾移植治疗是本病唯一有效的方法。对于先天性肾病综合征治疗肾移植效果好，但通常患儿于 1~2 岁时接受成人大小肾脏的肾移植，与年龄大的受者比较，手术难度和血栓形成及输尿管并发症的危险性增大。长大后，二次移植是不可避免的。早期明确诊断可避免过多使用激素等无效的药物。

（2）恶性肿瘤：46, XY 完全性逆转伴特纳综合征，性腺恶变率高，在肾移植手术前，建议切除性腺。

2 例患儿预后：DDS 患儿 8 个月死于肾衰竭。FS 患儿家长放弃治疗，于 1 岁 8 个月死于呼吸道感染。

（巩纯秀）

第三节 肾上腺皮质疾病

先天性肾上腺皮质增生症（congenital adrenal hyperplasia，CAH）是一组肾上腺的先天常染色体隐性遗传病，由于肾上腺皮质激素合成过程中酶的缺陷，导致激素合成减少，促肾上腺皮质激素（adrenocorticotrophic hormone，ACTH）反馈性分泌增加，作用于肾上腺皮质，使肾上腺增生肥大。由于不同肾上腺皮质激素不足和底物蓄积,产生不同的临床表现。21-羟化酶缺乏(21-OHD)[OMIM 201910]导致的 CAH 是最常见的酶缺陷类型,其他还可有 17-羟化酶[OMIM 202110]、11-羟化酶[OMIM 202010]、3β-羟类固醇脱氢酶[OMIM 201810]及类固醇合成急性调节蛋白[OMIM 201710]等。

一、21-羟化酶缺乏症

21-羟化酶缺乏症(21-hydroxylase deficiency,21-OHD)[OMIM 201910]是常见的 CAH 类型,由 21-羟化酶编码基因 CYP21A2 变异致病。高加索人新生儿筛查的发病率平均为 1/15 000,欧洲国家新生儿发病率为 1/(10 000~25 000)。高患病率的人种是 2 个特定区域的人种,尤匹克爱斯基摩人为 1/280,法属留尼汪岛为 1/2 100。轻型、非经典型的 CAH 患者比较常见,平均患病率为 1/100,德系犹太人最高,为 1/27。人类肾上腺 21-羟化酶由 *CYP21A2* 基因编码。该基因位于 6p21.3,与假基因 *CYP21A1P* 相距 30kb。*CYP21A2* 基因含 10 个外显子,编码 495 氨基酸。

21-OHD CAH 的诊疗经过通常包括以下环节:

1. 详细询问先证者的症状学特征及遗传家族史。
2. 查体时重点关注皮肤色素沉着、生长发育和性征体征,尤其是女性患者的性征特点。
3. 对疑诊患者进行电解质、血气检测,皮质醇和 ACTH、肾素-血管紧张素-醛固酮系统、硫酸脱氢表雄酮、孕酮、17-羟孕酮(17-OHP)、睾酮检测以确定是否为肾上腺皮质疾病。必要时行 ACTH 刺激试验。
4. 对于性征异常的患者进行染色体核型分析。
5. 需要完善肾上腺影像学检查,找到肾上腺增生的证据。
6. 对临床诊断不清的疑似患者,告知 21-OHD CAH 的遗传方式及分子诊断流程,知情同意后进行分子遗传检测,协助明确诊断。
7. 向患者解释检测结果、遗传咨询。
8. 对遗传诊断明确、有生育要求的家系进行产前诊断,根据结果进行遗传咨询。
9. 根据患者病情制订治疗方案。
10. 向患者介绍有关的 CAH 病友会,搭建患者间沟通的平台。

临床关键点

1. 电解质紊乱和性征异常是 21-OHD CAH 常见的特征。
2. 21-OHD CAH 的临床诊断需进行电解质、肾上腺皮质激素、肾上腺影像等检查。
3. 基因检测有助于在基因水平的确诊。
4. 疾病遗传病理是制定遗传检测流程的基础。
5. 该病为常染色体隐性遗传病,应在此基础上进行遗传咨询。
6. 主要的治疗方法是激素替代治疗,以及相关临床异常的纠正。
7. 产前诊断可以预防相同疾病患者的出生,明确先证者基因诊断是进行准确产前诊断的前提。

临床病例 1

患儿,女,10 个月,因"发现外阴异常 3 月"于 2011 年 11 月 3 日入院。初步病史采集如下。

入院前 3 个月(即 7 个月大时)家长无意中发现患儿外阴异常,阴蒂增大似小阴茎。无呕吐、腹泻,无明显消瘦,无皮肤色素沉着。自发病以来患儿精神及体格发育未见异常。

第 1 胎第 1 产,出生体重 3 200g。体格检查:体重 7.4kg,身长 69cm。呼吸 24 次/min,脉搏 150 次/min,血压 75/50mmHg。发育营养稍差。双侧乳房乳晕色素沉着。女童外阴,阴毛 I 期,阴蒂增大似阴茎,长 2cm,直径 0.8cm。阴蒂下方可见尿道口及阴道口。大阴唇肥大且有皱褶,似阴囊,未及内容物。肛门外形正常。

生化检查:血 K^+ 4.5mmol/L,血 Na^+ 132.5mmol/L,血 Cl^- 96.9mmol/L,BNU 2.35mmol/L,SCr 23.4μmol/L,随机血糖 7.41mmol/L。

【问题 1】 根据上述门诊资料,患儿最可能的诊断是什么?

思路 1:患儿社会性别女性,婴儿期起病,主要表现为阴蒂增大和乳晕色素沉着,发育营养稍差。生化检查提示血钠稍降低,无高血钾和代谢性酸中毒。由于有女性男性化,合并失盐表现,应首先考虑最常见的先天性肾上腺皮质增生症 21-OHD 的可能。

知识点

先天性肾上腺皮质增生症的 21- 羟化酶缺乏型临床诊断标准

1. 男性化表现男性表现为阴茎增大,阴囊色素沉着;女性表现为阴蒂增大似阴茎,阴唇肥大似阴囊。
2. 失盐症状表现为呕吐、腹泻、脱水等。
3. 皮肤色素沉着常常出现在乳晕和外生殖器。
4. 其他肾上腺皮质功能不全的表现,如低血糖等。
5. 肾上腺皮质激素水平异常。

思路 2:CAH 是一种常染色体隐性遗传病,男性和女性均可以患病;患者家族中可能有同类患者,但家族史阴性常见。有同胞兄弟姐妹患病的可能。患者同胞中有出生后不久夭折,或者在婴幼儿期死于严重的电解质紊乱病史的需要重视。所以需要详细询问母亲的孕产史,协助明确诊断。

询问家族史及母亲孕产史,家族中没有类似疾病患儿,母亲无不良孕产史。

思路 3:男性化是 21-OHD 所致常见的体征。男性化的表现在男性常常表现为阴茎增大,假性性早熟。但是由于新生儿正常阴茎的大小差异大,所以单纯男性化型 CAH 患儿在婴儿期易被家长忽视。女性男性化表现为阴蒂增大,外观异常容易被家长发现。

知识点

阴茎或阴蒂的测量

患儿应取仰卧位,将阴茎或阴蒂周围组织推至根部,测量其根部至阴茎或阴蒂头部的非勃起状态的自然长度。测量中部横径作为其直径。

【问题 2】 21-OHD CAH 患者临床诊断需要进行的辅助检查是什么?

思路 1:血气和电解质紊乱。由于肾上腺主要的盐皮质激素醛固酮合成减少,在患者自身不能代偿或应激情况下,发生失盐症状或者肾上腺危象。醛固酮的主要作用是保钠、保水和排钾。醛固酮使钠离子在肾小管重吸收增加,Na^+-H^+ 和 Na^+-K^+ 交换增加,导致钾离子和氢离子从尿中排出。当醛固酮不足时,钾离子和氢离子排泌减少,钠离子吸收减少,导致血钠降低,血钾升高和代谢性酸中毒。由于严重的电解质紊乱和代谢性酸中毒可以危及生命,所以应当检查肾上腺疾病患者的血气和电解质水平,以确定是否有失盐和肾上腺危象的发生。

思路 2:肾上腺皮质激素水平及代谢中间产物的检测。21- 羟化酶在肾上腺皮质催化 17- 羟孕酮为 11-脱氧皮质醇,催化孕酮为 11- 脱氧皮质酮,并在 11- 羟化酶作用下合成糖皮质激素和盐皮质激素。由于 21-羟化酶的缺陷,使合成 11- 脱氧皮质醇和 11- 脱氧皮质酮合成减少,最终合成的皮质醇和醛固酮呈现不同程度的减少,反馈性地使 ACTH 和肾素、血管紧张素水平升高。21- 羟化酶催化的底物孕酮和 17- 羟孕酮水平升高。由于肾上腺皮质合成的雄激素不受累,所以在增生的肾上腺合成的雄激素增加。所以 21- 羟化酶缺陷 CAH 患者检测表现为 ACTH、肾素、血管紧张素、睾酮、17- 羟孕酮水平升高,由于代偿水平不同,皮质醇和醛固酮水平降低或正常。

思路 3:肾上腺影像学检查。CAH 由于 ACTH 水平升高,促进肾上腺的增生,所以应当通过影像学检查验证肾上腺增生的存在。可以通过 B 超、CT 或者 MRI 检查,得到肾上腺增生的依据。由于 SF-1 或 DAX-1基因缺陷等原因,可导致肾上腺发育不良,同样可以使 ACTH 水平升高。所以,影像学检查有助于与肾上腺发育不良进行鉴别。

思路 4：核型分析明确染色体性别、性腺性别和社会性别之间的一致性。

本患者的染色体为 46,XX,性腺为卵巢。其染色体性别和性腺性别为女性。

知识点

21-羟化酶缺陷 CAH 的临床分型

本型 CAH 根据患者的临床表现和轻重程度分为经典型和非经典型,经典型包括失盐型和单纯男性化型。

1. **失盐型(saltwasting,SW)** 为最严重最经典型,起病早,主要表现为呕吐、腹泻、体重不增、脱水、低血钠、高血钾、代谢性酸中毒等,若诊断、治疗不及时可致死亡。女性患儿出生时已有男性化表现,易于诊断;男性患儿诊断较为困难,常误诊。

2. **单纯男性化型(simplevirilizing,SV)** 为 21-羟化酶不完全缺乏所致。由于皮质醇和醛固酮减少,反馈性地使 ACTH 分泌增加,尚能合成少量皮质醇和醛固酮(仍有残存的酶活力),故无失盐症状。临床主要是雄激素过多的表现。男孩表现为生后阴茎增大,阴囊色素沉着,儿童期可发生假性性早熟。女孩由于在胎儿期已有类固醇合成缺陷,故出生即有外生殖器男性化,轻者阴蒂肥大,或伴轻度阴唇融合,严重者阴蒂肥大似阴茎,外观似男性,但无睾丸。

3. **非经典型(nonclassic)(迟发型或轻型)** 系由此酶轻微缺乏所致的一种类型。症状较轻,发病年龄不一,临床表现各异。大多出生时无临床症状,外生殖器正常。男孩可表现为阴毛早现、性早熟、身高增长加速、骨龄超前、骨骺早闭合。女孩表现为初潮延迟、继发性月经过少、原发性闭经、多毛症、不孕症等。

【问题 3】 该家系先证者临床上需要与哪些疾病进行鉴别诊断?

思路 1：46,XX DSD。外生殖器或性腺的发育异常现在被重新归类于 DSD。根据染色体的异常分为性染色体异常 DSD、46,XY DSD 和 46,XX DSD 三类。导致 46,XX DSD 的主要病因包括 CAH、性腺发育异常以及各种原因的雄激素过量。21-OHD 所致 CAH 是 46,XX DSD 中最常见的病因。

思路 2：该患儿还需要与其他类型的 CAH 进行鉴别诊断。

CAH 是包括了多种酶或转运蛋白异常的一组疾病,主要的表现为糖皮质激素不足、盐皮质激素不足或过量和雄性激素不足或过量的表现。对于经典型患者,根据临床表现和化验检查明确诊断不困难。但是对于非经典型和单纯男性化型应当进行鉴别诊断。

11-羟化酶缺乏所致 CAH,同样累及皮质醇和醛固酮的合成,同时合并雄激素合成过多,产生男性化表现。11-羟化酶催化的底物 11-羟皮质酮有盐皮质激素样作用,由于酶的缺陷导致其过量蓄积,产生盐皮质激素过多的症状,主要表现有低血钾、代谢性碱中毒和高血压。在小年龄患者,高血压的症状不易被发现,所以常常因为女性男性化或者男性性早熟就诊,应当与 21-OHD 鉴别。如果有典型的生化、血气和血压改变容易鉴别诊断。但是非经典型的患者,临床仅有轻微的男性化,可能需要基因诊断进行鉴别。

3β-羟类固醇脱氢酶缺乏所致 CAH,使肾上腺合成的三种主要激素合成都受累及。但是由于 3β-羟类固醇脱氢酶可以在肾上腺外组织表达,所以可催化 17α-羟孕烯醇酮合成 17-羟孕酮,并进一步合成一定量的雄激素。在男性可有性发育不良,外生殖器女性化;女性则有不同程度男性化。所以应与 21-OHD 进行鉴别。由于男性患者的染色体为 46,XY,容易鉴别。女患者鉴别困难,需要进行基因检测。

对于外生殖器或性腺异常的患者均应按 DSD 进行鉴别诊断,进行染色体和性腺 B 超检查,避免误诊,并为相关的外生殖器矫正手术提供依据。

【问题 4】 怎样对该患儿进行确诊?

思路 1：临床诊断。根据患儿为 10 个月女婴,生后 7 个月发现外阴异常,阴蒂增大似阴茎,无明显失盐、嗜盐及生长发育落后表现;查体全身皮肤无明显色素沉着,女童外阴,阴蒂增大似阴茎,大阴唇肥大且有皱褶,似阴囊,未扪及睾丸样组织;染色体为 46,XX;入院后查生化提示血钠降低,血清睾酮增高,ACTH 增高(77.7pg/ml),血清皮质醇正常,血 17α-羟孕酮明显升高(大于 100ng/ml),肾素血管紧张素水平明显升高;肾上腺 B 超示双侧肾上腺增生,故诊断先天性肾上腺皮质增生症,21-OHD。3β- 脱氢酶缺乏症 DHEA 增高,17α- 羟孕酮降低有助于鉴别诊断。

思路 2:基因诊断。CAH 分子遗传学检测是确诊和分类的一个重要手段,也是进行产前诊断的必备技术。*CYP21A2* 基因检测可以在基因水平明确诊断,对于受临床检查手段限制,鉴别诊断困难的患者可以协助明确诊断。

该患者是该家系中先证者,临床诊断 CAH 明确。家族中没有类似疾病患者。对该患者进行分子遗传学检测,有助于明确临床诊断。由于该疾病为常染色体隐性遗传,其父母再生育孩子的概率为 25%。所以,先证者的基因检测可为产前诊断提供依据。

【问题 5】　怎样对该家系先证者进行分子遗传学诊断?

思路 1:应首先对先证者进行基因检测,发现变异后再对父母进行检查,明确患者致病变异的来源。

思路 2:*CYP21A2* 基因变异的类型。该基因位于 6 号染色体,编码 495 个氨基酸,含 10 个外显子。该基因的主要变异为点突变、小缺失或插入、剪切变异等。*CYP21A2* 相邻无活性的假基因 *CYP21A1P*,其外显子和内含子的同源性分别达到 98% 和 95%,真假基因以 RP1-C4ACYP21A1P-TNXA-RP2-C4B-CYP21A2-TNXB 的形式排列,变异类型复杂。由于假基因的存在,*CYP21A2* 基因发生大片段的缺失、重复、反转的概率高。因此仅仅进行的 PCR 测序,无法检测出复杂的基因缺失 / 重复变异。2009 年,Conconlino 等首次报道应用多重连接依赖探针扩增技术(MLPA)检测 *CYP21A2* 基因,此项技术可同时检测 40 多个不同核苷酸序列的拷贝数变化。

思路 3:21-OHD CAH 的基因变异检测。

常用的基因检测为外显子的基因测序,查找基因变异的位点。收集患者及父母外周血并提取 gDNA。利用限制性酶切分析方法对 7 种常见变异(P30L、I2G、I172N、E6Cluster、V281L、Q318X 和 R356W)进行分析;对未找到变异的样本设计特异性引物,分析 *CYP21A2* 基因的所有外显子及其两端侧翼序列;利用多重连接依赖探针扩增(MLPA)技术方法进行 *CYP21A2* 基因的大片段缺失和重复检测。

已有研究证实,*CYP21A2* 基因的调控序列启动子区活性较高,且真假基因启动子区域的活性有方向依赖性,如果这些位置发生变异,将导致转录活性下降,因此启动子区域的变异也会对酶活性产生重要影响。所以,如上述检测方法没有找到致病变异,需要进行 *CYP21A2* 基因测序,查找调控区域和内含子区域的基因变异。

对在患者中找到的变异进行其父母的亲源性验证,并以此为依据进行胎儿的产前诊断。

知识点

MLPA 结果判读

MLPA 为一种半定量的检测方法,可通过每个探针与正常对照的相对峰值率判断样本目的片段的拷贝数。一般检测峰值在 0.35～0.7 之间认定为 1 拷贝,0.8～1.2 之间认定为 2 拷贝,>1.3 认定为多拷贝重复。

【问题 6】　该先证者检测结果能否确诊为 CAH?

思路:该家系先证者基因检测结果为 *CYP21A2* 基因复合杂合变异 . ①c.C1066T,p.R356W;②c.C852T,p.Q318X。

知识点

基因检测结果判读

患者为 *CYP21A2* 基因复合杂合变异,为致病变异,有文献报道。①点突变,基因第 1066 碱基胸腺嘧啶替代胞嘧啶,致第 356 位氨基酸精氨酸由色氨酸替代,文献报道可以导致酶活性降低;②无义突变,基因第 852 碱基胞嘧啶被胸腺嘧啶替代,致第 318 位氨基酸由谷氨酰胺被终止密码替代,产生截短蛋白。上述两个位点是常见的 21-OHD 变异位点。

【问题7】 如何进行遗传咨询?

思路1: 按常染色体隐性遗传方式进行咨询。

思路2: 先证者父母风险的评估。若患者双亲表型正常,可能是致病基因的携带者。若患者双亲一方为患病者,另一方为致病基因的携带者。系谱中患者的分布往往是散发的,通常看不到连续传递的现象,有时整个系谱中甚至只有先证者一个患者。

思路3: 先证者同胞风险评估。先证者同胞的患病风险决定于双亲致病基因的携带状态。因致病基因位于常染色体上,故男女患病的机会均等。若先证者双亲表型正常,均为致病基因的携带者,患者的同胞中有25%的发病风险。若先证者双亲一方为患病者,另一方表型正常为致病基因的携带者,患者同胞中有50%的发病风险,患者表型正常的同胞中均为携带者,且男女患病的机会均等。

思路4: 先证者后代风险评估。若先证者配偶为表型正常的纯合子,其后代一般不发病,但都为携带者。若先证者配偶为表型正常的杂合子,其后代有50%的发病风险,后代表型正常者均为携带者。

思路5: 21-OHD CAH患者的青春期发育。由于过高的激素水平促进骨骼成熟,也促进了性发育的提前。有一些骨龄接近青春期的患者,给予糖皮质激素治疗后,性激素水平降低,使促性腺激素分泌增加,导致青春期发育的启动,可使假性性早熟发展成为真性性早熟。

【问题8】 如何对患者进行治疗?

思路1: 糖皮质激素的替代治疗。

糖皮质激素: 可提供足量皮质醇,从而抑制过量ACTH分泌,减少过量男性激素产生,可改善男性化和性早熟等症状。大多用氢化可的松,剂量$10\sim15mg/(m^2\cdot d)$,早期2/3量晚间服用,1/3量分次白天服用。在ACTH下降后,改为生理节律,早多晚少,8am、4pm、11pm,依次下降。

在应激情况下需适当增加剂量,如患儿因感染发热时,应立即将皮质醇的量增加,轻度感染增加1倍,重度感染增加$2\sim3$倍,$4\sim6$小时1次,并积极治疗所患的发热疾病。不能口服或病情严重者需要将皮质醇静脉滴入,以每日$50\sim100mg/m^2$计量,分次给药,每$4\sim6$小时1次,或$25\sim50mg$,每6小时肌内注射一次,可以达到正常人在应激状态时皮质醇增加的浓度。病情好转后需迅速减至原来用量。

思路2: 盐皮质激素的替代治疗。21-OHD患儿无论是否失盐,其肾素活性都很活跃,故应使用盐皮质激素(mineralocorticoid),如9α-氟氢可的松。9α-氟氢可的松协同糖皮质激素作用,可以减少糖皮质激素的剂量和副作用。

思路3: 电解质紊乱的治疗。失盐型患儿必须及时纠正水、电解质紊乱。静脉补液可用等张葡萄糖生理盐水,有代谢性酸中毒则可应用碳酸氢钠溶液。忌用含钾溶液。重症失盐型需静脉滴注氢化可的松$25\sim100mg$;若低钠和脱水不易纠正,则可肌内注射醋酸去氧皮质酮(DOCA)$1\sim3mg/d$或口服氟氢可的松(9α-FHC)$0.05\sim0.2mg/d$。脱水纠正后,糖皮质激素改为口服;并长期维持。同时口服氯化钠$2\sim4g/d$,其量可根据病情适当调整。

【问题9】 患儿母亲拟再生育,如何进行产前诊断?

思路: 产前诊断须建立在先证者遗传诊断明确的基础上。该家系先证者遗传学诊断明确,患儿的双亲可能是致病基因携带者。如果患儿母亲再次妊娠后,需要进行产前诊断。妊娠$8\sim11$周时可采用胎儿绒毛膜绒毛取样(CVS)方法提取胎儿DNA,或妊娠$12\sim16$周时采用羊膜穿刺术提取羊水脱落细胞中胎儿DNA,进行DNA测序检测基因变异。亦可以妊娠$20\sim24$周经脐血管穿刺取胎儿血进行基因检测,但是由于并发症的概率较高使临床应用受到限制。可通过短串联重复序列(STR)位点分析排除母体DNA对患者DNA检查的干扰。

(巩纯秀)

二、11β-羟化酶缺乏症

11β-羟化酶缺乏症(11β-hydroxylase deficiency,11β-OHD)[OMIM 202010]是仅次于21-OHD引起CAH的第二大病因,占CAH的5%~8%。高加索人群中的发病率约为1/100 000活产儿,而在近亲婚配较普遍的摩洛哥犹太人群中,发病率高达1/6 000活产儿。临床分为经典型和非经典型,患者临床表现类似21-OHD的高雄激素症状和体征,经典型可出现高血压、高血钠、低血钾、碱中毒,女孩男性化体征较轻,男孩出生后外生殖器正常,儿童期出现性早熟体征。非经典型临床表现差异较大,可有阴毛早现、多毛症、月经稀发 / 闭经，女性不孕症，伴或不伴有高血压。非经典型临床较难与 21-OHD 的非经典型鉴别。11β-OHD 是由编码 11β- 羟化酶的 *CYP11B1* 基因变异致病。P450 基因家族 11B 亚家族还包括 *CYP11B2*，两种同工酶均可使 11 脱氧皮质酮（dehydrocortical，DOC）和 11- 脱氧皮质醇转化为皮质醇分别生成皮质酮和皮质醇。*CYP11B1* 主要在肾上腺束状带表达，催化皮质醇合成。*CYP11B2* 主要在肾上腺球状带表达，催化醛固酮合成。

11β-OHD 的诊疗经过通常包括以下环节：

1. 详细询问先证者的症状及遗传家族史。

2. 查体时重点关注血压和患者第二性征发育情况。

3. 对疑诊患者进行电解质、皮质醇、ACTH、性激素、肾上腺和性腺 B 超、染色体核型分析。

4. 对诊断不明或临床分型不明确的患者建议行 ACTH 兴奋试验和分子遗传学检测。

5. 向患者解释检测结果、遗传咨询。

6. 根据患者病情制订治疗方案。

临床关键点

1. 低血钾、高血压、男性假性性早熟、女性男性化是 11β-OHD 的特征性表现。

2. 激素水平和基因检测是确诊的重要手段。

3. 氢化可的松替代治疗，外生殖器畸形行矫形手术。

4. 该病为常染色体隐性遗传病，应在此基础上进行遗传咨询。

临床病例 2

患者，女，4 岁，主诉"发现阴蒂肥大 3 年半"。初步病史采集如下。

生后 6 个月家人发现患儿阴蒂肥大，进行性增大似阴茎，晨起排尿时有勃起。患儿无恶心、呕吐，无腹泻及体重不增。染色体核型分析提示 46，XX。1 年前患儿身高增长较同龄儿明显增快，皮肤颜色较前变黑，出现阴毛，声音变低沉。

体格检查：血压 120/80mmHg，身高 119cm，体重 25kg，大于同龄儿生长曲线第 97 百分位，体格健壮，全身皮肤轻度色素沉着，乳房 B1 期，外阴色素沉着，阴蒂肥大似阴茎，长约 4.5cm，周径 5cm，大阴唇松弛有皱褶，可见阴道口，阴毛 Tanner Ⅲ 期。

辅助检查：血 K^+3.38mmol/L，血 Na^+141.6mmol/L，血气正常，ACTH>1 250.0mmol/L，皮质醇 1.66μg/dl，LH 0.23U/L，FSH 0.25U/L，T 222.9ng/dl，E_2 <5.0pg/ml，24 小时尿 VMA 正常，肾素 - 血管紧张素 - 醛固酮：肾素活性 0.02μg/（L•h），醛固酮 146μg/（L•h）。骨龄相当于 12 岁左右。盆腔 B 超示盆腔内可探及子宫、卵巢。肾上腺 B 超示双侧肾上腺体积明显增大。心电图示窦性心律不齐伴心动过缓，双心室高电压。心脏超声示左室内径重度增大，二尖瓣反流（少量），主动脉瓣反流（少量）。

【问题 1】 根据上述资料，患儿最可能的诊断是什么？

思路：患者，女，4 岁，以阴蒂肥大、生长快为主要表现；查体发现血压高，身高大于同年龄性别正常儿童的 97 百分位，肤色偏黑，乳腺发育为 Tanner Ⅰ 期，乳晕色黑，阴毛发育为 Tanner Ⅲ 期，阴蒂肥大似阴茎长 4.5cm，大阴唇松弛有皱褶，可见阴道口，未及睾丸；辅助检查示血钾低，ACTH 明显升高、皮质醇降低；染色体核型分析提示正常女性核型；肾上腺 B 超提示双侧肾上腺明显增大，盆腔 B 超可见子宫卵巢，高度提示为 11β-OHD。

知识点

11β-OHD 的临床诊断标准

1. 女性男性化，男性假性性早熟的症状和体征。

2. 部分患儿出现高血压、高血钠、低血钾及碱中毒。

3. 血 ACTH 升高，皮质醇降低，血浆肾素活性及醛固酮水平下降，非典型者的 PRA 可正常，血中雄性激素水平增高如脱氢表雄酮、睾酮，17α-OHP 升高，尿中 17-OHCS 及 17-KS 增高。

4. 符合常染色体隐性遗传。

【问题 2】　11β-OHD 患者临床诊断的必备辅助检查是什么？

思路 1：生化检查：部分患儿可出现高血钠、低血钾、代谢性碱中毒。

激素水平检查：由于 11β- 羟化酶的缺陷，肾上腺 11- 脱氧皮质醇不能转变为皮质醇，去氧皮质酮（DOC）不能转变为皮质酮，最终使醛固酮不能合成，致使血 DOC 及 11- 脱氧皮质醇在体内蓄积。由于皮质醇合成受阻，反馈性地使 ACTH 分泌增加，DHEA、T 等雄激素水平升高。

思路 2：染色体核型分析。

核型分析为 46, XX 的女性在胎儿时可以受影响，出生后外生殖器有不同程度的男性化，而内生殖器完全正常。男性化程度因就诊早晚而不同。少数患儿直到青春发育期或成年期才被证实有男性化情况而诊断为迟发型，此类型仅限于女性。男性患儿外生殖器在出生时可正常，儿童的不同时期出现假性性早熟表现。

【问题 3】　该家系先证者临床上需要与哪些疾病进行鉴别诊断？

思路 1：该患者由于肾上腺皮质醛固酮和皮质醇合成障碍而出现一些类似皮质醇不足的症状和高雄激素引起的性征异常，同时血皮质醇、醛固酮降低，雄激素水平（DHEA、T、尿 17-KS）增高。因此男性需要与性早熟鉴别，另外男女均需与 21-OHD 鉴别。CYP11B 缺乏所阻断的前体化合物主要是 DOC 及皮质酮，由于 DOC 的滞钠作用可在临床上出现高血钠、低血钾、碱中毒和高血压；CYP21 缺乏时阻断的前体主要是孕酮和 17α-OHP，而 DOC 和皮质酮降低，故临床出现低血钠、高血钾、酸中毒和低血压等相反症状。

思路 2：该患者临床表现为高血钠、高血压和低血钾，需与 17-OHD 相鉴别。不同的是 *CYP11B1* 缺乏表现为高雄激素症状，男性假性性早熟，女性假两性畸形，雄激素及尿 17-KS 增高；而 CYP17 缺乏雄激素合成受阻，雌激素合成也受阻，导致男性假两性畸形，女性性幼稚，雄激素及尿 17-KS 降低。

【问题 4】　怎样对该患者进行确诊？

思路 1：临床女性男性化和男性假性性早熟表现，结合激素水平检测可确诊本病。

思路 2：*CYP11B1* 基因的分子遗传学检测是确诊和分类的一个重要手段，也是进行产前诊断的必备技术。

【问题 5】　怎样对该家系先证者进行分子遗传学诊断？

思路：11β-OHD 为常染色体隐性遗传病。11β-OHD 其致病基因为 *CYP11B1*（NM_000497.3），定位于 8q21，总长度为 7.49kb，共含有 9 个外显子和 8 个内含子，编码由 503 个氨基酸组成的 P450c11B1 蛋白。至今，已报道 100 余种导致 11β-OHD 的变异，主要集中在外显子 3 和 8。错义突变是 *CYP11B1* 基因变异最常见的类型。应行 *CYP11B1* 基因 PCR 扩增测序的方法对基因编码区进行变异分析，确定点突变或插入 / 缺失。

【问题 6】　如何进行遗传咨询？

思路：患者同胞及其后代风险按常染色体隐性遗传的方式进行遗传咨询。患者母亲如需再次生育时需做产前诊断。

【问题 7】　如何对患者进行治疗？

思路：氢化可的松替代治疗可纠正 11- 脱氧皮质醇、DOC 和雄激素的过度分泌，这样高血压、高雄激素血症可得到一定纠正，PRA 可上升至正常。儿童的氢化可的松剂量同 21-OHD。适当给予利尿剂，如螺内酯有利于高血压的控制。可的松的治疗剂量根据对 DOC、PRA、尿 17-OHCS 的检测结果进行调整，生长速率和骨龄也可作为综合评价的指标。外生殖器的矫形手术同 21-OHD。

（巩纯秀）

三、17α- 羟化酶 /17, 20- 裂解酶缺乏症

17α- 羟化酶 /17, 20- 裂解酶缺陷症（17α-hydroxylase/17, 20-lyase deficiency, 17-OHD）[OMIM 202110]是一种罕见的 CAH 类型，约占 CAH 不足 1%。细胞色素 P450c17（CYP17）在肾上腺和性腺中参与类固醇激

素的生物合成,由基因 *CYP17A1*(NM_000102.3)编码,它既有 17α- 羟化酶的活性,又具有 17,20- 裂解酶的活性。人类 *CYP17A1* 基因定位于 10q24.3,包含 8 个外显子和 7 个内含子,基因全长 7.0kb。至今已发现 100 余种突变,临床上根据损害程度的不同又分为完全性和部分性联合缺陷症;而对保留了 17α- 羟化酶的活性,只有性激素合成受损的病例命名为孤立性 17,20- 裂解酶缺陷症。

17α-OHD 的诊疗经过通常包括以下环节:

1. 详细询问先证者的症状和遗传家族史。

2. 查体时注意患者血压及第二性征发育情况。

3. 对疑诊患者进行血电解质、血气分析,以及 ACTH、皮质醇、性激素、孕烯醇酮、孕酮、17- 羟孕烯醇酮、17α- 羟孕酮(17α-OHP)、脱氢表雄酮、雄烯二酮、11- 去氧皮质酮和醛固酮等激素水平检测。

4. 做肾上腺和性腺 B 超、染色体核型分析,必要时进行 ACTH 兴奋试验以确定临床诊断。

5. 经知情同意后,进行分子遗传学检测。

6. 向患者解释检测结果、遗传咨询。

7. 制订治疗方案。

临床关键点

1. 低血钾、低肾素性高血压是本病的临床特征。

2. 男性性发育不全、女性性幼稚是本病的特征性体征。

3. 激素水平和基因检测是确诊的重要手段。

4. 该病为常染色体隐性遗传病,应在此基础上进行遗传咨询。

5. 根据患者发病年龄选择相应的药物治疗,根据患者遗传性别及表型确定患者的社会性别。

临床病例 3

患儿,女,13 岁 6 个月,因"间断头晕头痛发现血压升高 2 周"入院。初步病史采集如下。

患者入院前两周出现间断头晕头痛,无水肿、无血尿。在当地医院查血压 150/100mmHg,查尿常规潜血(+++)。以"急性肾炎"住院治疗一周,口服硝苯地平 5mg,每日 1 次。患儿头痛,头晕缓解,血压无明显下降。故来我院就诊。入院后追问病史,患者无月经来潮,父母为近亲结婚,其父有 8 年高血压病史。

体格检查:血压 160/120mmHg,身高 136.5cm,体重 35kg,神志清楚,精神反应好,发育落后,身高低于正常同龄儿童生长曲线第 3 百分位,营养中等,无库欣综合征外貌。皮肤无色素沉着,双眼睑无水肿。无发际低、颈蹼、盾状胸。四肢血压、脉搏对称。乳房 Tanner I 期,无腋毛、阴毛,幼女外阴。

辅助检查:血生化示 K^+ 3.05mmol/L,Na^+ 142.1mmol/L,Cl^- 103.0mmol/L。血气分析示 pH 7.453,标准碱剩余(SBE)25.4mmol/L,碱剩余(BE)1.0mmol/L。甲状腺功能正常。胰岛素样生长因子 -1(IGF-1)360μg/L,IGF-BP3 3.7mg/L,正常。骨龄相当于 9 岁左右。LH 7.2U/L(0~11.3U/L),FSH 39.1U/L(0~13U/L),E_2 15.60pg/ml(1.6~116.8pg/ml),T<5.0ng/dl(3.2~117.6ng/dl),P 9.1ng/dl(0.2~1.4ng/dl)。17α-OHP1.52nmol/L(0.05~2.55nmol/L)。皮质醇 1.10μg/dl(5~25μg/dl),ACTH 218pg/ml(0~46pg/ml)。醛固酮、肾素(卧位)分别是 120.1pg/ml(48.5~123.2pg/ml)、0.044μg/(L•h);醛固酮、肾素(立位)104.5pg/ml(63~239.6pg/ml)、0.15μg/(L•h)。24 小时尿香草苦杏仁酸正常。染色体核型 46,XX。垂体磁共振检查正常。盆腔 B 超示始基子宫,卵巢发育差,左侧卵巢内卵泡 0.3cm×0.3cm 两枚,右侧 0.4cm×0.4cm 三枚。腹部 B 超示双肾实质回声及结构未见异常,双肾动脉内径未见明显差异。

【问题 1】 根据上述门诊资料,患者最可能的诊断是什么?

思路 1:患者为 13 岁女孩,临床表现为头晕头痛、高血压,至今无第二性征发育;父母近亲结婚;查体血压高,无阴毛、腋毛,乳腺外阴幼稚型;辅助检查示低血钾,ACTH、孕酮、FSH 升高,皮质醇降低、血浆睾酮、雌激素不高,立卧位醛固酮正常,肾素降低,妇科 B 超始基子宫,卵巢发育差。高度提示为 17α- 羟化酶和 17,20- 裂解酶缺陷症。

知识点

17-OHD 的临床诊断标准

1. 临床有低血钾、高血压。
2. 女性第二性征不发育、男性假两性畸形。
3. 激素水平　皮质醇降低、ACTH 升高，血浆孕酮增高，血浆睾酮、雌激素降低；到青春发育期 FSH、LH 明显升高。
4. 血浆肾素水平降低。

思路 2：本病是先天性肾上腺皮质增生症的一种少见型，为常染色体隐性遗传病；多数患者父母为杂合子，携带一个正常基因和一个突变的等位基因。患儿父母为三代近亲结婚。近亲结婚增加了本病的发生率。

【问题 2】　17-OHD 患者临床诊断的辅助检查有什么？

思路 1：激素水平检查。血浆孕烯醇酮、孕酮、11-脱氧皮质酮（DOC）和皮质酮增高；血浆睾酮、雌激素、尿 17-酮类固醇降低；到青春发育年龄 FSH、LH 反馈性升高；血浆肾素降低。

思路 2：如果临床和激素水平不典型，需做 ACTH 激发试验。ACTH 激发试验后，血浆 17 羟化的 C-21 和 C-19 类固醇水平反应低下或缺乏，尿 17-羟皮质醇（17-OHCS）和尿 17-酮（17-KS）水平亦应低下。ACTH 激发试验后，血清 DOC、皮质酮水平升高，显示对 ACTH 激发的高反应性。糖皮质激素对 ACTH 的反应呈抑制状态。

知识点

ACTH 激发试验

根据下丘脑 - 垂体 - 肾上腺轴反馈抑制的原理，通过观察肾上腺皮质对 ACTH 反应的强弱来判断肾上腺皮质的贮备功能。用于肾上腺皮质功能减退症的诊断和病因鉴别，可鉴别库欣综合征的病因并有助于先天性肾上腺皮质增生症的诊断。静脉 ACTH 60 分钟试验在儿科常用于 CAH 的诊断，该试验是通过静脉给予单剂量 ACTH，并在 0 分钟、30 分钟和 60 分钟分别测定皮质醇、DOC、皮质酮等。一般首选试验药物为合成的 ACTH（1～24 肽），<6 个月儿童常用剂量为 0.062 5mg，6 个月～2 岁 0.125mg，>2 岁儿童剂量为 0.25mg。

【问题 3】　该家系先证者临床上需要与哪些疾病进行鉴别诊断？

思路 1：该患者表现为低肾素性高血压、低血钾，需与 CAH 的其他类型相鉴别，尤其是 11β-OHD。17-OHD 表现为雄激素合成受阻，导致男性假两性畸形，女性性幼稚；11β-OHD 则为高雄激素症状，男性假性性早熟，女性假两性畸形；*CYP11B* 缺乏时，雄激素及尿 17-KS 增高，而 17-OHD 则相反。

思路 2：该患者还需要与其他疾病相鉴别。

睾丸或卵巢发育不全综合征：这些综合征有性发育不全的体征，但无糖皮质激素、盐皮质激素合成障碍，染色体核型检查和内生殖器 B 超检查有助于鉴别。

雄激素不敏感综合征和 5α- 还原酶缺乏：针对 46, XY 的患者需鉴别。雄激素不敏感综合征是由于雄激素受体缺乏，5α- 还原酶缺乏是因芳香化酶缺乏导致双氢睾酮合成缺陷。这两种疾病均表现为不完全性男性化，外生殖器呈女性化，睾丸未下降或位于发育不良的阴囊内，但这两种疾病无高血压、低血钾和肾上腺皮质功能不全，易与本病区别。

原发性醛固酮增多症：此症有高血压、低血钾、周期性瘫痪，但无性发育不全表现，肾上腺 CT 或 MRI 可发现占位病变。

【问题 4】　怎样对该患者进行确诊？

思路 1：根据临床表现高血压，13 岁女孩无第二性征发育，血钾低、碱中毒，ACTH、孕酮升高，血浆皮质醇降低，睾酮、雌激素降低；到青春发育年龄 FSH、LH 反馈性升高；血浆肾素降低支持本病诊断。有条件可进一步查血浆孕烯醇酮、11- 脱氧皮质酮（DOC）和皮质酮协诊。

思路 2：*CYP17A1* 基因的分子遗传学检测是确诊的一个重要手段。

【问题 5】　怎样对该家系先证者进行分子遗传学诊断？

思路 1：*CYP17A1* 基因目前已报道 100 余种突变型，分散在整个基因，包括错义和无义突变、插入、缺失和剪切位点突变。

思路 2：本病最常见的类型为 *CYP17A1* 基因移码突变和错义突变，应进行 *CYP17A1* 基因 PCR 扩增测序的方法对基因编码区进行突变分析，确定突变类型。

【问题 6】　如何对患者进行治疗？

思路 1：儿童期氢化可的松或醋酸可的松替代治疗，剂量同 21-OHD。成人期或骨骺闭合者可用地塞米松治疗。部分患儿需加用降压药控制血压。

思路 2：遗传性别为男性而外生殖器为女性表型者一般作女性抚养。手术近期考虑同性发育异常疾病处理原则，待患儿有自主决定能力时进行手术。腹腔内或腹股沟内发育不良的睾丸需手术切除，以防恶变，到青春发育期用雌激素替代疗法。遗传性别与表型均为女性者，到青春发育期需补充雌激素，以促使第二性征发育。

【问题 7】　如何进行遗传咨询？

思路：患者同胞及其后代风险按常染色体隐性遗传的方式进行遗传咨询。患者母亲如需再次生育时需做产前诊断。

四、3β- 羟类固醇脱氢酶缺乏症

3β- 羟类固醇脱氢酶（3β-hydroxysteroid dehydrogenase type 2，3βHSD2）缺乏症［OMIM 201810］是罕见的引起 CAH 的病因之一，占 CAH 总数不足 1%。3βHSD 是一种微粒体酶，具有脱氢和还原的双向催化活性，参与肾上腺类固醇激素的合成。人体内主要存在两种 3βHSD 同工酶，3βHSD1 主要表达在胎盘和乳腺、肝脏、皮肤等组织，3βHSD2 主要表达在肾上腺和性腺。3βHSD2 缺乏症的致病基因为 *HSD3B2*，1p13.1，由 4 个外显子组成，基因全长约 8.1kb。

临床上根据是否具有失盐表现，将 3βHSD 缺乏症分为经典型（失盐型）及非经典型（非失盐型）。经典型患者生后即出现失盐和肾上腺皮质功能不全的症状，如厌食、呕吐、脱水、低血钠、高血钾及酸中毒等，严重者因循环衰竭而死亡。男性可有不同程度的外生殖器发育不良如小阴茎、尿道下裂。女性则出现不同程度男性化。非经典型病例占本症 10% ～ 15%，出生时往往无异常，女孩至青春发育期前后出现轻度雄激素增高体征，如阴毛早现、多毛、痤疮、月经量少及多囊卵巢等。

3βHSD2 缺乏症的诊疗通常有以下环节：

1. 详细询问病史、家族史及母亲孕产史。

2. 查体时注意有无皮肤色素沉着和脱水表现，尤其是性征发育情况。

3. 对疑诊患者进行血电解质、血气分析、ACTH、皮质醇、性激素、孕烯醇酮、孕酮、17- 羟孕烯醇酮、17α- 羟孕酮（17α-OHP）、脱氢表雄酮和雄烯二酮检查、肾上腺和性腺 B 超、染色体核型分析、ACTH 兴奋试验以确定临床诊断。

4. 对于诊断不明或临床分型不明确的患者建议行基因检测。

5. 向患者解释检测结果、遗传咨询。

6. 根据患者病情制订治疗方案。

临床关键点

1. 典型的临床表现有失盐和肾上腺皮质功能不足的症状。

2. 男性外生殖器不同程度女性化，女性分化正常或不同程度男性化。

3. 激素水平或基因检测是确诊的两个重要手段。

4. 该病为常染色体隐性遗传病，应在此基础上进行遗传咨询。

5. 氢化可的松替代治疗，外生殖器异常的患儿可行外科矫形手术。

临床病例 4

患儿，女，1 个月，因"反复呕吐，体重不增半个月余"入院。初步病史采集如下。

患儿生后外阴为女婴，生后半个月，患儿出现反复呕吐，体重不增，外院新生儿筛查示 17α-OHP 升高，怀疑"先天性肾上腺皮质增生症"收入院。患儿为第一胎第一产，足月剖宫产，父母为近亲结婚。

查体：血压 80/50mmHg，精神反应弱，营养差，脱水貌，乳晕、大阴唇色素沉着，女童外阴，无阴蒂肥大，可见阴道开口。生化检查示 K^+6.9mmol/L，Na^+128mmol/L，Cl^-96.7mmol/L；ACTH 549pg/ml，皮质醇 2.2μg/dl；性激素检查示 LH2.26U/L，FSH3.84U/L，T<20ng/dl，E_2<20pg/ml；P 0.25ng/dl，17α-OHP60nmol/L（<30）。脱氢表雄酮/Δ4-雄烯二酮 13.7（1.1～5.9）。肾上腺超声可见双侧肾上腺增生。B 超示盆腔可见子宫卵巢。

【问题 1】 根据上述门诊资料，患儿最可能的诊断是什么？

思路 1：患儿发病早，以呕吐、体重不增为主要表现；查体示乳晕、大阴唇色素沉着，女童外阴，无阴蒂肥大；辅助检查示低钠，高钾，ACTH、17α-OHP 稍高，皮质醇降低，睾酮不高，肾上腺 B 超示双侧肾上腺增生；高度提示为先天性肾上腺皮质增生症，脱氢表雄酮/Δ4-雄烯二酮比值升高，3βHSD2 缺乏症可能性大。

知识点

3βHSD2 缺乏症临床诊断标准

1. 经典型患儿生后 2 周左右出现失盐和肾上腺皮质功能不全表现。
2. 男性可有不同程度外生殖器发育不良，如小阴茎、尿道下裂，女性性分化正常或轻度男性化。
3. 孕烯醇酮/羟孕酮、17-羟孕烯醇酮/17α-羟孕酮、脱氢表雄酮/雄烯二酮比值升高。
4. ACTH 升高。
5. 常染色体隐性遗传。
6. 17α-羟孕酮水平可正常或升高。

思路 2：3βHSD2 缺乏症是先天性肾上腺皮质增生症的一种少见型，为常染色体隐性遗传病；多数患者父母为杂合子。

【问题 2】 3βHSD2 缺乏症患者临床诊断的必备辅助检查是什么？

思路 1：血电解质、血气分析。经典型（失盐型）和非失盐型。失盐型患者临床可出现难以纠正的低血钠、高血钾及酸中毒，严重者可致休克。

思路 2：ACTH、皮质醇等类固醇激素。ACTH 明显升高，皮质醇降低或接近正常，睾酮降低，孕烯醇酮、17-羟孕烯醇酮和脱氢表雄酮升高，17α-羟孕酮正常或升高、孕酮下降，17-羟孕烯醇酮/17α-OHP 和脱氢表雄酮/雄烯二酮的比值升高，醛固酮正常或下降。

知识点

3βHSD2 缺乏症 17α-OHP 升高的机制

3βHSD2 是肾上腺皮质类固醇合成途径中的第二个酶，这种酶缺乏使 Δ^5-类固醇不能转变为 Δ^4-类固醇，即孕烯醇酮、17-羟孕烯醇酮及脱氢表雄酮不能转变为孕酮、17α-OHP 和雄烯二酮，因此 Δ^5/Δ^4 类固醇比例升高是本症的特点。3βHSD1 存在于乳腺、肝脏、皮肤等外周组织，可将 17-羟孕烯醇酮转化为 17α-OHP，故 17α-OHP 水平可升高达 21-OHD 患者水平，致使女性患者诊断困难。然而 17α-OHP 不能进一步转化为皮质醇。由于皮质醇和醛固酮合成障碍，可致失盐和肾上腺功能不足表现。

思路 3：肾上腺和性腺超声检查。肾上腺 B 超可发现肾上腺正常或增生，除外肾上腺占位病变。性腺 B 超可鉴别真两性畸形。

思路 4：有性腺异常者必须做染色体核型分析。

【问题3】 临床上需要与哪些疾病进行鉴别诊断？

思路：患儿为女性，外生殖器无男性化，需要与其他导致失盐的少见型 CAH 鉴别，如类固醇合成急性调节蛋白缺陷症、17- 羟化酶缺乏症、胆固醇侧链裂解酶缺乏症、17β- 羟类固醇脱氢酶 3 缺乏症。

该患儿无高血压、低血钾和碱中毒，不支持 17α- 羟化酶缺乏症；患儿脱氢表雄酮 /Δ^4- 雄烯二酮比值升高，不支持类固醇合成急性调节蛋白缺陷症和胆固醇侧链裂解酶缺乏症；患儿 ACTH 明显升高不支持 17β- 羟类固醇脱氢酶 3 缺乏症。另外，由于外周组织 3βHSD1 酶活性正常，3βHSD 缺乏症新生儿可出现 17- 羟孕酮增高，新生儿 CAH 筛查时可误诊为 21- 羟化酶缺乏，女性患者青春期前后会出现阴毛早现、多毛，月经紊乱和卵巢囊肿，故需鉴别 21 羟化酶缺乏症。类固醇激素谱检测及基因分析有助鉴别。

【问题4】 怎样对该患儿进行确诊？

思路1：孕烯醇酮、17- 羟孕烯醇酮和脱氢表雄酮明显升高，17α-OHP 正常或升高、孕酮和雄烯二酮下降。Δ^5/Δ^4 类固醇比例升高，常大于正常的 2～3 个标准差是本病的特点。

思路2：基因的分子遗传学检测是确诊的一个重要手段，对于临床诊断分型困难的病例是重要的确诊方法。

【问题5】 怎样对该家系先证者进行分子遗传学诊断？

思路：3βHSD2 缺乏症是由于 *HSD3B2* 基因变异所致。目前报道的基因缺陷类型不下 40 种，主要包括移码突变、无义突变和错义突变。热点主要位于第 4 外显子区域，基因变异与临床表型之间存在一定关系，但是基因型不能预测男性外生殖器发育不良程度。

【问题6】 如何进行遗传咨询？

思路：患者同胞及其后代风险按常染色体隐性遗传的方式进行遗传咨询。患者母亲如需再次生育时需做产前诊断。

【问题7】 如何对患者进行治疗？

思路1：激素治疗。氢化可的松用量同 21-OHD，如果患者为失盐型，可加 9α- 氟氢可的松口服补充盐皮质激素。

思路2：外生殖器异常的男女患者根据抚养性别，可行外科矫形手术。青春期以后进行激素替代治疗。

（巩纯秀）

第四节 维生素 D 依赖性佝偻病

皮肤在阳光照射下合成或饮食中摄取的维生素 D 是无活性的，需要经过肝脏和肾脏羟化作用才能转变成有活性的 1, 25-(OH)$_2$D$_3$，亦称为骨化三醇。1, 25-(OH)$_2$D$_3$ 与维生素 D 受体结合发挥作用。1, 25-(OH)$_2$D$_3$ 主要作用于小肠、肾脏、骨骼，调节钙磷代谢，维持正常的骨化作用。由于基因突变导致 1-α 羟化酶缺乏致 1, 25-(OH)$_2$D$_3$ 合成障碍或维生素 D 受体（VDR）缺陷 [OMIM 601769]，分别称为维生素依赖性佝偻病（vitamin D dependent rickets，VDDR）I 型 [OMIM 609506] 和 II 型 [OMIM 277440]，二者均为常染色体隐性遗传。临床表现为低钙血症、继发甲状旁腺功能亢进、低磷血症以及骨化不全而出现佝偻病体征。

一、维生素 D 依赖性佝偻病 I 型（VDDR-I）[OMIM 609506]

VDDR-I 是常染色体隐性遗传病，由于位于染色体 12q13-q14 上的 1-α 羟化酶基因（或称 *CYP27B1*）失活突变或缺失，导致 1, 25-(OH)$_2$D$_3$ 合成障碍。*CYP27B1* 含有 508 个氨基酸残基，包括一个 N- 端线粒体信号区和一个血红素结合区。生化表现为低钙血症、低磷血症和血碱性磷酸酶升高，以及继发甲状旁腺功能亢进。临床表现为肌肉无力、肌张力减低、运动迟缓、生长障碍。血中 1, 25-(OH)$_2$D$_3$ 水平显著降低，对骨化三醇治疗效果好。

二、维生素 D 依赖性佝偻病 II 型（VDDR-II）[OMIM 277440]

也称为遗传性维生素依赖性佝偻病（hereditary vitamin D-resistance rickets，HVDRR）。由于靶器官对 1, 25-(OH)$_2$D$_3$ 作用抵抗所致，通常为维生素 D 受体基因突变。患者血清 1, 25-(OH)$_2$D$_3$ 水平很高。部分患者会出现秃发。发生秃发的确切机制尚不清楚，可能与毛囊形成关键时期缺乏 1, 25-(OH)$_2$D$_3$ 作用有关。

当编码维生素 D 受体的基因由于功能丧失导致维生素 D 受体基因信号转导和靶向调控发生障碍, 引起 1, 25-(OH)$_2$D$_3$ 不能发挥作用, 循环中 1, 25-(OH)$_2$D$_3$ 浓度增高。VDR 基因 N 端为 DNA 接合区域 (DNA-binding domain DBD), C 端为配体接合区域 (ligand-binding domain, LBD), DBD 包含 2 个锌指结构, 4 个胱氨酸残基与一个锌原子结合形成 1 个锌指结构。DBD 既对结合 DNA 起作用, 还对视黄酸 X 受体 α (retinoid X receptor α, RXRα) 二聚化起作用。LBD 主要是由 12α- 单环 (Helices H1-H12) 和 3β- 薄片 (S1-S3) 组成。维生素 D 与其靶细胞上的核受体结合后跨核膜, 再与视黄酸 X 受体 α 结合形成异聚体, 结合于激素反应基因启动子区域的 DNA 顺式作用元件上, 从而调节这些基因的转录。

VDDR 的诊疗经过通常包括以下环节:

1. 详细询问患者的症状, 非特异性特征如有无易惊多汗等及遗传家族史。
2. 查体时重点关注佝偻病体征, 尤其是骨骼畸形的特征性体征。
3. 对疑诊 VDDR-Ⅱ 的患者检查有无全部或局部秃发。
4. 检查佝偻病常规生化指标、甲状旁腺素和血液中 25-(OH)D$_3$ 以及 1, 25-(OH)$_2$D$_3$ 的浓度。
5. 影像学检查有无活动性佝偻病的表现。
6. 对于诊断不明或临床分型不明确的患者首先试验性治疗并建议基因检测;
7. 为患者制订治疗方案。
8. 对于临床确诊的患者及父母进行遗传咨询。

临床关键点

1. 维生素 D 依赖性佝偻病的初步诊断多为临床诊断。
2. 根据疗效可进一步协助临床诊断。
3. 临床及基因检测是协助确诊及分析预后的重要手段。
4. 该病的治疗主要是补充大剂量维生素 D, 需终身服药。
5. VDDR-Ⅱ 无脱发者对维生素 D 的疗效优于脱发患者。
6. 该病为常染色体隐性遗传, 对于有先证者、有再生育要求的家系可以进行产前咨询。

临床病例

患儿女, 3 岁 2 月, 主因"双下肢弯曲、走路不稳 2 年"入院。入院前 2 年 (即患儿生后 1 岁 2 月时), 患儿家长发现患儿开始站立行走时出现双下肢弯曲, 呈"O 型腿"改变, 同时伴走路不稳, 之后患儿双下肢弯曲逐渐明显, 偶诉下肢疼痛。无明显易惊、多汗、夜眠不安等症状, 为进一步诊治收入院。

个人史: 第 1 胎第 1 产, 出生体重 3 500g, 足月顺产, 无宫内窘迫及生后窒息史, 新生儿期体健。生后母乳喂养至 1 岁 2 月, 4 个月开始添加辅食, 按时补钙, 间断补充鱼肝油。智力体力发育同正常同龄儿。

家族史: 父母均体健, 否认佝偻病史。患儿弟弟 1 岁 6 月, 发现双下肢"O 形腿"1 年。

查体: 体温 36℃, 心率 119 次 /min, 呼吸 18 次 /min, 体重 12.5kg, 身长 84cm, 身高低于同年龄同性别儿童身高曲线的第 3 百分位, 精神反应佳, 神志清, 营养中等, 呼吸平稳, 走路呈鸭步, 毛发正常, 肋缘外翻, 肋骨串珠 (+), 手镯征 (+), 脚镯征 (+), O 形腿, 膝间距 4cm, 踝间距 2.5cm, 胫骨刀背样改变, 神经系统及心肺腹检查无异常, 正常女童外阴, 阴毛 TannerⅠ期。

辅助检查: 肝肾功能、电解质均正常, 钙 1.91mmol/L, 磷 1.07mmol/L, 碱性磷酸酶 1 931U/L。甲状旁腺激素 (PTH) 693.4pg/ml, 明显升高。25-(OH)-D$_3$ 35.85ng/ml, 正常。1, 25-(OH)$_2$D$_3$ 5.6ng/ml 降低。

X 线检查: 骨质稀疏, 长骨干骺端呈杯口样, 临时钙化带消失, 边缘见毛刷样改变。

对于该患者, 临床需要考虑如下问题。

【问题 1】 该患者哪些表现符合佝偻病?

思路 1: 佝偻病是以新生形成的骨骺及软骨的矿化障碍为特征的一种代谢性疾病。由于骨骺软骨的矿化异常导致生长板软骨细胞成熟延迟, 无序排列。骨骺生长板膨大呈杯口样改变, 大量异常排列、矿化和退变的软骨使骨骼变形、生长迟缓。由于长骨近端和远端的生长速度不同, 佝偻病主要累及生长迅速的长骨远端而出现相应的骨骼异常。

思路 2:该患儿有双下肢弯曲,走路呈鸭步,肋缘外翻,肋骨串珠(+),手镯征(+),脚镯征(+),O 形腿,胫骨刀背样改变,化验检查血钙降低、血磷正常、碱性磷酸酶增高,X 线检查提示骨质稀疏,长骨干骺端呈杯口样,临时钙化带消失,边缘见毛刷样改变。上述特点符合佝偻病表现。PTH 因低钙反馈性升高,可除外甲状旁腺功能减低所致的低钙。

知识点

佝偻病的临床诊断

1. 临床表现 根据不同的佝偻病病因,临床和严重程度会有差别。小婴幼儿常表现为多汗、睡眠不安、烦躁、腹胀、便秘、头发稀少、枕秃、肌无力,严重者可有惊厥和喉痉挛。此外有骨骼疼痛、畸形、骨折、生长缓慢等。

2. 血钙或血磷降低,血碱性磷酸酶增高,可继发甲旁亢。维生素 D 缺乏性佝偻病血液中 $25\text{-}(OH)D_3$ 可降低,维生素 D 依赖性佝偻病 $1,25\text{-}(OH)_2D_3$ 正常或降低。

3. 影像学 X 线检查骨质稀疏,长骨干骺端呈杯口样,临时钙化带消失,边缘见毛刷样改变。

【问题 2】 询问家族史,绘制家系图(图 11-4-1)。

思路 1:维生素 D 依赖性佝偻病是常染色体隐性遗传,父母可能为致病基因携带者,需要详细询问父母的患病情况。

思路 2:患儿弟弟也发现双下肢弯曲,经检查患同样疾病。

【问题 3】 VDDR 化验检查有哪些特点?

思路 1:生化表现为低钙血症、低磷血症和血碱性磷酸酶升高,以及继发甲状旁腺功能亢进。VDDR-I 血 $25\text{-}(OH)D_3$ 正常,$1,25\text{-}(OH)_2D_3$ 降低。VDDR-II 血 $25\text{-}(OH)D_3$ 正常,$1,25\text{-}(OH)_2D_3$ 增高。

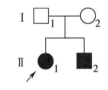

图 11-4-1 患者家系图

思路 2:该患儿化验检查血钙降低、血磷正常、碱性磷酸酶增高,PTH 增高。$25\text{-}(OH)\text{-}D_3$ 正常,$1,25\text{-}(OH)_2D_3$ 降低,故考虑 VDDR-I。

【问题 4】 VDDR-I 与 VDDR-II 如何鉴别(表 11-4-1)?

表 11-4-1 VDDR-I 与 VDDR-II 鉴别点

特征	VDDR-I	VDDR-II
缺陷	1-α 羟化酶缺陷	维生素 D 受体
遗传类型	常染色体隐性遗传	常染色体隐性遗传
秃发	无	有
血 $25\text{-}(OH)D_3$	正常	正常
$1,25\text{-}(OH)_2D_3$	降低	增高
$25\text{-}(OH)_2D_3$ 疗效	好	差

【问题 5】 VDDR 的遗传病理学特点?

思路 1:遗传检测分析能较好地指导临床诊断及预测预后。

思路 2:VDDR-I 和 VDDR-II 均为常染色体隐性遗传。VDDR-I 是由于位于染色体 12q13-q14 上的 *CYP27B1* 失活突变或缺失所致。*CYP27B1* 含有 508 个氨基酸残基,包括一个 N- 端线粒体信号区和一个血红素结合区。*VDR* 基因 N 端为 DNA 接合区域(DNA-binding domain DBD),C 端为配体接合区域(ligand-binding domain LBD)。

VDR 基因突变包括错义突变、无义突变、插入 / 置换、插入 / 复制、缺失、移码以及剪接位点突变。主要引起以下 5 种异常:激素的结合缺失、激素的结合能力减低、激素结合的亲和力降低、激素的核转位减少、激素与受体结合正常或近于正常,但受体与 DNA 结合异常。

【问题6】 VDDR的基因检测结果如何解读？

思路1：VDDR为常染色体隐性遗传，基因检测结果可以是父母为杂合子携带者，孩子为纯合子。也可以是复合杂合突变。

思路2：该患儿 CYP27B1 基因，突变类型是杂合。①核酸突变 c.1325-1326 insCCCACCC，氨基酸突变理论上分析会造成移码突变；②核酸突变 c.1375C>G，氨基酸突变 p.R459G。该突变未见报道，也未见 SNP 数据收录，根据 ACMG 评估为可能致病性（likely pathogenic，证据：PM2，PM3，PP3，PP4）。该患儿是复合杂合突变，插入导致的移码突变来自于父亲，错义突变来自于母亲。移码突变也可以认为对蛋白结构功能影响是决定性的，同时考虑到遗传方式，可以认为这孩子的两个突变均对蛋白结构影响较大。本患儿父母表型都正常的，但分别是移码突变和错义突变的携带者。

【问题7】 如何进行产前诊断？

思路1：产前诊断须建立在先证者遗传诊断明确的基础上，可以根据先证者的突变类型采用相应的技术对胎儿基因组 DNA 样本（一般为 18～22 周羊膜腔穿刺取羊水）进行遗传学检测，从而确定胎儿的基因型、是否会罹患与先证者相同的疾病。

思路2：对于先证者遗传诊断不明的家系进行产前诊断需谨慎。检测结果可能出现假阳性或假阴性。

【问题8】 如何进行遗传咨询？

思路1：本病为常染色体隐性遗传病，父母为杂合子，突变携带者，临床不发病，患儿为纯合子发病。或者复合杂合突变亦可表现为发病。

思路2：本患儿为先证者，其弟弟亦有临床表现，故父母再次生育发病风险率高。必要时可做羊膜腔穿刺取羊水进行遗传学检测。

【问题9】 如何对患者进行治疗？

思路1：VDDR-I 肝脏的 25-(OH)D$_3$ 正常，用 1α-(OH)D$_3$ 或直接用 1,25-(OH)$_2$D$_3$，仅需小剂量即可使症状缓解。有效剂量为 1α-(OH)D$_3$ 2～4μg/d，1,25-(OH)$_2$D$_3$ 0.25～1.0μg/d。需终身用药，否则症状可重新出现。VDDR-II 需用大剂量的 1α-(OH)D$_3$ 或 1,25-(OH)$_2$D$_3$，使血 1,25-(OH)$_2$D$_3$ 维持在高水平。一般治疗 3～5 个月后可纠正骨矿化延迟，血钙维持正常。无脱发患者疗效优于脱发患者。维生素 D 及其代谢产物治疗的有效剂量 VDDR-II 显著大于 VDDR-I。部分 VDR 突变的患者，当维生素 D 治疗或口服钙剂治疗无效时，可采用长期连续或间断静脉输入钙剂。经连续静脉输入钙数月后，随着血钙增加，甲状旁腺功能逐渐恢复，骨痛消失，影像学好转，此时再继续口服钙剂治疗。

思路2：本患儿为 VDDR-I，予骨化三醇 [25-(OH)$_2$D$_3$] 每日 0.75μg，胆维丁乳（维生素 D）30 万单位/月口服 1 个月，2 个月后复查，临床及影像学改变好转。

【问题10】 VDDR 诊断流程图。

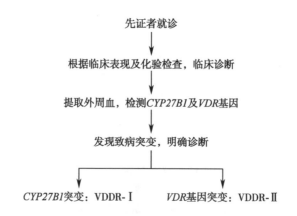

先证者就诊

根据临床表现及化验检查，临床诊断

提取外周血，检测 CYP27B1 及 VDR 基因

发现致病突变，明确诊断

CYP27B1 突变：VDDR-I   VDR 基因突变：VDDR-II

（巩纯秀）

第五节　假性甲状旁腺功能减退症

假性甲状旁腺功能减退症（pseudohypoparathyroidism，PHP）简称假性甲旁减，是一组以低血钙、高血磷

及甲状旁腺激素（PTH）抵抗为特征的异质性疾病。该病患儿可表现出特殊的体型，包括矮小、圆脸、肥胖，第 4、5 掌指（趾）骨短，异位骨化和智力发育障碍等。上述发育异常被称为 Albright 遗传性骨营养不良症（Albright hereditary osteodystrophy，AHO）。

依据对外源性 PTH 的反应不同，PHP 可分为两大类：PHP-Ⅰ型和 PHP-Ⅱ型。应用外源性 PTH 治疗后，PHP-Ⅰ型患者的肾脏 cAMP 的生成及尿磷的排出无增加，而 PHP-Ⅱ型患者的 cAMP 的生成正常，但尿磷排出障碍。PHP-Ⅰ型依据不同的分子缺陷，又可分为Ⅰa、Ⅰb 和Ⅰc 三型。PHP-Ⅰa 型临床最为常见，具有典型的身材矮小，肥胖，圆脸，短颈，第 4、5 掌指（趾）骨短等表现，可有多激素抵抗；PHP-Ⅰb 型患者无特殊体征，以肾脏对 PTH 抵抗为主；PHP-Ⅰc 型临床极少见，PHP-Ⅰc 与Ⅰa 二者都具有 AHO 畸形并可伴有多种激素抵抗，二者不同的是 PHP-Ⅰa 型血钙降低，血磷升高，G 蛋白刺激性 α 亚单位（Gsα）活性下降，PHP-Ⅰc 型血钙、血磷正常，Gsα 活性正常。

PHP 是一种罕见的遗传病，发病年龄平均为 8～9 岁。PHP-Ⅰa［OMIM 103580］致病基因为 *GNAS*，其位于染色体 20q13，包含 13 个外显子和 12 个内含子，约 20kb。*GNAS* 通过不同的启动子及 5′-端外显子、不同的选择性剪接产生多种转录本，其中研究最多的转录本、也是与 PHP-Ⅰa 和假假性甲旁减相关的转录本是 Gsα，编码刺激性 G 蛋白的 α 亚单位；PHP-Ⅰb 目前报道的致病基因为 *STX16* 及 *GNAS* 基因；PHP-Ⅰc 型的致病基因也为 *GNAS*，因其临床表型与Ⅰa 相同，故最早也认为其为Ⅰa 的亚型；PHP-Ⅱ型目前尚无致病基因报道；*GNAS* 各转录本在大多数组织中为双等位基因表达，但在特定的某些组织里，父系来源的等位基因的表达被抑制，这些组织包括近端肾小管、甲状腺、生殖腺、脑垂体。由于在这些组织中母源性 *GNAS* 基因表达占主导地位，因此来源于母亲的基因突变才会导致 PTH 和其他激素抵抗的变异。而源自父亲的失活性变异通常不造成严重的 PTH 和其他激素抵抗，但是会导致 AHO 的单独发生，从而导致 PHP。AHO 体征的发生被认为是由编码 GSα 蛋白基因的单体型不足造成。所以 PHP-Ⅰa 型患者的 *GNAS* 基因变异一般遗传自母亲，如果变异来源于父亲，则患者仅具有 AHO 表型，而不存在 PTH 等激素的抵抗，为 PPHP。因此，PHP-Ⅰa 和 PPHP 患者可出现在同一家系中，但不会出现在兄弟姐妹之间。如果 *GNAS* 基因的变异是来自于母亲，无论母亲的表型是 PHP-Ⅰa 还是 PPHP，子女均表现为 PHP-Ⅰa；而如果突变来自父亲，则无论父亲的表型是 PHP-Ⅰa 还是 PPHP，子女均表现为 PPHP。而 PHP-Ⅰb 是由于 *GNAS* 位点上长片段印记控制元件的异常导致的，即差异性甲基化区域（DMR）的印记缺失。由于 *GNAS* 可产生不同的转录本，包括激活性 G 蛋白 a 亚单位（Gsα），Gsα 特大片段（XLas），神经内分泌蛋白 55（NESP55），未翻译外显子 A/B（Exon A/B，又名 Exon 1A），和附加反义转录本（GNAS-AS），DMR 区即包含了这些转录本的启动子，其中 XLas、A/B 和 GNAS-AS 的启动子在母系等位基因上是甲基化的，因此保持沉默，其转录本是父本单一表达的。而 NESP55 的启动子在父系等位基因上是甲基化的，因此它是母本单一表达的。GNAS 印记缺陷包括 A/B、GNAS-AS 和 XLas DMR 区的甲基化缺失，以及 NESP55 DMR 区的过度甲基化。而 *STX16* 基因位于 GNAS 上游，由于其缺失可以导致 NESP55 的表达下降，故 *STX16* 基因的缺失亦可导致 PHP-Ib。

PHP 的诊疗经过包括以下环节：

1. 详细询问先证者的症状学特征及家族遗传史。

2. 查体时注意有无身材矮小，圆脸，肥胖，第 4、5 掌指（趾）骨短，智力发育障碍等。

3. 对疑诊患者进行血钙、血磷、尿磷、尿钙、甲状旁腺激素等检查。

4. 对诊断不明或临床分型不明确的患者建议对患者进行 GNAS 基因变异和甲基化检测及 *STX16* 基因检测，并对发现变异进行父母来源验证；

5. 向患儿家长解释检测结果、遗传咨询。

6. 根据患儿病情制订治疗方案。

临床关键点

1. 部分 PHP 患儿可表现出 AHO 畸形。

2. PTH 由于致病基因存在 DMR，故该病以常染色体显性和亲代印记的方式遗传；故应注意家族史，并建议行基因检测以进行遗传咨询。

临床病例

患儿，女，4岁2个月，因"皮肤钙化斑4年余"于我院内分泌科就诊。初步病史采集如下。

患儿2月龄时于左手背出现红色斑片状皮损，中心发白，质硬，表面凹凸不平，融合成片，无明显痒感，起初未予特殊治疗，皮损无明显变化。患儿1岁时腹部及大腿外侧部出现浅红色皮损，质硬，表面凹凸不平，曾于我院门诊就诊，行皮肤活检提示皮肤钙沉着症，左腕骨片示软组织异常密度影，考虑软组织内钙化影。

查体：体型偏胖，圆脸，颈短，第4、5指（趾）短小。左手背可见红色皮损，中心呈白色点状，表面凹凸不平，甲状腺未触及肿大，心、肺检查未见异常，右下腹可触及散在皮下小结节，肝、脾未触及肿大，神经系统检查未见异常，智力和嗅觉正常。

辅助检查：钙1.85mmol/L，磷3.52mmol/L，ALP 120U/L，PTH 146ng/L，高于正常。尿磷0.18mmol/（kg·24h），尿钙0.004mmol/（kg·24h），尿钙/肌酐0.02，正常范围。肝、肾功能正常。双手双足X线片提示诸骨未见明显骨质异常，右足及左腕软组织可见斑片状高密度影皮肤活检示真皮层内可见钙盐沉着，符合皮肤钙沉着症。头颅CT示双侧基底节区可见点状钙化灶，余脑实质密度可，两侧大、小脑半球脑沟及大脑前纵裂池著明，脑室、脑池未见扩张，中线结构无移位，基底节区和小脑未见异常。鼻咽部软组织饱满。

诊断意见：两侧大、小脑半球脑沟著明，双侧基底节区可见点状钙化灶。

家族史：患儿母亲存在体型矮胖，圆脸，伴有第4、5指（趾）骨短小。体健，无皮肤钙化及内分泌疾病。患儿父亲体健，患儿父亲和母亲血钙、磷、血碱性磷酸酶和PTH均正常。

【问题1】 根据上述资料，患儿最可能的诊断是什么？

思路1：根据患儿为4岁2个月学龄前女童，隐匿起病，以皮肤多发钙化斑为主要临床表现；查体示体型偏胖，圆脸，颈短，左手可见红色皮损，中心呈白色点状，表面凹凸不平，左下腹可触及散在皮下小结节，第4、5指（趾）短小；化验血钙降低，血磷升高，PTH升高；皮肤活检可见真皮层内钙盐沉积；双手双足片提示软组织内可见斑片状高密度影；头颅CT示两侧大、小脑半球脑沟著明，双侧基底节区可见点状钙化灶，首先考虑PHP。

知识点

PHP的临床诊断标准

1. 临床表现 典型患者常有先天性发育缺陷，如身材矮小，肥胖，圆脸，短颈，第4、5掌指（趾）骨短等表现。

2. 异位钙化 异位钙化是本病低钙高磷血症的后果，包括：①颅内基底节或脑实质钙化，发生率较高；②关节旁软组织骨化或钙化；常有智力低下、味觉和嗅觉不良等。

3. 实验室检查 血钙降低，血磷升高，血碱性磷酸酶正常，PTH增高。除外肾脏疾病。

思路2：本患儿临床表现为体型偏胖，圆脸，颈短，第4、5指（趾）短小，而其母亲同时存在体型矮胖，圆脸，伴有第4、5指（趾）骨短小，两者同时表现有Albright遗传性骨营养不良症。因为PHP-Ⅰb型患者无特殊体征，以肾脏对PTH抵抗为主。而患儿具有典型的身材矮小，肥胖，圆脸，短颈，第4、5掌指（趾）骨短等表现，且同时存在PTH增高，故考虑本患儿为PHP-Ⅰa和PHP-Ⅰc型可能性大，因其母亲也同时存在矮胖，圆脸，伴有第4、5指（趾）骨短小体征，因而考虑患儿疾病遗传自患有此病的母亲。PHP-Ⅰa和PHP-Ⅰc型的致病基因均为 GNAS，因此主要依赖于检测红细胞表面的Gsα活性来鉴别；PHP-Ⅰa型Gsα活性下降，PHP-Ⅰc型Gsα活性正常。

知识点

Albright遗传性骨营养不良症（AHO）

主要包括脸圆、指趾骨短、异位骨化及智力发育障碍。

　　PHP-Ⅰa 型是临床上最常见的类型，又称 Albright 遗传性骨营养不良症（AHO），是由编码 Gsα 的 *GNAS* 基因外显子 1～13 的杂合变异引起，多以常染色体显性遗传方式进行遗传。Gsα 异常不能与 G 蛋白偶联的激素受体结合，而使 cAMP 生成减少。Gsα 为一种印记基因，在甲状腺、性腺、垂体等组织中主要表达来源于母亲的等位基因。其最突出的临床表现具有典型的身材矮小，肥胖，圆脸，短颈，第 4、5 掌指（趾）骨短等表现。

PHP-Ⅰa 型和Ⅰc 型的鉴别要点

　　PHP-Ⅰc 型也有 AHO 及 PHP-Ⅰa 型的其他临床表现，且致病基因相同，但是Ⅰc 型红细胞表面的 Gsα 活性通常正常；这考虑与 GNAS 变异位点差异所致，Ⅰc 型变异通常来自具有轻度骨骼特征但没有器官激素抵抗的母亲，且变异常发生在外显子 13 中，在 C 末端的 α-5- 螺旋中。体外功能表达研究表明，这些变异蛋白都导致受体介导的 cAMP 产生的缺失或减少，但具有正常的非依赖受体的 cAMP 产生。该发现表明其可具有正常的 Gsα 活性，但是却选择性缺陷 Gs-α 受体偶联功能；但仍有一些Ⅰc 型患者未发现 *GNAS* 变异。

　　【问题2】　PHP 临床诊断的必备辅助检查是什么？
　　思路1：血钙、血磷。PTH 的生理作用为刺激溶骨作用，促进肾小管对钙的重吸收，排出尿磷，并通过调节肾内维生素 D₃ 羟化酶的活性，维持血钙水平。PHP 时由于 Gsα 表达减少、活性降低，使 cAMP 对 PTH 的反应下降，不能产生正常的生理效应，从而导致血钙降低，血磷升高。
　　思路2：甲状旁腺激素。在正常情况下，PTH 作用于靶细胞受体，受体与 Gsα 结合，激活腺苷酸环化酶（AC），生成 cAMP，进一步激活蛋白激酶 A（PKA），引起细胞内一系列分子的级联反应，从而使 PTH 的生物效应得以表达。PHP 时 PTH 无法产生正常的生理效应，甲状旁腺代偿性增生、肥大，PTH 分泌增加。

　　【问题3】　该病临床上需与哪些疾病相鉴别？
　　思路1：甲状旁腺功能减退症。本病是由各种原因导致甲状旁腺激素分泌过少或结构异常或靶器官对其不反应等所致的以低血钙为主要表现的一组内分泌系统疾病，是导致低钙磷代谢异常的主要原因之一，可分为原发性及继发性。原发性甲旁减可由甲状旁腺不发育引起，而继发性甲旁减多由手术破坏、甲状腺浸润性疾病或自身免疫性疾病而继发，多无 AHO 畸形表现。
　　思路2：假假性甲状旁腺功能减退症。假假性甲状旁腺功能减退症（pseudopseudohypoparathyroidism, PPHP）患者存在 AHO，但无生化改变，其血钙、血磷、血碱性磷酸酶和 PTH 均正常。尿钙、磷正常，注射外源性 PTH 后尿排磷及 cAMP 均增高，即肾脏对 PTH 的反应正常，PPHP 也是由于编码 Gsα 的 *GNAS* 基因的杂合变异所致，来源于母亲的基因突变才会导致 PTH 和其他激素抵抗的变异。而源自父亲的失活性变异通常不造成严重的 PTH 和其他激素抵抗，但是会导致 AHO 的单独发生，从而导致 PPHP。PHP-Ⅰa 和 PPHP 患者可出现在同一家系中，但不会出现在兄弟姐妹之间。如果 *GNAS* 基因的突变是来自于母亲，无论母亲的表型是 PHP-Ⅰa 还是 PPHP，子女均表现为 PHP-Ⅰa，而如果突变来自父亲，则无论父亲的表型是 PHP-Ⅰa 还是 PPHP，子女均表现为 PPHP。
　　思路3：局限性硬皮病（localized scleroderma）。硬皮病是皮肤变硬的疾病，一般分类将病变局限于皮肤的，内脏不受累的称为局限性硬皮病，但不存在 AHO 及激素抵抗。皮肤改变局限于手指（硬化改变），局限型患者除雷诺现象外，有的患者首发症状常是烧心或吞咽困难，严重胃肠道疾病伴食管功能异常及反流常是这类患者持续存在的症状，皮下钙质沉积表现为局部的小硬块，常出现在指，前臂或其他受压点，扩张的毛细血管数量增多，常见于面部、黏膜和手部，局限性硬皮病的严重表现是伴有或不伴有肺纤维化的肺动脉高压和较大动脉闭塞性病变。

　　【问题4】　怎样对患者进行遗传学诊断？
　　思路1：PHP-Ⅰa 型是临床上最常见的类型，是由于编码 Gsα 的 *GNAS* 基因的失活性变异所引起（图 11-5-1）。人类 *GNAS* 基因位于染色体 20q13，包含 13 个外显子，其 cDNA 长度约为 1.2kb。*GNAS* 可产生不同的转录本，包括激活性 G 蛋白 α 亚单位（Gsα），Gsα 特大片段（XLas），神经内分泌蛋白 55（NESP55），未翻译外显子 A/B（Exon A/B，又名 Exon 1A），和附加反义转录本（AS）。Gsα 是由 1-13 外显子编码合成，而 NESP55、XLas 和 A/B 分别包含各自的第一外显子，并与 2～13 号外显子拼接而成。GNAS-AS 转录本是从反义链产生的，横跨了 NESP55 的启动子和第一外显子。

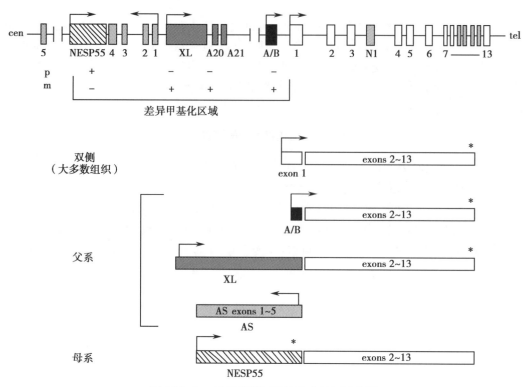

图 11-5-1 *GNAS* 基因及转录本结构示意图

（图上方表示几种转录本为父源或母源甲基化。m，母源；p，父源；＋示 CpGs 岛甲基化；－示 CpGs 岛未甲基化）

Gsα 在大多数组织中为双等位基因表达，但在个别组织中主要表达母源等位基因，后者包括肾脏近端小管、甲状腺、性腺、垂体。在 *GNAS* 位点还存在多个差异性甲基化区域（DMR），包含了多个转录本的启动子。DNA甲基化可以调节基因表达，这种表观遗传改变也可抑制特定等位基因上的启动子活性。XLas，A/B 和 AS 的转录本是父本单一表达的，而 NESP55 是母本单一表达的，他们的启动子在另一方的等位基因上是甲基化的。

思路 2：PHP-Ⅰb 型可分为家族型和散发型两个亚型。PHP-Ⅰb 家族型患者仅有 A/B 母源甲基化缺失；而 PHP-Ⅰb 散发型患者存在广泛的甲基化异常，A/B、AS、XLas 表现为母源甲基化缺失，而 NESP55 表现为父源过度甲基化。另外，PHP-Ⅰb 家族型与位于 20 号染色体 STX16 基因的大片段缺失密切相关，其中STX16 基因的 4～6 外显子的 3.0kb 的大片段缺失为最常见类型。

思路 3：PHP 检测流程图。

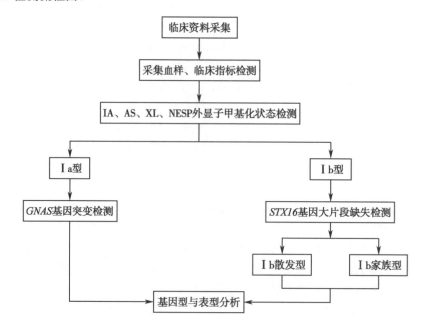

思路4：该患儿及父母均行 *GNAS* 基因 DNA 序列分析，结果提示源于母亲的 *GNAS* 基因 c.85C>T，p.Q29X，无义致病变异，导致第 29 位氨基酸由谷氨酰胺变为终止密码子。人的 PHP/PPHP 家系遗传学分析证明，母传的是 PHP 而父传的是 PPHP。如果 Gsα 的一个等位基因变异是来自于母亲，无论母亲的表型是 PHP-Ⅰa 还是 PPHP，子女均表现为 PHP-Ⅰa，因为 Gsα 异常在母传时，Gsα 活性为零，产生 PHP，父传 *Gsα* 基因表达可因基因印记而受抑制，Gs 活性正常，成为 PPHP。AHO 是 PHP-Ⅰa 的主要表型，但由于 PHP-Ⅰa 的 *GNAS* 基因变异的类型和影响 G 蛋白偶联激素受体功能的范围与程度不同，其临床表现极具多样性。Gsα 缺陷的程度逐渐加重，靶细胞膜上的受体不能与 PTH 结合，或虽结合也不能激活腺苷环化酶系统，结果不能生成 cAMP，以发挥其对 PTH 的生理效应，即 PTH 不能提高血钙，不能引起尿磷排出。cAMP 是许多肽类激素的第二信使，由于 cAMP 不能生成，故某些肽类激素的作用亦欠佳，其中包括 TSH 不敏感（甲状腺功能减退），ACTH 不敏感（常无临床表现）等。结合该病例，患儿母亲与患儿均存在体型偏胖，圆脸，颈短，第四、五指（趾）短小，患儿存在钙磷代谢紊乱，PTH 增高而其母亲无生化改变，其血钙、血磷和血碱性磷酸酶均正常，且同时存在甲状腺功能减退（TSH 不敏感）；又因患儿家系的基因结果，其父亲正常，患儿及其母亲均存在相同无义变异，故考虑母亲为 PPHP，该患儿为 PHP-Ⅰa 型患者。

【问题5】 如何进行遗传咨询？

思路1：该病以常染色体显性和亲代印记的方式遗传；如该病例，患儿及其母亲均具有典型的 AHO 畸形，首先考虑患儿为 PHP-Ⅰa 型，由母亲遗传而来。若母亲为杂合子，则下一个孩子患病的概率为 50%，纯合子个体通常不能存活。如果该家系中母亲再次孕育胎儿时，须向患者家属告知可能风险，选择适当的方式进行产前诊断。

思路2：先证者后代风险评估。*GNAS* 基因具有细胞特异性接纳父源基因的特征。母源性为 PHP 而父源性为 PPHP。Gsα 的一个等位基因如来源于母亲即可发病，来源于父亲却不发病。父传 *Gsα* 基因表达可因基因印记而受抑制，因此 Gsα 异常为母源性时，Gsα 活性为零，产生 PHP；父源性时，Gsα 活性正常，成为 PPHP。

【问题6】 如何进行治疗？

思路1：PHP 主要表现为低血钙，故使用维生素 D 及其代谢产物进行治疗，同时给予钙剂补充，使血钙维持在正常水平，必要时使 PTH 降至正常范围。

思路2：PHP-Ⅰa 型患者多存在不同程度的生长激素缺乏，从而表现为身材矮小，同时由于管状骨骺提前融合，也可导致掌骨变短。因此可以应用生长激素治疗促进身高增长。PHP-Ⅰa 型合并存在甲状腺功能减退和糖尿病时还需给予甲状腺素和胰岛素治疗。

（巩纯秀）

第六节 尿 崩 症

尿崩症（diabetes insipidus，DI）是一种以患者完全或部分丧失尿浓缩功能，从而表现为多尿、低比重尿及低渗尿和继发性多饮为特征的一组临床综合征。根据病因可以分为先天性和获得性，先天性尿崩症是一组遗传异质性单基因病，包括遗传性中枢性尿崩症和遗传性肾性尿崩症。临床上先天遗传性尿崩症虽然仅占所有 DI 患者的 10% 左右，但是在缺少充足水分供应的情况下，患者可能因严重失水，血浆渗透压与血清钠浓度明显升高而出现极度虚弱、发热、精神异常等症状，甚至死亡。长期慢性脱水可能造成部分 DI 患者出现生长发育迟缓及智力障碍等表现。尿崩症可发生于任何年龄，但以青少年为多见。男性多于女性，男女之比为 2:1。

一、遗传性中枢性尿崩症

遗传性中枢性尿崩症，也称为神经垂体性尿崩症（neurohypophyseal diabetes insipidus，NDI）或原发性中枢性尿崩症[OMIM 125700]，是一组少见的遗传异质性单基因病，主要为常染色体显性遗传，约占所有中枢性尿崩症（central diabetes insipidus，CDI）患者的 1%。由于精氨酸加压素（arginine vasopressin，AVP）合成或分泌障碍而导致多尿及多饮等尿崩症相关临床表现。*AVP* 基因[OMIM 192340]变异是其主要致病原因，遗传方式主要为常染色体显性遗传,偶有常染色体隐性遗传变异报道家系。目前有研究称存在 X 连锁隐性遗传方式[OMIM 394900],但致病基因尚未明确。

AVP 基因定位于染色体 20p13,长度(NM_00049)约 2.5kb,含有 3 个外显子和 2 个内含子,编码 164 个氨基酸组成的前精氨酸加压素原。少数 NDI 是 Wolfram 综合征,即伴有胰岛素依赖型糖尿病、视神经萎缩、耳聋、共济失调、膀胱尿道弛缓等,称为尿崩症 - 糖尿病 - 视神经萎缩和耳聋综合征(diabetes insipidus, insulin-deficient diabetes mellitus, optic atrophy and deafness, DIDMOAD)患者的临床表现之一,约 75% DIDMOAD 患者在 20~30 岁时可见 CDI 相关表现,同时有的可伴有视力和 / 或听力丧失,是常染色体隐性遗传疾病[OMIM 222300],致病基因 WFS1 定位于 4p16。目前有研究表明线粒体基因致病性变异也会引起该综合征表现[OMIM 598500]。

临床病例 1

患儿,女,7 岁 6 个月,主因"多饮、多尿 1 个月余"入院。初步病史采集如下。

入院前 1 个月余患儿无明显诱因出现多饮、多尿,全天饮水量 5 000~6 000ml/d,夜间明显,每晚起夜 7~8 次饮水,饮水量约 2 000~3 000ml 并排尿,尿量约 2 000~3 000ml,尿色清淡,伴食纳差,烦渴明显,进食前需饮水,否则口干、唾液黏稠显著。空腹饮水较多时出现呕吐,非喷射性,无消瘦,未予特殊诊治。

查体:体温 36.8℃,呼吸 20 次 /min,脉搏 92 次 /min,血压 90/60mmHg。体重 21kg,身高 116.4cm,发育正常,营养中等,神志清楚,精神反应可,呼吸平稳。皮肤无干燥,皮肤未见皮疹及出血点,弹性好,卡疤一枚。未及颅骨缺损,双眼窝无凹陷,口唇稍干燥,咽不充血。颈无抵抗,心、肺、腹及骨骼神经系统查体未见明显异常。监测液体出入量,夜间 12 小时饮水 2 350ml,尿量 2 300ml。查尿比重 1.005~1.010,尿糖(−),尿 pH6.0;血 Na^+145.4mmol/L,血 K^+4.19mmol/L,血 Cl^-105.4mmol/L,血糖 5mmol/L,血 Ca^{2+}2.18mmol/L。垂体磁共振示神经垂体 T1WI 高信号,未见明显影。

【问题 1】 根据上述门诊资料,患儿最可能的诊断是什么?

思路 1:据患儿系 7 岁余学龄期女童,病史 1 个月余,以多饮、多尿为主要临床表现,每日饮水量达 5 000~6 000ml,出入量大于 3 000ml/m²。本患儿多饮、多尿症状典型,夜尿多,尿比重低于 1.005,垂体磁共振神经垂体 T_1WI 高信号,未见明显显影,应考虑尿崩症可能。患儿父母均体健,家族中无类似疾病家族史。

知识点

原发性中枢性尿崩症的诊疗思路

1. 临床确定为多饮多尿患者,先除外其他疾病后才能行限水试验及垂体加压素实验确定为 CDI。

2. 无外伤史,发病隐匿,通过影像学检查除外下丘脑 - 垂体区占位及浸润性病变,患者需考虑 NDI。

3. 常有家族史,家族中男女均有发病。部分可以没有家族史,为散发病例。

4. 基因是确诊唯一方式,基因变异研究的关键是将基础研究转化应用于临床,使患者获得明确诊断与及时治疗,避免或减少 DI 相关并发症,同时还可以用于产前诊断及遗传咨询,有助于优生优育。

思路 2:患儿入院后行限水试验结果示,共限水 8 小时,患儿尿量无明显减少,血钠升至 150mmol/L,血渗透压 306mOsm/L,尿渗透压 220mOsm/L,尿比重 1.005,故尿崩症诊断成立。加压素试验示皮下注射垂体后叶素后,1 小时内尿量显著进行性减少,血钠下降至 140mmol/L,血渗透压 276mOsm/L,尿渗透压 450mOsm/L,尿比重 1.018,故诊断 CDI。患儿影像学检查未见明显异常可除外占位或肿瘤可能,故考虑为原发性中枢性尿崩症。患儿为女孩,无明显阳性家族史,无法判断其遗传方式。但患儿除多饮多尿外无其他临床表现,故先可行 AVP 基因致病变异检测。

思路 3:多饮多尿诊断流程图。

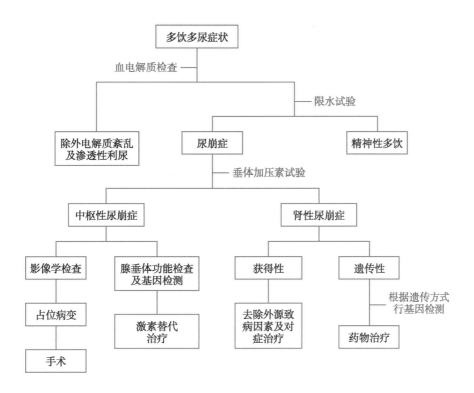

原发性中枢性尿崩症临床特点

原发性中枢性尿崩症主要为常染色体显性遗传，家族中男女患病率相当，患者子女有 50% 概率发病，部分患者没有家族史，常为散发病例。患者多在儿童时起病，平均发病年龄为 3.2 岁。*AVP* 基因致病性变异患者在出生后数月至数年才出现多尿、多饮的临床表现，即在出生后的第 1～2 年内 AVP 分泌往往是正常的，在疾病初期，AVP 是部分性缺乏，血尿渗透压可因限制液体或其他异常强刺激如恶心、体位性低血压等调节而维持在正常范围内。随着时间的推移，AVP 缺乏进行性加重甚至完全缺乏，病情也随之进展，限制液量不能有效维持机体正常的血尿渗透压。临床上有部分男性患者在中年后多尿、多饮等尿崩症相关临床表现可自发缓解或减轻。这部分患者均无肾上腺皮质功能减退或肾小球滤过率降低的证据，但 AVP 仍严重缺乏，其症状缓解的具体机制目前尚未阐明。

【问题 2】 该患者临床上需要与哪些疾病进行鉴别诊断？

思路 1：多饮多尿分三大类疾病，分别是原发性多饮、溶质性利尿、尿崩症。相关疾病有原发性多饮症、原发性高钙血症、糖尿病、肾脏疾病如肾功能不全、肾小管酸中毒、范可尼综合征、巴特综合征、原发性醛固酮增多症、甲状腺功能亢进症等鉴别。

原发性多饮症：亦称为强迫性饮水，指由于长期的精神或情感应激或抑郁所导致的多饮、多尿，通常通过限制饮水可好转。

原发性高钙尿症：通常是由于空肠对钙选择性吸收过多，或肾小管对钙重吸收缺陷致尿钙漏出过多等，导致尿钙增多从而带出大量水分所致多饮多尿，实验室检查尿钙 / 尿肌酐 >0.18，24 小时尿电解质尿钙排出量 >0.1mmol/(kg•d)[>4mg/(kg•d)]；可通过尿电解质鉴别。

糖尿病：以高血糖为特征的代谢性疾病。高血糖则是由于胰岛素分泌缺陷或其生物作用受损，或两者兼有引起。由于血糖升高导致尿中排出葡萄糖同时带出大量水分而导致多饮多尿；可通过监测血糖及糖化血红蛋白鉴别。

肾脏疾病：如肾功能不全、肾小管酸中毒、范可尼综合征、巴特综合征，均是由于肾脏损伤导致肾脏重吸收电解质异常，导致尿中排出大量电解质而同时带出大量水分所致；通常有血、尿电解质的异常，可伴有因电解质异常所致生长发育迟缓及骨骼改变，可通过监测电解质及 X- 线鉴别。

原发性醛固酮增多症： 是指由于肾上腺皮质分泌过量醛固酮，导致体内潴钠、排钾、血容量增多、肾素 - 血管紧张素系统活性受抑。由于大量失钾，肾小管上皮细胞呈空泡变形，浓缩功能减退，伴多尿，继发口渴、多饮；患儿还伴有高血压及低血钾；可通过监测血压、血电解质及肾上腺影像学检查鉴别。

甲状腺功能亢进症： 指多种原因所致的血循环中甲状腺激素水平增高而引起的临床综合征，甲状腺激素可促进利尿、排钾与排镁，从而导致多尿多饮症状，但患儿通常还有高代谢征群、甲状腺肿大、突眼症、神经及心血管系统功能紊乱等临床表现，通过甲状腺功能及甲状腺超声可鉴别。

思路 2：根据初步检查，患儿生长发育可，尿常规未见蛋白尿及红白细胞，尿糖正常、血电解质、血气分析正常，不支持上述溶质性利尿的疾病。

思路 3：原发性多饮与尿崩症需要限水试验鉴别，根据限水试验结果，患儿除外原发性多饮。

思路 4：CDI 与肾性尿崩症需垂体加压素实验鉴别，根据垂体加压素实验，患儿诊断为 CDI。

思路 5：该患儿无糖尿病、视神经萎缩、耳聋、共济失调、膀胱尿道弛缓等合并症状，故暂不支持 Wolfram 综合征。

【问题 3】 怎样对该患儿进行确诊？

思路 1：临床诊断是最重要的，除外其他可能疾病后才有可能进行限水试验和加压素实验。获得证据才能确诊。各种原因引起的 AVP 合成或分泌障碍，均导致多尿及多饮等尿崩症相关临床表现。AVP 和其相应的运载体神经垂体后叶素运载蛋白 II（neurophysin II，NPII）是作为同一个合成前体，由下丘脑视上核及脑室旁核的大神经元细胞合成，并在运送至神经垂体过程中被加工成活性激素。任何原因导致其合成异常均可导致尿崩症。原发性中枢性尿崩症其主要遗传方式为常染色体显性遗传，在分析患者家系符合该遗传性之后，进行分子遗传学检测是确诊和分类的一个重要手段，也是进行产前诊断的必备技术。由于其具有无创性，是临床首选的确诊方法。

思路 2：由于该患儿临床上仅有多饮多尿表现，无糖尿病、视神经萎缩、耳聋、共济失调、膀胱尿道弛缓等合并症状，故暂不支持 Wolfram 综合征，可直接行 AVP 基因检测。

需针对不同的临床表现选择不同的基因检测。若诊断为 Wolfram 综合征，则需针对该综合征致病基因进行致病性变异筛查。该患儿无该综合征表现，所以，直接对 AVP 基因进行变异筛查。

【问题 4】 怎样对该患者进行分子遗传学诊断？

思路 1：首先进行 AVP 基因变异检测，该基因大小及定位已相当明确，根据文献报道明确的致病变异至少 70 余种，绝大多数属于点变异，还有少数碱基片段缺失或插入，导致编码产物的氨基酸替换、缺失或蛋白截断。最常见的致病性变异位于外显子 2 上，也有 AVP 整个基因缺失而致病的报道。故首先对该基因外显子及旁侧区域扩增后行 Sanger 测序法寻找可能致病性变异。

思路 2：AVP 基因定位于染色体 20p13，长度约 2.5kb，含有 3 个外显子和 2 个内含子。3 个外显子分别编码如下结构：①外显子 1 编码 19 个氨基酸残基组成的信号肽（signal peptide，SP），9 肽 AVP，甘氨酸 - 亮氨酸 - 精氨酸 3 肽连接体和 9 个氨基酸残基组成的 NPII 氨基（—NH_2，N）端；②外显子 2 编码 67 个氨基酸残基组成的 NPII 高度保守区域；③外显子 3 编码 17 个氨基酸残基组成的 NPII 羧基（—COOH，C）端，精氨酸连接体和 39 个氨基酸残基组成的糖肽。

思路 3：首先进行 AVP 基因扩增及测序分析，若检测结果为阴性，则需要考虑是否存在大片段缺失或整个基因缺失，这需要进行 real-time 或 MLPA 方法进行外显子拷贝数分析。

【问题 5】 该患儿 AVP 基因检测结果能否确诊为 NDI？

思路 1：通过对该患儿 AVP 基因测序结果分析，患儿 AVP 基因 cDNA 第 314 位由 G 变异为 A，使 105 位半胱氨酸变为酪氨酸（c.314G>A，p.C105Y）。该变异位于 NPII 编码区，NPII 序列包含有 14 个半胱氨酸残基，对二硫键的形成和特定二级结构的维持非常重要。而该正常位点第 105 位半胱氨酸属于上述重要氨基酸之一，变异为酪氨酸后干扰正常二硫键的形成，造成编码的 AVP 结构和功能异常，使基因变异患者出现相应临床表现。该变异为文献已报道致病性变异，故为该患儿的致病变异。

思路 2：通过对患儿父母进行该变异位点验证，结果显示父母外周血均未检测到该位点变异，提示该变异可能为新生变异。

> 知识点
>
> ### 发病机制
>
> 　　常染色体显性 NDI 由于研究者发现正常基因编码的 NPⅡ有一个能特异结合 AVP 的位点（NPⅡ"口袋"结构域），与 AVP 结合后能调节 NPⅡ自身二聚化及进一步聚合，因此推断只要 AVP 基因变异影响了上述过程，均可在一定程度上导致疾病的发生。
>
> 　　具体致病机制包括：①变异的前精氨酸加压素原滞留在内质网中；②内质网中变异蛋白滞留，对神经元细胞有毒性作用而诱导其变性死亡；③机体保护性作用，使大神经元细胞特异的毒性 AVP 生成进行性减少；④变异蛋白合成的神经元比其他正常神经元更易受损伤，最终造成代偿不良而激素缺乏。

【问题 6】　如何进行遗传咨询?

思路：按照常染色体显性遗传开展咨询。

家庭成员的风险。

先证者同胞：同胞的风险取决于先证者父母的基因情况，如果先证者父母为受累患者，则同胞的风险是 50%。父母都携带异常基因，后代 75% 患病。当父母临床上无任何表现，基因未发现异常，则患病的风险很低，但需注意父母生殖腺嵌合可能。

先证者后代：每个先证者孩子有 50% 患病风险，故生育时需进行产前诊断。

先证者的其他家庭成员：其他家庭成员的风险取决于其父母的情况。如果其父母其中之一为患者，那么他们患病风险很高。

【问题 7】　如何对患者进行治疗?

思路 1：患者由于渗透压感受器及口渴中枢均正常，给予 AVP 类似物（DDAVP，去氨加压素）即可显著缓解患者多尿、多饮的临床症状，血尿渗透压恢复至生理范围内，提高生活质量，药物相关副作用（如低钠血症）少见。但是由于患者多尿多饮的表现是在出生一段时间后出现并进行性加重，在疾病早期通常未被重视，以致许多患者因长时间憋尿而出现泌尿系统相关并发症就诊，甚至部分患者因疾病长期持续进展而发展成慢性肾衰竭的不可逆病理状态，严重影响了患者的生长发育及生活质量与寿命。

思路 2：基因治疗使 AVP 基因有效持久正常表达，是理论上可行的治疗方案之一。已有动物学研究证实，将含有目的基因的病毒载体注射入患有遗传性家族性尿崩症的 Brattleboro 鼠模型的中枢神经系统或骨骼肌后，AVP 能持久有效表达。无临床相关研究。

【问题 8】　患儿母亲拟再生育,如何进行产前诊断?

思路 1：产前诊断需建立在先证者遗传诊断明确的基础上。该家系先证者遗传学诊断明确，但母亲外周血检测未携带该致病变异，先证者可能为新生变异，这样母亲再生育相同疾病患儿的概率相当小，但仍不能除外母亲生殖腺嵌合可能，故先证者母亲再生育时仍建议行产前诊断。首先对胎儿 gDNA 样本（可以孕早期取绒毛或中期取羊水）进行该基因分析确定胎儿是否会罹患与先证者相同致病性变异所致的 CDI 的结论。

思路 2：对于先证者本人将来生育，其后代有 50% 患病风险，故必须进行产前诊断。首先对胎儿 gDNA 样本（可以孕早期取绒毛或中期取羊水）进行该基因分析，确定胎儿是否会罹患与父（或母）相同致病性变异所致的 CDI。

二、遗传性肾性尿崩症

遗传性肾性尿崩症（HNDI）是一类 AVP 受体或受体后信号转导途径缺陷，使肾脏对 AVP 不敏感，从而引起以尿液浓缩功能障碍为主要特点的先天性疾病。临床上以血浆 AVP 正常或升高，但肾脏排出大量[>30ml/（kg·d）]的低渗尿液（<250mmol/kg），偶可引起严重脱水，出现高钠血症和高氯血症。

目前文献已报道的遗传性 NDI 相关致病基因主要有两类：一类是 AVP 受体 -2 基因（AVPR2）变异所致 X 连锁隐性遗传性 NDI[OMIM 304800]。约占所有遗传性 NDI 患者的 90%。男性常见，而女性携带者因存在 X- 染色体失活偏倚（skewed X chromosome inactivation，SXCI）出现多样化的临床表现。遗传性 NDI 发病率较低，而散发病例报道常见。国外报道男婴发病率约 8.8/100 万人口。约 50% AVPR2 基因变异患者家系中可确定女性携带者，而另一半患者为新发变异的散发病例。目前国内尚无相关流行病学研究报道。另一类是水通道蛋白 -2 基因（*AQP2*）变异，仅占遗传性 NDI 患者 10% 左右，为一种常染色体显性或隐性遗传病［OMIM 125800］。但是至今仍有约 5% 遗传性 NDI 患者未发现明确致病基因。

AVPR2 基因［OMIM 300538］定位于染色体 Xq28，长度约 2.2kb，因剪切形式不同分为两种异构体。异构体 1（NM_000054）由 2 个外显子和 1 个内含子组成；异构体 2（NM_001146151）由 3 个外显子和 2 个内含子组成，该基因编码一个含有 371 个氨基酸的 7 次跨膜受体（Ⅳ-B 型跨膜蛋白），属于 G 蛋白家族的成员之一。根据目前文献报道，约有 200 余种该基因变异类型导致 HNDI，最常见为错义变异，其次有无义变异、移码变异、缺失或重复等变异类型。

AQP2 基因［OMIM 107777］定位于染色体 12q13，全长（NM_000486）约 5kb，包括 4 个外显子和 3 个内含子。该基因编码一个含有 271 个氨基酸组成的 6 次跨膜水通道蛋白（Ⅳ-A 型跨膜蛋白），分子量约 29kD，是水通道蛋白家族（AQP 0~12）成员之一，也是主要的固有跨膜通道蛋白家族成员之一。目前已经报道了至少 40 种可能致病的基因变异。结合患者临床表现与家系遗传方式，该基因所致的尿崩症可分为常染色体隐性遗传性 NDI（autosomal-recessive NDI，ARNDI）和常染色体显性遗传性 NDI（autosomal-dominant NDI，ADNDI）。

临床病例 2

患儿，男，2 岁，主因"发现多饮多尿 1 年 2 个月"入院。初步病史采集如下。

入院前 1 年 2 个月（患儿 11 个月时），患儿无明显诱因出现饮水量增多，由原来的 400~600ml/d 逐渐加至现在 2 500~3 000ml/d，无多食，无咳嗽、咳痰，无腹痛、腹泻、便秘，无视物模糊及视力改变，无头晕、头痛，无血尿，无尿频、尿急、尿痛，无尿液粘脚。注意力转移后饮水量减少不明显，每日尿量与饮水量基本平衡，若控制饮水性格易烦躁，家长自觉体重增长不理想。若间隔 3 小时不饮水，则体温可升高至 38℃。患儿入院时，患儿胞弟日龄为 3 天，尚无任何临床表现。

查体：体温 37.5℃，呼吸 28 次 /min，神情，精神反应尚可，全身皮肤略干燥，未见皮疹及出血点，口唇略干燥，咽无充血，心肺腹查体未见明显异常。尿比重 <1.005，血钠 135.80mmol/L，渗透压 278.5mOsm/L。

【问题 1】　根据上述门诊资料，患儿最可能的诊断是什么？

思路 1：患儿为 11 个月时隐匿起病，病史 1 年余，以多饮多尿为主要表现，院外监测尿量及饮水量均大于 3 000ml/m²，患儿生长发育可，无营养不良、智体力发育落后表现，无反复呕吐、腹泻等症状，禁饮水 3 小时后会明显发热。无长期发热、反复口腔溃疡等表现。其多饮多尿症状典型，夜尿多，门诊查尿比重降低，故考虑尿崩症可能。该父母体健，无明显多饮多尿病史，否认家族中类似患者家族史。

知识点

HNDI 的诊疗思路

遗传性 NDI 在诊断时首先需要排除其他继发性 NDI，结合患者自幼发病的病史、家系、遗传特征等因素后才能考虑诊断遗传性 NDI。NDI 的主要临床特点是尿浓缩功能障碍，对外源性 AVP 无反应，即给予外源性 AVP 或去氨加压素后，尿渗透压变化不明显或升高不超过原来的 50%。在某些情况下，由于 DI 显著异质性的临床表现，诊断仍存在一定困难。基因检测方可确诊。

肾性尿崩症的临床特点：

未经治疗的 NDI 患者因肾脏对 AVP 无反应或仅部分反应而导致尿液浓缩功能障碍。成人患者常表现多尿、多饮，每日排出大量（15~20L）低渗尿液；新生儿易出现反复易激、呕吐、喂养困难、体重增长缓慢、发热、便秘及脱水等相关表现，长期反复脱水与高血钠可能造成持久的脑细胞器质性损害，使患者出现精神异常与发育障碍。另外，泌尿系统相关并发症较为常见，如双侧输尿管轻度扩张至严重肾积水及肾功能受损等。

思路 2：患儿入院后行限水试验及加压素实验后确定为肾性尿崩症，追问病史，排除获得性肾性尿崩症可能,考虑为 HNDI。患儿为男孩,无明显阳性家族史,无法判断其遗传方式,故可先按发病率较高的 *AVPR2* 基因变异检测。

【问题2】 该患者临床上需要与哪些疾病进行鉴别诊断(可参考 NDI)?

思路1:多饮多尿分三大类疾病,原发性多饮、溶质性利尿、尿崩症。相关疾病有原发性多饮症,原发性高钙血症、糖尿病、肾脏病如肾功能不全、肾小管酸中毒、范可尼综合征、巴特综合征、原发性醛固酮增多症、甲状腺功能亢进症等鉴别。

思路2:根据初步检查,患儿生长发育可,尿常规未见蛋白尿急红白细胞,尿糖正常,血电解质、血气分析正常,不支持上述溶质性利尿的疾病。

思路3:原发性多饮与尿崩症需要限水试验鉴别。

思路4:通过垂体加压素实验,除外 CDI 可能。

【问题3】 怎样对该患儿进行确诊?

思路1:HNDI 的分子遗传学检测是确诊和分类的一个重要手段,也是进行产前诊断的必备技术。由于其具有无创性,是临床首选的确诊方法。

思路2:由于该病遗传异质性较强,遗传方式较多,在没有明确家族史及家系遗传方式时,结合患儿为男性患儿,故一般先按发病率较高的 *AVPR2* 基因变异检测,若该基因检测未找到致病变异,则再考虑行 *AQP2* 基因检测。

【问题4】 怎样对该患者进行分子遗传学诊断?

思路1:首先进行 *AVPR2* 基因变异检测,该基因大小及定位已相当明确,根据文献报道,该基因主要变异方式为点变异及小片段缺失或插入,故对该基因外显子及旁侧区域扩增后行 Sanger 测序法寻找可能致病变异。

思路2:*AVPR2* 基因[OMIM 300538]定位于染色体 Xq28,长度约 2.2kb,因剪切形式不同分为两种异构体。异构体 1 由 2 个外显子和 1 个内含子组成;异构体 2 由 3 个外显子和 2 个内含子组成,该基因编码一个含有 371 个氨基酸的 7 次跨膜受体(Ⅳ-B 型跨膜蛋白),属于 G 蛋白家族的成员之一。根据目前文献报道,约有 200 余种该基因变异类型导致 HNDI,最常见为错义变异,其次有无义变异、移码变异、缺失或重复等变异类型。有大片段基因甚至整个基因缺失的报道。

思路3:首先进行 *AVPR2* 基因扩增及测序分析,若检测结果为阴性,则需要考虑是否存在大片段缺失或整个基因缺失,这需要进行 real-time PCR 或 MLPA 方法进行外显子拷贝数分析。若仍为阴性,则考虑对另一个致病基因 *AQP2* 进行基因检测。

【问题5】 该患儿 *AVPR2* 基因检测结果能否确诊为 HNDI?

思路1:通过对该患儿 *AVPR2* 基因测序结果分析,患儿 *AVPR2* 基因 CDNA(NM_000054)第 825 位由 G 变异为 A,该变异使 284 位色氨酸变为终止密码(c.825Gg>A,p.W284X),使编码蛋白在该位置提前终止,产生截断蛋白而致病。该变异为该患儿的致病性变异。

思路2:通过对患儿父母及患儿 1 个月大的弟弟进行该变异位点验证,结果显示患儿母亲在该位点为杂合,提示母亲携带该变异位点,为肯定携带者,患儿弟弟同样拥有该变异,为症状前患者。

知识点

发病机制

X 连锁隐性遗传性 NDI 由于肾脏变异的 V2R 对 AVP 的抵抗程度不同,患者临床表现多样。体外实验证实大部分基因致病性变异导致编码的受体滞留在细胞内,少数变异受体能够到达细胞表面,但不能与 AVP 结合或不能有效引发胞内的腺苷酸环化酶级联反应。研究认为,无论是 V2R 数量减少,还是其结构或功能的改变,都使 V2R 不能介导 AVP 的正常生理作用而导致肾性尿崩症。

【问题6】 如何进行遗传咨询?

思路1:该家系按 X 连锁隐性遗传方式进行遗传咨询。参考进行性肌营养不良的咨询方式。

思路2:若为常染色体显性遗传模式,参考 CDI 咨询方式。

【问题7】 如何对患者进行治疗?

思路1:常规采用低钠饮食,补充足量水分防止患者脱水的发生,定时排尿以避免泌尿系统相关并发症。

思路2:治疗药物包括噻嗪类利尿剂(氢氯噻嗪)、阿米洛利和前列腺素合成酶抑制剂(吲哚美辛)等。

目前推荐一线治疗方案是氢氯噻嗪联合阿米洛利[0.3mg/(kg·24h)]治疗,能使患者尿量降低至原来的一半,避免低血钾等电解质紊乱的风险,耐受性较好,可作为NDI患者长期治疗的一种选择,但存在的问题是上述药物使用一段时间后临床疗效会降低,建议患者间断使用。

部分年龄较小(<6岁)的NDI患儿在阿米洛利治疗后会出现严重持续恶心而不能耐受,这种情况推荐HTZ短期间断联合吲哚美辛治疗;若患者对该类药物仍不能耐受,可调整为环氧合酶抑制剂-2。吲哚美辛可能的抗利尿机制是能抑制水通道蛋白从细胞膜表面脱离,因其是一种非选择性前列腺素合成酶抑制剂。但在治疗时有消化道出血及凝血功能异常等风险,而特异性环氧合酶抑制剂-2在患儿严重脱水状态下会加重肾功能损害,所以临床上一般不建议使用。

传统治疗方案仅在一定程度上缓解多尿、多饮的临床症状,并非是对因治疗。在儿童时期,NDI患者若不及时治疗,持续脱水状态导致的高钠血症会使患儿出现智力障碍、生长发育迟缓以及肾功能异常等严重临床后果。

【问题8】 患儿母亲拟再生育,如何进行产前诊断?

思路1:产前诊断需建立在先证者遗传诊断明确的基础上。该家系先证者遗传学诊断明确,其同胞弟弟同样为受累患儿,母亲明确为致病基因携带者,需要进行产前诊断。首先对胎儿gDNA样本(可以孕早期取绒毛或中期取羊水)进行该基因分析确定胎儿是否会罹患与先证者相同致病性变异所致的肾性尿崩症的结论。

思路2:对于母亲未携带致病变异情况,先证者可能为新生变异,这样母亲再生育相同疾病患儿的概率相当小,但不能除外母亲生殖腺嵌合可能,故即使母亲外周血未发现携带致病性变异,再生育时仍建议行产前诊断。

(巩纯秀)

三、卡尔曼综合征

卡尔曼综合征(Kallmann syndrome,KS)又称特发性低促性腺激素性性腺功能减退(idiopathic hypogonadotropic hypogonadism,IHH)中伴有嗅觉缺失或减退的一类。KS由Kallmann等人于1944年首次提出,表现为先天性下丘脑促性腺激素释放激素(GnRH)分泌缺乏或作用异常导致的下丘脑性腺发育障碍,并伴嗅觉丧失(或功能减退)和其他先天性畸形。该病多见于男性,男性患病率约为1/10 000,女性患病率约为1/50 000。

KS具有很强的遗传异质性,遗传方式包括常染色体显性、常染色体隐性和X染色体隐性遗传三种遗传方式。临床上以散发病例居多,家族遗传型KS仅占总数的1/3,其中常染色体遗传约占89%,X连锁遗传约占11%。目前研究已经发现15个相关致病基因,但是这些基因仅能解释不到40%患者的遗传学基础,尚有一半以上的KS未找到相应的致病基因,有待进一步挖掘。虽然KS被认为是一种单基因疾病,但是有同一基因缺陷的家族内部及不同家族的表型存在差异,这提示一些病例可能存在其他基因缺陷。一些研究已经在一些情况下证实了复杂的双基因/寡基因遗传模式,然而,还需要有更大样本研究来阐明。

KS的诊疗经过通常包括以下环节:

1. 详细询问病史及遗传家族史,包括母孕期情况、出生时情况、幼儿期及儿童期情况、青春期情况、癫痫、睡眠障碍、诊治经过及效果等。

2. 系统全面的体格检查。重点关注性腺及第二性征发育情况(体态、胡须、喉结、腋毛乳房、阴毛、外生殖器等),嗅觉初步检测,并检查是否存在色觉、听力问题,唇、腭裂,并指(趾)畸形、联带运动,肥胖,肾发育不全,牙齿发育不良等。

3. 对疑诊患者进行性发育情况的评估以及内分泌水平的检测、嗅觉功能评估、嗅球MRI共振检查、腹部超声、泌尿系超声等。

4. 进行染色体检查,GnRH兴奋试验等,以排除其他疾病的可能。

5. 在临床诊断确定后,告知KS遗传病理及分子诊断流程,知情同意后进行分子遗传检测。

6. 向患者及其家人解释检测结果、遗传咨询。

7. 根据患者病情制订治疗方案。

8. 向患者介绍有关的 KS 病友会及医学网站,增加患者对疾病的认识,更好地配合治疗。

临床关键点

1. KS 的临床诊断须在已完成性腺发育、功能及嗅觉功能临床评估的基础上进行。

2. KS 的临床诊断须鉴别诊断临床表型相似的疾病。

3. 制定遗传检测流程应根据遗传方式、临床表型及致病基因比例进行。

4. 患者应该充分知晓目前 KS 分子遗传学检测的检出率及相关研究进展。

5. KS 患者如果及早明确诊断,及时进行相关治疗,不仅可以有正常的青春期发育并维持相应的第二性征,还能生育。

临床病例 3

患者,男,25 岁,因"外生殖器以及第二性征发育不良,伴有嗅觉障碍"来院就诊。初步病史采集如下。

患者隐睾,无遗精及夜间勃起。父母非近亲结婚,其兄表型正常,无家族发病史。

查体:身高 178cm,体重 54kg,指间距 183cm,体毛稀疏,无胡须、腋毛及阴毛生长,无喉结,声音尖细,乳房女性化。皮肤白皙。外生殖器呈幼稚型,测量阴茎长 2.8cm,双侧睾丸直径约 2.0cm,质中。

内分泌检测结果:LH 0.089U/L(正常值 1.7~8.6U/L),FSH 0.611U/L(正常值 1.5~12.4U/L),T<20ng/dl。甲状腺、肾上腺功能正常。

泌尿系彩超:睾丸左侧 19mm×7mm×10mm,右侧 20mm×7mm×10mm[参考值左侧 33.0mm×23.7mm×17.8mm,右侧 33.8mm×22.7mm×17.1mm]。

HCG 激发试验:HCG 刺激后 T 138ng/dl。

GnRH 兴奋试验:试验前和注射戈那瑞林后 30、60、90 分钟检测 LH 值分别为 1.26U/L、2.43U/L、5.61U/L、4.49U/L,FSH 值分别为 1.572U/L、2.086U/L、2.914U/L、3.754U/L。

骨龄检测:骨龄较实际年龄落后。

头颅磁共振成像(MRI):未见异常。嗅球磁共振成像(MRI):双侧嗅球缺如。

嗅觉试验:嗅觉缺失,不能区别乙醇、水、醋酸。

染色体核型 46,XY。

【问题 1】 根据上述门诊资料,患者最可能的诊断是什么?

思路 1:根据患者为 25 岁(年龄 >18 岁)男性,主诉外生殖器以及第二性征发育不良并伴有嗅觉障碍的临床表型,结合内分泌检测结果,患者血清 LH、FSH、T 检测水平均低于参考值,提示处于青春期前水平,测量及泌尿系彩超结果示小睾丸、小阴茎和隐睾,提示为低促性腺激素性性腺功能减退。嗅觉试验中不能区别乙醇、水和醋酸,提示嗅觉障碍。综合以上高度怀疑为 KS。

知识点

KS 的临床诊断标准

KS 的主要特征是男性骨龄 >12 岁或生物年龄 ≥18 岁,女性到生物年龄 14 岁尚无第二性征出现、促性腺激素缺乏、性腺功能低下,并伴有嗅觉缺失或减退。具体体征表现在以下几个方面:

1. 性腺功能减退的临床证据 缺乏青春期性发育、无第二性征或第二性征发育不良、女性无或稍有乳腺发育、原发性闭经,男性勃起功能障碍。一些患者可有部分青春期发育,而后又停滞。一些发病晚的患者可有完全正常的青春期发育,但在成年期发生低促性腺激素,而导致不孕不育和性功能障碍。

2. 精子检查 无精子症或少精子症等。

3. 实验室检查　LH、FSH 和性激素水平低于正常值，男性 T<3.47nmol/L（100ng/dl），女性 E_2<180pmol/L（50pg/ml）。染色体核型正常。

4. 磁共振成像（MRI）　显示嗅球缺失或发育不全，排除下丘脑及垂体的器质性病变。

5. 嗅觉测试　嗅觉缺失或减退。

6. 非生殖非嗅觉表型　面中线发育缺陷，如唇裂、腭裂等，掌骨短、并指（趾）畸形及肾脏发育异常等。神经系统的表现包括感觉性听力下降，眼球运动异常及小脑共济失调及肢体镜像运动（联带运动）。

思路2：性腺发育及功能临床评估的具体标准。

性体征发育情况的评估：KS 患者低促性腺激素性性腺功能减退症主要表现为无性发育或发育不良，为性幼稚体型，缺乏第二性征。无腋毛、阴毛，骨龄落后，臂长可大于身长 5cm 以上（宦官体型），并缺乏青春期生长加速。青春期后男性声调高，睾丸容积常<4ml，阴茎短小，阴囊发育幼稚，勃起障碍、不育；女性无或稍有乳腺发育，原发性闭经。此外，部分患者骨龄愈合延迟，骨龄落后。大多数 KS 男性患者以隐睾或阴茎短小而就医，女性患者则多以乳腺发育不良或原发性闭经而就医。

内分泌水平的检测：KS 患者 LH、FSH 和性激素水平均低于正常，男孩有抗苗勒管抑制激素（AMH）增高和抑制素 B（Inh B）降低等。男性患者精液检查无精子，但染色体核型正常。

思路3：嗅觉功能临床评估的具体标准。

询问病史：嗅觉异常通常由患者自述其先天性无嗅觉或仅能闻到刺激性气味。KS 在性腺发育不良疾病中发病率较高，而相关报道其发病率很低，主要原因可能是患者多因性腺发育不良来就诊，而医生往往忽略询问其嗅觉情况。

头颅 MRI 影像学检查：头颅 MRI 检测可发现 KS 患者鞍区 MRI 下丘脑及垂体无器质性异常，部分患者缺乏嗅球和嗅束及存在不同程度的大脑嗅沟发育不全。

嗅觉分辨能力的检测：常规的嗅觉测试实验是乙醇、水和醋酸辨别实验，嗅觉分辨能力的专业检测有 Toyota-Takagi 检测和 Alinamin 检测。KS 患者存在嗅觉减退或缺失的临床表型。

【问题2】　KS 患者临床诊断的必备辅助检查是什么？

思路1：内分泌水平检测。主要是对患者外周血 LH、FSH 和性激素（女性 E_2 和男性 T）水平进行检测。KS 患者 LH、FSH 和性激素水平均低于正常值，男患者有抗苗勒管抑制激素（AMH）增高和抑制素 B（Inh B）降低等。

另外，进行甲状腺轴功能、肾上腺轴功能、生长激素轴功能及催乳素检测，排除其他原因导致促性腺激素缺乏、性腺功能低下及第二性征发育不良的可能（KS 患者上述项目检测正常）。

思路2：超声检测。乳腺超声（男、女均做），妇科超声（女性患者），睾丸、附睾、阴囊超声（男性患者）。KS 患者因促性腺激素缺乏，存在性腺功能低下、第二性征发育不良的临床特征。超声心动图、双肾超声等，针对患者存在的先天畸形种类进行对应检测。

思路3：染色体核型分析。KS 患者核型正常，核型分析有利于鉴别诊断其他与 KS 表型类似的染色体病。

思路4：GnRH 兴奋试验。根据促性腺激素释放激素对垂体促性腺激素有兴奋作用的原理，给受试者注射外源性促性腺激素释放激素（戈那瑞林）后在不同时相抽取外周血，测量性腺激素含量，根据激素含量升高情况，可以了解垂体功能。若垂体功能良好，则促性腺激素水平升高，反之，则反应性差。本例中给予药物刺激后，LH 峰值 4.49U/L，LH/FSH>0.6，提示垂体功能尚可，可以排除垂体病变导致性腺功能低下的可能。

思路5：HCG 激发试验。HCG 激发试验的反应程度可反映 Leydig 细胞的储备功能。给受试者留取基础的睾酮水平，而后开始肌内注射 HCG 1 500U/d，共 4 天，并于第 5 天晨起再次检测睾酮水平。KS 的患者通常睾丸间质细胞功能良好，HCG 激发后睾酮水平 >110ng/dl。

思路6：嗅觉检查。

常规的嗅觉测试实验是让受检者区分乙醇、水和醋酸三种气味，嗅觉正常的个体可以准确区分三者，而存在嗅觉问题的个体则无法准确判断。

关于嗅觉分辨能力的专业检测有 Toyota-Takagi 检测和 Alinamin 检测。其中 Toyota-Takagi 检测中包含对五种标准嗅觉检测物质的嗅觉功能检测，这五种物质分别为 β- 苯乙醇（玫瑰花的气味）、甲基环戊烯醇酮（焦糖的气味）、异戊酸（腐臭气味）、γ- 十一碳内酯（罐装桃子的气味）、甲基吲哚（腐烂的蔬菜的气味）。具有这五种气味的检测物分别被稀释 10 倍，然后依次对接受检测者进行评分。若能嗅出或分辨出正常人所能嗅出的 50% 的气味则记为 0 分；依次逐渐增大检测物稀释倍数，若能嗅出计分为 0 的检测物浓度的 10^X 检测物的气味，则该检测者的嗅觉分辨能力计分为 X。Alinamin 检测则是给接受检测对象静脉注射 10μg 剂量的 Alinamin，然后检测其能否辨别出大蒜或硫醇气味。具有正常嗅觉的人，能在注射 Alinamin 后 10 秒分辨出大蒜或硫醇的气味。

思路 7：磁共振成像（MRI）检查。

头颅 MRI 检测：重点关注鞍区下丘脑及垂体是否存在器质性异常，双侧嗅球、嗅沟、嗅束发育情况。KS 患者鞍区下丘脑及垂体无器质性异常，但存在嗅球、嗅沟和嗅束的发育不全或缺失。然而有相关研究对比 KS 患者的临床表型和他们的 MRI 影像学表现，发现约 25% 的患者有正常的嗅球和嗅沟，但存在嗅觉减退或缺失的临床表型。

思路 8：骨龄检查。通过双手正位骨龄平片检测，对比患者生物年龄（骨龄）和实际年龄，以确定生长发育情况。KS 部分患者存在骨龄愈合延迟、骨龄落后、成年以后仍在不停长高的情况。

知识点

发病机制

KS 的病理机制是下丘脑完全或部分丧失合成分泌 GnRH 的功能，其中涉及胚胎期 GnRH 神经元的时空迁移模式，即由嗅板至下丘脑的迁移过程障碍，致使下丘脑 GnRH 分泌缺陷和嗅神经萎缩。目前认为，GnRH 神经元和嗅神经细胞轴突存在共同的胚胎起源（嗅基板上皮）和迁移途径，分泌 GnRH 的神经元起源自中枢神经系统外结构，即外胚层的嗅基板，并与嗅神经纤维形成含 GnRH 的轴突束，沿鼻黏膜、前颅窝、筛板及大脑完成其最终迁移（约胚胎 13～15 周）。在此迁移途径中，神经元之间的相互作用对确保该迁移的正常进行至关重要，如果在此时期发生迁移途径异常就会导致 KS 的发生。

【问题 3】 该患者临床上需要与哪些疾病进行鉴别诊断？

思路 1：多种垂体前叶激素分泌障碍。除下丘脑 - 垂体 - 性腺轴功能受损外，可同时存在一种或多种其他垂体前叶激素分泌缺陷。因此需筛查生长轴、甲状腺轴、肾上腺轴功能。垂体前叶发育不良、垂体柄阻断综合征、垂体和下丘脑肿瘤以及其他鞍区病变均可致垂体前叶多种激素分泌不足。

思路 2：体质性青春发育延迟。为暂时性青春发育延迟。绝大多数男孩在 14 岁之前出现青春发育表现。少数男孩青春发育时间会延迟到 14～18 岁，甚至更晚。虽然青春发育较晚，但他们成年后身高、性腺轴功能和骨密度均正常。体质性青春发育延迟可能和体形偏瘦或存在青春发育延迟家族史的遗传因素有关。这些人常在 18 岁前有正常的青春期启动，青春期过程正常，最终可获得正常的性成熟。而 KS 患者不会有正常的青春期启动。

思路 3：营养状态对青春发育的影响。过度节食、长期腹泻等病因造成营养不良，会引起两性青春发育延迟或 IHH。神经性厌食是女性闭经常见原因。肥胖可致男性隐匿性阴茎和睾酮水平降低，易被误诊为 IHH。在肥胖患者，睾酮水平随着体重增加而降低，他们的促性腺激素水平和睾丸体积一般接近正常。饮食控制或胃肠道手术减轻体重后，睾酮水平可明显提高。

思路 4：慢性系统性疾病对青春发育影响。肾病综合征、严重甲状腺功能减退症、肝硬化、炎症性肠病等可致青春发育延迟，称为功能性青春发育延迟。处理或去除原发疾病后，青春发育可恢复正常。

思路 5：合并有性腺轴功能减退的各种遗传性疾病或综合征。常见的有普拉德 - 威利综合征（PWS），表现为极度肥胖和 IHH；DAX-1 基因变异，表现为先天性肾上腺发育不全和 IHH；Laurence-Moon-Biedl 综合征，表现为极度肥胖、糖尿病和 IHH。

思路 6：高促性腺激素性性腺功能减退症。各种原因导致的原发性性腺发育不良或功能衰竭，辅助检查提示性激素水平降低和促性腺激素水平明显升高。如女性特纳综合征（典型核型 45，XO），以矮小、多痣、肘外翻等多种畸形和青春不发育为特征；男性克兰费尔特综合征（典型核型 47，XXY）以青春部分发育、男性乳腺发育和精子生成障碍为特征。

综上所述，患者表型及各项临床检测结果均符合 KS 临床诊断标准，通过鉴别诊断排除为其他疾病的可能，因此临床诊断为 KS。为了进一步确诊，我们建议患者进一步做遗传学诊断。

【问题 4】　怎样对该患者进行分子遗传学检测？

思路 1：已知基因的检测。KS 具有很强的临床和遗传异质性。首先，应明确患者是家族性遗传还是散发个体，如果为家族性遗传，其遗传方式可以为选择哪些致病基因进行检测提供指导。其次，可根据不同基因致病的临床异质性及伴随表型等因素（表 11-6-1），初步拟定基因检测的先后顺序。最后，应充分考虑变异类型（点突变、缺失重复），选用相应的检测方法（测序，MLPA）进行分子遗传学检测。

表 11-6-1　KS 已知相关基因

基因名称	c.DNA	遗传方式	伴随表型
KAL1（Xp22.3）	NM_000216	XR	联带运动，单侧肾缺如，高腭弓
FGFR1（8p11.23-p11.22）	NM_023110	AD	腭/唇裂，骨骼畸形（手足），外耳发育不良
PROKR2（20p12.3）	NM_144773	AR	可能伴癫痫，睡眠障碍，联带运动，纤维发育不良，肥胖
PROK2（3p13）	NM_021935	AR	可能伴癫痫，睡眠障碍，联带运动，纤维发育不良，肥胖
CHD7（8q12.1）	NM_017780	AD	耳聋，半规管发育不良多见，CHARGE 综合征
FGF8（10q24.32）	NM_033163	AD/AR	腭/唇裂，骨骼畸形（手足），外耳发育不良
NSMF（9q34.3）	NM_001130970	AD	唇/腭裂
WDR11（10q26.12）	NM_018117	AD	无
HS6ST1（2q14.3）	NM_004807	AD	高腭弓，骨质发育不良，膝内翻
SEMA3A（7q21.11）	NM_006080	AD	无
SPRY4（5q31.3）	NM_001293290	AD	耳聋，齿列异常
IL17RD（3p14.3）	NM_017563	AD/AR	耳聋，齿列异常
DUSP6（12q21.33）	NM_001946	AD	耳聋，齿列异常
FGF17（8p21.3）	NM_003867	AD	唇/腭裂
FLRT3（20p12.1）	NM_013281	AD	耳聋，唇/腭裂

思路 2：未知基因的筛查。KS 目前研究已经发现的 15 个相关致病基因仅能解释不到 40% 患者的遗传学基础，针对这些病例，可考虑应用全外显子组测序技术，测序结果结合已知相关致病基因分子网络、信号通路，进行分析预测，寻找候选基因，后续进行功能验证，从而发现致病新基因，为更好地阐明 KS 致病机制以及提高其临床检出率、指导临床治疗做出贡献。

思路 3：遗传诊断流程。对我们的临床病例进行分析，患者无家族患病史，为散发病例，无法通过遗传方式选择进行检测的致病基因，只能首先针对常见基因进行检测。考虑患者不伴身体其他方面的异常，我们对目前已知的 KS 相关基因进行二代测序检测。

经测序分析，发现在 PROKR2 基因存在一个 c.518T>G 的杂合变异，查询 HGMD 数据库确认为已报道的 KS 致病变异。

【问题 5】　患者生育后代，如何进行产前诊断？

思路 1：产前诊断需建立在先证者遗传诊断明确的基础上。根据先证者的变异类型，采用相应的技术对胎儿 gDNA 样本（可以孕早期取绒毛，中期取羊水）进行遗传学检测，并结合基于 STR 位点的连锁分析进一步排除母血污染。综合上述检测结果得出胎儿是否会罹患与先证者相同变异所致的 KS 的结论。

思路 2：KS 并非严重致愚致残致死性疾病，其嗅觉功能减退或障碍并不会对其生活质量造成很大影响，且相当一部分患者低促性腺激素性腺功能减退症状能够在给予性激素替代治疗后得以改善，因此，KS 的产前诊断应遵循孕妇及其家人的意愿和需求。

思路 3：KS 患者由于性腺功能低下，导致第二性征发育延迟或不出现，不能生育，严重影响患者的生活质量。临床研究表明，KS 患者如果诊断得早，及时进行相关治疗，可以进行正常的青春期发育并维持相应的第二性征,生育后代。但是,如果诊断较晚,或诊断不当,不仅会造成治疗的困难,而且会对患者心理造成影响,有研究表明,KS 患者中抑郁症的发病率随着确诊年龄的增加而显著提高。因此,KS 的早期诊断对于指导治疗意义重大。

【问题 6】　如何进行遗传咨询?

思路:KS 临床上以散发病例居多,家族遗传型 KS 仅占总数的 1/3,其中常染色体遗传(常染色体显性遗传和常染色体隐性遗传)约占 89%,X 连锁遗传约占 11%。在本例中,患者为散发病例,无家族发病史,因而遗传咨询不能为该家系中其他成员提供患病风险评估。

【问题 7】　如何对患者进行治疗?

KS 患者主要生理缺陷在于 GnRH 合成不足从而导致性发育障碍,表现为性腺(男性睾丸组织,女性卵巢组织)以及第二性征发育不良,成年后无生育能力。

思路 1:GnRH 脉冲治疗。KS 患者的外周性腺组织仍可具有一定功能,若早期给予激素替代疗法进行治疗则可促进其第二性征发育。使用便携式输注泵,以 10μg/90min 脉冲样皮下输注 GnRH,模拟 GnRH 生理分泌模式,促进腺垂体促性腺激素的合成和释放,进而促进睾丸生长发育,分泌睾酮和生成精子。有报道称,GnRH 脉冲治疗 12 个月,患者精子生成率高达 77%。这说明处于青春期、部分成年期的 KS 患者在及时接受性激素替代疗法后均有可能缓解并改善其性发育不良的症状,甚至能够使部分 KS 患者重获生育能力,这无疑给 KS 患者改善生活质量获得生育能力带来了福音。

思路 2:HCG/ 人绝经期促性腺激素(hMG)联合生精治疗。促性腺激素治疗有可能恢复患者生育能力,给药方式为 HCG 2 000～3 000U,每周 2 次肌内注射。依据睾酮水平和睾丸生长情况调整用药,当睾酮水平达正常成年男性中值后,再加用 HMG/FSH 75～150U 每周 2～3 次肌内注射。研究表明,产生精子的中位数时间为 7 个月。

思路 3:雄激素。对于暂无生育需求患者,14 岁以后可予雄激素治疗,以促进男性第二性征发育,维持正常性功能、体脂成分、骨密度,同时有助于维持正常的情绪和认知,但是雄激素的治疗不能恢复生育能力。

【问题 8】　如何对患者早期诊断?

思路:大多数 KS 患者是因其缺乏青春期第二性征前来就诊,结合医生询问其嗅觉功能才在临床得以确诊,而婴幼儿缺乏性征发育表型且又无法接受嗅觉功能测试,因而往往很难识别疑似患儿。研究表明,3～6 月龄的男婴存在明显的"小青春期",即婴儿期男孩外周血 FSH、LH 和 T 自出生后随月龄增大而递增,至 3 月龄达高峰,3 个月以后又递减,约 6～12 月龄后回至低水平。因而 3 月龄是早期诊断男孩 IHH 的最佳窗口期。在此基础上,关于 KS 的早期诊断,临床上将一些存在隐睾或者小阴茎、小睾丸合并 FSH 和 LH 水平低下的男婴,结合对其头颅 MRI 检测,若存在嗅球、嗅束发育不良,则可在临床上早期诊断为 KS。而女孩"小青春期"不如男孩明显,出生后外周血 FSH、LH 及雌二醇水平一直随月龄递增,婴幼儿性激素没有明显的峰值,故女婴 KS 的早期诊断相对困难,往往需至青春期年龄因缺乏第二性征发育才能予以诊断。

卡尔曼综合征（微课）

四、醛固酮减少症

醛固酮减少症(hypoaldosteronism)是一种罕见的常染色体隐性遗传病,是由于 *CYP11B2* 基因变异造成醛固酮合成酶缺乏导致体内醛固酮合成障碍[OMIM 203400 610600]。CYP11B2(NM_000498)位于 8 号染色体,全长 2 936bp,含 9 个外显子,其常见变异类型包括外显子及外显子 - 内含子交界区点变异、小片段缺失、大片段缺失等。*CYP11B2* 编码蛋白醛固酮合成酶,醛固酮合成酶存在于肾上腺皮质球状带,属于细胞色素 P450 家族,参与醛固酮在体内的生物合成。其生理作用涵盖了 11β- 羟化酶、18- 羟化酶和 18- 氧化酶,在体内首先在 11β 位上羟化脱氧皮质酮形成皮质酮,在 18- 羟化皮质酮形成 18- 羟皮质酮,最后在 18 位氧化 18- 羟皮质酮生成醛固酮。醛固酮合成酶缺乏的患者体内醛固酮减少,导致患者钠离子重吸收障碍和钾离子潴留,从而造成低钠血症、高钾血症和代谢性酸中毒。

醛固酮减少症的诊疗经过通常包括以下环节:

1. 详细询问先证者的症状学特征及遗传家族史。

2. 查体时重点关注体格发育、血压、脱水症状体征和生殖系统体征。

3. 对疑诊患者进行血液生化检查、血气分析、类固醇激素检测,以排除其他肾上腺皮质疾病导致的失盐综合征,确定醛固酮减少症的临床诊断。

4. 对于诊断不明或临床分型不明确的患者建议进行分子遗传检测。

5. 向患者解释检测结果、遗传咨询。

6. 根据患者病情制订治疗方案。

临床病例 4

患儿,男,50天,因"反复呕吐、进行性消瘦40天"入院。初步病史采集如下。

患儿足月平产,出生体重2 970g,出生第11天起不明原因频繁呕吐,进行性消瘦,不发热,尿少,大便正常。

查体:体温35.6℃,心率140次/min,脉搏微弱不清,呼吸20次/min,血压测不到,体重2.43kg,消瘦,嗜睡,重度脱水貌。两肺未见异常,心音低钝,心律齐。腹部未见异常。皮肤、外生殖器无色素沉着。入院后血、尿常规及血糖、肝肾功能正常。

血气分析:pH7.18,标准碳酸氢盐7.3mmol/L,实际剩余碱 −17.3mmol/L。血 Na^+101.2mmol/L,血 K^+7.9mmol/L,血 Cl^-72.0mmol/L。血浆皮质醇29.7μg/dl,睾酮21ng/dl,血浆肾素活性1.34μg/(L•h),醛固酮0.33pg/ml。ACTH 31pg/ml,17-羟孕酮1.97ng/ml。双肾、输尿管、膀胱及肾上腺B超和气钡双重全胃肠道造影未发现异常。

(皮质醇1μg/dl=27.6nmol/L,睾酮1ng/dl=0.034 7nmol/L,醛固酮1pg/ml=2.77pmol/L,ACTH 1pg/ml=0.22pmol/L,17-羟孕酮1ng/ml=3.03nmol/L)

【问题1】 根据上述门诊资料,患儿最可能的诊断是什么?

思路:患儿新生儿期发病,以反复呕吐、进行性消瘦为主要临床表现;查体见低血压、体格发育显著落后,重度脱水貌;辅助检查示低钠血症、高钾血症,代谢性酸中毒,肝、肾功能正常,提示该病为肾上腺皮质疾病导致的失盐综合征。类固醇激素检查中,醛固酮水平显著降低,血浆肾素活性升高,而ACTH、皮质醇、睾酮和17-羟孕酮水平均正常,高度提示醛固酮减少症。

【问题2】 醛固酮减少症患者临床诊断的必备辅助检查是什么?

思路1:血液生化检查、血气分析。低钠血症、高钾血症、代谢性酸中毒是醛固酮减少症患者主要的生化表现,常常是患者到专科就诊的主要原因。血液生化检查、血气分析对本病的诊断和治疗评估都非常重要。

思路2:类固醇激素检查,醛固酮水平降低为本症的特点。由于醛固酮合成酶只涉及盐皮质激素代谢,不会引起糖皮质激素和性激素的合成,患者 17- 羟孕酮、ACTH、性激素水平均正常。

思路 3:醛固酮前体检测。为进一步细分疾病类型,可检测患者血浆 18- 羟皮质酮、皮质酮和脱氧皮质酮水平,计算皮质酮 /18- 羟皮质酮、18- 羟皮质酮 / 醛固酮比值。

【问题 3】 该患者临床上需要与哪些疾病进行鉴别诊断?

思路 1:患儿出现低钠血症和高钾血症,需与 21-OHD 所致的失盐综合征相鉴别。该患儿外生殖器发育正常,ACTH、皮质醇、17- 羟孕酮和性激素水平正常,排除了 21-OHD。

思路 2:该患儿醛固酮水平降低,需与假性醛固酮减少症相鉴别。假性醛固酮减少症亦可表现为高钾血症、低钠血症及代谢性酸中毒,但醛固酮水平无明显降低,可鉴别。

【问题 4】 怎样对该患儿进行确诊?

思路:*CYP11B2* 基因检测是确诊和分类的一个重要手段,是临床首选的确诊方法。

【问题 5】 如何进行遗传咨询?

思路:根据基因检测结果,按常染色体隐性遗传方式进行遗传咨询。

【问题 6】 如何对患者进行治疗?

思路:醛固酮减少症的治疗主要包括口服钠盐(1～2g/d)和氟氢可的松(0.1～0.3mg/d),以及对症支持治疗。当患者血浆肾素活性降至正常时可停止口服钠盐。氟氢可的松需继续维持至儿童期结束,根据血液电解质监测结果判断是否需要继续治疗。

(巩纯秀)

五、假性醛固酮减少症

假性醛固酮减少症包括假性醛固酮减少症 I 型(pseudohypoaldosteronism type Ⅰ,PHA1)[OMIM 177735 264350]和假性醛固酮减少症 Ⅱ 型(pseudohypoaldosteronism type Ⅱ,PHA2)[OMIM 145260]。PHA1 为常染色体显性或隐性遗传。显性遗传的致病基因为 *NR3C2*(NM_000901),编码盐皮质激素受体。隐性遗传的编码基因包括 *SCNN1A*(NM_001038)、*SCNN1B*(NM_000336)和 *SCNN1G*(NM_001039),分别编码阿米洛利敏感型钠离子通道的 α、β 和 γ 亚单位。PHA1 患者醛固酮受体缺乏,或上皮细胞钠离子通道的亚单位失活,造成患者自尿液、汗水、唾液和粪便中丢失大量钠盐,同时由于钠离子重吸收障碍导致远端肾单位主动泌氢和被动排钾的功能障碍,引起高钾血症、酸中毒。由于低钠血症和高钾血症,患者血浆醛固酮浓度可继发性升高,血浆肾素 - 血管紧张素活性增强。PHA2,也称为家族性高血钾高血压或 Gordon 综合征,为常染色体显性遗传,*WNK1*(NM_001184985)、*WNK4*(NM_001321299)、*CUL3*(NM_001257197)及 *KLHL3*(NM_001257194)基因为 PHA2 的致病基因。患者肾小管钠离子、氯离子重吸收增加,泌钾减少,进而出现高血钾、高血氯、水钠潴留、血容量扩张和代谢性酸中毒。血浆醛固酮和肾素活性无特异性改变。

假性醛固酮减少症的诊疗经过包括以下环节:

1. 详细询问先证者的症状学特征,有无呕吐、乏力、生长发育落后、智力落后、高血压与心律失常等相关症状。

2. 详细询问遗传家族史特别是高血压家族史及幼年时暂时性的临床表现、猝死等。

3. 查体时重点关注体格发育、血压、脱水症状体征和生殖系统体征。

4. 对疑诊患者进行血液生化检查、血气分析、类固醇激素检测,以排除肾功能不全、Ⅳ 型肾小管酸中毒、原发性高血压和其他肾上腺皮质疾病导致的失盐综合征,确定 PHA1 或 PHA2 的临床诊断。

5. 对于诊断不明或临床分型不明确的患者建议进行分子遗传检测。

6. 向患者解释检测结果、遗传咨询。

7. 根据患者病情制订治疗方案。

临床关键点

1. 呕吐、喂养困难、体格发育落后、心律失常是假性醛固酮减少症的常见临床症状。高血压常常是 PHA2 患者就诊的主要原因。

2. 假性醛固酮减少症的生化诊断需进行血液生化、血气分析、血浆醛固酮、肾素 - 血管紧张素等检测。低血钠、高血钾、代谢性酸中毒、醛固酮和血浆肾素活性增高是 PHA1 的生化特点。PHA2 则主要表现为高血钾、高血氯、代谢性酸中毒，血钠浓度正常或升高，同时具有容量性高血压。

3. 基因检测是确诊 PHA1 和 PHA2 的重要手段。

4. PHA1 的主要治疗方法为口服钠盐，PHA2 主要依赖排钾利尿剂噻嗪类利尿剂治疗。

临床病例 5

患儿，男，5 个月，因"反复呕吐 4 个月余，加重 10 天"入院。初步病史采集如下。

患儿足月平产，出生体重 2 500g，生后一周起反复无诱因呕吐，6～8 次 /d，呕吐物为胃内容物，量少至中，非喷射性，无腹泻、发热、抽搐。曾两次入院，诊断为"先天性肾上腺皮质增生"，给予口服碳酸氢钠片和 9α 氟氢可的松治疗，效果不佳，呕吐症状仍反复发作。

查体：体重 5kg，身高 63cm，头围 40cm，血压 80/50mmHg，呼吸 30 次 /min，脉搏 120 次 /min。神志清，轻度脱水貌，无皮肤色素沉着，心肺腹及外生殖器无异常。血、尿、粪常规及血糖、肝肾功能正常。血 Na^+113.4mmol/L，血 K^+7.56mmol/L，血 Cl^-86.2mmol/L，CO_2CP 12.3mmol/L，阴离子间隙 20.42mmol/L，肾素 1.2μg/（L•h），醛固酮 422pg/ml，ACTH 25pg/ml，皮质醇 30.0μg/dl，睾酮 19.9ng/dl，17- 羟孕酮 1.97ng/ml。B 超检查：双侧肾上腺、双肾、输尿管及膀胱未见异常。

（醛固酮 1pg/ml=2.77pmol/L，ACTH 1pg/ml=0.22pmol/L，皮质醇 1μg/dl=27.6nmol/L，睾酮 1ng/dl=0.034 7nmol/L，17- 羟孕酮 1ng/ml=3.03nmol/L）

【问题 1】 根据上述门诊资料，患儿最可能的诊断是什么？

思路：患儿新生儿期发病，病程迁延，以反复呕吐为主要临床表现；查体见体格发育落后，轻度脱水貌；辅助检查示低钠血症、高钾血症，代谢性酸中毒，提示患者存在失盐综合征。患者肝、肾功能正常，血压正常，而 ACTH、皮质醇、睾酮和 17- 羟孕酮水平均正常，外生殖器正常，排除了 21-OHD。而血浆醛固酮水平升高，9α- 氟氢可的松治疗无效，进一步排除了醛固酮减少症。本例患者高度提示为 PHA1。

知识点

PHA1 的临床诊断要点

1. 典型者发病年龄早，多在新生儿期，也可在任何时期发病。
2. 典型者临床表现为反复呕吐、腹泻，渴感减退或消失，患儿生长发育落后。血压正常或者升高。
3. 低血钠、高血钾、酸中毒。
4. 血浆 ALD、PRA、AT Ⅱ均增高。
5. 对外源性糖皮质激素和盐皮质激素治疗无反应。

【问题 2】 假性醛固酮减少症患者临床诊断的必备辅助检查是什么？

思路 1：血液生化检查、血气分析。

假性醛固酮减少症患者临床症状不特异，血液生化检查、血气分析是发现本病的关键。PHA1 可有低血钠，代偿好的症状不典型。PHA2 血压常正常或者升高。高钾血症是本症患者主要生化特点。PHA2 患者常合并代谢性酸中毒。

思路 2：类固醇激素检查。

PHA1 患者血浆肾素活性和醛固酮水平增高。

PHA2 患者血浆醛固酮、肾素活性降低。

PHA1 和 PHA2 患者皮质醇和性激素水平均正常。

【问题 3】 该家系先证者临床上需要与哪些疾病进行鉴别诊断？

思路 1：患儿出现不明原因的低钠和高钾血症，需与和醛固酮减少症所致的失盐综合征相鉴别。

该患儿外生殖器发育正常,应用氟氢可的松治疗无效,ACTH、皮质醇和性激素水平正常,醛固酮水平升高,排除了 21-OHD 和醛固酮减少症。

思路 2:该患儿生后 1 周起病,表现为反复呕吐,需与先天性消化道畸形相鉴别。

腹部 B 超、X 线腹部平扫均可协助鉴别诊断。

【问题 4】　怎样对该患儿进行确诊?

思路:基因的分子遗传学检测是确诊和分类的一个重要手段。由于其具有无创性,是临床首选的确诊方法。

PHA1,PHA1A 为常染色体显性遗传,致病基因 *NR3C2* 位于染色体 4q31.23,含有 11 个外显子;PHA1B 为常染色体隐性遗传,致病基因 *SCNN1A*、*SCNN1B* 和 *SCNN1G* 分别位于染色体 12p13.31、16p12.2 和 16p12.2。应用一代测序时间、成本消耗较大,采用二代基因测序技术可同时对多个基因进行检测和分析。

PHA2,目前已知致病基因有 4 种,分别为 *WNK1*、*WNK4*、*CUL3* 及 *KLHL3*,除 *KLHL3* 基因变异导致的 PHA2 外,均为常染色体显性遗传。*WNK1* 基因导致 PHA2 报道较少,目前发现 *WNK1* 基因 1 号内含子大片段缺失可导致 PHA2。WNK4 基因致病变异类型主要为外显子及外显子 - 内含子交界区点变异,致病位点编码氨基酸均位于 *WNK4* 蛋白的酸性结构域。*CUL3* 基因致病变异包括点变异、小片段插入变异、小片段缺失变异,均位于 *CUL3* 基因第 8 内含子、第 9 外显子、第 9 内含子区域,变异均导致编码跳过第 9 外显子。*KLHL3* 基因导致的 PHA2 有常染色体显性及隐性两种遗传方式,致病变异以外显子点变异为主,也有及外显子 - 内含子交界区点变异及小片段缺失变异。

【问题 5】　如何进行遗传咨询?

思路:根据基因检测结果,按常染色体隐性或显性遗传方式进行遗传咨询。

【问题 6】　如何对患者进行治疗?

思路:对于假性醛固酮减少症患者,外源性糖皮质激素或盐皮质激素治疗均无显著效果。根据诊断结果,PHA1A 患者给予口服钠盐治疗,常规 1~3g/d,随着患者年龄增大,肾脏功能发育完善,以及自我饮食调节,可停止治疗。PHA1B 型患者仅口服钠盐治疗效果欠佳,需加用降钾树脂降低血钾,无明显自愈倾向,需终身治疗。Ⅱ型患者使用小剂量噻嗪类利尿剂,包括氢氯噻嗪、环戊噻嗪、苄氟噻嗪即可明显改善症状、纠正电解质,需终身治疗。

(巩纯秀)

第十二章　皮肤系统遗传病

国际疾病分类（international classification of disease，ICD-10）中编码分类的皮肤病约 2 000 余种，其中与遗传因素有关的皮肤病近 500 种，包括皮肤复杂疾病和遗传性单基因皮肤病。遗传性皮肤病不仅影响美观，而且累及全身各脏器和器官，并且该类疾病目前并无十分有效的治疗方法，因此给患者造成极大的身心负担，早期诊断和干预对优生优育极为重要。近年来，遗传学技术、分子生物学技术以及生物信息学技术的研究的不断深入，遗传性皮肤病的研究取得了突飞猛进的发展。相关研究成果为遗传性皮肤病的预防、产前诊断和精准医疗奠定了基础，可有效地减少严重皮肤遗传病患儿的出生，降低遗传性疾病的发生率，从而提高人群遗传素质和人口质量。本章节介绍鱼鳞病、遗传性大疱性表皮松解症、遗传性掌跖角皮病、白化病和外胚层发育不良这五大类遗传性皮肤病。

第一节　鱼　鳞　病

鱼鳞病（ichthyosis）是一组以皮肤干燥伴片状鱼鳞状鳞屑为特征的遗传性角化障碍性皮肤病。本病儿童期发病，临床表现为四肢伸侧或躯干部位皮肤干燥、粗糙，伴有褐色的菱形或多角形鳞屑，外观如鱼鳞状或蛇皮状。本病临床类型多样，遗传模式有常染色体显性、常染色体隐性和 X 连锁隐性遗传。其中以常染色体显性寻常型鱼鳞病（ichthyosis vulgaris）最为常见。

鱼鳞病（课件）

鱼鳞病诊疗经过包括以下环节：

1．详细询问先证者病史、临床特征及遗传家族史。

2．查体时重点关注皮肤损害，尤其是疾病特征性的皮肤损害，同时询问患者有无合并其他系统疾病。

3．对疑诊患者进行皮肤组织病理检查，确定鱼鳞病的临床诊断及临床类型。

4．对不愿意行皮肤组织病理检查的患者，告知鱼鳞病的遗传病理及分子诊断流程，知情同意后进行分子遗传检测。

5．向患者解释遗传检测诊断结果。对遗传诊断明确、有生育要求的家系进行产前诊断，根据结果进行遗传咨询。

6．根据患者病情制订治疗方案。

临床关键点

1．鱼鳞病主要临床特征：皮肤损害呈"鱼鳞"或"蛇皮"样，伴有毛囊角化性丘疹。

2．皮肤组织病理检查和基因检测是确诊的两个重要手段。

3．本病有多种类型，每种类型的遗传方式存在差异，应进行遗传家族史及相关遗传信息的咨询。

4．该病目前无有效治疗方法，主要以对症治疗为主。

5．明确遗传学诊断是进行准确产前诊断的前提。

临床病例

患儿，女，8 岁，系"全身皮肤干燥、脱屑 7 年"就诊于皮肤性病科门诊。

初步病史采集如下：患儿足月平产，生长和智力发育正常。出生后6个月，双下肢伸侧皮肤干燥，并见白色鱼鳞状鳞屑，腹股沟和屈侧未见明显皮损。患者曾在当地医院就诊，主要予以保湿治疗（图12-1-1）。此后背部、双上肢伸侧出现类似皮疹，瘙痒明显。皮疹冬重夏轻，且随着年龄增长病情逐渐改善。此外，患者具有哮喘病史。患儿父亲也有类似皮肤病症状。查体：神情，营养发育正常，四肢肌张力正常，余未见明显异常。专科检查：躯干、四肢皮肤干燥、伴灰白色至淡棕色鱼鳞状鳞屑，周边微翘起，部分部位见毛囊角化性丘疹。

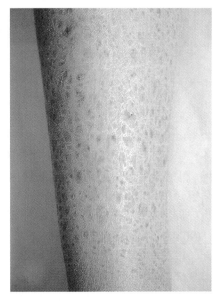

图12-1-1 鱼鳞病临床照片

【问题1】 根据上述门诊资料，患儿最可能的诊断是什么？

思路1：根据患者皮损特点、家族发病符合常染色体显性遗传模式、伴有哮喘这一特应性疾病病史，因此临床拟诊为常染色体显性遗传性鱼鳞病，又称寻常型鱼鳞病（ichthyosis vulgaris）。

知识点

寻常型鱼鳞病临床诊断标准

1. 幼年发病，青春期后病情可逐渐减轻，男女均可发病，皮损冬重夏轻。

2. 皮疹好发于四肢伸侧及背部，尤以两小腿伸侧为甚，屈面及褶皱处甚少累及。

3. 典型皮损是淡褐色至深褐色菱形或多角形鳞屑，鳞屑中央固着，周边微翘起，如鱼鳞状，常伴有掌跖角化、毛周角化和特应性疾病史。

4. 组织病理提示表皮变薄，角质层轻中度增厚，颗粒层减少或缺乏，毛囊孔和汗腺可以有角质栓塞，皮脂腺数量减少。

思路2：寻常型鱼鳞病是一种常染色体显性遗传病，男女均可发病。患者父母亲及兄弟姐妹均可能为患者，因此需要详细询问二代亲属的患病情况，绘制系谱图。

在该病例中，患儿父亲也有类似症状。其系谱图（图12-1-2）符合常染色体显性遗传方式谱系特点。

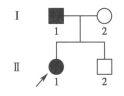

图12-1-2 先证者家系图

【问题2】 寻常型鱼鳞病患者临床诊断的辅助检查有哪些？

思路：皮肤组织病理检查。寻常型鱼鳞病组织学上特异性表现为表皮变薄，角质层轻中度增厚，颗粒层减少或缺乏，部分毛囊孔和汗腺可见角质栓塞，皮脂腺数量减少。

知识点

寻常型鱼鳞病病理学机制

表皮层由基底层、棘层、颗粒层、透明层和角质层构成，其中颗粒层含有大量角质蛋白颗粒，这些颗粒中含有大量聚丝蛋白。聚丝蛋白由前聚丝蛋白原经水解作用而分化成熟，在角质层的终末分化、保持水分等方面发挥重要作用。在寻常型鱼鳞病中，聚丝蛋白的减少或缺失导致角化过程异常。临床皮肤活检亦提示寻常型鱼鳞病患者的角质蛋白颗粒减少或缺无。

【问题3】 该家系先证者临床上需要与哪些疾病进行鉴别诊断？

鱼鳞病临床具有多种类型，寻常型鱼鳞病需要与其他类型的鱼鳞病进行鉴别。不同类型鱼鳞病相关遗传学信息见表12-1-1。

思路1：X-连锁隐性遗传性鱼鳞病。男性发病，女性为致病基因携带者。临床上主要表现为皮肤干燥、粗糙伴有黑棕色鳞屑，四肢伸侧及皱褶部位常累及。皮损持续存在且不随年龄而改善。患者常伴有角膜深部点状混浊、性腺功能减退、精神抑郁和骨骼异常。病理表现为角质层、颗粒层增厚，钉突显著，血管周围有均匀分布的淋巴细胞浸润，汗腺数量略有减少。该病为性联隐性遗传，类固醇硫酸酯酶（STS）（NM_001178136.1）基因致病变异可导致该病。

思路2：大疱性鱼鳞病样红皮病。出生后全身弥漫性红斑，伴有水疱和大疱，一般数月后红斑消退，出现广泛鳞屑及局限性角化性疣状丘疹，以四肢屈面及皱褶处明显，常继发感染，严重时伴发败血症。病理表现为角化过度和棘层肥厚，颗粒层内含有粗大颗粒，颗粒层及棘层上部有网状空泡化，表皮内可见水疱，真皮浅层少许炎症细胞浸润。该病为常染色体显性遗传，角蛋白KRT1（NM_006121.3）和KRT10（NM_001195387.1）基因致病变异导致该病。

思路3：非大疱性先天性鱼鳞病样红皮病。90%以上患者出生时表现为火棉胶样胎儿，少数表现为特征性鳞屑的红皮病，以后皮损逐渐消退，大多数在青春期趋于好转。皮损为白色或灰色的浅表性、半粘附状的光亮鳞屑，面、手臂和躯干部为细软的羽毛状鳞屑，而在双下肢表现为板层状或盘状鳞屑，可伴有掌跖角化及斑秃。病理表现为角化过度，伴有轻度角化不全和棘层肥厚，真皮浅层淋巴细胞浸润。谷氨酰胺转移酶1（TGM1）（NM_000359.2）基因、12-R脂氧合酶（ALOX12B）（NM_001139.2）基因、脂氧合酶3（ALOXE3）（NM_001165960.1）基因致病变异可导致该病。

思路4：板层状鱼鳞病。出生时全身覆有角质膜，类似胶样儿，此后膜状物逐渐脱落，代之弥漫性红斑伴大片状四方形鳞屑，犹如铠甲，面部紧绷，眼睑、唇黏膜外翻。可全身分布，包括头皮及四肢弯曲部位。常伴掌跖角化、皲裂和指甲改变。病理表现为中度角化过度，部分呈局灶性角化不全，颗粒层变薄或稍增厚，棘层中度肥厚，真皮上层有炎症细胞浸润。谷氨酰胺转移酶1（TGM1）（NM_000359.2）基因、脂氧合酶3（ALOXE3）基因（NM_001165960.1）、人类结合蛋白分子活性（ABCA12）基因（NM_173076.2）、细胞色素P450（CYP4F22）基因（NM_173483.3）、脂肪酶N（LIPN）基因（NM_001102469.1）致病变异可导致该病。

思路5：获得性鱼鳞病。

此外，本病需要与淋巴瘤、胶质瘤、肉样瘤、麻风等病引起的获得性鱼鳞病相鉴别。后者一般发病较晚，可在原发病出现数周或数月后才表现出来，常累及躯干和四肢，原发病治疗后皮损可得到改善。

总之，基因诊断在明确鱼鳞病的临床类型及与其他疾病的鉴别诊断中具有重要价值。

表12-1-1 不同类型鱼鳞病遗传学相关信息

疾病中文名称	疾病英文名称	疾病OMIM	基因	遗传模式
寻常型鱼鳞病	ichthyosis vulgaris	146700	FLG	常染色体显性
X-连锁隐性遗传性鱼鳞病	X-linked recessive ichthyosis	308100	STS	X性联隐性
大疱性鱼鳞病样红皮病	bullous congenital ichthyosiform erythroderma	113800 146600	KRT1KRT10	常染色体显性
非大疱性先天性鱼鳞病样红皮病	non-bullous congenital ichthyosiform erythroderma	242100 604780 609383	TGM1ALOXE3 ALOX12B	常染色体隐性

疾病中文名称	疾病英文名称	疾病 OMIM	基因	遗传模式
板层状鱼鳞病，1-5 型	lamellar ichthyosis 1-5	242300	*TGM1*	常染色体隐性
		601277	*ABCA12*	
		604777	*CYP4F22*	
		613943	*LIPN*	
		606545	*ALOXE3*	

【问题 4】　怎样对该患儿进行确诊？

思路：寻常型鱼鳞病致病基因为中间丝相关蛋白基因（filaggrin, FLG），致病变异检测是确诊的一个重要手段，也是进行产前诊断的必备技术。

【问题 5】　怎样对该家系先证者进行分子遗传学诊断？

思路 1：明确的遗传病理学特征和家系特征是进行遗传检测的基础，能指导临床医师选择合适的遗传检测技术，从而制订高效而经济的检测流程。寻常型鱼鳞病属于常染色体显性遗传，表现为家族中每一代均有人患病，男女无差异。

思路 2：寻常型鱼鳞病由于编码聚丝蛋白基因 FLG（NM_002016.1）致病变异致病。该基因位于 1 号染色体，cDNA 长约 13Kb，含 3 个外显子。1 号外显子（15bp）仅含有一个 5′UTR 序列；2 号外显子（159bp）含有启动密码子；3 号外显子较大（12,753bp），包含 10～12 个约 973bp 的重复序列，其两侧为两段不完全重复序列。FLG 基因点致病变异或碱基缺失/插入的移码致病变异，可导致 FLG 表达的减少甚至缺失。迄今为止，报道与寻常型鱼鳞病相关的 FLG 基因致病变异谱已超过 30 个位点，为该病的分子遗传学诊断奠定了基础。

思路 3：寻常型鱼鳞病最常见的遗传病理类型为 FLG 基因外显子点致病变异或碱基缺失/插入的移码致病变异。但在 DNA 水平，FLG 基因 3 号外显子重复序列具有较高同源性，必须通过设计特异性 PCR 引物，将 FLG 3 号外显子分为彼此有重叠的 8 个片段分别进行扩增，直接测序后才能精确分析 FLG 基因的完整序列。

对该家系先证者首先采用 PCR 和直接测序的方法对基因编码区进行致病变异分析检测。

【问题 6】　该先证者能否确诊为寻常型鱼鳞病？

思路：该家系先证者测序结果显示在 3 号外显子重复片段 2 中检测到移码致病变异 3321delA，该致病变异是已报道的 FLG 致病移码致病变异。因此，可以确诊该先证者为寻常型鱼鳞病。

【问题 7】　如何进行遗传咨询？

思路 1：按常染色体显性遗传方式进行遗传咨询。

思路 2：先证者父母风险评估。

1）先证者父亲是患者，父亲可能是纯合性致病变异基因型或者杂合性致病变异基因型。

2）先证者母亲正常，则母亲不携带有异常的等位基因（其等位基因为野生型）。

思路 3：先证者同胞风险评估。

1）父亲是患者，但只有一个基因拷贝发生致病变异（杂合性致病变异基因型），母亲是正常人，后代患者概率为 50%；

2）父亲是患者，但两个基因拷贝都发生了致病变异（纯合性致病变异基因型），母亲是正常人，后代患病概率为 100%；

3）父亲是患者（杂合性致病变异基因型），母亲是患者（杂合性致病变异基因型），后代患病概率为 75%；

4）父亲是患者（纯合性致病变异基因型），母亲是患者（纯合性致病变异基因型），后代患病概率为 100%。

第一种情况最多见，第三种情况也有可能。第二种和第四种罕见。

该家系属于上述第一种情况，先证者同胞患病的概率为 50%。

思路 4：先证者后代风险评估。

先证者后代患病的概率为 50%，且无性别差异。

思路 5：产前诊断。

原则上寻常型鱼鳞病可以做产前诊断，但从医学的角度出发，轻型患者产前诊断的意义不大，风险却很大。因此一般只对重型寻常型鱼鳞病进行产前诊断，这主要是因为本病会严重影响美观，而且重症寻常型鱼鳞病患者多为过敏性体质，常伴有其他特应性疾病病史（如过敏性哮喘或者过敏性鼻炎）。

【问题8】　鱼鳞病如何治疗？

思路：本病无特异性治疗，以对症支持治疗为主。治疗以外用药保湿为主，可选用水合作用和角质还原作用强的药物，如15%尿素脂、硫磺水杨酸酯、维A酸的外用制剂或钙铂三醇软膏等。对于性联隐性鱼鳞病，可外用10%胆固醇霜，可取得较好疗效。严重患者在冬季可内服维生素A或维甲酸类药物，能明显缓解病情，但需要注意监测药物的副作用。

【问题9】　患儿母亲拟再生育，如何进行产前诊断？

思路：产前诊断须建立在先证者遗传诊断明确的基础上。该家系先证者遗传学诊断明确，其父亲和先证者患同样疾病，患儿的母亲一般情况下是无致病基因携带者，必要时可进行产前诊断。首先对胎儿gDNA样本（可以孕早期取绒毛，中期取羊水）进行提取，根据先证者的致病变异类型采用相应的技术（PCR+Sanger测序）进行遗传学检测，检测胎儿是否有等位基因的杂合或纯合致病变异，从而得出是否会罹患与先证者相同致病变异所致的寻常型鱼鳞病的结论。

【问题10】　鱼鳞病的遗传诊断和产前诊断流程图。

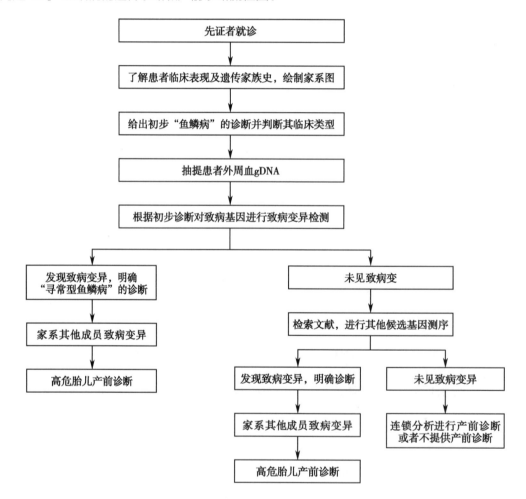

第二节　遗传性大疱性表皮松解症

遗传性大疱性表皮松解症（inherited epidermolysis bullosa）是一组单基因遗传性皮肤病，包括多种类型。各型大疱性表皮松解症的共同特点是皮肤在受到轻微摩擦或碰撞后出现水疱及血疱；肢端及四肢关节伸侧尤其容易发生，严重者可发生在皮肤黏膜的任何部位。皮损愈合后可形成瘢痕，出现粟丘疹，肢端皮损反复发作可使指趾甲脱落。本病较少见，依据发病部位不同分为三类：单纯性大疱性表皮松解症，水疱位于表皮内；交界性大疱性表皮松解症，水疱位于透明板内；营养不良性大疱性表皮松解症，水疱位于致密下层。

遗传性大疱性表皮松解症诊疗经过包括以下环节：

1. 详细询问先证者病史、临床特征及遗传家族史。

2. 对皮疹进行仔细的专科检查，尤其是皮疹发生部位，水疱尼氏症是否阳性，有无黏膜受累等疾病特征性临床表现。

3. 对疑诊患者进行皮肤组织病理及透射电镜检查，以明确大疱性表皮松解症的临床诊断及临床分类。

4. 对不愿意行上述检查的患者，告知遗传性大疱性表皮松解症的分子遗传诊断流程，知情同意后进行分子遗传检测。

5. 向患者解释遗传检测诊断结果。对遗传诊断明确、有生育要求的家系进行产前诊断，根据结果进行遗传咨询。

6. 根据患者病情制订治疗方案。

临床关键点

1. 皮损特点为皮肤受到轻微摩擦或碰撞后出现水疱、大疱。

2. 肢端及关节伸侧最易受累。

3. 严重时可发生在皮肤黏膜的任何部位，愈合后可形成瘢痕和粟丘疹，肢端皮损反复发作可引起指趾甲脱落。

4. 本病根据水疱发生部位，主要分为三大类：①单纯性大疱性表皮松解症，水疱在表皮内；②交界性大疱性表皮松解症，水疱在透明板内；③营养不良性大疱性表皮松解症，水疱在致密板下方形成。

5. 组织病理、透射电镜及基因检测是确诊的重要手段。

6. 该病临床表型及亚型较多，遗传方式根据临床类型的不同而存在较大差异，因此必须在此基础上进行遗传咨询。

7. 本病目前无有效治疗方法，主要是对症治疗为主。

8. 明确遗传诊断是进行准确产前诊断的前提。

临床病例

患儿，男，8岁。系"周身水疱反复发作7年余"就诊于皮肤性病科。初步病史采集如下。

7年前患者反复自行跌倒爬起后，手及膝部出现散在黄豆至花生米大小水疱、大疱，偶有破溃，无明显瘙痒（图12-2-1）。曾在多家医院予以抗过敏及外用药等处理，皮疹未见明显好转，近期皮损面积增大并发展至足部。家族成员中包括患者父亲在内的三代成员中另有3人曾有类似皮疹，但是皮损面积较小，部分逐渐消退。查体：神清，精神尚可，各系统未见明显异常。专科检查：手、足、膝部多处红斑，厚壁水疱，黄豆至花生米大小，疱液清，尼氏症（-），部分指（趾）甲萎缩、脱落。

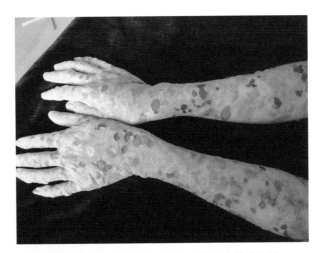

图 12-2-1 单纯性大疱性表皮松解症临床照片

【问题1】 根据上述门诊资料，患儿最可能的诊断是什么？

思路1：患儿1岁时自行跌倒爬起后皮肤摩擦部位出现大小不等的水疱，经过抗过敏及外用药治疗后，水疱仍反复发作，时好时坏，且有继续增大趋势，临床初步拟诊遗传性大疱性表皮松解症。

思路2：遗传性大疱性表皮松解症是一组遗传性疾病。患儿家族中可能存在其他患者，需要详细询问三代亲属的患病情况，绘制系谱图。

单纯性大疱性表皮松解症（组图）

477

询问家族史后发现患儿父亲、叔叔、奶奶也有类似症状，皮损较轻，面积较小，反复发作后可自行缓解，该家系中每代均有患者，符合常染色体显性遗传方式谱系特点（图 12-2-2）。

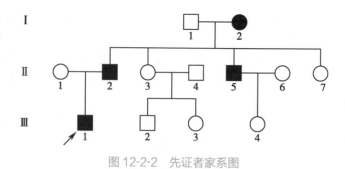

思路 3：患儿皮疹表现为摩擦部位的水疱，尼氏症阴性，虽反复发作，但皮疹消退后未见皮肤萎缩，不留瘢痕，且眼、口及生殖器未见黏膜受累，考虑单纯性大疱性表皮松解症。

图 12-2-2　先证者家系图

知识点

单纯性大疱性表皮松解症临床诊断标准

1. 临床表现为出生后皮肤出现水疱、大疱及血疱，摩擦后加重。
2. 愈合后可形成瘢痕，出现粟丘疹及指趾甲脱落。
3. 部分患者出现雀斑样痣或雀斑样改变。
4. 可伴有牙齿异常、喉蹼和尿道狭窄、进行性肌营养不良。
5. 本病组织病理提示水疱内炎症细胞极少数或缺乏。透射电镜下，单纯性大疱性表皮松解症的水疱位于表皮内；免疫荧光抗原定位证实单纯性大疱性表皮松解症水疱平面位于表皮最下部。
6. 本病分型较多，大部分为常染色体显性遗传，少数为常染色体隐性遗传。

【问题 2】　单纯性大疱性表皮松解症患者临床诊断的必备辅助检查有哪些？

思路 1：皮肤组织病理检查。

单纯性大疱性表皮松解症在透射电镜下观察水疱平面位于表皮内。早期损害的基底层细胞内可见有空泡形成及变性，其原始裂隙部位或在基底细胞层或由于基底层细胞完全分离而位于表皮下。真皮乳头层中，血管扩张，无细胞浸润，弹性纤维正常，酸性磷酸酶和酸性黏多糖均正常。

思路 2：透射电镜。

透射电镜显示单纯性大疱性表皮松解症的水疱位于表皮内基底细胞胞质的最下部。

【问题 3】　该家系先证者临床上需要与哪些疾病进行鉴别诊断？

该家系先证者根据临床表现拟诊单纯性大疱性表皮松解症，但是由于遗传性大疱性表皮松解症类型较多，因此尚需要与以下类型大疱性表皮松解症及其他疾病进行鉴别。不同类型遗传性大疱性表皮松解症遗传学相关信息见表 12-2-1。

思路 1：交界性大疱性表皮松解症。

出生后即有广泛的水疱大疱、糜烂和结痂，萎缩性瘢痕以及甲营养不良等。预后差，大多数在 2 岁内死亡。透射电镜显示本病水疱位于透明板内。遗传方式主要为常染色体隐性遗传。XVII 型胶原基因 COL17A1（NM_000494.3）和板层素 5 的基因致病变异导致本病。

思路 2：营养不良性大疱性表皮松解症。

出生时即发病，皮损通常较重，水疱位置较深，愈合后常遗留明显瘢痕。皮损可发生于体表的任何部位，包括黏膜，可形成指趾间皮肤粘连、指骨萎缩。口咽部黏膜受累可致患者张口困难、吞咽困难，预后不佳。透射电镜显示本病水疱位于致密板下方。遗传方式主要为常染色体显性遗传或者常染色体隐性遗传，常染色体隐性遗传患者皮肤癌发生率明显增加。编码 VII 型胶原的基因（COL7A1 基因）（NM_000494.3）致病变异导致本病。

思路 3：获得性大疱性表皮松解症。

本病临床上主要表现为摩擦部位的水疱和大疱，但是无家族史。患者血清中存在针对 VII 型胶原抗体，直接免疫荧光示 IgG 和 C3 线状沉积于真表皮交界处；免疫电镜观察到 IgG 沉积在致密板下部或下方区域。

思路 4：还需要与脓疱疮、葡萄球菌性烫伤样皮肤综合征和儿童大疱性类天疱疮进行鉴别。

大疱性表皮松解症的鉴别诊断补充（拓展阅读）

表 12-2-1　不同类型遗传性大疱性表皮松解症遗传学相关信息

疾病分型	疾病中文名称	疾病英文名称	疾病 OMIM	基因	遗传模式
单纯性大疱性表皮松解症	Dowling-Meara 单纯大疱性表皮松解症	Dowling-Mearaepidemolysis bullosa simplex	131760	KRT5 KRT14	常染色体显性
	全身性单纯大疱性表皮松解症	generalized epidermolysis bullosa simplex	131900	KRT5 KRT14	常染色体显性
	局限性单纯大疱性表皮松解症	localized epidermolysis bullosa simplex	131800	KRT5 KRT14	常染色体显性
交界性大疱性表皮松解症	Herlitz 型交界性大疱性表皮松解症	junctional epidermolysis bullosa, Herlitz type	226700	LAMC2 LAMA3 LAMB3	常染色体隐性
	良性泛发性萎缩性交界性大疱性表皮松解症	generalized atrophic benign junctional epidermolysis bullosa, non-Herlitz type	226650	LAMA3 LAMB3 LAMC2 COL17A1 ITGB4	常染色体隐性
营养不良性大疱性表皮松解症	Cockayne-Touraine 营养不良性大疱性表皮松解症	epidermolysis bullosa dystrophica, Cockayne-Touraine	131750	COL7A1	常染色体显性
	Hallopeau-siemins 营养不良性大疱性表皮松解症	epidermolysis bullosa dystrophica, Hallopeau-siemins	226600	COL7A1	常染色体隐性
	胫前区营养不良性大疱性表皮松解症	epidermolysis bullosa dystrophica, pretibial	131850	COL7A1	常染色体显性

【问题4】 怎样对该患儿进行确诊？

思路1：皮肤组织病理、透射电镜及免疫病理是确诊和分型的重要手段。组织病理和透射电镜提示单纯性大疱性表皮松解症的水疱平面位于表皮内基底细胞胞质的最下部。

思路2：该患儿有单纯性大疱性表皮松解症阳性家族史和典型的临床特征性皮损，组织病理及透射电镜检测均可协助确诊，结合基因检测可确诊临床类型。

【问题5】 怎样对该家系先证者进行分子遗传学诊断？

思路1：明确的遗传分子学特征是进行遗传检测的基础，能指导临床医师选择合适的遗传检测技术，从而制订高效而经济的检测流程。

思路2：单纯性大疱性表皮松解症是由于 KRT5（NM_000424.3）或 KRT14（NM_000526.4）基因致病变异致病。KRT5 基因位于 12q13，全长约 6kb，共有 9 个外显子，编码含有 590 氨基酸序列的蛋白质，属于 Ⅱ 型角蛋白家族。KRT14 基因位于 17q12～q21，全长约 4.5kb，共 8 个外显子，编码含有 472 个氨基酸序列的蛋白质，属于 Ⅰ 型角蛋白家族。KRT5 和 KRT14 主要在表皮基底细胞层中的角化细胞表达。常见的三型单纯性大疱性表皮松解症致病变异集中于 KRT5 和 KRT14 分子的四个区，即头段的 H1 区（仅见于 KRT5）、杆状区的 1A 和 2B 两段以及连接区 L12，且不同区域的基因致病变异可导致各种不同的单纯性大疱性表皮松解症亚型和临床表现。

思路3：单纯性大疱性表皮松解症最常见的遗传病理类型为 KRT5 和 KRT14 基因致病变异，目前首选的方法是采用 PCR 和直接测序法对患者进行检测，并以家族中正常个体作为对照。

对该家系先证者首先采用 PCR 和直接测序法进行 KRT5 和 KRT14 基因致病变异检测，明确致病基因及致病变异类型。

【问题6】 如何进行遗传咨询？

思路1：按常染色体显性遗传方式进行遗传咨询。

思路2：先证者父母风险评估。

1）先证者母亲不是患者也不是携带者。

2）先证者父亲、奶奶、叔叔 3 名亲属为患者。

3）若先证者母亲生育一个以上患儿，由于先证者爷爷非患者，故先证者父亲所携带的为杂合性致病变异基因型。

思路3：先证者同胞风险评估。

1）若先证者父亲为杂合性致病变异基因型，后代患病风险为50%，且无性别差异。

2）若先证者父亲为纯合性致病变异基因型，后代患病风险为100%，且无性别差异。

思路4：先证者后代风险评估。

1）先证者若与正常人婚配，其子女患病风险均为50%，且无性别差异。

2）若与一杂合性致病变异基因型的患者婚配，其子女患病风险为75%，且无性别差异。

3）若与一纯合性致病变异基因型的患者婚配，其子女患病风险为100%，且无性别差异。

【问题7】　患儿母亲拟再生育，如何进行产前诊断？

思路1：产前诊断须建立在先证者遗传诊断明确的基础上。该家系先证者遗传学诊断明确，其父亲、奶奶及叔叔和先证者患同样的疾病，可进行产前诊断。首先对胎儿gDNA样本（可以孕早期取绒毛，中期取羊水）进行遗传学分析；根据先证者致病变异类型采用相应的技术进行遗传学检测，综合上述检测结果做出胎儿是否会患与先证者相同致病变异所致的单纯性大疱性表皮松解症的结论。

思路2：对于先证者遗传诊断不明确的家系进行产前诊断需谨慎。在先证者已经通过组织病理、投射电镜及免疫病理确诊的单纯性大疱性表皮松解症的家系，检测结果亦可能出现假阳性或假阴性。

【问题8】　遗传性大疱性表皮松解症如何治疗？

思路：本病目前无特异性治疗，以对症和支持治疗为主。嘱患儿家属尽可能保护患儿皮肤，防止摩擦和压迫，也可使用非粘连性合成敷料、无菌纱布和广谱抗生素软膏外用预防感染。

【问题9】　遗传性大疱性表皮松解症的遗传诊断和产前诊断流程图。

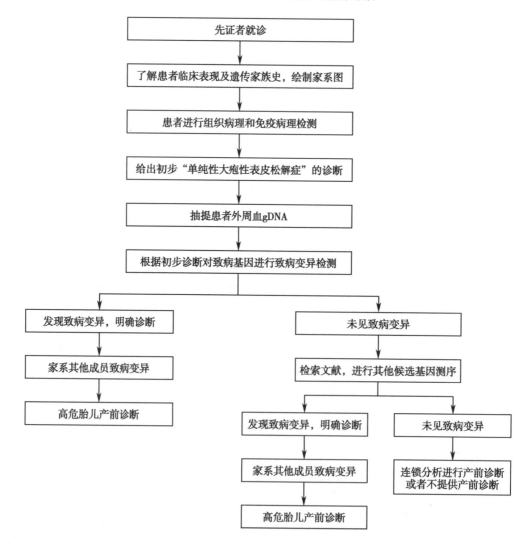

（高　敏）

第三节　遗传性掌跖角皮病

遗传性掌跖角皮病（hereditaria palmoplantar keratoderma，hereditaria，PPK）又称掌跖角皮症、掌跖角化症，是一组异质性较为显著的遗传性角化性皮肤病。典型临床表现为发生在掌跖部位的多个散在圆形或卵圆形角化性斑块、也可聚集成片状分布。按照皮损形态的不同可以分为弥漫性掌跖角皮病（diffuse palmoplantar keratoderma，DPPK）、点状掌跖角皮病（punctate palmoplantar keratoderma，PPPK）和局限性掌跖角皮病（focal palmoplantar keratoderma，FPPK）。

掌跖角皮病的诊疗经过包括以下环节：

1. 详细询问先证者的病史、临床特征及遗传家族史。

2. 根据典型临床表现，查体时着重注意是否为发生在掌跖受压部位的黄色角质性丘疹或斑块，有无甲板增厚混浊等。

3. 此外，询问患者是否伴有掌跖多汗及其他自觉症状，如瘙痒、触痛或疼痛性皲裂。

4. 对疑诊患者进行皮肤组织病理检查。

5. 对于不愿意行组织病理学检查的患者，告知掌跖角皮病的遗传病理及分子诊断流程，知情同意后进行分子遗传检测。

6. 向患者解释遗传检测诊断结果。对遗传诊断明确、有生育要求的家系进行产前诊断，根据结果进行遗传咨询。

7. 根据患者病情制订治疗方案。

临床关键点

1. 本病一般于婴幼儿期发病，多为常染色体显性遗传。

2. 初发时掌跖部皮肤粗糙，逐渐出现边缘清晰的弥漫性角化性斑块，可对称分布于手足背及指（趾）甲，损害终生不退。

3. 严重的角化过度造成皮肤凹凸不平，出现疣状突起和虫蚀状凹陷。手足部位关节活动受限，同时油脂分泌减少可造成皲裂和疼痛。

4. 该病常可合并鱼鳞病、假性趾（指）断症（假性阿洪病）。

5. 本病根据临床表现，主要分为三类：弥漫型掌跖角化症、点状掌跖角皮病和局限性掌跖角皮病。

6. 病理检查和基因检测是确诊的两个重要手段。

7. 本病治疗方法主要是对症支持治疗为主。

8. 明确遗传诊断是进行准确产前诊断的前提。

临床病例

患者，男，18岁。因"掌跖部位对称性淡黄色斑块伴疼痛17年"就诊于皮肤性病科门诊。初步病史采集如下。

患者出生后4月掌跖部位开始出现淡黄色斑块且随着年龄增长皮损逐渐加重，伴有轻度压痛。查体无明显异常。专科检查：掌跖对称性弥漫性角质增厚的斑块，淡黄色、质硬、边界清晰（图12-3-1）。组织病理示：致密性角化过度，颗粒层和棘层增厚，真皮浅层有轻度炎症细胞浸润。

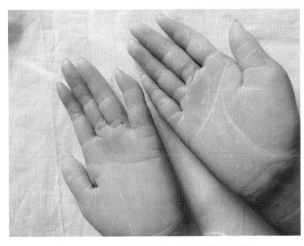

图12-3-1　弥漫性掌跖角皮病临床图片

【问题1】 根据上述门诊资料,该患者最可能的诊断是什么?

思路1:根据皮损特点及组织病理学检查结果,该患者临床拟诊为弥漫性掌跖角皮病。

弥漫性掌跖角皮病(图片)

知识点

弥漫性掌跖角皮病临床诊断标准

1. 本病特征性临床表现为掌跖部皮肤粗糙及边缘清晰的弥漫性角化性斑块。
2. 自觉压痛明显。
3. 系谱分析符合常染色体显性遗传。

皮肤组织病理学检查组织病理提示致密性角化过度,颗粒层和棘层增厚,真皮浅层少量炎症细胞浸润。

思路2:弥漫性掌跖角皮病是一种常染色体显性遗传病。患者在婴儿期发病,且在搜集到的三代家系成员中,每一代都有患者,无性别差异,符合常染色体显性遗传特征,其系谱图如下(图12-3-2)。

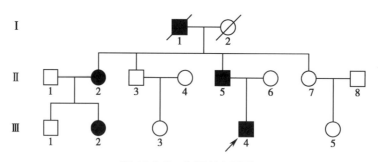

图 12-3-2　先证者家系图

【问题2】 弥漫性掌跖角皮病患者临床诊断的辅助检查有哪些?

思路:皮肤组织病理检查。皮肤组织病理学检查提示致密性角化过度,棘层增厚,颗粒层增厚或变薄,真皮浅层可有轻度炎症细胞浸润。该病理学特征需要与肢端角化性类弹力纤维病鉴别,后者除有角质层增厚及角化过度外,真皮下部可有弹力纤维排列紊乱。

【问题3】 该患者临床上需要与哪些疾病进行鉴别诊断?

本病除与其他不同类型掌跖角皮病鉴别外,尚需要与其他类似疾病鉴别。不同类型掌跖角皮病遗传学相关信息见表12-3-1。

思路1:点状掌跖角皮病。本病是一种以发生在掌跖部位的多个散在圆形或卵圆形坚硬斑块为典型临床表现的遗传性角化性皮肤病,该病符合常染色体显性遗传模式。本病通常于30岁以前发病。*AAGAB*(NM_001031715.2)和 *COL14A1*(NM_021110.3)基因致病变异导致本病。

点状掌跖角皮病
(组图)

思路2:局限性掌跖角皮病。本病是一类发生在儿童期以掌跖受压部位的胼胝样淡黄色硬结为主要临床特征的常染色体隐性遗传性角化性皮肤病。角蛋白16(*KRT16*)(NM_005557.3)基因致病变异导致本病。

思路3:汗孔角化病(porokeratosis)。汗孔角化病是一类遗传性角化不全性皮肤病。临床主要表现为角化性丘疹,边缘呈嵴状高起,其中央有狭窄的沟槽,皮损逐渐向外扩展,中央萎缩。组织学上有特征性的鸡眼样板层。该病分为多种临床类型,不同的致病基因致病变异导致临床表型的差异。因此,除临床表现为,基因诊断对于鉴别这两组疾病非常重要。

汗孔角化病(组图)

思路4:获得性掌跖角皮病。获得性掌跖角皮病多在成年期发病,无明显家族易感性,可能是某些疾病的局部皮肤表现。常见的有银屑病、毛发红糠疹、角化性湿疹及某些皮肤肿瘤等。但根据病史及其他临床表现不难鉴别。

弥漫性掌跖角皮病的鉴别诊断补充（拓展阅读）

思路5：还需要与弥漫性非表皮松解性掌趾角皮病、弥漫性表皮松解性掌跖角皮病和跖疣进行鉴别。

表 12-3-1　不同类型掌跖角皮病遗传学相关信息

疾病名称	疾病英文名称	疾病 OMIM	基因	遗传模式
弥漫性掌跖角化症	diffuse palmoplantar keratoderma	144200	*KRT1* *KRT9*	常染色体显性
点状掌跖角皮病	punctate palmoplantar keratoderma	148600	*AAGAB* *COL14A1*	常染色体显性
局限性掌跖角皮病	focal palmoplantar keratoderma	613000	*KRT16*	常染色体显性

【问题4】　怎样对该家系先证者进行分子遗传学诊断？

思路：目前发现弥漫性掌跖角皮病的致病基因主要为 *KRT1*（NM_006121.3）和 *KRT9*（NM_000226.3）。经过多年积累，目前已经建立了相对完善的基因致病变异谱，使用序列分析的方法可以对该患者的血样或者皮肤组织样本中的基因致病变异进行检测，以明确诊断。

【问题5】　对该家系先证者如何进行遗传咨询？

思路1：按常染色体显性遗传方式进行遗传咨询。

思路2：先证者父母风险评估。

1）先证者母亲是正常人。

2）先证者肯定为杂合子，其父亲可能为纯合性致病变异基因型或者杂合性致病变异基因型。

思路3：先证者同胞风险评估。

1）若先证者父亲为杂合性致病变异基因型，其遗传给后代的风险为50%，且无性别差异。

2）若先证者父亲为纯合性致病变异基因型，其遗传给后代的风险为100%，且无性别差异。

思路4：先证者后代风险评估。

1）先证者若与正常人婚配，其子女患病风险均为50%，且无性别差异。

2）若与一携带杂合子致病变异基因型的患者婚配，其子女患病风险为75%，且无性别差异。

3）若与一携带纯合子致病变异基因型的患者婚配，其子女患病风险为100%，且无性别差异。

【问题6】　掌跖角皮病如何治疗？

本病主要以支持治疗为主。可使用30%尿素溶液浸泡手足，再用10%水杨酸软膏、0.1%维甲酸软膏进行封包治疗。口服维甲酸类药物疗效不一，虽可在一定程度上改善角化过度，但可能会增加皮肤的敏感性和脆性。

【问题7】　掌跖角皮病的遗传诊断和产前诊断流程。

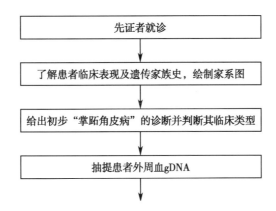

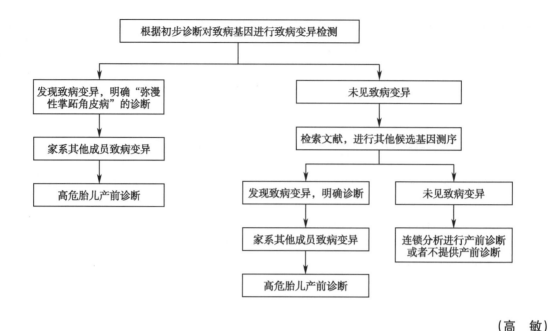

（高 敏）

第四节 白 化 病

白化病（albinism）又称白斑病（leukoderma），是一种由于酪氨酸酶缺乏或功能减退导致皮肤及附属器官黑色素缺乏或合成障碍的先天性疾病。该病属于家族遗传性疾病，主要为常染色体隐性遗传。临床主要表现为全身皮肤、毛发以及眼睛黑色素缺乏或减少，皮肤及其体毛呈白色或黄白色，视网膜无色素，虹膜和瞳孔呈淡粉色、畏光（图12-4-1）。根据所侵犯组织的不同，白化病可分为病变限于皮肤和眼睛的眼皮肤白化病（oculocutaneous albinism，OCA），以及病变仅限于眼睛的眼白化病（ocular albinism，OA）。白化病在人群的发病率约为5/10万～10/10万，可发生于各个种族，无性别差异，多好发生于近亲结婚的人群。

白化病分类较复杂且临床易混淆，应根据不同基因致病变异位点进行鉴别，如表4所示。白化病是各种基因致病变异所导致的症候群，其临床表现取决于生化结构异常的类型。根据发病机制不同，OCA可分为眼皮肤白化病1型（OCA1）、眼皮肤白化病2型（OCA2）及眼皮肤白化病3型（OCA3），其中OCA1型可以分为酪氨酸酶阴性（I-A型）OCA、黄色（I-B型）OCA、微量色素（I-MP型）OCA、温度敏

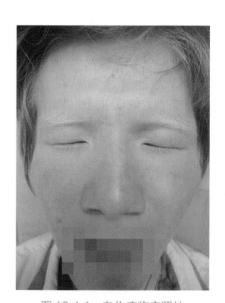

图 12-4-1　白化病临床照片

感（I-TS型）OCA等类型，但临床最常见的眼皮白化病为OCA I-A型和OCA2型。极少数的白化病亚型会伴发系统症状，如Hermansky-Pudlak综合征（HPS）和Chediak-Higashi综合征（CHS）。

皮肤白化病的诊疗经过包括以下环节：

1. 详细询问先证者病史、临床特征及遗传家族史。

2. 查体时重点关注皮肤、毛发以及眼部体征。

3. 对疑诊患者进行眼科专科检查：包括眼底视网膜、虹膜色素是否缺失、眼球是否震颤、视力是否下降等。

4. 对患者进行全身系统性检查，如是否伴发出血症状、免疫功能缺陷、渐进性神经功能异常等临床表现。

5. 对疑诊患者进行皮肤组织病理检查。

6. 对于不愿意行组织病理学检查的患者，告知白化病的遗传病理及分子诊断流程，知情同意后进行分子遗传检测。

7. 向患者解释遗传检测诊断结果。对遗传诊断明确、有生育要求的家系进行产前诊断,根据结果进行遗传咨询。

8. 根据患者病情制订治疗方案。

> 临床关键点
>
> 1. 本病为常染色隐性遗传病。
> 2. 其特征性皮损表现为全身皮肤、毛发和眼组织的先天性色素减少或者缺乏。皮肤呈现粉白色、粉红色,各处毛发均呈白色或者淡黄色细丝状,双眼瞳孔红色、虹膜透明、脉络膜无色素。
> 3. 眼部可出现特征性表现,如畏光、易流泪、视力下降、眼球震颤或斜视等。
> 4. 患者对日光照射敏感,易晒伤,可出现日光性皮炎、唇炎、日光性角化病以及雀斑样色素沉着斑、长期照射会导致皮肤恶变。
> 5. 组织病理提示表皮黑素细胞数目和形态正常,但银染缺乏黑素。
> 6. 组织病理及基因检测是确诊的两个重要手段。
> 7. 本病无有效治疗方法,以对症治疗为主。
> 8. 建立遗传咨询,明确遗传诊断是进行准确产前诊断的前提。

临床病例

患儿,男,3岁。因"渐进性双眼视物不清、畏光1年"由眼科转诊至遗传门诊就诊。

初步病史采集如下.患者足月剖腹产,发育及智力均正常。近一年内视力下降明显。先证者父母为姨表兄妹近亲婚配。体检:神志清,发育营养中等。全身皮肤呈现粉白色,头发、睫毛以及眉毛均呈现灰白色。耳廓无畸形,听觉尚可,心肺未闻及异常,腹部软,肝脏右肋下1cm,质软,脾脏未触及,四肢及脊柱未见异常,外生殖器发育正常。日光暴露皮肤可见雀斑样色素沉着斑。双眼视力检查:右眼:4.0,左眼:4.0,不能矫正。患者日常生活、运动自如。双眼球水平震颤,运动不受限。双上眼睑下垂,眼虹膜发育不良,呈现浅灰白色,瞳孔区呈红色反光,瞳孔等大小。眼底检测视乳头界欠清,视网膜和脉络膜广泛色素性缺失,脉络膜血管可见,后极部轻度水肿,不能发现黄斑及中心凹。视网膜及脉络膜造影后均可见眼底视网膜色素弥漫性缺失,可透见脉络膜血管,脉络膜毛细血管纹理紊乱。实验室检查:血象、血生化、尿常规未见异常。脑电图提示无特异性异常改变。染色体检查未发现核型异常。

【问题1】 根据上述门诊资料,该患者最可能的诊断是什么?

思路1:根据患者皮肤表现、眼睛专科检查的异常表现、视网膜及脉络膜造影检查结果,结合先证者父母为姨表兄妹近亲婚配,该患者初步拟诊为眼皮肤白化病。

> 知识点
>
> ### 眼皮肤白化病临床诊断标准
>
> 1. 是白化病最常见的一种类型。
> 2. 患者出生时皮肤、毛发呈现白色。
> 3. 日光暴露部位伴有雀斑样色素沉着斑。
> 4. 机体发育过程中眼色素缺失导致无法矫正的严重视力低下,眼球震颤、斜视、视网膜中央小凹发育不良、视神经通路异常导致斜视等眼睛表现。
> 5. 系谱分析符合常染色体隐性遗传。
> 6. 先证者双亲多为近亲婚配。

思路2:眼皮肤白化病患者毛发、皮肤缺乏色素,皮肤干燥,毛发多呈银白或者淡黄色。眼的异常表现是眼皮肤白化病最重要的临床表现之一。由于黑色素缺乏,眼在生长发育过程中会引起一系列异常改变,如视网膜颜色浅淡、明显畏光、虹膜半透明、高度屈光不正、视力低下、立体视觉差等。其中，黄斑中央凹的发育不良和视神经通路的异常改变是白化病最重要的异常改变。视觉通路的异常与黄斑发育不良将引起斜视、眼球震颤和视力低下等。眼球震颤表现为眼睛不自主随意运动，一般发生在出生后的数个月内，随着年龄的不断增长可逐渐减轻。白化病患者通常依靠头部的倾斜或转动减轻震颤带来的视觉不稳。斜视的产生与视神经的发育有关。

思路3：眼皮肤白化病是一种常染色体隐性遗传病，调查患者家系及亲属的患病情况，绘制系谱图（如图 12-4-2 所示）。系谱图提示该家系先证者双亲均正常，但均为杂合子致病变异基因型携带者；男女患病机会均等，无性别差异，符合常染色体隐性遗传方式谱系特点。

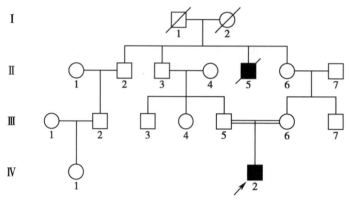

图 12-4-2　先证者家系图

【问题2】　怎样对该患儿进行确诊？

思路1：白化病的分子遗传学检测是确诊和分类的一个重要手段，也是进行产前诊断的必备技术。由于其无创性，是临床首选的确诊方法。

思路2：首先分析先证者 *TYR* 基因是否存在致病变异，阐明患者的基因型，随后检测父母相应基因位点，明确致病变异的亲代来源。

知识点

眼皮肤白化病与 *TYR* 基因致病变异

OCA 是由于不同黑色素合成或转运相关基因致病变异而导致的具有相同或相似临床症状的一类遗传性疾病的总称。OCA 是单基因致病变异致病的常染色体隐性遗传病。根据致病基因不同，可将 OCA 进一步分为 3 个不同的类型，即 OCA 1～3 型。*TYR* 基因（NM_000372.4）是 OCA1（OMIM：203100）的致病基因，该基因定位于染色体 11q14-q21，由 5 个外显子和 4 个内含子组成，长度约 65kb。*TYR* 转录子（NM-000372.4）由 2 082 个碱基组成，其可翻译成为相对分子质量为 80×10^3 的糖蛋白（NP-000363.1）。染色体原位杂交结果显示，除主要杂交位点 11q14-q21 外，在 11p11 至着丝粒间区域存在一个 *TYR* 相关片段，与 *TYR* 基因第 4、5 外显子同源性高达 98.55% 的假基因。迄今为止，文献报道的 *TYR* 基因致病变异方式已高达 200 余种，包括错义致病变异、无义致病变异、移码致病变异和剪切位点致病变异等。

【问题3】　该患者为 OCA 中的哪种类型？

思路1：根据临床表现，该患者随着年龄的增长，皮肤、毛发、眼部色素逐渐减少，视力损害严重，因此高度符合 OCA1A 类型。

思路2：对先证者进行基因致病变异检测，阐明患者的基因型。再对其双亲相应基因位点进行检测，明确致病变异的亲代来源。

思路3：该患者通过 DNA 检测技术，对 *TYR* 基因进行致病变异检测，发现 *TYR* 基因第 2 号外显子存在两种已报道的致病性致病变异，而其父母分别具有其中之一的杂合性致病变异位点。

因此，根据临床表现及基因诊断结果，该患者确诊为 OCA1A 类型白化病。

知识点

OCA 的临床分型

OCA 是单基因致病变异导致的常染色体隐性遗传性病，根据致病基因的不同，可将 OCA 进一步分为 3 个不同的类型。

1. 眼皮肤白化病 1 型　（oculocutaneous albinism 1，OCA1）眼皮肤白化病 1 型［OMIM203100］为常染色体隐性遗传病，主要是由于酪氨酸酶基因（TYR）（NM_000372.4）的致病变异而致病。TYR 基因致病变异可以引起酪氨酸酶无活性（I-A 型 OCA）、有小量残余酶活性（I-B 型 OCA 和 I-MP 型 OCA）或酶活性异常（I-TS 型 OCA）。OCA1 临床主要特点为患者出生时具有明显的色素减退，皮肤呈现乳白色，伴以白毛和蓝眼。虹膜可呈非常浅的蓝色且半透明，皮肤终身保持白色，随年龄增长可以有些颜色。患者日晒后出现红斑，但不变褐，很少发生雀斑样痣等色素性皮损。

酪氨酸酶阴性（I-A 型）OCA［OMIM203100］，该亚型主要特点是黑素细胞和黑素小体都正常，但酪氨酸酶完全失去活性，导致色素合成减少或缺失。编码酪氨酸酶的基因已定位于染色体 11 的长臂 q14-q21 区域，基因致病变异使得酪氨酸酶的活性失活，导致患者出生时白发、皮肤白色、眼球蓝色或灰色、视觉敏锐度下降等一系列临床表现。

黄色（I-B 型）OCA［OMIM606952］，该亚型尚具有小量的残余酪氨酸酶活性。患者的虹膜、毛发，甚至皮肤可能会产生少量的色素。出生时的临床表现与其他亚型相似，但随着年龄增长和日晒后，有色素会产生于毛发和虹膜处，皮肤可稍微变褐。

微量色素（I-MP 型）OCA，目前仅在白种人群中发现本病。该型残余酪氨酸酶活性比黄色（I-B 型）OCA 型小，其色素主要存在于虹膜内，导致毛发和皮肤的颜色始终保持白色，但虹膜随着年龄增长可出现微量的色素。

温度敏感（I-TS 型）OCA，该亚型主要是由于酪氨酸基因致病变异导致该酶的活性在 35℃ 以下时具有一定的活性，温度高于 35℃ 时酶则无活性，从而导致酶的活性不寻常。出生时白肤色、白毛发，蓝眼睛，但青春期后毛发的颜色会有一定程度的改变，特别是温度较低的肢端，如臂部、小腿的毛发。

2. 眼皮肤白化病 2 型　（oculocutaneous albinism 2，OCA2）眼皮肤白化病 2 型［OMIM203200］为酪氨酸酶阳性白化病，常染色隐性遗传，主要是由于 P 基因致病变异所导致，该基因已定位于染色体 15q11-q13 处。P 基因主要是编码黑素小体膜上的膜转运蛋白。P 基因致病变异可使酪氨酸酶合成途径受阻，酶的活性显著降低。该型患者皮肤表现多样，色素可从无到有，且随年龄增长而变化，视觉敏感度同样可以有显著改善。患者常有色素痣、雀斑等，尤其是在曝光处皮肤更加明显。

3. 眼皮肤白化病 3 型　（oculocutaneous albinism 3，OCA3）眼皮肤白化病 3 型［OMIM203290］，该型为常染色隐性遗传病，主要是由于位于编码酪氨酸相关蛋白 1 基因（TYRP-1）（NM_000550.2）基因致病变异所致，该基因定位于 9 号染色体上。本型主要发生于黑种人群，具有浅褐色毛发、皮肤、蓝色或褐色虹膜，伴有眼球震颤和视力减退，体内合成的色素为褐色而非黑色。

【问题 4】　眼皮肤白化病诊断以及鉴别诊断有哪些？

思路 1：眼白化病（ocular albinism，OA）。

属于部分白化病的一型，有多种类型，临床表现局限于眼部色素改变，而毛发、皮肤的色素正常，可能是一种眼皮肤白化病的眼部表现。皮肤病理可见明显的黑素小体。该型为 X 染色体性联隐性遗传，女性多见，临床症状相对较轻。由于该病主要累及眼睛，导致视网膜和虹膜的黑素完全缺失或部分缺失，主要表现为可见眼球的震颤以及显著的视力减退等症状。其发生机制目前尚不清楚。

思路 2：白化病与白癜风、斑驳病不同，除了皮肤缺少色素外，眼睛容易被侵犯。白癜风为一种自身免疫性疾病，临床表现为一个或者多个形态不规则的色素脱失斑，但眼睛无任何异常表现。斑驳病为常染色体显性遗传病，最常见于额部中部发生的白斑或白色毛发，发生于躯干或者四肢的白斑往往双侧分布，可能存在色素沉着性斑疹。

【问题5】　白化病相关的综合征有哪些?

白化病是具有色素缺失表现的一类遗传性疾病的总称,如伴有其他异常可形成具有白化病表型的综合征,常见的有 Hermansky-Pudlak 综合征和 Hermansky-Pudlak 综合征。

思路1:Hermansky-Pudlak 综合征(HPS)。

该综合征符合常染色体隐性遗传,非常罕见。其主要临床特点为不完全的眼皮肤白化病,具有出血性素质,易侵犯皮肤、肺部和肠道等器官,可见蜡样物质积聚,导致肺纤维化、肉芽肿性结肠炎以及反复感染等症状。HPS 患者具有出血性素质与其血小板缺少贮藏颗粒有关,可伴腺嘌呤核苷酸、血小板内5羟色胺和钙的缺乏,所以容易导致咯血,牙龈出血,鼻出血以及产后出血等症状。该病不同的临床表现与不同的基因致病变异有关,包括 HPS1-HPS9 等,可能是黑素小体的生化过程和血小板致密颗粒向溶酶体以及相关细胞器转运异常所致。

思路2:Chediak-Higashi 综合征(CHS)。

该病少见,为常染色体隐性遗传,累及全身多个系统。临床主要表现为眼皮肤白化病、免疫功能缺陷和渐进性神经功能异常导致反复细菌感染和周围神经病变。在周围血粒细胞内其显著特征是有巨大过氧化物酶阳性溶酶体颗粒,可能与感染有关。患者平均寿命较短,多因发生严重感染和出血导致死亡。该综合征的相关基因定位于1号染色体,命名为 LYST 基因,该基因编码一种胞质蛋白,可导致溶酶体转运缺陷,具体功能不清。

不同类型白化病遗传学相关信息见表 12-4-1。

表 12-4-1　不同类型白化病遗传学相关信息

疾病名称	分类	OMIM	基因	遗传模式
眼皮肤白化病(OCA)	OCA1	203100	TYR	常染色体隐性
	OCA2	203200	P gene	常染色体隐性
	OCA3	203290	TYRP1	常染色体隐性
眼白化病(OA)	OA1	300500	GPR143	X 性联隐性
	OA2	300600	CACNA1F	X 性联隐性
Hermansky-Pudlak 综合征	HPS1	203300	HPS1-HPS9	常染色体隐性
Chediak-Higashi 综合征	CHS	214500	LYST	常染色体隐性

【问题6】　白化病如何治疗?

白化病目前尚无有效治疗手段。主要是避免强烈的日光照射,暴露部位涂抹遮光剂防止皮肤的老化以及日晒后所导致的病变。加强保护眼睛,减轻畏光症状。定期进行体检,防止恶性皮肤肿瘤的发生。Hermansky-Pudlak 综合征患者应避免口服影响血小板凝聚的药物,Chediak-Higashi 综合征的首选疗法为骨髓移植,可使患者免疫功能得到改善。

【问题7】　如何进行白化病的遗传咨询?

对于白化病患者及其家属而言,遗传咨询非常重要。禁止近亲结婚。大多数类型的白化病为常染色体隐性遗传,其子女都是致病基因的携带者,但不会发病,同时进行产前基因诊断也可预防此病患儿出生。国内于1998年开始应用胎儿镜直接观察胎儿毛发颜色进行产前诊断,这对白化病优生发挥重要作用。

思路1:针对本患者,按常染色体隐性遗传方式进行遗传咨询。

思路2:先证者父母风险评估。

先证者父母亲临床表型均正常,因此均为杂合性致病变异基因型携带者。

思路3:先证者同胞风险评估。

因父母均是携带者,故先证者后代是纯合性正常基因型的可能性为25%,基因型为杂合子致病变异基因型的风险为50%,患病风险为25%,无男女性别差异。

思路4:先证者后代风险评估。

先证者若与正常人婚配,如正常人为纯合性正常基因型,则其子女均为表型正常的杂合性致病变异基因型携带者,不会患病;如与正常表型但为杂合性致病变异基因型携带者的人员婚配,则子女50%为表型正常的杂合性致病变异基因型携带者,50% 为患者。

【问题 8】 白化病的遗传诊断和产前诊断流程。

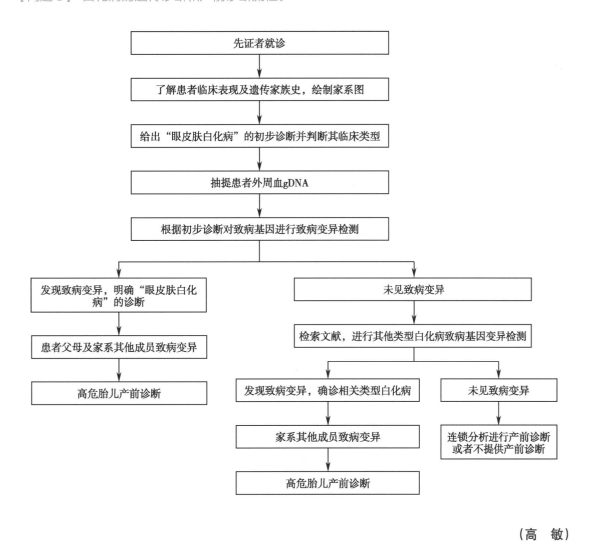

(高　敏)

第五节　外胚层发育不良

外胚层发育不良(ectodermal dysplasias)是一类特殊的遗传性疾病。虽然本病较为罕见,但由于临床表现特殊,故一直备受关注。目前,已发现大约一百多个单基因病包含了两个或者多个外胚层结构的异常。随着研究的不断深入,外胚层发育不良的发病基础逐渐被阐明,学者们已经能够深入认识外胚层结构的发生和发育过程中的细胞信号通路。

一、有汗性外胚层发育不良

有汗性外胚层发育不良(hidrotic ectodermal dysplasia),又称 Clouston 综合征,是以甲营养不良、毛发缺陷和掌跖角化为特征的遗传性疾病。本病是由于 *GJB6* 基因致病变异导致的一种常染色体显性遗传性疾病。*GJB6* 基因编码一种缝隙连接蛋白,该蛋白是连接蛋白家族成员之一,主要在人类表皮细胞中表达。

有汗性外胚层发育不良诊疗经过包括以下环节:

1. 详细询问先证者的病史、临床特征及遗传家族史。

2. 查体时重点关注毛发、甲和牙齿的发育情况,询问患者出汗是否正常。

3. 仔细体检患者,判断患者有无合并口腔黏膜白斑、结膜炎和眼睑炎等。

4. 诊断不明确时,可建议患者行组织病理检查和电子显微镜检查。

5.对不愿意行组织病理检查和电子显微镜检查的患者,告知有汗性外胚层发育不良的遗传病理及分子诊断流程,知情同意后进行分子遗传检测。

6.向患者解释遗传检测诊断结果。对遗传诊断明确、有生育要求的家系进行产前诊断,根据结果进行遗传咨询。

7.根据患者病情制订治疗方案。

临床关键点

1.有汗性外胚层发育不良的临床诊断主要根据特异性临床表现:如甲营养不良、毛发缺陷和掌跖角化等。

2.组织病理或电子显微镜检查是辅助诊断的两个重要手段。

3.疾病遗传病理是制订遗传检测流程的基础。

4.该病为常染色体显性遗传性疾病,应在此基础上进行遗传咨询。

5.本病目前无有效治疗方法,主要以对症治疗为主。

6.产前诊断是唯一有效的预防途径,明确遗传诊断是进行准确产前诊断的前提。

对于先证者没有获得遗传诊断,但临床诊断明确的家系,可以选择连锁分析的方法进行产前诊断,孕妇应该充分知情该方法的局限性。

临床病例

患者,女,17岁。因"全身毛发稀疏,甲肥厚、灰白17年"就诊于皮肤性病科门诊。

初步病史采集如下.患者父母非近亲结婚,足月顺产。出生时全身毛发稀疏,甲肥厚、灰白,7~8岁时手足皮肤增厚。患者出汗正常,但有癫痫病史17年,智力低下,无其他慢性系统性疾病。查体:发育正常,反应迟钝,视力及听力正常,口腔黏膜及牙齿正常,杵状指,关节无畸形,心胸腹检查无异常。专科检查:头皮毛发稀疏,眉毛、睫毛、鼻毛、腋毛、阴毛均缺如,眉弓及颅后触之有隆起;指甲均增厚、灰白,表面有纵嵴,趾甲短缩、变薄,质脆易碎,双侧小鱼际呈局限性角化过度斑,足底呈弥漫性角化过度,可见皲裂及鳞屑(图12-5-1)。实验室检查:血尿常规、血沉、肝肾功能均正常;内分泌激素检查正常;甲屑真菌镜检及培养均为阴性。皮肤组织病理学检查提示真皮内毛囊稀少,毛囊结构异常,汗腺无异常,真皮浅层血管周围有少量淋巴细胞浸润。X线胸透、心电图、腹部B超及头颅CT检查均无异常发现。脑电图提示异常放电,可见棘波及棘慢波。家系调查:患者父亲、妹妹以及外甥和外甥女也有类似症状,均存在甲发育不良、毛发稀疏或者完全缺如、掌跖角化过度等表现,但无癫痫病史。本家系所有患者汗腺分泌功能正常,智力(除先证者外)与体力发育与同龄正常人相比无明显差异。

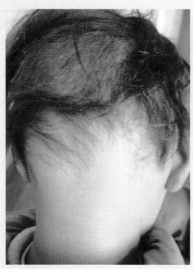
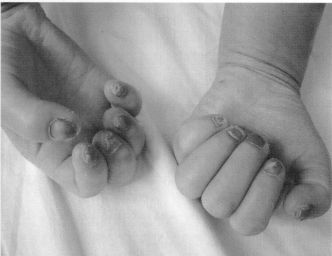

图12-5-1 有汗性外胚层发育不良临床照片

【问题1】 根据上述门诊资料,患者最可能的诊断是什么?

思路1:患者出生时全身毛发稀疏,甲肥厚、灰白,出汗功能正常。结合皮损处组织病理学检查,临床拟诊为有汗性外胚层发育不良。

有汗型外胚层发育不良(组图)

知识点

有汗性外胚层发育不良临床诊断标准

1. 本病主要影响毛发和甲的发育。
2. 牙齿发育和出汗功能正常。
3. 系谱分析符合常染色体显性遗传。

皮肤组织病理学检查提示真皮内毛囊稀少,毛囊结构异常,汗腺无异常,真皮浅层血管周围有少量淋巴细胞浸润。

思路2:有汗性外胚层发育不良是一种常染色体显性遗传性疾病,需要详细询问三代亲属的患病情况,绘制系谱图。询问家族史后发现患者的父亲、妹妹、外甥和外甥女具有类似症状,系谱图(图12-5-2)提示该家系男女患病率相同,符合常染色体显性遗传方式谱系特点。

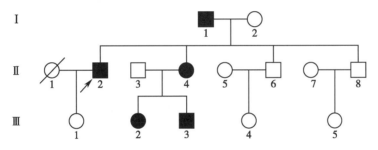

图 12-5-2 有汗性外胚层发育不良家系图

【问题2】 有汗性外胚层发育不良患者临床诊断的辅助检查有哪些?

思路:皮肤组织病理检查。有汗性外胚层发育不良组织病理主要表现为真皮内毛囊稀少,毛囊结构异常,汗腺无异常,真皮浅层血管周围有少量淋巴细胞浸润。

【问题3】 怎样对该家系先证者进行分子遗传学诊断?

有汗性外胚层发育不良是由于 *GJB6* 基因(NM_001110221.2)致病变异导致的一种常染色体显性遗传性疾病。*GJB6* 基因编码一种缝隙连接蛋白,该蛋白是连接蛋白家族成员之一,主要在人类表皮细胞中表达,对于细胞间交流十分重要。利用 PCR 和直接双向测序方法进行致病变异检测,以发现该家系中是否存在 *GJB6* 基因致病变异。

【问题4】 该家系先证者临床上需要与哪些疾病进行鉴别诊断?

有汗性外胚层发育不良诊断相对容易。由于缺乏唇裂或者腭裂表现,可与 Rapp-Hodgkin 综合征进行鉴别。虽然甲改变与先天性厚甲症相似,但本病的毛发改变非常具有特异性,因此可与先天性厚甲症进行鉴别。

【问题5】 对该家系先证者如何进行遗传咨询?

思路1:按常染色体显性遗传方式进行遗传咨询。

思路2:先证者父母风险评估。

1) 先证者母亲是正常人。

2) 先证者肯定为杂合性致病变异基因型,其父亲可能为纯合性致病变异基因型或者杂合性致病变异基因型。

思路3:先证者同胞风险评估。

1) 若先证者父亲为杂合性患病基因型,后代患病风险为50%,且无性别差异。

2) 若先证者父亲为纯合性患病基因型,后代患病风险为100%,且无性别差异。

思路4：先证者后代风险评估。

1）先证者若与正常人婚配，其子女患病风险为50%，且无性别差异。

2）若与杂合子致病变异基因型的患者婚配，其子女患病风险为75%，且无性别差异。

3）若与纯合子致病变异基因型的患者婚配，其子女患病风险为100%，且无性别差异。

【问题6】　有汗性外胚层发育不良如何治疗？

本病目前无特异性治疗，以对症和支持治疗为主。伴有疼痛的患者可以通过消融法去除甲母质，脱发的患者可以配戴假发。伴有掌跖部位的过度角化时则治疗相对困难，可以参考掌跖角皮病的治疗。

二、少汗性外胚层发育不良

少汗性外胚层发育不良（hypohidrotic ectodermal dysplasia，HED），又称无汗性外胚层发育不良（anhidrotic ectodermal dysplasia）、Christ-Sieman 综合征，是一组以伴有头发稀疏或者缺如、钉状齿或牙齿缺如、部分或完全无汗腺为特征的遗传性疾病。最常见的遗传类型为 X 连锁隐性遗传，因此多见于男性。也可呈常染色体显性或者常染色体隐性遗传模式。

HED 诊疗经过包括以下环节：

1. 详细询问先证者病史、临床特征及遗传家族史。

2. 查体时重点关注毛发、牙齿和甲的发育，询问患者出汗是否正常。

3. 诊断不明确时，可建议患者行组织病理检查。

4. 对不愿意行组织病理检查的患者，告知 HED 的遗传病理及分子诊断流程，知情同意后进行分子遗传检测。

5. 向患者解释遗传检测诊断结果。对遗传诊断明确、有生育要求的家系进行产前诊断，根据结果进行遗传咨询。

6. 根据患者病情制订治疗方案。

临床关键点

1. HED 的临床诊断主要根据特异性临床症状：少汗/无汗、毛发稀疏或全秃、无牙/少牙或牙齿形态异常等。

2. 组织病理和基因检测是确诊的两个重要手段。

3. 疾病遗传病理是制订遗传检测流程的基础。

4. 该病主要呈现 X 连锁隐性遗传模式，应在此基础上进行遗传咨询。

5. 本病目前无有效的治疗方法，以对症治疗为主。

6. 产前诊断是唯一有效的预防途径，明确遗传诊断是进行准确产前诊断的前提。

对于先证者没有获得遗传诊断，但临床诊断明确的家系，可以选择连锁分析的方法进行产前诊断，孕妇应该充分知情该方法的局限性。

临床病例

患儿，男，8岁。因"出汗障碍，毛发稀疏，牙齿发育异常8年"就诊于皮肤性病科门诊。初步病史采集如下。

患儿自出生起即不出汗，常不明原因低中度发热，喜阴凉处，不爱活动，曾有3次高热抽搐史。查体：全身皮肤干燥，无汗液；头发稀少且纤细呈淡黄色、无光泽，无眉毛及睫毛；牙齿完全缺失，牙龈萎缩。呈典型的特殊面容：前额突出，鼻梁扁平，嘴唇突起，眼周可见条条细纹及色素沉着，耳阔明显。身材矮小，身高115cm，体重21kg。无指甲病变，外生殖器发育正常，智力正常。左前臂腹侧皮肤行毛果芸香碱发汗试验无蓝色斑点（出汗试验阴性）。腹部皮肤组织病理显示：表皮薄而扁平，毛囊萎缩，小汗腺减少。家系调查中发现先证者两个同胞兄弟具有相似临床表型，其兄长因高热抽搐于生后13天死亡。先证者母亲有轻微表型，即毛发稀少、纤细、发黄，少齿且部分牙齿形态异常、呈倒锥形，出汗大致正常。

【问题1】　根据上述门诊资料，患儿最可能的诊断是什么？

思路1：根据患儿毛发、牙齿发育异常及先天性出汗功能障碍及特殊面容，结合组织病理学检查结果，临床拟诊为 HED。

> 知识点
>
> ### HED 临床诊断标准
>
> 1. 头发稀少且纤细呈淡黄色、无光泽。
> 2. 牙齿完全/部分缺失，牙龈萎缩。
> 3. 特殊面容前额隆突、鼻梁扁平、嘴唇突起、眶周皱纹及色素沉着。
> 4. 出汗功能障碍。
> 5. 遗传模式大部分为 X 染色体隐性遗传。

思路 2：HED 主要为 X 连锁隐性遗传病，患者以男性多见；患者母亲、姨妈和外婆可能为致病基因携带者，患者舅舅和表兄弟可能为患者，需要详细询问三代亲属的患病情况，绘制系谱图。

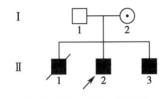

图 12-5-3 HED 家系图

询问家族史后发现先证者两个同胞兄弟具有相似临床表型，其兄长因高热抽搐于生后 13 天死亡。系谱图（图 12-5-3）提示该家系只有男性患者、女性不发病，符合 X 连锁隐性遗传方式谱系特点。

【问题 2】 HED 患者临床诊断的辅助检查有哪些？

思路：皮肤组织病理检查。

HED 组织病理表现为表皮扁平变薄、毛囊和皮脂腺数量减少、小汗腺未完全分化或者缺失。

【问题 3】 该家系先证者临床上需要与哪些疾病进行鉴别诊断？

思路 1：绝大多数 HED 患者，多为 X 连锁类型。其他外胚层发育不良的疾病可以通过不同的外胚层结构受累来进行鉴别。

思路 2：在新生儿期，当 HED 伴有胶样婴儿的改变时很难与先天性鱼鳞病进行鉴别，因此基因诊断就显得极为重要。

思路 3：在 HED 特征性临床症状还未被识别时，婴儿期患儿反复发热容易被误诊为感染性疾病，因此需要排除常见的感染性疾病。

【问题 4】 怎样对该家系先证者进行分子遗传学诊断？

思路：X 连锁的 HED 致病基因为 *EDA*（NM_001399.4），其编码的配体为外胚层发育不良素 A。该配体是由一组上皮细胞分泌并可以结合到另一组上皮细胞表达的相应受体上（外胚层发育不良素 A 受体，EDAR）。*EDAR* 基因致病变异可以导致常染色体显性或隐性遗传的 HED。

【问题 5】 如何进行遗传咨询？

思路 1：按 X 连锁隐性遗传方式进行遗传咨询。

思路 2：先证者父母风险评估：

1）先证者父亲不是患者也不是携带者。

2）若先证者母亲的母系亲属中还有其他患者，则该母亲很可能为携带者。

3）若先证者母亲生育一个以上患儿，即使没有其他母系亲属患病，该母亲可能为携带者或者为生殖腺嵌合携带者。约 2/3 无家族史男性患者母亲为携带者。

4）若先证者为家族中唯一的患者，其母亲和其他家系成员的携带者风险有几种可能性需要考虑：①致病变异发生在卵子形成或第一次卵裂前，先证者每一个细胞都带有致病变异；其母亲不携带致病变异；②致病变异发生在第一次卵裂后形成体细胞嵌合，先证者外周血 DNA 有可能检测不到致病变异。其母亲不携带致病变异。③先证者母亲为新发致病变异携带者。该家系属于②所述情况，母亲是携带者的可能性极大。

思路 3：先证者同胞风险评估。

先证者同胞的患病风险决定于其母亲的携带状态：①若先证者母亲为携带者，其遗传给后代的风险为 50%。遗传到致病变异的男性为患者，女性为携带者。②若先证者母亲外周血没有检测到致病变异，先证者可能为新发致病变异，但也不能排除母亲可能为生殖腺嵌合情况（有 15%～20% 的概率），若为后者其同胞患病风险较群体发病率增加；③若先证者母亲同时为体细胞和生殖腺嵌合，其同胞患病的风险较母亲仅为生殖腺嵌合患病风险明显增高。

思路4：先症后代风险评估。

男性HED患者可能生育，其后代所有女性为携带者，儿子正常。

思路5：产前诊断。

女性携带者生育时须产前诊断，携带有相同致病基因的男性胎儿经伦理审核后可采取治疗性流产。

【问题6】　HED如何治疗？

本病目前无有效治疗方法，以对症支持治疗为主。包括：

1. 控制环境温度和使用外界方法来预防高热对于HED患儿十分重要，包括使用空调，穿湿T恤，带湿头带，以及穿降温马甲。

2. 修复牙齿非常重要，从3岁开始，患儿可以戴义齿。从青少年时期开始，可以对患者进行牙齿的植入。

3. 患者可以根据自身不同的并发症到耳鼻喉科（鼻石、哮喘和反复感染）及皮肤科（湿疹）分别接受治疗。

【问题7】　患儿母亲拟再生育，如何进行产前诊断？

思路1：产前诊断须建立在先证者遗传诊断明确的基础上。该家系先证者遗传学诊断明确，患儿的母亲一般情况下是致病基因携带者，须要进行产前诊断。首先对胎儿gDNA样本（可以孕早期取绒毛，中期取羊水）进行核型分析或SRY基因扩增确定性别，男性胎儿需要继续进行分子遗传学分析。根据先证者的致病变异类型采用相应的技术进行遗传学检测，并结合基于基因内部的STR位点进行连锁分析进一步验证。综合上述检测结果判断胎儿是否会罹患与先证者相同致病变异所导致的HED的结论。

思路2：对于先证者遗传诊断不明的家系进行产前诊断需谨慎。在先证者已经通过组织病理和特异性体征确诊的HED的家系，可以通过连锁分析结合性别鉴定的方法进行产前诊断。

【问题8】　外胚层发育不良的遗传诊断和产前诊断流程。

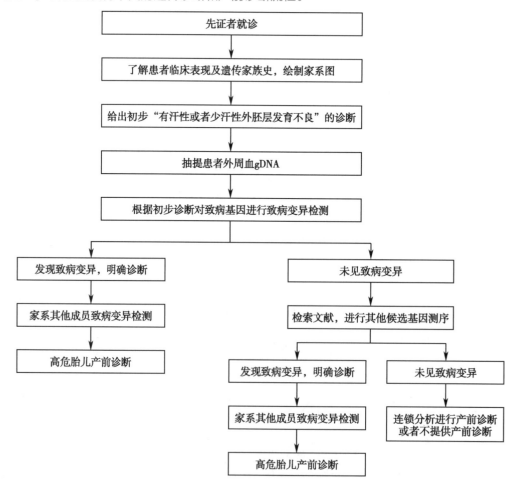

（高　敏）

附表

附表 1　不同类型鱼鳞病遗传学相关信息

疾病中文名称	疾病英文名称	疾病 OMIM	基因	遗传模式
寻常型鱼鳞病	Ichthyosis vulgaris	146700	FLG	常染色体显性
X- 连锁隐性遗传性鱼鳞病	X-linked recessive ichthyosis	308100	STS	X 性联隐性
大疱性鱼鳞病样红皮病	Bullous congenital ichthyosiform erythroderma	113800 146600	KRT1KRT10	常染色体显性
非大疱性先天性鱼鳞病样红皮病	Non-bullous congenital ichthyosiform erythroderma	242100 604780 609383	TGM1ALOXE3 ALOX12B	常染色体隐性
板层状鱼鳞病，1-5 型	Lamellar ichthyosis 1-5	242300 601277 604777 613943 606545	TGM1 ABCA12 CYP4F22 LIPN ALOXE3	常染色体隐性

附表 2　不同类型遗传性大疱性表皮松解症遗传学相关信息

疾病分型	疾病中文名称	疾病英文名称	疾病 OMIM	基因	遗传模式
单纯性大疱性表皮松解症	Dowling-Meara 单纯大疱性表皮松解症	Dowling-Mearaepidemolysis bullosa simplex	131760	KRT5 KRT14	常染色体显性
	全身性单纯大疱性表皮松解症	Generalized epidermolysis bullosa simplex	131900	KRT5 KRT14	常染色体显性
	局限性单纯大疱性表皮松解症	Localized epidermolysis bullosa simplex	131800	KRT5 KRT14	常染色体显性
交界性大疱性表皮松解症	Herlitz 型交界性大疱性表皮松解症	Junctional epidermolysis bullosa, Herlitz type	226700	LAMC2 LAMA3 LAMB3	常染色体隐性
	良性泛发性萎缩性交界性大疱性表皮松解症	Generalized atrophic benign junctional epidermolysis bullosa, non-Herlitz type	226650	LAMA3 LAMB3 LAMC2 COL17A1 ITGB4	常染色体隐性
营养不良性大疱性表皮松解症	Cockayne-Touraine 营养不良性大疱性表皮松解症	Epidermolysis bullosa dystrophica, Cockayne-Touraine	131750	COL7A1	常染色体显性
	Hallopeau-siemins 营养不良性大疱性表皮松解症	Epidermolysis bullosa dystrophica, Hallopeau-siemins	226600	COL7A1	常染色体隐性
	胫前区营养不良性大疱性表皮松解症	Epidermolysis bullosa dystrophica, pretibial	131850	COL7A1	常染色体显性

附表 3　不同类型掌跖角皮病遗传学相关信息

疾病名称	疾病英文名称	疾病 OMIM	基因	遗传模式
弥漫性掌跖角化症	Diffuse palmoplantar keratoderma	144200	KRT1 KRT9	常染色体显性
点状掌跖角皮病	Punctate palmoplantar keratoderma	148600	AAGAB COL14A1	常染色体显性
局限性掌跖角皮病	Focal palmoplantar keratoderma	613000	KRT16	常染色体显性

附表4　不同类型白化病遗传学相关信息

疾病名称	分类	OMIM	基因	遗传模式
眼皮肤白化病（OCA）	OCA1	203100	*TYR*	常染色体隐性
	OCA2	203200	P gene	常染色体隐性
	OCA3	203290	*TYRP1*	常染色体隐性
眼白化病（OA）	OA1	300500	*GPR143*	X 性联隐性
	OA2	300600	*CACNA1F*	X 性联隐性
Hermansky-Pudlak 综合征	HPS1	203300	*HPS1-HPS9*	常染色体隐性
Chediak-Higashi 综合征	CHS	214500	*LYST*	常染色体隐性

（高　敏）

本 章 小 结

　　遗传性皮肤病种类繁多，临床表现多样，给患者身心带来沉重负担。本章节主要介绍了鱼鳞病、遗传性大疱性表皮松解症、遗传性掌跖角皮病、白化病和外胚层发育不良这五大类疾病，并针对每组疾病提出问题、理清思路，逐一解答，囊括了各类疾病的临床分型、临床特征、遗传学发病机制、鉴别诊断、治疗要点等临床关键点。同时根据临床工作中的典型实例，提供了临床照片和家系图，并在此基础上把每组疾病遗传咨询的关键点，包括分子诊断，产前诊断和发病风险评估等内容进行了详细阐述。遗传诊断和产前诊断流程图有助于临床工作者规范相关的医疗行为；各类疾病的遗传学信息总结表格提供了疾病的遗传模式、致病基因等详细信息供大家参考。希望通过本章节内容的学习，使得大家对这五种遗传性皮肤病的相关知识做一个全面的了解，不仅有助于疾病的早期诊断和早期干预，并可在一定程度上减少严重遗传性皮肤病患者的出生，进一步达到优生优育的目的。

推荐阅读文献

[1] CUI H, GAO M, WANG W, et al. Six mutations in AAGAB confirm its pathogenic role in Chinese punctate palmoplantar keratodermapatients. J Invest Dermatol. 2013. 133（11）: 2631-2634.

[2] GUO BR, ZHANG X, CHEN G, et al. Exome sequencing identifies a COL14A1 mutation in a large Chinese pedigree with punctate palmoplantar keratoderma. J Med Genet. 2012. 49（9）: 563-568.

[3] HAS C, FISHER J. Inherited epidermolysis bullosa: New diagnostics and new clinical phenotypes. Exp Dermatol. 2019，28（10）: 1146-1152.

[4] JIN Y, ZHANG L, WANG S, et al. Whole Genome Sequencing Identifies Novel Compound Heterozygous Lysosomal Trafficking Regulator Gene Mutations Associated with Autosomal Recessive Chediak-Higashi Syndrome. Sci Rep. 2017.7: 41308.

[5] MARUKIAN NV, CHOATE KA.Recent advances in understanding ichthyosis pathogenesis. F1000Res. 2016，5: 1497.

[6] NGOC VTN, DUONG NT, Chu DT, et al. Clinical, radiographic, and genetic characteristics of hypohidrotic ectodermal dysplasia: A cross-sectional study. Clin Genet. 2018，94（5）: 484-486.

[7] RICHARD G, CHOATE K, MILSTONE L, et al. Management of ichthyosis and related conditions gene-based diagnosis and emerging gene-based therapy. Dermatol Ther. 2013，26（1）: 55-68.

[8] CHRISTOPHER GRIFFITHS, JONATHAN BARKER, TANYA BLEIKER, et al.Rook's Textbook of Dermatology, 4 Volume Set, 9th ed., New Jersey: Wiley-Blackwell, 1965.

[9] SANCHES S, RRBELLATO PRO, FABRE AB, et al.Do you know this syndrome? Clouston syndrome. An Bras Dermatol. 2017，92（3）: 417-418.

[10] SANDROCK-LANG K，BOCKELMANND，EBERL W，et al. A novel nonsense mutation in a patient with Hermansky-Pudlak syndrome type 4. Blood Cells Mol Dis. 2018，69：113-116.

[11] WANG X，TAN L，SHEN N，et al.Exacerbation of ichthyosis vulgaris phenotype by co-inheritance of STS and FLG mutations in a Chinese family with ichthyosis: a case report. BMC Med Genet. 2018，19（1）：120.

[12] 赵辨. 中国临床皮肤病学. 南京：江苏科学技术出版社，2010：1497-1504.

[13] 朱学俊，孙建方. 皮肤病理学与临床的联系. 北京：北京大学出版社，2007：37-45.

第十三章　家族性肿瘤综合征

家族性肿瘤是指一个家族中有多个成员罹患同一种或某几种肿瘤，即肿瘤在家族中的聚集（aggregation）现象。每一种常见的恶性肿瘤中，均有一定比例的患者，属于家族性肿瘤。与同类型的散发性肿瘤相比，家族性肿瘤患者往往发病早，存在多发肿瘤病灶。20 世纪后期，随着抑癌基因（tumor suppressor gene）的发现，及其在肿瘤发生中作用机制的研究，人类才认识到家族性肿瘤综合征有其遗传基础。家族性肿瘤综合征多是由抑癌基因突变导致的。这些抑癌基因存在于正常细胞中，参与细胞信号转导、细胞周期调控、转录调控，维持基因组稳定性，参与 DNA 损伤修复，通过负性调控细胞的生长、增殖和分化，实现抑制肿瘤发生的作用。当抑癌基因发生突变失活，便失去抑制肿瘤发生的功能，细胞恶变后没有抑制信号无法终止生长，从而导致肿瘤的发生。*RB1* 是第一个被鉴定出来的抑癌基因，其突变与视网膜母细胞瘤直接相关。随后被鉴定出来的抑癌基因有上百种，包括 *APC*、*TP53*、*BRCA1/2* 等常见的抑癌基因。抑癌基因失活与大肠癌、乳腺癌、卵巢癌、前列腺癌、胰腺癌等多种肿瘤的发生有关，导致包括利 - 弗劳梅尼综合征在内的多种肿瘤综合征的发生。这些突变导致基因缺陷，使得抑癌基因失活，携带者倾向于发病早、病灶多。肿瘤在家族中的聚集现象多数符合常染色体显性遗传方式（如视网膜母细胞瘤），少数为常染色体隐性遗传（如着色性干皮病）。通过检测家族性肿瘤的家族成员的基因，可确定患者携带的致病突变，从而进行包括靶向治疗在内的精准医疗；并可准确筛查出无症状携带者，通过对无症状携带者的早期干预，可大大提高携带者的生存率和生活质量。

第一节　常染色体显性遗传的恶性肿瘤综合征

一、视网膜母细胞瘤

视网膜母细胞瘤（retinoblastoma，RB）[OMIM 180200]是一种婴幼儿最常见的眼部恶性肿瘤，来源于 *RB1* 基因致病突变的视网膜感光细胞。RB 约占成活婴幼儿的 1/30 000～1/15 000，一般在 5 岁以前发病，男孩和女孩发病率无差异。大多数的 RB（约 60%）仅单眼发病，平均初诊年龄为 24 个月；约有 40% 的 RB 发生于双眼，平均初诊年龄为 15 个月。约 10% 的 RB 患儿有明确的 RB 家族史。根据遗传学病因，RB 可分为 2 型，即遗传性 RB（呈常染色体显性遗传）和非遗传性（散发性）RB。致病基因（*RB1*）[OMIM 614041，NM_000321]是第一个被克隆鉴定的抑癌基因，定位于染色体 13q14.2，其编码蛋白在细胞周期调控中抑制细胞由 G1 期进入 S 期。

RB 临床诊疗过程通常包括以下环节：

1. 患儿常以眼部症状就诊，"白瞳症"和"猫眼"反射是 RB 最具特征性早期症状。

2. 对于可疑的 RB 病例，应详细询问病史，包括患儿病史、患儿家族史，及家族先天性眼病发病史。

3. 初步诊断依赖于对患儿双眼进行仔细的眼部检查，在扩瞳条件下采用裂隙灯、间接检眼镜检查双侧眼底。

4. 辅助检查一般采用眼部 B 超、头颅 CT 或 MRI 扫描等检查技术，检出钙化斑点有助于 RB 的诊断。

5. RB 确诊需经过细胞病理学检查，可采用细针抽吸活检细胞涂片，或在患儿眼球摘除手术前行细针抽吸细胞涂片，或手术样本快速冰冻切片病理检查。

6. 对于病理确诊的 RB 患儿，可采集外周血细胞，实施 *RB1* 基因种系突变分析，或进行患儿淋巴细胞染色体 13q14.2 缺失分析。并结合患儿家族史信息，是否存在双眼发病、或单眼多发肿瘤病灶，进行遗传性 RB

或散发性 RB 的鉴别诊断。

7. 对于检出携带 *RB1* 基因种系突变的患儿，对其家族成员的靶基因进行突变分析和遗传咨询；对于有生育要求的家系成员，可进行产前诊断。

8. 对于明确诊断的 RB 患儿，根据其临床状况，可选择采用包括手术治疗、外部放射治疗、冷凝手术治疗及药物治疗等临床治疗方案，注意治疗方案的个体化实施。

临床关键点

1. RB 是婴幼儿最常见的眼部恶性肿瘤，其最常见和最明显的早期症状是患儿瞳孔出现异常的"白瞳"症。

2. RB 分为遗传性和散发性，遗传性 RB 发病年龄较低，在男、女性之间发病没有显著差异。

3. 遗传性 RB 常为双眼发病，或单眼多肿瘤病灶，在家族中呈常染色体显性遗传；散发性 RB 表现为单眼发病，一般为单个肿瘤病灶。

4. 辅助检查包括眼部 B 超检查、头颅 CT 或 MRI 扫描等。

5. RB 的明确诊断需要细胞病理学结果。

6. 对可疑的遗传性 RB 患儿应进行 *RB1* 基因的种系突变分析，在患儿家系中开展 RB 发生的遗传咨询和基因诊断。

7. 对诊断明确的患儿，可选择患眼的摘除手术，或放射治疗和药物治疗。

8. 早期治疗存活的遗传性 RB 患儿，成年后易患第二肿瘤，主要为骨肉瘤。

临床病例 1

患儿，男，11 个月，家长发现其右眼白光反射 3 周就诊。入院检查：右眼眼位正常，角膜透明，前房清，瞳孔 3.5mm，对光反应消失，玻璃体内见有灰白色漂浮物，网膜呈球形隆起，表面有灰白色点状肿瘤组织，指测眼压正常。左眼眼位正常，眼底检查，视盘下方网膜有低度脱离，指测眼压正常。超声波检查，右眼球内 0.6cm、左眼球内 0.2cm 实质性不均质占位病变。X 线摄片检查：双眼眼眶及视神经孔无特殊改变。患儿一般情况尚好，双耳前及颌下未触及淋巴结。患儿有一哥哥，曾因眼球突出就医，诊断为"左眼视网膜母细胞瘤（进展期）"，7 年前病亡。临床拟诊：双眼视网膜母细胞瘤（图 13-1-1）。

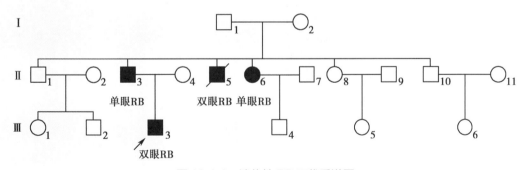

图 13-1-1　遗传性 RB 三代系谱图

临床病例 2

患儿，女，4 岁，以右眼不适 16 周，家长发现右眼发亮似"猫眼"8 周入院。临床检查：患儿右眼球较大，前房浅，瞳孔 3mm，对光反应消失，瞳孔色缘外翻。晶状体透明，玻璃体呈黄光反射。下方网膜可见球形隆起，表面有出血，眼压偏高。左眼检查正常，左眼 X 线检查亦未见异常。耳前、颌下淋巴结未触及。仔细问询患儿双亲，否认有相同疾病家族史。临床拟诊右眼视网膜母细胞瘤。

【问题 1】 根据患儿上述门诊资料，为什么拟诊 RB？

思路 1：患儿均为婴幼儿发病，其亲属均以"白瞳"症（猫眼）首先注意到患儿的异常（图 13-1-2），这是

RB 患儿最常见和最明显的早期症状。

思路 2：检眼镜检查患儿眼底发现存在占位性病变，并表现出侵袭生长的特征（图 13-1-3）（图 13-1-4）。而 RB 是婴幼儿最常见的眼部恶性肿瘤。

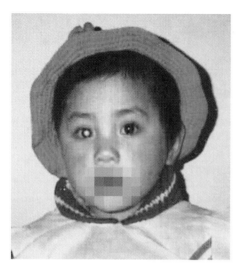

图 13-1-2 散发性右眼 RB 患儿的"白瞳"症

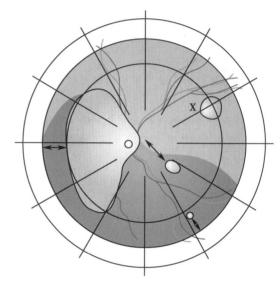

图 13-1-3 RB 视网膜绘图

思路 3：超声、X 线等辅助检查支持检眼镜检查的结果（图 13-1-5）。

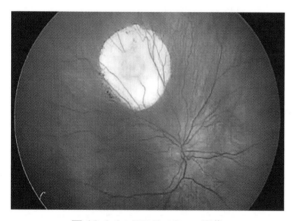

图 13-1-4 RB RetCam 影像

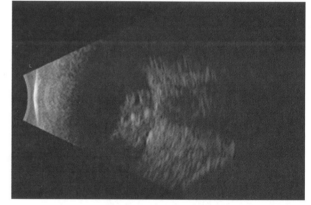

图 13-1-5 RB 超声检查

思路 4：部分 RB 为遗传性，表现为常染色体显性遗传。临床病例 1 有明确的家族史。

知识点

RB 的临床诊断要点

1. RB 是一种主要发生于婴幼儿的恶性肿瘤，一般在 5 岁之前发病。

2. 最常见的早期症状是白瞳症（猫眼），其次是斜视（外斜视或内斜视），偶见眼红眼痛、视力下降和眼球突出等。部分患儿有家族史，可表现为双眼发病，或单眼多病灶发生。

3. RB 的临床诊断主要通过临床查体和散瞳眼底检查，超声和 MRI 扫描也是重要的辅助检查手段。活检罕有必要。辅助检查必要时，需要在麻醉下进行。

4. 白瞳症并非 RB 特有，需与先天性白内障、早产儿视网膜病变、Coats 病（外层渗出性视网膜病变）、持续性胎儿血管化（persistent fetal vasculature）、眼弓蛔虫病等疾病相鉴别。

【问题2】　RB 发生的原因和发病机制是什么？

思路 1：Lele 首次发现 1 例 RB 患儿淋巴细胞染色体存在一条 D 组染色体长臂的部分缺失（Dq-）。之后研究确认，3%～5% 的 RB 患儿存在染色体 13q14 缺失。

思路 2：美国学者 Knudson 于 1971 年提出"二次打击"假说来阐述 RB 的发生机制。RB 的发生是视网膜细胞内 *RB1* 基因纯合型突变所致。

思路 3：深入研究发现，RB 的致病基因为抑癌基因 *RB1*。*RB1* 定位于 13q14.2，含 28 个外显子，编码的 *RB1* 蛋白含 928 个氨基酸残基。*RB1* 是一种磷酸化蛋白，在细胞周期过程中，通过磷酸化或去磷酸化，参与细胞增殖和分化的调控。

知识点

RB 易感基因 *RB1*

1. *RB1* 是人类克隆鉴定的第一个抑癌基因，定位于 13q14.2。通用的转录本是 NM_000321.2，共有 27 个外显子参与转录。

2. *RB1* 蛋白是细胞周期特异性调控蛋白，参与 G1 期细胞进入 S 期的控制。

3. 视网膜细胞中 *RB1* 基因的纯合型突变始动细胞的恶性转化。遗传性 RB 患儿的 *RB1* 基因的第一次突变从亲代遗传获得，第二次突变发生于体细胞（视网膜细胞）中；散发性 RB 患儿肿瘤细胞中 *RB1* 基因的两次突变均发生于体细胞中。此即"二次打击"假说（two-hit hypothesis）。

4. 遗传性 RB 呈常染色体显性遗传。

思路 4：遗传性 RB 患儿细胞内 *RB1* 基因的第一个拷贝突变存在于其双亲之一的配子中，遗传获得，患儿所有体细胞均带有这一突变（杂合型）；而第二个拷贝的突变发生于其单个或多个体细胞中。散发性 RB 患儿某个视网膜细胞（体细胞）中的一对 *RB1* 基因先后发生了两次突变，导致肿瘤的发生。

【问题3】　如何进行 RB 的临床分期，有哪些临床症状和体征？

思路 1：RB 临床分期按国际分类法可分为 A～E 共 5 类。字母越高，保住眼的概率越低，预后也越差。另外也有 Reese-Ellsworth 分类法等分类方法。

思路 2：A 组，小的独立的远离关键结构的肿瘤（直径≤3mm，局限于视网膜内，距黄斑 >3mm，距视盘 >1.5mm，无玻璃体、视网膜下播散）。

思路 3：B 组，独立的任意大小、部位局限于视网膜内的肿瘤（非 A 组的，无玻璃体、视网膜下播散、小的局限的视网膜下液距肿瘤≤3mm）。

思路 4：C 组，独立的任意大小部位的肿瘤，只要有局限播散（任意播散、必须局限，微小 <3mm，任意大小部位的视网膜肿瘤，可出现达到 1/4 的视网膜下液）。

思路 5：D 组，肿瘤位于眼内，广泛玻璃体、视网膜下种植和 / 或大块、非独立内生或外生肿瘤（播散比 C 组更广泛，可有细小或油脂样玻璃体播散或者无血管团块视网膜下种植）。

思路 6：E 组，眼球解剖、功能破坏（具有新生血管性青光眼、大量眼内出血、无菌性眶蜂窝织炎、肿瘤在玻璃体前、肿瘤接触晶状体、弥漫、眼球痨）。

【问题4】　临床上如何鉴别遗传性 RB 与非遗传性 RB？

思路 1：发病特征。遗传性 RB 发病年龄低，平均发病年龄 11 个月；常表现为双眼 RB 或单眼多发病灶；非遗传性 RB 一般为单眼发病，且单个病灶，多在 2.5～3.0 岁发病。

思路 2：家族史。遗传性 RB 可有家族史，患儿可按常染色体显性遗传规律在其后代传递 RB 表型；非遗传性 RB 的家族史为阴性，其后代 RB 发生率与一般人群没有显著差异。

思路 3：疾病预后。眼内生长期 RB 经适当治疗，一般均可存活，并生长发育进入可生育期。但治愈后已经成年的遗传性 RB 患者，易患第二恶性肿瘤，如骨肉瘤、恶性黑色素瘤、脑瘤等，而已治愈进入成年的非遗传性 RB 患者，其他肿瘤的发生与一般人群无显著差异。

思路 4：遗传学检查。对遗传性 RB 患儿的基因筛查可检出 *RB1* 基因的种系突变，部分患儿可能携带涉及染色体 13q14.2 的缺失。这一结果是遗传性 RB 诊断的遗传学依据；而非遗传性 RB 无上述遗传学检查的异常。

【问题 5】　如何进行 RB 的遗传学检查和基因诊断？

思路 1：对遗传性 RB 患儿检测致病基因 *RB1* 的种系突变，是 RB 患者家族成员进行遗传咨询和基因诊断的必要环节。RB 患儿的细胞遗传学检查，主要分析是否存在染色体 13q14.2 异常，如 13q14.2 的缺失或涉及 13q14.2 的染色体易位等。

思路 2：双眼 RB 和 13%～15% 的单眼 RB 患儿可能携带 *RB1* 基因的种系突变，基因诊断可首先针对先证者的外周血细胞进行 DNA 分析。

思路 3：检出携带 *RB1* 基因种系突变的患儿，其兄弟姐妹、患儿成年后生产的子女及相关亲属，应以检出的 *RB1* 突变为靶点进行基因分析，在其家族中实施基因诊断。

思路 4：未检出携带 *RB1* 基因种系突变的患儿，无需对其家族成员进行进一步的 *RB1* 基因突变分析。

思路 5：约 85% 的临床单眼 RB 患儿并不携带 *RB1* 基因的种系突变，其家族成员无需进入针对 RB 风险人群的基因诊断和临床监测。

【问题 6】　如果亲本之一为 RB 患者，其子女患 RB 的概率有多大？

思路：参见第三章相关内容。

【问题 7】　如何选择 RB 治疗方法？

思路 1：治疗方法选择以挽救患儿生命为首要原则。

思路 2：根据患儿年龄、肿瘤临床分期、病灶数量（单灶、单侧多灶或双侧）、病灶位置和大小、玻璃体播散、视力残留，进一步考虑保留部分视力、保留患眼，以提高患儿的生活质量。

思路 3：RB 临床治疗有多种方法，包括眼球摘除手术、激光治疗、冷冻治疗、眼动脉化疗、局部或全身化疗和放疗等。目前，眼动脉化疗和玻璃体内化疗已经成为多数单侧 RB 和一些双侧 RB 的主要治疗方式。此外，通过系统性治疗，超过 75% 的未侵犯中枢神经系统的转移性 RB 也可以得到治愈。

【问题 8】　RB 的临床预后如何？

思路 1：如果 RB 局限于眼内，几乎所有患儿均可治愈。如果 RB 已经扩散至眼外，甚或有血行转移，临床治愈率降低，且依赖于肿瘤转移的状态。

思路 2：非遗传性 RB 患儿临床治愈且成年后，其再发肿瘤的风险与一般人群相同。

思路 3：遗传性 RB 患儿临床治愈并发育成年后，易患骨肉瘤、脑瘤等第二恶性肿瘤。

二、家族性腺瘤性息肉病

家族性腺瘤性息肉病（familial adenomatous polyposis，FAP）[OMIM 175100]是一种高度外显的家族性肿瘤综合征，呈常染色体显性遗传，外显率近 100%。FAP 的致病基因为腺瘤性息肉病基因（adenomatous polyposis coli，*APC*）[OMIM 611731，NM_000038]。典型的 FAP 从青少年期开始结肠和直肠可高密度发生腺瘤性息肉，严重者从胃到直肠肛管均可发生，一般达到数百甚至数千个息肉。发生了息肉的结直肠如未手术切除，几乎所有患者将在 40 岁之前发展为结直肠癌，约占人群结直肠癌患者的 1%。部分 FAP 患者临床表现为变异型，又称为减弱型家族性腺瘤性息肉病（attenuated familial adenomatous polyposis，AFAP），其息肉出现时间延迟，息肉发生的数量较少，转化为结直肠腺癌的平均年龄也延迟至 55 岁（40～70 岁）。此外，Gardner 综合征和 Turcot 综合征目前均认为是由于 *APC* 的致病突变导致的，属于 FAP 的亚型。

FAP 的临床诊疗过程通常包括以下环节：

1. 详细询问患者的症状特征及家族史。

2. 重点询问患者出现症状时的年龄、持续时间、大便性状、大便习惯及腹部症状等。

3. 对临床疑似患者进行结直肠镜检查，并对发现的腺瘤、肠道肿块进行组织活检和细胞病理学检查。

4. 检查临床疑似患者的眼底、甲状腺等，注意肠道外的症状及是否伴贫血等。

5. 对于临床诊断病例，进行遗传咨询，知情同意后实施 FAP 致病基因突变检测。

6. 对基因检测确诊的病例，知情同意后，以在先证者检出的 FAP 致病基因突变为靶点，对其家族成员进行分子检测和 FAP 症状前基因诊断。

7. 根据患者疾病状况制订治疗方案。

临床关键点：

1. FAP 是一种高度外显的常染色体显性遗传病，一般在青少年期开始发病。早期最常见的临床症状为便血和大便习惯的改变，可伴有腹痛和腹泻，并可能出现贫血。

2. 典型的 FAP 病例腺瘤初发多从直肠开始，逐步向近心端发展，左半结肠和直肠腺瘤性息肉密集分布，右半结肠分布密度渐小，有的患者可发展到胃和十二指肠均出现息肉。腺瘤总数可从数百到数千个。

3. 部分患者可出现眼底视网膜色素上皮肥大、甲状腺肿瘤、纤维瘤等肠外症状。

4. 未经治疗的 FAP 患者，一般在 40 岁之前几乎 100% 发展为结直肠癌。

5. 部分患者表现为 AFAP。与典型的病例相比，AFAP 结直肠息肉数量较少、结直肠癌转化较晚（平均 55 岁）。

临床病例 3

先证者，女，28 岁。9 年前开始出现便血，6 个月前出现腹胀，便血加重且呈暗红色。纤维结肠镜检查显示患者结肠，直肠弥漫分布约 0.4～1.0cm 大小的广基息肉，表面光滑，部分色发红。经询问家族史，其母亲 40 岁时死于结直肠癌；其哥哥 32 岁时因"结肠多发性息肉伴结直肠癌"行手术治疗，34 岁时因结直肠癌复发、转移死亡。临床诊断为 FAP。对其家族无症状个体的结直肠镜检查显示，先证者的外甥女（18 岁）结直肠内密布大小不等的息肉（图 13-1-6）。

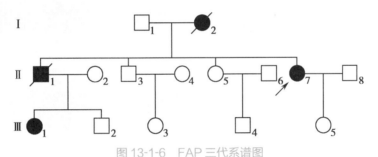

图 13-1-6　FAP 三代系谱图

【问题 1】　就诊患者上述临床资料，为什么拟诊为 FAP？

思路 1：患者于青少年期开始出现便血现象，并伴有腹部不适症状。

思路 2：纤维结肠镜检发现患者结直肠密布大小不等的广基息肉。

思路 3：询问患者的家族史得知，其家族可追寻的三代亲属中均有临床诊断的多发性结直肠息肉、结直肠癌患者。其中患者母亲、哥哥结直肠癌的诊断均在 40 岁之前。

知识点

FAP、AFAP 的诊断标准

FAP 的诊断标准

1. *APC* 基因的杂合性致病种系突变是 FAP 诊断的遗传学依据。

2. 结肠腺瘤性息肉数量大于 100 个，或结肠腺瘤性息肉数量小于 100 个但亲属中有已经临床确诊的 FAP 患者。

AFAP 的诊断标准

1. *APC* 基因的杂合性致病种系突变是 AFAP 诊断的遗传学依据。

2. 亲属中有已经临床确诊的 AFAP 患者。

3. 结肠腺瘤性息肉数量在 10～100 个之间，或超过 40 岁时结肠腺瘤性息肉数量大于 100 个。

【问题2】 FAP 的发病率有多高？病因是什么？

思路1：FAP 是一种常染色体显性遗传病，发病率约为 1/15 000～1/10 000，在所有种族人群中均有发病。

思路2：FAP 的发生是由于患者遗传获得抑癌基因 *APC* 基因的杂合性种系突变，携带突变基因的个体外显率近 100%。

思路3：*APC* 基因定位于染色体 5q22.2，NM_000038 是主要的转录本，该转录本含 15 个参与编码的外显子，编码的蛋白含 2 843 个氨基酸。*APC* 基因是细胞周期调控的重要基因之一，并在细胞损伤修复、细胞迁移的调控中发挥重要作用。

思路4：目前已有超过 700 个 *APC* 致病性种系突变被发现。致病突变的类型主要是导致 *APC* 截短蛋白的无义突变和移码突变。检测到的致病突变虽然分散在 *APC* 基因整个编码区域，但主要集中在基因的 5′ 末端。最常见的缺失突变为 c. 3927_3931delAAAGA。

【问题3】 如何进行 FAP 的基因诊断？

思路1：FAP 的基因诊断首先针对先证者进行，或对于家族首诊临床疑似病例。取患者的外周血，提取 DNA，分析 *APC* 基因的种系突变。

思路2：*APC* 基因全外显子及内含子测序是最常采用的基因诊断技术。检出的 *APC* 基因致病性突变绝大多数为无义突变和移码突变，较少的表现为 DNA 大片段缺失。

思路3：临床症状典型的 FAP 患者，*APC* 基因病理性突变检出率 >90%，其中约 20% 的病例为新发突变（患者没有家族史）。

思路4：确定 FAP 患者携带 *APC* 基因种系突变后，以检出突变为靶点，对其家族无症状个体进行遗传咨询和基因诊断。

思路5：对于未检出 *APC* 基因种系突变的腺瘤性息肉病患者，应进行 MUTYH 基因的突变筛查。

知识点

APC 检测标准

根据 NCCN 指南，具有以下临床表型之一的患者应考虑进行 *APC* 基因检测：

1. 累积有 10～20 个以上的结肠腺瘤性息肉。
2. 家族中已知有携带 *APC* 致病突变的亲属；
3. 有硬纤维瘤、肝母细胞癌、多灶或双侧的先天性视网膜色素细胞肥大、甲状腺乳头状癌的肠外表型。

【问题4】 FAP 患者 *APC* 基因突变的来源，携带种系突变的个体肿瘤发病率有多高？

思路1：约 80%*APC* 基因相关 FAP 患者的双亲之一也为患者；约 20% 为 *APC* 基因的新发突变所致。

思路2：*APC* 基因突变的外显率近 100%，携带 *APC* 基因种系突变的个体开始出现结直肠息肉的平均年龄为 16 岁；未经治疗的 FAP 患者一般在 40 岁之前均将转化为结直肠癌。

思路3：FAP 患者临床治愈后，在其生命过程中，多种癌症的发病风险亦较高：4%～12% 的患者可出现小肠癌，主要发生在十二指肠和壶腹部周围；约 1% 罹患胰腺癌；1%～12% 患乳头状甲状腺癌；患胃癌或中枢神经系统肿瘤的比例不到 1%；肝母细胞瘤的发病约占 1.6%。

【问题5】 FAP 的临床治疗原则是什么？

思路1：由于 FAP 及其亚型的恶变率高，因此，目前临床上对于 FAP 患者采取早期严密监测和结肠切除手术治疗，以避免结结直肠癌的发生。

思路2：对于 *APC* 致病突变携带者，应从 10～15 岁起每年进行一次结肠镜或乙状结肠镜检查。一旦发现腺瘤，应考虑手术的选择。

思路3：FAP 手术方案的选择除依据结直肠息肉的数目和病理性质外，还应考虑发病年龄、直肠息肉情况、患者生育意愿等因素。

思路4：手术方式有 3 类，全大肠切除术（total proctocolectomy，TPC）联合末端回肠造瘘术（end ileostomy，EI)、TPC 联合回肠储袋肛管吻合术(ileal pouch-anal anastomosis，IPAA)和全结肠切除术(total abdominal colectomy，TAC)联合回肠直肠吻合术(ileorectal anastomosis，IRA)。目前认为，对于直肠腺瘤数目 < 20 个的 FAP 患者适宜选择 IRA，而≥20 个的患者可能需要 IPAA 或者 TAC，以便降低二次直肠切除的风险。

思路 5：术后仍需定期随访监测。保留直肠的病人应每 6～12 个月进行内镜下直肠检查；全结肠切除的病人应每 1～3 年检查回肠储袋或回肠造口的情况。

三、遗传性非息肉性结直肠癌

遗传性非息肉性结直肠癌(hereditary nonpolyposis colorectal cancer，HNPCC)[OMIM 120435]，又称 Lynch 综合征(林奇综合征)，是最常见的遗传性结直肠癌综合征，人群发病率 1/500～1/400，约占结直肠癌发病患者的 1%～3%。HNPCC 的临床特征明显区别于 FAP 转化的结直肠癌，发病时结直肠内没有大量的息肉病变。HNPCC 的病灶通常在右半结肠。临床诊断依赖于患者家族史和基因学检查。HNPCC 呈常染色体显性遗传，其发病与至少 4 个错配修复(mismatch repair，MMR)基因的种系突变相关：*MLH1*、*MSH2*、*MSH6* 和 *PMS2*。此外，*EPCAM* 基因缺失导致 *MSH2* 启动子高度甲基化及 *MSH2* 基因沉默，也是致病因素。突变携带者具有结肠癌和子宫内膜癌的高发病风险。此外，胃、卵巢、小肠、上尿路、肝胆等部位的肿瘤发病风险也增高。

HNPCC 的临床诊疗过程通常包括以下环节：

1．先证者通常以结直肠肿瘤的常见症状就诊。问诊时应详细询问先证者的病史及其家族史。

2．注意先证者及其亲属中癌症患者的发病年龄(或死亡年龄)、肿瘤类型、病灶数量。

3．对于疑似结直肠癌患者进行结直肠镜检查，注意癌肿病灶位置、数量。进行肠道肿块组织活检和细胞病理学检查，关注癌细胞的分化程度。

4．对于临床拟诊 HNPCC 患者，进行遗传咨询，知情同意后实施错配修复基因种系突变筛查。

5．对遗传学确诊的病例，知情同意后，以在先证者检出的错配修复基因突变为靶点，对其家族成员进行分子检测和 HNPCC 症状出现前的基因诊断。

6．根据患者疾病状况制订治疗方案。

临床关键点

1．HNPCC 是最常见的遗传性结直肠癌，呈常染色体显性遗传。HNPCC 在结直肠癌患者中约占 1%～3%。

2．HNPCC 发生的原因是细胞 DNA 错配修复系统功能缺陷，表现为细胞微卫星 DNA 高度不稳定。*MLH1*、*MSH2*、*MSH6* 和 *PMS2* 的种系致病突变和 *EPCAM* 缺失是 HNPCC 的主要遗传致病因素。

3．HNPCC 主要发生于右半结肠，发病年龄低于结直肠癌的平均发病年龄，同时性或异时性结原发性直肠癌明显增多。组织学多为低分化腺癌或黏液腺癌，常伴有淋巴细胞浸润，但因具有微卫星高度不稳定的表型，故预后较好。

4．除罹患结直肠癌外，错配修复基因种系突变携带者子宫内膜癌、胃癌、卵巢癌、小肠癌等的发病风险也增高。

临床病例 4

先证者，女，47 岁，以"阴道出血 2 周"入院。子宫内膜活检组织病理分析，考虑子宫内膜癌。询问家族史得知，患者的爷爷、父亲和伯父均死于结直肠癌；其一个堂姐，32 岁时曾因升结肠癌手术治疗，并于 60 岁时死于乙状结肠癌。这一堂姐的女儿 28 岁诊断罹患卵巢癌。临床诊断：子宫内膜癌(HNPCC 相关肿瘤，HNPCCⅡ型)。对比分析患者癌组织和正常组织 DNA，癌细胞微卫星 DNA 高度不稳定。后续的错配修复基因种系突变分析显示，在患者 *MLH1* 基因第 14 外显子检出移码突变(1644delC)。这一突变也在其家族尚存活的卵巢癌患者(Ⅳ1)检出，健康的Ⅳ2 未检出这一突变(图 13-1-7)。

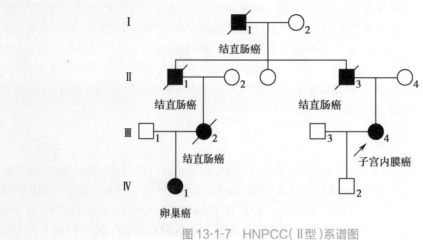

图 13-1-7 HNPCC（Ⅱ型）系谱图

【问题 1】 HNPCC 的临床诊断标准是什么？确诊依赖于什么检查？

思路 1：HNPCC 国际协作组 1991 年在荷兰的阿姆斯特丹制定了 HNPCC 临床诊断标准，称为"阿姆斯特丹标准Ⅰ"（Amsterdam criteria Ⅰ）。这一标准仅考虑了癌家族中结直肠肿瘤发病及其遗传状况。

知识点

HNPCC 阿姆斯特丹诊断标准Ⅰ

1. 家族中至少有 3 人罹患结直肠癌，并得到组织病理学的诊断；其中至少 1 名患者是其他 2 名患者的一级亲属。

2. 家族中结直肠癌至少在两代人中发生。

3. 家族中至少 1 例结直肠癌患者临床诊断时小于 50 岁。

4. 临床排除 FAP 诊断。

思路 2：家族中子宫内膜癌、胃癌等多种癌症的发病风险增高。充分考虑到这一特征，HNPCC 国际协作组 1999 年对"阿姆斯特丹标准Ⅰ"进行了修订，制定了"阿姆斯特丹标准Ⅱ"（Amsterdam criteria Ⅱ）。目前一般以此作为 HNPCC 的临床诊断标准。

知识点

HNPCC 阿姆斯特丹诊断标准Ⅱ

1. 家族中至少有 3 人罹患 HNPCC 相关性癌症（结直肠癌、子宫内膜癌、胃癌、卵巢癌、输尿管或肾盂癌、脑癌、肝或胆管癌、皮脂腺肿瘤等）；至少 1 例患者是其他 2 例患者的一级亲属。

2. 家族中至少两代人中有 HNPCC 相关性癌症患者。

3. 家族中至少 1 例 HNPCC 相关癌症在得到临床诊断时 <50 岁。

4. 临床排除 FAP 诊断。

思路 3：HNPCC 的最后确诊依赖于家族患者中检出错配修复基因种系突变。

【问题 2】 HNPCC 有哪些临床类型？有什么组织病理学特征？

思路 1：根据发生癌症的种类，HNPCC 可分为 2 型。①HNPCC Ⅰ型，临床表现为家族性结直肠癌；②HNPCC Ⅱ型，临床表现为 HNPCC 相关性胃肠道癌或泌尿生殖系统癌症。

思路 2：HNPCC 有一种特殊的亚型，称为 Muir-Torre 综合征（Muir-Torre syndrome, MTS）。其临床特征表现为，除罹患结直肠癌、HNPCC 相关肿瘤之外，还伴发皮脂腺肿瘤，多见于面部、头皮和躯干部。

思路 3：根据结直肠癌的病理学特征，可分为 3 种。①低分化癌，主要分布于右半结肠；②黏液腺癌，也主要分布于右半结肠；③腺癌，发生于结直肠的任何部位。

【问题3】 HNPCC 主要与哪些 DNA 错配修复基因突变有关？细胞的 DNA 错配修复功能障碍可出现什么样的细胞生物学现象？

思路1：HNPCC 的发生主要与 4 个 DNA 错配修复基因中的种系突变有关，分别为 *MLH1*（3p22.2）、*MSH2*（2p21）、*MSH6*（2p16.3）和 *PMS2*（7p22.1）。此外，*EPCAM*（2p21）的缺失可以导致邻近的 *MSH2* 启动子高度甲基化，引起 *MSH2* 沉默，也是 HNPCC 的遗传致病因素。

MLH1 基因［OMIM 120436］定位于 3p22.2，NM_000249 是主要的转录本，该转录本含 19 个参与编码的外显子，编码的蛋白含 756 个氨基酸。*MSH2* 基因［OMIM 609309］定位于 2p21-p16，NM_000251 是主要的转录本，该转录本含 16 个参与编码的外显子，编码的蛋白含 934 个氨基酸。*MSH6* 基因［OMIM 600678］定位于 2p16.3，NM_000179 是主要的转录本，该转录本含 10 个参与编码的外显子，编码的蛋白含 1 360 个氨基酸。*PMS2* 基因［OMIM 609309］定位于染色体 7p22.1，NM_000535 是主要的转录本，该转录本含 15 个参与编码的外显子，编码的蛋白含 862 个氨基酸。*EPCAM* 基因［OMIM 185535］定位于染色体 2p21，NM_002354 是主要的转录本，该转录本含 16 个参与编码的外显子，编码的蛋白含 934 个氨基酸。

思路2：在 HNPCC 家族中检出 *MLH1* 和 *MSH2* 基因种系突变的频率最高，约占所有检出突变的 80%～90%；*MSH6* 基因突变占 7%～10%；在 <5% 的 HNPCC 家系检出 *PMS2* 基因的种系突变。而 *EPCAM* 的缺失占 1%～3%。

思路3：错配修复基因的第二次突变发生于患者的体细胞。出现错配修复基因纯合型突变的细胞基因组不稳定，细胞增殖、分裂过程中，易出现抑癌基因、癌基因的突变，细胞发生恶性转化，导致 HNPCC 的发生。

思路4：人类基因组中的短串联重复序列（short tandem repeat，STR）又称为微卫星 DNA，其可作为分子标记，用于分析组织细胞基因组的稳定状况。≥2 个位点不稳定则称为微卫星高度不稳定（microsatellite instability-high，MSI-H）；1 个位点不稳定称为微卫星低度不稳定（MSI-low，MSI-L）；0 个位点不稳定则称为微卫星稳定（microsatellite instability-stable，MSS）。HNPCC 患者的肿瘤细胞多数呈现 MSI-H 现象（图 13-1-8）。

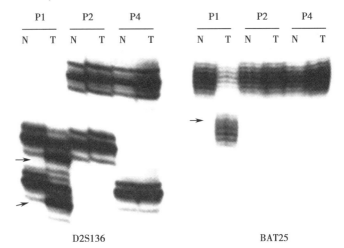

图 13-1-8　HNPCC 患者结直肠癌细胞呈现的微卫星 DNA 不稳定
（P1、P2 和 P4：患者编号；T：结直肠癌细胞；N：同源正常细胞；D2S136、BAT25：STR 序列编号。P1 癌细胞微卫星 DNA 不稳定）

知识点

HNPCC 错配修复基因种系突变的表型特征

1. HNPCC 易感基因——错配修复基因种系突变个体的外显率约 80%。

2. 错配修复基因种系突变的女性携带者，除可罹患结直肠癌外，子宫内膜癌的发病率 20%～60%，卵巢癌的发病率 9%～12%。

3. 错配修复基因种系突变携带者其他癌症的发病率：胃癌 10%～19%；肝癌及胆管癌 2%～7%；肾盂及输尿管癌 4%～5%；小肠癌 1%～4%；脑及中枢神经系统肿瘤 1%～3%。

【问题4】 如何开展 HNPCC 的基因诊断?

思路1:由于阿姆斯特丹标准Ⅰ和 Amsterdam 标准Ⅱ作为 HNPCC 的诊断标准较为严苛,1997 年和2004 年先后又提出了 Bethesda 指南及修订版本,提高了 HNPCC 基因检测的敏感性。建议符合"Bethesda 标准"的患者进行基因诊断的初筛。

知识点

Bethesda 标准

Bethesda 修订指南,建议符合以下任一标准的患者进行肿瘤组织的 HNPCC 初筛:

1. 结直肠癌的临床诊断年龄 <50 岁;

2. 同时性或异时性结直肠癌或 HNPCC 相关肿瘤(子宫内膜癌、胃癌、卵巢癌、输尿管或肾盂癌、脑癌、肝或胆管癌、皮脂腺肿瘤等);

3. 结直肠癌的临床诊断年龄 <60 岁,且肿瘤为高度微卫星不稳定型。

4. 结直肠癌患者,且家族中至少还有 1 个一级亲属罹患结直肠癌或其他 HNPCC 相关肿瘤,至少 1 例患者临床诊断年龄 <50 岁(或临床诊断腺瘤的年龄 <40 岁)。

5. 结直肠癌患者,且家族中至少还有 2 例 HNPCC 相关性肿瘤患者。

思路2:HNPCC 及其相关性肿瘤细胞 DNA 错配修复功能障碍,表现为肿瘤细胞微卫星 DNA 不稳定,或肿瘤细胞错配修复系统基因的表达缺如。

思路3:HNPCC 基因诊断的初筛。肿瘤组织的 4 个错配修复蛋白(MLH1、MSH2、MSH6、PMS2)免疫组织化学或微卫星不稳定检测。

思路4:初筛阳性的患者,取其正常细胞的 DNA 进行错配修复基因种系突变筛查。

思路5:一般首先进行基因外显子及其两侧内含子序列的测序,检测无义突变、移码突变和病理性的错义突变;对于分析结果阴性患者,可采用多重探针连接依赖性扩增技术(multiplex ligation-dependent probe amplification,MLPA)等方法检测基因大片段缺失/重复突变(图 13-1-9)。

思路6:以在先证者检出的突变为靶点,对患者的家族成员进行基因学检查和遗传咨询。

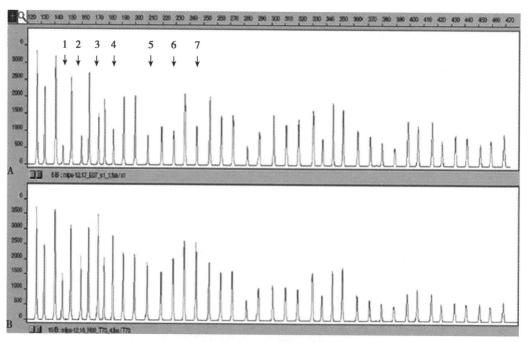

图 13-1-9 外周血细胞错配修复基因 MLPA 分析
(A. HNPCC 患者,显示 MSH2 基因外显子 1~7 单拷贝缺失;B. 正常对照)

【问题5】 对于 HNPCC 家族中基因分析确定携带错配修复基因种系突变的无症状个体,如何进行临床筛查?

思路1:临床检查实施方法应与专科医师充分讨论,个性化实施。

思路2:一般从 20~25 岁开始,每 1~2 年做 1 次结直肠镜检查。

思路3:尽管 HNPCC 相关的其他肿瘤风险也增高,但对于这些类型的肿瘤筛查的有效性没有明确定论。对于女性携带者,由于其子宫内膜癌和卵巢癌的高发病风险,推荐在其完成生育后行预防性子宫和双附件切除手术。

【问题6】 HNPCC 的临床治疗

思路1:对于符合 HNPCC 诊断的结直肠患者,考虑其异时性肿瘤的高发病风险,推荐行全结肠切除和回肠直肠吻合术。

思路2:由于 HNPCC 的肿瘤常表现为 MSI-H,建议对于Ⅱ期 MSI-H 的 HNPCC 患者避免氟尿嘧啶的单药辅助治疗。最新的临床试验显示,MSI-H 的晚期 HNPCC 患者可以从抗 PD-1/PD-L1 药物中获益。

四、遗传性乳腺癌 / 卵巢癌综合征

遗传性乳腺癌 / 卵巢癌综合征(hereditary breast-ovarian cancer syndromes,HBOC)是一种癌症综合征,在其家族成员中,乳腺癌和卵巢癌聚集发生,为最常见的遗传相关的乳腺癌发病形式。癌症在家族中呈常染色体显性遗传。患者临床特征表现为发病年龄较小,双侧器官发病多,或乳腺、卵巢相继发病,亦可表现为家族中多人发生乳腺癌、卵巢癌。遗传性乳腺癌 / 卵巢癌约占乳腺癌或卵巢发病总数的 10%~15%,其发病与家族成员携带遗传性乳腺癌 / 卵巢癌易感基因 *BRCA1*[OMIM 113705,NM_007294]、*BRCA2*[OMIM 600185,NM_000059]的种系突变有关。*BRCA1/2* 在普通人群中的突变频率为 1/300~1/800。

HBOC 临床诊疗过程通常包括以下环节:

1. 先证者通常以乳腺癌 / 卵巢癌的常见症状就诊。问诊时应详细询问先证者的病史及其家族史。

2. 注意先证者及其亲属中癌症患者的发病年龄,是否存在继发第二肿瘤的现象,是否存在双侧乳腺癌 / 卵巢癌患者;家族中是否有男性乳腺癌患者。

3. 选择应用乳腺癌 / 卵巢癌临床常规辅助诊断技术。

4. 对于临床拟诊 HBOC 患者,进行遗传咨询,知情同意后实施 *BRCA1*、*BRCA2* 基因种系突变检测。

5. 对遗传学确诊的病例,知情同意后,以在先证者检出的 *BRCA1* 或 *BRCA2* 突变为靶点,对其家族成员进行分子检测和乳腺癌 / 卵巢癌症状出现前的基因诊断。

6. 根据患者疾病状况制订治疗方案。

临床关键点

1. HBOC 是最常见的遗传性乳腺癌,呈常染色体显性遗传。

2. *BRCA1/2* 的种系致病突变是 HBOC 的遗传致病基因。*BRCA1* 和 *BRCA 2* 是 DNA 双链断裂修复中同源重组修复通路的重要基因。

3. HBOC 的患者乳腺癌的发病年龄早,对侧或双侧乳腺癌风险高。*BRCA1* 突变的乳腺癌以三阴性乳腺癌(激素受体阴性、*HER2* 表达阴性)多见。

4. 除罹患乳腺癌外,种系突变携带者卵巢癌、胰腺癌、前列腺癌等的发病风险也增高。

5. 具有下列情况之一的应考虑 HBOC 且进行 *BRCA1/2* 检测:

a. 家族中已知存在 *BRCA1/2* 基因突变

b. ≤45 岁的乳腺癌患者

c. ≤50 岁的乳腺癌患者且

1)有另一原发乳腺癌

2)≥1 例近亲罹患乳腺癌或胰腺癌或前列腺癌

d. ≤60 岁的三阴性乳腺癌患者(ER-,PR-,HER2-)

e. 乳腺癌患者且

1）≥2 例近亲罹患乳腺癌、胰腺癌、前列腺癌

2）≥1 例近亲≤50 岁时罹患乳腺癌

3）≥1 例近亲罹患卵巢癌

4）近亲罹患男性乳腺癌

f. 卵巢癌患者

g. 男性乳腺癌患者

h. 前列腺癌患者，且有卵巢癌、乳腺癌、胰腺癌、前列腺癌家族史

i. 胰腺癌患者，且卵巢癌、乳腺癌、胰腺癌、前列腺癌家族史

j. 胰腺癌患者，且有德裔犹太血统

k. 仅有一二级亲属符合以上标准或仅有≥2 名三级亲属罹患乳腺癌和/或卵巢癌，且至少 1 人的发病年龄≤50 岁。

临床病例 5

先证者，女，37 岁，因"左下腹胀痛近 2 个月，下腹触及肿块 1 周"入院。患者宫内节育器避孕，平时月经规律。

查体：患者心肺未见异常，腹部稍膨隆，左下腹可触及一肿块，界限不清，可活动，无明显压痛。全身浅表淋巴结未触及肿大。妇科 B 超显示子宫右后方探及混合性包块（8.2cm×7.5cm×6.8cm）。子宫左前方探及混合性包块（10.2cm×8.9cm×5.4cm）。盆腔 MRI 提示，盆腔囊实性占位，腹膜后及盆腔多发淋巴结肿大。

临床诊断：双侧卵巢肿瘤。询问家族史，患者的母亲 40 岁时死于乳腺癌，患者的一个姐姐患双侧乳腺癌（图 13-1-10）。

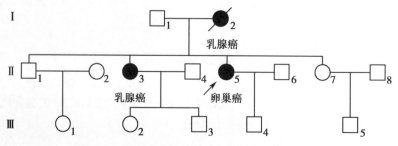

图 13-1-10　家族性乳腺癌/卵巢癌三代系谱图

【问题 1】 根据患者上述资料，能否诊断 HBOC？

思路 1：患者以"腹部肿块"就诊，年仅 37 岁，发病年龄较低。

思路 2：盆腔 MRI 检查发现，患者双侧卵巢占位性病变，且腹膜后多发性淋巴结肿大。

思路 3：患者有明确的乳腺癌家族史，其母亲 40 岁时因乳腺癌去世，一个姐姐患双侧乳腺癌。

思路 4：依据患者的临床信息及家族史，拟诊 HBOC。最后诊断还需要患者卵巢肿块的细胞病理学检查结果。

【问题 2】 HBOC 易感基因有哪些？在家族中如何遗传？

思路 1：HBOC 发病是由于患者携带 *BRCA1*、*BRCA2* 基因的种系突变引起的。

知识点

BRCA1、*BRCA2* 基因

1. *BRCA1* 基因定位于 17q21.31，含 24 个外显子；*BRCA2* 基因定位于 13q13.1，含 27 个外显子。

2. *BRCA1*、*BRCA2* 均为抑癌基因，主要参与 DNA 双链断裂同源重组修复通路，维持基因组的稳定性。

思路 2：HBOC 在家族中呈常染色体显性遗传，患者携带易感基因的杂合型突变，有 50% 的概率将突变传递给子女。

思路 3：对临床拟诊 HBOC 的患者实施基因诊断，着重筛查易感基因 *BRCA1* 和 *BRCA2* 的种系突变。

思路 4：对基因诊断确诊的先证者的其他家族成员，经知情同意后，对其家族成员进行先证者所携带突变的定点检测。

【问题 3】 HBOC 不同易感基因的表型特征及外显率如何？

思路 1：导致 HBOC 综合征的不同易感基因具有差异性的表型特征和外显率。

思路 2：HBOC 综合征涉及的抑癌基因 *BRCA1*、*BRCA2* 突变，由此导致的乳腺癌 / 卵巢癌表型存在差异。

知识点

BRCA1、*BRCA2* 基因突变的表型特征及病因

1. 携带 *BRCA1* 或 *BRCA2* 基因种系突变是 HBOC 最主要病因。

2. 携带 *BRCA1* 或 *BRCA2* 基因种系突变将导致女性携带者乳腺癌和卵巢癌发病风险高。发生乳腺癌的终生风险为 41%～90%，发生对侧乳腺癌的风险也高，发生卵巢癌的终生风险为 8%～62%。携带者发病年龄早，双侧器官发病或单侧器官的多个原发病灶。*BRCA1* 突变的乳腺癌以 TNBC 多见。TNBC 患者中 *BRCA1* 的突变率为 7%～28%。

3. 携带 *BRCA1* 或 *BRCA2* 基因种系突变将导致第二种恶性肿瘤风险高。包括：

（1）男性携带者乳腺癌和前列腺癌发病风险增高。特别是 *BRCA2* 突变能增加携带者 2～6 倍的前列腺癌发病风险。

（2）携带者胰腺癌和黑色素瘤的发病风险增高。

参见第三章相关内容。

【问题 4】 HBOC 的遗传流行病学状况在不同种族和人群中是否存在差异？

思路 1：某些民族、区域人群 HBOC 的发病率较高，与其存在特异性的 *BRCA1*、*BRCA2* 基因始祖突变有关。

思路 2：德系犹太人 *BRCA1*、*BRCA2* 存在 3 种由碱基缺失或插入导致的致病性始祖突变，该人群部分乳腺癌 / 卵巢癌的高发与这 3 种始祖突变直接相关。

知识点

始祖突变——德系犹太人 HBOC 高发的分子遗传学基础

1. 德系犹太人中存在 3 种特征性始祖突变：*BRCA1* 基因 2 碱基缺失突变（187delAG），单碱基插入突变（5382insC）及 *BRCA2* 基因单碱基缺失突变（6174delT）。

2. 分子流行病学资料显示，约 1/40 的德系犹太人携带 *BRCA1*、*BRCA2* 基因上述 3 种突变中的一种；约 1/10 德系犹太人的乳腺癌、1/3 的卵巢癌发病与这 3 种突变有关。

3. 其他民族中（如冰岛人群）也发现其特定的始祖突变。

【问题 5】 *BRCA1* 和 *BRCA2* 突变导致的乳腺癌临床特征有无差异？

思路 1：这两个易感基因突变导致的乳腺癌临床病理学特征存在明显差异。

（1）*BRCA1* 突变导致的乳腺癌 50% 以上临床表现为"三阴"乳腺癌，即乳腺癌细胞的雌激素受体、孕激素受体和 HER2 表达阴性。

（2）*BRCA2* 突变导致的乳腺癌临床表现多为癌细胞雌激素受体阳性，孕激素受体阳性，而 HER2 基因表达阴性。

思路 2：发病年龄 60 岁以下的"三阴"乳腺癌中，9%～28% 的患者携带 *BRCA1* 基因种系突变。国际乳

腺癌诊治相关指导意见建议,60岁以下"三阴"乳腺癌患者为基因诊断和遗传咨询的候选人群。

【问题6】 对于家系基因诊断检出 *BRCA1* 或 *BRCA2* 突变的无症状个体,如何进行临床检查,以期早期发现癌症? 有无癌症的预防措施?

思路1:对于 *BRCA1* 或 *BRCA2* 基因种系突变携带者,应定期实施健康检查。这对于癌症的早期发现和早期治疗十分重要。

思路2:易感组织的预防性手术切除(与专科医师咨询)。

思路3:有生育需求的可通过产前干预生育健康正常孩子。

知识点

BRCA1 或 *BRCA2* 种系突变携带者的建议检查程序

女性携带者的建议检查程序:

(1)18岁开始乳腺自检。

(2)25岁开始,每6~12个月一次乳腺专科体检。

(3)乳腺检查

25~29岁的携带者,每年一次双侧乳腺 MRI,或乳腺钼靶检查。

30~75岁的携带者,每年一次双侧乳腺 MRI。

>75岁的携带者,依据个人情况进行检查。

对于罹患乳腺癌的携带者,每年按照上述指导进行乳腺 MRI 和钼钯检查。

(4)探讨乳腺预防性切除,能降低90%的乳腺癌发病风险。

(5)推荐卵巢预防性切除,特别是35~40岁已完成生育的携带者。能降低80%的卵巢癌发病风险和50%左右的乳腺癌发病风险。

(6)对于未进行卵巢预防性切除的携带者,在30~35岁时考虑进行针对卵巢癌的超声检查。

(7)考虑乳腺癌卵巢癌的药物预防。

男性携带者的建议检查程序

(1)35岁开始乳腺自检,每12个月一次乳腺专科体检。

(2)45岁开始,*BRCA1* 突变携带者考虑前列腺癌筛查,推荐 *BRCA2* 突变携带者进行前列腺癌筛查。

无论男性还是女性携带者都应考虑筛查黑色素瘤和胰腺癌。

【问题7】 HBOC 的临床治疗。

思路1:*BRCA1/2* 突变是保乳手术的相对禁忌症,建议采用全乳切除术。并可与临床医师讨论对侧预防性全乳切除的可行性。

思路2:目前研究显示,突变患者较普通患者对化疗更敏感,可能对铂类和蒽环化疗药物敏感,对紫杉较为耐药。

思路3:携带 *BRCA* 突变的卵巢癌及携带 *BRCA* 突变、HER2 阴性的转移性乳腺癌可以从 PARP 抑制剂靶向治疗中获益。

知识点

PARP 抑制剂

PARP 抑制剂是一种靶向聚 ADP 核糖聚合酶(poly ADP-ribose polymerase,PARP)的抑制剂,通过抑制肿瘤细胞 DNA 单链损伤修复、促进肿瘤细胞发生凋亡。具体机制为:PARP 抑制剂抑制了 DNA 单链损伤修复,这一单链损伤将进一步发展为双链损伤。在同源重组修复功能正常情况下,该双链损伤可通过同源重组途径修复。故不影响正常细胞生存。但如果肿瘤细胞存在 *BRCA1/2* 等同源重组相关基因缺陷,将使得双链损伤无法修复,肿瘤细胞合成致死。从而实现靶向治疗(图 13-1-11)。

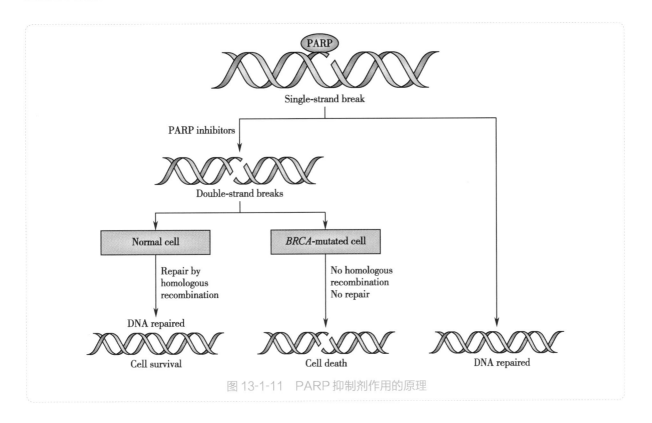

图 13-1-11　PARP 抑制剂作用的原理

五、利 - 弗劳梅尼综合征

遗传性乳腺癌的
风险评估及干预
（微课）

利 - 弗劳梅尼综合征（Li-Fraumeni syndrome，LFS）[OMIM 151623]是一种临床罕见的遗传性癌综合征。约 1% 的遗传性乳腺癌属于 LFS。以家族中多种癌症聚集发病，癌症发生年龄低（常发生于儿童和青年期）为其显著特征，呈常染色体显性遗传。LFS 病因为患者携带 TP53 基因[OMIM 191170]的种系突变，人群中的发生率为 1/5 000～1/20 000。LFS 关联的常见癌症包括骨肉瘤、软组织肉瘤、乳腺癌、脑肿瘤、肾上腺皮质癌和白血病等。除典型的 LFS 之外，临床上将发生肿瘤类似，但有不符合典型 LFS 的，称为利 - 弗劳梅尼综合征样综合征（Li-Fraumeni-like syndrome，LFL）。

LFS 的诊疗过程通常包括以下环节：

1. 先证者通常以罹患癌症的常见症状就诊。问诊时应详细询问病史及家族史。

2. 应高度关注先证者及其亲属中癌症患者的发病年龄、癌症发生类型、家族癌症患者中是否存在原发第二种恶性肿瘤的现象等。

3. 选择患者就诊相关癌症常规辅助诊断技术。

4. 对于临床疑似 LFS 或 LFL 患者，进行遗传咨询，知情同意后对先证者实施 TP53 基因种系突变检测。

5. 对遗传学确诊的病例，以在先证者检出的 TP53 基因突变为靶点，对其家族成员进行分子检测和 LFS 症状出现前基因诊断。

6. 根据患者疾病状况制订治疗方案。

临床关键点

1. LFS 存在癌症家族史，呈现常染色体显性遗传特征。癌症谱较广，可涉及多种肿瘤，有低龄癌症患者。

2. LFS 相关的典型肿瘤，包括骨肉瘤、软组织肉瘤、绝经前乳腺癌、脑肿瘤及肾上腺皮质癌。

3. 主要依据先证者的临床表型及其家族史的特征，鉴别诊断 LFS 和 LFL。

4. LFS 和 LFL 的病因为患者携带 TP53 基因的种系突变，临床呈常染色体显性遗传。

临床病例6

先证者,女,36岁,以"双侧乳腺无痛性包块约1个月"就诊。组织活检病理学检查提示双侧乳腺浸润性导管癌。询问家族史,患者的父亲60岁时死于脑肿瘤,其一个姐姐7年前骨肉瘤去世,其二哥的女儿在8岁时诊断为急性淋巴细胞性白血病(图13-1-12)。

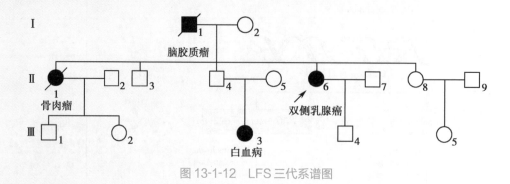

图 13-1-12 LFS 三代系谱图

【问题1】 根据患者上述资料,可以作出什么样的临床诊断?

思路1:患者36岁,绝经期前罹患双侧乳腺癌,是LFS典型肿瘤之一。

思路2:患者有明确的癌症家族史,2例一级亲属分别罹患脑肿瘤或骨肉瘤,1例二级亲属为白血病患者,均属于LFS典型肿瘤。

思路3:患者的临床资料高度支持其LFS的临床诊断。

知识点

LFS/LFL 的临床诊断标准

1. LFS 的临床诊断标准(同时符合以下3条)

(1)先证者(或患者)45岁前被诊断罹患肉瘤;

(2)家族中有1名一级亲属在45岁前罹患癌症;

(3)家族中另1名一级亲属或二级亲属也在45岁前罹患癌症,如罹患肉瘤则年龄不限。

2. LFL 临床诊断标准(Birch 标准,同时符合以下3条)

(1)先证者罹患儿童期癌症,或于45岁前罹患肉瘤、脑肿瘤或肾上腺癌;

(2)家族中有一名一级亲属或二级亲属罹患 LFS 典型癌症,包括肉瘤、乳腺癌、脑肿瘤、肾上腺皮质癌或白血病,年龄不限;

(3)家族中另一名一级亲属或二级亲属于60岁前罹患癌症,患病种类不限。

3. LFL 临床诊断标准(Eeles 标准)

有2名一级亲属或二级亲属罹患 LFS 相关肿瘤,患病年龄不限。

【问题2】 哪些癌症患者需开展 *TP53* 基因的种系突变筛查? 不同表型的癌症患者,基因突变检出率有无差异?

思路1:符合LFS及LFL临床诊断的病例应实施 *TP53* 基因的种系突变筛查,以进行LFS的基因诊断。

思路2:符合下列条件之一(Chompret 标准)的患者也适合进行 *TP53* 基因的种系突变筛查:

(1)患者46岁之前罹患癌症,且属于LFS的典型肿瘤范畴。同时,其至少1名一级或二级亲属56岁前患LFS的典型肿瘤,或出现多发原发性肿瘤。

(2)患者多器官先后发生肿瘤,其中2个肿瘤属于LFS的典型肿瘤,且第一个肿瘤于46岁之前发生。

(3)患者罹患肾上腺皮质瘤或脑脉络膜瘤或胚胎间变性的横纹肌肉瘤(无论其有无癌症家族史)。

(4)患者31岁前罹患乳腺癌。

TP53 基因 [OMIM 191170, NM_000546]

（1）*TP53* 基因定位于 17p13.1，含 11 个外显子，编码的蛋白质由 393 个氨基酸组成，在控制细胞从 G1 进入 S 期、诱导细胞凋亡、维护基因组稳定中发挥关键作用。

（2）*TP53* 是至今发现的与人类癌症相关度最高的基因，其种系突变是 LFS 的病因。此外，几乎在所有种类的癌症中均可见 *TP53* 基因的体细胞突变。

思路 3：LFS 易感基因 *TP53* 种系突变筛查结合遗传咨询。

思路 4：符合 LFS 诊断标准的病例，*TP53* 基因种系突变的检出率约 80%；在 LFL 患者，突变检出率约 40%；而符合 Chompret 标准的患者，*TP53* 突变检出率约 20%。

【问题 3】　携带 *TP53* 基因种系突变的个体癌症发生风险有多高？如何咨询？

思路 1：流行病学资料显示，LFS 的发生没有种族和生活区域的差异。

思路 2：*TP53* 基因种系突变携带者的癌症外显率很高，发生肿瘤的终生风险接近 100%。至 70 岁时，女性携带者发生乳腺癌的风险约为 54%，软组织肿瘤的风险约为 15%，骨肉瘤的风险约为 5%；男性携带者发生软组织肿瘤的风险约为 22%，脑瘤的风险约为 19%，骨肉瘤的风险约为 11%。参见第三章相关内容。

思路 3：*TP53* 基因突变携带者的癌症外显率存在性别差异，主要是由于女性携带者乳腺癌发病率高造成的。

思路 4：除癌症表型外，*TP53* 基因种系突变携带者没有明确的其他表型。

【问题 4】　对于 LFS 家族中 *TP53* 基因种系突变携带者如何实施临床检查，以早期发现癌症？

思路：定期检查有助于疾病的早期发现，改善预后。建议：

（1）携带者自身应注意易患癌症的相关症状出现，如头痛、骨痛、腹部不适等。

（2）对于女性携带者：18 岁起关注乳腺；20 岁开始每半年到一年应注意乳腺的检查；30～75 岁每年进行 MRI 和钼靶检测，以利早期诊断可能发生的乳腺癌。可以考虑预防性乳腺切除手术。

（3）无论是儿童或成年携带者，每半年至一年进行包括神经系统检查在内的系统体检，进行全身 MRI，包括单独的脑部 MRI，以早期发现可能罹患的癌症。对已患癌症的临床治愈患者，注意第二肿瘤的发生。

（4）携带者 25 岁或家族中最早发生的结肠癌发病年龄 5 年前（以最早年龄为准）以后，每 2～5 年可进行一次胃肠内镜检查。

（5）18 岁后每年进行皮肤检查。

六、肾母细胞瘤

肾母细胞瘤（nephroblastoma）又称肾胚胎瘤或 Wilms 瘤（Wilms tumor，WT）[OMIM 194070]，是婴幼儿泌尿系统最常见的恶性肿瘤，占 15 岁以下儿童泌尿生殖系统肿瘤的 80%。Wilms 瘤发病率约 1.0/10 000，平均发病年龄 3.5 岁。本病可能起源于后肾胚基，典型的组织学特征是肿瘤内含有胚胎组织细胞、上皮细胞和间质成分。部分肿瘤含分化程度较高的成分，如骨骼肌、脂肪，甚或毛发等。Wilms 瘤临床多呈散发性，5%～10% 的患儿表现为双侧肾 Wilms 瘤，常伴有无虹膜征、泌尿生殖系统发育异常，由遗传病因所致。Wilms 瘤的致病基因为 *WT1* 基因 [OMIM 607102] 或染色体 11p15.5 区的突变有关，呈常染色体显性遗传。

Wilms 瘤的诊疗过程通常包括以下环节：

1．患儿常在婴幼儿期以腹部肿块或腹大而就诊。问诊时应详细询问病史及家族史。

2．实验室检查应注意血、尿常规，尿儿茶酚胺代谢物，肾功能检查等，注意与神经母细胞瘤的鉴别诊断。

3．可选择静脉肾盂造影、B 超、CT、MRI 等辅助诊断技术。

4．对于临床疑似 Wilms 瘤患者进行遗传咨询，并对疑似遗传性病例（有家族史或双侧 Wilms 瘤患者），知情同意后对先证者实施基因诊断。

5. 对于确诊患者，依据其疾病状况制订治疗方案。

临床关键点

1. 肾母细胞瘤是婴幼儿最常见的实体肿瘤之一。其显著的早期临床表现为"婴幼儿虚弱伴上腹季肋部肿块"。部分患儿有腹痛、血尿、高血压、贫血和发热等症状。实验室检查应注意血、尿常规，尿儿茶酚胺代谢物，肾功能检查等，注意与神经母细胞瘤的鉴别诊断。可选择静脉肾盂造影、B 超、CT、MRI 等辅助诊断技术。

2. 肾母细胞瘤分为遗传性和散发性，遗传性 Wilms 瘤可出现双侧肾脏发病，其病因表现为遗传异质性。

3. 遗传性 Wilms 瘤常与某些临床综合征相关联，除肾母细胞瘤发生之外，往往伴发相关综合征的表型，如 WAGR 综合征［OMIM 194072］、DDS［OMIM 194080］、［OMIM 36680］或 Beckwith-Wiedemann 综合征［OMIM 130650］等相关表型。

4. Wilms 瘤应注意与神经母细胞瘤、多囊性肾病等鉴别诊断。

临床病例7

患儿，男，5 岁，因"右侧腹部包块，并发血尿一天"送医就诊。

查体：心率 82 次/min，患儿体温、血压正常。

腹部 B 超：右肾中、下极肾盂旁探及一个直径约 3cm 的低回声实性占位，外形规则。

腹部 CT：右肾后下段可见一个圆形肿块影，密度不均，大小约 3.5cm×3.2cm×3.0cm。行右侧肾肿瘤切除术。

病理检查：切除肿瘤切面呈灰白色，颗粒状，境界不清；镜下显示，肿瘤组织呈巢状，细胞短梭形，核卵圆，疏松间质中可见肾小管形成。

病理诊断 Wilms 瘤。深入询问发现，患儿无明确家族史。

【问题1】 根据上述临床资料，可以做出怎样的临床诊断？为什么？

根据患儿的临床症状和辅助检查可以诊断为 Wilms 瘤，散发性。

思路 1：婴幼儿发病，以腹部包块和血尿为主要临床症状。

思路 2：腹部 B 超和 CT 均探测到患儿右肾中、下极肾盂旁占位性肿块，密度不均。

思路 3：右肾肿瘤切除术后细胞病理学检查：肿瘤组织呈巢状，含胚胎组织细胞样特征。

思路 4：患儿无家族史，亦未见肾肿瘤之外的其他综合征表型。

知识点

Wilms 瘤的流行病学

1. Wilms 瘤的发病率约 1.0/10 000，不同人种的发病率存在差异。黑色人种和白色人种的发病率较高；而亚裔的发病率低。

2. 男性的发病率略低于女性。在单侧 Wilms 瘤中，男性患者与女性患者的比例是 0.92∶1，而在双侧 Wilms 瘤中这一比例为 0.6∶1。

【问题2】 Wilms 瘤的易感基因有哪些，其临床表型有无差异？

思路 1：Wilms 瘤的病因表现为明显的遗传异质性，其相关表型差异也较大。

思路 2：首先鉴定的 Wilms 瘤的致病基因为 *WT1* 基因，定位于 11p13，该基因种系突变导致的 Wilms 瘤又称 WT1，可表现为 WAGR 综合征（伴无虹膜征、泌尿生殖系统发育异常）、DDS（伴先天性肾病综合征）等。

知识点

WT1 基因 [OMIM 607102, NM_000378]

WT1 属于抑癌基因,定位于 11p13,由 11 个外显子组成。*WT1* 基因编码一种转录因子,含 502 个氨基酸,属锌指蛋白,与哺乳动物早期生长调控因子(EGR1、EGR2)具有相似结构,在泌尿生殖系统发育过程中具有关键作用。

思路 3:第二个 Wilms 瘤的易感基因与染色体 11p15.5 相连锁。定位于 11p15.5 的印记基因 *H19* 及其相邻簇集基因构成基因组的一个印迹区,其突变导致 Beckwith-Wiedemann 综合征,Wilms 瘤是其常见表型之一。

思路 4:部分 Wilms 瘤与染色体 13q13.1、16q、Xq26.2(体细胞)结构异常相关联,其在 Wilms 瘤的发病中所占比例较小。

【问题 3】 如何进行 Wilms 瘤的遗传咨询? Wilms 瘤的预后如何?

思路 1:如果患儿有明确的家族史,或表现为综合征性的 Wilms 瘤,则应按照特定综合征或遗传性 Wilms 瘤进行基因诊断和遗传咨询。

思路 2:约 90% 的患儿为散发性 Wilms 瘤,对其亲属的发病风险评估一般遵循经验风险(人群发病率)。

思路 3:遗传性或综合征性 Wilms 瘤,涉及 *WT1* 基因突变或染色体 11p15.5 结构变异。遗传咨询中,*WT1* 基因突变分析与常规的基因诊断相同;而 Beckwith-Wiedemann 综合征相关的染色体 11p15.5 的 DNA 结构异常分析,应着重于该区域 DNA 片段的微缺失、微重复,同时应注意单亲二倍体的变异形式。

思路 4:大多数的 Wilms 瘤预后良好,五年生存率达 80%~90%。患者的个人生存预期在很大程度上依赖于其肿瘤分期及适当的临床治疗。

(解云涛)

第二节 常染色体隐性遗传的恶性肿瘤综合征

一、布卢姆综合征

布卢姆综合征(Bloom syndrome, BS)[OMIM 210900]是一种罕见的常染色体隐性遗传病,又称 Levi 型侏儒、面部毛细血管扩张侏儒、侏儒先天性毛细血管扩张性红斑,主要见于欧洲犹太人。因美国纽约的皮肤科医生 David Bloom 于 1954 年首次报道本病而得名。

BS 由内胚叶发育不良所致。临床上具有对光高度敏感、面部蝶形毛细血管扩张及侏儒三大特征。患者表现为婴幼儿期面颊及手部呈现类似红斑狼疮的毛细血管扩张性红斑,表面有少量鳞屑,对光敏感,夏季日晒后皮损加重,可扩大至全额、鼻、眼、耳及口唇。有时红斑呈水肿性,甚至出现水疱、糜烂,愈后留有色素脱失斑。患者侏儒表型为垂体型,即身体比例相称,但体格瘦、骨架小。另外,皮肤可见咖啡斑,并可出现鱼鳞病、黑棘皮病、含毛发的皮样囊肿、多毛、并指(趾)等。男性患者常伴有睾丸小、隐睾、无精子症;女性患者可出现提前闭经,因而生育能力较低。同时,患者伴有细胞及体液免疫损伤,易受感染。由于 BS 属于 DNA 修复功能缺陷的疾病,故易并发原发性恶性肿瘤,包括白血病、血液淋巴网状系统肿瘤、乳腺癌、鳞状细胞癌等,多在 30 岁前发病。引起 BS 的分子基础是定位于 15q26.1 的 *BLM* 基因(又称 *RECQL3* 基因。OMIM 604610)突变。

BS 在人群中的发病频率尚未确定。据美国纽约血液研究中心 BS 患者登记资料显示,截至 2019 年,BS 患者登记处网站收录的病例为 281 人。由于本病的发病率较低,我国目前尚无发病率统计资料,而且典型病例报道较少。有调查显示,德系犹太人中的携带者频率为 1:110,患病率为 1/48 000。

BS 的诊疗通常包括以下环节:

1. 详细询问先证者的症状学特征及遗传家族史。

2. 查体时重点关注面容、生长发育指标,尤其是特征性面容。

3. 对疑诊患者进行抗核抗体,抗 ds-DNA 抗体,C3、C4、C 反应蛋白等检测,以排除自身免疫性疾病,确定临床诊断。

4. 有条件的医院,可以制备染色体标本进行核型分析。

5. 对遗传诊断明确的家系,应根据结果进行遗传咨询。

6. 根据患者的病情制订随诊治疗方案。

7. 向患者介绍有关 BS 的国际网站,搭建患者沟通的平台。

临床关键点

1. BS 具有典型的临床特征。

2. 典型面容包括面部毛细血管扩张性红疹,呈蝴蝶形,独有的面部特征表现为面部窄长、下颌小和耳鼻突出。

3. 在特征性面容的基础上,患者同时具有比例相称的身材矮小。成年男性平均身高为 151cm,成年女性平均身高为 144cm。

4. 具有高频率的染色体断裂和重组的细胞遗传学特征。

5. 致病基因为定位于 15q26.1 的 *BLM* 基因。

6. BS 患者具有高度的肿瘤易感性。

7. 本病呈常染色体隐性遗传,男女均可发病。应在此基础上进行遗传咨询。

8. 尚无有效的治疗措施,对症治疗是目前主要的治疗方法。

临床病例 1

患儿,男,4 岁,因"面部起疹 3 年"前来就诊。初步病史采集如下。

患儿出生后 1 年,开始于两颊部出现对称性红斑,拇指盖大小,无瘙痒。每年夏季日晒后红斑加重。皮损逐渐扩展至整个面部,呈对称性蝴蝶状红斑并伴有毛细血管扩张,日晒后加重,无明显自觉症状。

家族史:父母否认近亲结婚,面容正常,家族中无类似病史及其他遗传病史。

个人史:足月顺产,出生体重低。

查体:身高 68cm,体重 11.5kg。头小,两颊部有对称性毛细血管扩张性红斑,表面少量白色鳞屑。四肢比例相称,骨骼瘦小,四肢纤细。

实验室检查:血常规、尿常规、肝功、肾功均无明显异常。抗核抗体(ANA)、抗 ds-DNA 抗体阴性,免疫球蛋白 IgG、IgM、IgA,以及补体 C3、C4 正常,C 反应蛋白、类风湿因子均正常。血 T_3、T_4、TSH,以及生长激素均在正常范围内。

【问题 1】　根据上述门诊资料,患儿最可能的诊断是什么?

思路 1:患儿因为面部毛细血管扩张性红斑,对日光敏感,抗核抗体、抗 ds-DNA 抗体阴性,免疫球蛋白以及补体 C3、C4、C 反应蛋白均正常,血 T_3、T_4、TSH、生长激素均在正常范围内,并伴有四肢比例相称的侏儒,提示为 BS。

知识点

BS 的临床诊断标准

1. 日光敏感性面部毛细血管扩张性红斑,可呈蝶形分布,晒后加重。皮肤呈现斑点状色素减退和斑点状色素沉着。

2. 头部发育畸形,并伴有轻度颜面部畸形,通常表现为面部窄长、下颌小、上切牙缺失、耳鼻突出。常合并轻重不同的并指(趾)或多指(趾)畸形。

3. 身材矮小,表现为比例相称的侏儒。成年男性平均身高 151cm,成年女性平均身高 144cm。

4．免疫功能缺陷，免疫球蛋白 IgG、IgM、IgA 缺乏，表现为慢性感染。

5．泌尿生殖系统缺陷，男性多表现出无精子症、隐睾。女性生殖能力下降。

6．并发症包括支气管扩张、慢性肺部疾病、非胰岛素依赖型糖尿病及轻度精神发育迟滞和学习障碍。

7．最显著的并发症为癌症高度易感，且多在 30 岁前发生。表现为白血病及淋巴瘤、腺癌、鳞状细胞癌等多种实体肿瘤，并呈现出化疗敏感性。

思路 2：BS 是一种罕见的常染色隐性遗传病，具有常染色隐性遗传病的基本特征：男女发病机会均等；系谱中看不到连续遗传现象；患者双亲都是突变基因携带者（杂合型）；同胞的患病概率为 1/4；表型正常的同胞有 2/3 概率为携带者（常染色体隐性遗传谱系的特点见第一章第二节相关内容）。

询问家族史后发现该患儿没有同胞，家系中没有其他发病患者。

思路 3：BS 称为"面部红斑侏儒综合征"，面部日光敏感性毛细血管扩张性红斑最具特征性。此外，四肢比例相称的侏儒也是本病的重要表现之一。

【问题 2】　BS 患者临床诊断的辅助检查是什么？

思路：染色体核型分析。高频率的染色体断裂和重组是 BS 患者细胞遗传学的显著特征。

BS 的遗传学诊断的主要依据：①染色体易发生断裂并形成结构畸变，细胞分裂间期常见多个微核结构；②染色体断裂发生在同源序列之间，呈现姐妹染色单体交换（sister chromatid exchange，SCE）水平升高；③在非编码序列之间也同样存在断裂性突变；④培养的外周血淋巴细胞中常见四射体结构。

【问题 3】　该家系先证者临床上需要与哪些疾病进行鉴别诊断？

思路：系统性红斑狼疮。面部呈蝴蝶形红疹应与系统性红斑狼疮等自身免疫性疾病进行鉴别诊断。系统性红斑狼疮常有免疫学异常（抗核抗体、抗 ds-DNA 抗体等多种自身抗体异常），有多脏器损害。BS 的抗核抗体、抗 ds-DNA 抗体、免疫球蛋白、补体 C3、补体 C4、C 反应蛋白、类风湿因子均正常，可以与自身免疫性疾病鉴别开来。

【问题 4】　怎样对该患儿进行确诊？

思路 1：患儿因为面部毛细血管扩张性红斑，对日光敏感，抗核抗体、抗 ds-DNA 抗体阴性，C3、C4、C 反应蛋白正常，并伴有四肢比例相称的侏儒。在外周血淋巴细胞培养制备核型时观察到染色体断裂或四射体结构，故可以临床诊断为 BS。

思路 2：目前已知 BS 的分子基础是 *BLM* 基因突变，该患者在临床诊断为 BS 的基础上，进一步的分子水平确诊有赖于进行分子遗传学检测。

【问题 5】　怎样对该家系先证者进行分子遗传学诊断？

思路：引起 BS 的分子基础是 *BLM* 基因突变。*BLM* 基因定位于 15q26.1。编码 RecQ 解旋酶，在 DNA 复制和 DNA 损伤修复时与 DNA 分子结合，使 DNA 双螺旋解旋，对维持 DNA 稳定起着重要作用。*BLM* 基因突变会导致高频度发生染色体断裂或染色体不稳定。目前发现，*BLM* 基因突变存在多种类型，包括点突变、插入和缺失等。

知识点

目前已知的 BS 基因突变见表 13-2-1。

表 13-2-1　目前已知的 BS 基因突变

序号	突变类型	dbSNP
1	*BLM*, 6-bpdel/7-bpins	[rs113993962]
2	*BLM*, 3-bpdel, 631CAA	[rs367543035]
3	*BLM*, Ex11, 12del	—
4	*BLM*, Cys1036Phe	[rs137853153]

【问题6】 如何对该家系进行遗传咨询?

思路1:按常染色体隐性遗传方式进行遗传咨询。

思路2:先证者父母基因突变携带者风险评估。该先证者父母临床表现正常,并非患者,通常为携带者。

思路3:先证者同胞风险评估。致病基因位于常染色体上,男女发病机会均等;患者同胞有 1/4 的患病风险;表型正常的同胞有 2/3 的可能是携带者。

思路4:BS 患者有种族或民族的特异性。

BS 在人群中的发病频率仍未确定,据美国纽约血液研究中心 BS 患者登记资料显示,至 1995 年上半年,已在日本、西班牙、葡萄牙、意大利、希腊、德国、北欧佛兰德(Flemish)地区、英国、威尔士、荷兰、北美、南美、澳大利亚、非洲、土耳其等国家和地区以及地中海东部诸国家和岛屿(Levantine)的人群中共发现 179 例 BS 患者,其中 57 例为犹太籍,这提示 BS 发病具有明显的种族或民族特异性。截至 2009 年,BS 患者登记处网站记载的病例为 265 人。由于该病发病率较低,我国目前尚无发病率统计资料和典型病例报道。不同种族或民族的皮肤色素沉着的差异可能会对光辐射产生一定程度的保护作用,从而掩盖了 BS 的特征性面部征象之一,即毛细血管扩张。因此,BS 可能在某些人群中被漏诊。

思路5:先证者后代风险评估。大多数 BS 患者出生时体重较低,会出现各种并发症。男性患者会出现性腺功能低下,缺乏生成精子的能力因而不育。女性患者会出现提前闭经,因而女性生育能力低,但是某些患病女性还是可以生育的。具有典型 BS 临床特征并成功怀孕的女患者,应加强对妊娠早产的监测。SCE 是一种细胞学标记物,也可用于 BS 的诊断,包括产前诊断,并与白血病骨髓细胞高度的姐妹染色单体交换进行鉴别。BS 引起的白血病通常表现为白细胞减少而非白细胞增多。

【问题7】 BS 患者的治疗与预后。

思路1:定期随诊和对症治疗。目前,本病没有根治的方法,建议家长携带孩子定期随诊和对症治疗。

思路2:BS 患者的预后。BS 个体具有高度癌症易感性,约 50% 的 BS 患者可罹患癌症,最常见的是实体瘤(约 53%)、白血病(11.3%)或淋巴瘤(25%);BS 患者癌症发病年龄早,平均发病年龄约 15 岁。

二、范科尼贫血

范科尼贫血(Fanconi anemia,FA)[OMIM 227650]是一种罕见的常染色体隐性遗传病。1927 年瑞士儿科医生 Fanconi 首次描述了 3 例同胞患者,并冠名本病。本病的发病率约为 1/160 000。目前,我国已经有 46 例 FA 的病例报道。FA 应与范科尼综合征(Fanconi renotubular syndrome 1)[OMIM 134600]相区别,后者是一种由 Fanconi 命名的肾脏疾病。

FA 的诊疗通常包括以下环节:

1. 详细询问先证者的症状学特征及遗传家族史。

2. 查体时重点关注面容、生长发育指标、骨骼系统有无异常。

3. 对疑诊患者进行血液系统检查,对其他类型贫血进行鉴别诊断,确定临床诊断。

4. 有条件的医院,可进行细胞遗传学检查,并可尝试分子遗传学诊断。

5. 对遗传诊断明确的家系根据结果进行遗传咨询。

6. 根据患者的病情制定随诊治疗方案。

临床关键点

1. FA 具有比较典型的临床特征。

2. 可能会出现多种血液系统的异常,但发病年龄较早。

3. FA 的临床表型差异较大,存在染色体断裂并伴有先天畸形的儿童贫血患者均考虑 FA 的可能。

4. 致病基因具有遗传异质性,大部分为常染色体隐性遗传,仅有少部分患者为 X- 连锁隐性遗传。

5. FA 患者具有高度的肿瘤易感性。

6. 该病主要为常染色体隐性遗传病,男、女均可发病。应在此基础上进行遗传咨询。

7. 无有效的治疗措施,对症治疗是目前主要的治疗方法。

临床病例 2

患儿，男，6 岁，因"生长发育迟缓，贫血、无诱因出现皮肤瘀斑约 1 年"就诊。初步病史采集如下。

患儿自出生后生长发育迟缓，智力正常，约 1 年前开始出现贫血、无诱因皮肤瘀斑，于当地医院查 Hb75g/L，PLT 51×10^9/L，WBC 5.22×10^9/L，血清游离 T_3、T_4、TSH 正常、生长激素、肾上腺素均正常。初步诊断为生长发育迟缓，给予铁剂、叶酸等药物，无明显好转。

患儿足月，剖宫产，父母非近亲婚配，家族中无贫血病史，智力均正常。入本院之后体格检查：身高 100cm，体重 14kg，体温 36.2℃，脉搏 85 次/min。面色苍白，口唇、眼睑苍白，桡骨短小。Hb33g/L，PLT25×10^9/L，WBC 3.20×10^9/L。骨髓穿刺细胞学检查提示骨髓增生减低，形态未见异常，全片见巨核细胞 2 个，粒系红系比例大致正常，红细胞、粒细胞的 CD55、CD59 检测均正常。B 超检测左肾发育不良，右肾代偿性增大，右肾、输尿管、膀胱未见异常。

【问题 1】　根据上述门诊资料，患儿最可能的诊断是什么？

思路 1：患儿因为贫血、生长发育迟缓和皮肤瘀斑就诊，查体发现还伴有桡骨短小的骨骼异常，全血细胞减少，骨髓穿刺细胞学检查提示骨髓增生低下，并有左肾畸形，高度提示为 FA。

> **知识点**
>
> **进行 FA 临床诊断的主要指标（国际 FA 研究基金会）**
>
> 1. 同胞为 FA 患者。
> 2. 骨髓再生障碍。
> 3. 伴有特征性的先天性畸形。
> 4. 自发性染色体断裂。
> 5. 发生在儿童期的原发性骨髓异常增殖综合征。
> 6. 发生在儿童期的原发性急性髓性白血病。
> 7. 对化疗、放疗治疗异常敏感病例。
> 8. FA 家族或者肿瘤（乳腺癌等）家族。

思路 2：FA 伴有的先天性畸形类型。多数病例伴有先天性畸形，特别是在骨骼系统，如拇指短小或缺如、多指、桡骨缩短、身材矮小、小头、眼裂小。少数伴有肾畸形或心血管畸形。

思路 3：FA 的其他临床表现。在肛门生殖器周围、腹股沟、腋窝及躯干处的皮肤常见色素沉着及咖啡牛奶色斑。约 75% 的 FA 患者出现内分泌失调，临床表现异质性较大。患者儿童期癌症发生风险高，特别是白血病的发病风险明显增高，尤其易患急性髓细胞性白血病。

> **知识点**
>
> **进行 FA 临床检测的次要指标（国际 FA 研究基金会）**
>
> 1. 单一类型的血细胞减少；
> 2. 无法以维生素 B_{12} 和叶酸缺乏解释的大细胞贫血；
> 3. 非肝炎性及非酒精性肝炎的肝脏肿瘤；
> 4. 30 岁之前出现卵巢衰竭；
> 5. 5 岁以下的脑肿瘤；
> 6. 4 岁以下的肾母细胞瘤；
> 7. 无法解释的血红蛋白 F（HbF）增高；
> 8. 不育不孕。

思路 4：FA 具有遗传异质性。大多数 FA 病例表现为常染色体隐性遗传，约 2% 的 FA 呈 X- 连锁隐性遗传。

FA 的临床症状（拓展阅读）

> 知识点
>
> ### 遗传异质性
>
> 遗传异质性（genetic heterogeneity）是指表型相同的个体，其遗传学基础可能不同。遗传异质性包括等位基因异质性和基因座异质性。等位基因异质性指同一基因座上发生的不同突变，即同一致病基因在不同的发病家系中呈现不同类型的突变；而基因座异质性是指发生在不同基因座上的突变所造成的疾病表型效应相同或相似。

FA 呈常染色体隐性遗传时，具有常染色体隐性遗传病的基本特征：患者父母双亲均为突变基因的携带者（杂合型）；同胞的患病风险为 1/4；表型正常的同胞有 2/3 概率为携带者。FA 呈 X- 连锁隐性遗传时会有交叉遗传的特点，如果母本的一条 X 染色体携带有突变的 *FA* 基因，则其儿子的患病风险是 50%。

询问家族史后发现该患儿没有同胞，家系中没有其他发病患者。

思路 5：由于本病的临床表型具有显著差异，存在染色体断裂的所有贫血患儿都应考虑本病的可能性。由于 FA 出现血液学异常的平均发病年龄为 7 岁，即使未发现血液学异常，如果伴发上述先天性畸形的儿童都应该考虑患本病的可能性。

【问题 2】　FA 患者临床诊断的辅助检查是什么？

思路 1：血常规和骨髓穿刺。

FA 的首发症状是大红细胞 / 巨幼细胞贫血。FA 的首要症状也是贫血。血液异常会随年龄增加逐渐加重，可出现血小板减少与中性粒细胞减少。

50% 的患者随着病情加重可出现全血细胞减少，如血小板减少与中性粒细胞减少。血小板或中性粒细胞减少有时不会在同一患者上出现，血小板或中性粒细胞减少出现的频率相近，而通常血小板减少的症状则更早出现。

思路 2：染色体检查。

染色体断裂检测是 FA 患者的重要临床诊断依据。对 FA 患者的外周血或皮肤成纤维细胞进行细胞培养，培养的细胞对 DNA 交联剂异常敏感，可发生染色体断裂和重组。常用的 DNA 交联剂为丝裂霉素 C（MMC）及双环氧丁烷（DEB）。

【问题 3】　该家系先证者临床上需要与哪些疾病进行鉴别诊断？

思路：FA 需要和临床上常见的贫血进行鉴别。

（1）缺铁性贫血：是最常见的贫血类型，主要是由于缺铁引起的贫血。缺铁性贫血患者对铁剂试验性治疗有效。

（2）巨幼细胞贫血：由于叶酸、维生素 B12 缺乏等原因引起的 DNA 合成障碍所致的一类贫血。以骨髓中出现巨幼细胞为疾病的典型特点。

（3）再生障碍性贫血：再生障碍性贫血与 FA 相似之处是骨髓造血组织减少，造血功能衰竭。可有外周血中红细胞、白细胞和血小板减少（全血细胞减少）。再生障碍性贫血的发病年龄比 FA 较晚，而且较多病例有骨髓毒性诱因。

【问题 4】　怎样对该患儿进行确诊？

思路 1：由于本病的临床表型具有显著差异。出现血液学异常的平均发病年龄为 7 岁，存在染色体断裂的所有贫血患儿都应考虑本病的可能性。尤其是伴有各种先天性畸形的儿童，都应该考虑患本病的可能性。

该患儿发病年龄小，有明显的红细胞和血小板减少，并伴有骨骼、肾脏的先天性畸形。可以临床诊断为 FA。

思路 2：采集该患者外周血淋巴细胞，将待检测外周血淋巴细胞分成三组，分别加入 MMC、DEB 和空白对照组进行培养,培养完成后进行染色体制备,观察染色体断裂情况。细胞遗传学水平的检查具有一定的诊断意义。

【问题 5】　怎样对该家系先证者进行分子遗传学诊断?

思路:FA 的分子基础是 DNA 修复基因发生突变。目前已经确定了 21 个相关基因的突变可以导致 FA,其中 20 个基因位于常染色体,仅 *FANCB* 定位于 X 染色体上,属于 X- 连锁隐性遗传。

这 21 个 FA 相关基因参与 DNA 损伤的识别和修复,如果某一基因出现遗传缺陷会使导致损伤 DNA 无法修复。6 种 FA 相关基因蛋白 FANCA、FANCC、FANCE、FANCF、FANCG 和 FANCL 组装形成核内多蛋白复合体,激活 FANCD2 蛋白的泛素化。

知识点

目前已知的 FA 相关基因定位与表达信息见表 13-2-2。

表 13-2-2　目前已知的 FA 相关基因定位与表达信息

表型	OMIM 号	染色体定位	遗传方式	基因 OMIM 号
FANCA	227650	16q24.3	AR	607139
FANCB	300514	Xp22.2	XR	300515
FANCC	227645	9q22.32	AR	613899
FANCD1	605724	13q13.1	AR	600185
FANCD2	227646	3p25.3	AR	613984
FANCE	600901	6p21.31	AR	613976
FANCF	603467	11p14.3	AR	613897
FANCG	614082	9p13.3	AR	602956
FANCI	609053	15q26.1	AR	611360
FANCJ	609054	17q23.2	AR	605882
FANCL	614083	2p16.1	AR	608111
FANCN	610832	16p12.2	AR	610355
FANCO	613390	17q22	AR	602774
FANCP	613951	16p13.3	AR	613278
FANCQ	615272	16p13.12	AR	133520
FANCT	616435	1q32.1	AR	610538
FANCV	617243	1P36.22	AR	604094
FANCU	617247	7q36.1	AR	600375
FANCR	617244	15q15.1	AD	179617
FANCW	614484	16q23.1	AR	614151
FANCS	617883	17q21.31	AR	113705

【问题 6】　如何对该家系进行遗传咨询?

思路 1:FA 具有遗传异质性。需要介绍常染色体隐性遗传方式和 X- 连锁隐性遗传方式的差异。需要通过家族史的数据进行系谱分析、受累基因的分子遗传学检测来确定家系中的遗传方式。

思路 2:先证者父母基因突变携带者风险评估。

如果家系为常染色体隐性遗传方式,先证者父母临床表现正常,通常是携带者。

如果家系为 X- 连锁隐性遗传方式,先证者父亲既非患者也非携带者;若先证者母亲的母

FA 致病基因与
DNA 损伤反应
途径关系(拓展
阅读)

系亲属中还有其他患者或先证者母亲生育一个以上患儿,则该母亲为肯定携带者。若先证者为家族中唯一的患者,则患者可能来源于新生基因突变,其母亲为携带者风险较低。

思路3:先证者同胞风险评估。

如果家系为常染色体隐性遗传方式,致病基因位于常染色体上,男女发病机会均等;患者同胞有1/4的患病风险;表型正常的同胞有2/3的可能是携带者。

如果家系为X-连锁隐性遗传方式,先证者同胞的患病风险决定于其母亲的携带状态。若先证者母亲为携带者,致病基因传递给后代的概率为50%,即儿子50%为患者,女儿50%为携带者。若致病基因来源于新生突变,则同胞患病的患病风险等同于群体男性发病率。

【问题7】 FA患者的治疗与预后。

思路1:定期随诊和对症治疗。

目前,本病没有根治的方法,建议家长携带孩子定期随诊和对症治疗。

FA严重者可表现为全血细胞减少,如果出现血小板减少与中性粒细胞减少,患者会出现出血和反复感染的临床症状,治疗上需要对症治疗。

采用雄激素和造血生长因子对患者进行治疗可以暂时性改善骨髓衰竭症状,但只有50%~75%的患者有一定效果。如果有合适的供体,骨髓移植是获得较好长期疗效的治疗方案。

思路2:FA的预后。

回顾性研究显示,FA的预后很差,许多患者最终会发展成为急性髓细胞性白血病(AML)。老年患者具有较大概率出现颈部、食管、胃肠道、外阴和肛门等部位的肿瘤。即便是骨髓移植成功的患者,FA相应的血液问题得到了治疗,但患者仍须定期体检,监测可能发生的肿瘤。

FA的病因是DNA修复蛋白缺陷,增殖活跃的骨髓细胞中可能出现的DNA损伤难以得到及时修复。因而不难理解FA患者更容易罹患骨髓衰竭、骨髓增生异常综合征(MDS)和急性髓细胞性白血病(AML)。

三、共济失调毛细血管扩张症

共济失调毛细血管扩张症(ataxia-telangiectasia,AT)[OMIM 208900]为常染色体隐性遗传病,由Louis-Bar于1941年首次描述。本病累及中枢神经系统、皮肤系统、免疫系统、呼吸系统、内分泌系统,主要表现为小脑共济失调、毛细血管扩张、免疫缺陷和肿瘤易感性。患儿1岁末开始出现共济失调,2~8岁毛细血管扩张明显。AT的发病率为1/100 000~1/40 000,不同种族或民族的发病率不同。据不完全统计,我国目前已有77例AT的病例报道。本病患者存活期较短,很少存活过儿童后期。

AT的诊疗通常包括以下环节:

1. 详细询问先证者的症状学特征及遗传家族史。
2. 查体时重点关注面容、生长发育指标、神经系统指标,尤其是疾病特征性的体征。
3. 对疑诊患者进行甲胎蛋白、免疫球蛋白、染色体检查、磁共振成像、智力评估等检查,确定临床诊断。
4. 有条件的医院或先证者家庭有产前诊断需求时,可以选择分子遗传检测。
5. 对遗传诊断明确、有生育要求的家系进行产前诊断,根据结果进行遗传咨询。
6. 根据患者病情制订随诊治疗方案。
7. 向患者介绍有关的AT的国际网站,搭建患者间沟通的平台。

临床关键点

1. AT具有比较典型的临床特征。
2. AT的临床诊断须进行甲胎蛋白、免疫球蛋白、磁共振成像等检测。
3. AT须与脑瘫等疾病进行鉴别诊断。
4. AT的分子基础是*ATM*基因[OMIM 607585]突变导致编码的ATM蛋白缺失。
5. AT罹患癌症的风险高。
6. 本病呈常染色体隐性遗传,男女均可发病。应在此基础上进行遗传咨询。
7. 尚无有效的治疗措施,对症治疗是目前主要的治疗方法。

临床病例 3

患儿,女,9 岁。初步病史采集如下。

患儿 1 岁龄会走,走路不稳,易摔跤,两脚距离较宽;3 岁龄出现行走姿势异常,表现为走路易跌倒,整个身体摇动,不能跑步;6 岁龄上述症状加重,伴有言语费力、发音不清,同时见有眼结膜及面部毛细血管扩张。平素(约 3 岁龄起)患儿反复发热、咳嗽。足月剖宫产,出生体重 3.0kg,无伤产和窒息,混合喂养,有两妹均正常,父母体健,非近亲婚。家族中无类似病史者。

入院查体:神志清,精神可,消瘦外观,表情呆滞,双眼球结膜内可见毛细血管扩张明显,眼球水平震颤明显,双侧面部毛细血管扩张如网状。咽腔充血,颈软,呼吸相对平稳,口唇无发绀,肺部听诊呼吸音粗,可闻及少量中细湿啰音,心率 92 次 /min,节律规整,未闻及病理性杂音。腹软,肝脾未触及。四肢肌张力正常,跟膝胫实验、指鼻实验阳性,腱反射消失,双侧巴氏征、布氏征、克氏征均阴性。

实验室检查:血常规正常;肝肾功能正常;IgG1.44g/L,IgA 0.175g/L,IgM 0.594g/L。

T 细胞亚群:T 细胞 CD3(+)59.0%,T 细胞:CD3(+)CD4(+)24.0%,T 细胞 CD3(+)CD8(+)27.0%,CD4/CD8 比值 0.9。T-SPOT 无异常。肺部 CT 见双肺重症感染,考虑支气管肺炎,间质性肺炎;腋窝、纵隔淋巴肿大;双侧胸膜增厚。

【问题 1】 根据上述门诊资料,患儿最可能的诊断是什么?

思路 1:由于患儿有进行性小脑共济失调,在学龄期症状加重;并有眼球运动障碍、说话口齿不清、吞咽困难等神经系统症状;眼和面部皮肤毛细血管扩张;免疫球蛋白水平低,肺部感染。高度提示为 AT。

> 知识点
>
> ### AT 的主要临床表现
>
> 1. AT 的首发症状是小脑共济失调。
> 2. 发病年龄早(多数患儿发病年龄为 4～5 岁)。
> 3. 进行性小脑共济失调,上学后症状加重。
> 4. 眼球运动障碍。
> 5. 不自主运动。
> 6. 眼和面部皮肤毛细血管扩张(该症状的首发年龄约为 5～8 岁)。
> 7. 免疫系统异常,肺部反复感染,有些患者出现耳朵、鼻窦的反复感染。

思路 2:AT 的首发症状。AT 首发症状是小脑共济失调,通常在幼儿的学步阶段开始出现,并进行性加重。其特征是,虽然学步年龄正常,但在行走、站立、坐立时出现摇晃。大多数患儿在 4～5 岁时,出现眼球运动障碍、说话口齿不清、吞咽困难等神经系统症状,至学龄期症状加重。

思路 3:AT 的其他临床表现。AT 在不同的患者之间,临床症状的严重程度和发病年龄有很大差异。

> 知识点
>
> ### AT 的其他临床症状
>
> 1. 癌症发病率增加(主要是淋巴瘤和白血病)。
> 2. 青春期发育迟发或不完全,而且更年期异常提前。
> 3. 身高和体重的生长发育迟缓。
> 4. 构音障碍。
> 5. 头发和皮肤过早老化等。

思路 4:AT 是一种罕见的常染色隐性遗传病,具有常染色隐性遗传病的基本特征:男女发病机会均等;系谱中往往看不到连续传递的现象;患者双亲都是突变基因携带者(杂合型);同胞的患病风险为 1/4;表型正常的同胞有 2/3 的概率为携带者。

询问家族史后发现该患儿有 2 个正常的同胞妹妹，家系中没有其他发病患者。

【问题 2】 AT 患者临床诊断的辅助检查是什么？

思路 1：AT 的实验室诊断。AT 的主要实验室诊断依据是甲胎蛋白（AFP）增高，并且在 2 岁以后 AFP 可出现缓慢增高。

思路 2：染色体检查。对 AT 患者的外周血进行淋巴细胞培养和细胞遗传学检测，有部分患者可检出染色体的自发性断裂或重排。

AT 患者的外周血或皮肤成纤维细胞进行细胞培养，培养的细胞被 X 线照射后的生存率降低。这一诊断技术通常用于 AT 的实验室研究，并非临床医生的常规诊断标准。

思路 3：分子水平的诊断依据。分子水平的诊断依据是细胞中 ATM 蛋白产物缺如，或检出患者 *ATM* 基因突变。

思路 4：磁共振成像。MRI 扫描成像显示有小脑萎缩，脑池及脑室扩大，常有四脑室扩大；小脑体积对称变小，小脑沟裂增宽加深，半球小叶变细变直。

【问题 3】 该家系先证者在临床上需要与哪些疾病进行鉴别诊断？

思路：进行 AT 诊断时，可以从 AT 的神经学检查和临床病史对具有相似症状的疾病进行鉴别诊断。最常见需要鉴别的疾病有 3 种。

（1）脑瘫（cerebral palsy，CP）：脑瘫是一种脑发育异常或早期损伤所引起的非进行性运动功能障碍；

（2）Cogan 眼球运动障碍（Cogan occulomotor apraxia）：科根眼球运动障碍是一种罕见的疾病，主要症状是眼球运动障碍；

（3）弗里德里希共济失调（Friedreich ataxia，FA）：弗里德里希共济失调是儿童遗传性共济失调中最常见的一种，呈常染色体隐性遗传，易感基因为 *FXN* 基因（OMIM 606829）。*FXN* 基因中存在（GAA）$_n$ 三核苷酸的动态突变，正常个体中（GAA）$_n$ 三核苷酸重复次数为 5～33，重复次数超过 65 发病，症状首发年龄为 10～15 岁。

遗传性共济失调
简介（拓展阅读）

【问题 4】 怎样对该患儿进行确诊？

思路 1：临床诊断依据是，患儿患有共济失调、步态受损、语言不清、眼球运动障碍等神经系统症状，并伴有毛细血管扩张，以及肺、鼻窦或中耳的反复感染。实验室诊断依据是 AFP 增高，且在 2 岁以后 AFP 会出现缓慢增高；患者细胞对 X 线的敏感性增高，白细胞暴露于 X 线后死亡率增加。

分子水平的诊断依据是细胞中 ATM 蛋白产物缺如，或检出患者 *ATM* 基因突变。MRI 扫描有小脑萎缩。

思路 2：该患者染色体检查观察到有染色体的自发断裂。虽然染色体的自发性断裂或者重排不是 AT 的必要依据，但是这一重要的实验室指标有助于 AT 的诊断。

思路 3：分子水平的诊断依据是细胞中 ATM 蛋白产物缺如，或检出患者 *ATM* 基因突变可以对 AT 进行确诊。

【问题 5】 引起 AT 的分子基础是什么？

思路：引起 AT 的分子基础是 *ATM* 基因突变导致编码的 ATM 蛋白缺失。

ATM 基因 1995 年克隆，定位于 11q22.3。*ATM* 基因（NM_000051.3）全长 150Kb，编码蛋白 3 056 个氨基酸残基，相对分子质量为 $350×10^3$。

ATM 基因产物对 DNA 双链断裂具有修复作用，维护基因组的稳定。临床放疗、化疗可引起细胞 DNA 损伤，机体代谢过程中也可能出现 DNA 双链断裂。当 DNA 发生断裂时，ATM 蛋白会停止 DNA 复制产生细胞周期阻滞，并在 DNA 断裂处招募激活其他相关蛋白进行 DNA 损伤修复。DNA 损伤修复完成后继续进入细胞周期。如果 DNA 损伤严重，*ATM* 将激活程序性细胞死亡即细胞凋亡程序。*ATM* 基因突变将导致细胞 DNA 断裂修复机制障碍，细胞增殖、凋亡调控机制失调。

【问题 6】 如何对该家系进行遗传咨询？

思路 1：按常染色体隐性遗传方式进行遗传咨询。

思路 2：先证者父母为基因突变携带者的风险评估。该先证者父母临床表现正常，非患者，通常是携带者。

思路 3：先证者同胞风险评估。AT 致病基因位于常染色体上，男女发病机会均等；患者同胞有 1/4 的患病风险；表型正常的同胞有 2/3 的可能为携带者。

思路 4：先证者后代风险评估。AT 患者预后较差，很少存活到成年。

【问题 7】 AT 患者的治疗与预后。

思路 1：定期随诊和对症治疗。目前，本病没有根治的方法，建议家长携带孩子定期随诊和对症治疗。

思路 2：AT 患者与肿瘤及治疗。AT 患者高风险罹患肿瘤症，常见的是淋巴瘤和白血病。

对 AT 并发癌症的患者进行抗癌治疗时，应避免使用放射治疗和类似于放射治疗的（radiomimetic 药物）化学药物。因为这类治疗方案对 AT 患者有特别的毒性作用。

思路 3：AT 女性携带者特别需要进行乳腺癌筛查。

多项研究表明，虽然 AT 的携带者（只有一个 *ATM* 突变基因，杂合型）表型正常，但是女性携带者患乳腺癌的风险较一般人群高 2 倍。因此，建议女性携带者进行规范的乳腺癌监测筛查（包括每月的乳腺自我检查和每年的乳腺 X 线检查）。如果还伴有其他风险因素（如乳腺癌家族史），更要注重乳腺的定期检查。

思路 4：AT 患者具有免疫系统异常。

约 2/3 的 AT 患者具有免疫系统异常，最常见的临床表现是一种或多种类型的免疫球蛋白水平低（IgG、IgA、IgM 或 IgG 亚类），主动免疫或被动免疫时抗体产生低下。血液中淋巴细胞数量减少（特别是 T 淋巴细胞），部分 AT 患者会出现反复的呼吸道感染。

AT 患者淋巴细胞减少的机制与淋巴细胞的发生相关。淋巴细胞来源于骨髓中的干细胞，并逐步分化为成熟淋巴细胞。淋巴细胞的成熟需要有一个 DNA 双链断裂的 V（D）J 重组过程。AT 患者的细胞缺乏 ATM 蛋白，DNA 双链断裂（DSB）难以修复。因此大多数 AT 患者会出现淋巴细胞数量减少及相关功能障碍症状。此外，在淋巴细胞 VDJ 重排过程中，可能会由于 DNA 双链断裂修复障碍而产生与其他基因的重组（易位），并由此可能触发细胞向恶性细胞（如淋巴瘤和白血病）方向发展。

因此，对 AT 患儿应进行免疫评估。某些 AT 患者需要额外的免疫接种（如肺炎疫苗和流感疫苗），并注意使用抗生素预防感染，必要时可使用免疫球蛋白。

（傅松滨）

本 章 小 结

家族性肿瘤具有家族聚集现象，往往发病早，存在多肿瘤病灶。家族性肿瘤往往有其遗传基础。其中部分家族性肿瘤符合常染色体显性遗传特征，例如，视网膜母细胞瘤与 *RB1* 基因致病性突变有关；家族性腺瘤性息肉病与 *APC* 基因致病性突变有关；HNPCC 与 *MLH1*、*MSH2*、*MSH6* 和 *PMS2* 等错配修复基因致病性突变有关；HBOC 与 *BRCA1/2* 基因致病性突变有关；LFS 与 *TP53* 基因致病性突变有关；肾母细胞瘤与 *WT1* 基因致病性突变有关。另外一部分家族性肿瘤符合常染色体隐性遗传特征，如布卢姆综合征、范科尼贫血及共济失调毛细血管扩张症。

通过对肿瘤患者的遗传咨询，能筛查出具有异于散发性肿瘤的临床病理表型特征及肿瘤家族史的家族性肿瘤高危人群。对高危人群进行基因检测，能确证其是否携带肿瘤相关基因的致病性突变。从而对致病性突变携带者中的患者制定包括靶向治疗在内的精准医疗方案，对携带者中的健康人制定降低发病风险及实现早诊早治的肿瘤监测及预防性干预策略。最终实现降低家族性肿瘤高危人群的肿瘤发病风险，提高肿瘤的治疗效果，提高生活质量并延长寿命。

推荐阅读文献

[1] 吴莫龄，王秀敏，李娟，等. Bloom 综合征一家系的临床特征与 BLM 基因变异分析. 中华儿科杂志，2018，56（5）：373-376.

[2] 郭静，杨瑞，郝雁杰，等. Bloom 综合征 1 例. 中国麻风皮肤病杂志，2014，30（6）：375-376.

[3] 任发亮，常宝珠，陈旭，等. Bloom 综合征 1 例. 中国中西医结合皮肤性病学杂志，2013，12（1）：54.

[4] 许芸，谭凌玲，黄长征. Bloom 综合征 1 例. 中国麻风皮肤病杂志，2009，25（12）：911-912.

[5]　李美红，徐丽敏，李欢. Bloom 综合征伴指骨破坏 1 例. 中国中西医结合皮肤性病学杂志，2009，8（1）：48.

[6]　ALJARAD S，ALHAMIND A，RAHMEH AR，et al.Bloom syndrome with myelodysplastic syndrome that was converted into acute myeloid leukaemia，with new ophthalmologic manifestations：the first report from Syria.Oxf Med Case Reports. 2018，（12）：96.

[7]　MEHTA PA，TOLAR J. IN：ADAM MP，etal. GeneReviews®［Internet］. Seattle（WA）：University of Washington， Seattle，1993-2018.

[8]　ZHANG QS. Stem Cell Therapy for Fanconi Anemia.Adv Exp Med Biol. 2018，1083：19-28.

[9]　MARIANA T. DE SOUZA，GABRIELAVERA-LOZADA，et al. Molecular and Cytogenetic Studies in a Child with Burkitt Lymphoma and Ataxia-Telangiectasia Syndrome Harboring MYC Overexpression and Partial Trisomy 8.Ann Lab Med. 2018，38（1）：63-66.

[10]　CHOI M1，KIPPS T2，KURZROCK R2.ATM Mutations in Cancer：Therapeutic Implications.Mol Cancer Ther. 2016，15 （8）：1781-1791.

[11]　ZAKI-DIZAJI M，AKRAMI SM，ABOLHASSANI H，et. al. Ataxia telangiectasia syndrome：moonlighting ATM.Expert Rev Clin Immunol. 2017，13（12）：1155-1172.

第十四章 常见智力障碍疾病

神经发育障碍性疾病（neurodevelopmental disorders，NDDs）是由于各种病因导致脑生长发育异常所引起的发育期神经精神疾病，具有明显的临床异质性，可以表现为认知功能、语言、社会技能、运动功能等障碍。依据脑结构或受影响的神经发育阶段，NDDs 的临床表现可以从脑功能特定方面的症状到全面性发育障碍。常见的 NDDs 包括孤独症谱系障碍（ASD）、智力障碍（ID）、注意缺陷多动障碍（ADHD）、交流障碍（communication disorders），特定学习障碍（specific learning disorders）和运动障碍（motor disorders）（例如，发育协调障碍和抽动障碍）等。NDDs 经常与其他脑部疾病共同发生，并常有重叠，形成一个复杂的神经精神共病谱。本章主要介绍几种常见的 NDDs 疾病，包括非综合征型智力障碍、综合征型智力障碍（脆性 X 综合征、雷特综合征、*MECP2* 重复综合征）以及孤独症谱系障碍。

脑性瘫痪（微课）

第一节　非综合征型智力障碍

智力障碍（intellectual disability，ID）是指 18 岁以前发育时期内出现的智力明显低于同龄儿童正常水平，同时伴有社会适应能力障碍。ID 诊断多用于 5 岁以上的患儿，此时智商测定已经比较可靠和稳定。2006 年第 2 次全国残疾人抽样调查结果分析显示，全国 0～17 岁儿童 ID 的现患病率为 0.9%，其中农村现患率为（0.6%）高于城市（0.3%），男童现患率（1.0%）高于女童（0.8%）。根据是否存在自闭症，唐氏综合征、脆性 X 综合征等临床综合征，可将 ID 分类为综合征型智力障碍（syndromic intellectual disability，S-ID）或非综合征型智力障碍（non-syndromic intellectual disability，NS-ID）。

NS-ID 临床上仅仅表现出智力障碍，而没有其他神经系统疾病表现。大约 50% 的儿童及青年期 ID 是 NS-ID。NS-ID 是一种高度遗传异质性疾病，迄今已有 245 候选致病基因，包括 171 个常染色体基因及 74 个 X 染色体基因。尽管检测到新突变的数量越来越多，但已经鉴定出的致病基因只有相对较少量的具有复发的突变。

NS-ID 的诊疗经过通常包括以下环节：

1. 详细询问先证者的发育情况、发育迟缓/智力障碍出现时间及家族中有无类似病例或其他神经系统疾病的患儿，有无近亲结婚，母亲是否有不良孕产史等。母亲孕期有无感染、服药、吸烟、酗酒等不良事件；了解患儿有无宫内窘迫、出生时或者生后窒息、感染、低血糖、黄疸、颅内出血等影响智力发育的疾病。

2. 查体时完整的体格检查，尤其神经专科查体是必须的，包括测量头围。

3. 对疑诊患者进行辅助检查，包括智力测评、血尿常规、全血生化、甲状腺功能、头颅磁共振检查、血尿遗传代谢病筛查、染色体核型分析、染色体拷贝数变异检测及核心家系（父母及患儿三人）全外显子组测序等。

4. 告知 NS-ID 遗传特点及分子诊断流程，知情同意后进行相关遗传检测。

5. 向患者解释检测结果、遗传咨询。

6. 对先证者遗传诊断明确、有生育要求的家系可进行产前诊断。

7. 根据患者病情制订康复训练、特殊教育方案。目前无治疗发育迟缓/智力障碍的特效药物（一些特殊代谢性疾病等少见情况除外）。

临床关键点

1. NS-ID 临床上仅仅表现出智力障碍，而没有其他神经系统疾病表现。

2. 寻找病因是 NS-ID 关键，核心家系（父母及患儿三人）全外显子组测序及染色体拷贝数变异检测是 NS-ID 的一线遗传检测方法。

3. 无有效的治疗方法，主要是康复训练及特殊教育。

临床病例

患儿，男，8 岁 3 个月，因"自幼发育迟缓、智力落后"于 2018 年 7 月至北京大学第一医院儿科就诊。初步病史采集如下。

患儿系第 4 胎第 2 产，足月剖宫产，出生时体重 3.2kg，否认产伤缺氧窒息史，母亲孕期筛查及超声监测均无异常，围产期无异常。7 个多月能竖头，11 个月独坐，1 岁 2 月会爬，2 岁站、走，现可自主跑、跳、上下楼梯；2 岁会喊"爸爸""妈妈"，现可说"睡觉""起床"等 2～3 个字的词语。发育持续缓慢进步，无倒退。体格发育正常。视力、听力可，无抽搐。胞姐（第 1 胎第 1 产）现 18 岁，体健。母孕第二胎孕 1 月自然流产，第三胎孕 8 月胎膜早破，出生后死亡。患者父母非近亲婚配，家族中无类似患者。

查体：头围 52.5cm，前额突出，眼距宽，人中长，张口状，心肺腹未见异常，神经系统查体未见异常，外生殖器无异常。

辅助检查：1 岁 8 个月，Gesell 发育评估显示患者语言中度落后，其余大运动、精细运动、个人 - 社会、适应性等 4 个能区轻度落后；6 岁时再次评估显示患者个人 - 社会能区轻度落后，大运动中度落后，其余精细运动、语言、适应性等 3 个能区重度落后。血液生化检测、甲状腺功能、血尿代谢筛查、溶酶体酶活性检测均未见异常；6 岁时行头颅 MRI 显示双侧额顶叶白质异常信号，考虑扩大的血管间隙；外周血染色体核型分析 46,XY。

【问题 1】 根据上述门诊资料，患儿最可能的诊断是什么？

思路 1：患儿除了智力障碍，没有其他神经系统及全身性疾病表现，首先考虑为 NS-ID。

思路 2：询问病史，患儿母亲孕期筛查及超声监测均在正常范围，且围生期无产伤，否认缺氧史，无先天性或后天性危险因素暴露（包括外伤、中毒、脑部感染等），基本排除环境因素、外伤、既往脑部疾病等所致的智力障碍。

思路 3：患儿血液生化、甲状腺功能、血尿代谢筛查均未见异常，可基本除外甲状腺功能低下及常见有机酸、氨基酸代谢病。

【问题 2】 NS-ID 临床诊断的辅助检查是什么？

思路 1：发育 / 智力测评。目前常用的儿童智力测评量表包括 Gesell 发育量表、学龄前韦氏智力测验或学龄儿童韦氏智力测验。该患儿 6 岁时行发育测评，显示个人 - 社会能区轻度落后，大运动中度落后，精细运动、语言、适应性为重度落后。

思路 2：头部的影像学检查。首选 MRI。了解是否存在脑发育畸形、脑损伤等引起 NS-ID 的结构性异常。该患儿已行头颅 MRI 检查，发现双侧额顶叶白质区域血管间隙增宽等非特异性改变，其余未见异常。

思路 3：脑电图。NS-ID 患儿如果没有癫痫发作，一般不需要做脑电图检查。如果怀疑到有癫痫发作，则需要做脑电图检查以明确是否存在癫痫。该患儿无癫痫发作，未行脑电图检查。

思路 4：血尿常规、血生化检查、甲状腺功能检查。需要排除贫血、低血糖、甲状腺功能障碍等导致的智力障碍。该患儿已行相关检测，未见异常。

思路 5：听力测试。NS-ID 需要常规行听力测试以排除听力障碍误诊为 NS-ID。该患儿听力正常。

思路 6：血尿遗传代谢病筛查。排除可导致发育落后的有机酸、氨基酸代谢病。该患儿的血尿遗传代谢病筛查结果未见异常。

【问题 3】 该患者临床上需要与哪些疾病进行鉴别诊断？

思路：男，自幼发育迟缓、智力落后，6 岁时行发育测评，显示个人 - 社会能区轻度落后，大运动中度落

后,精细运动、语言、适应性为重度落后,无其他神经系统疾病和全身性疾病表现,诊断明确。鉴别诊断主要是病因学鉴别诊断:

(1)后天获得性智力障碍:患儿既往史、个人史均未提供获得性脑损伤的病史,头颅 MRI 未见异常,血生化、甲状腺功能检查均正常,无教育剥夺等社会因素,因此可基本排除后天获得性智力障碍。

(2)遗传性因素导致的智力障碍:需要染色体核型分析、染色体拷贝数变异检测及核心家系(父母及患儿三人)全外显子组测序等检测,以明确。

【问题4】　怎样对该患儿进行遗传学检测?

思路1:患儿临床诊断为 NS-ID,这是一组高度遗传异质性的疾病,遗传性病因多样,明确遗传性病因需对患儿进行系列的遗传学检测。

思路2:由于 NS-ID 的高度遗传异质性,目前多数推荐染色体拷贝数变异检测及三人家系全外显子组检测可以作为一线的检测方法。

【问题5】　该患儿家系全外显子基因测序结果能否确诊为 NS-ID?

思路:该患儿家系全外显子测序结果提示患儿存在 GATAD2B 基因 c.941del;p.(Ser314Leufs*5)(NM_020699.2)杂合变异,其父亲为该变异的嵌合体(突变率0.108),母亲为野生型,符合常染色体显性遗传方式。该变异导致 GATAD2B 蛋白截断,为极强致病性变异,且在 ExAC、1 000G、gnomAD 等对照人群数据库中均不存在,根据变异致病性分析指南,该变异定义为"可能致病性"变异。该患儿临床表现与 GATAD2B 基因杂合突变引起的智力障碍 18 型表型相符,基因确诊为 GATAD2B 所致的 NS-ID。

【问题6】　该患儿母亲拟再生育,如何进行遗传咨询及产前诊断?

思路1:再发风险:此患儿为 GATAD2B c.941del;p.(Ser314Leufs*5)杂合子,父亲外周血也检测到低比例的突变等位基因,提示患儿的变异遗传自突变嵌合体携带者的父亲,父母再次生育,子代再次患者风险较高,发生概率与其父亲生殖腺嵌合率有关,嵌合率越高,再发风险越高。

思路2:该患儿的致病变异已明确,如患儿父母再次生育,子代再次患病风险较高,强烈建议进行产前诊断。

【问题7】　如何对患者进行治疗?

思路:迄今无特异性治疗,只能主要是康复训练及特殊教育。

【问题8】　NS-ID 的遗传诊断和产前诊断流程。

由于目前尚无确切有效的治疗方法,对受累家系成员开展遗传咨询,检出携带者(特别是生育年龄妇女)、对高风险胎儿进行产前诊断是发现患胎的有效手段,具体流程如下:

(1)遗传诊断:对怀疑为遗传性因素导致的 NS-ID 患者建议直接进行染色体拷贝数变异检测及三人家系全外显子组测序等遗传学检测,寻找致病性遗传缺陷。

(2)产前诊断流程:若先证者遗传诊断明确,患者家系成员可进行产前诊断。需注意的是,明确的遗传诊断是产前分子诊断的必要条件,应在拟行产前诊断人员怀孕以前再次确认先证者的临床表型、基因型以及相应家系成员的基因型,告知再次生育子代的患病风险、可选择的产前诊断方法及产前诊断过程中存在的风险,由当事人决定是否进行产前诊断及进行何种方式的产前诊断。

(3)进行产前分子诊断的夫妇,可在自然怀孕后的妊娠10～13周进行绒毛穿刺取样或孕16周以后羊膜腔穿刺抽取羊水,提取胎儿样本基因组 DNA 并进行致病基因突变位点检测,需注意除外母源细胞污染。自然怀孕困难或想避免患胎的治疗性流产的携带者夫妇也可选择进行植入前产前诊断。

(姜玉武)

第二节　脆性 X 综合征

脆性 X 综合征(fragile X syndrome,FXS)是引起遗传性智力低下和孤独症谱系障碍(autism spectrum disorder,ASD)最常见的单基因疾病,其发病率仅次于 21-三体综合征,男性发病率约 1/4 000,女性发病率约 1/(6 000～8 000)。超过 95% 的 FXS 是由于 FMR1 基因[OMIM 309550]1 号外显子上 5′ 非翻译区(untranslated region,UTR)(CGG)$_n$ 重复扩增的动态突变和异常甲基化而导致的 FMRP 蛋白合成减少或缺失所致,不到 5% 的患者是由于 FMR1 基因点突变或缺失突变所致。FMR1 基因(NM_002024)位于 Xq27.3,基因全长约 38kb,由 17 个外显子组成。其编码 FMRP 蛋白,主要在大脑和睾丸中高表达。在大脑中,FMRP

参与了 4% 左右的 mRNA 的选择性结合与转运，并与多聚核糖体连接作为一种调控蛋白质合成的翻译抑制剂，影响神经细胞突触可塑性及学习记忆。

FXS 的诊疗经过通常包括以下环节：

1. 详细询问先证者的症状学特征及遗传家族史。

2. 查体时重点关注面容与行为体征，尤其是疾病特征性的体征。

3. 医师对先证者家族史及体征进行评估，考虑是否建议进行 FXS 分子遗传检测。

4. 告知 FXS 遗传病理及分子诊断流程，知情同意后进行分子遗传检测。

5. 向患者解释检测结果、遗传咨询。

6. 对遗传诊断明确、有生育要求的家系进行产前诊断，根据结果进行遗传咨询。

7. 根据患者病情制订治疗方案。

> 临床关键点：
>
> 1. 目前，FXS 尚无明确的临床诊断标准，一般依赖医师个人评估。
>
> 2. 分子遗传学检测（PCR、Southern blotting）是 FXS 确诊的唯一手段。
>
> 3. 疾病的遗传病理是制定遗传检测流程的基础。
>
> 4. 该病为 X 连锁不完全显性遗传病，应在此基础上进行遗传咨询。
>
> 5. 无有效的治疗方法，主要是对症治疗。
>
> 6. 产前诊断是唯一有效的预防途径，明确遗传诊断是进行准确产前诊断的前提。

临床病例

先证者，男，19 岁，因"智力低下十余年"而就诊。初步病史采集如下。

先证者（Ⅲ5）为第 3 胎第 3 产，母亲孕 38 周时剖宫产出生，阿氏评分 10 分。出生体重 3.0kg，身长 50cm，头围 34cm。无出生窒息史，母孕期无特殊病史。生后母乳喂养，2 个月抬头，7 个月爬，12 个月独站，1 岁半左右开始走路。2 岁左右开始说话，语言发育迟缓。目光接触时间短，较易害羞。4 岁时家长发现患儿与人交流较少。曾在当地医院诊断为"脑瘫"，后一直未予干预治疗。现在特殊培训机构学习，生活基本可自理。喜上网玩游戏，拼图、动手能力可。有家族史，患儿哥哥（Ⅲ4）有类似临床表现，患儿姨妈两个儿子（Ⅲ7、Ⅲ8）均为同样患者，姨妈（Ⅱ8）约 38 岁时出现提早闭经。

查体：身高 163cm，体重 73kg。大头，前额突出，面部瘦长，粗糙面容。眼窝较深，耳位正常，大耳朵、招风耳，鼻梁无塌陷，腭弓高窄，牙齿排列拥挤，下颌突出。无颈蹼，胸廓无畸形。左手通贯掌，双手关节过度伸展，心肺听诊正常。生殖器外观男性，双睾大小约 15ml。

【问题 1】 根据上述门诊资料，患儿最可能的诊断是什么？

思路 1：询问病史，患者无先天性或后天性危险因素暴露，基本排除环境因素所致的智力低下；家系中有多名表型相似患者，提示为遗传因素所致。

思路 2：进一步分析该系谱图（图 14-2-1），患者全部为男性，女性不发病，最可能的遗传方式是 X 连锁遗传，致病变异可能来源于先证者外祖父（Ⅰ1）。

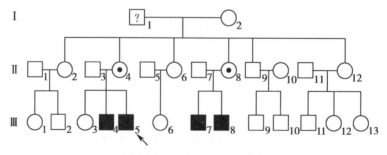

图 14-2-1 患者三代系谱图

思路 3：先证者临床表型与临床常见 X 染色体数目异常疾病表型不符，X 染色体数目异常致病的可能性较小。先证者外祖父（Ⅰ1）疑为患者，因此不排除为 X 染色体结构异常。尽管其异常的 X 染色体必然传递给其女儿，由于女性存在 X 染色体失活，其可能选择性失活致病的染色体而没有表型，但其男性子代由于获得异常 X 染色体，又出现临床表型。同理，亦无法排除引起智力低下的其他 X 连锁单基因遗传病可能。

思路 4：FXS 为最常见的 X 连锁的单基因智力低下综合征，由于 FXS 在幼儿期仅表现为非特异的发育迟缓。因此，不明原因的语言、运动发育迟缓的患儿应考虑 FXS 可能，尤其是在有智力障碍家族史、家族中患儿具有恒定的体格检查异常及行为特征、无脑部结构异常或出生缺陷的情况下。

思路 5：结合该家系的临床资料：先证者表现为精神发育迟滞、长脸、大耳并招风耳、孤独症样行为、双手关节过度伸展等，与 FXS 诸多临床表型吻合。其 Giangreco 六项简易的临床检查表评分 8 分（其中精神发育迟滞 1 分、ID 家族史 2 分、长脸 2 分、大耳和 / 或招风耳 2 分、注意缺陷多动障碍 0 分、孤独症系谱障碍行为 1 分），高于设定筛查阈值 5 分，同时家系中还有数名类似症状患者，一个姨妈（Ⅱ8）在 38 岁出现提早闭经，疑患 FXS 相关的卵巢功能不全（fragile X-associated primary ovarian insufficiency，FXPOI）。

综上，先证者高度提示患儿为 FXS，但 X 染色体结构畸变及其他 X 连锁单基因病需要进一步排除。

知识点

FXS 临床诊断与初筛标准

临床上，FXS 全突变男性智力发育方面，表现为中度学习障碍至重度智力障碍不等。可能出现大耳、长脸、前额突出、皮肤松软、巨睾等体征，还可以出现结缔组织异常，包括扁平足、高腭穹、关节高度松弛等。行为异常有注意力缺乏症、注意缺陷多动障碍、孤独症系谱障碍和孤独症系谱障碍行为、社交焦虑、咬手或拍打行为、目光接触少，感觉障碍及攻击行为。患者可能不会表现出以上所有的症状，长脸、巨睾等特征在青春期后更加常见。全突变女性症状相对较轻，约 1/3 的女性患者会有智力障碍，其余患者仅表现为中度或轻度的学习障碍、情绪或心理问题、焦虑及社交焦虑。还有一小部分的全突变女性不会表现出明显智力、行为或心理上的问题。

目前，FXS 尚无明确的临床诊断标准。在我国，竺智伟等（2012）采用 Giangreco 六项简易的临床检查表（精神发育迟滞、ID 家族史、长脸、大耳和 / 或招风耳、注意缺陷多动障碍、孤独症系谱障碍样行为）对 263 位不明原因的精神发育迟滞或认知发育迟缓的男童进行临床评估，每项临床症状或体征根据细则进行评分：0 表示没有该项临床表现，1 表示症状轻微，2 表示症状明显。FXS 男童平均得分 8.96 分，而非 FXS 的男童平均得分 3.96 分，两者具有显著差异（P=0.000）。将该六项简易临床检查表总分 5 作为阈值，其灵敏度达 100%，特异度为 68.1%；该 263 例男童中，临床检查表总分 <5 分者占 61.6%，说明应用临床检查表≥5 分的阈值非常适合我国 FXS 低年龄男童的早期筛查。该阈值既可以早期发现可能患 FXS 的男童，对其进行实验室诊断，提高了 FXS 的检出率，又不会漏诊任何患儿。

【问题2】 FXS 患者临床诊断的必备辅助检查是什么？

思路 1：智力测验和行为判定。轻度 ID 多用智力测验，重度以上 ID 采用智力测验方法往往有困难，必须依靠行为评定量表。两种方法应配合使用，对检查结果必须综合分析。

思路 2：CT、MRI、脑电图。用于排除脑部器质性病变。FXS 患儿在 4～10 岁时可能有癫痫发作，不频繁，易治疗。异常痫性脑电图可辅助诊断，正常脑电图亦不能排除该病诊断。

思路 3：血尿遗传代谢病筛查。可排除部分代谢性疾病导致的发育落后类似症状。

思路 4：染色体核型分析。用于排除 X 染色体数目与结构异常。

【问题3】 该患者临床上需要与哪些疾病进行鉴别诊断？

思路 1：染色体病。染色体病与 FXS 的共同特征在于患儿幼年期均表现出非特异的发育迟滞。然而，染色体病患者多为散发，FXS 患儿一般少见机体器官形态、结构及功能上的异常。对该患儿从家系遗传方式与临床表型分析可排除染色体数目异常，但不能完全排除染色体结构畸变。另外，在一般发育迟缓人群中，FXS 阳性检出率偏低（约 3%～6%），而细胞遗传学异常检出率与之相当。因此，应同时考虑染色体核型分析作为实验室分析的一部分。

思路 2：普拉德 - 威利综合征（Prader-Willi syndrome，PWS）。一小部分 FXS 患者亦表现出 PWS 表型——摄食过量、肥胖。然而，PWS 一般表现为严重的婴儿期肌张力低下及喂养困难、幼儿期摄食过量并发病态肥胖。所有个体均表现出发育迟缓及智力障碍。暴怒发作、顽固、操纵行为、强迫症等行为多见。性腺功能减退（生殖器发育不良、青春期不完全、大多数情况下不育）、身材矮小及典型面容也常见。

思路 3：脆性 XE 综合征（fragile XE syndrome，FRAXE）。FRAXE 为最常见的引起非综合征型 X 连锁智力低下的疾病之一。患者一般表现为轻度精神智力损伤（通常不如典型 FXS 严重），无恒定的体格检查异常。其临床表型的出现常与 *FMR2* 基因（CCG）$_n$ 重复扩增突变及邻近 CpG 岛甲基化有关。

思路 4：孤独症系谱障碍。近三分之一的 FXS 青少年患者表现出不同程度的孤独症系谱障碍行为，如目光回避、触觉障碍、重复性动作等。孤独症系谱障碍患者与 FXS 患者在行为表现上具有高度的交叉性，临床上较难以区别诊断。

为进一步确诊，我们建议患者做明确的分子遗传学检测。

【问题 4】　怎样对该患者进行分子遗传学明确诊断？

思路 1：*FMR1* 基因的分子遗传学检测是确诊的唯一手段，也是进行产前诊断的必备技术。

思路 2：超过 95% 的 FXS 是由于 *FMR1* 基因 1 号外显子 5′ 非翻译区（CGG）$_n$ 重复扩增的动态突变引起，不到 5% 的患者是由于 *FMR1* 基因的点突变或缺失突变所致。

思路 3：目前，FXS 分子遗传学诊断的"金标准"为 PCR 联合 Southern blotting，以对（CGG）$_n$ 重复数目及 *FMR1* 基因甲基化水平进行检测。对于（CGG）$_n$ 重复检测未发现异常扩增的病例，可考虑采用 PCR+ 测序的方法对该基因编码区进行突变分析，确定有无致病点突变或小的插入 / 缺失。

我们首先采用 PCR 联合 Southern blotting 的方法对该患者进行突变检测。

知识点

三联体重复病

自 1991 年发现 FXS 致病基因 FMR1 以来，迄今已发现二十余种神经退行性变疾病和相关基因内的三联体重复扩增相关，故这类疾病又称为三联体重复病。引起三联体重复病的三联体包括 CAG、CTG、CGG、GCC 或 GAA。三联体重复在基因中位置各异，分布在基因的 5′-UTR、编码区、内含子或 3′-UTR 中。

三联体重复病具有下列特征：①遗传早发现象，即在同一家系中，随着致病变异向后代传递，后代的发病年龄越来越早，病情越来越重，三联体重复次数越来越多。三联体的重复次数与发病年龄成反变关系，而与病情的严重程度成正变关系。遗传早发现象可能导致疾病的传递偏离孟德尔规律。②除均具有三联体扩增外，这些基因序列之间没有同源性，提示它们的内在功能各不相同。即使是由于（CAG）$_n$ 扩增引起的 SCA，各个基因之间除（CAG）$_n$ 扩增外，序列之间亦无同源性。③该类基因虽在多种组织和细胞中广泛表达，但病变仅选择性地累及特定的细胞。如（CAG）$_n$ 扩增引起的疾病中，亨廷顿舞蹈病累及纹状体神经元；SCA 累及 Purkinje 细胞；SBMA 累及脑干和脊髓中的运动神经元。除三联体重复外，某些基因内的其他类型的多核苷酸重复也可引起遗传病。

【问题 5】　该患者 PCR+Southern blotting 检测结果能否确诊为 FXS？

思路 1：该患儿 PCR 未扩增出峰，Southern blotting 检测结果显示大于 5.8kb 的条带，提示患儿为（CGG）$_n$ 重复扩增所致的脆性 X 全突变（图 14-2-2）。当然，该检测无法排除低比例的前突变与全突变嵌合或组织间嵌合。

思路 2：患儿母亲 PCR 扩增出 296bp 的正常片段峰与接近 600bp 的大片段前突变峰，Southern blotting 检测结果显示正常的 2.8kb 与 5.2kb 条带，以及 2.8～3.4kb 与 5.2～5.8kb 之间的条带，提示患儿母亲为脆性 X 前突变携带者（图 14-2-2）。

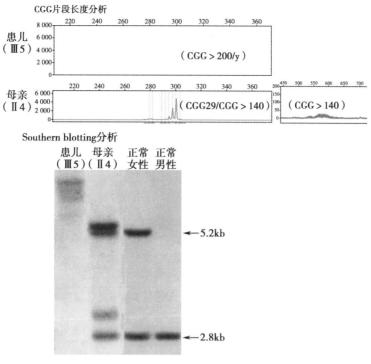

图 14-2-2 患者及母亲检测结果

知识点

DNA 印迹结果判读

DNA 印迹（Southern blotting）是分子生物学的经典实验方法。其基本原理是将待检测的 DNA 固定在固相载体上，与标记的核酸探针进行杂交，在与探针有同源序列的固相 DNA 的位置上显示出杂交信号。通过 DNA 印迹可以判断被检测的 DNA 样品中是否有与探针同源的片段以及该片段的长度。

在本病的检测中应用 EcoR I 与 Eag I 双酶切，再与 StB12.3 探针杂交。结果如图 14-2-3 所示：正常男性显示一条 2.8kb 的条带，正常女性为 2.8kb 及 5.2kb 的条带；前突变男性显示一条 2.9～3.4kb 之间

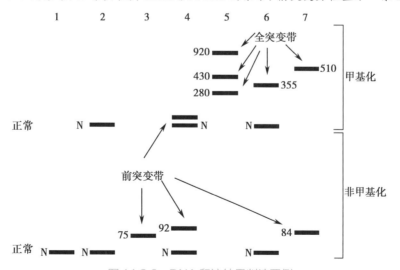

图 14-2-3 DNA 印迹结果判读图例

1 泳道：正常男性；2 泳道：正常女性，一条甲基化带（位于失活 X 染色体上），一条非甲基化带（位于活性 X 染色体上）；3 泳道：男性前突变，75 个 CGG 重复（结合 PCR 分析所得）；4 泳道：女性前突变，携带有 92 个 CGG 重复（结合 PCR 分析所得）；5 泳道：男性全突变，携带有三种重复 920、430 和 280 个 CGG 重复；6 泳道：女性全突变，携带有 355 个 CGG 重复；7 泳道：男性前突变/全突变嵌合体，携带有 510 和 84 个 CGG 重复（结合 PCR 分析）。

的条带,前突变女性为 2.8kb,2.9～3.4kb,5.2～5.8kb 的条带;全突变男性显示 >5.8kb 的一条或若干条带,全突变女性为 2.8kb、5.2kb、>5.8kb 的条带;全突变与前突变嵌合体男性显示 2.9～3.4kb,>5.8kb 的条带,嵌合体女性显示 2.8kb、2.9～3.4kb、5.2kb、>5.8kb 的条带。

【问题 6】 如何进行遗传咨询?

思路 1:FXS 为 X 连锁不完全显性遗传病,男性全突变 100% 表现为 FXS,而约三分之一的女性全突变发病,这与女性中 X 染色体随机失活的比率差异从而导致不同剂量的 FMRP 补偿相关。

思路 2:在受累家系内进行女性成员的遗传筛查是必要的,可以发现和排除女性携带者。

思路 3:所有男性患者及女性患者的母亲都是前突变或全突变的携带者或患者。携带全突变基因的女性有 50% 的概率将全突变传递给下一代。

思路 4:携带前突变基因的女性有 50% 的概率将突变传递给下一代,在子代中转变成全突变的概率与母亲前突变 $(CGG)_n$ 重复的大小有关(表 14-2-1)。$(CGG)_n$ 重复达 100 次以上时转变成全突变的概率近 100%。

表 14-2-1 FXS 前突变母亲传递全突变至下一代的风险

母亲前突变 CGG 重复数	扩增为全突变的概率 /%	母亲前突变 CGG 重复数	扩增为全突变的概率 /%
55～59	3.7	80～89	57.8
60～69	5.3	90～99	80.1
70～79	31.1	≥100	98.4

思路 5:男性全突变多数不能生育,极少数全突变患者和嵌合体可能生育,通常不能将其全突变基因传递给下一代,但有可能将前突变传递给其女儿。

思路 6:男性前突变携带者有患脆性 X 相关的震颤共济失调综合征(fragile X-associated tremor ataxia syndrome,FXTAS)的风险,其患病风险和年龄有关,年龄越大,患病概率越高(表 14-2-2)。男性前突变携带者的女儿,几乎全部是前突变携带者,极少有发病的现象,即使发病也是由于性腺存在嵌合全突变所致。男性前突变携带者的儿子,无患 FXS 或 FXTAS 的风险。

表 14-2-2 不同年龄 FMR1 前突变男性携带者患 FXTAS 的风险

前突变男性携带者年龄	FXTAS 患病概率 /%	前突变男性携带者年龄	FXTAS 患病概率 /%
50～59	17	70～79	47
60～69	38	≥80	75

思路 7:女性前突变携带者有患 FXPOI 的风险,FXTAS 患者少见。据统计,22% 的女性前突变携带者将患 FXPOI,患病风险和 $(CGG)_n$ 重复数有关(表 14-2-3)。应告知女性前突变携带者,可能生育年限会缩短,以便于家庭和职业的选择规划。女性携带者产前诊断可以按问题 7 所述进行。携带有致病扩增的男性胎儿应采取治疗性流产。

表 14-2-3 不同 CGG 重复数前突变女性携带者患 FXPOI 的风险

前突变 CGG 重复数	FXPOI 患病概率 /%	前突变 CGG 重复数	FXPOI 患病概率 /%
59～79	6.9	>100	16.4
80～99	25.1		

思路 8:$(CGG)_n$ 重复处于过渡区的携带者,下一代不会出现患者,但可以在更远的世代或远亲中见到扩展的病例。过渡区基因携带者不需要进行产前诊断。

【问题 7】 患儿母亲拟再生育,如何进行产前诊断?

思路 1:产前诊断需建立在先证者遗传诊断明确的基础上。首先对胎儿样本进行 *SRY* 基因扩增确定性别,再继续进行分子遗传学分析;根据先证者的变异类型采用相应的技术对胎儿 gDNA 样本(可以孕早期取绒毛,中期取羊水)进行遗传学检测,并结合基于 STR 位点的连锁分析进一步排除母血污染;综合上述检测结果做出胎儿是否遗传与先证者相同的$(CGG)_n$重复扩增突变的结论。

思路2：值得注意的是，当采用绒毛样本对胎儿行产前诊断时需考虑以下几点。①孕早期X染色体失活造成的甲基化还尚未建立，全突变造成的甲基化则可能表现出来或亦不表现。因此，检测绒毛样本无法准确评估全突变与X染色体失活的甲基化水平。②在少数绒毛检测病例中存在重复序列介于大的前突变和小的全突变之间的模糊情况，这时就需要随后的羊水检测作进一步验证。③绒毛样本中全突变的严重程度比典型的血液样本要大，变化范围从很有限到很弥散。④滋养层和体细胞的嵌合体在理论上是可能的。因此，当绒毛检测结果提示为前突变，能够排除体细胞干扰的羊水检测结果可能显示是全突变。但目前还没有此类嵌合体病例的报道。

【问题8】　如何对患者进行治疗？

思路1：迄今无特异性治疗，只能对症和支持治疗。

思路2：康复训练，如早期特殊教育训练、语言训练、职业培训等。

思路3：药物治疗应根据患者行为表现给予个体化用药并严密监测，如兴奋剂或α2-激动剂可用于注意力缺陷、多动症的治疗，抗抑郁药物可用于焦虑等情绪问题，抗精神病药物可用于攻击行为表现的患者。

思路4：专科治疗如对于有斜视、中耳炎、胃食管反流、癫痫、二尖瓣脱垂或高血压等症状的患者给予相应的专科治疗。

【问题9】　FXS的遗传诊断和产前诊断流程。

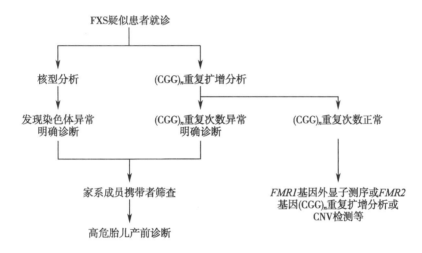

（邬玲仟）

第三节　雷特综合征

雷特综合征（Rett syndrome，RTS）[OMIM 312750]是一种X连锁显性遗传疾病，呈非进展性的神经系统发育障碍，其典型的临床表型以女性患儿在6～18个月逐渐出现语言运动发育落后伴倒退、丧失手部已获得的功能及出现手部刻板动作为特征，该病在活产婴儿中的发病率为1/（10 000～15 000）。99%RTX为散发病例，无明显家族史。其发病机制主要是MECP2基因（NM_004992）点突变或小片段的插入/缺失所致，该基因定位于Xq28，编码甲基化CpG结合蛋白2（methyl-CpG-binding-protein-2），该蛋白是一种甲基化DNA结合蛋白，具有抑制基因转录的功能，并通过蛋白-蛋白相互作用的方式调控其他基因共同影响神经系统的发育。

RTX的诊疗经过通常包括以下环节：

1. 详细询问先证者的发育情况、发病时间及语言运动发育倒退等症状学特征，有无脑部外伤及产伤史。

2. 查体时重点关注手部的刻板动作，运动共济失调，观察步态，检查四肢肌张力的改变，测量头围。

3. 对疑诊患者进行辅助检查，包括智力测评、脑电图、头颅部影像学检查、脊柱正侧位X线片、血尿遗传代谢病筛查、染色体核型分析等。

4. 告知RTX遗传特点及分子诊断流程，知情同意后进行分子遗传检测。

5. 向患者解释检测结果、遗传咨询。

6. 对先证者遗传诊断明确、有生育要求的家系可进行产前诊断。

7. 根据患者病情制订治疗方案。

临床病例

患儿,女,1 岁 2 个月,因"智力运动发育倒退 4 个月,脑电图异常"由儿科转诊来遗传门诊。初步病史采集如下。

患儿系第二胎第二产,足月顺产,出生时体重 3.4kg,否认产伤缺氧窒息史,Apgar 评分:1 分钟 10 分,5 分钟 10 分,母亲孕期筛查及超声监测均无异常,出生后母乳喂养,食纳正常,否认新生儿病理性黄疸,3 个多月能竖头,4 个多月能坐但不稳,6 个多月能独坐,7 个多月能翻身,8 个多月可无意识喊"爸爸",9 个多月能扶站数分钟,10 个多月时父母察觉患儿不喜坐。患儿现不能独坐,不会翻身、扶站,不会喊"爸爸、妈妈",平时喜玩手、咬手等固定动作,双手抓物不协调,无抽搐发作史,夜间喜磨牙,睡眠不规律。家系中无类似患者,其哥哥表型正常。

查体:身高 75cm,体重 8.5kg,头围 46.5cm,神清,呼吸节律紊乱,喜憋气,不能独坐,不会说话,对外界的声音有反应,听力正常,未见特殊面容,可抬头,心肺未见异常,腹部平软,四肢肌张力低下,双手、双足细小,喜咬手,膝反射可引出,腱反射未引出,病理征阴性,外生殖器无异常。

辅助检查:1 岁时儿童盖泽尔智能测评:患儿适应性相当于 22W,DQ=42,为中度发育落后。脑电图:异常儿童脑电图,双侧枕、后颞区棘波、多棘波发放;头颅部 MRI 未发现明显异常;肌电图未发现明显异常;血尿遗传代谢疾病筛查未发现明显异常;外周血染色体核型分析:46,XX。

【问题 1】 根据上述门诊资料,患儿最可能的诊断是什么?

思路 1:询问病史,患儿母亲孕期筛查及超声监测均在正常范围,且围生期无产伤,否认缺氧史,无先天性或后天性危险因素暴露,基本排除环境因素、外伤等所致的智力低下。

思路 2:患儿血尿代谢筛查及染色体核型分析均未见异常,排除遗传代谢性疾病及染色体病。

思路 3:女性患儿,10 个月之前的发育与同龄儿相仿,之后逐渐出现语言及运动发育倒退,手部的刻板动作,提示 RTX 可能。

根据 Neul 等 2010 年修订的 RTX 临床诊断标准,患儿存在手部精细动作不协调,玩手、咬手等刻板动作,语言功能倒退,运动发育落后 4 个临床诊断主要指征;患儿在胎儿期及出生后的 10 个月内发育与同龄儿均相仿,代谢筛查未见异常,否认产伤及外伤史,无感染症状,满足临床诊断标准中的 2 个排除性指征;同时患儿还出现呼吸节律紊乱、磨牙、双手小等次要指征;可以在临床上诊断为典型 RTX。

知识点

RTX 的临床诊断标准

主要指征:

1. 部分或完全手部技能降低或丧失。

2. 部分或完全语言功能降低或丧失。

3. 步态异常。

4. 手部的刻板动作,包括绞手、挤手、拍手、拍打、咬手,洗手、搓手。

次要指征:

1. 呼吸不规律。

2. 睡眠节律紊乱。

3. 磨牙症。

4. 肌张力异常。

5. 周围血管舒缩障碍。

6. 脊柱后凸或脊柱侧凸。

7. 发育迟缓。

8. 手足小、手足皮温低。

9. 不明原因地尖叫或大笑。

10. 痛觉明显降低。

11. 强烈的眼神交流/眼示意。

排除性指征:

1. 头颅部外伤或产伤、严重的颅内感染及代谢性疾病所引起的神经系统发育障碍。

2. 出生后的前 6 个月即出现严重的精神运动发育障碍。

典型 RTX 临床诊断:包括所有的主要指征和排除性指征,次要指征常出现但非必需。

非典型 RTX 临床诊断:2 个主要指征及 5 个次要指征,在发育倒退后会有一段时期的稳定期和恢复期。

【问题 2】 RTX 临床诊断的辅助检查是什么?

思路 1:智力测评及自闭症儿童行为量表。RTX 患者在临床表型上具有异质性,可从轻度智力低下、学习困难到典型的 RTX 症状,但绝大部分的患者有智力障碍的表现。智力测评是必需的检测。同时,由于 RTX 患儿与自闭症患者具有高度的表型交叉,儿童行为量表可以辅助性用于区分两者。

该患儿在外院已行智力测评,显示有中度发育落后。

思路 2:头部的影像学检查。询问该患儿病史无头颅部外伤史,头颅部 MRI 未发现明显异常,可排除外伤、颅内占位性病变及脑组织发育不良引起的类似症状。

思路 3:脑电图。癫痫发作是 RTX 患者的支持性标准,异常痫性脑电图可以支持临床诊断,正常脑电图亦不能排除该病诊断。

该患儿虽没有癫痫发作史,但存在异常脑电图。

思路 4:胸部 X 线检查。部分患者会进行性出现脊柱侧凸或脊柱后凸。

思路 5:血尿遗传代谢病筛查。

通过血尿遗传代谢病筛查,可排除可导致发育落后的部分代谢性疾病。

该患儿的血尿遗传代谢病筛查结果未见明显异常。

思路 6:眼底检查。该病可导致周围血管舒缩障碍,视力受损,应行眼底检查排除视网膜病变、视神经萎缩及白内障。

【问题 3】 该患者临床上需要与哪些疾病进行鉴别诊断?

思路:女性,10 个月起病,表现为智力低下,发育落后伴倒退,手部刻板动作,异常脑电图,家系中无其他患者,需要与其他智力低下疾病相鉴别。

(1) 染色体病:是由于染色体数目或结构异常导致的一类疾病,患者常表现出智力障碍、运动发育落后、多发畸形等,家系中常为散发病例,通过传统细胞遗传学染色体核型分析即可以排除。

(2) 快乐木偶综合征(AS):该病主要是由于 15 号染色体 15q11-q13 母源性缺失或父源性单亲二倍体所导致,表现为严重的智力障碍、严重的语言能力受损、共济失调、不合时宜的欢乐表型、癫痫、双手扑翼样动作等,30% 的患者有小头畸形,喜口含杂物,但本病无明显发育倒退现象。SNP array 检测可用于鉴别。

(3)孤独症谱系障碍:本病是一种严重的以交流障碍为主的发育行为障碍性疾病,主要表现为 3 岁前起病、社会交流障碍、语言发育落后、重复刻板的动作、智力障碍,行为异常等。由于孤独症谱系障碍与 RTX 在表型上具有高度的交叉性,临床诊断需借助儿童行为观察及量表进行评定,并且在学龄前期至儿童期,RTX 的患儿会有较为明显的运动系统症状和体征,孤独症系谱障碍患儿还是以行为异常及交流障碍为主要表现,据此来区分两者。

(4)Alexander 病:该病是由于神经胶质纤维酸性蛋白基因(GFAP)杂合变异所致,婴儿型 Alexander 病是指婴儿出生后 2 岁内发病,除了表现出精神运动退化、癫痫发作、痉挛外,该病患儿常出现巨头畸形伴脑白质营养不良,疾病后期可发展为脑水肿,可以通过头颅部的影像学检查相鉴别。

(5)神经元蜡样脂褐质沉积症(NCL):婴儿期 NCL,是指两岁以内发病,表现为精神运动退化、癫痫发作、视网膜病变、视力丧失。本病是一种溶酶体贮积病,可以通过对皮肤、直肠或其他结缔组织电镜下病理检查在临床上确诊。

综上,患者性别、起病年龄、临床表现及辅助检测都比较符合 RTX 临床诊断标准,临床诊断为 RTX。为了进一步确诊,我们建议患者进一步做确诊检测。

【问题 4】 怎样对该患儿进行确诊?怎样进行分子遗传学检测?

思路 1:患儿临床诊断为典型 RTX,确诊需对患儿进行该病的分子遗传学检测。

思路 2:首先需要明确 RTX 的遗传特征:75%～80% 的 RTX 是由 MECP2 基因的点突变及小片段碱基缺失或插入突变引起,通过 MECP2 基因测序可检测出;其他 15%～20% 的患者是由于 MECP2 基因大片段的缺失所致,可以选择 MLPA 或联合定量 PCR 方法检测。MECP2 基因变异谱中可能存在 10 个左右的热点致病性变异,占总致病性变异的 60%～70%。

思路 3:如果 MECP2 基因致病性变异检测阴性者,可以考虑进一步行 CDKL5 基因致病性变异检测,因为少数 RTX 也可以由 CDKL5 基因或 FOXG1 基因致病性变异引起;或者重新考虑临床诊断,行染色体或全基因组拷贝数变异分析(详见问题 9)。

知识点

目前已知 RTX 的相关基因变异谱见表 14-3-1。

表 14-3-1　目前已知 RTX 的相关基因变异谱

基因名称	致病变异	多态	不明致病性
MECP2	396	162	191
CDKL5	78	27	27
FOXG1	18	1	1

因此,该患儿首选的是 MECP2 基因测序检测。

【问题 5】 该患儿 MECP2 基因测序结果能否确诊为 RTX?

思路:该患儿 MECP2 基因测序结果提示 MECP2 基因 4 号外显子存在 c.808C>T 杂合无义突变,未发现父母携带该变异,符合 X 连锁显性遗传方式,针对该位点突变查询 HGMD 数据库,为已报道的致病性点突变,因此,该患者可以确诊为 RTX。

【问题 6】 该患儿母亲拟再生育,如何进行产前诊断?

思路 1:该患儿的致病变异已明确,可进行产前诊断。

思路 2:RTX99% 的致病性变异为新发变异,该患儿父母 MECP2 基因测序结果阴性,确定为新发变异,患儿父母再次生育的发病风险小于 0.4%,但不能排除患儿父母存在生殖细胞嵌合体的可能性,若双亲之一为生殖细胞嵌合体,其母亲再生育的发病风险为 1%,因此,在行产前诊断之前,需权衡后代发病风险及侵入性检查风险。

【问题7】　如何进行遗传咨询?

思路1: RTX 是一种 X 连锁显性遗传病,但主要累及女性患儿,其机制可能如下。①*MECP2* 基因致病性变异常导致男性患者胎儿期死亡;②*MECP2* 基因致病性变异常来自父源性基因致病性变异。因此,不能完全按照 X 连锁显性遗传方式来评估患者后代的再发风险。

思路2: 先证者致病变异确认后,由于女性患者存在 X 染色体失活偏倚,应对先证者母亲进行该致病性变异检测;绝大多数的先证者父亲为非致病性变异携带者,但不排除其为生殖细胞嵌合体可能性;先证者同胞的发病风险,主要取决于母亲是否为致病性变异携带者,若母亲为非携带者,后代再发风险低,若母亲为致病性变异携带者,后代再发风险为50%,须行产前诊断。

思路3: 99%RTX 为新发变异引起的散发病例,家族性病例仅占 0.5%~0.1%。在该家系中,患儿的基因诊断已明确,父母外周血淋巴细胞抽 DNA 行 *MECP2* 基因测序结果未发现致病变异,但不能排除生殖腺嵌合可能性,仍建议患儿父母再次妊娠时行产前诊断。

【问题8】　如何对患者进行治疗?

思路1: 迄今无特异性治疗,只能对症和支持处理,且预后较差。

思路2: RTX 患者的发病年龄较早,手部部分技能丧失,可以早期采取特殊教育及训练,提高患者的独立生活能力。

思路3: 几乎所有的 RTX 患者成年后都表现出运动障碍和身体畸形,包括共济失调、脊柱侧弯、固定性关节畸形等,可以采取物理康复,必要时行外科手术矫形。

【问题9】　RTX 的遗传诊断和产前诊断流程。

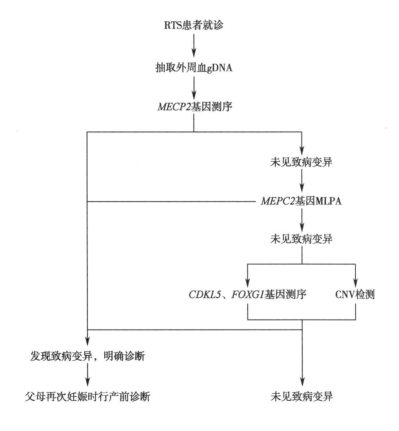

（邬玲仟）

第四节　*MECP2* 重复综合征

MECP2 重复综合征(*MECP2* duplication syndrome,Lubs X-linked mental retardation syndrome,MRXSL) [OMIM 300260]是一种 X 连锁遗传病,约占男性中重度智力低下患者的 1% 左右,男性 100% 外显,女性

携带者因为存在 X 染色体非随机性失活的保护机制而避免发病。*MECP2* 重复综合征的主要症状有婴幼儿肌张力减退、精神运动发育迟滞、严重智力低下、语言障碍、神经系统症状（异常步态、癫痫等）、反复感染（呼吸系统居多）、脑结构性和进行性异常，常见先天畸形、严重的患者面部异常。核心病因是 *MECP2* 基因（NM_004992）的重复，该基因定位于 Xq28，全长 75 925bp，编码甲基化 CpG 结合蛋白 2（methyl-CpG-binding-protein-2），有结合甲基化 DNA 和转录抑制两个特征性的结构域，具有调节转录激活、调节染色体构象、参与 RNA 剪切等多种功能，在神经发育过程中起着重要的作用。

MECP2 重复综合征的诊疗经过通常包括以下环节：

1．详细询问先证者的病史及遗传家族史。

2．进行体格检查，重点观察是否有生理缺陷和关键的神经系统体征。

3．进行智力测试、脑成像、脑电图和代谢筛查等辅助检查，并排除染色体病、脆性 X 综合征等相似疾病。

4．告知 *MECP2* 重复综合征遗传病理及分子诊断流程，知情同意后进行分子遗传检测。

5．向患者解释检测结果、遗传咨询。

6．对遗传诊断明确、有生育要求的家系进行产前诊断，根据结果进行遗传咨询。

7．根据患者病情制订治疗方案。

临床关键点

1．*MECP2* 重复综合征按照 X 连锁方式遗传，应在此基础上进行遗传咨询。男性 100% 外显，女性一般不发病，偶见轻微表型者。

2．*MECP2* 重复综合征的主要症状

（1）重度、极重度智力低下，极有限或完全没有的语言能力；

（2）早发的肌张力低下和运动发育迟缓；

（3）进行性的下肢痉挛；

（4）75% 的患者有高感染倾向，以呼吸道反复感染为主；

（5）50% 的患者有癫痫发作；

（6）孤独症系谱障碍倾向，胃肠功能紊乱，轻度面部畸形等其他特征。

3．详尽的病史、遗传家族史，全面的体格检查和相应的辅助检查（如智力测试、血尿代谢筛查、脑成像和脑电图检查）有助于临床诊断。

4．无有效的治疗方法，主要是对症治疗。

5．产前诊断是唯一有效的预防途径，明确遗传诊断是进行准确产前诊断的前提。

临床病例

先证者，男，12 岁，因"精神运动发育迟滞，癫痫发作 5 年"来院。初步病史采集如下。

38 周顺产，出生体重 2 500g，有轻度紫绀，转儿科住院一周出院，无病理性黄疸。出生后患儿全身松软、肌张力低下，吸奶困难，时有返奶现象。6 个月能抬头，11 个月能独坐，2 岁才学会爬，3～4 岁能走，但动作不协调，目前仍不能言语交流，不能叫"爸爸、妈妈"，不能自己吃饭，不能自理大小便。7 岁起发现癫痫，表现为点头、眼球上翻、痛苦面容等，症状持续数秒钟到数分钟不等。平时容易感冒、咳嗽、咳痰，需要输液治疗，反复发生。体重 35kg，身高 138cm，头围 51cm，无眼神交流，反应淡漠，流口水，不能独坐，查体不能配合；左侧面颊部可见小绿豆大小黑痣，前额稍窄，鼻梁稍低，人中稍长，大耳、非招风耳，鼻孔前倾，未见其他颜面异常；胸前区无异常，心肺听诊未见异常，腹部平软；听力正常；四肢肌张力低下，双上肢肌力减退但可有自主活动，未见通贯掌；行走需要搀扶、拖步；外生殖器无异常。

患儿姨妈家儿子（Ⅲ 8）16 岁，表型与先证者相似，大耳，双侧睾丸增大，12 岁癫痫发作，表现为点头样小发作或全身强直 - 阵挛大发作。患儿另一个姨妈家儿子（Ⅲ 2）也有与先证者相似表型，7 岁时癫痫发作，发作表现与先证者类似，每月发作一次，15 岁时因"烫伤后反复感染"夭折（图 14-4-1）。

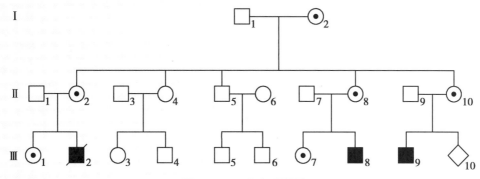

图 14-4-1　患者系谱图

【问题 1】　根据上述门诊资料,患儿最可能的诊断是什么?

思路 1:询问病史,患者无先天性或后天性危险因素暴露,基本排除环境因素所致的智力低下;患者虽未进行智力测试,但从患者临床表型可以判断为极重度智力障碍,同时家系中有多名表型相似患者,提示为遗传因素所致。

思路 2:进一步分析该系谱图,患者全部为男性,女性不发病,最可能的遗传方式是 X 连锁隐性遗传,患者母亲、姨妈和外婆可能为携带者,致病性变异最可能来源于 I 2。先证者临床表型与临床常见染色体数目异常表型不符,而非平衡性结构异常往往表型明显、外显率高,平衡性染色体结构异常携带者可以没有表型,但在减数分裂过程中可产生非平衡性配子,后代大部分会出现反复流产或严重临床表型。该家系第 I 代及第 II 代多名子女均无表型,故染色体病的可能性较小。综上,该家系最可能是由于 X 染色体上的微缺失 / 微重复导致的基因组病或单碱基 / 小片段突变导致的单基因病。

思路 3:在 X 连锁的智力低下疾病中,脆性 X 综合征和 *MECP2* 重复综合征的可能性最高,患者除面容较接近脆性 X 综合征特征以外,其余特征更符合 *MECP2* 重复综合征的临床表型。

知识点

智力低下的病因

导致智力低下的病因复杂,涉及范围广泛,非遗传因素如感染、外伤等,遗传因素从染色体畸变到单碱基变异,甚至表观遗传学改变都能导致智力低下的产生。据统计,大约 10% 的病例是由于染色体较大的畸变如染色体缺失、易位、重复等所致,15% 的病例是由于染色体较小区段的拷贝数变异所致,30% 左右的病例是由基因点突变、点缺失或插入导致,还有部分由于甲基化水平异常而导致智力低下的罕见病例。现在,仍有 40%~50% 的智力低下患者遗传学病因未知。在智力低下的患者中,男性约比女性多 30%,说明 X 连锁的基因在智力低下的病因中占有重要的地位。X 染色体上的基因大约占全部基因的 4%,但这其中约一半的基因在大脑中表达,提示重要的神经功能相关性。

【问题 2】　*MECP2* 重复综合征临床诊断的辅助检查是什么?

思路 1:患者智力测评。如韦氏智力测验等。

思路 2:脑成像。可见一些非特异性的病理改变,如胼胝体发育不全、脑室增大、白质病变、小脑发育不全。

思路 3:脑电图。对于癫痫发作和精神神经发育倒退患者建议行脑电图检测。

思路 4:代谢筛查。代谢筛查可提示或排除相关综合征,是重要的辅助检查。

思路 5:染色体核型分析。部分染色体病可能导致与 *MECP2* 重复综合征相似的临床表型,建议行核型分析作为辅助检查。

思路 6:脆性 X 综合征检测。脆性 X 综合征是 X 连锁智力低下中最常见的一种,有时仅凭临床信息很难排除脆性 X 综合征,需要通过分子遗传学手段确诊 / 排除脆性 X 综合征。

【问题 3】　该患者临床上需要与哪些疾病进行鉴别诊断?

思路 1:脆性 X 综合征。患者需要确认 / 排除脆性 X 综合征。本文中家系为 X 连锁遗传模式,患者均为男性，且比较接近脆性 X 综合征患者面容，有一名患者大睾丸，需考虑脆性 X 综合征的可能性，安排相应检查。

思路 2：RTX。RTX 和 *MECP2* 重复综合征都是 *MECP2* 基因致病性变异导致，但一般认为 RTX 是 *MECP2* 基因功能丧失变异引起，而且通常为女性患者；*MECP2* 重复综合征是 *MECP2* 基因功能获得变异引起，女性携带者一般无症状，以男性患者为主。RTX 有典型的正常发育后退行改变以及手部刻板动作，是与 *MECP2* 重复综合征的主要临床区别。

【问题 4】　怎样对该患儿进行确诊？

思路 1：临床结论。

本文先证者常规查体示：极重度智力低下，无语言能力，肌张力低下，体质差，易感染，有癫痫发作，家系其他患者有相似表型。MRI 示左顶叶后部脑沟加深，余脑实质内未见异常信号，脑室系统大小形态正常，脑沟裂不宽，可见第五脑室，中线结构居中，提示左顶叶脑裂畸形。常规代谢筛查未见异常。患者核型分析未见异常，脆性 X 综合征检查包括 PCR 检测及 Southern blotting 检测结果均为阴性，排除脆性 X 综合征。综上所述，高度怀疑 *MECP2* 重复综合征。

思路 2：分子遗传学诊断。

染色体微缺失 / 微重复芯片检测是重要的智力障碍检测手段，可检出 *MECP2* 重复及其他致病性 CNV，阳性结果的可能性较高，需查询芯片技术资料确保可以检测 *MECP2* 基因所在区域。亦可使用针对 *MECP2* 及相关基因的 MLPA 或定量 PCR 检测，该方法不能检出其他基因或其他类型的致病性变异。

思路 3：诊断结论。

染色体微缺失 / 微重复经 SNP 芯片检测，发现一个位于 Xq28 的重复：chrX: 153027633-153398515，约 370kb，包含 *MECP2* 在内的 14 个基因，从而确诊患儿为 *MECP2* 重复综合征。通过 MLPA 确认该重复在该家系中的共分离状态，两名患者在该区域是二倍体，患者的母亲都是三倍体，而正常男性为一倍体，正常女性（非携带者）为二倍体。患者的母亲有一条 X 染色体是正常的，另一条 X 染色体携带 Xq28 区间包括 *MECP2* 基因的重复，为双倍剂量，如果这条染色体传给儿子，就会导致儿子 *MECP2* 基因双倍剂量表达而发病。

知识点

MECP2 重复

MECP2 重复综合征患者的重复区域最大可达 8Mb 以上，可被染色体核型分析检出，这些患者大约占全部患者的 5%；最小的重复仅包括 *MECP2* 和 *IRAK1* 两个基因，重复区间内常常包含其他智力低下相关基因，但是因为 *MECP2* 三倍重复男性患者的表型更重，所以认为 *MECP2* 重复是主要的病因，而跟 *MECP2* 相邻的 *IRAK1* 基因的重复被认为是导致反复感染的原因。*MECP2* 基因在患者中的表达比正常对照高 2～6 倍，而在女性携带者中 *MECP2* 基因的表达并没有明显上升，这是因为女性携带者可以选择性失活（>90%）携带有 *MECP2* 重复的 X 染色体，从而避免发病。如果 *MECP2* 重复所在染色体没有被完全失活（<90%），或者该重复易位到其他染色体而逃避 X 染色体失活，则可能导致携带者表现出较轻微的 *MECP2* 重复综合征症状。

【问题 5】　该患者芯片检测结果能否确诊为 *MECP2* 重复综合征？是否有需要其他检测来验证该诊断？

思路：经芯片检测，可以确诊该患者为 *MECP2* 重复综合征。包括 *MECP2* 基因在内的重复也可以通过 MLPA、FISH 或者定量 PCR 来进行验证。要注意验证 *MECP2* 重复在这个家系中的共分离状态。

【问题 6】　如何进行产前诊断？

思路：产前诊断须建立在先证者遗传诊断明确的基础上。该家系已经明确诊断为 *MECP2* 重复综合征，且重复片段大小已明确，可以使用同类型芯片或者 FISH、MLPA 等方法进行产前诊断。

【问题 7】　如何进行遗传咨询？

思路 1：该病按照 X 连锁遗传病进行风险评估。一般的患者都是从携带者母亲遗传，少见新发变异，患者尚未见生育报道。如果一个母亲生育多名患者但是无法检测出重复,需考虑生殖腺嵌合的可能性。患者父亲既不是患者也不是携带者。

思路2:在受累家系内进行女性成员的遗传筛查是必要的,可以发现和排除女性携带者。女性携带者如果不能完全失活 *MECP2* 重复的 X 染色体则可能表现出与男性患者相似但相对较轻的症状,绝大多数女性携带者表型正常,重复区域基因表达基本正常。

思路3:*MECP2* 重复综合征患者有50%可能由于感染并发症和/或神经退化在25岁前死亡。

【问题8】 如何对患者进行治疗?

一般性对症治疗,可以取得一定的效果。对于认知功能障碍,给予针对性的发育刺激,包括语言障碍矫正;对于痉挛性截瘫,一般性对症治疗即可;对于癫痫,一般治疗效果尚可;对于反复感染,应及时给予抗生素治疗;对于胃肠功能紊乱,一般治疗效果尚可。

【问题9】 *MECP2* 重复综合征的遗传诊断和产前诊断流程。

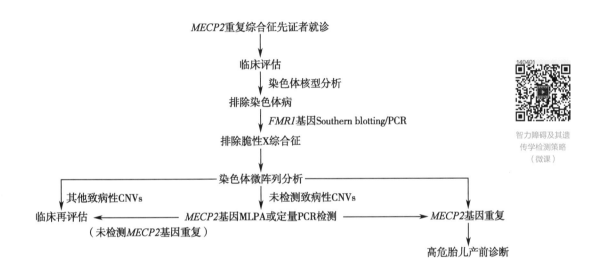

（邬玲仟）

第五节　孤独症谱系障碍

孤独症谱系障碍(autistic spectrum disorder,ASD)是一组严重影响儿童健康,具有高度临床和病因异质性的神经发育障碍性疾病。ASD 起病于婴幼儿期,一般三岁前发病,男性发病率为女性的4~5倍,其典型的临床症状包括社会交往障碍,语言交流障碍以及刻板、重复的行为。ASD 的患病率近年呈急剧上升趋势。2012 年美国 CDC 报道每 88 个儿童中就有一个患有 ASD(1.13%);而 2013 年美国联邦政府公布的最新数据显示,每 50 个儿童中就有一个患有 ASD(2%)。2009 年英国报道大约 64 个儿童中有 1 个患有 ASD(1.57%);2011 年韩国报道每 38 个儿童中就有一个罹患 ASD(2.64%)。我国缺少广泛严格的 ASD 流行病学调查,只有个别地区的零星报告:天津市 2004 年报告患病率为 1.1‰;北京市 2007 年报告患病率达 1.34‰,台湾 2011 年报道的患病率为 2.9‰。如果按照目前各国普遍发病率计算,我国的儿童 ASD 患者为 300 万~600 万。

《诊断和统计手册:精神障碍》(第 4 版修订版)(DSM-Ⅳ-TR),《国际疾病分类》(第 10 版)(ICD-10)和《中国精神障碍诊断与分类标准》(第 3 版)(CCMD-3)将 ASD 分为五个亚类,即:典型的孤独症(autistic disorder)、阿斯伯格综合征(Asperger's syndrome)、其他待分类的广泛发育障碍(pervasive developmental disorder-not otherwise specified PDD-NOS))、雷特综合征(Rett syndrome)以及童年瓦解性障碍(childhood disintegrative disorder)。2013 年新出版的《精神障碍诊断与统计手册》(第 5 版)(DSM-5)对 ASD 进行了重新定义,删除了原来的 5 种分类,将其统一归类为孤独症谱系障碍,而且将 ASD 在 DSM-Ⅳ-TR 中的三个主要的临床症状减少到了两个,只包括社交障碍以及刻板、重复的行为。根据这一诊断标准,符合 DSM-Ⅳ中典型的孤独症、阿斯伯格综合征、其他待分类的广泛发育障碍仍应被诊断为 ASD；但对于 ASD 且与其他已知的医学或遗传疾病相关的，则应该标明为类似"孤独症系谱障碍伴雷特综合征"（autistic spectrum disorder associated with Rett syndrome）等。

ASD 的诊疗经过通常包括以下环节：

1. 与熟悉患者情况的家长或监护人进行详细交谈。

2. 对患者的行为做直接观察。

3. 对患者进行儿科体格检查。

4. 应用诊断量表协助明确诊断。

5. 能力及发育评估一般包括智力评估和心理教育水平评估。

6. 实验室检查对存在可疑因素及特别情况的患者，可能需要进行部分检验，如脑电图、脑影像学检测、听力检测、代谢筛查等。

7. 告知 ASD 分子诊断流程，知情同意后进行分子遗传检测。

8. 向患者解释检测结果、遗传咨询。

9. 对遗传诊断明确、有生育要求的家系进行产前诊断，根据结果进行遗传咨询。

10 向患者家长交代病情及指导治疗包括孤独症系谱障碍的诊断、病情严重程度、建议的治疗干预计划。

临床关键点

1. 与家长访谈、对孩子行为临床观察是孤独症系谱障碍的临床诊断所必需的。

2. 应用诊断量表协助明确诊断是孤独症系谱障碍的规范诊疗要求。

3. 详细的儿科体格检查是不可或缺的。

4. 该病为复杂遗传性疾病，应在此基础上进行遗传咨询。

5. 无有效的治疗方法，主要是教育与干预训练。

6. 产前诊断在一定程度是一种有效的预防途径，明确遗传诊断是进行准确产前诊断的前提，孕妇应该充分知情该方法的局限性。

临床病例

小星是一个惹人喜爱的小男孩，他动作灵活，精力旺盛，每天总是不停在小区空地或家里奔跑。但他说话较晚，到两岁才开始发出"妈、爸"的音，而且不是指向性地叫爸爸妈妈，仅仅是发音而已；到了三岁语言方面仍没有什么进步，只是增加了一些大家都听不懂的叽里呱啦的声音。在需要未得到满足时他会大声发出"妈"的声音，但是平时却从不主动叫妈妈。他眼睛明亮，却很少与爸爸、妈妈对视，对于父母亲的叫唤总是置若罔闻，爱理不理。然而他是听得到的，因为当电视播放他喜欢的电视广告时，哪怕声音很小，他都会迅速从阳台跑回客厅，认真观看聆听，广告结束，他又跑走了。平日里有什么需求，总会拉着大人的手，去到他想要东西的地方，发出哼哼唧唧的声音，但不会用手指向他想要的物品。他不喜欢和同龄的小朋友玩，最喜欢的事情有两种，一是排列积木，总是不断重复把家里的积木摆成小火车状，摆好后一个人高兴拍掌，但不会向父母或他人显示炫耀自己的成果；二是玩与开关有关的活动，如按电灯电视开关、开关门、按电脑键盘等。

在医院，医生详细询问了小星的发育过程，认真观察了他的行为，并主动与他进行了交流，但他始终没有理睬医生，只是一个人在翻着抽屉的积木，排列成火车的样子。

【问题1】 根据上述门诊资料，患儿最可能的诊断是什么？

思路：患儿有三个重要特征，首先存在社会交往障碍：缺乏眼神交流、听力正常但叫之不应；其次有语言障碍或非语言交流障碍——2 岁还基本不会说话，3 岁时虽有少量语言，但却是没有交流意义的语言；第三患儿兴趣狭隘、有重复刻板行为：每日玩相同的积木游戏和开关游戏。据此，高度提示为孤独症系谱障碍。

知识点

孤独症系谱障碍诊断的标准——DSM-5 中孤独症谱系障碍诊断标准

被诊断者必须符合 A, B, C, D 中的标准：

A. 在各种场景下持续存在的社会沟通和社会交往障碍，不能用其他一般发育迟缓所解释，现时或历史性表现如下：

(1) 社交 - 情感互动缺陷范围从异常的社交方式和不能进行往复的正常交流；缺乏兴趣、情绪、或感情的分享；到不能发起或响应社会互动。

(2) 用于社会交往的非语言交流行为缺陷范围从言语或非言语的交流整合困难；到眼神接触和肢体语言异常，或者在理解和使用非语言沟通方面缺陷；重者完全缺乏面部表情或手势。

(3) 发展、维持和理解人际关系存在缺陷轻者表现为难以调整自身行为以适应不同社交场合；中者分享想象游戏和结交朋友存在困难；重者明显对他人缺乏兴趣。

B. 行为、兴趣或活动内容狭隘、重复，现时或历史性地表现出以下至少 2 项：

(1) 刻板或重复的动作，使用物品或言语（如简单的刻板行为、排列玩具或翻转物品、模仿语言、重复使用物品、与众不同的措辞等）。

(2) 坚持千篇一律，僵化固守常规惯例，或仪式化的模式或语言及非语言行为（例如对细微的变化感到极度痛苦，僵化的思维模式、问候礼仪，坚持每天走同样的路线或吃同样的食物）。

(3) 在强度和关注点方面都不正常的高度狭隘、固定的兴趣（如对不寻常物品的强烈依恋或过分沉迷，兴趣过于局限、持久）。

(4) 对感觉刺激反应过度或反应低下，对环境中的感觉刺激表现出异常的兴趣，如痛 / 热 / 冷感觉麻木，对某些特殊声音或触感的不良反应，过度地嗅或触摸物品，沉迷于光线或旋转的物体。

C. 症状必须出现在儿童早期发育阶段（但症状只有当其社交需求超出其有限的自身能力时才充分体现出来，也可能被生活中习得的策略所掩盖）。

D. 症状严重损害其在社交、职业或其他重要领域的功能。

E. 上述障碍都不能用智力残疾（智力发展障碍）或广泛性发育迟缓来解释。

知识点

孤独症系谱障碍诊断的诊断量表

孤独症系谱障碍诊断访谈量表修订版（ADI-R）和孤独症系谱障碍诊断观察量表（ADOS）是适应现行诊断标准的需要，能够特异地收集与孤独症系谱障碍密切相关的三大主要特征方面的信息和资料的两个辅助诊断的新工具，广泛应用于国际的孤独症系谱障碍临床实践及科学研究中，被认为是诊断孤独症系谱障碍的"金标准"。

孤独症系谱障碍诊断访谈量表修订版（ADI-R），由 Rutter 等在孤独症系谱障碍诊断访谈量表（ADI）的基础上修订，是用于诊断与鉴别诊断孤独症系谱障碍的一种访谈工具；由经过专业培训的评估者对患者家长进行访谈的形式评定，需要 2~2.5 小时；适用于 2 岁以上儿童或成人。访谈内容包括 6 个部分共 93 个项目。第一部分是关于儿童的家庭背景信息；第二部分询问父母（或主要看护人）何时首次发现儿童可能有问题、当时是什么问题引起关注以及儿童早期动作发展、大小便训练情况；第三至五部分主要收集儿童的社会互动、语言交流及刻板、局限、重复的行为和兴趣方面的资料；第六部分涉及儿童非特异性的行为障碍和特殊能力。该量表是目前国内外广泛应用的量表之一，但目前国内具有该评估资质的人员非常少，评估花费的时间较长，国内临床应用受到一定限制。

孤独症系谱障碍诊断观察量表（ADOS）有 Lord 等编制，用于诊断和鉴别诊断孤独症系谱障碍的一种评估工具；由专业的评估者在标准化的活动情境中对患儿进行行为观察，每次评估需 30～45 分钟；适用于 2 岁以上儿童及成人。量表包含 4 个独立的评估量表。每一个评估量表都有设定好的活动和材料，且详细地说明了活动的安排、观察的目标和注意事项。评估者在评估过程中亦可以根据具体情况，选择固定的或一定范围内变化的社交行为来观察儿童在活动中的表现和对材料的使用情况，重点对他们的沟通、社会互动、游戏、刻板行为和局限兴趣进行评估。

ADI-R 是向儿童的照顾者收集信息，ADOS 是临床医生通过直接观察获取资料；ADI-R 了解的内容时间跨度大，会有一定的主观性和回忆的偏差；ADOS 则着眼于当前儿童的行为与表型，对 ADI-R 有很好的补充。目前 ADI-R 和 ADOS 联合，已被许多欧美国家作为金标准使用。

【问题 2】　孤独症系谱障碍患者临床诊断需要做哪些辅助检查？

思路 1：神经心理学检查。

全面的神经心理学评估主要包括智力测验、社会适应能力、社交能力、认知功能和心理教育水平等。

神经心理学检查不能作为确诊孤独症系谱障碍的依据，但是对于了解孤独症系谱障碍儿童的心理异常，从而判断病情轻重程度、预后并制定个体化的干预计划有非常重要的意义。

思路 2：脑电图检查。

孤独症系谱障碍儿童患癫痫的概率很高，有 22%～82% 的孤独症系谱障碍患儿被检出脑电波异常，主要包括基本节律比同龄正常儿童较慢、慢活动增多、癫痫波形等。尽管高癫痫发病率及脑电图异常率在孤独症系谱障碍的发生发展中的作用目前仍有争议，但有资料显示经过正规的抗癫痫治疗后，部分孤独症系谱障碍患儿的智商有一定程度的提高，行为问题有所改善。鉴于此，临床上有必要对孤独症系谱障碍患儿进行脑电图检查。

思路 3：其他实验室检查。

1. 听觉诱发电位很多家长对于孩子"不会说话、听而不闻"的表现怀疑孩子是不是听力有问题，因此这个检查不是为了确诊孤独症系谱障碍，主要是为了排除孩子的听力问题。

2. 代谢筛查恰当治疗的苯丙酮尿症会存在某些程度的孤独症系谱障碍样行为，因此为了排除一些遗传代谢性疾病的可能性，建议做一些血、尿氨基酸及尿有机酸分析。

3. 染色体和基因检测雷特综合征、脆性 X 综合征等往往也具有孤独症系谱障碍的某些特征，这些检查有助于排除此类疾病。

【问题 3】　孤独症系谱障碍临床上需要与哪些疾病进行鉴别诊断？

思路 1：孤独症系谱障碍、智力障碍、脑瘫被认为是导致儿童精神智力运动残疾的三大顽疾，都属于发育行为性疾病，多数情况下鉴别并不困难，但是这些疾病之间又有许多的联系，有时一个患儿身上可能合并这三类残障中的两种甚至全部。

脑瘫是一种非进行性的神经系统发育性疾病，主要影响患儿的运动发育，一般来说不会将脑瘫与孤独症系谱障碍混淆。但有些孤独症系谱障碍患儿早期除了孤独症外，也表现出类似脑瘫早期的运动发育落后，事实上这些仅是"肌张力低下"，经过适当的训练或者随着年龄增长，这些症状将逐渐消失。

单纯智障的患儿主要表现是智力低下，但在情感和交往方面基本是正常的，患儿与父母有恰当的目光接触；很多患儿有呆滞面容，部分严重的智障病例有特殊外观与面容，如 21- 三体综合征患者。

很多情况下孤独症系谱障碍与智障常常合并在一起，经典孤独症系谱障碍患者如果未给予早期发现和早期干预，慢慢会在认知能力方面落后于同龄儿童，逐渐表现出智障。但是对于孤独症系谱障碍儿童如果干预及时，智障问题也可以得到一定缓解。

思路 2：如何区别孤独症系谱障碍与语言障碍。

孤独症系谱障碍的核心问题是社会交往障碍而不是语言障碍。我们熟知的语言障碍常常是由于听力受损导致的听障，但这类患者虽然没有语言，他们通过手势、表情、眼神、肢体动作进行有效交流。孤独症系谱障碍患儿除了缺乏语言交流，在眼神、表情、肢体动作交流方面也存在严重缺陷，即使有丰富语言的孤独症系谱障碍患儿也如此。

知识点

孤独症系谱障碍的共患病

共患病的意思就是共同存在的疾病。除了主要症状外，孤独症系谱障碍患者常常存在或伴随一些不能单独用孤独症系谱障碍解释的症状，主要包括以下三大类：

1. 发育障碍包括多动症、智力障碍等。
2. 精神和心理障碍性疾病包括强迫症、心境障碍、焦虑障碍、精神分裂症等。
3. 其他神经疾病如癫痫、脑瘫等；染色体和基因病如脆性 X 综合征、快乐木偶综合征等。

【问题 4】 怎样对患儿进行确诊？

对患儿的行为进行临床观察是孤独症系谱障碍的临床诊断所必需的，在此基础上对患儿进行详细的体格检查，排除其他疾病，然后应用诊断量表协助临床诊断。确诊仍需要进行遗传学检测，但由于孤独症系谱障碍高度遗传异质性，目前对其遗传学病因了解不多，仅有少数患者可以获得遗传学诊断。

【问题 5】 怎样对患者进行遗传学诊断？

目前研究孤独症系谱障碍的遗传病因经常从核型分析、连锁分析、拷贝数变异（CNV）研究、关联研究、外显子组测序研究等几个方面来进行。目前认为核型异常在 ASD 患者中所占的比例大概在 1%～3%；7%～20% 的 ASD 患者携带疾病相关罕见或新发 CNVs，这些 CNVs 几乎遍及所有的染色体；尽管外显子组测序研究发现了多个 ASD 候选易感基因，但这些变异能够解释的患者非常少，累加起来也只能解释大约 1% 的患者，提示单核苷酸变异在 ASD 患者中所占的比例非常小。

因此，目前孤独症系谱障碍患者的遗传学诊断建议进行核型分析或者拷贝数变异分析，外显子组测序不提倡（合并脆性 X 综合征，雷特综合征等除外）。

【问题 6】 患儿母亲拟再生育，如何进行产前诊断？

产前诊断须建立在先证者遗传诊断明确的基础上。由于孤独症系谱障碍的高度遗传异质性，仅能对小部分遗传病因明确的家系提供产前诊断服务。根据先证者的突变类型采用相应的技术对胎儿 gDNA 样本（可以孕早期取绒毛，中期取羊水）进行遗传学检测，看是否存在与先证者相同的核型异常或者 CNVs；综合上述检测结果做出胎儿是否会罹患与先证者相同变异所致的孤独症系谱障碍的结论。

【问题 7】 如何进行遗传咨询？

该病为复杂遗传病，同卵双生共患孤独症系谱障碍的概率为 60%～80%，异卵双生的共患概率为 3%～10%，同胞患 ASD 的概率为 3%～5%，是群体中 ASD 患病率的 50～100 倍。

【问题 8】 如何对患者进行治疗？

孤独症系谱障碍（微课）

孤独症系谱障碍最重要有效的治疗方法是高强度的科学的教育训练，无论去专业机构训练或者开展家庭训练，建议遵循以下原则：早期干预、科学性、系统性、个体化、长期高强度、社区化和家庭化等。

对于孤独症系谱障碍患儿的某些异常行为，一些精神药物可以起到辅助治疗作用，如多动行为可使用哌甲酯，托莫西汀等，刻板行为可用氟西汀或利培酮等。

（夏　昆）

本 章 小 结

本章主要介绍几种常见的神经发育障碍性疾病，包括非综合征型智力障碍、综合征型智力障碍（脆性 X 综合征、雷特综合征、*MECP2* 重复综合征）及孤独症谱系障碍。此类疾病中非综合征型智力障碍及孤独症谱系障碍在遗传上均具有高度异质性，既可以由数百种基因的任一单基因突变所致，也可以由多种染色体结构性变异所致；脆性 X 综合征是一种特殊的三联密码重复扩增异常所致，即 *FMR1* 基因 1 号外显子上 5′ 非翻译区（untranslated region，UTR）$(CGG)_n$ 重复扩增的动态突变和异常甲基化所导致；雷特综合征则是典型的单基因遗传疾病，主要是 *MECP2* 基因异常所致，但是既可以由 *MECP2* 点突变所致，也可以由 *MECP2*

基因的部分或者全部基因的结构性变异所致，少数患者也可以由 *CDKL5*、*FOXG1* 基因变异所致；MECP2 重复综合征则是 *MECP2* 基因重复所致。因此，对于这些疾病，临床仔细鉴别表型，采用相对应的合适的遗传检测方法对于明确诊断非常重要，这也是进行进一步准确遗传咨询、产前诊断及精准治疗的重要基础。

推荐阅读文献

[1]　郭辉，李颖，许晓娟，等. 孤独症谱系障碍病因学研究进展. 中国实用儿科杂志，2013，28(8)：579-584.

[2]　郭辉，胡正茂，夏昆. 孤独症的遗传病因学研究进展及基因型：表型关联研究计划. 生命科学，2014，26(6)：571-582.

[3]　CHEN，J.A.，PENAGARIKANO，O.，BELGARD，T.G.，et al. The 46. emerging picture of autism spectrum disorder：genetics and pathology. *Annu. Rev. Pathol*，2015，10：111-144.

[4]　VOLKMAR F.R.MCPARTLAND，J.C. From Kanner to DSM-5：autism as an evolving diagnostic concept. Annu. Rev. Clin. Psychol，2014，10：193-212.

[5]　SKAFIDAS，E，TESTA R，ZANTOMIO D，et al. Predicting the diagnosis of autism spectrum disorder using gene pathway analysis. Mol. Psychiatry，2014，19：504-510.

[6]　HERBERT，A.，LUBS，MICHAEL，et al.，Restudy of the original marker X family. Am J Med Genet，1984，17(1)：133-144.

[7]　MORO F，PISANO T，BERNARDIAN B D，et al.，Periventricular heterotopia in fragile X syndrome. Neurology，2006，67(4)：713-5.

第十五章 生殖系统遗传性疾病

人类生殖系统的正常发育具有高度精密与复杂的调控网络,生殖系统的主要器官包括睾丸与卵巢,在胚胎发育过程中起源于胚胎间质中胚层及其后的尿生殖嵴,在这个过程中发生遗传物质的数量、结构或功能改变所致的、主要累及生殖系统的遗传性疾病称为生殖系统遗传性疾病(genetic disease of the reproductive system)。本章将从性腺发育出发,着重介绍涉及性腺功能减退与 Y 连锁生精障碍相关遗传病,前者包括努南综合征、卡尔曼综合征与早发性卵巢功能不全。生殖系统常见的遗传病由于生殖细胞或受精卵的变异基因按一定方式在上下代之间垂直传递,使发育的个体出现以生殖系统缺陷为主要临床表现,具有较强的临床与遗传异质性,性腺功能减退的主要临床表现为缺乏青春期性发育、无第二性征或第二性征发育不良、原发性闭经与男性勃起功能障碍等,导致不孕不育和性功能障碍。遗传方式包括常染色体显性、常染色体隐性、X 连锁与 Y 连锁遗传等遗传方式。

生殖系统遗传病的诊断既依赖于病史、症状、体征及常规辅助检查,也需要特殊的遗传学诊断手段,如系谱分析、染色体检查、DNA 变异检测,后者是确诊的关键。目前生殖系统遗传性疾病大多缺乏特效的治疗方法,主要以对症治疗为主,缓解患者症状,改善其生活质量,故遗传咨询和预防工作很重要。借助基因检测的手段,进行的干预措施,包括适龄结婚和生育、避免近亲结婚、携带者检测、遗传咨询、产前诊断等,这些措施能显著减少遗传病患儿的出生率和疾病的发病率,有助于提高人口质量和素质。

第一节 性腺功能减退

一、努南综合征

努南综合征(Noonan syndrome,NS)又称努南综合征,于 1968 年由 Noonan 首次报道,指有特征性面容、矮小、先天性心脏病和骨骼异常等的一组常染色体显性 / 隐性遗传病,国外文献报道发生率约 1/(1 000~2 500)活产儿。NS 具有非常强的临床与遗传异质性,根据不同致病基因 OMIM 将 NS 分为 NS1-12 共 12 种类型,致病基因依次为:*PTPN11*[OMIM 163950]、*LZTR1*[OMIM 605275]、*KRAS*[OMIM 609942]、*SOS1*[OMIM 610733]、*RAF1*[OMIM 611553]、*NRAS*[OMIM 613224]、*BRAF*[OMIM 613706]、*RIT1*[OMIM 615355]、*SOS2*[OMIM 616559]、*LZTR1*[OMIM 616564]、*MRAS*[OMIM 618499]与 *RRAS2*[OMIM 618624]。此外,还包括 *SHOC2* 导致的伴生长期毛发松动 NS 样病 1(Noonan syndrome-like disorder with loose anagen hair-1,NSLH1)[OMIM 607721]、*PPP1CB* 致病的 NSLH2[OMIM617506]以及 *CBL* 导致的伴或不伴少年单核细胞白血病 NS 样病(Noonan syndrome-like disorder with or without juvenile myelomonocytic leukemia,NSLL)[OMIM 613563];*NF1* 致病的神经纤维瘤病 NS(neurofibromatosis-Noonan syndrome,NFNS)[OMIM 601321]。NS 除 *LZTR1* 导致的 NS2 呈常染色体隐性遗传方式外,其余均为常染色体显性遗传方式。

所有 NS 类型患者由 *PTPN11* 突变致病的 NS1 约占 50%、*SOS1*(NS4)为 10%~13%、*RAF1*(NS5)与 *RIT1*(NS8)分别占 5% 以及其余致病基因约占 32%~35%。本节将以 NS1 为例进行主要阐述,主要特征包括特殊面容(即眼距增宽、睑裂下斜、蹼颈)、先天性心脏病、身材矮小和胸部畸形。大约 25% 的患者有精神发育迟滞,一半的患者有出血倾向。骨骼系统、神经系统、泌尿生殖系统、淋巴系统、眼睛和皮肤可不同程度的受累。

NS 的诊疗经过通常包括以下环节:

1. 详细询问先证者的临床特点及家族史。

2. 查体时重点关注面容、生长发育指标、骨骼和心脏,尤其是特征性面容。

3. 对疑诊患者进行心电图、心脏彩超、骨X线片、出凝血功能、染色体（女性患者首选）。

4. 智力评估等检查，确定临床诊断。

5. 临床诊断成立的患者，告知 NS 的遗传病理及分子诊断流程，知情同意后进行分子遗传检测。

6. 向患者解释检测结果、遗传咨询。

7. 对遗传诊断明确、有生育要求的家系进行产前诊断，根据结果进行遗传咨询。

8. 根据患者病情制订治疗方案。

9. 向患者介绍有关的 NS 综合征病友会，搭建患者间沟通的平台。

临床关键点

1. 特征性面容是临床诊断的关键点，包括前额饱满，后发际低，上睑下垂，眼距宽，内眦赘皮，双眼外角下斜，鼻短，鼻梁低，鼻尖饱满，唇厚，鼻唇沟深而宽直达上唇，双耳位低、后旋，耳廓厚等。

2. 矮小、先天性心脏病、鸡胸（漏斗胸）等。

3. 染色体核型分析正常。

4. NS 的临床诊断依据典型的临床表现及染色体核型分析等检测。

5. 特征性体征或基因检测是确诊的重要手段。

6. 疾病遗传病理是制订遗传检测流程的基础。

7. 该病绝大多数为显性遗传病，应在此基础上进行遗传咨询。

8. 没有有效的治疗方法，主要是针对不同系统病变行对症治疗。

9. 产前诊断是唯一有效的预防途径。

10. 对于先证者没有获得遗传诊断，但临床诊断明确的家系，可以选择连锁分析的方法进行产前诊断，孕妇应该充分知情该方法的局限性。

临床病例 1

患儿，男，13 岁，因"矮小 8 年"就诊。病史采集如下。

患儿 G_1P_1，足月自然产，出生体重 3.9kg，身长和头围不详。2.5 岁会独走，语言和学习能力一直较同龄儿童差。自 5 岁起身高增长不满意，近 1 年增长 2cm。既往 2 岁时因"右侧隐睾伴腹股沟疝"手术；5 岁时因"肺动脉瓣狭窄、卵圆孔未闭和动脉导管未闭"行心脏修复手术；8 岁时因"先天性双眼上睑下垂伴近视和弱视"行纠正手术，术后双眼闭合不良；5 岁时发现漏斗胸；11 岁时出现双肘关节屈曲。平素轻微外伤后常有皮下瘀斑。家族史：父母非近亲，面容正常，父母身高均为 167cm。

查体：血压 85/50mmHg，身长 129cm（<3%），体重 25kg（<3%），面部和颈部多处黑痣，后背部多处牛奶咖啡斑，后发际低，圆脸，中面部偏平，双眼上睑下垂术后闭合不良，露睛，内眦赘皮，上唇突出，人中长，双耳位低，颈短，颈蹼，漏斗胸轻度，双肘关节轻度屈曲，余关节骨骼和心肺腹查体正常。

外院实验室检查：染色体核型分析为 46,XY，尿有机酸分析和血氨基酸分析正常，13 岁时骨龄检查符合 11～12 岁。

【问题 1】 根据上述资料，患者最可能的诊断是什么？

思路 1：患儿因为矮小就诊，查体发现面容特殊，符合 NS 的典型面容。同时伴有先天性心脏病、漏斗胸、身材矮小和智力发育落后等，外院染色体核型检查正常，高度提示为 NS。

知识点

NS 的临床诊断标准

主要指标：

1. 典型面容前额饱满，后发际低，上睑下垂，眼距宽，内眦赘皮，双眼外角下斜，鼻短，鼻梁低，鼻尖饱满，唇厚，鼻唇沟深而宽直达上唇，双耳位低、后旋，耳廓厚。

2．心血管　肺动脉瓣狭窄和肥厚型梗阻性心肌病和/或典型心电图改变。

3．身高　低于3%。

4．胸廓　鸡胸（漏斗胸）。

5．家族史　一级亲属患NS。

6．其他　智力落后、隐睾和淋巴管发育不良。

次要指标：

1．面容　不典型特殊面容。

2．心血管　心脏其他异常。

3．身高　低于10%。

4．胸廓　盾状胸。

5．家族史　一级亲属可以患NS。

6．其他　智力落后，或隐睾，或淋巴管发育不良。

具有以下四种情况之一可以临床诊断：2个主要指标；1个主要指标加2个次要指标；1个次要指标加2个主要指标；4个次要指标。

思路2：NS除NS2为常染色体隐性遗传方式外，其余均呈常染色体显性遗传病，男女均可患病，患者的父母或同胞也可以是患者，需要详细询问三代和同胞的患病情况以推断可能的遗传方式。

思路3：NS患者临床表现中面容特殊最具特征性，而先天性肺动脉瓣狭窄也是此病重要表现之一，其他受累脏器除了临床诊断中的主要指标和次要指标之外，还包括消化系统、血液系统、泌尿生殖系统、神经系统、骨骼和皮肤等。

知识点

NS的其他临床表现

NS患者除了临床诊断中的主要指标和次要指标之外，还可以有以下改变：

1．眼睛上睑下垂、白内障、眼颤、斜视等。

2．耳朵听力减退。

3．口腔高腭弓、小下颌、牙齿不齐等。

4．消化系统喂养困难，表现为吸吮无力、呕吐、胃食管反流等。

5．血液系统由于凝血因子或血小板功能异常致出血倾向。

6．泌尿生殖系统肾脏畸形，青春期延迟，男性可有生育障碍，女性生育多正常。

7．神经系统中枢神经系统发育异常，语言和行为发育落后，学习障碍等。

8．骨骼系统脊柱异常、肘外翻等。

9．皮肤黑痣和雀斑、皮肤松弛、牛奶咖啡斑、指甲发育不良等。

10．肿瘤NS患者一生中患恶性肿瘤的可能性较正常人增高，包括急性淋巴细胞白血病、急性髓性白血病和骨髓增生性疾病等。

【问题2】　NS患者临床诊断的必备辅助检查是什么？

思路1：染色体核型分析。NS的诊断目前以临床表现为主，患者存在多发畸形和多脏器受累，染色体病首先要除外，尤其当患者是女性时。

思路2：心电图。典型的心电图改变为心电轴左偏，左胸导联R/S异常和Q波异常。

思路3：心脏彩超。最常见的心脏异常是肺动脉瓣狭窄或伴肺动脉瓣发育不良，其次为房间隔缺损、肥厚型心肌病和部分房室通道缺损；其他心脏彩超异常包括动脉导管未闭、主动脉瓣狭窄、二尖瓣病变、肺动脉瓣上狭窄、室间隔缺损和法洛四联症等；少见改变包括肺动脉高压、肺动脉闭锁、扩张型心肌病、限制型心肌病、冠状动脉异常和主动脉根部扩张等。

思路4：腹部超声检查。NS患者可以有先天性肾脏发育异常，包括肾盂扩张、双输尿管畸形、孤立肾、肾发育不良、远端输尿管狭窄等。少数患者有脾大或肝脾大。

思路5：血常规。NS不直接造成血常规改变，但是，当出现血液系统并发症和脾大时，可以有相应的改变。

思路6：凝血功能和凝血因子。凝血功能检查主要是PT和APTT，如果异常，则进一步行凝血因子活性分析（凝血因子Ⅴ、Ⅷ、Ⅸ、Ⅺ、Ⅻ和von Willebrand因子等）和血小板功能检测。

思路7：头颅MRI。中枢神经系统结构异常不常见，可以有Ⅰ型Arnold-Chiari畸形和脑积水。

思路8：听力检测。患者可有神经性或传导性耳聋。

【问题3】 临床上需要与哪些疾病进行鉴别诊断？

思路1：临床表现与NS重叠的其他类型NS。

临床表现高度提示NS的基础上，进一步行包含NS1-12型、NSLH1、NSLH2、NSLL与NFNS涉及相关致病基因的遗传学分析，明确致病基因，进行准确分型，进行不同NS类型的鉴别诊断。

思路2：NS还需要与其他疾病相鉴别。

特纳综合征：特纳综合征是最常见的女性染色体病，大多数染色体核型为45,X。典型表现是生后即出现矮小、青春期不发育和原发闭经。与NS的相似之处是新生儿期的淋巴性水肿、矮小、面部黑痣、颈蹼、先天性心脏病、肘外翻和泌尿系统畸形等。染色体核型分析可以确诊。

Cardiofaciocutaneous（CFC）综合征：CFC综合征与NS的相似之处是眼距宽、眼外角下斜、内眦赘皮、上睑下垂、矮小、先天性心脏病等；而CFC患者面容更丑陋，喂养困难更严重，眉毛和睫毛稀少，鱼鳞病样皮肤，智力落后更普遍等。致病基因包括*BRAF*（75%～80%）、*MEK1*、*MEK2*（10%～15%）和*KRAS*（<5%）。

Costello综合征：Costello综合征与NS的相似之处是上睑下垂、鼻梁宽、眼外角下斜、内眦赘皮、心肌肥厚、胸骨畸形等；不同之处为Costello综合征患者皮肤明显松弛，手足掌纹明显深，面部或肛周可有乳头状瘤，随年龄增大，腹腔实质性脏器和输尿管恶性肿瘤发生率增加。致病基因是*HRAS*基因。

神经纤维瘤病Ⅰ型：神经纤维瘤病Ⅰ型是由于*NF1*突变所致的常染色体显性遗传病，患者典型表现为多发牛奶咖啡斑，腋下和腹股沟处雀斑样皮疹，虹膜Lisch结节和皮肤神经纤维瘤病等。少数患者可以有与NS相似的面容和肺动脉瓣狭窄。基因突变分析可以明确诊断。

面外生殖器发育异常（faciogenital dysplasia）：也称Aarskog综合征，是由*FGD1*突变所致的X连锁隐性遗传病，男性发病，女性携带者常有轻微表现。与NS的相似之处是矮小、眼距宽和眼角下斜；而Aarskog综合征男性患者阴囊呈披肩样，短指，轻度指蹼，没有心脏病变等。

心脏皮肤综合征：心脏皮肤综合征与NS的致病基因相同，是由*PTPN11*和*RAF1*突变所致的常染色体显性遗传病。与NS的相似之处是眼距宽、矮小、心肌病等；不同之处是心脏皮肤综合征患者有多发皮肤雀斑样皮疹、神经性或传导性耳聋。

嵌合型22-三体征：嵌合型22-三体征与NS的相似之处是眼距宽和上睑下垂；嵌合型22-三体征患者智力落后更明显，很少有心脏病变。染色体核型分析可以确诊。

【问题4】 怎样对该患者进行确诊？

NS的临床诊断主要依赖患者的临床表现，但要注意临床表型个体差异极大，对其明确诊断需要依赖遗传学诊断技术。

该患儿因为矮小就诊，既往史中有肺动脉瓣狭窄手术史，查体发现患者身高低于3%，有典型面容和鸡胸，已经具有临床诊断标准中的3项主要指标，可以临床诊断为NS。需要进一步进行遗传学病因的诊断。

【问题5】 怎样对先证者进行分子遗传学诊断？

思路1：明确的遗传病理学特征是进行遗传检测的基础，能指导临床医师选择合适的遗传检测技术，从而制订高效而经济的检测流程。

思路2：目前已经明确NS的致病基因共16种，其中*PTPN11*致病的NS1最为常见，约占50%，*PTPN11*的DNA全长约91kb，cDNA包含15个外显子，编码593个氨基酸。

【问题6】 该患者检测结果能否确诊为NS？

对于该患者经过*PTPN11*测序发现c.922A>G，p.（Asn308Asp）杂合变异，导致第308位的氨基酸Asn变为 Asp,对父母该位点测序均为野生型,表明患者 c.922A>G, p.(Asn308Asp)为新生致病性变异,结合临床典型的表现,遗传学诊断明确,据此,该患者能够确诊。

【问题 7】 如何进行遗传咨询?

思路 1:按常染色体显性遗传方式进行遗传咨询。

思路 2:NS 临床表型与遗传异质性:NS 的临床表型复杂,不同个体的其临床表型不一,诸多 NS 患者仅靠临床体征以确诊,且不同家系的临床表现多样化,甚至一个家系内不同患者的表型差异也要考虑遗传相互作用或环境因素的影响。NS 的遗传异质性在遗传咨询中也占有重要的地位。

思路 3:关于后代患病风险。由于目前基因型和表型的相关性不明确,单纯了解先证者的突变类型难以明确其预后,因此明确基因突变的主要意义是为其家系成员的确诊提供分子生物学依据,特别是对后代的早期诊断,同时还有助于产前或植入前遗传学诊断。由于绝大多数 NS 呈常染色体显性遗传方式,连续几代发病可具有高度外显率,且表现为基因多效应性特征。

思路 4:关于产前诊断及植入前诊断。

目前产前诊断主要针对遗传学明确诊断的家系进行产前诊断,对于受累胎儿应建议采取治疗性流产。而目前植入前遗传学诊断(PGD)应用于 NS 的并不多,但随着遗传学技术的发展和普及,植入前遗传学诊断已经开始表现出应用于临床的良好潜力。

【问题 8】 如何对患者进行治疗?

思路 1:迄今无特异性治疗,只能对症及支持治疗。累及各个系统表现按照该系统常规进行。

心脏:初诊时如果心脏检查正常,每 5 年行心电图和心脏超声检查;如果发现心脏病变,则建议心脏专科随诊,由专科大夫决定进一步随诊和治疗方案。

生长发育和内分泌检查:3 岁之前每年 3 次常规查体,之后每年 1 次。当发现身高<-2SD 时,建议增加查体次数,进行营养评估,及时转内分泌专科就诊。

如果患者青春期发育延迟,建议转内分泌专科。当患者同时有甲状腺肿大或甲状腺功能减退时,定期检测甲状腺功能和抗体。建议由专科医生制订(生长激素、甲状腺激素和性激素)替代治疗方案。

泌尿系统:出诊时必须行泌尿系统超声检查,如果有结构异常,患者泌尿系统感染的可能性增加;如果患者有肾盂积水或反复尿路感染,可以考虑预防性应用抗生素;如果患儿 1 岁时睾丸未降,建议手术治疗。

消化系统:如果患儿有喂养困难或反复呕吐,建议由小儿消化专科诊治。

血液系统:初诊时检查血常规、PT 和 APTT,6~12 个月后复查。有出血倾向时,随时检查血常规、PT 和 APTT,结果异常时,进一步查凝血因子(凝血因子 Ⅷ、Ⅸ、Ⅺ、Ⅻ 和 von Willebrand 因子等)和血小板功能。需要外科手术时,必要情况下可请血液科医生指导治疗。

脾大/肝脾大:进行血常规和肝功能检查。

神经精神和行为:建议定期评估语言、智力和发育情况,有条件时采取相应的干预措施。如果出现定位的神经系统症状或抽搐,建议行 MRI 或 MRA。

眼睛:初诊时全面检查,随后至少每 2 年复查 1 次。

听力:初诊时行听力检查,建议在儿童期每年检查 1 次。

思路 2:建议避免的药物。

如果患者有凝血功能异常时,应该避免口服阿司匹林。

麻醉风险:典型 NS 患者在接受全麻手术时,发生恶性高热的风险与普通人相同。但是,NS 样表现患者伴肌病和/或高肌酸激酶血症以及肥厚型心肌病时,应该避免全麻而导致恶性高热。

对于身材矮小的 NS 患儿,目前生长激素治疗争议很大,因该病累计丝裂原系统的基因突变,恶性病变高,建议 rhGH 治疗前先行基因检查明确 NS 基因分型。

【问题 9】 NS 的遗传诊断和产前诊断流程。

参照常染色体显/隐性遗传性疾病相关章节进行。

（王静敏）

二、早发性卵巢功能不全

早发性卵巢功能不全(premature ovarian insufficiency,POI)是一种女性 40 岁前出现月经异常、促性腺激素水平升高(FSH>25U/L)和雌激素水平波动性下降等表现的卵巢功能减退,其终末阶段为卵巢早衰(premature ovarian failure,POF)。POI 在 40 岁前女性中发病率约 1%,根据是否曾经出现自发月经,可分为原发性 POI 和继发性 POI。常见病因包括遗传因素、医源性因素、免疫因素以及环境因素等。目前,半数以上的 POI 患者病因不明确,称为特发性 POI。

POI 病因中遗传因素约占 20%～25%,包括染色体异常和基因变异。最常见的遗传因素是染色体异常,约占 10%～13%,45,X 及其嵌合、X 染色体长臂或短臂缺失、X 染色体 - 常染色体易位是常见的异常染色体核型。其次是基因变异,已发现的 POI 致病基因包括 *BMP15*、*PGRMC1*、*FMR1*、*FIGLA*、*FSHR*、*GDF9*、*NOBOX*、*NR5A1*、*WT1*、*AMHR2*、*NANOS3*、*AMH* 等。此外,还有以 POI 为临床表型之一的遗传性综合征如睑裂狭小 - 上睑下垂 - 倒转型内眦赘皮综合征、脑白质发育不良、共济失调 - 毛细血管扩张症等的候选致病基因如 *FOXL2*、*EIF2B* 和 *ATM* 等。

POI 的诊疗过程通常包括以下环节:

1. 详细询问患者病史,包括年龄,月经史,生育史,感染史,放化疗史,自身免疫性疾病史,代谢性疾病史,卵巢手术史和家族遗传史等。

2. 查体时关注患者是否存在性器官和第二性征发育不良、体态和身高发育异常。

3. 对疑诊患者进行卵巢超声检查及生殖内分泌激素检测,进一步确定 POI 的临床诊断。

4. 对有明确家族史或不明原因的患者告知 POI 遗传病因和诊断流程,患者知情同意后进行遗传学检查。

5. 向患者解释遗传学检查结果,并进行遗传咨询。

6. 根据患者有无生育要求,为患者制订个体化的治疗方案。

7. 对患者进行心理指导,随访患者预后。

临床关键点

1. 该病以患者 40 岁前出现月经异常、高促性腺激素和低雌激素为特征。

2. 有明确家族史或不明原因的患者需进行遗传学检查,应做好与特纳综合征、脆性 X 综合征和卵巢不敏感综合征等疾病的鉴别诊断。

3. POI 遗传因素包括染色体异常和基因变异。遗传类型多样,应在此基础上进行遗传咨询。

4. 暂无有效的方法恢复卵巢功能,主要是对症治疗,避免因其缺乏导致的并发症。免疫、干细胞、基因编辑等前沿治疗方法尚处于研究阶段。

5. 有生育要求患者,可通过辅助生殖技术助孕,但获得自己后代的可能性较小,赠卵体外受精 - 胚胎移植是可选途径。

6. 遗传因素导致的 POI 患者及其家系女性生育时,建议行产前诊断。

7. POI 患者常伴有一些心理问题,应注意疏导。

临床病例 2

先证者,女,22 岁,因"原发性闭经"由妇产科转诊至遗传门诊就诊。初步病史采集如下。

先证者,女,22 岁,原发性闭经,自述无其他慢性疾病和手术史,青春期前身体和智力发育正常,由于没有月经初潮,16 岁时曾被诊断为青春期延迟,但未进行治疗。患者否认放射线接触史、水痘患病史及其他病毒感染史、放化疗史,否认代谢性疾病史和自身免疫性疾病史。家系调查发现其妹妹表现为与先证者一样的月经初潮缺陷,17 岁,目前已进行 12 个月的雌激素补充治疗。患者父母的生育能力和性腺功能正常,非近亲结婚,无生殖系统、内分泌系统疾病和精神障碍史。

查体:第二性征和外生殖器发育正常。生殖内分泌激素检查示先证者 FSH 为 73.39U/L,LH 为 25.79U/L,E_2 水平低(<5.0pg/ml)。先证者卵巢超声检查结果示似见右卵巢,大小约 15×9mm,未见明显卵泡;左卵巢大小 14×11mm,未见明显卵泡。

【问题 1】 根据上述门诊资料,患者最可能的诊断是什么?

思路 1:初步采集病史发现,先证者无月经来潮,原发性闭经,辅助检查显示血清 FSH 和 LH 水平高,E_2

水平低,年龄小于 40 岁,可初步诊断为 POI。

知识点

POI 的临床诊断标准

①年龄 <40 岁;②月经稀发或停经至少 4 个月以上;③至少两次血清基础 FSH>25U/L(2 次检测间隔 >4 周);④雌激素水平低;⑤亚临床期 POI: FSH 水平在 15～25U/L,属高危人群。

思路 2:POI 是对疾病表型的临床诊断,明确导致 POI 的病因尤为重要。由于该先证者无放射线接触史、病毒感染史、放化疗史,代谢性疾病史,自身免疫性疾病史和手术史,结合辅助检查可基本排除环境、代谢、内分泌、免疫及医源性因素等。先证者妹妹有相似临床表现,高度提示其POI 由遗传因素引起(图 15-1-1)。

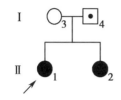

图 15-1-1 患者家系图

知识点

POI 的病因

1. 遗传因素 染色体异常及致病基因变异可导致 POI 发生。
2. 环境因素 环境污染物和毒素可能在 POI 的发病机制中发挥作用,它们对卵巢的影响存在多种损伤形式。
3. 代谢因素 代谢紊乱如 17-OH 缺乏和半乳糖血症可导致 POI 发生。
4. 内分泌因素 POI 可由促性腺激素及其受体或受体后作用介质异常所致。
5. 免疫因素 自身免疫功能失调可能造成卵巢功能损伤,部分 POI 患者伴有自身免疫性疾病,其中自身免疫性甲状腺疾病、Addison 病与 POI 的关系最为密切。
6. 感染因素 如带状疱疹病毒和巨细胞病毒感染,腮腺炎等易导致 POI。
7. 医源性因素 常见的医源性因素包括手术、放疗和化疗。

【问题2】 POI 患者临床诊断的辅助检查是什么?

思路 1:生殖内分泌激素检测。检测项目包括孕酮(P)、睾酮(T)、LH、FSH、E_2 和泌乳素(PRL)。两次生殖内分泌激素检测间隔 >4 周。

思路 2:卵巢超声检查。包括卵巢大小、有无卵泡存在及卵泡大小等,POI 患者双侧卵巢体积较正常小,双侧卵巢直径 2～10mm 的窦卵泡计数(AFC)之和 <5 个。

思路 3:血清 AMH。血清 AMH≤7.85pmol/L(即 1.1ng/ml)。青春期前或青春期女性 AMH 水平低于同龄女性 2 倍标准差,提示 POI 的风险增加。

思路 4:免疫相关检查。包括甲状腺功能、肾上腺抗体等。

思路 5:常规染色体核型检测。染色体异常是 POI 最常见的遗传病因,该检查可以明确染色体数目和结构异常,鉴别诊断特纳综合征、46, XY 女性及 46, XX/46, XY 嵌合体等染色体病。

【问题3】 POI 临床上需要与哪些疾病进行鉴别诊断?

思路 1:与医源性双侧卵巢切除相鉴别。行双侧卵巢切除术的患者临床表现与 POI 相似,但不属于 POI 的范畴。该患者自述无手术史,结合卵巢超声检查可排除医源性双侧卵巢切除。

思路 2:与染色体病相鉴别。特纳综合征、46, XY 女性及 46, XX/46, XY 嵌合体等染色体病患者也可呈现闭经等症状。该患者随后进行常规染色体核型检测,结果为 46, XX,排除染色体病。

思路 3:与脆性 X 综合征相鉴别。脆性 X 综合征由 FMR1 基因全突变所致,女性患者可有卵巢功能不全表现。此外,约 1/3 的女性患者会存在智力障碍。该患者智力正常,随后采用分子遗传学检测,结果显示 FMR1 基因正常,排除脆性 X 综合征(详见第十四章第二节脆性 X 综合征相关内容)。

思路4：与卵巢抵抗综合征（ROS）相鉴别。ROS又称卵巢不敏感综合征，是指原发性或继发性闭经女性（年龄<40岁），内源性促性腺激素水平升高（主要是FSH），卵巢内有卵泡存在，AMH接近同龄女性的平均水平，但对外源性促性腺激素呈低反应或无反应。

思路5：此外，还需考虑妊娠、生殖道发育异常、完全性雄激素不敏感综合征、多囊卵巢综合征（PCOS）、甲状腺疾病、空蝶鞍综合征、中枢神经系统肿瘤、功能性下丘脑性闭经等。

【问题4】　如何对该患者进行遗传病因的明确诊断?

思路1：染色体异常是POI最常见的遗传病因，应优先考虑，染色体异常中X染色体异常率可高达94%。X染色体上有与POI密切相关的区域，定位于Xq26-q28和Xq13.3-q22，涉及该区域的染色体部分缺失和易位，均有可能导致POI。诊断染色体异常的常用检测方法为外周血染色体G-显带核型分析（图15-1-2）。该患者核型正常。

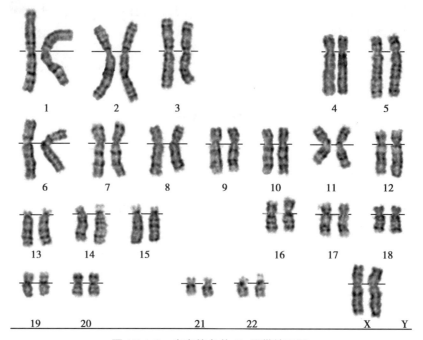

图15-1-2　患者染色体G-显带结果图

思路2：若患者染色体核型正常可考虑*FMR1*基因前突变，特别是在患者家系为X连锁不完全显性遗传，且有男性智障患者时。*FMR1*基因前突变在具有家族史的POI患者中检出率约为21%。采用PCR联合Southern Blot方法可判断*FMR1*基因的前突变。该患者未发现*FMR1*基因前突变（图15-1-3）。

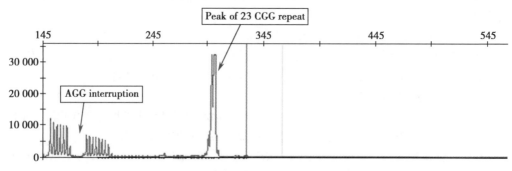

图15-1-3　患者*FMR1*基因前突变检测图

思路3：POI具有遗传异质性，除了*FMR1*基因前突变外，另有多个X染色体和常染色体上的基因变异亦与POI发生有关。已发现的致病基因包括*BMP15*、*PGRMC1*、*FIGLA*、*FSHR*、*FOLX2*、*GDF9*、*NOBOX*、

NR5A1、*WT1*、*AMHR2*、*NANOS3*、*AMH* 等,若患者核型和 *FMR1* 基因均正常时,应考虑致病基因变异致病,可选择测序方法对致病基因变异进行检测。但中国 POI 患者致病基因的突变频率一般较低,临床诊断价值有限。

思路 4:随着新一代测序(NGS)方法的应用,特别是在 POI 家系中使用全外显子组测序(WES)筛查致病基因,越来越多的 POI 致病基因将被陆续发现,这可能会使部分 POI 患者找到其遗传病因。

知识点

POI 的主要致病基因见表 15-1-1。

表 15-1-1　POI 的主要致病基因

基因	位置	基因变异与 POI 关系	频率 /%
BMP15	Xp11.2	该基因影响 FSH 对颗粒细胞激素分泌水平的调控,是与颗粒细胞增生、FSH 依赖性细胞分化相关的卵母细胞特异性调节分子,对卵泡的早期增生和发育极其重要,若其变异可能导致 POI	1.0~10.5
PGRMC1	Xq22-q24	降低颗粒细胞中黄体酮抗凋亡作用的能力,降低对细胞色素 P450 家族 7 亚家族 A 成员 1 基因(*CYP7A1*)的结合能力	0.5~1.5
FMR1	Xq27.3	前突变可导致 *FMR1* 基因 mRNA 水平升高而蛋白水平降低,mRNA 水平升高可能产生功能毒性,导致卵泡损伤和闭锁	0.5~6.7
FIGLA	2p13.3	破坏含有 E-box 启动子的转录活性,降低对 TCF3 螺旋 - 环 - 螺旋(HLH)域的结合能力	0.5~2.0
FSHR	2p21-p16	*FSHR* 基因的异常可能减少受体与 FSH 的结合能力,并激活相关信号转导通路,从而引起卵巢发育不良,导致 POI	0.1~42.3
FOXL2	3q23	损害与颗粒细胞类固醇生成和增殖相关靶基因的转录抑制活性	1.0~2.9
GDF9	5q31.1	GDF-9 在抑制 FSH 诱导的颗粒细胞分化、与 FSH 协同刺激卵泡的正常生长及卵母细胞与外周体细胞间的信号联络等方面起重要作用,若其基因异常可导致 POI	0.5~4.7
NOBOX	7q35	干扰核定位和自噬体降解,诱导蛋白聚集,损害靶基因的转录活性	1.0~8.0
NR5A1	9q33	损害靶基因的转录活性	0.3~2.3
WT1	11p13	降低 *AMH* 和 *CDH1* 基因的表达,增加 *FSHR* 和 *CYP19* 基因的表达。损害颗粒细胞分化和卵母细胞 - 颗粒细胞相互作用,导致卵泡丢失	0.5
AMHR2	12q13	破坏蛋白质的稳定性,导致亚效等位基因,破坏 AMH 信号转导,破坏细胞凋亡抑制	1.0~2.4
NANOS3	19p13.12	变异蛋白快速降解,损害原始生殖细胞的维持	1.0~2.4
AMH	19p13.3	损害 *AMHR2* 基因的转录活性	2.0

【问题 5】　根据该患者检测结果能否进行确诊?

思路:该患者核型结果正常,未检测到 *FMR1* 基因前突变,因此采用 PCR 联合测序方法对致病基因进行检测。检测结果显示该患者 *BMP15* 基因存在杂合突变(图 15-1-4),父亲为突变携带者。根据这一结果,可以确诊 *BMP15* 基因变异导致 POI。

【问题 6】　如何进行遗传咨询?

思路 1:POI 为遗传异质性较强的疾病,遗传咨询需结合具体遗传病因进行。

思路 2:根据家族史和遗传学检测结果评估遗传风险,为制订生育计划、保存生育力、预测绝经提供指导。对家系中携带遗传变异的年轻女性建议尽早生育,或在政策和相关措施允许的情况下进行生育力保存。

思路 3:若 POI 由 X 染色体异常所致,染色体异常片段的大小及位置与再发风险相关,患者女性同胞或后代进行风险评估应基于先证者核型结果进行。

思路 4：若 POI 由基因变异所致，变异基因不同，遗传方式亦不相同。常染色体显性遗传、常染色体隐性遗传、X 染色体显性遗传和 X 染色体隐性遗传均有可能。本家系表现为 X 连锁显性遗传特征，父亲为携带者，母亲正常。同胞姐妹的 POI 发生率为 100%。若患者和携带者男性结婚，女性后代 POI 发生率为 100%；若患者和正常男性结婚，女性后代 POI 发生率为 50%。

思路 5：并非所有的 POI 患者都能找到明确的遗传病因。针对病因不明患者，需告知其分子遗传学诊断的局限性，提醒患者同胞姐妹及女性后代尽早考虑生育问题或进行生育力保存。

思路 6：为观察遗传咨询的效果和总结经验，有时需对咨询者进行随访。

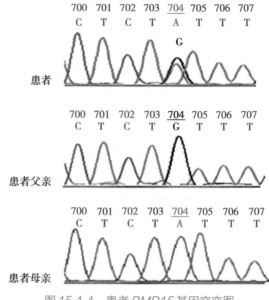

图 15-1-4　患者 *BMP15* 基因突变图

【问题 7】 如何对 POI 患者进行治疗？

思路 1：POI 的治疗方案应根据患者年龄、生育状况和要求、病因以及卵巢内有无发育中卵泡等情况确定。

思路 2：POI 目前尚无有效的方法恢复卵巢功能，主要是对症治疗，可采用激素补充治疗（hormone replacement therapy，HRT）、非激素治疗以及一些新治疗方法，包括卵泡体外激活等。免疫、干细胞、基因编辑等前沿治疗方法尚处于研究阶段。

思路 3：HRT 不仅可以缓解低雌激素症状，也可以对心血管疾病和骨质疏松起到预防作用。若无禁忌症，POI 患者均应给予 HRT。由于诊断 POI 后仍有妊娠的机会，对有避孕需求者可以考虑 HRT 辅助其他避孕措施，或应用短效复方口服避孕药（combined oral contraceptives，COC）；有生育要求者则应用天然雌激素和孕激素补充治疗。与 COC 相比，HRT 对骨骼及代谢有利的证据更充分。对于存在 HRT 禁忌证、暂时不愿意或者暂时不宜接受 HRT 的 POI 患者，可选择其他激素制剂来缓解低雌激素症状。目前，POI 非激素治疗的临床证据非常有限，尚不能作为 HRT 的替代方案，仅作为辅助治疗或暂时性的替代治疗。详见陈子江等 2017 年发表于中华妇产科杂志的"早发性卵巢功能不全的临床诊疗中国专家共识"。

思路 4：如果患者有生育要求，可采用促排卵治疗，但排卵的可能性很小，大多数患者需通过赠卵体外受精 - 胚胎移植（IVF-ET）技术获得后代。

思路 5：给予患者补充钙剂及维生素 D，尤其是已出现骨密度（BMD）降低者。

思路 6：为患者提供咨询和心理指导。缓解患者的心理压力，告知患者尤其是年轻患者，仍有偶然自发排卵的情况。健康饮食、规律运动、戒烟、避免生殖毒性物质的接触，增加社交活动和脑力活动。

知识点

POI 对健康的长期影响

POI 对健康的长期影响主要体现在雌激素缺乏导致的并发症：

1. 骨骼健康　雌激素和孕激素均可抑制骨吸收，防止骨丢失，预防骨质疏松。卵巢功能衰退后，血清雌孕激素水平降低，骨丢失加快，患者易发生骨质疏松甚至骨折。

2. 心血管系统　血清一定的雌激素水平是闭经前女性心血管疾病发生率低于同龄男性的主要因素，POI 患者心血管疾病的发生率高于同年龄段女性。

3. 其他　有研究提示，雌激素具有延缓阿尔茨海默病发生，改善皮肤弹性及关节功能等作用。POI 患者患认知功能障碍风险增高，并且可能存在阴道干涩不适等泌尿生殖系统症状或性交困难。

【问题 8】 如何对 POI 患者进行产前诊断？

思路 1：POI 患者生育自己后代的可能性小，大部分患者并不涉及产前诊断的问题。但对少数可生育自己后代 POI 患者，当明确其存在遗传病因时应进行产前诊断。

思路 2：POI 的产前诊断应在先证者遗传病因明确的前提下进行，根据先证者的遗传病因类型采用相应的技术对胎儿样本（可以孕早期取绒毛，中期取羊水或脐血）进行细胞或分子遗传学检测，如染色体核型分析、PCR 和测序等，根据检测结果判断胎儿是否会患 POI。

【问题 9】 POI 的遗传诊疗流程。

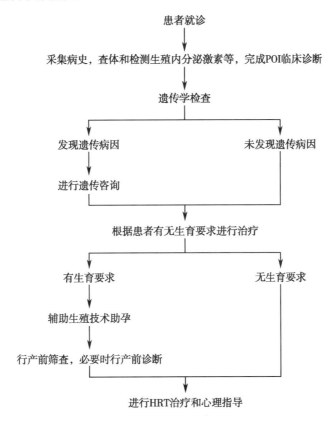

（刘睿智）

第二节　Y 连锁生精障碍

　　Y 染色体是男性特有的性染色体，其长达 95% 的区域因不与 X 染色体发生重组交换，呈现严格的男传男特点，故而被称为 Y 染色体男性特异性区域（male-specific region of Y chromosome，MSY）。MSY 区域横跨 Y 染色体着丝粒，其在长臂的节段中存在一个结构高度复杂的扩增子序列（ampliconic sequence），其中坐落着 9 个睾丸组织特异性表达基因家族的 60 个转录单位，后者分布于 7 个扩增子重复序列家族及 8 个高度对称的大发夹结构中。该序列的结构特点决定其容易出现染色体内非等位的同源性重组（non-allelic homologous recombination，NAHR）与不等交换，进而发生微缺失 / 微重复。其中 Yq11.221 区域的微缺失可以导致严重生精障碍，故该区域被称为无精症因子区域（azoospermia factor，AZF）。AZF 微缺失导致的 Y 连锁生精障碍（spermatogenic failure，Y-linked，2，SPGFY2）［OMIM 415000］是一种表现为精子发生能力严重低下的男性生殖系统遗传病。在一般男性群体中，其发生率约为 1/2 000～1/3 000；在不育男性中，AZF 微缺失检出率为 0.6%～1%；在非梗阻性无精症与严重少精症患者中，AZF 微缺失检出率分别为 10%～15% 与 3%～5%。因此，Y 连锁的 AZF 微缺失是严重生精障碍及男性不育最常见的分子遗传学病因。

　　Y 连锁生精障碍的诊疗通常包括以下环节：

　　1. 着重询问不育男性有无性功能障碍，既往有无泌尿生殖道感染、精索静脉曲张、外生殖器创伤及腮腺炎等可能导致睾丸功能损害的情况，以及家族男性成员生育情况。

　　2. 查体重点是检查患者第二性征与外生殖器发育情况，尤其是有无隐睾或睾丸发育不良，以及可否扪及输精管等。

　　3. 对不育男性进行精液质量分析，重点是确定精子数量。对无精症与严重少精症患者，彩超或输精管造影检查排除输精管梗阻或缺如。

4. 对非梗阻性无精症和严重少精症患者，染色体检查排除克兰费尔特综合征、常染色体相互易位、46,XX 男性、45,X/46,XY 及 46,XY/46,XX 嵌合体等异常核型。

5. 对非染色体因素的非梗阻性无精症和严重少精症患者，告知 Y 连锁生精障碍的遗传病因及基因诊断流程。

6. 向患者解释检测结果，并就治疗、预后等情况进行遗传咨询。

7. 对有生育要求的 Y 连锁生精障碍患者，应就辅助生育再发风险及精子供体选择等重要问题进行遗传咨询。

临床关键点

1. Y 连锁生精障碍的主要表现包括非梗阻性无精症和严重少精症。

2. Y 连锁生精障碍的临床诊断中，须首先排除泌尿生殖道梗阻与染色体异常。

3. Y 染色体 AZF 微缺失检测是确诊 Y 连锁生精障碍的主要手段。

4. Y 连锁生精障碍的分子病因是制定遗传检测流程的基础。

5. 该病为 Y 染色体连锁遗传病，应在此基础上进行遗传咨询。

6. 该病无有效的治疗方法。物理与化学等治疗方式均难以提高精子数量。

7. 辅助生育是 Y 连锁生精障碍患者获得后代的主要途径。

8. 确定遗传病因是辅助生育再发风险评估与精子供体选择的基础与前提。

临床病例

一名 32 岁男性因"婚后 5 年不育"由泌尿外科转诊到遗传门诊。病史采集如下：

患者体健，营养状况良好，智力正常。自述无其他慢性疾病及原因不明疾病。27 岁结婚后性生活正常，一直未采取避孕措施，但配偶一直无法受孕，妇科检查提示卵巢功能正常，性激素水平正常，并排除输卵管阻塞等。患者否认腮腺炎史及外生殖器外伤等，否认泌尿生殖道肿瘤及感染史。患者有 1 个弟弟，已婚并自然生育了 1 个儿子；患者双亲否认曾出现生育问题。

查体：有胡须及喉结，腋毛及阴毛分布正常；外生殖器发育正常，无隐睾，双侧睾丸质地及体积正常，双侧输精管及精索扪诊正常。

精液质量分析：三次精液检查均无精。

性激素检查：LH 3.02mU/ml，FSH 6.45mU/mL，PRL 7.63ng/ml，孕酮 0.45ng/ml，E$_2$ 32.00pg/ml，T 438.35ng/dl。

泌尿生殖道彩超检查：未发现精索静脉曲张及生殖道梗阻的证据。

【问题 1】 根据上述门诊资料，患者最可能的临床诊断是什么？

思路 1：女方生理周期正常，妇科检查提示卵巢功能正常，性激素水平正常，并排除输卵管阻塞等，故不支持女方原因不育；患者 3 次精液检查均未发现精子，已达到无精症的诊断标准，因此应为男方因素导致的不育；患者彩超检查未发现生殖道梗阻，排除梗阻性因素导致无精的可能。鉴于患者其他各项检查均正常，且否认既往发生过潜在的影响睾丸功能的疾病，故提示为原发性非梗阻性无精症（non-obstructive azoospermia, NOA）。

知识点

无精症的分类

梗阻与非梗阻性无精症约各占无精症患者的 50%。遗传因素致非梗阻性无精症的病因包括下丘脑 - 垂体与睾丸组织精子发生 / 雄激素异常等；梗阻性无精症的病因包括先天性输精管缺如、双侧附睾梗阻及各种原因造成的输精管阻塞等。在无精症的病因诊断中，首先应区分梗阻与非梗阻性无精症。

　　思路 2：非梗阻性无精症是针对疾病表型的临床诊断，更重要的是确定无精症的病因。在这类患者中，约有 30% 的无精症发生与已知的遗传因素有关。由于该患者性激素水平正常，没有其他的组织器官功能障碍或先天畸形，故基本可排除下丘脑 - 垂体功能异常导致的遗传性内分泌疾病。考虑到染色体病是非梗阻性无精症最常见的细胞学遗传病因，因此随后对患者进行了染色体检查，结果提示 46，XY，排除了克兰费尔特综合征、常染色体相互易位、46，XX 男性、45X/46，XY 及 46，XY/46，XX 嵌合体等异常。

知识点

非梗阻性无精症的致病因素

　　1. **睾丸前因素**　主要涉及一系列下丘脑 - 垂体功能异常导致的遗传性内分泌疾病，包括先天性（伴或不伴嗅觉丧失）与成人型低促性腺激素性腺功能减退、垂体前叶激素缺乏症及选择性促性腺激素缺乏症等。这类疾病的共同特点是性激素水平的异常，其中以 Kallmann 综合征为代表。

　　2. **睾丸性因素**　染色体病是重要的睾丸性致病因素，其中克兰费尔特综合征可解释约 10% 的无精症患者的病因。85% 的克兰费尔特综合征患者核型为 47，XXY，另有 15% 的患者核型为 47，XXY/46，XY；46，XX 男性非常罕见，其表型与克兰费尔特综合征相似；10%～30% 的 45，X/46，XY 患者存在混合的特纳综合征，导致无精症伴随睾酮水平下降；不育男性的常染色体相互易位携带者频率是正常男性的 4～10 倍，虽然这种染色体改变导致生精障碍的原因不明，但仍被认为与无精症的发生密切相关，这可能与染色体断裂重接破坏生精相关基因的结构或功能有关。

　　思路 3：Y 连锁生精障碍的遗传异常定位在 AZF 区域，虽然从遗传方式看呈现严格的父系遗传特点，但由于绝大多数患者无法自然生育后代，家系中患者的遗传异常基本是新发的，通常难以观察到明确的家族史。该患者及其家系情况符合这些特点（图 15-2-1）。

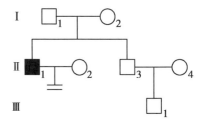

图 15-2-1　患者家系系谱图

知识点

Y 连锁遗传的特点

　　由于 Y 染色体上的基因主要与男性性分化、精子发生及胚胎发育相关，因此 Y 连锁遗传病患者通常难以自然生育，这种情况造成了该类疾病在家族中通常呈现散发的状态。即使少数情况下患者能够自然生育，其男性后代再发风险为 100%。

　　【**问题 2**】　该患者临床诊断中的重要辅助检查是什么？
　　思路 1：精液质量分析。对不育男性首先应进行精子质量分析，Y 连锁生精障碍源于 Y 染色体 AZF 连锁基因的大量缺失，患者主要表现是无精症与严重少精症（精子浓度低于 5×10^6/ml）。该分析中其他指标如精子活力及形态等对 Y 连锁生精障碍无预测价值。

知识点

AZF 连锁基因的特点及其功能

　　1. **AZFa 区**　单拷贝基因 *USP9Y* 编码一个类泛素蛋白酶，在两个不育男性病例中发现 *USP9Y* 突变，提示该基因与男性生殖相关。该基因的完全缺失可能与中等程度生精功能低下有关。单拷贝基因 *DDX3Y* 编码 DEAD 盒蛋白，尽管该基因广泛表达，但在睾丸组织有独特的转录本，并且只在男性生精细胞中翻译。

2. AZFb 与 AZFc 区　双拷贝基因 *HSFY* 是热休克转录因子家族成员,在睾丸支持细胞与生精细胞中特异表达,*HSFY* 的缺失可对精母细胞成熟造成一定影响。单拷贝基因 *KDM5D* 编码男性减数分裂特异的组蛋白去甲基化酶。*RPS4Y2* 基因在睾丸组织特异性表达,编码一个核糖体蛋白。多拷贝基因 *RBMY* 在睾丸组织特异表达,编码蛋白与 RNA 结合调控剪切因子活性;双拷贝基因 *VCY* 在男性生殖细胞中表达,其中 *VCY2* 在精原细胞、精母细胞与圆精子细胞中特异性表达。*PRY* 基因的 4 个拷贝分别位于 AZFb 与 AZFc 区,编码蛋白与酪氨酸磷酸酶有一定相似性,可能与精细胞或精子凋亡有关。*CDY* 基因的 4 个拷贝位于 AZFb+c 区,在成熟精子细胞中特异表达,编码染色质域蛋白,可能参与了组蛋白到鱼精蛋白的转换。*DAZ* 基因的 4 个拷贝位于 AZFc 区,在精原细胞中特异表达,编码 RNA 结合蛋白,可能与单倍体配子发育相关。

思路 2:性激素检测。虽然性激素水平对 Y 连锁生精障碍缺乏预测价值,但该检查可以鉴别出睾丸前致病因素中下丘脑 - 垂体功能异常疾病,如先天性低促性腺激素性腺功能减退、成人型遗传性低促性腺激素性腺功能减退、垂体前叶激素缺乏症及选择性促性腺激素缺乏症等。

思路 3:泌尿生殖系统彩超或输精管造影。这是区分梗阻与非梗阻性无精症的重要检查手段,用以排除睾丸后致病因素,包括双侧(单侧)输精管缺如、双侧附睾梗阻及输精管阻塞等。

思路 4:常规染色体检查。染色体异常是非梗阻性无精症最常见的遗传病因之一,该检查可以排除克兰费尔特综合征、常染色体相互易位、46,XX 男性、45,X/46,XY 及 46,XY/46,XX 嵌合体等异常。

【问题 3】　临床中需要与哪些疾病进行鉴别诊断?

思路 1:与下丘脑 - 垂体功能异常性疾病相鉴别。除无精症外,该患者缺乏其他组织器官功能障碍的表现,且性激素水平正常,无明确的家族史,可以排除主要的睾丸前致病因素。

思路 2:与梗阻性无精症相鉴别。该患者无输精管缺如与附睾梗阻的迹象,既往无结核及其他病原感染病史,无生殖系统肿瘤病史,检查也未提示输精管阻塞等,基本可以排除主要的睾丸后致病因素。

思路 3:与染色体病相鉴别。该患者常规染色体检查未发现克兰费尔特综合征、常染色体相互易位、46,XX 男性、45,X/46,XY 及 46,XY/46,XX 嵌合体等异常,基本排除染色体病致无精症的可能。

【问题 4】　怎样对该患者进行确诊?

思路 1:AZF 微缺失检测是确诊该病的主要手段。

知识点

AZF 微缺失的突变谱

AZFc 缺失最常见,占 AZF 微缺失的 80%;AZFa 缺失在 AZF 微缺失中占 0.5%~4%;AZFb 缺失在 AZF 微缺失中占 1%~5%;AZFb+c 缺失在 AZF 微缺失中占 1%~3%。AZFa+b+c 缺失患者通常可被检测到异常核型,如 46,XX 男性及双着丝粒 Y 染色体等。

思路 2:AZF 微缺失检测的靶点有哪些?根据 AZF 微缺失的机制,对 AZF 区域 3 个亚区内的标签序列位点(STS)进行检测,其中 AZFa 区内的标签位点为 sY84 与 sY86,AZFb 区内的标签位点为 sY127 与 sY134,AZFc 区内的标签位点为 sY254 与 sY255(图 15-2-2),亚区内的标签序列位点的丢失即代表相应 AZF 区域的缺失。AZF-STS 检测结果的可靠性由区域内多个物理距离较近的 STS 位点的共同缺失来保证,不宜根据单一 STS 位点的缺失对 AZF 微缺失做出判断。

知识点

AZF 微缺失的发生机制

AZF 区域存在大量的发夹结构与高度同源的重复序列,导致频发非等位的同源性重组与不等交换,引起该区域的高缺失率。AZF 分为 AZFa、AZFb 与 AZFc 三个亚区,其中后两个亚区有一定重叠。在 AZFa 区的近端与远端分别存在一个特异的重复单位 HERV15yq1 与 HERV15yq2,二者在染色体内的非等位同源性重组是发生 AZFa 微缺失的直接原因;AZFb 区远端坐落着两个相邻近的大发夹序列 P4 与 P5,由于它们与 AZFc 内一个更大的发夹序列 P1 分别存在一些碱基组成完全一致的短重复序列,因此其染色体内的同源性重组产生 3 种较常见的缺失,造成 AZFb 区的完全缺失或 AZFb+c 跨区大缺失;AZFc 区 93% 的序列由 6 种扩增子序列家族的不同重复单位串联排列而成,其中 AZFc 区近端的扩增子 b2 与远端的 b4 之间发生同源性重组缺失是最常见的 AZF 微缺失类型。AZF 微缺失的种类与定位见图 15-2-2。

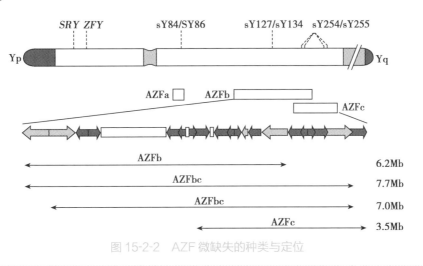

图 15-2-2　AZF 微缺失的种类与定位

【问题 5】　根据患者的 AZF 微缺失检测结果能否确诊为 Y 连锁生精障碍?

思路:患者的 AZF 微缺失检测结果为 sY254 与 sY255 缺失,其他 STS 位点均未发现缺失,对照正常。根据这一结果,可以确定该患者发生了 AZFc 完全缺失,确诊为 Y 连锁生精障碍(图 15-2-3)。

知识点

AZF 微缺失基因型与表型的相关性

AZFa 缺失引起唯支持细胞综合征导致无精症;AZFb 与 AZFb+c 缺失导致唯支持细胞综合征或精母细胞成熟阻滞而发生无精症;AZFc 缺失导致无精症或严重少精症。

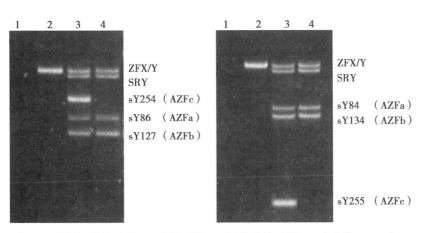

1. 以 H$_2$O 为 PCR 模板的阴性对照;2. 女性对照;3. 正常男性对照;4. 患者的 sY254 与 sY255 缺失。

图 15-2-3　患者 AZF 微缺失检测结果

【问题6】 如何进行遗传咨询?

思路1:按Y连锁遗传方式进行咨询。

思路2:绝大多数AZFc完全缺失男性不能自然生育,因此该突变基本都是新发的,患者父亲一般不携带该突变。需要注意的是,AZFc缺失患者生精表型变异较大,极少数患者可因配偶具有较强生殖能力而自然生育,因此不能完全排除患者父亲携带该缺失的可能。由于患者父亲携带该突变的可能性很小,因此患者男性同胞一般不会携带该突变而发生严重生精障碍。Y染色体微缺失可以垂直传递给患者的男性后代,因此在采用自体精子进行辅助生育前应提醒该风险,但后代生精障碍的严重程度无法准确估计。

【问题7】 如何对患者进行治疗干预?

思路:对AZF微缺失导致的严重生精障碍,目前还缺乏有效的治疗手段来提高患者的生精能力。该患者系AZFc缺失,除不育外没有其他的临床表现,如欲进行辅助生育,可以尝试通过睾丸穿刺寻找和提取自体精子,亦可采用供精。

知识点

AZF微缺失基因型对辅助生育的指导作用

当无精症患者携带AZFa或AZFb区缺失时,睾丸组织无精子产生,不应通过睾丸穿刺寻找和提取精子,患者欲获得后代,只能通过供精实现。AZFc区缺失患者中有约50%的机会在睾丸组织中提取到精子。

【问题8】 如何进行产前诊断?

思路:如果睾丸穿刺提取到精子,该患者可以在辅助生育中进行产前性别诊断,如系男胎,100%携带该缺失或更大范围缺失。另外,虽然AZF微缺失精子对辅助生育受精与妊娠率没有明显的影响,出生缺陷发生风险也与其他辅助生育夫妻相似,但该类缺失预示精子Y染色体可能因不稳定而发生丢失,后代可能产生45,X的细胞系,因此,产前染色体检查是合理的。

【问题9】 Y连锁生精障碍AZF微缺失基因检测流程。

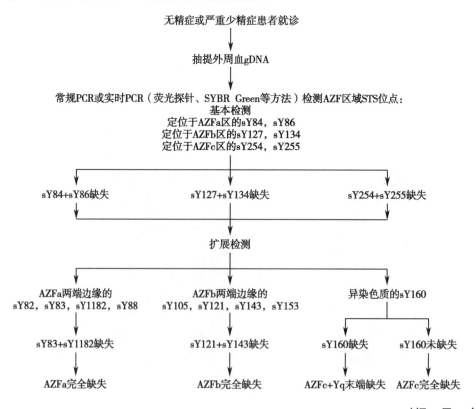

（杨 元 卢亦路）

本 章 小 结

生殖系统遗传性疾病具有高度的临床和遗传异质性，可累及包括生殖系统在内的多个系统。某一基因致病性变异可导致多种表型，某一类临床相似的表型可由不同的基因变异引起，这种异质性给生殖系统遗传性疾病的诊断带来了挑战，也对临床医师的病史采集、查体及辅助检查判读，特别是基因测序结果的分析提出了更高的要求。生殖系统遗传性疾病的确诊必须依赖于遗传学诊断，遗传模式则为遗传学诊断提供重要参考。随着测序技术的飞速发展，高通量测序日益成为生殖系统遗传性疾病诊断的有力工具，同时，如何从海量的变异数据中筛选有用信息，需要从疾病基因型-表型相关性、候选致病性变异的功能解读等多方面分析。本章通过典型病例介绍，临床诊断思考、鉴别诊断、治疗、遗传咨询及产前诊断等方面，使得从事生殖系统相关专业人员基本掌握生殖系统遗传性疾病的发病机制、相关知识点，规范诊治，提高对生殖系统遗传性疾病的认识与诊疗水平，从而显著减少遗传病患儿的出生率和疾病的发病率，极大地提高人口质量和素质。

推荐阅读文献

[1] FERLINA，ARREDI B，SPELTRA E，et al. Molecular and clinical characterization of Y chromosome microdeletions in infertile men: a 10-year experience in Italy. J Clin Endocrinol Metab, 2007, 92（3）: 762-770.

[2] SILBER SJ. The Y chromosome in the er a of intracytoplasmic sperm injection: a personal review. Fertil Steril, 2011, 95（8）: 2439-2448.e1-5.

[3] NOORDAM MJ，WESTERVELD GH，HOVINGH SE，et al. Gene copy number reduction in the azoospermia factor c（AZFc）region and its effect on total motile sperm count. Hum Mol Genet, 2011, 20（12）: 2457-2463.

[4] KRAUSZ C，HOEFSLOOT L，SIMONI M，et al. European Academy of Andrology; European Molecular Genetics Quality Network. EAA/EMQN best practice guidelines for molecular diagnosis of Y-chromosomal microdeletions: state-of-the-art 2013. Andrology, 2014, 2（1）: 5-19.

[5] BEKE A，PIKO H，HALTRICH I，et al. Molecular cytogenetic analysis of Xq critical regions in premature ovarian failure. Mol Cytogenet, 2013, 6: 62.

[6] JIAO X，KE H，QINY，et al. Molecular Genetics of Premature Ovarian Insufficiency. Trends Endocrinol Metab, 2018, 29: 795-807.

[7] KOH AL，TAN ES，BRETT MS，et al. The spectrum of genetic variants and phenotypic features of Southeast Asian patients with Noonan syndrome. Mol Genet Genomic Med, 2019, 7（4）: e00581.

[8] JOHNSTON JJ，VANDERSMAGT JJ，ROSENFELD JA，et al. Autosomal recessive Noonan syndrome associated with biallelic *LZTR1* variants. Genet. Med, 2018, 20: 1175-1185.

[9] LEBEKO K，MANYISA N，CHIMUSA ER，et al. A genomic and protein-protein interaction analyses of nonsyndromic hearing impairment in Cameroon using targeted genomic enrichment. OMICS, 2017, 21: 1-10.

[10] NAKAGUMA M，JORGE AAL，ARNHOLD IJP. Noonan syndrome associated with growth hormone deficiency with biallelic LZTR1 variants. Genet. Med, 2019, 21: 260.

[11] PIERPONT EI. Neuropsychological functioning in individuals with noonan syndrome: a systematic literature review with educational and treatment recommendations. J. Pediatr. Psychol, 2016, 2: 14-33.

[12] ROBERTS AE，ALLANSON JE，TARTAGLIA M，et al. Noonan syndrome. Lancet, 2013, 381: 333-342.

第十六章 泌尿系统遗传病

泌尿系统遗传病包括了一系列遗传物质异常导致的,临床上以泌尿系统发育或功能障碍为突出表现的疾病。这些疾病的遗传病因多样,有的源于单一基因的致病性变异,如 *PKD1* 等基因异常导致的多囊肾病,有的源于基因组的结构变异,如 22q11.2 微缺失导致的 22q11.2 缺失综合征,还有的源于染色体畸变,如 22 部分四体导致的猫眼综合征等。该类疾病按累及的组织分类,有导致肾小球功能障碍的,如 *COL4A5* 等基因异常所致的遗传性肾炎,有导致肾小管功能障碍的,如肾小管上皮细胞钠通道的 β/γ 亚单位基因突变所致 Liddle 综合征,还有其他疾病合并肾脏异常的,如 *GLA* 基因异常所致的代谢性疾病(Fabry 病),以及 *TSC1* 或 *TSC2* 基因异常所致的结节性硬化症等。在以血尿、蛋白尿与高血压为主要临床表现的遗传病中,多囊肾病的发病率最高,其中常染色体显性多囊肾病更是最常见的单基因遗传病之一,该病与常染色体隐性多囊肾病共同构成了人类多囊性肾病主要的单基因病因。相较而言,遗传性肾炎(奥尔波特综合征)在以血尿为主要表现的儿童中较为常见,与多囊肾病相似,该病也是肾功能衰竭与终末期肾病的重要遗传病因。作为泌尿系统的重点遗传病,多囊肾病与遗传性肾炎均以遗传位点异质性与等位基因异质性为突出特点,本章重点介绍了这两种疾病。

第一节 多囊肾病

多囊肾病(polycystic kidney disease,PKD)是最常见的泌尿系统单基因遗传性肾病之一。该病以双肾肾单位里出现多发性液性囊肿,并使大多数患者最终发展为肾功能衰竭为主要特征。PKD 是慢性肾功能不全或终末期肾病(end-stage renal disease,ESRD)的第四位病因,约 50% 的 PKD 患者在 60 岁前需要进行血液透析或肾脏移植。肾脏囊性病变的病因非常复杂,根据致病基因的性质,PKD 可分为两个类型,其一是常染色体显性多囊肾病(autosomal dominant polycystic kidney disease,ADPKD),包括多囊肾病 I 型(polycystic kidney disease type 1,PKD1)[OMIM 173900]、多囊肾病 II 型(polycystic kidney disease type 2,PKD2)[OMIM 613095]、多囊肾病 III 型(polycystic kidney disease type 3,PKD3)[OMIM 600666]与多囊肾病 VI 型(polycystic kidney disease type 6,PKD6)[OMIM 618061];其二是常染色体隐性多囊肾病(autosomal recessive polycystic kidney disease,ARPKD),包括多囊肾病 IV 型(polycystic kidney disease type 4,PKD4)[OMIM #263200]、多囊肾病 V 型(polycystic kidney disease type 5,PKD5)[OMIM 617610]。除了单基因因素,分子、细胞及表观遗传因素对 PKD 的发展也起到了重要的作用。

一、常染色体显性多囊肾病

常染色体显性多囊肾病(ADPKD)的发病率可达 1/400～1/1 000。该病以双肾囊肿、肝囊肿及颅内动脉瘤高风险为主要特点。ADPKD 多见于成人,偶见儿童或未成年患者,至 80 岁,外显率可达 100%。源于 ADPKD 的 ESRD 发生率为 $6.45/10^6$～$7.49/10^6$,占 ESRD 的 7%～10%。ADPKD 的致病基因 *PKD1*(polycystin 1)[OMIM 601313]、*PKD2*(polycystin 2)[OMIM *173910]、*GANAB*(glucosidase, alpha, neutral AB)[OMIM 104160]与 *DNAJB11*(DNAJ/HSP40 homolog, subfamily B, member 11)[OMIM 611341]分别定位于 16p13.3、4q22.1、11q12.3 与 3q27.3。这些基因的致病性变异以错义突变、无义突变及小缺失为主,均缺乏突变热点。*PKD1*、*PKD2*、*GANAB* 与 *DNAJB11* 的异常分别可解释约 78%、15%、0.3% 与 0.1% 的 ADPKD 患者的发病原因,此外,尚有约 7% 的 ADPKD 病例未检测到上述基因变异,可能存在其他显性致病位点。

常染色体显性多囊肾病的诊疗通常包括以下环节:

1．详细询问患者的症状学特征及遗传家族史。

2．查体时重点关注有无高血压、腰部压痛、腹壁疝、眼睑下垂及肾功能不全等表现。

3．对疑诊患者进行肾功能检测、肝肾B超检查、肾脏及头部的CT检查或脑血管造影，以确定多囊肾病的临床诊断。

4．告知常染色体显性多囊肾病的遗传病理及基因诊断流程，知情同意后进行致病基因检测。

5．向患者解释基因检测结果，并进行遗传咨询。

6．对病因诊断明确且有生育要求的家系可进行产前诊断，根据结果进行遗传咨询。

7．根据患者病情制订治疗方案。

8．向患者介绍有关的多囊肾病病友会，搭建患者间沟通的平台。

> 临床关键点
>
> 1．双侧肾脏多发性囊肿是常染色体显性多囊肾病的特征性表现。
>
> 2．B超等影像学检查结果是常染色体显性多囊肾病临床诊断的重要依据。
>
> 3．影像学检查和基因检测是确诊该病的两个重要手段。
>
> 4．疾病遗传病理是制定基因检测流程的基础。
>
> 5．该病为常染色体显性遗传，应在此基础上进行遗传咨询。
>
> 6．无有效的病因治疗方法，主要是对症治疗。
>
> 7．产前诊断是唯一有效的预防措施，明确病因诊断是进行产前诊断的前提。
>
> 8．对于临床诊断明确但先证者没有获得病因诊断的家系，可以选择连锁分析的方法进行产前诊断，孕妇应该充分理解该方法的局限性。

临床病例1

一名26岁男性因"体检时B超发现双肾多发性囊肿，怀疑罹患多囊肾病"来遗传门诊就诊。初步病史采集如下。

患者体健，营养状况良好，智力正常。否认慢性疾病及原因不明疾病。患者在工厂从事装配工作，近3年来自觉劳累时易出现腰部肿胀不适。否认曾出现突发性腰痛及尿色异常，否认高血压史及浮肿史，否认肝区疼痛及肝炎病史；否认双亲近亲结婚；患者有1个24岁的妹妹，未进行过B超检查，否认出现过上述症状，已婚并生育了1个儿子；患者父亲已51岁，曾于22年前因突发性腰痛伴肉眼血尿就诊于肾脏内科，检查发现双肾多发性囊肿占位，被诊断为"成人型多囊肾病"，现罹患高血压，慢性肾功能衰竭；患者的爷爷于60岁前发生死亡，据称与肾病有关，具体不详。

查体：无贫血貌，体温正常，脉搏正常，血压115/85mmHg；心肺无特殊，腹部柔软平坦，未扪及肿块，无压痛及反跳痛；双肾区无明显叩痛，双下肢无水肿。辅助检查：血常规未见贫血；尿常规未提示血尿，蛋白尿阴性，尿渗透压测定未见特殊；肾功能检测提示血尿素氮4.6mmol/L，血肌酐112.5μmol/L，血尿素6.2mmol/L，血尿酸276μmol/L；B超显示双肾有较多暗区，肝脏有1个囊肿。

【问题1】 根据上述门诊资料，患者最可能的诊断是什么？

思路1：患者双肾存在多发性囊肿及肝囊肿，患者的父亲有比较确定的多囊肾病史，结合患者双亲非近亲结婚，应首先考虑"常染色体显性多囊肾病"的诊断。在该病的早期，患者可能不伴高血压、肾脏出血、感染及肾功能异常等临床表现。

知识点

常染色体显性多囊肾病的临床诊断标准

1. ADPKD家族史阳性患者的临床诊断依据 ①在检体中发现肾脏或肝脏增大等高度提示患有

ADPKD；②高血压、二尖瓣脱垂或腹壁疝等对 ADPKD 的诊断有提示作用；③B 超等影像学检查与遗传学检查可提供确切的诊断依据。

2. ADPKD 家族史阴性患者临床诊断的标准　主要标准：双侧肾脏多发性囊肿。次要标准：①多囊肝；②肾功能衰竭；③腹壁疝；④心脏瓣膜病变；⑤胰腺囊肿；⑥脑动脉瘤；⑦精囊腺囊肿；⑧眼睑下垂。一项主要标准加三项次要标准可以诊断 ADPKD。遗传学检查可提供病因诊断依据。

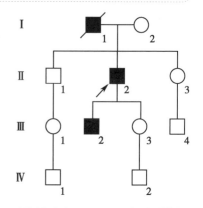

图 16-1-1　ADPKD 家系系谱图
（就诊患者Ⅲ2）

思路 2：ADPKD 是常染色体显性遗传病，有较高的外显率，家系中男性与女性成员均可患病，患者双亲之一往往为该病患者，因此通常有明确的家族史。当怀疑此病时，应详细询问患者一级亲属的情况，包括是否有经临床诊断的其他患者或有相似表现的家庭成员，并绘制系谱图。从系谱看，患者的父亲是家系里的先证者，爷爷也可能患病，且当双亲无病时，后代均未发病，符合常染色体完全显性遗传病的特点（图 16-1-1）（常染色体显性遗传谱系特点见第一章医学遗传学基础理论第二节常染色体完全显性遗传）。

【问题 2】　常染色体显性多囊肾病患者临床诊断的必备辅助检查是什么？

思路 1：最重要且便捷的是肾脏 B 超检查。通常可见肾脏形态失常，明显增大，双侧肾脏见多于 3 个的大小不等的无回声区，其中多见囊肿超过 2cm×2cm（图 16-1-2）。

思路 2：肾脏 CT 检查。通常可见肾脏形态失常，明显增大，双侧肾脏密布多个类圆形水样影（图 16-1-3）。

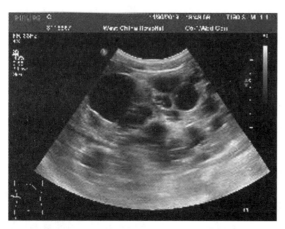

图 16-1-2　ADPKD 患者肾脏 B 超检查

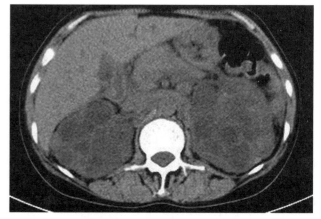

图 16-1-3　ADPKD 患者肾脏 CT 检查

知识点

常染色体显性多囊肾病发病机制

1. 具体机制还未阐明　多囊肾是一种纤毛病，一种学说认为，*PKD1* 或 *PKD2* 的突变可能导致多囊蛋白复合体及与之相关的尿流传感器功能缺失，无法感知肾小管尿流率的变化，使细胞内外 Ca^{2+} 平衡被破坏，引发一系列的细胞功能障碍，如加剧肾小管上皮细胞增生与凋亡，改变细胞的极性或分泌功能等，都可能导致常染色体显性多囊肾病的发生。

2. 二次打击（two-hit）学说　多数情况下，在胎儿期不能发现 ADPKD 患者的肾脏囊肿，且出生后患者群体的临床表现变异也较大。用二次打击学说解释该现象，认为第一次打击是获得双亲源性的 *PKD1* 或 *PKD2* 的致病性变异，第二次打击是出生后各种环境因素导致肾小管上皮等细胞的 *PKD* 基因发生突变，体细胞突变发生的时间和定位决定了肾脏囊肿发生的时间和部位。

思路 3：血常规与尿常规检查。判断有无贫血表现，有无血尿、蛋白尿及感染，有无尿渗透压异常等。肾脏囊肿的数量增加与体积增大，会对肾脏结构造成破坏，干扰逆流交换和增殖机制，这可能是疾病早期发生肾脏浓缩功能下降与泌氨障碍的原因。囊肿增大导致的肾脏增大变性还可引起囊肿出血、囊肿感染、肾结石及肿瘤等。上述问题在血常规与尿常规检查中会得到一定程度的反映，并有利于评价肾脏功能状况。

思路 4：肾功能检测。包括血尿素氮、血肌酐、血尿素氮及血尿酸等指标，是监测肾功能变化的重要检查。如血肌酐会随着肾代偿能力的下降呈进行性升高。

思路 5：肾外 B 超检查。58% 的 15～24 岁 ADPKD 患者、85% 的 25～34 岁患者以及 94% 的 35～46 岁患者会出现肝囊肿（图 16-1-4）；大约 8% 的 ADPKD 患者会发生无症状胰腺囊肿；约 40% 的 ADPKD 患者伴精囊囊肿。上述肾外表现一般无明显症状，均可通过 B 超检查发现，对家族史阴性的 ADPKD 的诊断有提示作用。

思路 6：头部 CT、MRI 或脑血管造影。8% 的 ADPKD 患者伴无症状蛛网膜囊肿，使脑硬膜下血肿发生风险增加。10% 的 ADPKD 患者发生颅内动脉瘤（图 16-1-5），尤其常见于有颅内或蛛网膜下出血史的家系（22%），其动脉瘤破裂的平均年龄（39 岁）也显著低于一般人群。因此，可进行头部影像学检查，以评价发生风险。并对家族史阴性的 ADPKD 的诊断有提示作用。

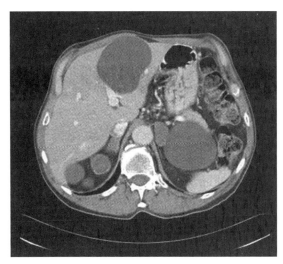

图 16-1-4　ADPKD 患者的肝囊肿
（CT 检查可见肝区一个大的孤立囊肿）

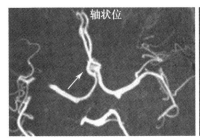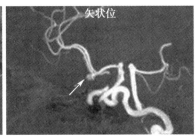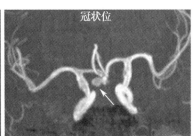

轴状位　　　　矢状位　　　　冠状位

图 16-1-5　ADPKD 患者的颅内动脉瘤
（磁共振血管造影检查可见前交通动脉一个约 5mm 的动脉瘤）

【问题 3】　临床上该家系患者需要与哪些疾病进行鉴别诊断？

思路 1：由于非 ADPKD 个体随着年龄的增加，也可出现单侧或双侧的肾脏囊肿，以及其他疾病也可合并肾脏囊肿的表现，因此需要对 ADPKD 家族史阴性与 / 或肾脏表现不典型的患者进行鉴别诊断。

需要鉴别的非遗传性疾病（通常家族史阴性）包括：①多囊性肾发育异常。成年人多为单侧肾脏被累及。②多房性囊性肾病。罕见的肾脏肿瘤，可通过放射学检查鉴别。③单纯性肾囊肿。通常肾脏功能与形态不发生改变，囊肿较大而不伴小囊肿。

思路 2：需要鉴别的遗传性多发囊肿肾病如下。①肾髓质囊性病。常染色体显性遗传，*MCKD1* 或 *MCKD2* 杂合突变导致。肾活检可见间质纤维化，囊肿极少位于皮髓质交界处，肾脏大小一般无改变。②多囊肝病。常染色体显性遗传，*PRKCSH/SEC63* 杂合突变导致。少量的肾囊肿，以肝脏囊性病变为主。③ARPKD。常染色体隐性遗传病，*PKHD1* 基因纯合或复合杂合突变导致。通常儿童期发病，有先天性肝纤维化，并伴有肝脾大及门脉高压等表现。双亲无病，缺乏家族史。④结节性硬化症。常染色体显性遗传病，由 *TSC1* 或 *TSC2* 杂合突变导致。部分患者会发生肾囊肿，但该病同时有皮脂腺瘤、智力低下及癫痫等特征性表现。⑤Von Hippel-Lindau（VHL）综合征。常染色体显性遗传病，由 *VHL* 杂合突变导致。较高比例的患者会发生肾囊肿，往往还伴有中枢神经系统血管瘤及肾脏多发性实体瘤等。

思路 3：综合患者起病年龄、临床表现、家族史及影像学检查（表 16-1-1）等，符合常染色体显性多囊肾病的临床诊断标准，临床诊断为 ADPKD。建议患者进一步完成病因诊断。

表 16-1-1 ADPKD 患者一级亲属的超声检查诊断标准

年龄	*PKD1*	*PKD2*	基因型未知
15～29 岁	单侧或双侧肾脏囊肿数≥3； 阳性预测值 100%； 灵敏度 94.3%	单侧或双侧肾脏囊肿数≥3； 阳性预测值 100%； 灵敏度 69.5%	单侧或双侧肾脏囊肿数≥3； 阳性预测值 100%； 灵敏度 81.7%
30～39 岁	单侧或双侧肾脏囊肿数≥3； 阳性预测值 100%； 灵敏度 96.6%	单侧或双侧肾脏囊肿数≥3； 阳性预测值 100%； 灵敏度 94.9%	单侧或双侧肾脏囊肿数≥3； 阳性预测值 100%； 灵敏度 95.5%
40～59 岁	每侧肾脏囊肿数≥2； 阳性预测值 100%； 灵敏度 92.6%	每侧肾脏囊肿数≥2； 阳性预测值 100%； 灵敏度 88.8%	每侧肾脏囊肿数≥2； 阳性预测值 100%； 灵敏度 90.0%

【问题 4】 怎样对该患者进行病因诊断？

思路 1：基因检测是 ADPKD 病因诊断和分类的重要手段，也是进行产前诊断的必要条件。明确的遗传病理学特征是进行遗传检测的基础，能指导临床医师选择合适的遗传检测技术，从而制订高效而经济的检测流程。

思路 2：*PKD1* 与 *PKD2* 是 ADPKD 主要的致病基因，二者的异常各可解释约 78% 与 15% 的患者的发病原因。*PKD1* 有 46 个外显子，致病性变异以错义突变、无义突变、小缺失 / 插入等为主；*PKD1* 基因 1-33 号外显子存在 6 个序列高度相似的假基因，并且此基因空间结构复杂，部分区域 GC 含量高达 70% 甚至 80%，这些都给 *PKD1* 基因测序和突变分析带来了极大困难。因此在利用高通量测序技术或 Sanger 测序技术检测 *PKD1* 基因突变时应特别注意假基因的干扰。*PKD2* 有 15 个外显子，致病性变异以错义突变、无义突变、小缺失及 RNA 剪切突变等为主。

思路 3：目前已知的四个 ADPKD 致病基因均没有突变热点，且需要检测的功能区较多，可采用高通量测序技术同时对这些基因的序列进行分析，并对发现的可疑致病性变异进行 Sanger 测序验证。

【问题 5】 该患者基因测序检测结果能否确诊为 ADPKD？

思路 1：患者经高通量测序，发现两基因共 5 个编码区突变，其中 *PKD1* 基因有 3 个突变（包含 1 个无义突变），*PKD2* 有 1 个突变（表 16-1-2）。

表 16-1-2 患者的高通量测序结果

基因	突变名称	杂合 / 纯合（类型）	Rs 编号	一般人群突变等位基因频率 /%			
				dbSNP	Hapmap	G1000	本地
PKD1	c.8350C>T，p.Q2784X	杂合（无义）					
PKD1	c.2216G>A，p.R739Q	纯合（错义）	rs40433			0.824 2	
PKD1	c.1119C>T，p.L373L	杂合（同义）	rs35842				0.992 6
PKD2	c.420G>A，p.G140G	杂合（同义）	rs2728118			0.207 9	0.210 4

思路 2：基因突变的致病性分析。

从突变等位基因频率与软件预测的结果看，除 *PKD1* 基因第 23 外显子的无义突变（c.8350C>T；p.Q2784X）外，其他突变均具有较高的群体频率（> 1%）。该无义突变使 PKD1 蛋白截短了 1 520 个氨基酸，且已在其他 ADPKD 患者中被发现，因此构成了支持其致病的极强有力的证据（PVS1）；多个数据库中均未收录该无义突变，构成了支持其致病的中等程度的证据（PM2）；进一步的 Sanger 测序证实了患者及其患病父亲均为该突变的杂合子，而患者的妹妹不携带该突变，B 超检查亦未发现双肾囊肿，提示家系中存在 *PKD1* 基因型与表型共分离的现象，构成了其致病的一个支持性证据（PP1）。综上，根据 ACMG 指南的分类标准，该无义突变是一个致病性变异，从病因水平确诊该患者发生了 PKD1。

【问题 6】 如何进行遗传咨询？

思路 1：按常染色体完全显性遗传方式进行遗传咨询。

思路 2：患者双亲年事已高，不会再次生育，因此不用评估患者同胞的再发风险；患者妹妹未获得突变的等位基因,因此妹妹不会患病,后代如未发生两基因的新突变,也不会罹患 ADPKD;患者后代再发风险为 50%,如获得致病变异,可以根据该家系中患者的临床表现大致评估 ADPKD 的发生时间、病程及预后情况。

思路 3:患者远期并发症。包括肾功能异常、高血压、肾痛及肾功能不全等,这些症状均与肾脏囊肿的数量增加与体积增大有关。肾脏血流量的下降持续发展最终导致高血压。肾痛会逐渐加剧,其主要原因包括囊肿出血、血凝块、肾结石、囊肿感染及肿瘤等。在 55 岁前发展为 ESRD 的可能性较大。如存在较大的颅内动脉瘤,其发生破裂的风险较高。

知识点

ADPKD 基因型与表型的相关性

1. 遗传异质性、修饰基因与环境因素均对 ADPKD 患者肾脏与肾外表现的严重程度造成影响。相较于 PKD2,PKD1 患者诊断年龄更早,也更快发展到 ESRD(PKD1:54.3 岁/PKD2:74.0 岁)。

2. 在 PKD1 患者中,等位基因异质性可能也与疾病严重程度有关,研究发现在该基因 5' 端 50% 序列内的突变更容易发生从而导致颅内动脉瘤。

3. *PKD1* 基因纯合突变或复合杂合突变的胎儿可能无法正常发育及出生,因此两个 PKD1 患者结婚生育时易发生反复流产。

思路 4:产前诊断。这是避免患者出生的有效手段。该病系成年期发病且不影响智力,加之有一些干预措施,因此进行产前诊断与否取决于患者自己对疾病的认识,以及对疾病所带来的社会、医疗及心理方面的影响的容受程度。

【问题 7】 如何对患者进行治疗?

思路 1:该病目前尚无有效的病因治疗方法。主要治疗措施是早期诊断、控制并发症与延缓疾病发展。因此,首先应建议患者到肾脏内科就诊,以采取对症治疗。

思路 2:一般治疗。①定期监测血压;②饮食控制。低盐饮食,避免进食含咖啡因食物及阿司匹林。③避免剧烈运动;④定期随访。

思路 3:并发症治疗。①腹部疼痛。如加剧并长期存在,可采取经皮穿刺抽取囊肿液或去顶减压术。②血尿。如出现,需卧床休息。③肾脏感染。同时采用水溶性与脂溶性抗生素治疗。④肾结石。多饮水,如不能缓解,可采用内窥镜体外震波碎石术或手术治疗。⑤颅内动脉瘤。如检查阴性,5 年后复查。如阳性,且动脉瘤小于 6mm,2 年后复查。如动脉瘤大于 6mm,须专科治疗。⑥肾功能衰竭。定期检查肾功能,如出现肾功能不全或衰竭,需进行血液透析。肾移植是 ESKD 的治疗选择之一,但需保证肾源未罹患 ADPKD。

【问题 8】 患者已婚未生育,如何进行产前诊断?

思路:产前基因诊断须建立在家系患者病因诊断明确的基础上。该家系符合这个条件,对胎儿基因组 DNA 样本(孕早期绒毛或中期的羊水等)的家族性致病变异位点进行遗传学检测,亦可结合 *PKD1* 基因内与旁侧的多态位点(如 SM7、SM6、CW2、AC2.5 与 CW4 等)进行连锁分析进一步验证已知突变的检测结果,并综合做出胎儿会否罹患 ADPKD 的结论。

知识点

ADPKD 产前基因连锁分析

1. 该分析的前提 其一,家系患者的临床诊断是确定无疑的;其二,家系成员比较完整,家系患者必须加入分析。

2. 该分析的基本思路 判断家系中含致病变异的风险染色体传递情况,即胎儿是否获得家系的风险染色体。

3. 该分析的指征 通常在家系无法获得病因诊断的情况下才可单独进行。由于遗传异质性的存在,往往需要同时对 *PKD1* 与 *PKD2* 进行连锁分析,以了解致病基因位点。

4. 该分析的风险 其一，由于减数分裂过程中同源染色体的交换可能发生在基因内部，该分析可能出现假阴性结果，其可能性大小与致病基因的重组率相关。其二，由于 ADPKD 可能还存在其他候选或未知的致病基因位点，当参与分析家系的患者人数较少的情况下，即使 *PKD1* 或 *PKD2* 的连锁分析发现连锁位点，也不能排除为偶然现象，因此，以此进行的产前间接基因检测存在错误的可能，必须向申请者做出充分的风险提示。当 *PKD1* 与 *PKD2* 均未被连锁到家系疾病表型时，应及时终止产前诊断程序。

【问题 9】 常染色体显性多囊肾病的基因诊断和产前诊断流程。

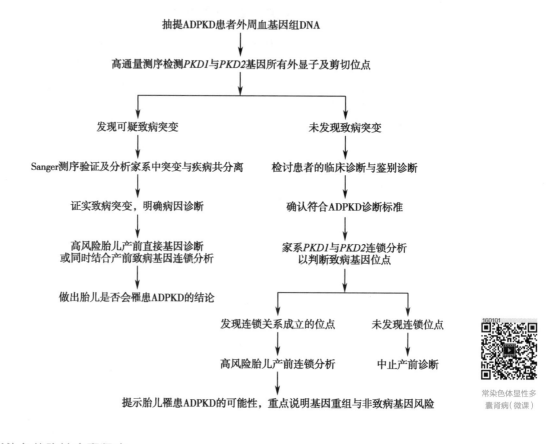

常染色体显性多囊肾病（微课）

二、常染色体隐性多囊肾病

常染色体隐性多囊肾病（ARPKD）是一种以肾集合管与肝内胆管扩张、畸形及肝肾纤维化为主要特征的疾病，属于先天性肝肾纤维囊性病（hepatorenal fibrocystic diseases，HRFD）。ARPKD 的发病率远低于ADPKD，为 1/40 000～1/20 000。已知的 ARPKD 致病基因包括定位于 6p12.3-p12.2 的 *PKHD1*（polycystic kidney and hepatic disease 1）[OMIM 606702] 与定位于 3q22.3 的 *DZIP1L*（DAZ-interacting zinc finger protein 1-like）[OMIM 617570]。其中 *PKHD1* 有 67 个外显子，cDNA（NM_138694）长约 12kb，*DZIP1L* 有 15 个外显子，cDNA（NM_173543）长约 2kb。*PKHD1* 基因的致病性变异以小缺失/插入、错义突变、无义突变及 RNA 剪切突变为主，缺乏突变热点。*DZIP1L* 是新近发现的 ARPKD 致病基因，尚未建立突变谱。*PKHD1* 相关的PKD4 患者在胎儿期或新生儿期可以发现肾脏增大及回声增强，其他表现包括高血压及不同程度的肾功能不全等。有一些患病胎儿因羊水过少导致肺发育不全，其中约 30% 的患者在新生儿期或出生后一年内发生死亡。50% 的患者会在 10 岁前进展到 ESRD。由于所有的 ARPKD 患者均存在胆管板重塑异常导致的先天性肝纤维化（congenital hepatic fibrosis，CHF），因此，目前倾向于将 ARPKD 命名为 ARPKD/CHF。

ARPKD 的诊疗通常包括以下环节：

1. 详细询问胎儿期与新生儿期患者的双肾影像学特征；或新生儿期患者的肾脏表现；或婴幼儿期与青少年期患者的肝脏表现。

2. 详细询问患者双亲有无近亲关系。

3. 查体时重点关注患者有无高血压、肾脏增大、肾功能不全、脾肿大及脾功能亢进等表现。

4. 对疑诊患者进行肝肾影像学检查、肝脏活检及肾功能检测,以确定多囊肾病的临床诊断。

5. 告知 ARPKD 的遗传病理及基因诊断流程,知情同意后进行致病基因检测。

6. 向患者双亲解释基因检测结果,并进行遗传咨询。

7. 对病因诊断明确且有生育要求的家系可进行产前诊断,根据结果进行遗传咨询。

8. 根据患者病情制订治疗方案。

9. 向患者介绍有关的多囊肾病病友会,搭建患者间沟通的平台。

临床关键点

1. 双肾囊肿增大与先天性肝纤维化是 ARPKD 的特征性表现。

2. B 超等影像学检查结果是 ARPKD 临床诊断的重要依据。

3. 影像学检查与基因检测是确诊该病的两个重要手段。

4. 疾病遗传病理是制定基因检测流程的基础。

5. 该病为常染色体隐性遗传病,应在此基础上进行遗传咨询。

6. 无有效的病因治疗方法,主要是对症治疗。

7. 产前诊断是唯一有效的预防措施,明确病因诊断是进行产前诊断的前提。

8. 对于临床诊断明确但先证者没有获得病因诊断的家系,可以选择连锁分析的方法进行产前诊断,孕妇应该充分理解该方法的局限性。

临床病例 2

一育龄妇女连续两次孕中晚期 B 超发现羊水过少,胎儿双肾体积增大及皮髓质回声增强,因胎儿均被疑诊为"多囊肾病",夫妻就诊于遗传门诊。初步病史采集如下。

夫妻双方均体健,营养良好,系姨表亲婚配,否认慢性疾病及原因不明疾病,否认曾出现腰痛或尿色异常,否认高血压史及浮肿史,否认肝区疼痛及肝炎病史;否认家系成员中有类似不良妊娠史。女方 G2P0,23 岁初胎,孕 27 周例行产前 B 超检查发现胎儿双肾弥漫性增大,皮髓分界不清,实质回声增强,羊水过少(最大深度 24mm),疑诊"多囊肾病",于孕 28 周引产;两年后,再次怀孕,孕 30 周产前 B 超检查发现胎儿双肾体积增大(左肾 71mm×43mm,右肾 68mm×42mm),回声增强,皮髓分界不清,羊水过少(最大深度 22mm),疑诊"婴儿型多囊肾病",于孕 31 周引产。否认孕早期有接触放射线、强电离辐射、毒物及服药史等。

查体:夫妻双方无贫血貌,血压正常;心肺无特殊,腹部柔软平坦,未扪及肿块,无压痛及反跳痛;双肾区无明显叩痛,双下肢无水肿。

辅助检查:夫妻双方血常规均未提示贫血;尿常规未提示血尿,蛋白尿阴性,尿渗透压测定未见特殊;肾功能指标如血尿素氮、血肌酐、血尿素及血尿酸等均在参考值范围内;双肾及肝脏超声检查无异常发现。

【问题 1】 根据上述门诊资料,胎儿最可能的诊断是什么?

思路:超声发现胎儿有双肾体积增大,皮髓回声增强,分界不清等肾脏影像学异常,并有羊水过少;双亲及其家系成员无多囊肾病史;双亲系一级表亲婚配,且连续两胎出现类似表现,符合常染色体隐性遗传病的特点(图 16-1-6)(常染色体隐性遗传谱系特点见第一章医学遗传学基础理论第二节常染色体隐性遗传)。综上,应首先考虑 ARPKD 的诊断。

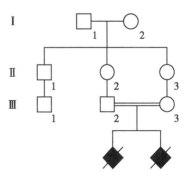

图 16-1-6 ARPKD 家系系谱图
(就诊者Ⅲ2 与Ⅲ3)

知识点

ARPKD 的临床诊断标准

1. 超声发现典型的 ARPKD 表现，包括肾脏体积增大，轮廓模糊，皮髓质回声增强，皮髓质分化差，分界模糊。

2. 同时满足下列的一项或多项 ①父母双方均无肾囊肿，尤其是父母双方均 30 岁以上时；②有临床、实验室或影像学证据提示肝纤维化；③肝脏活检病理表现为特征性的胆管板异常；④家系中有确诊（病理学或遗传学）为该患者的兄弟姐妹；⑤家系分析提示遗传方式为常染色体隐性遗传。

【问题 2】 ARPKD 患者临床诊断的必备辅助检查是什么？

思路 1：首选超声检查，超声通常可见 ARPKD 患儿肾脏明显增大，回声增强，皮髓分化差等（图 16-1-7），孕 20 周到出生前超声常见羊水过少或空膀胱及肺发育不良等；新生儿及婴幼儿期腹部超声可提示胆管异常；儿童与青少年期超声可能提示肾脏随年龄而变小。

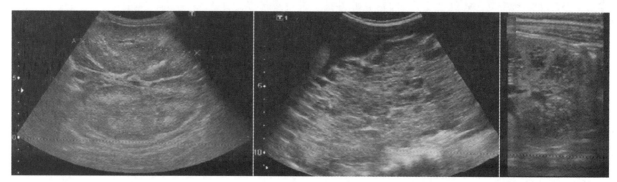

图 16-1-7 ARPKD 患儿肾脏超声检查

（双侧肾脏增大，回声增强，集合管梭状扩张，远端小管从髓质到实质横贯肾实质呈放射状排列）

思路 2：磁共振胆管造影检查（MRCP）可以清楚地显示胆道系统的解剖结构（图 16-1-8），在肾脏影像学检查符合 ARPKD 特点的基础上，MRCP 发现胆道异常对 ARPKD 具有诊断价值，并已逐渐取代损伤性更大的肝脏活检。

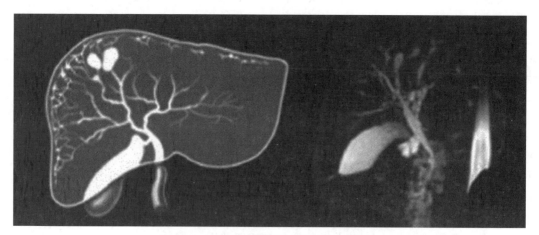

图 16-1-8 ARPKD 患者肝脏 MRCP 检查
（肝内胆管明显畸形扩张与显著增大的胆囊）

思路 3：肝脏活检。可以获得以胆管板重塑异常导致肝纤维化的组织学证据，包括胆管增生、胆管异位及门周纤维化等（图 16-1-9），对 ARPKD 具有诊断价值。通常不采用肾脏活检诊断 ARPKD。

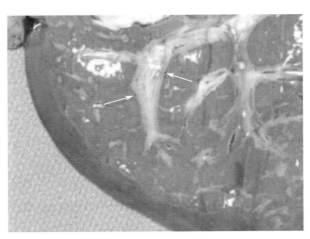

图 16-1-9 ARPKD 患者肝脏活检
（箭头所指门周纤维化）

知识点

ARPKD 发病机制

ARPKD 的发病机制仍未阐明。在 ARPKD 患者肾集合管上皮细胞中，*PKHD1* 基因功能缺失型突变（LOF）导致其编码产物纤囊素（fibrocystin/polycystin, FPC）表达缺失，导致细胞纤毛变短和减少，进而引起细胞内钙离子浓度降低，控制细胞生长和分化的基因发生表达变化，导致集合管的结构异常。

思路 4：血常规与尿常规检查。判断有无贫血表现，有无血尿、蛋白尿及尿渗透压异常等，有利于评价肾脏功能状况。

思路 5：肾功能检测。包括血尿素氮、血肌酐、血尿素及血尿酸等指标，是监测肾功能变化的重要检查。

【问题 3】 临床上该家系胎儿的疾病需要与哪些疾病进行鉴别诊断？

思路 1：需要鉴别的疾病如下。

①ADPKD：绝大多数 ADPKD 是由于 *PKD1* 或 *PKD2* 突变导致；临床上以进行性囊性病变与增大的多囊肾为主要特点，并可能在其他器官内见到囊性病变或颅内动脉瘤等非囊性异常；多数 ADPKD 出现在成人期，仅 1%～2% 在新生儿期出现，与 ARPKD 不同，超声检查通常可见 ADPKD 患儿双侧肾脏大囊肿；ARPKD 的先天性肝纤维化在 ADPKD 患者中极罕见。②肾小球囊性肾病（GCKD）：组织学检查见肾小球囊扩张与发育不良，髓质分化异常，多数缺乏肝内胆管异常的表现；GCKD 可以是其他疾病的合并症状，如结节性硬化、口 - 面 - 指综合征 I 型、13- 三体综合征、胸腺肾综合征及短肋多指综合征等。③肾囊肿与糖尿病综合征（RCAD）：由于 *HNF1β* 突变所致，肾囊肿是 RCAD 最常见的临床表现，但肾外表型常见，其他区别于 ARPKD 的表型包括生殖器畸形、孤独症系谱障碍、癫痫、痛风、低镁血症、甲亢、肝脏与肠道异常等。④弥漫性囊性发育不良：超声可发现肾脏大回声，组织学检查可见混乱且难以区分的肾单位；该病可能散发，但更常见于各种综合征，在这些综合征中肾外与肝外异常是主要的，弥漫性囊性发育不良是其次要表现。

思路 2：综合胎儿起病年龄、临床表现、家族史及影像学检查等，符合 ARPKD 的临床诊断标准，临床诊断为 ARPKD。建议双亲进一步完成病因诊断。

【问题 4】 怎样对该家系进行病因诊断？

思路 1：基因检测是 ARPKD 病因诊断和分类的重要前提，也是进行产前诊断的必要条件。明确的遗传病理学特征是进行遗传检测的基础，能指导临床医师选择合适的遗传检测技术，从而制定高效而经济的检测流程。

思路 2：*PKHD1* 是 ARPKD 主要的致病基因，其定位于 6p12.3-p12.2，是人类基因组中最大的基因之一。目前已发现约 750 余种 *PKHD1* 的致病性变异，类型包括错义突变、无义突变、插入 / 缺失（移码）突变以及剪接位点突变等。这些突变散布于整个基因，无热点突变。*DZIP1L* 是新近发现的 ARPKD 的致病基因，其对 ARPKD 的贡献率不清，突变谱尚未建立。

思路 3：目前已知 *PKHD1* 基因没有突变热点，且需要检测的功能区较多，可采用高通量测序技术同时对这些基因的序列进行分析，并对发现的可疑致病性变异进行 Sanger 测序验证。通过该方法可以检出约 73% 的家系致病性变异。当测序结果隐性或仅发现一个致病变异时，可采用 MLPA 技术检测 *PKHD1* 基因的缺失与重复，此方法可以检出约 1%～2% 的家系致病性变异。

思路 4：严重的 ARPKD 患者多于胎儿期发病，产前 B 超发现后通常在孕中晚期引产，因此往往难以获得胎儿组织进行基因检测，这时可以对无症状双亲进行检测以明确病因，该家系即是这种情况。

【问题 5】 双亲基因测序检测结果能否确诊胎儿为 ARPKD?

思路 1：经高通量测序，发现父亲 *PKHD1* 基因共 6 个编码区杂合突变，母亲 *PKHD1* 基因共 3 个编码区或剪切区杂合突变（表 16-1-3）。

表 16-1-3　双亲 *PKHD1* 的高通量测序结果

	杂合突变名称	突变类型	Rs 编号	G1000 频率	本地频率
父亲	c.12143A>G, p.Gln4048Arg	错义	rs9381994	0.522 0	> 0.01
	c.11696A>G, p.Gln3899Arg	错义	rs4715227	0.528 4	> 0.01
	c.11314C>T, p.Arg3772Ter	无义			
	c.5896C>T, p.Leu1966Leu	同义	rs1266923	0.132 8	> 0.01
	c.3785C>T, p.Ala1262Val	错义	rs9296669	0.418 5	> 0.01
	c.2278C>T, p.Arg760Cys	错义	rs9370096	0.420 3	> 0.01
母亲	c.11314C>T, p.Arg3772Ter	无义			
	c.7734-4T>C		rs7452724	0.424 0	> 0.01
	c.7587G>A, p.Gly2529Gly	同义	rs12210295	0.395 6	> 0.01

思路 2：基因突变的致病性分析。

从突变等位基因频率与软件预测的结果看，除 *PKHD1* 基因第 63 外显子的无义突变（c.11314C>T，p.Arg3772Ter）外，其他突变均具有较高的群体频率（> 1%）。该无义突变使 PKHD1 蛋白截短了 302 个氨基酸，且已在其他 ARPKD 患者中被发现，这构成了其致病性的极强有力的证据（PVS1）；数个数据库中均未收录该突变，是其致病性的中等程度的证据（PM2）；双亲均携带该无义突变，后代有 25% 的概率同时获得两个突变的等位基因，在此近亲婚配家系中，两个胎儿先后发生相似的肾脏异常，高度提示家系中存在主要累及肾脏的常染色体隐性基因病，构成了其致病的一个支持性证据（PP4）。综上，根据 ACMG 指南的分类标准，该无义突变是一个致病性变异，从病因水平确诊该家系发生了 ARPKD。

【问题 6】 如何进行遗传咨询?

思路 1：按常染色体隐性遗传方式进行咨询。

思路 2：①ARPKD。夫妻双方均是 *PKHD1* 基因致病变异携带者，每次生育均有 25% 的 ARPKD 再发风险，50% 的机会出生 *PKHD1* 基因致病变异携带者，有 25% 的机会出生 *PKHD1* 基因正常的后代。②其他罕见遗传病。由于夫妻系一级表亲婚配，相较于随机婚配夫妻，出生其他罕见常染色体隐性遗传病的相对风险亦显著升高，因此，建议采用高通量测序技术筛查夫妻双方的常染色体隐性致病基因，判断二人是否在同一基因上存在相同的致病性变异。③该家系存在 *PKHD1* 基因致病变异，夫妻双方家系成员均有携带该变异可能，建议生育前明确 *PKHD1* 基因型以避免再发。

思路 3：新生儿期 ARPKD 患者可能发生呼吸窘迫，这与肺发育不良或肾脏体积增大导致的膈肌运动受限有关；在出生后第一周可能发生少尿与明显的急性肾功能衰竭。婴儿期及青少年期患者可能发生高血压、肾功能不全、门脉高压、尿路感染及电解质紊乱等，这些表现与肝肾功能异常有关。50% 的患者会在 10 岁前进展到 ESRD，可能需要肾移植治疗。

知识点

ARPKD 基因型与表型的相关性

1. 多数 *PKHD1* 基因的致病变异是单一家系独有的。

2. *PKHD1* 的基因型与表型的相关性尚未确定。目前研究没有发现 *PKHD1* 基因型与肾脏大小及功能的关联，甚至有报道称 *PKHD1* 发生纯合无义突变的患者在新生儿期存活了下来。

3. 各种修饰基因、表观改变以及其他非编码区变异都可能与家系内 ARPKD 患者之间的表型变异有关。

4. ARPKD 的外显率是 100%，但家系内患者的病情严重程度有显著差异。

思路 4：产前诊断。产前诊断是避免患者出生的有效手段。相较于 ADPKD，ARPKD 发病更早，病情更严重，预后更差，是典型的致死性遗传病，因此完全符合产前诊断的指征。当夫妻双方均携带 *PKHD1* 致病变异时须进行产前诊断。当产前诊断提示胎儿为两个致病变异的杂合子时，应在充分的遗传咨询情况下由孕妇及其家属选择是否继续妊娠。

【问题 7】　如何对患者进行治疗？

思路 1：以对症和支持治疗为主，尚无根治疾病的有效措施或药物。

思路 2：新生儿期治疗。治疗重点在于纠正患儿的呼吸窘迫，应明确患儿呼吸窘迫的原因，包括液体负荷过重、肺发育不良或肾脏体积增大导致的膈肌运动受限等，根据病因进行处理，机械通气和支持治疗的应用可明显提高患儿的存活率。

思路 3：婴儿期及青少年期治疗。①高血压：大部分患者都存在高血压，往往需要多种药物联合治疗。在高血压的发生机制中，肾素 - 血管紧张素系统的激活是重要的组成部分，因此推荐首选血管紧张素转换酶抑制药或血管紧张素Ⅱ受体阻滞剂类降压药。②肾功能不全：ARPKD 患者发生肾功能不全的风险增加，应密切监测患者的肾功能。在有症状的 ESKD 患者中，透析是首选的方式。条件允许时也可以考虑肾移植或肝肾联合移植。③门静脉高压：长期门静脉高压可导致食管 - 胃底静脉曲张和肝内外胆管的广泛扩张，增加出血及细菌性胆管炎的风险，应定期对患者的肝胆系统进行评估，积极防治并发症的发生；脾功能亢进时可行脾脏切除术；④尿路感染：ARPKD 患者的尿路感染风险明显增加，如果诊断为尿路感染，建议排除膀胱输尿管反流、梗阻或膀胱功能障碍；⑤电解质紊乱：ARPKD 患者尿浓缩及酸化功能减退，可导致低钠血症及酸中毒等电解质紊乱，应及时处理。

【问题 8】　夫妻拟再生育，如何进行产前诊断？

思路 1：该家系已出现 ARPKD 患者，经对双亲的遗传学检查，明确了 *PKHD1* 基因型。以孕早期绒毛组织或孕中期羊膜腔羊水中脱落细胞为材料，均可进行产前基因检测，以判断胎儿是否为 *PKHD1* 基因致病变异纯合子或杂合子。种植前遗传诊断（PGD）也是选择之一。

思路 2：在无多囊肾病家族史，而例行的产前 B 超检查意外发现胎儿增大的多囊肾时，首先应进行更详细的超声检查，同时对胎儿进行产前常规染色体或染色体微阵列检查，以判断其是否为染色体病或基因组病的合并表现；在排除上述遗传异常后，可对 PKD 的所有致病基因进行检测，如发现 *PKHD1* 基因两个致病性变异则确定 ARPKD 的诊断，如仅发现一个致病变异，考虑到检测技术的局限，不能排除 ARPKD。如发现 *PKD1* 或 *PKD2* 等基因致病变异，应考虑 ADPKD 的可能，这时需要对双亲进行肾脏超声检查，以进一步确定 ADPKD 的诊断。

【问题 9】　ARPKD 的基因诊断和产前诊断流程。

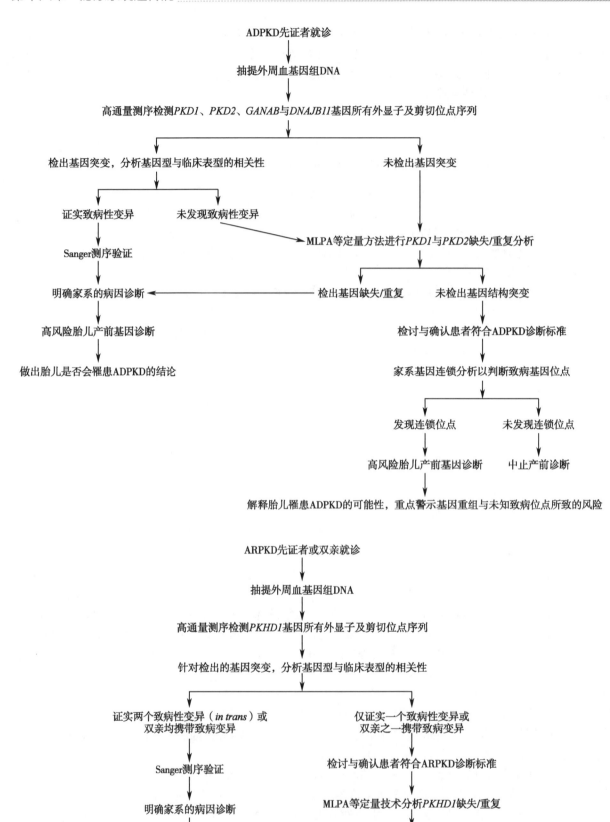

ADPKD先证者就诊

抽提外周血基因组DNA

高通量测序检测*PKD1*、*PKD2*、*GANAB*与*DNAJB11*基因所有外显子及剪切位点序列

检出基因突变，分析基因型与临床表型的相关性　　　　未检出基因突变

证实致病性变异　　未发现致病性变异

Sanger测序验证

MLPA等定量方法进行*PKD1*与*PKD2*缺失/重复分析

明确家系的病因诊断　◄──　检出基因缺失/重复　　未检出基因结构突变

高风险胎儿产前基因诊断　　　检讨与确认患者符合ADPKD诊断标准

做出胎儿是否会罹患ADPKD的结论　　　家系基因连锁分析以判断致病基因位点

发现连锁位点　　　未发现连锁位点

高风险胎儿产前基因诊断　　　中止产前诊断

解释胎儿罹患ADPKD的可能性，重点警示基因重组与未知致病位点所致的风险

ARPKD先证者或双亲就诊

抽提外周血基因组DNA

高通量测序检测*PKHD1*基因所有外显子及剪切位点序列

针对检出的基因突变，分析基因型与临床表型的相关性

证实两个致病性变异（*in trans*）或　　　　仅证实一个致病性变异或
双亲均携带致病变异　　　　　　　　双亲之一携带致病变异

Sanger测序验证　　　　　　　　检讨与确认患者符合ARPKD诊断标准

明确家系的病因诊断　　　　　MLPA等定量技术分析*PKHD1*缺失/重复

发现缺失或重复（*in trans*）　　未发现缺失与重复

高风险胎儿产前基因诊断　◄──

做出胎儿是否会罹患ARPKD的结论　　　中止产前诊断

（杨　元　卢亦路）

第二节　奥尔波特综合征

奥尔波特综合征（Alport syndrome，AS）又称为遗传性肾炎，其发病率为 1/5 000～1/10 000，以肾脏表现、听力障碍和眼部异常为主要临床表型。约有 20% 镜下血尿与 11%～27% 的持续性血尿儿童被诊断为 AS。在 ESKD 患者中 AS 的占比为 0.2%～5%，在儿童慢性肾衰患者中的占比为 1.8%～3%。根据致病基因的定位与性质，AS 可分为 X 连锁遗传 AS（X-linked alport syndrome，XLAS）[OMIM 301050]、常染色体隐性遗传 AS（autosomal recessive Alport syndrome，ARAS）[OMIM 203780] 与常染色体显性遗传 AS（autosomal dominant Alport syndrome，ADAS）[OMIM 104200]。作为一种遗传异质性疾病，AS 的致病基因包括定位于 2q36.3 的 *COL4A3*（collagen，type Ⅳ，alpha-3）[OMIM 120070] 与 *COL4A4*（collagen，type Ⅳ，alpha-4）[OMIM 120131]，以及定位于 Xq22.3 的 *COL4A5*（collagen，type Ⅳ，alpha-5）[OMIM 303630]。其中，*COL4A3* 基因有 52 个外显子，cDNA 长约 5kb（NM_000091），*COL4A4* 基因有 47 个外显子，cDNA 长约 5kb（NM_000092），*COL4A5* 基因有 51 个外显子，cDNA 长约 5kb（NM_000495）。*COL4A5* 的致病性变异以错义突变、无义突变及 RNA 剪切突变为主，其中 c.4692G>A，c.4946T>G，c.5030G>A 突变相对常见；*COL4A3* 与 *COL4A4* 的致病性变异以错义突变、无义突变、小缺失及 RNA 剪切突变为主，缺乏突变热点。

AS 的诊疗通常包括以下环节：

1. 详细询问患者的症状学特征及遗传家族史。

2. 查体时重点关注有无高血压、肾功能不全、听力减退及进行性近视等临床表现。

3. 对疑诊患者进行尿常规、肾功能、听力、眼晶状体、皮肤组织免疫荧光染色Ⅳ型胶原分析及肾组织电镜检查，以确定 AS 的临床诊断。

4. 告知 AS 的遗传病理及基因诊断流程，知情同意后进行致病基因突变检测。

5. 向患者解释基因检测结果，并进行遗传咨询。

6. 对致病变异明确并有生育要求的家系可进行产前诊断，根据病因诊断进行遗传咨询。

7. 根据患者病情制订治疗方案。

8. 向患者介绍有关的 AS 病友会，搭建患者间沟通的平台。

临床关键点

1. 肾脏表现、听力障碍和眼部异常是 AS 的特征性体征。

2. 肾脏/皮肤组织免疫荧光染色Ⅳ型胶原 a 链分析及肾组织电镜检查是 AS 临床诊断中最重要的辅助检查。

3. 肾脏/皮肤组织免疫荧光检查与基因检测是确诊的两个重要手段。

4. 疾病遗传病理是制订基因检测流程的基础。

5. 该病遗传方式多样，应根据家族史及病因诊断结果进行遗传咨询。

6. 无有效的病因治疗方法，主要是对症治疗。

7. 产前诊断是唯一有效的预防再发的途径，病因诊断是进行产前诊断的前提。

8. 考虑到遗传异质性，对于无法获得病因诊断的 AS 家系，不宜进行产前诊断。

临床病例

一名 6 岁男童因"感冒后出现茶色尿 8 天"到儿科就诊，经住院治疗 3 周后有所好转，但仍有镜下血尿及蛋白尿，听力测试提示双耳中度感音神经性耳聋，怀疑"遗传性肾炎"来遗传门诊。初步病史采集如下。

患儿营养状况良好，体格发育与智力正常。足月自然分娩。否认先天畸形、慢性疾病及原因不明疾病。3 周前出现感冒症状，低热，曾服用抗病毒冲剂，2 天后发现尿色异常，并持续至就诊。否认患儿有药物过敏史，否认曾发生肾脏疾病；患儿母亲否认近亲结婚；患儿有 1 个 4 岁的妹妹，否认出现过上述症状；患儿父母体健，否认曾发生类似情况；患儿有两个舅舅，其中大舅自小听力不好，并不明原因发生尿毒症，两年前于

39 岁时死亡。

查体：无贫血貌，体温正常，脉搏正常，血压正常；无明显咽炎；心肺无特殊，腹部柔软平坦，无压痛及反跳痛；双肾区无明显压痛及叩痛，颜面、阴囊及双下肢无水肿。辅助检查：血常规未见贫血；尿常规提示红细胞(++)，24 小时尿蛋白定量 1 120mg；肾功能检测无异常；B 超提示双肾无明显异常；听力检查提示双耳中度感音神经性耳聋；眼科检查无特殊。

【问题 1】 根据上述门诊资料，患儿最可能的诊断是什么？

思路 1：该患儿的主要表现是肉眼血尿与蛋白尿，从病程看，不排除链球菌感染或药物因素等导致的急性肾炎，然而经对症治疗 3 周后仍有镜下血尿及蛋白尿，加之患儿罹患双耳中度感音神经性耳聋，因此应考虑 AS 的可能性。建议患儿父母进行尿常规检查，结果提示母亲存在镜下血尿，考虑到患儿舅舅有听力障碍与尿毒症病史，因此患儿很可能罹患 X 连锁 AS。

知识点

AS 的临床诊断标准

对于无家族史的患者，至少应符合下述指标中 4 条。对于 AS 家系高风险个体，符合下述 2～9 条中的 2 条可确诊。

1. 肾炎家族史或患者的一级或男性亲属中有不明原因的血尿或相关病史。
2. 持续性血尿，无薄基膜肾病、多囊肾及 IgA 肾病等遗传性肾脏病的证据。
3. 进行性双耳高频感音神经性耳聋（2 000～8 000Hz）。
4. 遗传学检查发现 COL4A3、COL4A4 或 COL4A5 基因致病性变异。
5. 肾脏和 / 或皮肤组织免疫荧光检查显示肾小球或皮肤基底膜 Alport 抗原决定簇完全或部分缺失。
6. 肾组织电镜检查见肾小球基底膜超微结构广泛异常。
7. 眼部病变，包括前圆锥形晶状体、后囊下白内障和视网膜斑点等。
8. 患者或至少两名家系成员有 ESKD。
9. 巨血小板减少症或白细胞包涵体。
10. 食管和 / 或女性生殖道的弥漫性平滑肌瘤。

思路 2：AS 主要的非遗传检查是肾脏 / 皮肤组织免疫荧光检查与肾组织光镜 / 电镜检查。免疫荧光检查的判断标准见表 16-2-1。该患儿的肾小球基底膜检查提示肾小球毛细血管襻 α5 链染色缺失，母亲肾小球毛细血管襻 α5 链染色间断缺失（图 16-2-1），符合 AS 的特征性表现。患儿肾组织光镜检查见肾小球系膜增生明显，内皮细胞增生肿胀，基底膜增厚及双轨（图 16-2-2）。电镜检查见肾小球基底膜明显增厚，并可见致密层分层及撕裂现象（图 16-2-3）。

表 16-2-1　AS 肾脏与皮肤基底膜Ⅳ型胶原 α 链的免疫荧光分析结果

基因型与性别	Ⅳ胶原 α 链	皮肤基底膜	肾小球基底膜	包曼囊	肾小管基底膜
XLAS 男性患者	α3	－	－	－	－
	α4	－	－	－	－
	α5	－	－	－	－
XLAS 女性患者	α3	－	+(不连续)	－	－
	α4	－	+(不连续)	－	－
	α5	+(不连续)	+(不连续)	－	－
ARAS 患者	α3	－	－	－	－
	α4	－	－	－	－
	α5	+(连续)	－	+(连续)	+(连续)

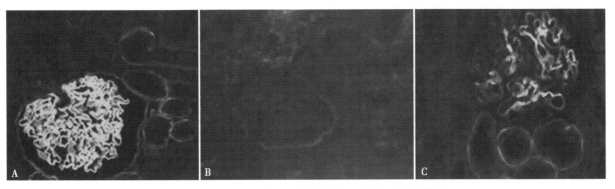

图 16-2-1　肾活检肾小球Ⅳ型胶原 α5 链免疫荧光检查
（A. 正常对照；B. 患儿；C. 患儿母亲）

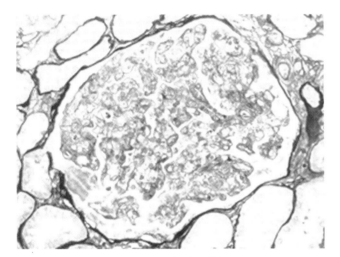

图 16-2-2　肾活检病理普通光镜
（PASM，200 倍）

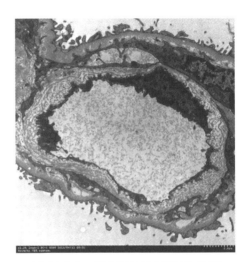

图 16-2-3　患儿肾组织电镜检查结果

思路 3：XLAS 家系中男性与女性成员均可患病，但男性患者较女性多，且病情更为严重。患者母亲往往为致病基因杂合子，患者母亲家系的男性亲属中可能有相关病史。当怀疑此病时，应详细询问患者亲属的情况，包括是否有经临床诊断的其他患者或有相似表现的家庭成员，由于该病往往以肾脏表现为首发症状，因此对患者的家系成员进行简单的尿常规检查是合理的，可以判断有无未察觉的家族史。从该家系的系谱图看，患者为家系里的先证者，母亲亦为患者，而舅舅也很可能罹患该病，符合 X 连锁遗传病的特点（图 16-2-4）（X 连锁遗传谱系特点见第一章医学遗传学基础理论第二节 X 连锁遗传）。

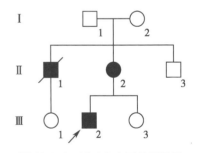

图 16-2-4　XLAS 家系的系谱图
（就诊者Ⅲ2）

【问题 2】　AS 患者临床诊断的必备辅助检查是什么？

思路 1：尿常规检查。血尿是 AS 最突出的临床表现。在 XLAS 中，100% 的男性患者与 90% 的杂合子女性均有镜下血尿。100% 的 ARSA 患者有血尿。可于上呼吸道感染后出现发作性肉眼血尿。随着年龄的增长，所有 XLAS 男性与 ARSA 患者均可出现蛋白尿，可发展为肾病综合征。杂合子女性也可出现蛋白尿。该患儿已出现肉眼 / 镜下血尿及蛋白尿，提示已有肾功能损害。

思路 2：听力检查。80% 男性和 20%～30% 女性出现耳聋，通常在 XLAS 男性与 ARSA 患者的儿童晚期或青少年早期表现明显，进行性发展，双侧不完全对称。早期听力损害表现为高频感音神经性耳聋（2 000～8 000 赫兹），需采用纯音测听才能检出。男性患者听力减退的区域更广，甚至影响日常交谈。该患儿已出现双耳感音神经性耳聋，支持 AS 的临床诊断。

思路 3：眼部检查。30%～40% 的 XLAS 男性和 15% 的 XLAS 女性可出现眼部病变。前圆锥形晶状体是该病的特异表现，患者可表现为进行性近视，15%～20% 的 XLAS 患者可以发现该病变，且几乎全部局限于 30 岁前即发展为尿毒症并伴有耳聋的家系。15%～30% 的 AS 患者可以发现眼底黄斑周围点状病变等，但不影响视力。该患儿未发现眼部病变。

思路 4：肾组织或皮肤基底膜胶原蛋白Ⅳ检查。该检查可见 AS 特异性的Ⅳ胶原蛋白 α 链的异常表达，对 AS 的诊断具有重要价值，尤其后者取材简便，损伤小，已逐渐成为 AS 临床诊断的首选辅助检查手段。该患儿及其母亲均出现了Ⅳ胶原蛋白 α5 链的异常表达，可以确定为 XLAS。

思路 5：肾组织电镜检查。多数 AS 患者的检查均可见肾小球基底膜不规则增厚、分层及撕裂等改变，对 AS 的诊断有重要的提示作用。该患儿被观察到的肾小球基底膜改变符合 AS 的特点。

知识点

AS 肾小球基底膜改变的病因学

1. 成人期Ⅳ型胶原广泛存在于肾脏中，是胶原蛋白及细胞外基质的重要组分，是构成肾小球及肾小管基底膜的重要结构基础。由上皮细胞及内皮细胞分泌的Ⅳ型胶原分子与层粘连蛋白、巢蛋白、蛋白聚糖及其他糖蛋白构成一个复杂的相互作用网络，从而形成肾小球基底膜。

2. AS 致肾小球基底膜改变的具体机理不清。AS 的组织病理学与临床表现均源于编码成人期Ⅳ型胶原基因的突变，在肾小球基底膜中这些正常 α 链的缺失或数量下降导致互作网络的异常，进而使基底膜结构或功能出现缺陷。

【问题 3】 该患儿临床上需要与哪些疾病进行鉴别诊断？

思路 1：AS 的突出临床表现是持续血尿，且多于儿童期发病，因此应与其他可导致儿童持续镜下血尿的疾病相鉴别。①鉴别血尿来源（肾性 / 肾小球性、肾性 / 肾小球后、肾后），这需要利用相差显微镜检查、尿钙测定及肾脏超声检查等。一旦镜下血尿被确定为肾小球源性的，就需要与一系列慢性肾小球疾病相鉴别。②对于无血尿家族史的患者，需要鉴别的疾病包括 IgA 肾病、薄基底膜肾病及膜增生性肾小球肾炎等。③当患者有血尿家族史，则重点需要与薄基底膜肾病相鉴别。

思路 2：薄基底膜肾病（thin basement membrane nephropathy，TBMN）。该病是由于 *COL4A3* 或 *COL4A4* 基因杂合突变所致的常染色体显性遗传病。与 AS 的相似之处还表现在患者多于儿童期发生持续的镜下血尿。但该病缺乏肾外表现，一般不会观察到听力及眼部疾病；蛋白尿少见，通常亦不会进展到 ESKD；病情严重程度与性别关系不大。上述几点可以与 AS，尤其是最常见的 XLAS 相鉴别。

思路 3：IgA 肾病（IgA nephropathy，IGAN）。该病同样以反复发作性肉眼血尿或镜下血尿为特征，可伴有不同程度蛋白尿，但患者可能有血清 IgA 纤维连接蛋白聚合物（IgA-FN）增高，肾组织病理检查以 IgA 为主的免疫球蛋白沉积为特征，加之缺乏肾外表现及家族史，可与 AS 相鉴别。

思路 4：膜增生性肾小球肾炎（membranoproliferative glomerulonephritis，MPGN）。患者几乎都有血尿与蛋白尿，但可能存在血补体降低。肾组织病理改变以系膜细胞增生、毛细血管壁增厚、基底膜双轨及电镜下电子致密物沉积未特征，加之缺乏肾外表现及家族史，可与 AS 相鉴别。

【问题 4】 怎样对该患者进行病因诊断？

思路 1：*COL4A3*、*COL4A4* 与 *COL4A5* 基因的遗传学检测是病因诊断和分类的重要手段，也是进行产前诊断的基础。明确的遗传病理学特征是进行遗传检测的基础，能指导临床医师选择合适的遗传检测技术，从而制订高效而经济的检测流程。

思路 2：*COL4A5* 突变可以解释 85% 的 AS 患者的病因，*COL4A3* 与 *COL4A4* 突变可以解释 15%AS 患者的病因，其中 *COL4A3* 与 *COL4A4* 隐性变异致病约占 75%，显性变异致病约占 25%。*COL4A5* 有 51 个外显子，致病性变异以错义与无义突变、RNA 剪切突变及大小缺失为主；*COL4A4* 有 48 个外显子，致病性变异以错义与无义突变、小缺失及 RNA 剪切突变为主；*COL4A3* 有 52 个外显子，致病性变异以错义与无义突变、RNA 剪切突变及小缺失为主。

思路 3：*COL4A5* 的 c.4692G>A、c.4946T>G、c.5030G>A 突变相对常见，*COL4A3* 与 *COL4A4* 缺乏突变热点。由于缺乏特异的可区分的疾病表型，因此在 3 个常见突变检测阴性时，可采用高通量测序检测突变，并对发现的可疑致病性变异进行 Sanger 测序验证；培养皮肤成纤维细胞或发根细胞，提取 mRNA 进行逆转录 PCR 与测序分析，检测导致 RNA 异常剪切的内含子突变；多重探针连接扩增技术（MLPA）检测致病基因大的缺失与重复；常规染色体分析检测染色体结构重排。

【问题5】　该患儿基因测序检测结果能否确诊为 XLAS?

思路1：患儿高通量测序检测结果共发现三个基因的 17 个编码区突变，其中 COL4A3 基因有 7 个突变，COL4A4 有 9 个突变，COL4A5 有 1 个突变（表 16-2-2）。

表 16-2-2　患儿的高通量测序检测结果

基因	突变名称	杂合/纯合（类型）	Rs 编号	一般群体突变等位基因频率 /%			
				dbSNP	Hapmap	G1000	本地
COL4A5	c.1769A>C，p.Lys590Thr	半合子（错义）				0	0
COL4A4	c.4932C>T，p.Phe1644Phe	杂合（同义）	rs2228557		0.482	0.489	0.403 5
COL4A4	c.4548A>G，p.Val1516Val	杂合（同义）	rs2228555	0.0427		0.474 4	0.571 8
COL4A4	c.4207T>C，p.Ser1403Pro	杂合（错义）	rs1800518		0.482	0.482 6	0.398 5
COL4A4	c.4080G>A，p.Pro1360Pro	杂合（同义）	rs2228556		0.489	0.497 3	0.403 5
COL4A4	c.3979G>A，p.Val1327Met	杂合（错义）	rs2229813			0.497 3	0.403 5
COL4A4	c.3684G>A，p.Lys1228Lys	杂合（同义）	rs2229812		0.5	0.495 4	0.403 5
COL4A4	c.3594G>A，p.Gly1198Gly	杂合（同义）	rs10203363	0.496 2	0.493	0.494 5	0.403 5
COL4A4	c.3011C>T，p.Pro1004Leu	杂合（错义）	rs1800517	0.058 3		0.497 3	0.440 6
COL4A4	c.1444C>T，p.Pro482Ser	杂合（错义）	rs2229814	0.004 2		0.496 3	0.450 5
COL4A3	c.422T>C，p.Leu141Pro	纯合（错义）	rs10178458	0.625 7	0.82	0.673 1	0.925 7
COL4A3	c.485A>G，p.Glu162Gly	纯合（错义）	rs6436669	0.629 3	0.825	0.673 1	0.925 7
COL4A3	c.1195C>T，p.Leu399Leu	纯合（同义）	rs10205042	0.553 9		0.584 2	0.901
COL4A3	c.1223G>A，p.Arg408His	杂合（错义）	rs34505188	0.169		0.174	0.158 4
COL4A3	c.1352A>G，p.His451Arg	杂合（错义）	rs11677877	0.166 3	0.299	0.184 1	0.158 4
COL4A3	c.1452G>A，p.Gly484Gly	杂合（同义）	rs34019152	0.171 7		0.177 7	0.158 4
COL4A3	c.1721C>T，p.Pro574Leu	杂合（错义）	rs28381984	0.478 4	0.489	0.476 2	0.467 8

思路2：基因突变的致病性分析。从突变等位基因频率看，除 COL4A5 基因第 24 外显子的错义突变（c.1769A>C；p.Lys590Thr）外，其他突变等位基因在一般群体中的频率均大于 1%，系基因组多态可能性较大。而 COL4A5 基因 c.1769A>C 在一般群体中频率极低，属于罕见突变（PM2）；家系中患儿舅舅有类似疾病，母亲是突变杂合子且发病（PP1 上升为 PM）；该突变经 SIFT 数据库和 PolyPhen-2 数据库预测，均显示该突变有害（PP3）；患者的表型与家族史高度提示为 X 连锁单基因遗传病（PP4）。综上，根据 ACMG 指南的分类标准，该突变为可能的致病性变异。至此，从病因水平确诊该患儿发生了 XLAS。

【问题6】　如何进行遗传咨询?

思路1：按 X 连锁遗传方式进行遗传咨询。

思路2：①患儿父亲无病，但母亲为致病变异杂合子，如再次生育，男性后代再发风险为 50%，女性后代杂合子风险为 50%，也可能患病，病情严重程度难以确定，但通常比家系男性患者轻微；②患儿母亲已发病，应该进行每年的尿检与血压监测；③患儿妹妹也应进行定期的尿检，并且应行遗传学检查以了解是否为突变杂合子，以尽早采取措施尽可能推迟发病及正确治疗；④患儿如能成年且欲生育，男性后代无患病风险，而女性后代皆为致病变异杂合子。

知识点

AS家系遗传咨询要点

1. **XLAS家系**　①男性患者的父亲不会携带致病突变或患病，但当家系中出现两个或以上男性患者时，患者的母亲肯定是携带者；由于10%～15%男性患者的基因突变是新发生的，因此当家系中只有一个男性患者时，患者的母亲有85%～90%的可能性是携带者；男性患者的母亲应该每年进行尿检与血压监测，如患者基因突变已知，其母亲应行遗传学检查。②XLAS家系女性患者的双亲均可能携带致病突变，10%～15%女性患者的基因突变是新发生的，因此女性患者的双亲之一有85%～90%的可能性携带致病突变；女性患者的双亲应该进行每年的尿检与血压监测，如患者基因突变已知，双亲应行遗传学检查。③若患者（无论男女）的母亲是携带者，则患者同胞均有50%的机会获得致病突变，一旦获得突变，男性同胞会发病，女性同胞则不一定。④若女性患者的父亲携带致病突变，则患者男性同胞均不会得到致病突变，而女性同胞均获得突变，发病与否不确定。⑤如果患者双亲均无致病突变，患者同胞发病风险较低，但应考虑到双亲突变生殖细胞嵌合的可能性。⑥男性患者的男性后代均不会得到致病突变，而女性同胞均获得突变，发病与否不确定。⑦女性患者的后代有50%的机会获得致病突变，一旦获得突变，男性同胞会发病，女性同胞则不一定。

2. **ARAS家系**　①患者双亲是肯定的携带者，约有50%的携带者会有镜下血尿，但很少发展到蛋白尿、高血压及肾功能不全；②患者同胞有25%的机会获得两个致病突变而发病，50%的机会仅获得一个突变，25%的机会完全正常。未发病的同胞有2/3的机会是携带者；③患者后代是肯定的致病突变携带者。

3. **ADAS家系**　①大多数患者双亲之一患病，但如果出现新发突变，或者双亲较早发生死亡等情况下，可能导致阴性家族史；②若双亲之一患病，患者同胞有50%的机会患病，若双亲无病，同胞患病风险较低；③患者后代有50%的机会患病。

思路3：远期并发症。所有的XLAS男性会逐步发展为蛋白尿及肾功能不全，最终发生ESRD，约30%的XLAS男性在30岁前发生ESRD，90%的患者在40岁前发生ESRD。约12%的XLAS女性在40岁前发生ESRD，约30%的女性在60岁前发生ESRD，约40%的女性在80岁前发生ESRD。80%～90%的XLAS男性在40岁前发展为感音神经性耳聋。XLAS女性的听力丧失出现频率低于男性，可能在生命的晚期才会发生。30%～40%的XLAS患者发生眼部病变。前圆锥形晶状体在男性患者中更常见，约13%的XLAS男性有前圆锥形晶状体的表现。约14%的XLAS男性发生黄斑病变。

知识点

*COL4A5*基因型与表型的相关性

1. 当*COL4A5*基因存在大的结构重排、无义突变及移码突变时，XLAS患者有50%的风险在20岁前发生ESRD，90%的风险在30岁前发生ESRD，有50%的风险在10岁前发生耳聋。

2. 当*COL4A5*基因存在剪切位点突变时，XLAS患者有50%的风险在25岁前发生ESRD，70%的风险在30岁前发生ESRD，有50%的风险在10岁前发生耳聋。

3. 当*COL4A5*基因存在错义突变时，XLAS患者有50%的风险在30岁前发生ESRD，在20岁前发生耳聋的风险低于50%。

4. 当*COL4A5*基因缺失或导致蛋白截短的基因内小缺失时，其发生前圆锥形晶状体的风险显著高于该基因错义突变或剪切位点突变的患者。所有发生弥漫性平滑肌瘤的XLAS家系均发现存在跨*COL4A5*基因5′端至*COL4A6*第2内含子的大缺失，当缺失范围超过*COL4A6*第2内含子时，并不发生平滑肌瘤，仅仅*COL4A6*的突变也不会导致AS的发生。

思路4：产前诊断。这是避免患者出生的有效手段。该病系进行性进展的肾功能损害，最终发展为EDSR的致死性疾病，因此，XLAS女性携带者、ARAS携带者或ADSR患者再生育时可进行产前诊断，确定患病的胎儿建议采取治疗性流产。

【问题7】　如何对患儿进行治疗?

思路1:目前无病因治疗手段。可使用血管紧张素转化酶拮抗剂或血管紧张素受体阻滞剂治疗以抑制蛋白尿与延缓ESRD的发生。患儿可佩戴助听器改善听力。

思路2:如发展为ESRD,实施透析或肾移植手术是有效治疗措施,但是3%~4%AS患者接受肾移植后,机体产生针对移植的正常基底膜的抗体,出现抗肾小球基底膜肾炎,约75%发生在移植后1年内,可导致移植失败。

思路3:在肾移植的近亲肾源选择上,最理想的是家系中尿检无血尿的男性,有血尿男性不能供肾。由于有5%~10%的XLAS女性携带者无症状,因此尿检阴性的女性亲属供肾仍是有风险的,但如果家系致病突变已证实,则可以通过基因检测分析无症状女性是否携带突变。

思路4:只有当家系突变未知,且确无其他肾源情况下,才能考虑有血尿的女性亲属作为肾源,但应注意蛋白尿或感音神经性耳聋女性是绝对不能供肾的,其次,即便无蛋白尿或耳聋,40岁前的女性也不应作为肾源,40岁后如无AS相关临床表现可供肾,但应告知携带突变但晚发AS的风险。

【问题8】　患儿成年后如生育,如何进行产前诊断?

思路:产前基因诊断须建立在家系患者病因诊断明确的基础上。该家系符合这个条件,对胎儿染色体及基因组DNA样本(孕早期绒毛或中期的羊水等)的家族性致病变异位点进行遗传学检测,可以做出胎儿是否带有与先证者相同致病变异的结论。亦可结合基因内与旁侧的多态位点进行连锁分析进一步验证已知突变的检测结果,并综合做出胎儿是否会罹患与先证者相同突变所致的XLAS的结论。但对女性杂合子后代,发病与否及病情严重程度不能根据产前诊断结果进行预测。

【问题9】　AS的基因诊断和产前诊断流程。

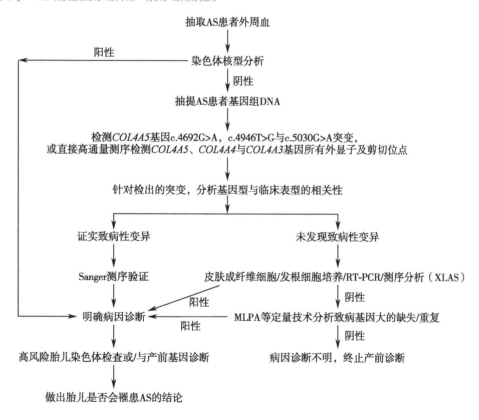

（杨　元　卢亦路）

本 章 小 结

在以血尿、蛋白尿与高血压为主要临床表现的遗传病中,多囊肾病的发病率最高,其中常染色体显性多囊肾病(ADPKD)更是最常见的单基因遗传病之一,该病与常染色体隐性多囊肾病(ARPKD)共同构成了人类多囊性肾病主要的单基因病因。B超等影像学检查结果是多囊肾病临床诊断的重要依据。ADPKD患者多为成人，有较高的外显率，家系中男性与女性成员均可患病，患者双亲之一往往为该病患者，因此通常有明确的家族史。当怀疑此病时，应详细询问患者一级亲属的情况，包括是否有经临床诊断的其他患者或有相似表现的家庭成员，并绘制系谱图。*PKD1*与*PKD2*是ADPKD主要的致病基因。ARPKD多发于胎儿期和新生儿期，其特征性表现为双肾囊肿增大与先天性肝纤维化。*PKHD1*是ARPKD主要的致病基因。相较而言，遗传性肾炎（AS）在以血尿为主要表现的儿童中较为常见，与多囊肾病相似，该病也是肾功能衰竭与终末期肾病（ESKD）的重要遗传病因。根据致病基因的定位与性质，遗传性肾炎可分为X连锁遗传AS、常染色体隐性遗传AS与常染色体显性遗传AS。*COL4A3*、*COL4A4*与*COL4A5*基因的遗传学检测是遗传性肾炎病因诊断和分类的重要手段，也是进行产前诊断的基础。

推荐阅读文献

[1]　WU G., SOMLO，S. Molecular genetics and mechanism of autosomal dominant polycystic kidney disease. Molec Genet Metab，2000，69（1）：1-15.

[2]　PORATH B.，GAINULLIN V. G.CORNEC-LE GALL，et al. Mutations in GANAB，encoding the glucosidase Ⅱ-alpha subunit，cause autosomal-dominant polycystic kidney and liver disease. Am. J. Hum. Genet，2016，98（6）：1193-1207.

[3]　CORNEC-LE GALL, E.OLSON R. J.BESSE W.，et al. Monoallelic mutations to DNAJB11 cause atypical autosomal-dominant polycystic kidney disease. Am. J. Hum. Genet，2018，102（5）：832-844.

[4]　LU H.，GALEANOM. C. R.，OTT E.，et al. Mutations in DZIP1L，which encodes a ciliary-transition-zone protein，cause autosomal recessive polycystic kidney disease. Nature Genet，2017，49（7）：1025-1034.

第十七章　结缔组织遗传病

结缔组织遗传病是因遗传变异引起结缔组织结构或功能缺陷而导致的一组疾病,包括马方综合征、埃勒斯-当洛综合征、成骨不全症、勒斯-迪茨综合征和胸主动脉瘤样夹层(TAAD)等数十种疾病。结缔组织细胞及其分泌的基质,起着支撑和连接人体组织和器官的作用,完整结缔组织使人体各系统维持正常形态并发挥其功能。而结缔组织缺陷则常累及关节、皮肤、眼睛和心血管等系统,导致关节和皮肤松弛、晶状体脱位和大动脉扩张等病理改变,进而引起一系列临床综合征。大部分综合征都有家族聚集趋势,有较明确的致病基因,并呈现孟德尔遗传方式。本章以最常见的两种结缔组织遗传病——马方综合征和埃勒斯-当洛综合征为例阐述其遗传诊断要点。

第一节　马方综合征

马方综合征(Marfan syndrome,MFS)[OMIM 154700]是一种累及全身结缔组织的常染色体显性遗传性疾病,其临床症状因其遗传异质性而表现多样化,最常见累及骨骼、眼与心血管系统,其中脊柱侧弯在 MFS 患者中发生率约为 60%;晶状体脱位发生率为 80%,多为双侧发病;心血管系统病变发生率大概为 60%,包括二尖瓣病变、大动脉炎等。该病最早由法国儿科医生 Marfan 于 1896 年诊治发现,并对其临床表现加以描述。1979 年,Reed EP 等从心血管、眼、骨骼及家族史四个方面系统地阐述了 MFS 的临床表现和诊断依据,并据此于 1996 年制定了 Ghent 校正诊断标准,2010 年重新修订至今。MFS 系常染色体显性遗传疾病,其发病无性别倾向,其突变率亦无地域倾向,且该病致病基因携带者有 50% 的概率将其传给下一代。现报道大多数 MFS 患者有家族史,但同时又有 25%~30% 的患者系自身突变导致,自发突变率大约是 2 万分之一。

经过半个多世纪的研究,目前已证实位于 *15q21.11* 上编码微纤维蛋白的 *FBN1* 基因缺陷或突变是引起 MFS 的主要病因。微纤维蛋白是一种有重复结构区的大分子糖蛋白,它是与结缔组织联系密切的原纤维系统中微原纤维的重要组成部分,而微原纤维是眼晶状体韧带、骨关节韧带及关节囊、软骨、骨膜、血管及其瓣膜、筋膜、气管等一系列组织器官结缔组织的组成成分。目前研究发现除了 *FBN1* 基因缺陷或突变外,*FBN2*、*FBN3*、*TGFBR I* 以及 *TGFBRII* 基因突变与 MFS 的发生存在密切的关系。

MFS 的诊疗经过通常包括以下环节:

1. 详细询问先证者的体征特点及遗传家族史。
2. 查体时重点关注心血管、眼科及骨科系统体征,尤其是典型的骨科体征。
3. 对疑诊患者进行心脏彩超等检查,根据 Ghent 标准 2010 年修订版的 MFS 临床诊断标准评分。
4. 经系统评分诊断成立的患者,告知 MFS 的遗传病理及分子诊断流程,知情同意后进行分子遗传检测。
5. 向患者解释检测结果、遗传咨询。
6. 对遗传诊断明确、有生育要求的家系进行产前诊断,根据结果进行遗传咨询。
7. 根据患者病情制订治疗方案。
8. 向患者介绍有关的 MFS 病友会,搭建患者间沟通的平台。

临床关键点

1. 骨骼异常(四肢过长、上下身比例失调、脊柱侧凸)、心血管系统异常[主动脉根部扩张和/或二尖瓣脱垂]、晶状体(不全)脱位等是 MFS 的典型系统体征,其中临床就诊多见的原因为升主动脉瘤、主

589

动脉关闭不全和主动脉夹层。

2. MFS 的临床诊断须进行心血管 B 超、骨骼系统 X 线等检测。

3. 特征性体征或基因检测是确诊的重要手段。

4. 疾病遗传病理是制订遗传检测流程的基础。

5. 该病为显性遗传病，应在此基础上进行遗传咨询。

6. 没有有效的治疗方法，主要是针对不同系统病变行对症治疗。

7. 产前诊断是唯一有效的预防途径。

8. 对于先证者没有获得遗传诊断，但临床诊断明确的家系，可以选择连锁分析的方法进行产前诊断，孕妇应该充分知情该方法的局限性。

临床病例

患儿，男，14 岁，因"发现脊柱偏曲四年，加重半年"就诊。病史采集如下。

患者足月平产，预防接种史正常，生长和智力发育均正常。四年前无明显诱因开始出现脊柱弯曲，于外院行 X 线检查考虑诊断为脊柱侧弯畸形，未给予进一步检查明确诊断。近半年来开始出现脊柱偏曲明显加重，并伴有患者自觉无法完成体育活动，易出现气促感觉，既往曾在 4 年前因"漏斗胸"行手术治疗。

查体：胸壁稍内陷，前壁可见 10cm 左右手术瘢痕，脊柱胸段明显右凸，右肩高于左肩约 2cm，可见剃刀背，胸廓左右不对称，脊柱全程无压痛，四肢肌力正常对称，四肢细长，躯干 / 下肢长度的比值减少，屈拇征及腕征阳性，肌张力不高，病理征阴性。其母亲有类似体征。先证者行视力检查：高度近视。X 线检查提示：脊柱"S"形侧弯畸形；四肢长骨细长，掌骨指数 8.6（>7）。CT 可见主动脉窦部轻度瘤样扩张，建议结合临床；主动脉迂曲。先证者母亲体型瘦高，神经系统体检无明显异常。X 线检查提示脊柱侧弯畸形。心脏彩色多普勒检查：主动脉窦部扩张，主动脉瓣轻至中度关闭不全，二尖瓣脱垂伴中度关闭不全，三尖瓣轻至中度关闭不全。

【问题 1】　根据上述资料，患者最可能的诊断是什么？

思路 1：患者查体存在高度近视、四肢及脊柱骨骼发育异常、心血管系统异常，提示存在结缔组织系统疾病，主要表现在眼、心血管及骨骼系统的异常，应高度怀疑 MFS。追查患者具有家族遗传史，并构建系谱图（图 17-1-1）。

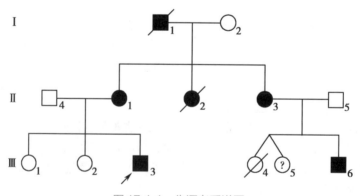

图 17-1-1　先证者系谱图

知识点

MFS 的临床诊断标准

MFS 临床诊断标准（Ghent 标准 2010 年修订版）

1. 缺乏 MFS 家族史，符合下述标准之一的即可诊断。

（1）aortic root（主动脉根径）Z 值≥2 合并晶状体脱位。

（2）aortic root Z 值≥2 合并 *FBN1* 突变。

（3）aortic root Z 值≥2 合并系统评分≥7。

（4）晶状体脱位合并 *FBN1* 突变并且主动脉病理异常。

2. 已知 MFS 家族史，符合下述标准之一的即可诊断。

（1）晶状体脱位。

（2）系统评分≥7。

（3）aortic root Z 值≥2。

知识点

主动脉根径 Z 值

新纳入的彩色多普勒瓦萨瓦试验 Z 值用于评价主动脉根部扩张。

主动脉根部扩张的程度取决于年龄、身高和体重（体表面积 BSA）。

Z 值的计算公式为主动脉根径实测值与平均值的差值（mm）再除以标准差，其≥2 具有诊断价值。

思路 2：MFS 是一种显性遗传病，患者男女比例均等，综合征大约 1/4 是由新的基因突变而来，另 3/4 是由父母遗传而来。

思路 3：该 MFS 患者存在高度近视、四肢及脊柱骨骼发育异常；心血管系统异常，综合其系统评分为 7 分。

知识点

系统评分

屈拇征和腕征阳性 =3（屈拇征或腕征阳性 =1）

鸡胸或漏斗胸畸形 =2（漏斗胸 / 胸廓不对称 =1）

后足内翻畸形 =2（扁平足 =1）

硬脊膜膨胀 =2

髋臼前凸 / 髋关节内陷 =2

躯干 / 下肢长度的比值减少或上肢长度 / 身高的比值增大并不伴严重脊柱侧凸 =1

脊柱侧弯或脊柱后凸畸形 =1

肘关节外展减少 =1

面部特征（3/5）=1（长头、眼球内陷、眼睑下斜、颧骨发育不全、缩颌）

皮肤萎缩（牵拉痕）=1

中度近视 =1

二尖瓣脱垂 =1

【问题 2】 MFS 患者临床诊断的必备辅助检查是什么？

思路 1：彩色多普勒超声心动图。心血管系统累及是 MFS 最常见病变，其主要表现为主动脉根部扩张、二尖瓣脱垂、主动脉瓣关闭不全、主动脉裂及主动脉的壁间动脉瘤等。给予彩色多普勒超声心动图可以有效地协助临床诊断。其中主动脉的壁间动脉瘤破裂是最危险的，由它引起的大出血休克常常是致命的。

思路 2：影像学检查。影像学检查包括 X 线、螺旋断层 CT 检查及磁共振成像（MRI）。①常见的 X 线检查用以明确患者是否掌骨指数 >8.4、是否存在脊柱侧弯畸形等。②螺旋断层 CT 血管造影是目前最常用的主动脉瘤诊断工具，同时也常常被用来确定动脉瘤性扩张的程度。当然，CT 也具有其局限性，可能因为心脏运动或内植入材料等导致成像异常,此外,造影剂对肾功能的损害及电离辐射致癌的风险需要重视,而且对于主动脉瓣的功能检查,螺旋 CT 仅能提供相当有限的评估。③对于 CT 检查提示胸主动脉异常的病患,可以给予全面的 MRI 检查以进一步评价心脏瓣膜功能。

思路 3:眼科检查。MFS 的眼科异常表现主要为晶状体脱位,可发生于出生时或出生后,晶状体脱位往往是双眼对称,且脱位可以是稳定的,也可以是进行性的,初期晶状体可以保持透明,逐渐发生混浊。

【问题 3】 MFS 临床上需要与哪些疾病进行鉴别诊断?

思路 1:先天性挛缩性细长指(趾)症(congenital contractural arachnodactyly,CCA)。其临床表现与 MFS 极其相似,也是瘦长体型、瘦长四肢、细长指(趾)、脊柱侧弯等,但程度较轻,无眼及心血管系统的表现。它还有一个特征性的表现就是外耳的折皱畸形,这在 MFS 患者中是没有的。MFS 患者通常是关节韧带松弛,而 CCA 则是表现为髋、膝、肘关节的挛缩。

思路 2:MFS 还需要与其他疾病相鉴别。

(1)埃勒斯 - 当洛二氏综合征:虽可有四肢过长、关节过动症状,但 MFS 不出现皮肤和血管脆弱及皮肤过度伸展症状。

(2)弹性假黄瘤病:根据在皮肤受摩擦较多的部位出现淡黄色至橘黄色皮疹及皮肤增厚、弹性差、松弛,同时眼底有特征性血管样线纹及内脏有栓塞症状和体征可诊断该病。

(3)同型胱氨酸尿症:系隐性遗传,患儿智力发育迟缓,尿含类胱氨酸,尿硝普盐试验阳性。可有晶状体脱位、肢端异常、胸和脊柱异常。但尿的异常、全身性骨质疏松、脉管栓塞和反应迟钝等在 MFS 者不出现。

需与其他各系统类似疾病鉴别诊断(图 17-1-2)。

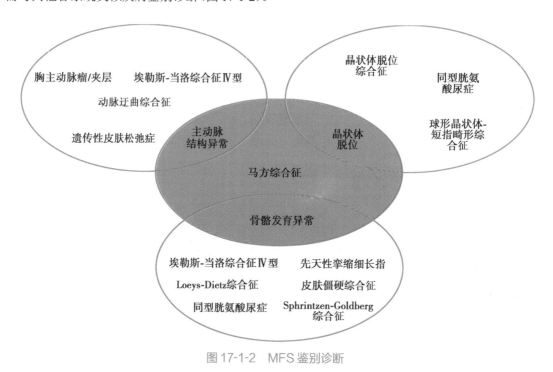

图 17-1-2　MFS 鉴别诊断

【问题 4】 怎样对该患者进行确诊?

思路 1:MFS 的诊断主要依赖患者的临床症状,但 MFS 临床表型个体差异极大,应用临床诊断标准则难以对症状不典型或症状前患者进行诊断,需要依赖遗传学诊断技术。

思路 2:对于无症状患者或产前诊断可借助连锁分析,当家系太小或不宜行连锁分析时,则需对 *FBN1* 基因进行突变检测。现有 DNA 测序、单链构象多态(SSCP)、异源双链杂交(HA)及长 RT-PCR 等方法均已用于序列变异的检测。每一种方法都各有其优越性和局限性。目前常应用变性高效液相色谱分析法(dHPLC)进行 *FBN1* 已知突变的检测,当基因组 DNA 扩增产物未能检出突变时,可定量分析每一个等位基因的转录产量,或直接行 cDNA 测序等进一步的分析。

【问题5】 怎样对先证者进行分子遗传学诊断?

思路1:明确的遗传病理学特征是进行遗传检测的基础,能指导临床医师选择合适的遗传检测技术,从而制订高效而经济的检测流程。

思路2:①目前已证实位于15号染色体长臂即15q21.1上编码微纤维蛋白的基因即 *FBN1* 基因的缺陷或突变是引起MFS的主要病因,*FBN1* 基因cDNA全长200kb,66个外显子,编码序列为10kb。mRNA有9 663个核苷酸,开放阅读框为8 613个核苷酸。*FBN1* 的产物原纤蛋白1,分子量为350kDa,富含半胱氨酸糖蛋白单体。*FBN1* 基因具有较高的突变率,到目前为止,已发现有2 946种突变。②MFS表型的显著差异可能与诸如 *FBN2*、*FBN3*、*TGFBR I*、*TGFBR II* 基因有关。

思路3:MFS的遗传病理类型多样,目前首选的方法是采用变性高效液相色谱分析法(dHPLC)技术和测序方法进行突变检测。对于dHPLC检测结果阴性的病例,采用PCR+测序的方法对基因编码区进行突变分析,确定突变位点。

【问题6】 该患者检测结果能否确诊为MFS?

思路1:对于该患者经过聚合酶链反应-单链构象多态性(PCR-SSCP)检测,发现该患者第25号外显子cDNA 3 243~3 246核苷酸之间有一个13bp的小片段的杂合性缺失,cDNA密码子序列为C1037del,*FBN1* 基因正常第1 037位密码子(AGC)编码的氨基酸为丝氨酸,由于缺失,使AGC变为ACG,后者编码产生苏氨酸,从而导致以后的密码子编码发生改变,即产生移码突变,翻译阅读框的转移。

思路2:目前DNA测序、单链构象多态及RT-PCR等方法都已应用于MFS序列变异的检测,目前发现变性高效液相色谱分析法(dHPLC)敏感度、特异性更为明显,但目前只应用于 *FBN1* 已知突变的检测。

【问题7】 如何进行遗传咨询?

思路1:按常染色体显性遗传方式进行遗传咨询。

思路2:MFS表型复杂性。MFS的临床表型复杂,现有报道提示轻症MFS是由于FBN1的数量减少所致,而重症MFS则是由FBN1的聚合机制改变导致异常FBN1起负显性作用所致。诸如目前所知的59~65外显子突变与轻型MFS有关,且多无主动脉明显病变。晶状体脱位患者的突变位点常集中在前15外显子,24~27外显子区域的变异常伴脊柱侧凸畸形,重症进行性脊柱侧弯常发生于25外显子。不同个体的其临床表型不一,诸多MFS患者仅靠临床体征以确诊,且不同家系的临床表现多样化,甚至一个家系内不同患者的表型差异也要考虑遗传相互作用或环境因素的影响。

思路3:关于后代患病风险。由于目前基因型和表型的相关型研究并不多,单纯了解先证者的突变类型难以明确其预后,因此明确基因突变的主要意义是为其家系成员的确诊提供分子生物学依据,特别是对后代的早期诊断,同时还有助于产前或植入前遗传学诊断,目前已知MFS患者中约75%有阳性家族史,25%由新发突变所致。由于MFS呈常染色体显性遗传方式,连续几代发病可具有高度外显率,且表现为基因多效应性特征。

思路4:关于产前诊断及植入前诊断。目前产前诊断主要为基因突变检测及连锁分析间接诊断,对于女性携带者生育时需行产前诊断,对于可能存在重型MFS的患儿应建议采取治疗性流产。而目前植入前遗传学诊断(PGD)应用于MFS的并不多,但随着突变位点特异性扩增和多态性标记等技术的同时开展和普及,植入前遗传学诊断已经开始表现出应用于临床的良好潜力。

【问题8】 如何对患者进行治疗?

思路1:迄今无特异性治疗,只能对症及支持治疗。

思路2:眼:MFS患者视觉系统异常最常见的表现为晶状体脱位,少见的表现包括近视、视网膜剥离、青光眼和白内障等。发育异常的晶状体悬韧带和半脱位的晶状体常引起严重的屈光不正和视力障碍。近视和难以矫正的散光是本病最常见的眼部表现之一,定期检查、矫正屈光不正、维持正常的视敏度、预防弱视是MFS患者眼保健的主要内容。如出现晶状体脱落,则需要及时给予晶状体脱位手术治疗。

心血管:MFS患者最主要的死因包括严重主动脉瓣反流导致的心力衰竭、主动脉瘤/夹层破裂或心包填塞。对手术应取积极态度。手术适应证:①升主动脉瘤的直径>6cm;②升主动脉内膜破裂,出现急性或慢性夹层动脉瘤;③升主动脉瘤形成并有明显的主动脉瓣关闭不全。

骨骼:骨骼生长和韧带松弛会导致严重的问题,特别是进展性脊柱侧弯畸形。①其早期主要为保守治疗,应用支具外固定矫形一直是非手术治疗脊柱侧凸的首选方法;②对于侧凸大于40°或进展迅速(每年增加>10°）的 MFS 患者都应考虑脊柱侧弯矫形并椎弓根螺钉内固定融合手术治疗。

【问题9】 MFS 的遗传诊断和产前诊断流程。

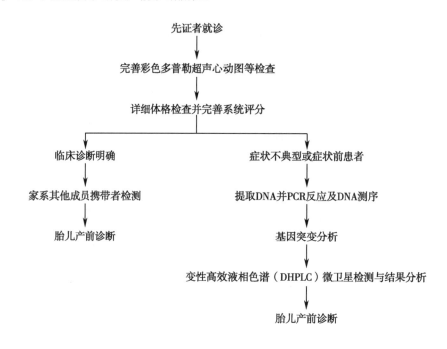

（王　冰）

第二节　埃勒斯 - 当洛综合征

埃勒斯 - 当洛综合征（Ehlers-Danlos syndrome，EDS）又称先天性结缔组织发育不全综合征，是于 1901 与 1908 年分别由 Ehlers 与 Danlos 提出，指有皮肤和血管脆弱、皮肤弹性过强及关节活动过大为主要特征的一组累及全身结缔组织的遗传病，具有非常强的临床与遗传异质性。所有类型的 EDS 均具有不同程度的关节松弛和皮肤 / 软组织表现，主要临床特征为皮肤过度伸展、关节过度活动和组织脆弱。基于 Malfait 等人 2017 年描述的国际分类，OMIM 分为 13 种 EDS 亚型：经典［OMIM 130000，130010］、经典样［OMIM 606408，618000］、心脏瓣膜［OMIM 225320］、血管性［OMIM 130050］、超动力型［OMIM 130020］、关节松弛症［OMIM 130060，617821］、皮肤病［OMIM 225410］、脊柱侧凸［OMIM 225400，614557］、脊柱发育不良［OMIM 130070，615349］、肌肉挛缩［OMIM 601776，615539］、肌病［OMIM　616471］、牙周病［OMIM 130080，617174］和角膜脆性综合征［OMIM 229200，614170］型。遗传异质性表现为累及胶原纤维蛋白功能的不同类型 EDS 均有相应的致病基因，包括 *COL1A1*、*COL1A2*、*COL3A1*、*COL5A1*、*COL5A2*、*PLOD1*、*ADAMTS2*、*TNXB* 等基因缺陷导致胶原的结构、生成、加工和交联等异常而致病。胶原为人体结缔组织提供韧力，胶原的缺陷可造成人体皮肤、骨质、血管和器官等的结缔组织薄弱，从而导致一系列症状。EDS 既可以表现为常染色体显性也可以表现为常染色体隐性遗传方式，其中以常染色体显性遗传方式为较为常见。所有类型 EDS 中以经典型 EDS 最早认识，本节将以其为例进行主要阐述，经典型 EDS 以皮肤过度伸张，伤口愈合异常和关节超过度活动为特征的结缔组织病变，包括两个亚型（EDS I 型和 EDS II 型）。

经典型 EDS 的诊疗经过通常包括以下环节：

1. 详细询问先证者的临床特点及家族史。

2. 查体时重点关注皮肤及关节表现，尤其是典型的皮肤过度伸展体征。

3. 对疑诊患者进行临床检查评估皮肤过敏性，萎缩性瘢痕和瘀伤等检查，根据关节过度活动的 Beighton's 标准进行评分。

4. 经系统评分诊断成立的患者，告知 EDS 的遗传病理及分子诊断流程，知情同意后进行分子遗传检测。

5. 向患者解释检测结果、遗传咨询。

6. 对遗传诊断明确、有生育要求的家系进行产前诊断，根据结果进行遗传咨询。

7. 根据患者病情制订治疗方案。

8. 向患者介绍有关的 EDS 综合征病友会，搭建患者间沟通的平台。

临床关键点

1. 皮肤过度伸展是 EDS 的基本特征之一，特别是经典的 EDS 皮肤容易伸展，并在释放后快速恢复，皮肤光滑，触感柔软。皮肤脆弱，小的创伤之后，特别是在压力点（膝盖，肘部）和易于创伤的区域（胫骨，前额，下巴）真皮分裂的表现。伤口愈合延迟，创伤愈合后的明显的瘢痕伸展，疤痕变大，带有"卷烟纸"状外观。

2. 皮肤脆弱，在多个器官中观察到广泛组织可扩展性和脆性的表现如腹股沟斜疝、脐疝与切口疝等。

3. 关节过度活动包括关节不稳定，脚畸形，如先天性马蹄足或扁平足，颞下颌关节功能障碍，关节积液和骨关节炎等。

4. EDS 的临床诊断依据典型的临床表现及骨骼系统 X 线等检测。

5. 特征性体征或基因检测是确诊的重要手段。

6. 疾病遗传病理是制订遗传检测流程的基础。

7. 该病为显性遗传病，应在此基础上进行遗传咨询。

8. 没有有效的治疗方法，主要是针对不同系统病变行对症治疗。

9. 产前诊断是唯一有效的预防途径。

10. 对于先证者没有获得遗传诊断，但临床诊断明确的家系，可以选择连锁分析的方法进行产前诊断，孕妇应该充分知情该方法的局限性。

临床病例

患者，女，30 岁，因"全身肌肉疼痛伴疲劳 4～5 年"就诊。病史采集如下。

患者 4～5 年前无明显诱因开始出现臀部的持续性肌痛伴易疲劳，长时间站立和行走后加重，逐渐发展为髋关节和大腿肌肉的无力，近 3 年出现胸肌无力。2 年内表现复发性颌骨脱位。近 6 个月出现了严重的颈部屈肌和躯干肌肉无力。多年来手臂和后背部可见明显静脉很薄的皮肤，皮肤容易擦伤，伤口愈合后遗留黑色的色素沉着。体检显示小颌畸形、皮肤高弹性、关节过度伸展、瘢伤样疤痕，严重近视，皮肤呈半透明，可见静脉，足趾畸形，双侧严重下运动神经元无力。颞肌、咬肌、乳突肌、斜方肌和胸带肌萎缩。肌肉力量显示近端上肢的 MRC 等级为 -4～4，近端下肢 3 级。深部肌腱反射除膝关节活动活跃外均为减低。

血清同型半胱氨酸水平正常，CK 275U/L，心电图 V_1 呈 T 波倒置，V_2、aVF 呈 ST 段下降。二维超声显示二尖瓣黏液瘤样改变伴轻度二尖瓣反流，射血分数为 61%。高度近视伴散光。CT 主动脉图显示主动脉及其分支正常。神经传导正常。右二头肌和四头肌肌电图显示有肌病电位。肌肉 MRI 显示椎旁肌与臀大肌严重的脂肪浸润。股四头肌比绳肌腱和腓肠肌受累明显。左侧股外侧肌的组织病理学显示轻微纤维大小变化。免疫染色显示 α2 抗层粘连蛋白和 COL6α1 单克隆抗体的显示所有纤维均保持表达。电子显微镜显示偶尔可见扭曲的纤维，弹性纤维的长度和直径没有变化，血管基底膜的厚度变化。

【问题 1】 根据上述资料，患者最可能的诊断是什么？

思路 1：患者查体存在皮肤、肌肉、高度近视、关节与心血管系统异常，提示存在结缔组织系统疾病，主要表现在皮肤与肌肉异常、明显的瘢痕及关节过度活动的异常，应高度怀疑 EDS。追查患者否认家族成员具有类似疾病史。

知识点

经典型 EDS 的临床诊断标准

1. 皮肤过度伸展　在不受机械力或无瘢痕形成部位进行测试，通过拉起皮肤来测量，直到感觉到阻力。

    2. 扩大萎缩性瘢痕 伤口愈合延迟,创伤愈合后的明显的瘢痕伸展变大。

    3. 关节过度活动 取决于年龄,性别,家庭和种族背景。经典 EDS 中的关节过度活动是一般性的,影响全身大小关节,并且通常在孩子开始行走时被注意到。

    4. 阳性家族史。

    思路 2:经典型 EDS 是一种显性遗传病,患者男女比例均等,EDS 大约 1/2 是由新生突变而来,另 1/2 是由父母遗传而来。

【问题 2】 经典型 EDS 患者临床诊断的必备辅助检查是什么?

    思路 1:真皮成纤维细胞的生物化学检测。皮肤来源的成纤维细胞进行胶原蛋白分析,以获得 I、III 和 V 型胶原蛋白进行电泳分析。

    思路 2:彩色多普勒超声心动图。EDS 可以累及心血管系统,协助临床诊断。

    思路 3:影像学检查。影像学检查包括 X 线、螺旋断层 CT 检查及磁共振成像(MRI)。对诊断具有重要的作用。

    思路 4:组织病理学检查。肌肉的组织病理学显示可以检测纤维大小变化。电子显微镜显示可见扭曲的纤维、弹性纤维的长度和直径以及血管基底膜的厚度的变化协助诊断。

    思路 5:眼科检查。EDS 的眼科异常如高度近视、晶体脱位等。

【问题 3】 EDS 临床上需要与哪些疾病进行鉴别诊断?

    思路 1:临床表现与经典型 EDS 重叠的其他类型 EDS。

    (1) EDS[超动力型(EDS type III)]:在这种形式中,关节过度活动是主要的表现。皮肤通常柔软,可能轻度可过度伸展。常见半脱位和脱位,它们可能自发发生或由小创伤引起,伴随急性疼痛。常见退行性关节病,与急性脱臼或晚期骨关节炎相关的慢性疼痛是严重的并发症,并且可能造成身体和心理上的功能障碍。容易瘀伤,但萎缩性瘢痕形成则是典型 EDS 的特征。临床上主要表现为关节过度活动,并且发现皮肤异常,如皮肤过度伸展性和光滑柔软,存在萎缩性瘢痕,提示经典 EDS 的诊断。

    超动力型 EDS 的诊断完全基于临床评估和家族史。在大多数具有超动力型 EDS 的个体中,遗传学病因尚不清楚,TNXB(编码腱生蛋白 X 的基因)半倍剂量不足和杂合错义突变可能与少部分超动力型 EDS 有关。已有报道,一个超动力型 EDS 家族中检出 COL3A1 变异。呈常染色体显性遗传。

    (2) 腱生蛋白 X 缺乏症:在具有常染色体隐性 EDS 表型的个体中已经鉴定了 TNXB 纯合致病变异,其特征在于轻度关节过度活动,皮肤过度伸展性和容易瘀伤,但没有萎缩性瘢痕形成。对于相同致病性变异杂合子携带者,特别是女性,似乎具有 EDS 超动力表型。

    (3) 家族性关节过度活动综合征和其他发现过度活动的综合征,与经典 EDS 都表现出关节的过度活动,但不存在皮肤过度伸张性和萎缩性瘢痕。

    (4) 血管型 EDS:其特征是薄而半透明的皮肤,容易挫伤,特殊的面部特征,动脉,肠和/或子宫脆性大。受影响的个体有动脉破裂,动脉瘤和/或夹层的风险,怀孕期间容易发生胃肠穿孔/破裂,子宫破裂。四分之一的血管型 EDS 患者,20 岁以上患有重大医疗问题,40 岁以上者超过 80%。死亡中位数年龄为 48 岁。血管型 EDS 的诊断基于临床表型,通过生物化学和/或分子遗传检测。患者的生物化学研究证明培养的真皮成纤维细胞的 III 型前胶原具有异常的电泳迁移率和异常的分泌效率。分子遗传检测用于鉴定 COL3A1 中的致病性变异。呈常染色体显性方式遗传。

    (5) 早衰型 EDS:是一种罕见的常染色体隐性遗传病,其特征除了典型的 EDS 表现,还包括皱纹相,卷曲和细毛,少量眉毛和睫毛以及牙周炎。由 B4GALT7(编码 β-1,4- 半乳糖基转移酶 7 的基因)中的纯合致病变异引起的。

    (6) 脊柱侧凸型 EDS:是一种广泛的结缔组织病,其特征在于脊柱后凸,关节松弛,肌张力减低,智力正常,可能寿命正常,但是如果脊柱后凸严重患者有不同程度的动脉破裂和呼吸道受损的风险。PLOD1 突变导致酶前胶原 - 赖氨酸 2-氧戊二酸 5- 加氧酶 1(PLOD1:赖氨酰羟化酶 1)的活性不足,从而引起脊柱侧凸型 EDS。脊柱侧凸型 EDS 的诊断可依赖于通过 HPLC 测量的尿液中脱氧吡啶啉与吡啶啉交联的比例增加,具有高度敏感和特异性,也可通过皮肤成纤维细胞中赖氨酰羟化酶活性的测定和 PLOD1 的分子遗传检测进行诊断。呈常染色体隐性遗传方式。

（7）关节痛型 EDS：由先天性双侧髋关节脱位和严重的关节过度活动等症状进行区分。通常存在组织脆性（包括萎缩性瘢痕）和皮肤过度伸展性，严重程度从轻重不等。由 *PLOD1*、*COL1A1* 或 *COL1A2* 的突变引起的，分别导致编码 I 型胶原（EDS VIIA）或 α2 链（EDS VIIB）的 mRNA 的外显子 6 的缺失。呈常染色体显性遗传方式。

（8）皮肤痉挛型 EDS：特点是皮肤脆弱，松弛，下垂，冗长。其他不同的特征包括延迟囟门的闭合，特殊面容，眼睑水肿，蓝色巩膜，脐疝，短手指和身材矮小。这种疾病是由前胶原 N- 蛋白酶的活性不足引起的，前蛋白酶 N 蛋白酶是在前胶原 I，II 和 III 中切除 N- 末端前肽的酶。呈常染色体隐性遗传方式遗传。

（9）心脏瓣膜型 EDS：其特征在于关节过度活动，皮肤过度伸张性，有时萎缩性瘢痕形成，以及心脏瓣膜缺损。*COL1A2* 中纯合子或复合杂合突变引起的 I 型胶原的 proα2（I）链的缺失是致病原因。呈常染色体隐性遗传方式遗传。

（10）经典样 EDS：具有动脉破裂倾向。已经在多个个体中鉴定了 I 型胶原的 proα1（I）链中的一种精氨酸至半胱氨酸（Arg-to-Cys）变异（p.Arg134Cys），此类个体都具有典型 EDS 的表现，包括皮肤过度扩张性，容易发生瘀伤，萎缩性瘢痕形成，以及关节活动过度和成年动脉破裂的倾向。另外两种 proα1（I）R-to-C 突变（p.Arg396Cys 和 p.Arg915Cys）也与动脉破裂有关，但受影响的个体没有 EDS 样皮肤特征。此外，在呈现 EDS / 成骨不全重叠表型的家族中报道了 proα1（I）-Arg888Cys 突变，并且 proα1（I）-Arg836Cys 突变被证明与常染色体显性的 Caffey 病相关。

（11）脑室周围结节异位症 EDS：已报道在少数脑室周围异位症（以癫痫发作为特征的神经元迁移障碍和围绕脑侧脑室的神经细胞集合体）和 EDS 的特征的患者中，检测出了 *FLNA* 中的致病性变异。参考 X 连锁心室异位症。

（12）肌肉型 EDS：其特征在于颅面畸形，可伸缩的薄皮肤，萎缩性瘢痕，容易瘀伤，小关节过度活动，手掌细小和渐尖的手指，远端关节先天性挛缩，脊柱侧凸，进行性肌张力减退和可变的胃肠道和泌尿生殖器受累。由编码皮肤素 4 磺基转移酶 -1 的 *CHST14* 突变引起，其涉及硫酸皮肤素的生物合成。遗传方式为常染色体隐性遗传。

思路 2：EDS 还需要与其他疾病相鉴别。

（1）MFS：由 *FBN1* 的突变引起，涉及眼、骨骼和心血管系统的广泛的临床表现。晶状体异位是一个标志性的特征约占 60%。近视、视网膜脱离、青光眼和早期白内障形成。骨骼过度生长导致长肢体，骨折畸形和关节松弛，常见脊柱侧凸。心血管表现包括主动脉扩张，主动脉夹层，二尖瓣脱垂伴有或没有反流，三尖瓣脱垂和近端肺动脉扩大。MFS 是基于家族史的临床诊断和多器官系统特征性发现的观察，诊断标准已经建立。呈常染色体显性方式遗传。

（2）Occipital horn 综合征（OHS）：其特征在于"枕骨角"，在斜方肌和胸锁乳突肌附着到枕骨的位置处的特征性楔形钙化。临床上可以通过颅骨 X 光触及或观察。OHS 患者也有松弛的皮肤和关节，膀胱憩室，腹股沟疝气和血管曲折，没有特别容易的瘀伤或脆弱的皮肤，血清铜浓度和血清铜蓝蛋白浓度低。*ATP7A* 的突变是致病原因，呈 X 连锁遗传。

【问题 4】 怎样对该患者进行确诊？

思路：EDS 的临床诊断主要依赖患者的临床表现，但要注意临床表型个体差异极大，对其明确诊断需要依赖遗传学诊断技术。

【问题 5】 怎样对先证者进行分子遗传学诊断？

思路 1：明确的遗传病理学特征是进行遗传检测的基础，能指导临床医师选择合适的遗传检测技术，从而制订高效而经济的检测流程。

思路 2：目前已经明确 *COL5A1* 和 *COL5A2* 为经典型 EDS 的致病基因，*COL5A1* 的 DNA 全长约 150kb，cDNA 包含 66 个外显子。最常见的分子缺陷类型是 *COL5A1* mRNA 的单倍剂量不足。约 40% 的经典 EDS 的个体携带无义或移码突变，导致 *COL5A1* 基因功能缺失。引入终止密码子的无义突变，移码或剪接位点突变是产生非功能性 *COL5A1* 等位基因的主要原因。*COL5A2* 全长 67kb，cDNA 包含 51 个外显子，最常见的是导致外显子跳跃的剪接位点变异和导致胶原分子的三重螺旋区域中的甘氨酸改变的单核苷酸变异。

【问题6】 该患者检测结果能否确诊为 EDS?

思路 1:对于该患者经过 *COL5A1* 测序发现 c.87G>A 杂合变异,导致第 29 位的氨基酸 Trp 变为终止密码子 p.(Trp29*),对父母 *COL5A1* 该位点测序均为野生型,表明患者 c.87G>A,p.(Trp29*)为新生致病性变异,结合临床典型的表现,遗传学诊断明确,据此,该患者能够确诊。

思路 2:目前 DNA 测序分析可以对大约 50% 的经典 EDS 的个体在 *COL5A1* 或 *COL5A2* 中具有可鉴定的致病变异。30%~40% 的典型 EDS 的个体中,如果阴性结果可以进行缺失/重复分析,但目前没有报道涉及 *COL5A1* 或 *COL5A2* 的缺失或重复导致典型 EDS,所以这类检测的意义尚不清楚。

【问题7】 如何进行遗传咨询?

思路 1:按常染色体显性遗传方式进行遗传咨询。

思路 2:EDS 临床表型与遗传异质性。EDS 的临床表型复杂,不同个体的其临床表型不一,诸多 EDS 患者仅靠临床体征以确诊,且不同家系的临床表现多样化,甚至一个家系内不同患者的表型差异也要考虑遗传相互作用或环境因素的影响。EDS 的遗传异质性在遗传咨询中也占有重要的地位。

思路 3:关于后代患病风险。鉴于基因型和表型的相关性不明确,单纯了解先证者的突变类型难以明确其预后,因此明确基因突变的主要意义是为其家系成员的确诊提供分子生物学依据,特别是对后代的早期诊断,同时还有助于产前或植入前遗传学诊断。由于 EDS 呈常染色体显性遗传方式,连续几代发病可具有高度外显率,且表现为基因多效应性特征。

思路 4:关于产前诊断及植入前诊断。目前产前诊断主要针对遗传学明确诊断的家系进行产前诊断,对于受累胎儿应建议采取治疗性流产。而目前植入前遗传学诊断(PGD)应用于 EDS 的并不多,但随着遗传学技术的发展和普及,植入前遗传学诊断已经开始表现出应用于临床的良好潜力。

【问题8】 如何对患者进行治疗?

思路 1:迄今无特异性治疗手段,主要对症及支持治疗为主。

思路 2:具有明显的皮肤脆性的年幼的孩子,可以在前额,膝盖和胫骨上佩戴保护垫或绷带,以避免皮肤撕裂。活跃的大龄儿童在活动期间可以穿足球鞋垫或长筒袜。预防关节松弛和脱位,抗坏血酸(维生素 C)可以减少瘀伤,但对皮肤过度伸张性,萎缩性瘢痕形成和关节过度活动的主要表现没有影响。

【问题9】 EDS 的遗传诊断和产前诊断流程。

思路:参照常染色体显性遗传性疾病相关章节进行。

(王静敏)

本 章 小 结

结缔组织遗传病是因遗传变异引起结缔组织结构或功能缺陷而导致的一组疾病,常见的有马方综合征(MFS)、埃勒斯-当洛综合征(EDS)、成骨不全症、勒斯-迪茨综合征和胸主动脉瘤样夹层。

MFS 是一种累及全身结缔组织的常染色体显性遗传性疾病,最常累及骨骼、眼与心血管系统,临床表现多样,包括脊柱侧弯,晶状体脱位,心瓣膜瓣膜病变和大动脉炎等心血管系统病变。最常见的致病基因为位于 *15q21.11* 上编码微纤维蛋白的 *FBN1* 基因,家族内呈常染色体显性遗传。

EDS 又称先天性结缔组织发育不全综合征,是以皮肤过度伸展、关节松弛和血管脆弱为主要表现的一组累及全身结缔组织的遗传病,具有非常强的临床与遗传异质性。*COL5A1* 和 *COL5A2* 为经典型 EDS 的致病基因,呈常染色体显性遗传。

目前,大部分结缔组织遗传病的确诊依赖于临床表现辅以遗传诊断,尚无特异性治疗,对于有阳性病例的家系建议普及遗传咨询和产前诊断。

推荐阅读文献

[1] FBN1 mutation in Chinese patients with Marfan syndrome and its gene diagnosis using haplotype linkage analysis. Chin Med J(Engl), 2003, 116(7): 1043-1046.

[2] CASTELLANO JM, SILVAY G, CASTILLOJG. Marfan syndrome: clinical, surgical, and anesthetic considerations. Semin CardiothoracVasc Anesth, 2013, 18(3): 260-271.

[3] FAIVRE L, KHAU VAN KIEN P, CALLIER P, et al. De novo 15q21.1q21.2 deletion identified through FBN1 MLPA and refined by 244K array-CGH in a female teenager with incomplete Marfan syndrome. European Journal of Medical Genetics, 2010, 53(4): 208-212.

[4] BITTERMAN AD, SPONSELLER PD. Marfan Syndrome: A Clinical Update. J Am Acad OrthopSurg, 2017, 25(9): 603-609.

[5] GONG B, YANG L, et al. Mutation screening in the FBN1 gene responsible for Marfan syndrome and related disorder in Chinese families.Mol Genet Genomic Med, 2019, 5: e594.

[6] MALFAIT F, FRANCOMANO C, BYERS P, et al. The 2017 international classification of the Ehlers-Danlos syndromes. Am J Med Genet C Semin Med Genet, 2017, 175(1): 8-26.

[7] ATZINGER CL, MEYER RA, KHOURY PR, et al. Cross-sectional and longitudinal assessment of aortic root dilation and valvular anomalies in hypermobile and classic Ehlers-Danlos syndrome. J Pediatr, 2011, 158: 826-830.

[8] CHIARELLI N, RITELLI M, ZOPPI N, et al. Cellular and Molecular Mechanisms in the Pathogenesis of Classical, Vascular, and Hypermobile Ehlers-Danlos Syndromes. Genes(Basel), 2019, 12, 10(8): 609.

[9] MALFAITt F. Vascular aspects of the Ehlers-Danlos Syndromes. Matrix Biol, 2018, 71-72: 380-395.

[10] JOSEPH AW, JOSEPH SS, FRANCOMANO CA, et al. Characteristics, Diagnosis, and Management of Ehlers-Danlos Syndromes: A Review. JAMA Facial Plast Surg, 2018, 20(1): 70-75.

[11] KAPFERER-SEEBACHER I, LUNDBERG P, MALFAITF, et al. Periodontal manifestations of Ehlers-Danlos syndromes: A systematic review. J Clin Periodontol, 2017, 44(11): 1088-1100.

[12] SYMOENS S, MALFAIT F, VLUMMENS P, et al. A novel splice variant in the N-propeptide of COL5A1 causes an EDS phenotype with severe kyphoscoliosis and eye involvement. PLoS One, 2011, 6: e20121.

[13] SYX D, MALFAIT F, VANLAER L, etal. The RIN2 syndrome: a new autosomal recessive connective tissue disorder caused by deficiency of Ras and Rabinteractor 2(RIN2). Hum Genet, 2010, 128: 79-88.

第十八章 线粒体 DNA 遗传病

线粒体是真核细胞核外含 DNA 的一种半自主细胞器。线粒体由内外双层膜包裹，是细胞生物氧化产生 ATP 的主要场所，也称为细胞的"发电站"。因此，通常代谢越活跃的细胞所含线粒体越多。每个细胞通常含有几十个至数千个线粒体，线粒体在多种细胞功能中发挥至关重要的作用。细胞所需的大于 90% 的能量都是由线粒体通过氧化磷酸化（OXPHOS）的过程产生，在这个有氧过程中，将食物转换成 ATP。线粒体的功能包括 ATP 生成，参与合成主要代谢产物，调控细胞凋亡，调节钙离子平衡，产生内源性活性氧自由基（reactive oxygen species，ROS）等。

每个线粒体又包含多拷贝线粒体 DNA（mitochondrial DNA，mtDNA），由此每个细胞可包含数千个至数万个 mtDNA。mtDNA 为环状双链 DNA 分子，外环为富含 G 的重链（H 链），内环为富含 C 的轻链（L 链），长度 16 569bp。mtDNA 无内含子序列，基因排列非常紧凑，无间隔。非编码区包括 D-loop 区和 L 链复制起始区，包含 mtDNA 重链复制起始点、轻重链转录的启动子以及四个高度保守的序列。mtDNA 编码 37 个基因，包括编码氧化磷酸化呼吸链酶复合物必需的 13 个多肽基因，编码线粒体蛋白质合成所需的 22 个转运 RNA（tRNA）以及 2 个核糖体 RNA（12S rRNA、16S rRNA）基因。线粒体基因组包含 13 个编码蛋白的基因：细胞色素 b 基因（Cytb）、细胞色素氧化酶 3 个亚基基因（COX I、COX II 和 COX III）、NADH 氧化还原酶 7 个亚基基因（ND1、ND2、ND3、ND4、ND4L、ND5 和 ND6）和 ATP 酶 2 个亚基基因（ATPase6 和 ATPase8），它们都是线粒体内膜呼吸链的组成成分。与核基因不同，mtDNA 上无核苷酸结合蛋白，由于缺少组蛋白的保护，易受自由基的损伤，而线粒体内部又无 DNA 损伤修复系统，这一特性导致 mtDNA 易发生突变。

此外，mtDNA 具有以下主要特点：①母系遗传；②表达阈值效应；③高突变率；④胞浆异质性；⑤半自主复制。因为含有数百到数千 mtDNAs，每个细胞可以包含不同比例的突变体和正常（野生型）mtDNAs。这种情况被称为异质性，并在细胞分裂时随机分离。正常状况下，mtDNA 只会遗传自母亲。父系精子 mtDNA 带有泛素（ubiquitin）标记，因而在进入卵细胞后会被识别，进而遭到降解。不过某些细胞外的人工授精技术可直接将精子注入卵子细胞内，可能会干扰摧毁精子线粒体的过程。

除 mtDNA 外，核基因也参与编码线粒体蛋白，每一个核 DNA 编码的线粒体蛋白末端通常含有一个靶序列，靶序列与线粒体膜表面受体结合，转运进入线粒体内，发挥功能，如调控 mtDNA 的复制等。估计约有 1 500 个核基因编码的蛋白质参与了线粒体的组装。因此，80% 的线粒体疾病是由于核基因突变引起的。除了母系遗传外，80% 的线粒体疾病按孟德尔常染色体显性遗传、常染色体隐性遗传和 X 连锁遗传方式。本章主要讨论 mtDNA 突变引起的疾病。

第一节 线粒体 DNA 突变相关的 Leigh 综合征

线粒体（mt）DNA 突变相关的 Leigh 综合征[OMIM 256000]是由线粒体能量生成异常引起的一系列进行性神经退行性疾病的部分表征。Leigh 综合征（或亚急性坏死性脑脊髓病）特征为 3～12 个月时出现症状，常发生在病毒感染后。疾病急性加重期出现的代偿失调（血液和 / 或脑脊液乳酸水平升高）通常与精神运动发育迟滞或退化有关。神经学特征包括肌张力减退、痉挛、运动障碍（包括舞蹈症）、小脑共济失调和外周神经病变。神经系统外症状可能包括肥厚型心肌病。约 50% 患者在 3 岁前死亡，通常由呼吸或心力衰竭引起。

Leigh 病涉及的基因突变包括线粒体 DNA（mtDNA）突变和核 DNA 突变，总数超过 30 个基因。mtDNA 是通过母系遗传的模式传代，母亲可以将 Leigh 综合征的基因传递给男性和女性后代，但父亲不能传递线粒体基因到下一代。大部分 Leigh 综合征患者的遗传模式是常染色体隐性遗传,少数为 X 连锁隐性遗传。

无论任何遗传基础,它引起的呼吸链酶复合物突变将导致氧化磷酸化作用不能完成。Leigh 综合征病例可见在脑干和基底神经节的重要细胞受到影响。细胞能量的长期缺乏将导致细胞死亡,进而影响中枢神经系统和抑制运动功能。由于心脏和其他肌肉在正常生理情况下,也是需要能量多的器官系统,Leigh 综合征的慢性能量不足也容易造成心肌细胞及其他肌细胞死亡。本节主要讨论 mtDNA 突变相关的 Leigh 综合征。

mtDNA 突变相关的 Leigh 综合征的诊疗经过通常包括以下环节:

1. 详细询问先证者的临床症状及遗传家族史。

2. 查体时重点关注心脏和神经系统体征,尤其是疾病特征性的体征。

3. 对疑诊患者进行相关的血液和脑脊液乳酸水平、脑成像、肌肉活检、呼吸链酶检查及分子遗传学检查等检测以确诊。

4. 向患者解释检测结果、遗传咨询。

5. 对遗传诊断明确,有生育要求的家系进行产前诊断,根据结果进行遗传咨询。

6. 患者病情评估,制订治疗方案。

临床关键点

1. mtDNA 突变相关的 Leigh 综合征的临床诊断需进行血液和脑脊液乳酸水平、脑成像、肌肉活检、呼吸链酶检查及分子遗传学检查等检测。

2. 临床诊断和基因检测是确诊的两个重要手段。

3. 该病为线粒体遗传病,应在此基础上进行遗传咨询。

4. 无有效的治疗方法,主要是对症治疗。

5. 分子遗传检测结果解读较为复杂,不能准确预测疾病是否发生、发病年龄、严重程度或进展率等。

6. 分子遗传检测确诊产妇的致病线粒体突变是进行产前诊断的前提。

临床病例

患儿,男,4 岁,因"发育迟缓"来门诊。初步病史采集如下。

患者共济失调,肌张力减弱,步态异常,痉挛,语言障碍,运动功能发育迟缓。脑脊液乳酸水平升高,肝功能正常。MRI 显示脑基底节病变;眼科检查显示,患儿远视;听力、心脏检查,未见异常。患者的母亲及一个舅舅有相似症状。

【问题 1】 根据上述门诊资料,患者最可能的诊断是什么?

思路 1:患儿为 4 岁,患者共济失调,肌张力减弱,步态异常,痉挛,语言障碍,运动功能发育迟缓;脑脊液乳酸水平升高,肝功能正常;MRI 显示脑基底节病变,高度提示为 Leigh 综合征。

知识点

Leigh 综合征和 Leigh 样综合征的临床诊断标准

Leigh 综合征严格诊断标准由 Rahman 等制订:①进行性神经疾病,伴运动和智力发育迟缓;②脑干和 / 或基底节病变症状;③血液和 / 或脑脊液(CSF)乳酸水平升高;④以下症状中的一个或多个:a. 神经放射成像显示典型 Leigh 综合征特征;b. 典型神经病理改变,基底节、丘脑、脑干、齿状核和视神经多发性对称性坏死病变,组织学上,病变会有海绵状外观,特征为脱髓鞘、神经胶质增生和血管增生,神经元丢失也可能发生,但一般相对正常;c. 受累的兄弟姐妹出现典型神经病变。

注意:在现代成像技术出现之前,Leigh 综合征的诊断主要基于典型的神经病变特征,因此确诊仅能在尸检后进行。

Baertling 等制订了类似的诊断标准用于无乳酸水平升高情况下的 Leigh 综合征的诊断,包括:①由线粒体功能障碍引起的多症状神经退行性疾病;②由遗传缺陷引起的线粒体功能障碍;③双侧中枢神经系统病变,与诊断成像发现的其他异常有关。

Leigh 样综合征常用于描述临床或其他特征类似 Leigh 综合征,但由于具有非典型神经病理学(病变分布差异或其他不常见的症状,例如广泛的皮质破坏)、非典型或正常神经影像、正常血液和脑脊液乳酸水平或评估不全等未能符合严格诊断标准的患者。

思路 2:mtDNA 突变相关的 Leigh 综合征是一种线粒体遗传病,致病基因只能从母亲传于儿女,患者母系亲属为致病基因携带者及可能的发病者。男性即便是致病基因携带者 / 患者,也不会将致病基因传给子女。需要详细询问亲属的患病情况,绘制系谱图。

询问家族史后发现患者舅舅也有类似症状。从系谱图看该家系只有女性遗传,男女皆可得病,符合线粒体遗传方式谱系特点(图 18-1-1)。

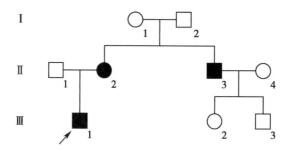

图 18-1-1 mtDNA 突变相关的 Leigh 综合征三代系谱图

【问题 2】 mtDNA 突变相关的 Leigh 综合征患者临床诊断的必备辅助检查是什么?

思路 1:血液和脑脊液乳酸水平。血液乳酸水平通常升高(但并非总是升高),餐后更为明显;多血样比单一血样检查更为灵敏;与血液相比,脑脊液乳酸水平上升更为一致,但也可能发生变化;血浆氨基酸检查可能显示丙氨酸浓度升高(由丙酮酸转氨形成),反映了血浆乳酸浓度持续升高;有研究报道 m.8993T>G 致病性突变个体血浆瓜氨酸水平下降;尿有机酸分析可发现乳酸尿,可用于排除其他有机酸尿症;磁共振波谱(MRS)可用于检测脑区域性乳酸水平升高。

思路 2:脑成像。Leigh 综合征典型特征为基底节双侧对称性低密度影(CT)或脑干 / 基底节双侧对称性高强度信号异常(T_2 加权 MRI)。

mtDNA 突变相关的 Leigh 综合征一般无特定受累束;然而,特异脑部病变(累及乳头丘脑束、黑质、内侧丘系、内侧纵束、脊髓丘脑束和小脑)可成为由核基因 *NDUFAF2* 致病性突变引起的 Leigh 综合征的特征,该基因为呼吸链酶复合物Ⅰ编码一种装配因子。

思路 3:肌肉活检。通常情况下,组织学检查仅见微小改变,例如胞质内中性脂滴堆积。破碎红纤维罕见。细胞色素 C 氧化酶阴性纤维偶见于由特定 mtDNA 或核基因突变引起的 Leigh 综合征患者。

注意:①尽管肌活检仅偶尔显示异常,但如果出现异常,则在明确诊断中的作用等同于呼吸链酶或分子检测;②肌组织活检用于酶学检查时应同时进行组织学检查。

思路 4:呼吸链酶检查。组织活检或培养细胞的生化分析常可发现一个或多个呼吸链酶复合物活性降低。复合物Ⅰ或复合物Ⅳ缺陷最为常见,能够帮助指导后续 mtDNA 或核基因的分子遗传学检测。当致病性突变(例如核苷酸 8993 和 9176)影响复合物Ⅴ亚单位时,生化分析结果也可能正常。

通常选择骨骼肌用于酶学检查;皮肤成纤维细胞也可使用,但骨骼肌中发现的呼吸链酶缺陷仅有 50% 可见于皮肤成纤维细胞;10%～20% 骨骼肌呼吸链酶正常的个体,肝脏或心肌可能存在酶缺陷,尤其是临床上发现这些组织出现病变时。

思路 5:分子遗传学检查(参见问题 5)。

【问题 3】 该患者临床上需要与哪些疾病进行鉴别诊断?

思路:Leigh 综合征的神经学特征包括肌张力减退、痉挛、运动障碍(包括舞蹈症)、小脑共济失调和外周神经病变。影像损害主要在双侧基底节区，其次在中脑导水管周围灰质、黑质、视神经、丘脑、脑干神经核、脊髓。基底节和/或脑干对称性长 T_1、长 T_2 病变，尤以壳核最常受累且最重，MRS 可见乳酸峰。CT 呈低密度。可以伴有脑发育不良，脑室扩大，脑沟、裂、池增宽。虽然 Leigh 综合征的确诊依赖神经病理性活检证实，但通过特征性的临床表现和血/脑脊液中乳酸水平增高，以及典型神经影像表现，基本可以诊断。

大部分 Leigh 综合征并非由 mtDNA 突变引起，而主要是由线粒体能量生成相关的常染色体隐性或 X 连锁疾病导致，现已报道导致 Leigh 综合征的相关核基因已经超过 70 多种。既往认为 mtDNA 突变只与很小比例的 Leigh 综合征有关。但很多大样本研究发现，由 mtDNA 突变导致的 Leigh 综合征占 10%～30%。对 67 位患有 Leigh 或 Leigh 样综合征的个体进行进一步分析发现，致病性 mtDNA 突变在总体中占 27%，在符合严格 Leigh 综合征诊断标准的患者中占 37%。

神经病、共济失调和视网膜色素变性综合征（NARP）[OMIM 551500]：也是 mtDNA 突变导致的一类进行性神经退行性疾病，其临床特征在于近端神经源性肌无力伴感觉神经病，共济失调，色素性视网膜病，癫痫发作，学习困难和痴呆。其他临床特征包括身材矮小，感觉神经性听力丧失，进行性外部眼肌麻痹，心脏传导缺陷（心脏传导阻滞）和轻度焦虑症。也可能视觉症状是唯一的临床特征；而共济失调和学习困难的症状通常在儿童早期发作。大多数 NARP 患者具有特定的 *MT-ATP6* 突变，突变比例通常在 70%～90%。当这个突变比例大于 90%～95% 时，会导致更严重母系遗传 Leigh 综合征。因为这两个条件是由同一个基因变化引起的，并且可能发生在同一个家族的不同成员中，所以研究人员认为它们可能代表了一系列重叠的特征，而不是两个不同的综合征。

Wernicke 综合征[OMIM 277730]：又称维生素 B_1 缺乏症脑病，临床主要以眼外肌瘫痪、共济失调以及意识障碍的三联征为主要特点。影像学检查发现损害主要在豆状核及脑室周围灰质，如乳头体、下丘脑、四叠体及第四脑室底，一般不累及白质；典型的改变为第三脑室和导水管周围有对称性长 T2 信号影，而且乳头体萎缩被认为是急性 Wernicke 综合征特征性神经病理异常。Leigh 综合征通常不累及乳头体，常见为基底神经节、视神经、脑桥、延髓和脊髓病变，而 Wernicke 脑病通常不累及这些区域。

脑白质营养不良：少数 Leigh 综合征病例仅有白质受累，而无基底节及脑干病变，类似脑白质营养不良，但增强 MRI 扫描可见受累白质呈多发囊性变是 Leigh 综合征的特点。因此若无典型基底节、脑干 MRI 表现，尚不能轻易否定 Leigh 综合征诊断。

肝豆状核变性（Wilson 病）[OMIM 277900]：也是常见的遗传代谢性疾病，易累及深部灰质核团，尤其是豆状核，类似于少年型 Leigh 综合征，其致病基因为 *ATP7B*。临床一般有肢体震颤、构音障碍、共济失调等，典型者可见角膜"K-F"环，实验室检查，尿铜增加，血清铜氧化酶减低。

儿童急性坏死性脑病（ANEC）：是一类少见的脑病，它的主要特征是双侧丘脑、脑干、小脑的对称性损害，其特异性标志为丘脑损害。常急性发病，临床症状较重。可对称性地累及丘脑，形成出血，较为特征。

【问题 4】 如何诊断 mtDNA 突变相关的 Leigh 综合征？

思路 1：mtDNA 相关 Leigh 综合征的诊断基于临床标准和分子遗传学检测。

思路 2：*MT-ATP6*、*MT-TL1*、*MT-TK*、*MT-TW*、*MT-TV*、*MT-ND1*、*MT-ND2*、*MT-ND3*、*MT-ND4*、*MT-ND5*、*MT-ND6* 和 *MT-CO3* 是已知的可引起 mtDNA 相关 Leigh 综合征的线粒体基因。约 10% 的 Leigh 综合征患者携带 *MT-ATP6* 基因 m.8993T>G 或 m.8993T>C 致病性突变；10%～20% 携带其他线粒体基因的致病性突变。

【问题 5】 怎样对该患者进行分子遗传学诊断？

思路 1：相关基因。*MT-ATP6*、*MT-TL1*、*MT-TK*、*MT-TW*、*MT-TV*、*MT-ND1*、*MT-ND2*、*MT-ND3*、*MT-ND4*、*MT-ND5*、*MT-ND6* 和 *MT-CO3* 是已知的可引起 mtDNA 相关 Leigh 综合征的线粒体基因。

思路 2：检查策略。对于怀疑患有 mtDNA 相关 Leigh 综合征的先证者的分子诊断，一种策略是首先使用白细胞进行两种常见 *MT-ATP6* 突变的靶向检测。如果没有发现致病性突变，则进行全线粒体基因测序分析。另一种策略是直接进行全线粒体基因测序分析，肌组织通常是首选样本 DNA 来源。

注意：mtDNA 缺失/重复很少见于 Leigh 综合征患者。在儿童中，缺失/重复分析通常与两种常见突变筛查同时进行（白细胞 DNA）；在成人白细胞 DNA 中通常检测不到 mtDNA 缺失；对于该年龄组个体，应选择肌肉细胞（或尿路上皮细胞）用于分析。

思路3：检测结果解读。大部分mtDNA突变是"异质性"的（即突变mtDNA与正常mtDNA共存），对于某些突变，不同组织突变负荷存在差异，且可能随着年龄增长升高或降低。

白细胞中的一些mtDNA突变可能随着年龄增长而消失。因此，对于症状轻微的个体和无症状的母系亲属，白细胞中可能检测不到突变，只能在其他组织检测到，例如毛囊、尿沉渣细胞或骨骼肌。骨骼肌是检测mtDNA突变最可靠的组织，最近有研究提出尿沉渣细胞也优于血液细胞。

思路4：遗传相关疾病。致病性mtDNA突变还可能与其他疾病相关，包括MELAS、MERRF、Leber视神经病变、婴幼儿双侧纹状体坏死、进行性眼外肌麻痹、糖尿病、心肌病、耳聋或婴幼儿、儿童、成人不明原因猝死。

思路5：基因型-表型关联。对于大部分致病性mtDNA突变，由于临床表现不仅受到突变本身致病性的影响，而且还与突变负荷、组织分布及能量需求差异有关，因此，很难明确基因型和表型之间的关联性。

m.8993T>G和m.8993T>C致病性突变具有最强的基因型-表型关联。值得注意的是，这些突变具有很小的组织或年龄相关的突变负荷差异，且突变负荷和疾病严重程度具有强关联性，因此可基于突变负荷，利用Logistic回归模型预测疾病严重性。然而，这类回顾性研究很难完全避免未知偏倚的影响，因此数据仅能用于粗略预测。

其他突变的基因型-表型关联性很弱（例如 *MT-TL1* m.3243A>G、*MT-TK* m.8344A>G、*MT-ATP6* m.9176T>C、*MT-ND6* m.14459G>A 和 m.14487T>C、*MT-ND3* m.10158T>C 和 m.10191T>C、*MT-ND5* m.13513G>A）。对于患有Leigh综合征的个体，任一突变的存在可证实疾病的遗传病因。然而，与m.8993T>G 和 m.8993T>C突变不同，通常不能利用这些突变的突变负荷来预测疾病（例如无症状的家庭成员或产前诊断），除非突变负荷接近0或100%。将来随着更多数据的出现，这一情况可能会发生改善。

【问题6】 患儿母亲拟再生育,如何进行产前诊断?

思路1：家庭计划。选择遗传风险咨询及产前检测可行性讨论的最佳时机是怀孕前。同样，处于风险中的无症状家庭成员的遗传检测也最好在怀孕前。

对于患病或高风险青年人，应为其提供遗传咨询（包括子女潜在风险讨论和生育选择），但不能预测疾病的严重程度。

针对mtDNA突变相关疾病的遗传咨询和产前诊断存在很多挑战。1999年，来自14个专注于研究mtDNA疾病的国际研究中心的代表就Leigh综合征达成了一系列共识。

遗传咨询和产前诊断的重要事宜依赖于以下方面：mtDNA突变负荷和疾病严重性之间是否存在密切关联？所有组织突变mtDNA分布是否一致？突变负荷是否随着时间推移发生改变？

达成四项共识：①对于已知或怀疑携带mtDNA突变的女性的遗传咨询和产前诊断需要由对该领域最新研究了解的专家参与，以保证为准父母提供关于产前诊断或辅助生育技术（ART）所有可能的结果，并解释数据解读方面可能的局限性；②由于信息缺乏，相关实践资料有限，需要收集并分析更多的相关信息；③目前尚没有通用准则用于异质性mtDNA突变的遗传风险的准确预测，因此每个突变必须单独评估；④尽管mtDNA致病性突变的咨询存在困难，但受累家庭仍有寻求建议和帮助的需求。此外，广泛的调查显示，异质性mtDNA突变的传递可以在一定范围内预测。因此，一些mtDNA致病性突变的产前检测建议形成了共识（参考产前检测）。

思路2：产前检测。如果在某个受累家庭成员中发现了mtDNA突变，则可以通过临床实验室或提供产前检测的实验室进行高风险妊娠的产前检测。

检测前后应注意：现有证据表明所有胚胎外细胞和胚胎组织的突变负荷相似，且在怀孕期间不发生巨大变化；检测需基于活检，而不是培养细胞；该方法的主要局限性是难以利用检测结果预测结局。中等程度突变负荷属于"灰色区域"，报告解读困难或不能解读；对于 m.8993T>G 和 m.8993T>C 突变，Poulton&Turnbull 认为，可以为突变mtDNA负荷低于50%的无症状女性提供产前检测；绒毛膜取样和羊膜腔穿刺也可提供给血液中其他位点突变负荷较低的女性，包括 m.3243A>G、m.8344A>G 和罕见 mtDNA 点突变，但突变负荷和疾病严重程度之间的弱相关性意味着夫妇在开始检测前需要进行仔细的咨询。

思路3：胚胎植入前遗传诊断。胚胎植入前遗传诊断可作为具有致病性突变家庭的一种选择。

m.8993T>G 突变的胚胎植入前遗传诊断的成功应用已有报道。只有当胚胎的突变 mtDNA 负荷很低（最好是 0）时才应当考虑胚胎植入。

在一些女性中，相当比例的卵母细胞可能会具有很高的突变负荷，在这种情况下，即使采取多次卵巢刺激也不会产生正常的胚胎。

mtDNA 突变的胚胎植入前遗传诊断可以提供有价值的信息：如果检测的大部分胚胎的 mtDNA 突变负荷均较高，则卵细胞捐献可能是唯一选择；相反，如果大部分胚胎细胞检测不到突变 mtDNA，则父母可在随后的自然分娩中选择绒毛膜取样分析。

思路 4：核移植。将未受精的卵细胞或单细胞胚胎中的核物质转移到去核的供体细胞可能会避免突变 mtDNA 的传递。这种方法也适合于突变 mtDNA 负荷较高的女性，这些女性不适合进行胚胎植入前遗传诊断。在小鼠和猕猴中的研究已经显示，核移植方式可以避免大量突变 mtDNA 传给后代。体外异常受精卵研究也显示，供体受精卵 mtDNA 残留很少，能够进一步发育到胚泡期。尽管很有前景，但在核移植可被视为安全、合适的生育选择之前，还有很多科学、伦理方面的问题需要解决。在经过广泛的科学、伦理论证和公众咨询后，最近英国政府批准该技术可进一步用于人类研究。

【问题 7】 如何进行遗传咨询？

思路 1：mtDNA 突变相关的 Leigh 综合征通过母系遗传方式传递。先证者的父亲没有致病性 mtDNA 突变，母亲通常携带致病性突变，症状可有可无。大部分情况下，母亲的突变 mtDNA 负荷远远低于先证者，处于无症状状态或仅出现轻微症状。但有时母亲的突变负荷也会较高并在成年期出现严重的症状。携带致病性 mtDNA 突变的男性个体的子女无遗传风险，而所有女性携带者的子女均有遗传致病性突变的风险。女性先证者的子女发病风险取决于致病性 mtDNA 突变的组织分布和突变负荷。通过分析胎儿细胞或单卵裂球的 mtDNA，可对可能生育患儿的夫妇进行产前诊断和胚胎植入前基因诊断；但分子遗传学检测结果很难用于长期结局的预测。

思路 2：家庭成员风险。

（1）先证者父母：父亲没有携带致病性 mtDNA 突变的风险；先证者母亲通常携带 mtDNA 突变，可能有症状；大部分情况下，母亲的突变 mtDNA 负荷远远低于先证者，处于无症状状态或仅出现轻微症状；有时母亲的突变负荷也会较高并在成年期出现严重的症状；除了 m.8993T>G 和 m.8993T>C 突变，母亲外周血突变负荷较低并不能排除其他组织突变负荷可能较高，如脑或肌肉。先证者有时也可能为新发线粒体突变。

（2）先证者兄弟姐妹：同胞风险取决于母亲的基因突变情况；如果母亲携带突变 mtDNA，则所有同胞均有遗传风险。对于 m.8993T>G 和 m.8993T>C 突变，如果先证者母亲血液中检测不到突变 mtDNA，则先证者的兄弟姐妹遗传足以引发症状的突变 mtDNA 的风险会很低。母亲突变负荷和预测再发风险之间存在强正相关。但由于风险评估的 95% 可信区间较宽，这些数据对于遗传咨询作用有限。对于其他突变，母亲血液中可能检测不到，但可能在其他组织检测到，例如卵母细胞。因此，先证者的兄弟姐妹仍然有发病风险，这取决于致病性 mtDNA 突变的组织分布和突变负荷。

（3）先证者的子女：mtDNA 突变男性携带者的子女无遗传风险。mtDNA 父系传递的情况极其罕见。mtDNA 突变女性携带者的子女具有遗传突变的风险。女性先证者子女发病风险取决于致病性 mtDNA 突变的组织分布和突变负荷。一些常见 mtDNA 突变的回顾性研究可用于粗略预测再发风险。

（4）其他家庭成员：其他家庭成员风险取决于先证者母亲的基因突变情况；如果先证者母亲携带 mtDNA 突变，则她的同胞和母亲也有携带风险。

思路 3：表型变异。携带 mtDNA 突变的个体的临床表型由一系列因素决定，包括致病性突变的严重程度，突变 mtDNA 的比例和器官、组织分布。不同家庭成员通常遗传不同比例的突变 mtDNA，因此可能有不同的临床症状。

对于无症状家庭成员检测结果的解读极为困难。检测结果不能用于表型预测。此外，在某一组织中（例如血液）检测不到突变 mtDNA 并不能保证其他组织没有致病性突变。

【问题 8】 如何对患者进行治疗？

思路 1：初次诊断后的评估。为确定 mtDNA 相关 Leigh 综合征患者的患病程度，建议进行以下评估：发育评估；神经科评估：MRI、MRS、EEG（如果怀疑有癫痫）及神经传导测试（如果怀疑有神经病变）；代谢评估：血浆和脑脊液乳酸和丙酮酸浓度、尿有机酸；眼科评估；心内科评估；医学遗传学咨询。

思路 2：对症治疗。

mtDNA 相关 Leigh 综合征无特异治疗。支持治疗包括以下方面：

（1）酸中毒：急性酸中毒发作给予碳酸氢钠或枸橼酸钠治疗。

（2）癫痫：在神经科医生指导下服用合适的抗癫痫药物。由于丙戊酸钠和巴比妥酸盐具有线粒体呼吸链抑制效应，应避免使用。

（3）肌张力障碍：苯海索、巴氯芬、四苯喹嗪和加巴喷丁，单独或联合用药；起始应选择低剂量，之后逐渐增加至症状控制，否则可能出现副作用；肉毒毒素也被用于治疗 Leigh 综合征和严重难治性肌张力障碍患者。

（4）心肌病：可在心内科医生指导下使用抗充血性心力衰竭治疗。

（5）建议进行每日能量摄入和饮食结构合理性的常规评估。

（6）应当对患者及其家庭提供心理支持。

思路 3：监测。定期（一般为每 6～12 个月）进行神经科、眼科和心内科评估以监测疾病进展和新症状的出现。

思路 4：药物及其他禁忌。丙戊酸钠和巴比妥酸盐具有线粒体呼吸链抑制效应，应避免使用。麻醉剂能够加重呼吸系统症状并加速呼吸衰竭，因此使用应谨慎，麻醉之前、麻醉中和麻醉后应注意监测。

思路 5：高风险亲属评估。对高风险母系亲属进行分子遗传学检测可以发现具有高突变负荷的个体，这些个体具有发病风险。然而，目前尚没有相应的干预措施。

思路 6：正在研究中的治疗措施。

（1）抗氧化剂：包括辅酶 Q10 及类似物，例如艾地苯醌，可以增强携带致病性 m.8993T>G 突变的体外培养细胞的功能和活性，但在 Leigh 综合征治疗中的有效性尚没有得到证实。新的线粒体靶向抗氧化剂（例如 mitoQ）在培养细胞和动物模型中显示出很好地抵抗氧化应激作用，目前正在研究用于一系列氧化应激相关疾病的治疗。

（2）EPI-743：一种辅酶 Q10 的结构修饰变异体，与辅酶 Q10 相比，抗氧化效应高 1 000 倍。在开放性试验中，该药能够减缓疾病进展，但 Leigh 综合征自然史的不可预测性给开放性研究结果的解读带来困难。一项在 Leigh 综合征儿童中开展的 EPI-743 双盲随机对照临床试验正在进行中。

（3）基因治疗：为降低细胞中突变 mtDNA 的比例提供了一种途径。然而，其用于临床前仍然有很长的路要走。

培养细胞研究显示，一种线粒体靶向限制性内切酶能够识别并降解包含 m.8993T>G 致病性突变的 mtDNA，且不破坏野生型 mtDNA。另一项研究利用腺病毒载体运送限制性内切酶到线粒体中，结果显示，细胞核 DNA 没有被破坏。

近期出现了一种新的基因治疗途径：通过修饰转录激活因子样效应子核酶，使其定位到线粒体以去除突变的 mtDNA（m.14459G>A，一种能够引起 Leigh 综合征的母系遗传突变）。在异位基因表达中，mtDNA 基因被重新编码，因此可以插入到细胞核内并表达。应用该技术成功转移了线粒体 *MT-ATP6*，从而修复了包含 m.8993T>G 致病性突变的胞质杂合体细胞的 ATP 合成缺陷。

在 mtDNA 异质性小鼠模型中，基于相似理论，利用重组病毒转染的方法，将肌肉和脑组织中的 mtDNA 异质性进行转移取得了很好的结果。该治疗策略能够预防疾病发生或扭转临床症状。

思路 7：其他。许多维生素和其他复合物经常被应用于临床治疗，以希望能够改善线粒体功能，包括核黄素、硫胺素和辅酶 Q10。生物素、肌酸、琥珀酸和艾地苯醌也在被使用。其中一些在轻度线粒体疾病患者中显示出一定疗效，但在 Leigh 综合征中没有发现持续治疗反应。

一些研究探讨了上调线粒体生物合成是否能够成为治疗线粒体呼吸链疾病的有效途径。该途径通过使用兴奋剂（例如苯扎贝特或白藜芦醇）刺激过氧化物酶体增殖物激活受体 γ（PPARγ）共激活子 α（PGC-1α）通路。

另一项研究探索了 α-戊二酮酸盐和天冬氨酸在转线粒体胞质杂合体（m.8993T>G 致病性突变异质性）中的应用。原理是这些底物可以增加三羧酸循环的速率，因此可以不依赖于氧化磷酸化而增加 ATP 生成（即底物水平磷酸化）。最初研究结果较好，但应用于临床前仍需进一步研究。

【问题 9】 Leigh 的遗传诊断和产前诊断流程。

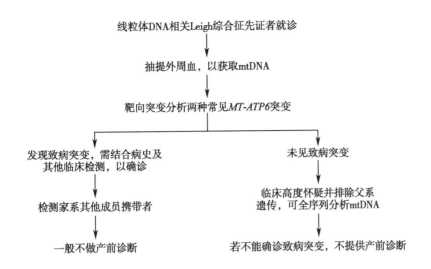

线粒体DNA相关Leigh综合征先证者就诊

抽提外周血,以获取mtDNA

靶向突变分析两种常见*MT-ATP6*突变

发现致病突变,需结合病史及
其他临床检测,以确诊

检测家系其他成员携带者

一般不做产前诊断

未见致病突变

临床高度怀疑并排除父系
遗传,可全序列分析mtDNA

若不能确诊致病突变,不提供产前诊断

(李 卓)

第二节 线粒体 DNA 缺失综合征

线粒体 DNA(mtDNA)缺失综合征主要包括三种相互重叠的临床表型:Kearns-Sayre 综合征(KSS)[OMIM 530000]、Pearson 综合征[OMIM 557000]和进行性眼外肌麻痹(PEO)。通常为单发病例(即一个家族内仅一个病例)。但在罕见情况下,也会累及同一家庭中的多个成员,或在某个体中出现疾病演变的情况。少数情况下,mtDNA 缺失的临床表型也可能是 Leigh 综合征。KSS 是一种累及多系统的疾病,表现为三种特征:发病年龄小于 20 岁、色素性视网膜病变和 PEO。此外,患者可能还会有心脏传导阻滞、脑脊液蛋白浓度增高或小脑共济失调。该病通常在儿童期发作;Pearson 综合征特征为铁粒幼细胞贫血和胰腺外分泌功能障碍,对婴儿来说通常是致死性的;PEO 通常为良性,主要表现为眼睑下垂、眼外肌麻痹、口咽无力及程度不一的近端四肢无力。

mtDNA 缺失综合征的诊疗经过通常包括以下环节:

1. 详细询问先证者的主要症状,一般无家族史。

2. 查体要系统和全面,以便鉴别诊断,重点关注疾病特征性的体征。

3. 对疑诊患者进行相关的电生理、影像检查、生化等检查。分子诊断以确诊。

4. 向患者解释检测结果、进行遗传咨询。

5. 对遗传诊断明确,有生育要求的家系进行产前诊断,根据结果进行遗传咨询。

6. 患者病情评估,制订治疗方案。

临床关键点

1. mtDNA 缺失综合征的临床诊断需结合电生理、生化、分子遗传等检测,综合判断。

2. 典型症状与辅助检查(包括基因检测)是确诊的重要手段。

3. 该病为线粒体遗传病,应在此基础上进行遗传咨询。

4. 无有效的治疗方法,主要是对症治疗。

临床病例

患者,男,16 岁,主因"上睑下垂及外斜视 2 年"来诊。初步病史采集如下。

患者身材矮小,中度智力障碍,无糖尿病与高血压,双眼运动受限,瞳孔大小与对光反射正常,检眼镜显示双眼眼底色素改变,荧光血管图显示中度视网膜色素层萎缩。血液中乳酸 5.3mg/dl(0.59mmol/L,正常),重症肌无力药物测试阴性。患者肌肉组织活检显示破碎红纤维(RRF)。分子遗传学检测 mtDNA 4 977bp 缺失。

【问题1】　根据上述门诊资料,患者最可能的诊断是什么?

思路1:患儿为 16 岁,逐渐发病,病程呈进展性,眼底色素改变,逐上睑下垂及外斜视两年,出现肌肉破碎红纤维(RRF),分子遗传学检测 mtDNA 4 977bp 缺失,可诊断为 KSS。

知识点

KSS 的临床诊断标准

①20 岁前发病;②色素性视网膜病变;③PEO;④分子遗传学检测阳性。

思路2:KSS 是一种线粒体遗传病,致病基因只能从母亲传于儿女,患者母系亲属为致病基因携带者及可能的发病者,但经常无家族史。男性即便是致病基因携带者/患者,也不会将致病基因传给子女。需要详细询问亲属的患病情况,绘制系谱图。

询问家族史后发现患者一个舅舅也有类似症状,已去世。从系谱图看该家系只有女性遗传,男女皆可得病,符合线粒体遗传方式谱系特点(图 18-2-1)。

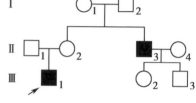

图 18-2-1　KSS 三代系谱图

【问题2】　mtDNA 缺失综合征患者临床表现是什么?

思路:mtDNA 缺失综合征包括以下三种相互重叠的临床表型,可见于同一家族内多个成员或在某个体中出现疾病演变:

(1)KSS:是一种累及多系统的疾病,表现为下述三种特征。20 岁前发病;色素性视网膜病变:检眼镜检查显示非典型"盐胡椒"视网膜病;ERG 通常显示视网膜营养不良;视野检测显示正常视野。在 KSS 中,视网膜病变通常为视锥和视杆细胞营养不良,与其他形式的视网膜色素变性表现不同;PEO。

此外,以下症状至少存在一个:心脏传导阻滞;脑脊液蛋白浓度高于 1 000mg/L;小脑共济失调。其他常见但临床表现多变的症状包括身材矮小、听力丧失、痴呆、四肢无力、糖尿病、甲状旁腺功能减退及生长激素缺乏等。

(2)Pearson 综合征:对婴儿来说通常是致死性的,特征为铁粒幼细胞贫血和胰腺外分泌功能障碍。

(3)PEO:是一种线粒体肌病,伴有眼睑下垂、眼外肌麻痹及程度不一的近端四肢无力。一小部分 PEO 患者会有 KSS 的其他表征,但不满足所有临床诊断标准。这种情况称为"KSS-"或"PEP+"。

(4)Leigh 综合征:特征为基底节和脑干损伤,是 mtDNA 缺失不常见的表征。

【问题3】　mtDNA 缺失综合征患者临床诊断的必备辅助检查是什么?

思路1:KSS 和 PEO。

(1)血液和脑脊液(CSF)乳酸和丙酮酸浓度检测:休息时通常升高,中度活动后血液中浓度显著上升。

(2)肌电图和神经传导测试:肌肉病变,但神经病变也可能同时存在。

(3)脑部 MRI:有时显示为脑白质病,常与大脑或小脑萎缩或基底神经节损伤关联。

(4)空腹血糖浓度检测:可筛查糖尿病。

(5)超声波心动图和心电图:可评估心脏传导和收缩性。

(6)肌组织活检:改良 Gomori 三染通常显示破碎红纤维(RRF),SDH 染色显示异常活跃纤维。细胞色素 c 氧化酶 RRF 以及一些非 RRF 组化染色无反应。

(7)肌肉抽提物呼吸链酶生化检测:通常显示呼吸链酶复合物(包括 mtDNA 编码亚单位)活性降低,尤其是柠檬酸合成酶活性(线粒体病变很好的标志物)。然而,根据不同的突变负荷,生化检测也可能正常。

思路2:Pearson 综合征。

(1)铁粒幼细胞贫血:表现为骨髓贫血和环形铁粒幼细胞。环形铁粒幼细胞是正常的红细胞,但伴有铁离子过度沉积,可通过骨髓铁离子染色检测。

(2)胰腺外分泌功能障碍:临床上表现为大便过度脂肪排泄(脂肪泻),可通过粪便苏丹染色定性或检测粪便脂肪定量。检测"金标准"是分泌素刺激试验,需要在十二指肠内放入导液管,对婴儿来说难以操作。

思路 3：Leigh 综合征。脑部 MRI 显示典型的对称性基底节和脑干 T2 加权高信号病变。

思路 4：分子遗传学检查（参见问题 6）。

【问题 4】　mtDNA 缺失综合征患者临床上需要与哪些疾病进行鉴别诊断？

思路：患者若有共济失调，应与遗传性共济失调鉴别；感觉神经性听力丧失，应与遗传性听力丧失与耳聋鉴别；色素性视网膜病，应与色素性视网膜炎鉴别；感觉神经性听力丧失合并色素性视网膜病，应与厄舍综合征 I 型和 II 型鉴别；进行性外眼肌麻痹，会出现在 KSS 和 PEO 中，应当与其他引起眼肌麻痹的疾病鉴别，如重症肌无力、肌强直性营养不良 I 型和眼咽肌营养不良等。

【问题 5】　如何诊断 mtDNA 缺失综合征？

思路 1：mtDNA 缺失综合征的诊断依赖于典型的临床表现。如 KSS 表现为改良 Gomori 三染肌肉活检改变、SDH 染色显示肌纤维过度活跃、细胞色素 c 氧化酶 RRF 和一些非 RRF 组化染色无反应，以及肌组织抽提物中包括 mtDNA 编码亚单位在内的呼吸链酶复合物活性降低。Pearson 综合征表现为骨髓检查显示环形铁粒幼红细胞、铁离子染色显示线粒体正常红细胞铁离子过度沉积。

思路 2：mtDNA 缺失综合征由 mtDNA 片段缺失引起，缺失片段大小从 2～10kb 不等。约 90% KSS 患者表现为大范围（1.1～10kb）mtDNA 缺失，所有组织中均可见；然而，突变的 mtDNA 在外周血白细胞中经常难以检测到，因此需要进行肌组织检查。在 Pearson 综合征中，血液 mtDNA 缺失比其他组织丰度更高。而在 PEO 中，mtDNA 缺失仅局限于骨骼肌。

思路 3：临床诊断必须通过白细胞或肌组织 mtDNA 分子诊断进行确诊（通常为缺失，重复罕见，有时可同时存在）。

【问题 6】　怎样对 mtDNA 缺失综合征患者进行分子遗传学诊断？

思路 1：KSS、Pearson 综合征、PEO 和罕见的 Leigh 综合征与 mtDNA 缺失（1.1～10kb）有关。①超过 150 种 mtDNA 缺失与 KSS 有关，最常见的是一段 4 977bp 缺失，即 m.8470_13446del4977；②在 Pearson 综合征和 PEO 中也可见 m.8470_13446del4977 以及多种其他不同片段长度的缺失。

思路 2：缺失/重复分析可发现序列分析难以检测到的缺失/重复，可借助多种方法（表 18-2-1）。

表 18-2-1　mtDNA 缺失综合征分子遗传检测总结

检测方法	检测突变	突变检出率		
缺失/重复分析	mtDNA 缺失	KSS	EPO	Leigh 综合征
		90%	50%	<5%

（1）DNA 印迹

1）KSS：缺失片段长度和丰度在不同患者中存在差别，但每个个体均存在特定长度的缺失 mtDNA。约 90% 的 KSS 患者有大范围（1.1～10kb）的 mtDNA 缺失。

注意：①通常，KSS 患者所有组织均存在缺失，可通过白细胞检测。然而，线粒体疾病的异质性可能会导致缺失 mtDNA 组织分布存在差别。由于突变 mtDNA 可能在血细胞中检测不到，有时候需要进行肌组织活检。②在某些 KSS 患者中，大范围重复和缺失可能共存。

2）Pearson 综合征：血液 mtDNA 缺失比其他组织丰度更高，其可靠诊断可借助白细胞 DNA 的 DNA 印迹分析或其他类型的分析。

3）PEO：mtDNA 缺失局限于骨骼肌。PEO 的分子诊断需要利用 DNA 印迹或其他方法分析肌肉活检组织。

4）Leigh 综合征：在有丝分裂后的组织中可检测到 mtDNA 缺失，例如肌肉和脑，但在血液或其他复制中的细胞中不能检测到。

（2）长片段 PCR 分析：可检测整个 mtDNA 缺失情况；该方法灵敏度较高，但特异度低。由于 mtDNA 缺失随年龄增长会发生累积，PCR 检测常见缺失或多种缺失时可能会导致误诊。因此，推荐使用 DNA 印迹进行诊断。建议向检测实验室咨询检测方法及其灵敏度和特异度。

（3）二代测序技术检测线粒体基因组及序列突变：目前，常用的线粒体全基因组测序的方法是 Sanger 测序,然而,这种方法检测 mtDNA 异质性上敏感性,特异性不强。二代测序技术具有大规模测序的能力,为全基因组大规模测序,特异性、敏感性高。我们发现当杂合 mtDNA≥5% 时,检出率可高达 100%。二代测序技术彻底改变了 mtDNA 的突变检测,改善了人们对线粒体疾病的认识,任何编码线粒体蛋白质的基因突变包括不同 mtDNA 缺失引起的线粒体疾病,因此,二代测序技术使很多线粒体病患者明确诊断,为这类疾病的识别提供了一个很好的工具(图 18-2-2)。

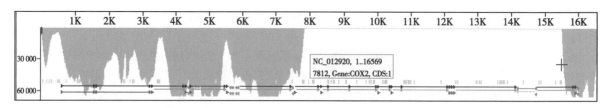

图 18-2-2　二代测序显示 KSS mtDNA 缺失

【问题 7】　患儿母亲拟再生育,如何进行产前诊断?

思路 1:遗传风险评估和产前检测可行性讨论的最佳时间为怀孕前,应为患病青年人提供遗传咨询(包括子女潜在风险评估和生育选择)。

思路 2:产前检测方法可行,但对于检测结果的准确解读却存在很多问题。由于存在有丝分裂分离现象,羊水细胞和绒毛膜绒毛 mtDNA 突变负荷不一定与其他胎儿或成人组织相符。

【问题 8】　如何对 mtDNA 缺失综合征患者进行遗传咨询?

思路 1:mtDNA 缺失综合征由 mtDNA 缺失引起,为母系遗传。先证者父亲没有致病性 mtDNA 突变。mtDNA 缺失综合征患者的母亲通常不患病,其组织中无 mtDNA 缺失;因此,先证者的同胞患病风险通常很低。女性先证者的子女通常不会遗传突变,但偶有例外。男性先证者的子女无患病风险。

思路 2:对家庭成员进行风险评估。

(1)先证者父母:父亲没有携带致病性 mtDNA 突变的风险;母亲通常不患病,其组织中一般没有 mtDNA 缺失。先证者 mtDNA 缺失通常为新发突变,发生在母亲的卵母细胞或胚胎发育过程中。

(2)先证者同胞:同胞携带突变的风险极低。如果一位母亲和一个孩子患病,则其他子女患病风险很低;目前为止,由母亲遗传给一个以上子女的情况尚未见报道。

(3)先证者子女:女性患者生育患儿的概率有限,约为 1/24;男性患者子女无遗传突变 mtDNA 风险。

(4)先证者的其他家庭成员:风险极低。

思路 3:尽管产前检测在理论上是可行的,但检测结果的解读往往比较困难。如果家族内存在已知的线粒体缺失突变,则可对高风险孕妇进行靶向突变基因产前检测或定制检测(参见问题 7)。

【问题 9】　如何对 mtDNA 缺失综合征患者进行治疗?

思路 1:对症治疗。

心脏传导阻滞患者采取心脏起搏器植入术,眼睑严重下垂者给予眼睑悬带,感觉神经性听力损失者施以人工电子耳蜗,内分泌病患者给予激素替代治疗,上食管括约肌扩张术以减轻环咽失弛缓症,低 CSF 叶酸的 KSS 患者给予亚叶酸补充,Pearson 综合征患者给予胰酶替代治疗等。

思路 2:并发症预防。

抗氧化剂可能会减轻活性氧族的损伤;经皮内镜胃造瘘可提高营养摄入并预防严重吞咽困难患者发生吸入性肺炎。

思路 3:疾病监测。

每 6～12 个月进行一次 ECG 和超声心动图检查,每年一次听力测试和内分泌功能评估。

思路 4:药物及其他禁忌。

可能对线粒体造成毒性的药物,包括氯霉素、氨基糖苷类、利奈唑烷、丙戊酸、核苷反转录酶抑制剂等。二氯乙酸盐(DCA,一种降乳酸制剂)会引起周围神经病变,应避免使用。

【问题 10】　mtDNA 缺失综合征的遗传诊断和产前诊断流程。

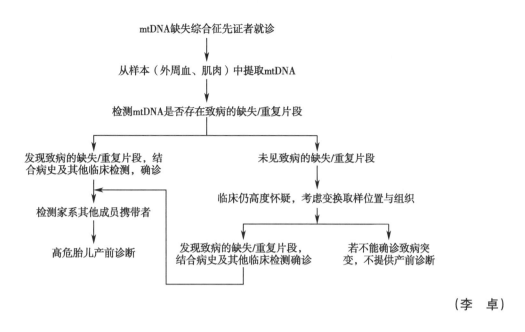

（李　卓）

第三节　莱伯遗传性视神经病变

　　莱伯遗传性视神经病变（Leber hereditary optic neuropathy，LHON）［OMIM 535000］是最常见的线粒体遗传病，发病率约为 1/20 000，主要特征为双眼无痛性急性或亚急性视力减退，通常在青少年时期发病。该病外显率低，男性发病率比女性高 4～5 倍。患者在出现影响中央视野的单眼视力模糊前，常没有任何症状；平均 2～3 个月后，另一侧眼球会出现相同症状。约 25% 的病例发病时，会同时出现双侧视力严重减退。大部分患者的视敏度可急剧下降至仅能数清手指或更严重。急性期后，视神经盘逐渐萎缩。患者视力显著改善的情况比较罕见，大部分失明（视力≤20/200）。已有研究报道，LHON 患者神经系统异常更为常见，例如姿势性震颤、外周神经病变、非特异性肌肉病变和运动障碍等。一些患者（多为女性）可能伴有多发性硬化（MS）样疾病。

　　LHON 的诊疗经过通常包括以下环节：

　　1. 详细询问先证者的眼科症状及遗传家族史。

　　2. 查体时重点关注眼科、心脏和神经系统体征，尤其是疾病特征性的体征。

　　3. 对疑诊患者进行相关的电生理学检查，脑神经影像检查，生化检查，明确临床诊断。

　　4. 告知 LHON 的遗传病理及分子诊断流程，知情同意后进行分子遗传检测。

　　5. 向患者解释检测结果、提供遗传咨询。

　　6. 对遗传诊断明确，有生育要求的家庭进行产前遗传咨询。

　　7. 患者病情评估，制订治疗方案。

临床关键点

　　1. LHON 的临床诊断需进行视觉电生理、检眼镜、分子遗传等检测。

　　2. 眼科检查或基因检测是确诊的两个重要手段。

　　3. 该病为线粒体遗传病，为母系遗传，应在此基础上进行遗传咨询。

　　4. 目前尚无有效的治疗方法，主要是对症治疗。

　　5. 分子遗传检测结果解读较为复杂，不能准确预测疾病是否发生、发病年龄、严重程度或进展率等。

　　6. 分子遗传检测确诊孕妇的致病线粒体突变是进行产前咨询的前提。

临床病例

患者，男，15 岁，主诉视力丧失。初步病史采集如下。

6 个月前，左眼首感视力减退，几天内，左眼只能看到阴影；一周后，同样症状出现在右眼。患者儿时得过腮腺炎和水痘。两个母系舅舅出现相似视力丧失，他们 50 岁时过世，病因不明。双眼视力 20/800，瞳孔反射减低，眼球运动正常。平面视野显示双眼全视野视力丧失，眼底检查视盘苍白。头部及眼眶磁共振正常，脑脊液正常。视觉诱发电位显示视神经传导异常。视网膜血管荧光显示双侧视盘苍白伴血管迂曲。

【问题 1】　根据上述门诊资料，患者最可能的诊断是什么？

思路 1：患儿为 15 岁时发病，首感左眼视力减退，6 个月内，病程进展迅速至双眼；辅助检查双眼全视野视力丧失，眼底检查视盘苍白伴血管迂曲，视神经传导异常；高度提示为 LHON。

知识点

LHON 诊断标准

1. 双眼无痛性急性或亚急性视力下降。
2. 急性期视盘充血，周围毛细血管扩张迂曲，神经纤维层肿胀。
3. 晚期视神经萎缩。
4. 视野中心、旁中心或盲中心暗点。
5. 视觉诱发电位视振幅和峰潜时异常。
6. 排除颅内肿物及神经系统其他疾病。
7. 母系遗传家族史。

思路 2：LHON 是一种线粒体遗传病，致病基因从母亲传于儿女，患者母系亲属为致病基因携带者及可能的发病者。男性即便是致病基因携带者 / 患者，也不会将致病基因传于子女。需要详细询问亲属的患病情况，绘制系谱图。

询问家族史后发现患者两个舅舅也有类似症状，50 岁时去世。从系谱图看该家系只有女性传递，男女皆可得病，符合线粒体遗传方式谱系特点（图 18-3-1）。

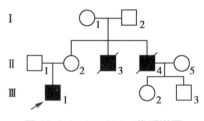

图 18-3-1　LHON 三代系谱图

【问题 2】　LHON 患者临床表现是什么？

思路 1：LHON 主要特征为双眼无痛性急性或亚急性视力障碍，通常在成年早期发病。男性发病率比女性高 4～5 倍。

（1）急性期：患者在出现单眼视力模糊（影响中央视野）前通常没有任何症状；平均 2～3 个月后另一侧眼球会出现相同症状。约 25% 的病例发病时会出现双侧失明。

眼底可能会出现特征性表现，包括视盘肿胀、视盘周围神经纤维层水肿、视网膜毛细血管扩张和血管迂曲加重。这些改变可能不明显，并且 20% 的患者没有眼底异常。

大部分患者的视敏度可急剧下降至仅能数清手指或更严重，动态或静态视野检查显示扩大致密的中央或盲中心暗点。

（2）萎缩期：急性期后，视神经盘开始萎缩（通常在发病 6 个月内）。视力显著改善的情况比较罕见，大部分患者视力严重受损，符合失明的条件。

思路 2：LHON 的病理性标志是视网膜神经节细胞层以及视神经选择性退化。

思路 3：尽管视力障碍是该病明确的临床特征，但研究报道 LHON 患者发生心律失常和神经异常（例如姿势性震颤、周围神经病变、非特异性肌肉病变和运动障碍）的比例也比对照组高。此外，三种主要的 LHON 致病性 mtDNA 突变与多发性硬化（MS）样疾病之间存在明确关联，尤其是在女性中。

【问题 3】　LHON 患者临床诊断的必备辅助检查是什么？

思路 1：眼科检查，如检眼镜。眼底特征，可以在有症状出现前，包括视盘周围微血管病变、小血管迂曲、视网膜神经纤维层（RNFL）水肿等。这些特征可能伴随许多患者一生。一旦发病出现症状，患者会出现中心视力的缺失，血管的变化以及上、下纤维的水肿和黄斑束快速减少。然而，20%～30% 的患者急性期没有表现出任何的眼底改变。这些变化通常发展在数周至数月。随着病理过程的进展，颞侧苍白会很明显。然后，神经纤维肿胀减少伴随视盘苍白至完全萎缩；血管变化也遵循类似的模式。在发病后 6 个月，视神经萎缩显而易见，视力丧失稳定，达到了最低点。通常发病后 1 年到慢性期。少见视力逐步恶化，有些患者视力甚至可能有不同程度的恢复，那些携带 mtDNA 14484 突变的患者更容易出现这种情况。

思路 2：电生理学检查。图形视网膜电图和视觉诱发电位能够确定视神经功能障碍，并明确有无视网膜病变。因特异性差，只有在诊断不确定的情况下才应当考虑这些辅助检查。

思路 3：脑神经影像检查。可排除双侧视神经病变的其他压迫性、浸润性和炎症性病因。对于 LHON 患者，MRI 检查一般正常，但也可显示视神经信号增强，可能代表急性或萎缩期相应的轻微水肿或神经胶质增生。

思路 4：生化检查。尽管引起 LHON 的三个主要 mtDNA 突变分别影响不同的呼吸链酶复合物Ⅰ亚单位的正常功能，但由于是体外检测，这些突变并非总是与呼吸链异常相关联。因此，即使没有发现呼吸链酶复合物缺陷，也不能排除 LHON。少数使用磁共振波谱的体内研究显示，在携有 m.11778G>A 突变时，磁共振波谱常能检测到线粒体功能障碍，而在 m.3460G>A 突变者的磁共振波谱检测不到相应的线粒体功能障碍。所有生化检查的一个显著特征是，这些生化检查在患者和携带者之间没有显著差别。综合考虑这些因素，与其他线粒体遗传病相比，LHON 与呼吸链缺陷的相关性较为微弱。

思路 5：分子遗传学检查（参见问题 6）。

【问题 4】 该患者临床上需要与哪些疾病进行鉴别诊断？

思路：若眼科及分子遗传检查不能确诊 LHON，应当采用对比磁共振和腰椎穿刺术评估前视通路及大脑以排除其他可治疗的视神经疾病。在急性期，许多非遗传病因可导致双目失明，需排除。患者在萎缩期才就诊，且无母系遗传家史，其他病因是很难排除的。这种情况下，在等待分子遗传检查的同时，必须进行前视通路的神经影响学检查。LHON 须与其他的偶发及遗传视神经疾病进行鉴别诊断。

常染色体显性遗传性视神经萎缩（autosomal dominant optic atrophy）[OMIM 165500]：临床上可仅呈现双侧视神经病变（非综合征型）或作为复杂的表型和其他眼部以外的表现同时存在（综合征型），其致病基因为 OPA1。显性视神经萎缩通常从儿童时期开始，以缓慢渐进的模式，大致对称地造成双眼视觉的缺失，因此是儿童失明的原因之一。视力测试将显示在中央视觉区域盲点（受损的视力区）以及周边视觉减弱和色觉受损（色盲）。视力丧失从轻微到严重不等。检查中看到特征性改变视盘苍白（提示萎缩），以及在末期视盘的凹陷，在 LHON 和正常眼压性青光眼也可以见到。

DDON（deafness-dystonia-optic neuronopathy）综合征[OMIM 304700]是一种 X 连锁遗传病，以男性患者为主，其致病基因为 TIMM8A。患者在儿童早期出现语前或语后感觉神经性听力障碍，在十几岁进展为肌张力失常或共济失调，二十岁左右，由于视神经的萎缩导致视力下降，四十岁左右，出现痴呆。心理影响如个性改变及多疑可能在儿时出现并恶化。显性遗传视神经的萎缩是渐进性的，发病较早。

【问题 5】 如何诊断 LHON？

思路 1：诊断基于眼科症状。

检测项目包括：在急性期，散瞳眼底检查典型视神经盘和血管改变；动态或静态视野检查显示典型中央或盲中心暗点；特定病例进行电生理学检查（视觉诱发电位确定视神经功能障碍和图像视网膜电图确定无视网膜病变）；神经成像排除双侧视神经病变的压迫性、浸润性和炎症性病因。

思路 2：约 90% 的 LHON 患者的 mtDNA 存在以下三个点突变中的一个，m.3460G>A、m.11778G>A 和 m.14484T>C。

思路 3：约 40% 的患者无此病家族史。

考虑到 LHON 新发突变比较罕见，无家族史的情况可能是由于母系个体没有发病，或家族史难以追溯。

【问题 6】 怎样对该患者进行分子遗传学诊断？

思路 1：可能引起 LHON 的突变线粒体基因包括编码 NADH 脱氢酶亚单位的 MT-ND1、MT-ND2、MT-ND4、MT-ND4L、MT-ND5 和 MT-ND6。另外三个线粒体基因（MT-CYB、MT-CO3 和 MT-ATP6）突变也被认为能够导致 LHON，但由于其仅见于单发病例或单个家庭，因此需要进一步验证。

分子遗传学检测分两种：①靶向突变分析；②序列分析和突变筛查。

思路 2：靶向突变分析是定位检测引起 LHON 的主要的致病 mtDNA 突变，如本病例的 11778G>A（MT-

ND4）。下述提及的 mtDNA 突变仅见于 LHON 患病家族。一项大规模研究显示，90% LHON 患者的 mtDNA 存在以下三种突变之一，m.11778G>A（*MT-ND4*）、m.14484T>C（*MT-ND6*）和 m.3460G>A（*MT-ND1*）。世界范围内，每个突变的流行率存在差异，但目前 m.11778G>A 最为常见（表 18-3-1）。

表 18-3-1　LHON 分子遗传学检测小结

基因	在 LHON 中所占比例	检测方法	EPO
MT-ND4			m.11778G>A
MT-ND6	90%	靶向突变分析	m.14484T>C
MT-ND1			m.3460G>A
其他线粒体基因	~10%	序列分析 / 线粒体基因组突变筛查	其他 mtDNA 序列突变

约 10% 的 LHON 患者没有上述三种常见的 mtDNA 点突变；由于 mtDNA 的高度多态性，对于这些家庭的深入研究极为复杂。在单一家族和单发病例中已发现许多可能的致病性 mtDNA 突变；但一个新发现的 mtDNA 碱基改变只有在两个或更多独立病例（或家系）中均发现且与 LHON 相关时才能被认为具有致病性。

思路 3：序列分析和突变筛查用于检测未发现三种常见 mtDNA 突变的 LHON 患者。

思路 4：检测结果解读。

10%~15% 的 LHON 患者存在胞浆异质性（白细胞中同时存在突变和野生型 mtDNA）。①由于患者白细胞中通常含有超过 70% 的突变 mtDNA，因此胞浆异质性并不会影响分子遗传学检测的灵敏度；②胞浆异质性水平可能影响无症状个体的 LHON 发病风险以及遗传风险；但目前尚没有严格的前瞻性研究来阐明这种可能性。

【问题 7】　该患者失明的可能及预后如何评估？

思路 1：引起 LHON 的 mtDNA 突变具有显著降低的外显率。个体仅在具有致病性 mtDNA 突变时才会发病；但是约 50% 的男性和 90% 的女性虽携带一种主要的 mtDNA 突变却不会出现失明。其他环境和遗传因素与 mtDNA 缺陷共同作用以决定个体是否会发生视神经功能障碍和视力障碍。失明最重要的两种风险因素是性别和年龄。

思路 2：主要的同质性突变患者视力障碍的终生风险评估。根据经验判断，男性终生风险约为 50%，女性约为 10%。不同突变具有不同的特异性风险，对同一突变的不同研究结果也存在差异。

思路 3：LHON 年龄相关外显率的影响。LHON 的外显率存在年龄特异性，在一些研究中，女性中位发病年龄通常会晚几年。上述三种主要突变的发病年龄的第 95 百分位数为 50 岁（即仅有 5% 的个体发病年龄大于 50 岁）。

思路 4：胞浆异质性。每个细胞中均存在许多线粒体（即许多 mtDNA 分子）。一些携带致病的 LHON mtDNA 突变的个体可能同时具有突变型和野生型 mtDNA，即异质性。异质性可见于 10%~15% 的携带致病的 LHON mtDNA 突变的个体中。然而，由于大部分携带致病 LHON mtDNA 突变的个体均为同质性，因此量化异质性水平以用于症状前检测具有一定的局限性。

思路 5：mtDNA 单倍型。某些稳定的 mtDNA 多态性变异以特定形式组合在一起，称为单倍型。系统进化分析发现，单倍型相关性在中国的 LHON 家族中已有报道，这进一步支持了 mtDNA 单倍型在调控疾病表达风险中的作用。

思路 6：核修饰基因。LHON 患者男性居多这一现象难以通过线粒体遗传来解释。一项大样本家系分离分析显示，X 连锁隐性易感基因与 mtDNA 突变存在协同作用，从而促进了失明的发生，即双基因位点 LHON 模型。连锁分析指明可能的疾病基因位点位于 Xp21.1，该区域内一种高风险单倍型使 m.11778G>A 和 m.14484T>C 突变个体失明风险增加 35 倍，但 m.3460G>A 风险没有增加。目前，尚不清楚 X 染色体上到底哪个（些）基因具有致病性，此外，其他常染色体核修饰基因也可能会影响 LHON 患者失明风险。

思路 7：环境因素。重度吸烟会增加失明风险，而重度饮酒导致的风险增加程度较小。一些无对照研究报道，营养缺乏、工作环境毒素暴露、抗逆转录病毒药物、心理应激及急性疾病等可能会加速 LHON 患者失明的发生。这些推测性环境刺激物在 LHON 中的作用仍然需要更多有力的流行病学证据来支持，但对于一种罕见的遗传病来说，这是一项艰巨的任务。

思路8：眼内压。有证据显示，在LHON高风险个体中，眼内压升高可能是促进失明的一个危险因素。在进一步证据出现前，考虑到眼内压升高对线粒体功能和视网膜神经节细胞存活的危害性，对致病的LHON突变携带者制订一个低标准以便及时进行眼内压降低治疗具有一定的合理性。

思路9：激素。LHON男性患者显著偏倚可能反映了女性性激素的一种保护效应。最近，该假设在LHON杂交细胞株中进行了研究。雌激素治疗能够降低LHON杂交细胞活性氧簇的水平，并伴有抗氧化酶超氧化物歧化酶活性的增加。这些有益的雌激素效应促进了更有效的线粒体氧化磷酸化。但需要进一步研究来探讨LHON突变女性携带者在围绝经期和绝经期的失明风险是否增加。

思路10：低外显率LHON家系分支。主要的致病LHON mtDNA突变的外显率在某些家系中有所降低。在一个具有m.11778G>A突变的澳大利亚大家族中，某些分支的男性患者的外显率降低到1%。但在一些英国家系中并未发现这种现象。这种差异性可能归因于未知的遗传或环境因素。

思路11：病理生理学。LHON眼科病理局限于视网膜神经节细胞层并不影响视网膜色素上皮和感光层。细胞体和轴突退化显著，伴有从视神经到外侧膝状体的脱髓鞘和萎缩。实验数据显示，受损的谷氨酸转运和线粒体活性氧簇生成增加通过凋亡机制引发了视网膜神经节细胞死亡。然而，目前尚无法解释视网膜神经节细胞选择性易损的机制。

【问题8】 患儿母亲拟再生育，如何进行产前诊断？

思路1：产前诊断需建立在先证者遗传诊断明确的基础上。母亲所携带的LHON致病mtDNA突变需有分子遗传检测确诊，由于传递是肯定的，而且胎儿的结果无法预测胎儿是否发病，一般不进行产前诊断。

思路2：由于羊水细胞和绒毛膜细胞内mtDNA突变负荷与胎儿或成体组织可能不一致，而且mtDNA突变的存在并不能预测疾病是否发生、发病年龄、严重程度或进展率等，因此对阳性产前检测结果的准确解读比较困难。产前检测可由能够提供目标基因检测或定制检测的实验室来完成。

【问题9】 如何进行遗传咨询？

思路1：LHON由mtDNA突变引起，以母系遗传方式传递。由于mtDNA致病性突变的外显率与性别和年龄相关，因此针对LHON的遗传咨询较为复杂。

思路2：先证者的母亲通常携带mtDNA突变，可能具有疾病症状，也可能没有。大部分情况下，母系亲属具有低年龄视力障碍家族史，但40%为单发病例。在受累家系内进行女性成员的遗传筛查是必要的，可以发现和排除女性携带者。

思路3：对进行家庭成员风险评估，携带LHON相关致病性mtDNA突变的男性（患病或不患病）不会将突变遗传给子女，而女性携带者则会将突变遗传给所有子女。

（1）先证者父母：先证者父亲无携带致病性mtDNA突变风险；先证者母亲通常携带mtDNA突变，可能会发生视力丧失，也可能不会；约60%的病例中，出现母系亲属有早发性视力丧失病史；约40%的LHON病例无家族史。这种单发病例可能是由于家族史不明确或先证者的mtDNA突变为新发突变；新发突变比较罕见。

（2）先证者的弟姐妹：先证者的兄弟姐妹风险依赖于母亲的基因突变情况；如果母亲携带突变mtDNA，则所有同胞均有遗传风险。

（3）先证者子女：携带主要LHON致病性mtDNA突变的男性患者或非患者不会将突变遗传给子女；携带主要LHON致病性mtDNA突变的女性患者或非患者会将突变遗传给所有子女；突变mtDNA的存在并不能用于是否发病、发病年龄、严重程度或进展率的预测；如果女性患者为mtDNA异质性突变，则可能仅将少量突变mtDNA遗传给子女，从而导致疾病发病风险降低。

（4）其他家庭成员：其他家庭成员风险依赖于先证者母亲的基因突变情况；如果先证者母亲携带mtDNA突变，则她的兄弟姐妹和母亲也有携带突变的风险。

思路4：外显率。由于LHON致病性mtDNA突变存在性别、年龄特异的外显率，因此针对LHON的遗传咨询往往比较复杂。大样本研究已明确m.11778G>A和m.14484T>C突变的确切风险。根据年龄、性别特异外显率数据，可以比较准确判断携带上述突变个体的疾病风险。m.3460G>A相关数据有限；针对其他突变的遗传咨询需要谨慎推断。

思路5：如果家族内存在已知致病性突变，女性携带者可考虑线粒体突变的产前诊断；产前诊断可以按问题8所述进行。

【问题 10】 如何对患者进行治疗？

思路 1：鉴于线粒体病的复杂性及多样性，初次诊断后的评估对治疗方案的制订十分重要。为确定 LHON 确诊患者的患病程度，建议进行以下评估：①测定最佳矫正视力；②静态或动态视野评估；③心电图（ECG），尽管比较罕见，但 ECG 可能发现有症状或无症状个体是否患有预激综合征，即使发现预激综合征，如果没有心脏症状，不建议进行干预；④系统性并发症筛查，包括糖尿病和心肌病，这些疾病可进一步加重视力损害；⑤医学遗传学咨询。

思路 2：对症治疗。针对 LHON 患者的治疗主要是辅助性治疗，例如提供助视器、职业康复及相关社会服务登记等。少数患者可能出现神经症状，包括共济失调、周围神经病变和肌张力障碍等，应考虑多学科综合治疗以减轻神经性并发症导致的功能性影响。

思路 3：疾病监测。对于携带致病 LHON mtDNA 突变的无症状个体不需要进行持续监测；但如果出现任何视觉不适问题，应立即就医。可根据个体情况和医疗资源调整患者的随访间隔。

思路 4：药物及其他禁忌。应强烈建议携带 LHON 致病性 mtDNA 突变的个体控制饮酒并禁烟。

思路 5：正在研究中的治疗措施。

（1）艾地苯醌：口服艾地苯醌或维生素 B_{12} 和维生素 C 能够促进 LHON 患者视力恢复，并最终改善视力。但另一项包含两个 LHON 患者的研究并没有发现这种效应。艾地苯醌没有显著的药物相关副作用。双眼视敏度差异 >0.2R 的患者更可能受益于艾地苯醌治疗。因此，口服高剂量艾地苯醌可考虑作为一种治疗选择方案，尤其是那些新近发病的 LHON 患者。对于携带 mtDNA 突变的无症状个体，预防性服用艾地苯醌是否有效尚没有实验数据。

（2）维生素 E 衍生物 EPI-743：在一项包含 5 例急性 LHON 患者的研究中，EPI-743 治疗显示出早期疗效，但仍需要一项有足够统计力的双盲随机对照研究来明确该药物对急性和慢性 LHON 患者的有效性。

（3）基因治疗：LHON 靶向基因治疗目前正在被广泛研究，尽管其安全性和有效性还有待探讨。

【问题 11】 LHON 的遗传诊断和产前诊断流程。

思路：对靶向分析阴性的，mtDNA 二代测序（NGS）在许多情况下作为一线诊断方法，特别是涉及复杂儿童疾病。在 mtDNA NGS 测序分析中，我们常常发现很多的变异体，如何解释变异体与已知疾病的关系仍具有挑战性。大型数据库及父母的样品和其他家庭成员的样本，可以帮助确定的未知变异体的临床意义，但更为重要的是需要条件良好的实验室。目前，我们只报道通过验证的致病突变。在没有明确突变致病机制的情况下，要积累更多的临床突变数据。关于产前诊断，如为同质突变，所有的子代都为突变，无做产前诊断的必要。如为异质突变，羊水细胞突变也很难说明胎儿组织的突变情况，为遗传诊断增加困难。

（李 卓）

第四节　线粒体脑肌病伴高乳酸血症和卒中样发作

线粒体脑肌病伴高乳酸血症和卒中样发作（mitochondrial myopathy, encephalopathy, lactic acidosis and stroke-like episodes, MELAS）[OMIM 540000] 是一种多系统疾病，多在儿时发病。早期心智运动的发育通常是正常的，但一般身材矮小。发病多在 2～10 岁。最常见的初发症状是全身强直 - 阵挛性发作，复发性头痛，厌食和反复呕吐。运动不耐受或近端肢体无力也可为初期表现。以短暂性的偏瘫或皮质盲为表现的卒中样发作常常伴有癫痫发作。这些卒中样发作可伴有意识改变，并且会反复发生。卒中样发作的残留效应逐渐累积，会损害运动能力、视力和心智，一般会在青少年期表现出来。感觉神经性听力的丧失也较常见。

MELAS 的诊疗经过通常包括以下环节：

1. 详细询问先证者的各个系统症状及遗传家族史。

2. 查体要系统，全面以便鉴别诊断，重点关注疾病特征性的体征。

3. 对疑诊患者进行相关的电生理学检查、脑神经影像检查、生化检查，尽量做出临床诊断。

4. 告知 MELAS 的遗传病理及分子诊断流程，知情同意后进行分子遗传检测。

5. 向患者解释检测结果、遗传咨询。

6. 对遗传诊断明确、有生育要求的家系进行产前诊断，根据结果进行遗传咨询。

7. 患者病情评估，制订治疗方案。

临床关键点

1. MELAS 的诊断需结合临床表现与分子遗传学检测的结果。

2. 多为 mtDNA 异质突变,分子遗传学检测是确诊的重要手段。

3. 该病为线粒体遗传病,应在此基础上进行遗传咨询。

4. 无有效的治疗方法,主要是对症治疗。

5. 分子遗传检测结果解读较为复杂,不能准确预测疾病是否发生、发病年龄、严重程度或进展速度等。

6. 分子遗传检测确诊产妇的致病线粒体突变是进行产前诊断的前提。

临床病例

患者,男,16 岁,以癫痫呕吐发作急诊入院。初步病史采集如下。

患者出现阵发性的幻视,偏头痛,癫痫发作,呕吐。突然意识丧失,下肢无力。患者第二天恢复意识,语言流利,理解正常,双侧跟腱反射正常,巴宾斯基征阴性。实验室检查,血中乳酸产物 12mmol/L(正常 <2.1mmol/L),CSF 正常。MRI 显示脑室周围、顶枕部高密度阴影。双下肢神经传导正常。肌电图(EMG)显示双下肢肌病理变化。肌活组织检查显示破碎样红肌纤维。患者母亲有偏头痛病史,一个舅舅有癫痫病史,55 岁猝死,病因不明。入院后第二天,患者恢复意识,感觉改善,头痛呕吐停止。入院静脉滴注药物治疗后 10 天,患者肌力、平衡、耐力及步速进一步改善。

【问题 1】 根据上述门诊资料,患者最可能的诊断是什么?

思路 1:患者为 16 岁时发病,患者出现阵发性的幻视、偏头痛、癫痫发作、呕吐、反复发作的突然意识丧失,血中乳酸产物升高,肌活组织检查,显示破碎样红肌纤维,高度提示为 MELAS。

知识点

MELAS 的临床诊断标准

(1)出现以下 6 项诊断标准的至少 2 项:①发作年龄 <40 岁;②脑病、癫痫,或两者频繁发作;③运动不耐受;④乳酸升高;⑤肌肉活检发现破碎红纤维(RRF);⑥40 岁前出现卒中样发作。

(2)未出现周期性头痛、周期性呕吐等排除标准。

(3)头颅影像学 CT/MRI 发现病灶。

(4)患者肌肉活检发现 RRF(且比率超过 4%)或基因检测到 mtDNA 突变。

思路 2:MELAS 是一种线粒体遗传病,致病基因只能从母亲传于儿女,患者母系亲属为致病基因携带者及可能的发病者。男性即便是致病基因携带者 / 患者,也不会将致病基因传给子女。需要详细询问亲属的患病情况,绘制系谱图(图 18-4-1)。

询问家族史后发现患者一个舅舅也有类似症状,母亲有偏头痛。从系谱图看该家系只有女性遗传,男女皆可得病,符合线粒体遗传方式谱系特点。

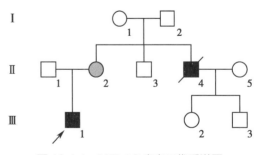

图 18-4-1 MELAS 患者三代系谱图

【问题 2】 MELAS 患者临床表现是什么?

思路 1:MELAS 是一种多系统疾病,多在儿时发病。早期心智运动的发育通常是正常的,但身材矮小多见。初发病多在 2~10 岁。最常见的初发症状是全身强直 - 阵挛性发作、复发性头痛、厌食和反复呕吐。运动不耐受或近端肢体无力也可为初期表现。

思路 2:以短暂性的偏瘫或皮质盲为表现的卒中样发作常常伴有癫痫发作。这些卒中样发作可伴有意识改变,并且会反复发生。卒中样发作的残留效应逐渐累积,会损害运动能力,视力和心智,一般会在青少年期表现出来。感觉神经性听力的丧失也较常见。

思路3:大多数患者会有偏头痛,在卒中样急性期偏头痛加重。

思路4:某些患者会有精神病学的表现。包括抑郁、个性改变、焦虑、认知缺陷、额叶综合征等。其他不常见症状包括共济失调、阵发性的昏迷、糖尿病、胃肠动力障碍、心肌病、多毛症、视神经萎缩、色素性视网膜病等。

【问题3】 MELAS 患者临床诊断的必备辅助检查是什么?

思路1:血液及脑脊液(CSF)乳酸酸中毒。MELAS 患者休息时乳酸浓度通常会升高,轻度运动后乳酸浓度快速上升。

思路2:高脑脊液蛋白。CSF 蛋白的浓度可升高,但很少超过 1 000mg/L。

思路3:脑成像。在卒中样发作时,脑 MRI 可见 T_2 高信号区域,通常累及大脑后部但不按照主要动脉血供区域分布。首发症状出现后的数周中,通过 T_2 加权 MRI 可观察到卒中样病变的缓慢蔓延。此外,弥散加权 MRI 可显示表观弥散系数(ADC)增加,而缺血性卒中 ADC 会降低。CT 检查有时也会发现基底节钙化。

思路4:心电图检测。结果可能会显示心肌病、预激或不完全心脏传导阻滞。

思路5:肌电图和神经传导检测。与肌源性病变进程一致,但神经病变可能同时存在。神经病变相对常见(在一项包含 32 个个体的研究中占 22%),主要发生在轴突和感觉神经。

思路6:肌肉活检。通常显示有破碎性红纤维(RRF)(改良 Gomori 三染)或"破碎性蓝色纤维"[由琥珀酸脱氢酶(SDH)组织化学染色高信号反应所致]。在细胞色素 c 氧化酶(COX)的活性检测中,MELAS 患者的 RRFs 染色大多为阳性,这与其他线粒体相关疾病如 KSS 和 MERRF(肌阵挛性癫痫破碎红纤维)不同[其 RRFs 细胞色素 c 氧化酶(COX)组织化学染色反应阴性]。MELAS 的另外一个典型形态学特征是(尽管不是特异病征)在平滑肌和肌内血管内皮细胞里存在过量的线粒体,SDH 染色显示强琥珀酸脱氢酶活性的血管或 SSVs。

思路7:呼吸链的研究。在肌肉提取物中,呼吸链酶的生化分析通常显示大部分缺陷,尤其是复合物 I 和/或复合物Ⅳ。但生化结果也可能正常。

思路8:分子遗传学检查(参见问题6)。

【问题4】 该患者临床上需要与哪些疾病进行鉴别诊断?

思路:患者表现为急性脑卒中,应与其他可在年轻患者中引起脑卒中的病因相鉴别,如心脏病、静脉血栓和镰状红细胞病等。除了合适的检测,如果母系家族史出现跟线粒体功能不全相关的症状(身材矮小、偏头痛、听力丧失、糖尿病),则可帮助正确诊断。患者表现为进行性外眼肌麻痹(PEO),应与其他引起眼肌麻痹的疾病鉴别,如重症肌无力、肌强直性营养不良 I 型、眼咽肌营养不良等。有些 MELAS 患者伴有糖尿病,但他们一般比较瘦,中年发病。若糖尿病患者有耳聋或母系遗传家族史,应考虑 MELAS 的可能。患者有耳聋,应与遗传性听力丧失和耳聋相鉴别。若患者胃肠动力障碍、恶病质、神经病理症状明显,应考虑线粒体神经胃肠脑病(MNGIE)。除上述具体表型以及一些其他的线粒体病外,MELAS 还应与急性期缺血性卒中(脑梗死)、单纯疱疹病毒性脑炎(HSE)、中枢神经系统血管炎(CNSV)等鉴别诊断。

急性期缺血性卒中(脑梗死):脑梗死患者多为中老年人,常有脑血管病等危险因素,急性起病,首要表现为局灶性神经功能缺损如偏瘫、失语等;脑梗死的影像学病变范围与某一血管的供血区域相一致,头颅 CTA 或全脑血管造影检查可见相应供血血管的狭窄或闭塞;除部分合并继发性癫痫患者可发现癫痫波外,脑梗死患者脑电图和肌电图均无特异性表现;脑梗死患者脑脊液生化检查也多为正常。

单纯疱疹病毒性脑炎(HSE):HSE 患者很少出现视力及听力异常,最突出的表现是脑膜刺激征和不同程度的意识障碍,且很少复发;HSE 影像学病灶最常累及颞叶中、下部,脑实质深部也可受累,在急性期就可出现脑组织坏死及病灶内微出血;HSE 脑电图表现为弥散性高波幅慢波,以颞叶为中心,同时出现棘波、尖波或慢波,肌电图无特异性表现;HSE 患者脑脊液压力正常或轻度增高,有核细胞数增多,可有红细胞数增高,提示出血性坏死性脑炎,乳酸无升高。

中枢神经系统血管炎(CNSV):多为急性起病,常见的症状为肢体无力、头痛,而癫痫发作较为少见,符合血管性疾病的临床特点,大部分患者对激素治疗效果好;CNSV患者头颅MRI病变范围广泛,符合血管分布区,病灶可累及大脑皮质、白质、脑干等,典型的血管炎表现为多发性的小血管交替狭窄和扩张,管壁不规则或血管闭塞;CNSV脑电图主要表现为弥漫性损害,部分伴局限性改变,肌电图无特异性表现;CNSV患者脑脊液蛋白轻度增高或淋巴细胞轻度增高,寡克隆区带阳性,而乳酸无明显升高。

【问题5】 如何诊断MELAS?

思路1:MELAS的诊断是基于临床表现并结合分子遗传学检测的结果。

思路2:MELAS的临床诊断基于以下特点。①卒中样发作,通常40岁前;②脑病伴随癫痫和/或痴呆;③线粒体肌病,须伴有乳酸酸中毒和/或肌组织活检显示破碎红纤维(RRF)。确诊还需具备以下症状中的两个:①早期精神运动发育正常;②反复性头痛;③反复呕吐。

思路3:分子遗传学检测是确诊的重要方法。

(1) mtDNA基因 *MT-TL1*[编码tRNALeu(UUA/UUG)]突变是其病因。最常见的突变是3 243位点的碱基A(腺嘌呤)>G(m.3243A>G)突变,可见于约80%具有典型临床表现的患者。*MT-TL1*的其他突变或mtDNA其他的基因,特别是*MT-ND5*上的突变,也可引起这种疾病。

(2) 在典型的MELAS患者的白细胞中,通常都可以检测到mtDNA突变,若检测不到致病突变,可考虑检测其他组织,如培养的皮肤成纤维细胞、毛囊、尿沉渣或骨骼肌(最可靠)等。

【问题6】 怎样对该患者进行分子遗传学诊断?

思路1:突变可能引起MELAS的线粒体基因。

(1) *MT-TL1*:mtDNA基因 *MT-TL1*编码tRNA亮氨酸1[tRNALeu(UUA/UUG)],其突变m.3243A>G可导致已知的约80%MELAS病例。

(2) *MT-ND5*:编码NADH-泛醌氧化还原酶亚基-5,已有报告显示,*MT-ND5*突变越来越多地见于孤立的MELAS病例或与其他综合征重叠的病例中。

(3) 其他线粒体基因:已知可引起MELAS突变的基因可见于其他线粒体tRNA基因,包括 *MT-TC*、*MT-TK*、*MT-TV*、*MT-TF*、*MT-TQ*、*MT-TS1*、*MT-TS2*和 *MT-TW*,以及蛋白编码基因 *MT-CO1*、*MT-CO2*、*MT-CO3*、*MT-CYB*、*MT-ND1*、*MT-ND3*和 *MT-ND6*。

思路2:取样相关问题。

(1) 对患有典型MELAS个体,突变通常存在于所有组织中,可通过检测白细胞的mtDNA发现;然而,mtDNA疾病的"异质性"会导致突变的mtDNA在组织间分布不均一。因此,在仅有一个或几个症状符合MELAS的个体或无症状的母系亲属中,致病突变可能在白细胞的mtDNA中检测不到,而仅能在其他组织中检测到(例如培养的皮肤成纤维细胞、毛囊、尿沉渣,或者最可靠的骨骼肌)。在易取材的组织中,尿沉渣用于检测m.3243A>G突变最为有效。

(2) 在罕见情况下,如果无法从典型的MELAS患者的白细胞或尿沉渣中通过标准技术检测到 *MT-TL1* m.3243A>G突变,则建议使用肌组织活检。

思路3:*MT-TL1*分子遗传学检测。可用靶向突变分析或序列分析/突变筛查。在MELAS患者中,最常见的突变是 *MT-TL1* m.3243A>G。超过80%的临床表现典型的患者均有这一突变。不同实验室间的靶向突变测试板所覆盖的突变会有所不同,可能包括 *MT-TL1* 突变m.3243A>G,m.3271T>C和m.3252A>G以及其他罕见突变。*MT-TL1* 的序列分析/突变筛查可用于靶向突变检测阴性的个体。

思路4:*MT-ND5*分子遗传学检测。靶向突变分析法适用于最常见的 *MT-ND5* 突变m.13513G>A,其他情况应用序列分析方法。

思路5:其他线粒体基因应采用序列分析方法包括 *MT-TF*、*MT-TH*、*MT-TK*、*MT-TQ*、*MT-TS1*、*MT-TS2*、*MT-ND1*、*MT-ND6*。

【问题7】 患儿母亲拟再生育,如何进行产前诊断?

思路1:产前诊断需建立在先证者遗传诊断明确的基础上。

母亲所携带的MELAS致病mtDNA突变需有分子遗传检测确诊,然后检测胎儿样本是否含MELAS致病mtDNA突变。

思路2:虽然引起MELAS的mtDNA突变的产前检测的效用尚不明确,但通过羊膜腔穿刺(妊娠15~18周)或绒毛膜取样(妊娠10~12周)获得胎儿细胞进行DNA分析具有可行性。在产前检测进行之前,必须先明确母亲携带的特异的 mtDNA 突变。

思路 3：由于以下原因，产前诊断结果的解读非常复杂：母体组织和取样获得的胎儿组织（即羊水及绒毛）的突变负荷可能与其他胎儿组织不一致；由于随机有丝分裂分离，产前取样组织中的突变负载可能在宫内发育过程中或出生后发生改变。产前诊断结果不能用于预测表型、发病年龄、严重性或进展速度。对于致病性突变已明确的家庭，可考虑胚胎植入前诊断（PGD）。

【问题 8】　如何进行遗传咨询？

思路 1：遗传方式。MELAS 由 mtDNA 突变引起，并通过母系遗传传递。

思路 2：家庭成员风险评估。

（1）先证者的父母：先证者的父亲不具有致病 mtDNA 突变。先证者的母亲通常具有 mtDNA 突变，并且可以有或没有症状。一些母亲的白细胞中可能检测不到致病性 mtDNA 突变，但可在其他组织中检测到，如培养的皮肤成纤维细胞、毛囊、尿沉渣或骨骼肌（最可靠）。此外，先证者可能为新发体细胞线粒体突变。

（2）先证者的兄弟姐妹：其风险取决于母亲的基因状态。如果母亲有 mtDNA 突变，先证者的所有兄弟姐妹将遗传该突变，并且可以有或没有症状。一项研究发现，女性血液中突变 mtDNA 水平越高越有可能影响后代。

（3）先证者的后代：所有携带 mtDNA 突变的女性的后代将遗传该突变。所有携带 mtDNA 突变的男性的后代不会遗传该突变。

（4）其他家庭成员：其风险取决于先证者的母亲的基因状态。如果其携带 mtDNA 突变，那么她的兄弟姐妹和母亲也有携带风险。

思路 3：表型变异。携带 *MT-TL1* m.3243A>G 突变的家族成员更可能有非 MELAS 表现（即糖尿病，听力下降）。mtDNA 突变的个体的表型由很多因素共同决定，包括基因突变的严重程度、线粒体突变（突变负载）的比例和 mtDNA 突变的器官和组织分布。不同的家庭成员往往遗传不同比例的突变 mtDNA，因此可以有各种各样的临床症状。

对于无症状的高危家族成员的检测结果的解读极其困难，且不能用于表型预测。

思路 4：生育问题。遗传风险评估和产前检测可行性讨论的最佳时间是妊娠前。应当为受累的或者处于风险中的年轻人提供遗传咨询（包括后代可能面临的潜在风险和生殖选择）。

【问题 9】　如何对患者进行治疗？

思路 1：鉴于线粒体病的复杂性及多样性，初次诊断后的评估，对治疗方案的制订十分重要。为确定 MELAS 确诊患者的患病程度，建议进行以下评估：①测量身高体重以评估生长发育；②听力评估；③眼科评估；④认知能力评估；⑤理疗评估；⑥神经科评估，MRI、MRS，若怀疑癫痫，查 EEG；⑦心脏科评估；⑧筛查糖尿病；⑨医学遗传学咨询。

思路 2：目前，尚没有专门针对 MELAS 的治疗方案，主要是对症治疗。感觉神经性听力丧失可以通过人工耳蜗植入成功治愈，上睑下垂可以通过眼睑"叉状架"、眼袋或额肌眼睑悬吊改善。

有氧运动对患有 MELAS 和其他线粒体疾病的个体有益。理疗应在个体卒中后实施。传统抗癫痫治疗对此癫痫发作有效。标准镇痛药可用于治疗偏头痛。

心脏疾病可受益于标准的药物治疗。糖尿病仅可以通过饮食调整来控制，尤其是瘦的患者，或口服降糖药，但往往需要胰岛素治疗。L- 精氨酸有望治疗 MELAS 卒中样发作。

思路 3：原发症状及并发症的预防。

服用辅酶 Q10 和 L- 肉碱对某些个体有益。在一个小型的随机、双盲、安慰剂对照研究中，辅酶 Q10 结合肌酸和硫辛酸治疗表现出一定疗效，包括脚踝无力进展减缓、静息时血浆乳酸浓度降低。在个例研究中，艾地苯醌（辅酶 Q10 的类似物）能更有效地穿过血脑屏障，具有一定的预防作用。艾地苯醌用于治疗 MELAS 的临床试验正在进行中。由于发热性疾病可能引发急性恶化，患有 MELAS 的个人应接受标准的儿童期疫苗接种，包括流感疫苗和肺炎球菌疫苗。

思路 4：疾病监测。受累及的个体和有风险的亲属应定期监测疾病进展和新症状的出现。建议每年进行一次眼科、心脏科（心电图和超声心动图）和内分泌科评估（空腹血糖、TSH）。

思路 5：药物及其他禁忌。患有 MELAS 的个体应避免线粒体毒素，如氨基糖苷类抗生素、利奈唑胺、香烟和酒精。在治疗癫痫时应避免使用丙戊酸。由于二氯乙酸（DCA）对周围神经有毒性作用，应避免使用。

思路 6：妊娠管理。患有 MELAS 的女性应该在怀孕前接受遗传咨询。在怀孕期间，受累的或有风险的女性应该进行糖尿病和呼吸功能不全监测，可能需要采取治疗干预措施。

思路 7：正在研究中的治疗措施。

口服 L- 精氨酸可能减轻急性期卒中的严重程度，并减少癫痫发作期间卒中的频率，但需要双盲研究进一步确认。

渐进性心肌病的患者可考虑心脏移植。

理论上，将携带 mtDNA 突变的受精卵母细胞或受精卵的核 DNA 转移到一个去核的受体细胞可以预防线粒体疾病的遗传。这一理论已被证实：将异常受精卵的原核转移到正常的去核受体细胞后可在体外复制数次。

【问题 10】 MELAS 的遗传诊断和产前诊断流程。

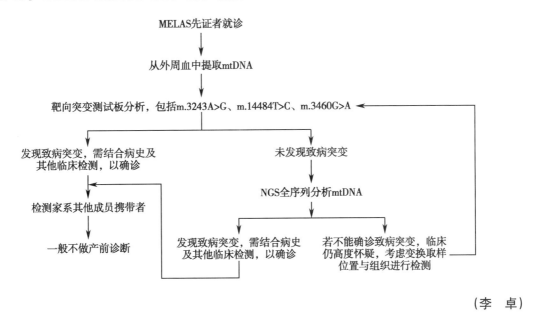

（李 卓）

本 章 小 结

线粒体病是一组以线粒体功能紊乱为特征的遗传性疾病。线粒体是除红细胞外普遍存在的细胞器，参与各种细胞代谢途径和重要生理功能，包括氧化磷酸化、脂肪酸氧化、三羧酸循环、尿素循环、糖异生、酮生成、氨基酸代谢、脂质代谢、钙稳态和细胞凋亡等等。线粒体病的分子病因涉及线粒体 DNA（mtDNA）和细胞核 DNA（nDNA）的基因突变。这种复杂的遗传学基础意味着线粒体病可以有任何遗传模式，包括常染色体和 X 连锁遗传的 nDNA 突变和母亲遗传的 mtDNA 突变，以及新发突变引起的罕见散发病例。在 mtDNA 突变的患病家系中，遗传风险和临床表现因 mtDNA 遗传存在异质性、复制分离、突变负荷等特性，而进一步复杂化。

线粒体病的临床表现具有显著的异质性和变异性。线粒体病可以在任何年龄发生，并可能涉及任何器官或组织，往往以累及多个系统为特征。根据并发的不同临床表现，线粒体病可进一步细分为特定的疾病亚型，例如 Leigh 综合征、MELAS 综合征等，因此明确线粒体疾病的诊断具有很大的挑战性。对任何线粒体病患者的临床拟断，需要对其家族史、临床表型、组织病理学、影像学、生化和分子特征等进行全面评估，而最终明确线粒体病的诊断通常依赖于基因检测。下一代测序技术已经广泛转化应用于 nDNA 突变和mtNDA 突变引起的线粒体疾病诊断，并且在某些情况下，将诊断成功率从 <20% 提高到了 >60%。当然，高基因诊断率的前提是需对患者进行细致的临床和生化检测。明确基因诊断可以让线粒体病患者有更好的生育选择，但对于携带致病性 mtDNA 突变的妇女来说，因产前基因诊断对于预估胎儿的患病风险尚无明确的循证数据支撑,因而更具挑战性。

我们对线粒体疾病的分子基础及其遗传病因认识已经取得了相当大的进展,但遗憾的是,大多线粒体病仍无有效的治愈方式。因此,对于线粒体病的防治,还存在诸多挑战,包括线粒体病的产前诊断、改善线粒体疾病患者的护理、制定治疗方法等等。随着近年来线粒体捐赠结合辅助生殖技术的发展,线粒体替代策略可能会成为阻断携带 mtDNA 突变妇女传递线粒体病给后代的一种有效方法。

第十九章　其他出生缺陷疾病

出生缺陷(birth defect, BD)是指婴儿出生时已经存在的结构及功能异常,可涉及形态、生化代谢及精神等方面的表现。多数的出生缺陷在胎儿期或新生儿期已可诊断,而少数疾病可能在生命过程中逐渐显现。出生缺陷是全世界关注的重大公共卫生问题。我国是出生缺陷高发国家,出生缺陷是我国围生儿死亡和婴儿死亡的重要原因之一。每年出生的 2 000 万新生儿中约有 20 万～30 万先天畸形儿,加上出生后数月或数年才显现的缺陷,先天性残疾儿童总数高达 80 万～120 万人,约占全年出生人口的 4%～6%。近年来,随着婚前检查和遗传咨询的普及、产前筛查和产前诊断技术的提高,我国出生缺陷发生率开始下降,但仍是影响出生人口素质的重要因素。

出生缺陷是多因素作用的结果,包括:①遗传因素(20%～25%),包括染色体异常和基因变异;②外界环境因素(10%),包括物理因素、生物因素及化学因素等;③遗传和环境因素相互共同作用(65%～75%)。本章将主要介绍外界环境因素的致畸作用,涵盖弓形虫、风疹病毒、巨细胞病毒等常见病原体,以及药物环境致畸因素。本章还将对神经管缺陷、脑积水、唇/腭裂等几种常见出生缺陷进行介绍。

第一节　妊娠期微生物感染

妊娠期微生物感染除引起母体症状外,部分微生物可垂直传播影响胎儿或新生儿,引起先天性感染。目前常将弓形虫(toxoplasma, TOX)、风疹病毒(rubella virus, RV)、巨细胞病毒(cytomegalovirus, CMV)、单纯疱疹病毒(herpes simplex virus, HSV)以及其他病原体(others)(如水痘带状疱疹病毒、梅毒螺旋体、微小病毒 B19 等)合称为 TORCH。妊娠期 TORCH 感染可导致不良结局。本节将介绍各种常见病原微生物妊娠期感染的母胎影响、传播风险及妊娠期处理方案。

一、风疹病毒感染

风疹病毒(rubella virus, RV)主要经呼吸道传播,人类普遍易感,感染率达 90% 以上,多在儿童期已发生过感染。风疹的潜伏期 12～23 天,约 50% 感染者无症状,显性感染症状表现为发热,自面颈部扩散至全身的红色皮肤斑丘疹,皮疹多在 3 天左右消退,常伴耳后、枕部、颈后淋巴结肿大。RV 感染后可产生 IgG 抗体而获保护性免疫。

孕妇 RV 感染可经胎盘垂直传播,引起胎儿先天性 RV 感染,导致流产、死胎、胎儿生长受限或先天性风疹综合征(congenital rubella syndrome, CRS),出现白内障、神经性耳聋、心脏结构异常等多器官畸形或功能异常。

RV 感染的诊疗经过通常包括以下环节:

1. 详细询问孕妇有无 RV 感染的症状及体征,评估感染孕周;检测孕妇 RV 血清学指标,鉴别感染类型。

2. 超声检查重点关注胎儿有无结构异常及 CRS 征象。

3. 对怀疑宫内 RV 感染者应提供产前咨询,确诊需行介入性产前诊断。

4. 根据产前诊断结果提供进一步产前咨询,确诊胎儿 RV 感染者应尊重孕妇妊娠去留意愿,对选择继续妊娠者应制订孕期监测及分娩后新生儿治疗方案。

5. 新生儿行 RV 感染确诊实验,定期监测其生长发育及器官功能状态,尤其是心脏及眼部症状。

临床关键点

1. 发热、皮肤红疹及头颈部淋巴结肿大是 RV 显性感染的主要体征。

2. 胎儿及新生儿 RV 感染可引起 CRS，导致多器官脏器结构及功能异常。

3. 孕妇血清学 RV IgM 阳性提示近期感染。

4. 胎儿 RV 感染需进行羊水或脐血检测确诊，项目包括 RV RNA 或 IgM；新生儿 RV 感染主要依靠尿液或血清 RV RNA 检查。

5. RV 感染导致的胎儿异常暂无有效治疗方法，产前诊断是避免出生缺陷的重要手段。

6. RV IgG 阴性的育龄女性进行疫苗免疫，可有效预防孕期原发感染。

临床病例 1

孕妇，女，25 岁，因"停经 21 周，发现胎儿多发异常 1 天"来诊。病史采集如下。

平素月经规律，停经 5 周尿妊娠试验阳性，停经 10 周曾有发热、皮肤红疹，当时就诊检查发现耳后淋巴结肿大，发热 2 天后症状逐渐消失。孕期规律产检，停经 21 周超声提示：胎儿发育如 19 周，头围明显小于孕周，全身皮肤水肿，腹腔积液，晶状体透声不清，呈强回声，考虑先天性白内障可能；心脏结构异常：室间隔缺损。

查体：子宫高度明显小于孕周。

实验室检查：孕前血清学 RV IgM（−），IgG（−）。本次复查 RV IgM（+），IgG（+）。

【问题 1】 该病例发生胎儿多发异常的最可能原因是什么？

思路 1：孕早期有感染症状，并伴有耳后淋巴结肿大，需怀疑 RV 感染，结合孕前及就诊时血清学 RV 结果，出现典型的血清学转换：孕前 IgM 及 IgG 阴性，出现症状后 IgM 及 IgG 均转为阳性，提示孕妇存在孕早期 RV 感染，且为原发感染。

知识点

RV 感染的母胎症状及诊断依据

1. 发热、皮肤红疹及耳后 / 枕部 / 颈后淋巴结肿大是人体 RV 显性感染的主要症状。

2. 胎儿感染 RV 可导致 CRS，引起多种先天缺陷，包括白内障、神经性耳聋、先天性心脏病、神经精神发育异常等，孕期超声表现主要为心脏、眼部畸形及胎儿生长受限。

3. 血清学 RV IgM（+）以及 IgG 抗体滴度较前四倍以上升高是近期 RV 感染的标志。急性感染期血液及尿液中 RV RNA 复制活跃，病毒 RNA 检测为阳性。

思路 2：超声提示胎儿水肿、眼部及心脏等多发畸形。结合孕妇有 RV 近期感染证据，考虑 RV 可能经胎盘传播，导致 CRS。

胎儿水肿（图片）

知识点

先天性风疹综合征（CRS）

妊娠期 RV 感染，病毒通过胎盘感染胎儿，可能引起先天性风疹感染及婴儿出生后全身性感染，造成全身多器官畸形或功能异常，如白内障、神经性耳聋、先天性心脏病、神经精神发育异常等，称为先天性风疹综合征（CRS）。产前超声检查可发现以心脏、眼部为主的多发异常。

【问题2】 CRS 的发病机制是什么?

思路:孕早期 RV 感染胎儿后,病毒影响细胞有丝分裂,干扰胚胎组织器官发育,导致流产、死胎或多种先天畸形。

【问题3】 如何诊断 RV 宫内感染?

思路:进行介入性产前诊断,检查羊水或脐血中 RV RNA 含量,或脐血 RV IgM 滴度,可作为诊断宫内感染的重要证据。

感染 RV 后胎儿免疫系统可产生特异性 IgM,因 IgM 分子量较大无法通过胎盘屏障,如脐血 RV IgM 升高可诊断宫内感染。但胎儿期免疫系统尚未发育成熟(尤其在 22 周前),胎儿感染后可能也无法产生特异性 IgM。因此,脐血未检出 IgM 不能排除宫内感染,而母体 IgG 可通过胎盘屏障,故一般不检测脐血 IgG。

知识点

RV 感染的实验室检查

1. 血清学特异性抗体 临床普遍使用 RV IgM 及 IgG 检测,敏感性好,简单易行。脐血检出 IgM 是宫内感染的重要依据。

2. RV RNA 采用逆转录荧光定量 PCR 检测血液或尿液中 RV RNA,快速、简便及灵敏。正确规范使用时,可减少血清学检测所致的假阴性。

3. 病毒分离 取患者的尿液、血液培养,然后分离病毒。但培养时间长,实验室技术条件要求高,不作为常用的诊断方法。

【问题4】 如何治疗 RV 感染?

思路1:成人复发感染一般为无症状感染。原发性感染多症状轻微,如皮疹、发热等症状明显,可予对症治疗。

思路2:先天性风疹感染引起的 CRS 目前无有效的治疗方法。RV 感染后可在胎儿期出现多器官功能损害。应充分交代预后,决定胎儿去留。新生儿治疗可参考各专科治疗意见。

【问题5】 如何有效预防先天性 RV 感染?

思路:关键在于阻断母体垂直传播,人体感染 RV 或接种 RV 疫苗后产生的 RV IgG 多可阻断母胎传播,对预防胎儿 RV 感染有重要意义。计划妊娠前应进行风疹免疫状态的筛查,IgG 阴性者可于孕前 3~6 个月进行主动免疫。

（何志明 罗艳敏）

二、巨细胞病毒感染

我国人群巨细胞病毒(cytomegalovirus,CMV)感染率达 80%~97%,多为无症状感染,仅 5%~10% 在感染后出现非特异性症状,包括发热、无力、头痛、上呼吸道症状、肌肉酸痛和疲乏等。孕妇处于免疫抑制状态,可发生 CMV 原发感染或复发感染。CMV 感染是最常见的先天性病毒感染之一。孕妇感染后多无症状,但病毒可通过胎盘引起胎儿宫内感染,也可分娩时通过产道分泌物和血液感染新生儿,分娩后可以通过母乳和唾液传播 CMV,以宫内感染引起的新生儿损害最为严重。宫内 CMV 感染一方面可引起胎盘功能不足,而 CMV 侵入胚胎细胞或胎儿组织器官,可引起胎儿血小板减少、肝脾大、发育受限以及多器官功能损伤,尤其是神经系统损伤和眼 - 耳损害,可致智力低下、脑瘫、听力障碍等。

CMV 感染的诊疗经过通常包括以下环节:

1. 详细询问孕妇有无 CMV 感染的症状及体征,评估感染时间点,检测孕妇 CMV 血清学指标。

2. 超声检查胎儿有无先天性 CMV 感染相关的异常声像。

3. 对怀疑宫内感染的孕妇提供产前咨询,必要时行介入性产前诊断明确有无宫内感染。

4. 根据产前诊断结果提供进一步产前咨询,确诊宫内感染者应尊重孕妇妊娠去留意愿,对选择继续妊娠者应制定孕期监测及分娩后新生儿治疗方案。

5. 新生儿检测 CMV 感染及详细评估，尤其是神经系统及听力检查。有症状或无症状的感染患儿均进行远期预后随访。

临床关键点

1. CMV 经胎盘垂直传播是胎儿先天性 CMV 感染的主要原因。

2. 母血清 CMV IgM 滴度升高是近期感染的标志；孕期 CMV IgG 阳转是原发感染的标志；CMV IgG 抗体亲和力检测可协助鉴别原发、复发感染。

3. 羊水 CMV DNA 检测是诊断宫内感染的主要方法；新生儿感染则通过体液中 CMV DNA 含量、血清 CMV IgM 滴度及尿液分离病毒等方法进行诊断。

4. 先天性 CMV 感染可造成多发异常，包括小头畸形、肝炎、听力受损、精神神经发育障碍等。宫内感染无有效治疗方法，产前诊断是避免异常儿出生的重要手段。

临床病例 2

患儿，女，1 月龄，因"出生后发现皮肤黄染 3 周"就诊。病史采集如下。

患儿于孕 39 周经阴道分娩，出生体重 2.2kg，出生 1 分钟及 5 分钟 Apgar 评分 10 分。出生后 7 天出现皮肤黄染，1 个月无明显消退。

辅助检查结果：血清总胆红素 130μmol/L，直接胆红素 90μmol/L，间接胆红素 40μmol/L，谷丙转氨酶 380U/L，谷草转氨酶 410U/L。

查体：发育迟缓，营养欠佳，反应尚可，全身皮肤黏膜及巩膜黄染，头围明显小于同龄儿。肝脾大，左耳听力筛查异常。

入院后辅助检查：尿液 CMV DNA $3.2×10^4$ 拷贝/毫升，血清 CMV IgM（+），CMV IgG（ˉ）。追问病史，母亲孕 10 周时曾"感冒"症状，目前抽血查 CMV IgM（+），CMV IgG（+），怀孕前曾行 CMV 筛查，CMV IgM（−），CMV IgG（−），孕期不规律产检。孕 28 周时超声曾提示胎儿如孕 26 周，头围偏小，双侧侧脑室稍增宽（均约 11mm），其余结构未见明显异常，当时未予重视。

【问题 1】　患儿的主要诊断是什么？

思路 1：根据孕期超声结果提示，患儿在胎儿期曾出现宫内生长受限及侧脑室增宽，出生后表现为生长发育迟缓、新生儿黄疸及听力异常、肝功能异常，尿液及血液检查均提示 CMV 感染，考虑为先天性 CMV 感染。

思路 2：母亲 CMV IgG 抗体在分娩后出现阳转，提示孕期可能发生 CMV 原发感染。

知识点

CMV 感染的诊断，原发感染与复发感染的鉴别

1. 症状、体征　CMV 感染多为无症状感染，少数人有发热、肌痛、淋巴结肿大等非特异性症状。新生儿则出现皮肤紫癜、瘀斑、黄疸、肝脾大、生长发育迟缓、小头畸形、智力低下、听力受损等症状。

2. 实验室诊断　血清学 CMV IgM 滴度升高是急性或近期感染的主要指标，如只是定性检查提示 CMV IgM（+），应注意排除假阳性及抗体长期携带状态，应结合 IgM 及 IgG 滴度变化予以鉴别，此外，急性感染时可出现病毒血症，CMV DNA 拷贝数明显升高。

3. 原发感染与复发感染的鉴别　要点在于观察 CMV IgG 抗体滴度的变化趋势，如果 CMV IgG 由阴转阳，考虑原发感染，如果抗体基础状态为 IgG 阳性，目前抗体滴度较基础水平升高四倍以上，提示复发感染。当缺乏 IgG 基础滴度水平，或根据 IgM 和 IgG 抗体定量结果仍难以判别原发感染或复发感染时，可检测 CMV IgG 亲和力可协助鉴别：IgG 亲和力 <30% 考虑为原发感染；>50% 考虑为复发感染。但目前国内尚缺乏应用于临床的抗体亲和力试剂盒。

【问题2】　先天性 CMV 感染的发病机制及风险评估?

思路1：先天性 CMV 感染的传播途径。

（1）经胎盘引起宫内感染：CMV 通过胎盘屏障进入胎儿体内，引起器官发育障碍，同时 CMV 可引起胎盘绒毛变性，导致胎盘功能不全。

（2）分娩时感染：如分娩时处于急性感染期，病毒复制活跃，新生儿接触产道分泌物和血液后可发生感染。

（3）经母乳及唾液感染：产妇唾液、乳汁等分泌物中存在 CMV，新生儿与母亲密切接触和母乳喂养后可感染。

思路2：孕妇不同类型感染的母胎传播风险不同。

妊娠期原发感染更容易发生垂直传播，风险约为 30%～40%；由于 IgG 抗体具有一定的保护作用，复发感染中母婴传播率低于 2%。

思路3：不同孕期感染 CMV 对胎儿的损害不同。

（1）孕早期感染：CMV 感染胚胎细胞，干扰组织器官分化，导致多器官异常，引起先天畸形、流产、死胎等。

（2）孕中期感染：组织器官分化已完成，CMV 引起组织器官发育受阻，导致宫内发育迟缓、中枢神经系统损害，甚至死胎。

（3）孕晚期感染：因胎儿发育成熟，可无明显表现，但可引起较严重的胎盘病变，引起生长受限。

【问题3】　如何产前诊断 CMV 感染?

思路1：产前超声表现。胎儿 CMV 感染后可出现一系列异常超声表现，包括侧脑室增宽、室管膜下囊肿、内脏钙化灶（颅内、肝脏）、肠管回声增强、小头畸形及胎儿生长受限等。

胎儿侧脑室增宽
（图片）

思路2：羊水 CMV DNA 含量。胎儿感染后，病毒在肾小管上皮复制 5～7 周后经排尿进入羊膜腔。穿刺取羊水检测 CMV DNA 含量，或分离羊水中的 CMV，是诊断胎儿 CMV 感染的重要证据。羊膜腔穿刺最好在妊娠 21 周后或推测母体感染后 5～7 周进行，以减少假阴性结果。

思路3：脐血 CMV IgM 滴度。脐血 CMV IgM 滴度升高提示胎儿感染，但 IgM 的产生受胎儿免疫系统成熟状态的影响，敏感性低于羊水 CMV DNA 检测，故脐血 IgM 阴性无法排除胎儿感染。

知识点

CMV 感染的实验室检查

1. 血清学检查　CMV IgM 及 IgG 定量检测是筛查成人感染的常用方法。

2. 病毒检测

（1）CMV DNA：以 PCR 或测序法检测 CMV DNA 拷贝数，其适用样本较广，具有高特异度、高敏感度的优点，是产前诊断中的首选方法。

（2）病毒分离：将尿液、羊水及血液等标本接种于人胚胎成纤维细胞，培养 4～6 周，可见细胞肿胀，核变大，胞质和核内出现嗜酸性包涵体等效应，并可分离病毒检测。虽是诊断 CMV 感染的"金标准"，但因无法满足临床快速检测的要求而很少使用。

【问题4】　如何治疗及预防先天性 CMV 感染?

思路1：先天性 CMV 感染目前无有效的治疗方法，虽然新生儿期抗病毒治疗可减轻症状，但胎儿期受损的器官功能难以完全恢复。

思路2：暂无有效方法预防孕期原发感染。

应避免在急性感染期妊娠。妊娠后发现感染应行产前咨询，区分原发感染与复发感染，必要时行产前诊断。CMV 可随乳汁排出，足月儿经哺乳感染的风险较低，但早产儿及低出生体重儿经乳汁感染的风险增加。

（何志明　罗艳敏）

三、水痘

水痘病毒(chickenpox virus)又称带状疱疹病毒(varicella zoster virus，VZV)，为一种双链、线性 DNA 病毒，是八种带状病毒之一。感染后可引起两种疾病：水痘和带状疱疹。水痘病毒传播途径为空气飞沫或皮肤直接接触水疱液。皮疹发生前 1～2 日至皮疹结痂都具传染性。潜伏期 10～21 日不等，平均 14～16 日。

原发性水痘病毒感染引发弥漫性的水疱状红疹，称水痘。儿童期原发性感染较常见，表现较轻，仅表现为发热、皮疹，病程呈自限性；成人期原发性感染易并发肺炎、脑炎等严重并发症，死亡率高。妊娠期原发性感染的发生率为 0.1‰～0.5‰。由于孕期抵抗力下降，严重程度高，10%～20% 的孕期感染引发水痘肺炎，死亡率达 3%～14%。妊娠早、中期感染，胎儿可能患先天性水痘综合征。

内源性水痘病毒潜伏后如果被重新激活，表现为沿神经走向的局部皮肤水疱状皮疹，称带状疱疹。免疫力正常的成人很少复发性感染。易感者可被带状疱疹患者感染，通常通过直接接触开放性皮肤病灶感染。孕期可能发生带状疱疹，但孕妇带状疱疹感染不增加胎儿先天性水痘综合征的风险。

孕期水痘病毒感染的诊疗通常包括以下环节：

1. 详细询问孕期有无接触水痘患者，接触方式，接触时间。

2. 询问孕妇是否曾经注射水痘疫苗或感染水痘。

3. 询问皮疹出现前有无前驱症状，如发热、乏力、咽痛及胃纳差等。

4. 出现皮疹者，注意皮疹部位、性状，有无水疱及瘙痒或疼痛，初步判断是原发性水痘感染还是继发性带状疱疹感染。

5. 可疑水痘感染者，可检测水疱基底皮肤内的病毒 DNA 或检测病毒抗原，也可以取水疱液病毒培养（但不敏感）。

6. 孕妇急性期水痘感染，使用阿昔洛韦抗病毒治疗，监测肺炎等严重并发症的发生。

7. 对确诊水痘感染的孕妇提供咨询，超声检查注意胎儿有无先天性水痘综合征，必要时介入性产前诊断了解胎儿有无感染。

8. 根据产前诊断结果向孕妇及家属提供产前咨询，对确诊先天性水痘综合征胎儿的应告知预后。继续妊娠者监测胎儿发育及有无畸形。建议向儿科医生咨询出生后的病情转归。

9. 新生儿行水痘病毒感染确诊实验，详细评估生长发育。

临床关键点

1. 发热、全身分布的水疱状皮疹是孕妇水痘感染的特征。

2. 孕妇感染可引发水痘性肺炎等严重并发症。

3. 胎儿感染可引起先天性水痘综合征：四肢发育不良、皮疹、神经系统畸形、结构性眼损伤等。感染导致的胎儿及新生儿异常无有效的治疗方法。

4. 水疱基底皮肤检出病毒 DNA 或检出病毒抗原提示水痘病毒感染；羊水或脐血检出病毒 DNA 可确诊胎儿感染。

5. 水痘病毒 IgG 抗体阴性的育龄女性进行主动免疫，可有效预防妊娠期感染。

临床病例 3

孕妇，30 岁，因"停经 24 周，外院超声检查提示胎儿多发异常"就诊。

既往月经周期规则。停经 5 周尿妊娠试验阳性，停经 7 周超声提示胚胎如孕 7 周。停经 16 周曾出现低热、咽痛、四肢和躯干水疱样皮疹，使用中药外敷治疗后皮疹结痂消失。停经 24 周超声检查提示胎儿发育如孕 20 周，头围明显小于孕周，四肢短小。考虑胎儿严重发育迟缓。

查体：宫高明显小于孕周，躯干及四肢皮肤可见陈旧性皮疹瘢痕，色素剥脱。其余查体无异常。患者为第 2 孕，2 年前足月分娩一男婴，该男孩 2 个月前接受水痘病毒疫苗注射后，出现皮肤水疱样皮疹少许，未经治疗自然消退。

【问题1】 孕妇最可能的诊断是什么?

思路1:孕16周曾发生发热、咽痛、水疱样皮疹,就诊时皮肤可见陈旧性皮疹瘢痕,色素剥脱;2个月前有水痘病毒接触史,提示孕期水痘病毒原发性感染。

思路2:超声提示胎儿发育迟缓、小头、四肢短小等多发畸形,结合孕妇曾有水痘感染,考虑胎儿可能为先天性水痘综合征。

> 知识点
>
> ## 先天性水痘综合征
>
> 孕妇水痘病毒感染后病毒可通过胎盘感染胎儿。孕早期感染可能引起流产;孕中期感染可能引起死胎或先天性水痘综合征。孕晚期或出生后感染可表现为全身性感染,皮疹、生长受限、抽搐或智力障碍。先天性水痘综合征出生后前几个月死亡率达30%。孕期水痘感染后胎儿发生先天性水痘综合征的机会为0.4%~2%。孕妇孕12周前感染水痘,胎儿畸形发生率约0.4%;13~20周感染则约为2%。普遍认为孕妇水痘感染可能导致先天性水痘综合征,而VZV感染很少引发胎儿或新生儿感染。
>
> 先天性水痘综合征的诊断要点:①孕妇早孕或中孕患水痘;②胎儿出现多种先天性畸形;③宫内感染的证据,包括羊水、脐带血、新生儿体内检测到病毒DNA;脐带血检测到病毒特异性IgM抗体;出生7个月后病毒IgG抗体持续存在,婴儿期出现带状疱疹感染。

【问题2】 胎儿水痘病毒感染有哪些诊断方法?

思路1:检查羊水或脐血病毒DNA含量。

检测羊水、血液及尿液检测水痘病毒DNA含量,可作为胎儿宫内感染的重要证据。在孕17~26周取羊水或脐血检测。

PCR检测病毒DNA是敏感的实验,检查血清学病毒IgM因敏感性及特异性低,不推荐应用。

思路2:超声检查胎儿有无畸形。

水痘病毒对胎儿器官的影响需要一定的时间方能显现。应在母亲感染后至少5周后做超声检查。单次的超声结果正常仍需定期复诊。

超声结果正常和病毒DNA检测阴性,提示胎儿先天性水痘综合征的风险很低;超声结果正常但检出病毒DNA,提示可能有风险,需要系列超声监测。如果超声提示先天性水痘综合征,应告知孕妇新生儿预后,酌情考虑胎儿去留。

【问题3】 如何预防和治疗孕期水痘病毒感染?

思路1:成人水痘病程大多呈自限性,仅需对症治疗。

在症状出现24~72小时内使用阿昔洛韦20mg/kg,口服,每日1次,连用5日。但孕妇口服阿昔洛韦尚未有可靠的研究支持,动物实验和临床观察未发现致畸作用,尚缺乏设计良好的对照研究。

少数抵抗力低的孕妇感染水痘,易出现并发症如肺炎、脑炎、脑膜炎等,肺炎最常见,临床过程很难预测,如未经治疗,孕期死亡率高达36%~40%。建议水痘性肺炎患者静脉使用阿昔洛韦10mg/kg,每8小时1次。

妊娠期感染带状疱疹一般不引起严重并发症及先天性水痘综合征,仅需对症治疗,治疗方法同非孕期。

思路2:先天性水痘病毒感染尚无有效治疗方法。即使超声未见明显异常,新生儿期也可能多器官功能损害。阿昔洛韦可通过胎盘,但尚不确定能否降低先天性水痘综合征的发生。

思路3:既往曾感染可获得免疫力。IgG(+)提示对感染具有免疫力,即使孕期再次感染,仅表现为带状疱疹。未感染过水痘的孕妇,建议注射水痘疫苗。孕前IgG(-),可于计划怀孕前3~6个月进行水痘疫苗免疫,疫苗注射后1个月避孕。孕妇不应使用活疫苗,因为理论上有胎儿感染的风险。

【问题4】 孕期接触水痘或带状疱疹患者后如何预防胎儿感染?

思路1:首先确定是否接触患者。如果家庭内接触、面对面接触5分钟、与水痘患者共用同一病房均为暴露。带状疱疹传染性低,近距离接触或暴露于开放的皮疹方容易传染。

思路2：孕期水痘病毒感染暴露后被动免疫。

被动免疫使用VZV特异性抗体减少水痘感染风险，对已出现血清学转化的患者可减低疾病的严重性。理论上，母亲被动免疫可以减少病毒血症，降低母婴传播风险。

暴露后的预防仅适用于易感人群，包括病史或血清学表明未感染过的人群。被动免疫前应检测IgG。有明确水痘感染史，或无病史但IgG阳性者无需使用。建议未免疫过的孕妇接触患者后尽早被动免疫，在接触后96小时内，使用水痘带状疱疹免疫球蛋白（VariZIG），建议剂量125U/10kg，最大剂量625U，肌内注射或静脉注射。被动免疫可能延长病毒的潜伏期，需密切监测水痘症状28天，出现症状时使用阿昔洛韦。若没有出现感染，建议分娩后和被动免疫后5个月接受水痘疫苗主动免疫。

不能接受VariZIG者，在暴露10天内，可使用单一剂量的静脉用免疫球蛋白（IVIG）400mg/kg，或密切监测水痘的症状和体征。使用IVIG前无需筛查IgG。

（罗艳敏）

四、单纯疱疹病毒感染

单纯疱疹病毒（herpes simplex virus，HSV）感染是最常见的性传播疾病之一。HSV是线性双链DNA病毒，分为HSV1和HSV2亚型。以往认为HSV1型主要引起口腔感染，HSV2型主要引起生殖器感染，但目前流行病学调查提示，HSV1型引起的生殖器疱疹日益增多。人群对HSV普遍易感，感染率达95%以上，多数HSV感染者无症状或症状轻微，感染后长期潜伏，机体免疫力下降时激活发病。

妊娠合并生殖道HSV感染引起宫内感染罕见，主要经产道发生母婴传播，以后者为主。生殖道HSV感染状态将影响分娩方式的选择，抗病毒治疗一定程度上可减轻母体症状及降低母胎垂直传播风险。

HSV感染的诊疗经过通常包括以下环节：

1. 通过病史及体检发现妊娠期HSV感染的症状及体征，尤其是生殖器疱疹。

2. 对疑似患者进行病毒检测或血清学检测，鉴别原发感染和复发感染。

3. 对感染孕妇提供产前咨询，HSV经胎盘垂直传播风险低，除非超声发现胎儿存在先天性HSV感染相关的异常声像，否则一般无需行介入性产前诊断。

4. 妊娠晚期尤其临近分娩期，根据孕妇有无活动性生殖器疱疹及病毒复制情况选择分娩方式，以降低新生儿感染风险。

临床关键点

1. HSV感染临床上表现为生殖器及肛门皮肤散在或簇集小水疱，破溃后形成糜烂或溃疡，自觉疼痛，可伴腹股沟淋巴结肿痛、发热、头痛、乏力等全身症状。

2. HSV感染的诊断依据需结合病毒检测及血清学抗体结果，病毒检测包括病毒培养及抗原PCR测定，检测结果阴性不能完全排除感染，血清学HSV IgM阳性提示近期感染，HSV IgG由阴转阳是原发感染的标志。

3. 羊水或脐血HSV DNA拷贝数升高或脐血IgM阳性可确诊胎儿感染；新生儿感染依靠新生儿血液、疱疹液或咽拭子等HSV DNA或血清IgM检测进行诊断。

4. 妊娠晚期尤其临近分娩期，如存在活动性生殖器疱疹，或有证据提示体内HSV活跃复制，建议剖宫产分娩以减少新生儿感染风险，或从妊娠36周起予抗病毒治疗，可降低剖宫产率。有HSV感染史但分娩时无活动性感染，不推荐剖宫产。

临床病例4

孕妇，26岁，因"停经30周，低热、外阴水疱3天"就诊。病史采集如下。

孕前月经规则，早孕期超声提示胎儿发育与停经孕周相符。孕期规律产检。停经22周超声筛查未见胎儿异常，28周超声检查提示：胎儿发育如孕27⁺周，胎儿未见明显异常。3天前出现低热、头痛、生殖器出现水疱。

查体：宫高、腹围与孕周相符，生殖器周围皮肤散在小水疱、可见溃疡。其余查体无异常。

实验室检查：皮损处分泌物 HSV1 型 DNA（−），HSV2 型 DNA（+），血清学 HSV1 型及 2 型 IgM（−），IgG（−）。其性伴侣曾出现阴茎水疱性溃疡，诊断为"生殖器疱疹"，既往检测 HSVIgM（+）。

【问题1】 该孕妇的主要诊断是什么？

思路 1：孕妇生殖器周围皮肤存在散在水疱伴溃疡，皮损 HSV2 型 DNA（+），结合其性伴侣"生殖器疱疹"及 HSV 感染史，考虑为妊娠晚期生殖道 HSV 感染导致的生殖器疱疹。

思路 2：诊断 HSV 感染需结合临床表现及实验室检查。

（1）临床症状：多数无明显症状，典型临床症状表现为局部疼痛、瘙痒、水疱、溃疡、结痂等，可累及宫颈、外阴、阴道及肛周，可伴全身及泌尿系症状。

（2）病毒检测：包括病毒培养和抗原检测。病毒检测阴性不能完全排除感染，应结合血清学 IgM 结果。

单纯疱疹病毒感染（组图）

（3）血清学抗体检测：孕妇血清 IgM 滴度明显升高提示母亲近期感染，孕期 HSV IgG 由阴转阳是原发感染的标志；脐血 IgM 阳性提示宫内感染。

思路 3：妊娠期 HSV 感染类型（表 19-1-1）与传播风险。妊娠期 HSV 感染类型见表 19-1-1。由于原发感染时特异性 HSV 抗体在症状出现 2 周至 3 个月后方可检出，本例孕妇病毒检测阳性，HSV1 型及 2 型 IgM（−），IgG（−），考虑为原发性 HSV 感染，后期复查出现 IgG 转换可进一步确诊。妊娠期原发感染的母婴传播风险较复发感染更高，经产道传播的风险为 30%～50%。原发感染或非原发感染的首次发作者，病情较复发感染严重且持续时间长。新生儿经产道传播风险：原发感染＞非原发感染首次发作＞复发感染。

表 19-1-1 妊娠期 HSV 感染类型

感染类型	病史及表现	病毒（PCR 检测或培养）及血清学检查
原发感染	首次感染 HSV，70% 缺乏典型症状，少数出现局部损伤、外阴、阴道及肛周，可并伴全身及泌尿系症状	HSV1 型或 2 型病毒阳性伴 HSVIgG 阴性，原发感染后相应亚型的 IgM 及 IgG 由阴转阳。
非原发感染首次发作	以往有 HSV 感染史，但本次为另一亚型 HSV 初次感染，并出现临床症状	HSV1 型病毒阳性伴 HSV2 型 IgG 阳性，但 HSV1 型 IgG 阴性或，HSV2 型病毒阳性伴 HSV1 型 IgG 阳性，但 HSV2 型 IgG 阴性 感染后相应亚型 IgM 及 IgG 由阴转阳。
复发感染	多缺乏典型症状，症状轻	HSV 病毒阳性，同型 HSVIgG 阳性

【问题2】 先天性 HSV 感染的发病机制是什么？

思路 1：传播途径。生殖道 HSV 感染引起的母婴垂直传播中，产道传播占 85%。孕妇活动感染时其宫颈阴道分泌物带有 HSV，新生儿在产道中密切接触，垂直传播风险为 30%～50%。HSV 经胎盘垂直传播罕见，即使在孕早、中期母体发生初次感染，发生宫内感染及引起胎儿严重并发症的风险极低。

思路 2：HSV 感染对胎儿 / 新生儿的损害。

（1）HSV 宫内感染的表现包括皮肤损伤、神经系统病变（小头畸形、颅内钙化、脑积水）、眼部损伤（脉络膜视网膜炎、小眼畸形、白内障）、宫内生长受限等。

（2）新生儿 HSV 感染由轻至重依次可表现为皮肤、眼睛或嘴部等局部损伤（45%～50%）、脑炎等中枢神经系统损害（30%～33%），以及全身播散性感染（17%～25%）。神经系统受累者经治疗后仍有约 50% 存在神经系统后遗症。

【问题3】 如何治疗妊娠期 HSV 感染？

HSV 感染可予药物治疗，目的是减轻母体症状及降低母胎垂直传播风险。本例孕妇为原发感染，症状明显，应予口服药物减轻母体症状，治疗完成后应在 36 周复查生殖道病毒复制情况，视情况启动抑制性抗病毒治疗或讨论剖宫产分娩。

思路 1：减轻母体症状。首次发作者症状较明显，一般建议口服抗病毒药物治疗，方案与感染类型有关

（表 19-1-2）。对于严重的生殖器感染或播散期感染，需静脉注射阿昔洛韦 5～10mg/kg，每 8 小时 1 次，持续 2～7 天，然后口服治疗 10 天。

思路 2：降低母胎垂直传播风险。如果感染发生在妊娠早、中期，经胎盘传播风险较低。在妊娠晚期尤其临近分娩期，生殖道 HSV 活动性感染将增加经产道传播风险，对于妊娠期反复发作者，自 36 周起可启动抑制性抗病毒治疗，以减少分娩期发作，降低阴道分娩时新生儿感染的风险，同时降低剖宫产率。如存在早产高危因素，药物治疗可更早启动。如就诊时诊断为生殖道疱疹且未予药物治疗，而阴道分娩已经不可避免者，应给予母体静脉抗病毒治疗，新生儿分娩后也予静脉药物治疗。但应注意，药物治疗可能无法完全阻断新生儿经产道感染。此外，目前并不支持对无症状及病史的非活动性 HSV 感染应用抗病毒治疗。

表 19-1-2　妊娠期 HSV 口服药物治疗方案

	阿昔洛韦	伐昔洛韦
首次发作（原发或非原发）*	400mg tid，7～10 天	1g bid，7～10 天
复发感染发作	400mg tid，5 天 或 800mg bid，5 天	500mg bid，3 天，或 1g qd，5 天
抑制性抗病毒治疗	400mg tid，妊娠 36 周起	500mg bid，妊娠 36 周起

注：* 如果 10 天后治疗效果不理想可以延长。

【问题 4】　妊娠期 HSV 感染如何选择分娩方式？

母胎 HSV 的垂直传播风险影响分娩方式的选择。

思路 1：分娩时胎儿通过接触产道带有 HSV 的分泌物可获得感染，具有活跃生殖器疱疹病损或前驱症状（例如外阴疼痛或烧灼感）的孕妇，应建议剖宫产，并尽量在胎膜破裂前进行。剖宫产虽不能完全杜绝 HSV 传播给新生儿，但可明显降低感染风险。

思路 2：孕妇曾有 HSV 感染史，但分娩期无生殖器病损或前驱症状，或未提示病毒活跃复制，垂直传播风险为 0.02%～0.05%，可阴道分娩。

【问题 5】　如何预防妊娠期 HSV 感染？

思路：孕妇与 HSV 感染的性伴侣的亲密接触可引起妊娠期 HSV 感染。

对已知未患生殖器/口唇疱疹的孕妇，晚孕期应避免与 HSV 感染或怀疑感染的性伴侣发生关系以及口-生殖器接触。应用安全套有助减少性接触传播风险。进行咨询教育有助预防妊娠期 HSV 感染。

（何志明　罗艳敏）

五、艾滋病

艾滋病又称获得性免疫缺陷综合征（acquired immunodeficiency syndrome，AIDS），是由人类免疫缺陷病毒（human immunodeficiency virus，HIV）感染引起的性传播疾病。病毒通过血液或精液等进入人体血液循环，入侵并破坏 CD4 细胞，导致免疫功能低下。当 CD4 细胞低于某个临界值时，免疫系统崩溃，人体并发机会性感染及罕见恶性肿瘤，最终导致死亡。从 HIV 入侵到 AIDS 发作，可能数月至数年不等，如未行检测，在出现严重病症前通常不知晓已经 HIV 感染。据 WHO 统计，截至 2013 年全球已超过 3 400 万 HIV 感染者，1 600 万为妇女，其中 85% 为生育年龄妇女。

HIV 属逆转录病毒科慢病毒属中的人类免疫缺陷病毒组，为双链逆转录 RNA 病毒。根据血清学反应和病毒核酸序列测定，迄今为止全球流行的 HIV 分为两型：HIV-1 型和 HIV-2 型。两型核苷酸序列只有 40%～60% 的同源性。目前流行的主要是 HIV-1。HIV-2 的生物学特性与 HIV-1 相似，但传染性较低，引起的 AIDS 临床进展较慢，症状较轻。

HIV 存在于体液中，如血液、精液、泪液、阴道分泌物、尿液、乳汁、脑脊液。以性传播、母婴垂直传播及血液传播为主。可经同性及异性性接触直接传播。感染的孕妇可通过胎盘传染给胎儿，分娩时经软产道及出生后经母乳喂养感染新生儿。血液传播多见于吸毒者共用注射器；接受 HIV 感染的血液、血制品；接触 HIV 感染者的血液、体液等。母婴垂直传播是婴儿和儿童感染的主要途径，新生儿感染约 90% 是通过母婴垂直传播获得。感染的母亲所生婴儿约 1/3 为 HIV 感染者。

阻断 HIV 母婴垂直传播的有效措施为尽早药物干预 + 安全助产 + 产后喂养指导。在未经干预的情况下，母婴垂直传播可达 15%～45%，而经过上述综合措施，HIV 围生期传播率可下降到 1% 以下。

妊娠期 AIDS 诊疗经过通常包括以下环节：

1. 详细询问接触史，如不洁性生活史、药物成瘾、输血或应用血制品病史。

2. 孕前及孕期常规进行 HIV 病毒筛查。筛查阳性者进行病毒血清学及核酸检测以确诊。

3. 对确诊者孕期检测 CD4 细胞计数和病毒载量。

4. 重点关注免疫系统低下引发的症状和体征，如反复发热、淋巴结肿大、体重减轻等。

5. 性病筛查、肝炎筛查，确定有无合并感染。

6. 警惕合并机会性感染，如弓形虫感染、结核杆菌感染、真菌性口腔或肠道感染等，以及合并恶性肿瘤。

7. 根据是否合并机会性感染和恶性肿瘤，确定可否继续妊娠。

8. 根据 CD4 细胞计数和病毒载量指标，确定是否使用抗病毒药物和制订方案。

9. 解释检测结果，遗传咨询及母婴传播风险咨询。

10. 孕晚期及分娩期根据具体情况，与患者及家属讨论分娩方式及时机。

11. 新生儿 HIV 检测及预防。鼓励人工喂养。

临床关键点

1. 早孕期常规行 HIV 筛查。

2. 除 HIV 抗体阳性外，诊断 AIDS 还需具有免疫功能低下的证据，如 CD4 细胞降低。

3. 一旦感染 HIV 无法根除，只能抑制病毒活性及复制能力。

4. 目前使用的抗病毒治疗同样适用于妊娠期。

5. 避免母婴垂直传播是妊娠期治疗的关键。

6. 抗病毒治疗、择期剖宫产、人工喂养可有效降低母婴垂直传播。

7. 未进行规范筛查的患者，分娩时应同时进行两种 HIV 筛查实验。

8. 一旦孕母诊断 HIV 感染，新生儿立即抗病毒治疗预防感染。

9. 针对成人的 HIV 抗体检测并不适合新生儿，因为新生儿可通过胎盘获得母亲抗体。需要 PCR 检测病毒 RNA 或病毒培养。

临床病例 5

孕妇，30 岁，G_1P_0，因"停经 38 周，阴道流液 10 小时，阵发性下腹痛 2 小时"急诊入院。初步病史采集如下。

孕期未常规产检。停经 16 周曾出现低热、咽痛、颈部淋巴结肿大，未治疗自行好转。当时在当地医院行超声检查，未见胎儿明显异常。

查体：生命征平稳，全身淋巴结无肿大，但见双侧前臂多个穿刺针孔。阴道检查宫口开全，胎膜已破。入院后 30 分钟阴道分娩一男婴，体重 2.6kg，Apgar 评分 10 分，外观未见明显异常。入院后常规筛查 HIV 抗体阳性。追问孕妇有吸毒史 1 年。

【问题 1】 孕妇最可能的诊断是什么？如何确诊？

思路 1：血清学 HIV 抗体初筛阳性，高度提示孕期 HIV 感染。尚需特异性血清学检查确诊。该检查需送当地卫生疾病控制中心检测。因此该患者目前尚不能确诊 HIV 感染。

知识点

HIV 感染和 AIDS 的诊断标准

HIV 感染必须依靠实验室检查，以抗体检测为主，病毒和抗原检测为辅。抗体检测分为初筛实验和验证实验。初筛试验阳性应使用其他方法重复实验，如仍为阳性，使用验证实验。只有验证实验阳性才能确诊感染。

HIV 感染的不同时期需选用不同的检测手段。感染后首先出现 HIV 病毒抗原，很快消失；2～3 周后出现 IgM 抗体并很快消失；6～8 周出现 IgG 抗体且持续存在。因此，感染 2 周内任何方法均无法查到病毒。2 周后出现病毒血症时可检测病毒抗原。但病毒很快转移至淋巴细胞内增殖，抗原从外周血中消失。感染 6～8 周后一直可检出抗体。发展到 AIDS 阶段时，大量病毒再次释放入血，此后再次检出抗原。

可通过 PCR 检测病毒 RNA 含量。主要用于预测孕母垂直传播的可能以及新生儿感染状况。也可用于判断预后及检测抗病毒治疗效果。

诊断 AIDS 除了要有 HIV 感染的实验室阳性结果，还需有免疫力低下的证据：抗 HIV 抗体阳性，CD4 淋巴细胞总数 <200×10^6/L 或（200～500）×10^6/L 且 CD4/CD8<1；血清 p24 抗原阳性；白细胞及血红蛋白下降；血 β2- 微球蛋白增高。合并机会性感染病原学或肿瘤病理依据均可协助诊断。

思路 2：孕妇有静脉使用毒品史，孕 16 周曾发生发热、咽痛、颈部淋巴结肿大，有经血液感染 HIV 的可能。

知识点

HIV 感染的传播途径

HIV 通过性接触、血液传播、母婴垂直传播。病毒在人体外生存能力极差，在离开人体的瞬间失去传染性。日常接触如握手、拥抱、接吻、游泳、蚊虫叮咬、共用餐具、咳嗽或打喷嚏等一般不会传染。

1. **性接触传播** 患者的精液或阴道分泌物中有大量病毒，性活动（包括阴道性交、肛交和口交）时由于性交部位的摩擦，容易造成生殖器黏膜细微破损，病毒进入血液。由于直肠肠壁较阴道壁更容易破损，肛交比阴道性交的危险大。

2. **血液传播** 输入含 HIV 的血液或血液制品、静脉吸毒、移植感染者或患者的组织器官都有感染风险。

3. **母婴垂直传播** 妊娠及分娩过程母亲可将病毒传给胎儿，通过母乳喂养可传染新生儿。

思路 3：患者入院时无合并机会性感染，无恶性肿瘤征象，无免疫力低下表现，病情仅局限于 HIV 无症状感染期，未发展到 AIDS 阶段。

【问题 2】 孕妇 HIV 感染对妊娠有何影响？

思路：HIV 感染对妊娠影响不大。然而由于妊娠期免疫抑制，加速了从感染 HIV 到发展为 AIDS 的病程，也加重了 AIDS 和相关综合征的病情。免疫力下降、崩溃，导致机会性感染、全身严重感染及恶性肿瘤等各种疾病的发生，增加了母婴死亡率。

HIV 感染者自然流产和胚胎停育增加，早产、胎儿宫内生长受限及围生儿死亡率升高。生殖器感染后，阴道分泌物或生殖器溃疡可增加胎儿、新生儿感染的机会。

【问题 3】 新生儿是否可能感染 HIV？如何确诊新生儿感染？

思路 1：患者为孕期 HIV 感染，未经正规抗病毒治疗，分娩时无保护性措施，新生儿感染机会较高。母婴传播可发生于任何孕期，在垂直传播中，妊娠晚期和分娩期的传播占很大比例。产程中最易发生垂直传播。

知识点

新生儿 HIV 感染的传播途径及其高危因素

新生儿 HIV 可能的传播途径为宫内感染、产时感染、产后感染。

1. 宫内传播 HIV 直接感染绒毛细胞或通过胎盘破损缺口进入胎儿循环。

2. 产程中及分娩时传播

（1）母体 - 胎儿微循环血性传播：尤其在宫缩时被感染的概率增大。

（2）胎儿皮肤或黏膜破损伤口直接接触母体的血液、产道分泌物。

（3）经羊膜腔的感染：当母体存在细菌性感染时，带有 HIV 病毒的白细胞可进入羊水中并通过胎儿的皮肤、黏膜、肠道和肺进入胎儿体内。

（4）产后传播：母乳含 HIV，通过婴儿口腔或者胃肠直接传染。

我国母婴传播感染率为 20%～30%。其中 2/3 在怀孕、分娩过程感染，1/3 哺乳期感染。垂直传播的高危因素：孕期未经抗病毒治疗、孕母病毒载量>1 000/ml、孕期介入性手术操作、绒毛膜羊膜炎、胎膜早破、产程过长、钳产或吸引产、早产、产时出血、血性羊水、母乳喂养、乳腺炎等。

思路 2：新生儿血清 HIV IgG 阳性不能确诊 HIV 感染，因母体抗体通过胎盘在新生儿体内留存大约 15 个月。确诊新生儿感染需要 PCR 扩增 HIV RNA。应在出生时、生后 6 周、生后 12 周检测。不排除孕期抗病毒治疗或新生儿预防性抗病毒治疗抑制病毒扩增而出现假阴性结果。因此，通常预防性抗病毒治疗后 2 周和 2 个月重复检测。如果所有检测结果均为阴性，且新生儿未经母乳喂养，可以确诊新生儿未感染。

出生后 18～24 个月应确认母体抗体消失，因为新生儿出生后仍可能受感染。任何一次检测阳性应立即重新采集标本重复检测以确诊。

【问题 4】 如何预防母婴垂直传播？患者在分娩前未能诊断及治疗，如何预防新生儿感染？

思路：孕前筛查 HIV 抗体，阳性者积极治疗并避孕。

孕期尽早筛查 HIV 抗体，阳性者检测病毒载量，载量>1 000/ml 则行抗病毒治疗。

分娩前未筛查 HIV，分娩时母亲应同时两种方法初筛 HIV，任一结果阳性则送确诊试验，新生儿应行 PCR 检测 HIV RNA，同时给予抗 HIV 预防性治疗：生后 48～72 小时内开始，维持 4 周。

HIV 感染的孕妇避免介入性穿刺手术，避免胎膜早破。临产前择期剖宫产可有效降低垂直传播。若阴道分娩应避免人为干预，如人工破膜、会阴侧切、手术助产等。

知识点

新生儿 HIV 暴露后的预防

1. 孕妇孕 36 周至分娩前病毒载量<50/ml，或者行择期剖宫产，可用单一药物齐多夫定（AZT）预防。胎龄>34 周时，AZT 4mg/kg，每日 2 次，持续 4 周；胎龄<34 周时，AZT 2mg/kg，每日 2 次，持续 4 周。单一药物预防适合于垂直传播风险较小的人群。

2. 孕妇产后首次诊断 HIV 感染，或孕母病毒载量>50/ml，或孕前抗病毒治疗较晚、尚未能完全抑制病毒，非计划分娩，开始抗病毒治疗前早产，或者无筛查的紧急分娩，分娩后 48～72 小时内使用三联抗病毒药物 4 周。最常用的联合用药方案：AZT 4mg/kg，每日 2 次；拉米夫定 2mg/kg，每日 2 次；奈韦拉平（NVP）4mg/kg，每日 1 次。

【问题 5】 母亲 HIV 阳性的婴儿出生后如何管理？

思路：一旦确诊新生儿感染，应及时抗病毒治疗并预防并发症。

HIV 筛查和确诊实验：婴儿在出生时、生后 6 周、12 周做初筛实验，初筛阳性但无症状者生后 18 个月复查，有症状者予以治疗并预防并发症。

计划免疫预防接种：HIV 阳性母亲的婴儿预防各种传染病同样重要。无并发症者按照国家常规计划免疫预防接种程序接种，但不能接种卡介苗。

健康教育，指导喂养方法，避免母乳喂养。

定期体格检查，监测生长发育。

知识点

母婴垂直传播的预防

1. 孕前抗逆转录酶病毒治疗（ART）　孕妇测不出病毒载量时 HIV 垂直传播极低。孕期应该稳定地、最大可能地抑制病毒载量。使用抗病毒治疗前必须权衡药物对孕妇、胎儿、新生儿的影响。

（1）AZT 短程疗法：孕 34 周至分娩，AZT 300mg，口服，每日 2 次；分娩过程每 3 小时口服 300mg 至分娩结束；出生后的新生儿给予 AZT 2mg/kg，每 6 小时 1 次。如果母亲用药时间≥4 周则婴儿用药 1 周；母亲用药不足 4 周者，婴儿用药持续 6 周。

（2）奈韦拉平（NVP）单剂疗法：阴道分娩产程开始时服 200mg，服药 24 小时后未分娩者，临产后给予重复剂量。剖宫产术前至少提前 2 小时服用 200mg，以保证孕妇体内 NVP 水平并能向胎儿转运。婴儿用药则根据分娩前孕妇是否服用 NVP 决定：临产时已用 NVP 者，若服药后 2 小时内分娩，则新生儿产后 60 分钟内服用首剂 NVP，至少在产后 48～72 小时内服用第二剂；若孕妇服药后>2 小时分娩，新生儿产后 4 小时服用 NVP；若孕妇临产时未服用 NVP，新生儿产后 60 分钟内服用首剂 NVP，至少在产后 48～72 小时内服用第二剂；若新生儿服用 NVP 1 小时内呕吐，则应重复服用一次。NVP 起效比 AZT 快，很快通过胎盘，30 分钟内在胎儿体内达治疗浓度；NVP 的半衰期长，对游离的病毒具有活性，不能用于 HIV-2 感染的预防和治疗。NVP 用于普通暴露风险的新生儿剂量：体重≥2.5kg 者，NVP 15mg（即混悬液 1.5ml）；体重 2.0～2.5kg 者，NVP 10mg（即混悬液 1.0ml）；体重<2.0kg 者，NVP 2mg/kg（即混悬液 0.2ml/kg）。

2. 避免产科干预　避免产前创伤性检查，分娩前清洗产道。

3. 分娩方式　临产前或胎膜破裂前行择期剖宫产，围生儿感染率降低 55%～80%。阴道分娩的孕妇，除非有必要的产科指征，否则避免侵入性操作。如果胎膜早破或临产早期出现胎膜破裂，应缩短产程。

4. 产后干预　产后传播的主要途径是母乳喂养，人工喂养是最安全的喂养方式。

【问题6】　孕期 HIV 感染如何监测及治疗？

孕前已确诊 HIV 感染者，妊娠后应筛查其他性传播性疾病。未正规产检的孕妇，入院时用两种方法同时筛查 HIV。

孕期新发病例应及时检测病毒载量和 CD4 水平。当病毒载量>$1×10^5$ 拷贝/ml 时，尽早抗逆转录病毒治疗，于开始治疗后 2～4 周、妊娠期每 3 个月、孕 36 周、分娩时各测一次病毒载量。使用抗病毒治疗前后检测肝功能。无论是否抗病毒治疗，都需要检测基础 CD4 水平和分娩时 CD4 水平。

对于孕妇本身不需要抗病毒治疗的病例，如果病毒载量>$3×10^4$/ml，建议中孕期开始治疗，孕 24 周前开始治疗以降低垂直传播率。可使用 AZT+拉米夫定（lamivudine），或替诺福韦（tenofovir）+恩曲他滨（emtricitabine），或阿巴卡韦（abacavir）+拉米夫定。当病毒载量<$1×10^4$/ml 并 CD4>350/μl 时，决定剖宫产前可使用 AZT 单药治疗。

对于孕 28 周后才确诊的病例，应尽早开始抗逆转录酶病毒治疗。如尚未知病毒载量或者病毒载量>$1×10^5$/ml，采用 3 种或 4 种药物方案，包括雷特格韦（raltegravir）。如果孕妇足月临产未经治疗，立即给予一个剂量的奈韦拉平（nevirapine），继而 AZT、拉米夫定（lamivudine）、雷特格韦（raltegravir）联合治疗。建议分娩过程中静脉使用 AZT。

未经治疗的孕妇如果 CD4 细胞>350/μl 且病毒载量<50/ml，可使用 AZT 单药治疗，可以阴道试产，但人工喂养。

孕期尽量减少介入性穿刺，如必须穿刺，术前 2～4 小时使用一个剂量的奈韦拉平（nevirapine）。

如孕 36 周时病毒载量<50/ml，可阴道试产。孕晚期胎膜早破者如果病毒载量<50/ml，可尽早阴道分娩；如果病毒载量 50～399/ml，可根据治疗情况、产科因素、患者意愿选择剖宫产；若病毒载量>400/ml，建议择期剖宫产；如载量>$1×10^3$/ml，建议立即剖宫产。

六、妊娠合并乙型肝炎

乙型肝炎（简称乙肝）病毒（hepatitis B virus，HBV）感染是影响人类健康的严重公共卫生问题，其最大的危害是导致慢性病毒携带,部分演变为慢性肝炎、肝硬化甚至癌变。据 WHO 报道,全球约有 2.57 亿 HBV 感染者 (乙肝表面抗原阳性者),西太平洋地区和非洲处于乙肝高流行状态,乙肝患病率为 6.1%~6.2%。HBV 可通过血 (如不安全的注射等)、母婴及性接触传播。1 岁以内的婴儿和 6 岁以内的儿童感染 HBV 后分别有 80%~90% 和 30%~50% 会发展成慢性,因此,预防 HBV 母婴传播具有重要的意义。我国是乙肝高感染率的国家,由于我国 育龄人口基数大,且具有高水平的感染率(育龄期约 8.16%),乙肝母婴传播仍是目前慢性 HBV 感染的主要途径。 HBV 母婴传播的方式有三种,分别是宫内感染,产时感染和产后感染,其中最主要的传播方式是产时中感染。

妊娠合并乙型肝炎的评估与管理通常包括以下几点:

1. 详细询问患者病史及与乙肝患者密切接触史。

2. 查体注意患者一般的精神状态,有无其他难以解释的消化道症状(如食欲减退、恶心、呕吐、腹胀、肝 区疼痛)。

3. 对疑诊患者进行一下检查肝炎系列(甲、乙、丙、丁、戊肝炎病毒)、HBV-DNA 定量、肝肾功能、凝血、 肝胆胰脾彩超等来明确诊断,并排除其他病毒性肝炎及妊娠相关疾病导致的肝损害。

4. 根据病情及实验室指标等综合评定临床分型及分度。

5. 交代妊娠与乙肝的相互影响,发生母婴垂直传播的风险及预防措施。

6. 根据疾病的严重程度进行护肝及对症治疗。

7. 妊娠期的抗病毒治疗需谨慎,权衡利弊,严格掌握适应证。

8. 当患者存在介入性产前诊断或宫内治疗的指征时,应根据外周血 HBV-DNA 水平来评估操作相关的 宫内感染风险。

临床关键点

1. 乙型肝炎是传染性疾病,消化道症状是其最主要的临床表现。

2. 病史、生化指标、凝血功能及 HBV-DNA 水平是诊断慢乙型肝炎的关键点。

3. 临床分度及分型与患者的治疗方案及预后密切相关。

4. 关注 HBV 母婴垂直传播风险,评估抗病毒治疗的必要性。

临床病例 6

一名 32 岁已婚女性,因"停经 25 周,乏力 2 周,身目黄染 3 天"入院。初步病史采集如下。

患者平素月经规则,孕期定期产检,早孕期超声提示胎儿发育如停经孕周,产前常规检查提示 HBsAg 及 HBeAg 阳性,其余检查未见明显异常。15 天前自觉乏力,伴有食欲下降、厌油,无明显恶心、呕吐及腹泻 等;患者未予重视。近三天自觉全身皮肤及巩膜黄染,且进行性加重,伴有尿黄。既往有乙肝携带者病史十 余年,自诉不定期检查肝功能正常。

查体:生命体征平稳,精神疲倦,全身皮肤黏膜黄染明显;腹软,无压痛,肝脾肋下未及;胎心正常。肝 功能检查:ALT 532U/L, AST 453U/L, TBIL 107mmol/L, ALB 31g/L;HBV-DNA $1.46×10^8$U/L;血尿常规及肾 功能正常;肝胆彩超提示肝脏大小正常,肝脏回声稍增粗。

【问题 1】 根据上述资料,该患者最可能的诊断是什么?

思路:患者有乙肝携带病史多年,孕期发现 HBeAg 阳性,妊娠中期出现乏力、食欲下降及进行性皮肤黏 膜黄染;辅助检查提示肝功能异常,以转氨酶及胆红素升高、白蛋白下降为主,高度提示为乙型肝炎活动期, 根据诊断标准,该病例的规范诊断为:病毒性肝炎,乙型,慢性(重度)。

知识点

慢性乙型肝炎的临床诊断标准

1. 急性肝炎病程超过半年,或原有乙型肝炎或 HBsAg 携带史,本次又因同一病原再次出现肝炎症状、体征及肝功能异常者可以诊断为慢性肝炎。

2. 根据肝功能生化指标评估病情的严重程度,分为轻度、中度、重度(详见表 19-1-3)。

3. 妊娠会加重肝脏负担,引起病毒携带状态发展成活动性肝炎,该患者 HBV-DNA 处于高水平的复制状态。

表 19-1-3 慢性肝炎的实验室检查异常程度参考指标

项目	轻度	中度	重度
ALT 和 / 或 AST /(Uv)	≤正常 3 倍	>正常 3 倍	>正常 3 倍
胆红素 /(μmol·L^{-1})	≤正常 2 倍	正常 2～5 倍	>正常 5 倍
白蛋白 /(g·L^{-1})	≥35	32～35	≤32
A/G	≥1.4	1.0～>1.4	≤1.0
凝血酶原活动度(PTA)/%	>70	60～70	40～60
胆碱酯酶(CHE)/(U·L^{-1})	>5 400	4 500～5 400	≤4 500

【问题 2】 该患者的病情会影响妊娠结局吗?

思路:文献报道,妊娠合并乙型肝炎发生流产、早产、死胎、胎儿发育受限、妊娠期高血压疾病、凝血功能障碍等的风险增加。该患者胆红素较高,如治疗效果不佳,容易发展为肝衰竭(重型肝炎),孕产妇死亡率很高。

知识点

肝衰竭(重型肝炎)的诊断标准

如出现以下表现:①严重消化道症状;②黄疸进行性加深,TBIL>171μmol/L 或每天上升≥17.1μmol/L;③凝血功能障碍,PTA≤40%;④肝功能明显异常;⑤肝性脑病;⑥肝肾综合征;⑦肝脏进行性缩小,肝浊音界缩小甚至消失,出现肝臭气味。尤其出现前 3 点,可基本确立肝衰竭,其中②和③为诊断肝衰竭的必备条件。

【问题 3】 如何对患者进行治疗?

思路:妊娠期护肝治疗及使用血制品的原则基本同非孕期,需要注意药物的选择,避免使用对胎儿影响较大的药物。该患者 HBV-DNA 水平较高,处于病毒复制病情活动状态,有抗病毒治疗的指征,可选择替诺福韦、替比夫定、拉米夫定等安全性高的核苷酸类似物。产后是否需要继续抗病毒治疗,应依据病情的转归、患者的意愿及母乳喂养的问题综合来评估。

知识点

以母婴阻断为目的的妊娠期抗病毒治疗指征

(1) 2012 年欧洲肝脏研究协会:HBV-DNA>1×10$^{6-7}$U/ml,孕晚期使用替比夫定、拉米夫定、替诺福韦;分娩后的 3 个月内停药。

(2) 2016 年美国母胎医学会:HBV-DNA>6～8 log10 copies/ml,妊娠中晚孕期使用替诺福韦。

(3) 2017 年我国乙型肝炎母婴阻断临床管理流程:HBV-DNA≥2×10^{6}U/ml,妊娠 24～28 周开始使用替诺福韦、替比夫定;停药时机以母乳喂养意愿及病情综合评估。

【问题 4】 如何预防乙肝母婴垂直传播?

思路:对于妊娠合并乙肝患者,孕期不主张使用 HBIG。

新生儿接受标准的主 - 被动联合免疫后,当母亲为 HBsAg 阳性且 HBeAg 阴性时,保护率可达 98%～

100%；当母亲为 HBsAg 与 HBeAg 双阳性时，仍有 5%～15% 将发生免疫失败而导致 HBV 感染。乙肝孕妇分娩的新生儿需随访至 7 月龄，才能确定是否存在母婴传播。接受标准联合免疫的新生儿，推荐母乳喂养。

知识点

乙肝阳性母亲的新生儿正规联合免疫

1. 新生儿被动免疫　HBIG 在生后 12 小时内尽早肌内注射，剂量 100～200U。
2. 新生儿主动免疫　乙肝疫苗：0，1，6 方案。

【问题5】　若该患者存在血清学筛查或超声筛查异常，需要进行介入性产前诊断时，该怎么办？

思路：介入性产前诊断是否会增加乙肝孕妇的母婴垂直传播风险仍有争议。小样本的文献报道对于高病毒载量的孕妇，羊膜腔穿刺明显增加 HBV 宫内感染的风险。由于该患者 HBV-DNA 水平较高，且 HBeAg 阳性，根据既往临床研究报道，推测介入性产前诊断操作可能会增加该患者的 HBV 母婴传播风险。应权衡利弊，患者充分知情的情况下谨慎决定。

知识点

介入性产前诊断是否增加 HBV 母婴感染

基于有限的病例报道，中华医学会、美国母胎医学会等指南均认为 HBeAg 阴性时，介入性产前诊断不增加 HBV 母婴传播率；当 HBV-DNA 载量较高时，介入性产前诊断有可能会增加宫内感染风险。

七、先天性梅毒

梅毒（syphilis）是梅毒螺旋体（treponema pallidum，TP）引起的一种慢性、全身性的性传播疾病。根据病期分为早期梅毒和晚期梅毒。早期梅毒指病期在两年以内，包括：①一期梅毒（硬下疳）；②二期梅毒（全身皮疹）；③早期潜伏梅毒（感染 1 年内）。晚期梅毒包括：①皮肤、黏膜、骨、眼等梅毒；②心血管梅毒；③神经梅毒；④内脏梅毒；⑤晚期潜伏梅毒。

梅毒螺旋体（组图）

梅毒临床表现（组图）

妊娠期发生或发现的活动性或潜伏梅毒称妊娠期梅毒（antenatal syphilis），是严重的妊娠合并症。梅毒螺旋体由母体经胎盘垂直传播感染胎儿，称先天性梅毒（congenital syphilis），又称胎传梅毒（prenatal syphilis）。胎盘可以发生血管炎症、血管狭窄或阻塞，导致胎盘组织坏死，从而影响胎儿发育。未经治疗的早期梅毒孕妇出现流产、死胎、死产、早产概率达 50%，未经治疗的潜伏梅毒孕妇的活产胎儿 70% 为先天性梅毒儿，还可导致胎儿缺氧、窒息、低出生体重、出生缺陷和围生儿死亡。40% 的先天性梅毒患者有远期精神、智力障碍。

先天性梅毒诊疗经过通常包括以下环节：

1. 详细询问孕妇及其配偶的不洁性生活史及症状学特征。

2. 所有孕妇应在首次产检时做梅毒血清学筛查，最好在妊娠 3 个月内首次产检。梅毒高发地区的孕妇或梅毒高危孕妇，妊娠末 3 个月及临产前再次筛查。

3. 梅毒孕妇超声检查时注意胎儿先天性梅毒征象，包括肝脾大、胃肠道梗阻、腹水、胎儿水肿、胎儿生长受限及胎盘增大增厚等。

4. 若胎儿诊断为先天性梅毒，向孕妇及家属提供进一步产前咨询，告知胎儿预后；对选择继续妊娠者定期超声监测胎儿生长发育及有无畸形，并建议向儿科医生咨询新生儿可能的病情转归。

5. 早期规范有效的抗梅毒治疗（青霉素治疗）是改善妊娠结局的关键。

6. 对梅毒孕妇所产新生儿进行梅毒筛查及随访，预防并治疗先天性梅毒。

临床关键点

1. 筛查、诊断和治疗潜伏梅毒孕妇是预防和治疗先天性梅毒的重要措施。
2. 妊娠梅毒多为潜伏梅毒,无明显症状和体征,可出现流产、早产、死产、死胎或畸胎。
3. 先天性梅毒新生儿临床表现多样,诊断主要依靠母亲病史、梅毒血清学和病原体检查。
4. 妊娠合并梅毒的治疗原则为及早和规范治疗。青霉素治疗是公认的首选推荐方案。
5. 未经治疗的或因已经出现不良妊娠结局(如早产、死胎等)或征兆(如阴道不规则出血、胎动消失等)而就诊的梅毒孕妇,应该充分告知胎儿先天性梅毒的风险。

临床病例 7

孕妇,28 岁,因"孕 32 周,胎动减少 5 天"入院。初步病史采集如下。

孕期无产检,有不洁性生活史。查体未发现异常,下肢及外阴部无皮疹。

产科检查:宫底高度 30cm,胎位 LOA,胎心率 144 次/min。

实验室检查:Hb 97g/L,其余无异常。

B 超检查:胎儿发育相当于 29^+ 周,心包积液,心胸比例增大,心室壁增厚,肝大,腹腔积液,胎盘增厚,羊水平段 50mm。

胎心监护显示胎心基线 160~170 次/min,无应激试验(NST)无反应型,变异平坦,

生物物理指标评分 3 分(羊水 2 分,胎儿肌张力 1 分)。

梅毒血清学检测 RPR 1∶16;TPPA(+)。

孕妇 G_3P_0,第 1 孕 5 个月因死胎引产;第 2 孕 8 个月因胎儿水肿引产。

入院第 2 天自感无胎动,超声提示死胎。引产一死男婴。检查死胎腹部膨隆,皮肤多处皮损,胎盘苍白,质脆,胎盘母体面散在性针尖状白色颗粒,镜下可见绒毛增大,间隙纤维组织增生,绒毛羊膜炎及血管周围炎,符合梅毒的胎盘改变。

【问题 1】 本例最可能的诊断是什么?

思路:孕 32 周出现胎动减少,超声提示胎儿宫内生长受限、心包积液、腹腔积液、肝大、胎盘增厚,梅毒血清学检测 RPR 1∶16;TPPA(+),孕妇曾有不洁性生活史及不良孕史,提示孕妇为未经治疗的妊娠期梅毒患者。引产后发现胎儿腹部膨隆,皮肤多处皮损,胎盘病理检查符合梅毒的胎盘的改变,提示梅毒螺旋体侵入胎盘,使血管管腔狭小闭塞,胎盘组织变性坏死,引起渐进性缺血缺氧,最终导致死胎。胎儿为先天性梅毒。

【问题 2】 妊娠期梅毒的诊断标准。

思路:①梅毒血清学检查阳性;②孕妇或配偶有婚外性行为及梅毒感染史;③有流产、早产、死产、死胎或分娩梅毒儿病史;④可具有各期梅毒的临床症状和体征。

知识点

先天性梅毒的临床表现

胎儿感染梅毒螺旋体后组织病理变化与婴儿及成人梅毒相似,以血管周围淋巴细胞、浆细胞及组织细胞浸润、动脉内膜炎和广泛纤维化为特征。在胎儿期表现为肝大、胎盘增厚、胎儿水肿、宫内生长受限、非免疫性溶血、早产、死胎等。出生后,早期先天性梅毒表现为肝脾大、皮疹(脓疱疹、脱皮、斑丘疹)、黄疸、慢性鼻炎、脑膜炎、肠梗阻或出血、间质性肺炎、肺脓肿、白内障、脑积水;晚期表现为间质性角膜炎、马鞍鼻、Hutchinson 牙、军刀状胫(胫骨前凸)、耳聋、智力发育迟缓,甚至死亡。

先天性梅毒临床
表现(组图)

梅毒血清学检查方法及临床意义

1. 非梅毒螺旋体抗原血清试验　包括性病研究实验室玻片试验（venereal disease research laboratory，VDRL）和快速血浆反应素环状卡片试验（rapid plasma regain，RPR）、甲苯胺红不加热血清学实验（toluidine red unheated rerum，TRUST）。以上试验均为检查血清中抗心磷脂抗体，可行定量试验；一期梅毒滴度较低，二期梅毒滴度最高，而晚期潜伏梅毒滴度最低。可作为疗效判定，尤其在潜伏梅毒，是检测疗效的唯一指标。

2. 梅毒螺旋体抗原血清试验　包括梅毒螺旋体被动颗粒凝集试验（treponema pallidum particle agglutination，TPPA）、荧光螺旋体抗体吸附试验（FTA-ABS）。检测血清中抗梅毒螺旋体特异性抗体。螺旋体试验检测抗梅毒螺旋体 IgG 抗体，感染梅毒后该抗体终身阳性，不能用于疗效、复发或再感染的判定。

非螺旋体试验或螺旋体试验可相互确证。

【问题3】 先天性梅毒应与哪些疾病进行鉴别诊断？

思路：早期先天性梅毒临床表现多样，可累及多器官系统，或呈败血症样表现，需与其他先天感染如弓形虫、风疹病毒、巨细胞病毒、单纯疱疹病毒感染和新生儿败血症鉴别；若发生溶血，需与新生儿血型不合性溶血鉴别；有骨骼病变应与早产儿的骨膜炎、骨髓炎、假性肢体瘫痪、脊髓灰质炎等鉴别。有效的病原学检查和分析为鉴别诊断的关键。

【问题4】 如何治疗妊娠期梅毒？

思路 1：妊娠期梅毒的治疗对象。①过去无明确接受正规（或足够）治疗；②最近曾与已证实为梅毒的患者有性接触史者，不论其血清学检查结果如何均应治疗；③已接受正规治疗但有临床或血清学复发证据者。

思路 2：不同病期的妊娠期梅毒的治疗与非妊娠期治疗相似。青霉素是首选治疗方案。

（1）一期梅毒、二期梅毒、病程不到 1 年的潜伏梅毒：苄星青霉素 240 万 U，肌内注射，每周 1 次，连续 2 周；或普鲁卡因青霉素 80 万 U，肌内注射，每日 1 次，10～14 日。

（2）病程超过 1 年或病程不清楚的潜伏梅毒、梅毒瘤树胶肿及心血管梅毒：苄星青霉素 240 万 U，肌内注射，每周 1 次，连续 3 周（共 720 万 U）；或普鲁卡因青霉素 80 万 U，肌内注射，每日 1 次，10～14 日。

（3）神经梅毒：水剂青霉素 300 万～400 万 U，静脉滴注，每 4 小时 1 次，10～14 日，之后继续应用苄星青霉素 240 万 U，肌内注射，每周 1 次，连续 3 周（共 720 万 U）；或普鲁卡因青霉素 240 万 U，肌内注射，每日 1 次，加丙磺舒 500mg，口服，每日 1 次，两药合用，10～14 日。

思路 3：青霉素过敏者，首先探究其过敏史可靠性，必要时重做青霉素皮肤试验。对青霉素过敏者，可在有急救条件的医院脱敏后再用青霉素；脱敏无效时，可选头孢类抗生素或红霉素。如头孢曲松 500mg，肌内注射，每日 1 次，共 10 日；或红霉素 500mg，每日 1 次，口服，连续 14 日。注意头孢曲松可能和青霉素交叉过敏。红霉素治疗梅毒有效，但不能防治先天性梅毒。分娩后可选择多西环素治疗。

思路 4：梅毒孕妇行抗梅毒治疗过程中应注意监测和预防吉 - 海反应（Jarisch-Herxheimer reaction）。

吉 - 海反应（ Jarisch-Herxheimer reaction ）

梅毒螺旋体被杀死后释放大量异种蛋白和内毒素，导致机体产生强烈变态反应。表现为发热、子宫收缩、胎动减少、胎心监护出现暂时性晚期减速等。吉 - 海反应可导致急性胎儿窘迫。对孕晚期非螺旋体试验抗体高滴度（如 RPR≥1：32）的患者，治疗前口服泼尼松（5mg，每日 1 次，共 4 日），可减轻吉 - 海反应。

【问题5】 如何处理先天性梅毒新生儿?

思路1:先天性梅毒患儿的检查和治疗主要依据:①母亲梅毒;②母亲梅毒治疗情况;③患儿出现梅毒的临床、实验室和影像学表现;④同一实验室母亲和患儿血非梅毒螺旋体抗体滴度差别。

思路2:对高度怀疑先天性梅毒的新生儿做相关临床和实验室检测评估。

(1)体检,查找先天性梅毒的迹象。

(2)非梅毒螺旋体抗原血清试验,新生儿滴度高于母血4倍可诊断感染。

(3)脑脊液检查,及时发现神经梅毒。

(4)长骨X线检查。

(5)结合临床进行其他检查,如胸部X线、肝功能、颅脑超声、眼底和脑干视觉反应。

(6)出生后18个月进行梅毒螺旋体抗原检测。

新生儿先天性梅毒的诊断标准

(1)具有下列2个以上临床特征及表现:肢端掌趾脱皮、斑疹、黏膜损害、肝脾大、病理性黄疸、低体重、呼吸困难、腹水、水肿、梅毒假性麻痹、贫血和血小板减少,长骨X线检查示骨软骨炎或骨膜炎。

(2)新生儿和母亲梅毒血清学检查阳性,非梅毒螺旋体滴度持续上升,或高于其母4倍,或体液抗梅毒螺旋体IgM抗体(+)。

(3)脑脊液VDRL或RPR检测(+)。

(4)不论脑脊液VDRL或RPR结果如何,脑脊液检查异常,如WBC>5/mm³,或蛋白>500g/L。

(5)胎盘、脐带或新生儿血液中暗视野查出梅毒螺旋体。

思路3:确诊先天性梅毒的新生儿不论有无症状均需要治疗;以下新生儿虽未确诊也按先天性梅毒处理:①孕妇未经治疗或未经规范治疗;②孕妇治疗≤4周即分娩;③孕期应用非青霉素疗法治疗;④妊娠早期规范治疗,非螺旋体试验抗体滴度未获预期降低或升高者。

思路4:梅毒孕妇所产新生儿的预防和治疗。

(1)预防性治疗方案:苄星青霉素G,5万U/kg,分双臀肌内注射。

(2)先天性梅毒治疗方案

1)脑脊液正常者:苄星青霉素G,5万U/kg,分双臀肌内注射。

2)脑脊液异常者:水剂青霉素G,每日5万U/kg,分2次静脉滴注,连续10~14日;或普鲁卡因青霉素G,每日5万U/kg,肌内注射,10~14日。如无条件查脑脊液者,可按脑脊液异常治疗。

思路5:新生儿随访。

(1)血清阳性未行治疗的婴儿:生后0、3、6和12个月时严密随诊。未感染者非螺旋体试验抗体滴度从3月龄应逐渐下降,至6月龄时消失。若滴度保持稳定或增高,应重新检测评价并彻底治疗。梅毒螺旋体抗体超过1年仍存在者,按先天性梅毒治疗。

(2)已行抗梅毒治疗的婴儿:观察非螺旋体试验抗体滴度下降情况,该抗体至6月龄时通常消失。

(3)脑脊液细胞数增高的婴儿:每6个月复查脑脊液,直至细胞计数正常。如2年后细胞计数仍异常,或每次复查无下降趋势,应重复治疗。

(4)有症状的梅毒患儿均进行眼科检查。

【问题6】 妊娠期梅毒是否终止妊娠?

思路:对是否终止妊娠有不同意见。在发达国家不主张终止妊娠。孕早、中期有效的治疗可较好地控制先天梅毒的发生;妊娠中、晚期发现的梅毒,虽然经正规治疗也不保证杜绝先天梅毒。中晚孕才开始治疗的患者,尤其RPR滴度≥1:16者,预后较差,应告知胎儿发生先天梅毒的可能性,由孕妇做选择。

【问题7】 先天性梅毒新生儿的诊治流程。

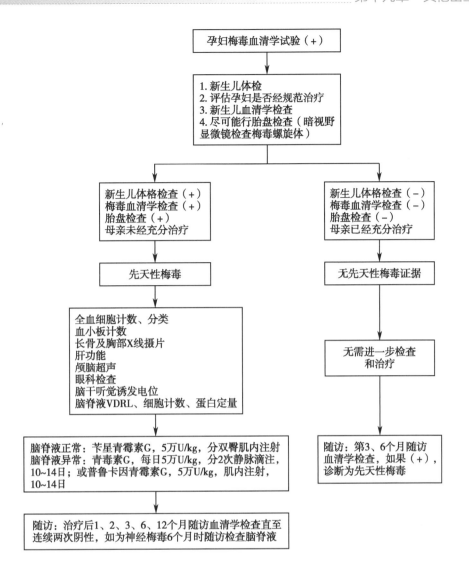

（罗艳敏）

八、妊娠期人微小病毒 B19 感染

人微小病毒 B19（human parvovirus B19）（以下简称 B19）属于微小病毒族、红细胞病毒属,是目前动物病毒中体积最小的线状单链 DNA 病毒。B19 只感染人类,是儿童常见出疹性疾病——传染性红斑（又称五号病）的病原体。B19 主要经呼吸道传播,人群普遍易感,感染者以学龄儿童为主,多数为无症状感染或表现为发热、关节痛、类感冒症状等不典型症状,皮疹特点为面颊部红斑,继而在躯干或四肢出现一过性网状斑丘疹。人类感染后具终身免疫力。国外孕妇 B19 病毒血清学阳性率约为 50%～65%,我国数据尚不完善。妊娠期 B19 病毒感染一般不增加母体风险,但可经胎盘垂直传播而影响妊娠结局,多数情况下胎儿感染后病程自限而无不良结局,但部分胎儿感染后出现严重贫血,宫内 B19 感染与自然流产、死胎、胎儿水肿有关。对出现胎儿水肿的病例,产前诊断中应检查 B19 感染状态。B19 引起的胎儿贫血呈自限性,可进行宫内输血治疗。

妊娠期 B19 感染的诊疗经过通常包括以下环节:

1. 通过孕妇症状及体征,以及超声提示胎儿贫血、水肿等线索怀疑妊娠期 B19 感染。

2. 对疑似患者行血清学检测明确诊断。

3. 对确诊感染 B19 病毒的孕妇,应行超声检查密切监测胎儿情况,超声提示胎儿贫血、水肿的病例应行介入性产前诊断。

4. 确诊胎儿 B19 病毒感染且合并贫血者,可予宫内输血治疗。

临床关键点

1. 妊娠期 B19 病毒原发感染并经胎盘垂直传播是先天性 B19 病毒感染的主要原因。胎儿感染 B19 病毒后病程多呈自限性，但可引起胎儿严重贫血、水肿及死胎。

2. 母体血清学 B19 抗体检查是诊断妊娠期母体 B19 病毒感染的主要依据。IgM 滴度升高是近期感染的标志，孕期 IgG 阳转是原发感染的标志，母体复发感染时胎儿感染风险低。

3. 羊水或脐血 B19DNA 检测是诊断胎儿 B19 感染的主要方法，B19 病毒的主要影响为侵袭红系造血细胞引起贫血，产前诊断时应检查胎儿贫血状态。

4. 胎儿 B19 病毒感染合并严重贫血时，宫内输血可明显改善胎儿预后。

临床病例 8

孕妇，G₂P₁，29 岁，因"停经 23 周，发现胎儿水肿 1 天"就诊。病史采集如下。

平素月经规则，自然怀孕，早孕期超声提示胎儿发育与停经孕周相符。孕期规律产检。现停经 23 周，1 天常规行超声筛查，提示胎儿轻度腹水，羊水过多，考虑胎儿水肿，其余结构未见异常。多普勒测胎儿大脑中动脉收缩期血流峰值明显升高，达 1.7 倍中位数（1.7MoM），提示胎儿贫血。追问病史，3 月前其大儿子出现发热及面颊部红疹，被诊断为"传染性红斑"。孕妇照顾其儿子后出现"感冒"症状，2～3 天自愈。

查体：宫高、腹围与孕周相符，未见皮疹。

实验室检查：血清学检查 B19 病毒 IgM（+），IgG（-）。

【问题 1】　该病例最可能的诊断是什么？

思路：本例孕妇因发现胎儿水肿就诊，超声多普勒提示胎儿可疑贫血，结合其具有接触传染性红斑患儿后感冒的病史，需怀疑妊娠期微小病毒 B19 病毒感染，因传染性红斑的主要致病病毒为 B19 病毒。实验室检查提示 B19 病毒 IgM（+），IgG（-），进一步确诊孕妇近期存在 B19 病毒的原发感染。本例的主要诊断考虑为"妊娠期微小病毒 B19 病毒感染"及"胎儿水肿"，下一步应诊断胎儿是否存在贫血及 B19 病毒感染。

知识点

微小病毒 B19 感染的特点

B19 病毒是传染性红斑的病原体，可经呼吸道及手 - 口接触传播，感染过程呈自限性，多数感染者无明显症状，部分人出现面部红斑及四肢躯干网状斑丘疹。B19 病毒主要侵袭破坏红细胞引起溶血，病情严重者可出现贫血及红细胞减少表现。一般情况下，人类一次感染后可产生 IgG 抗体而获终身免疫。孕妇原发感染后可经胎盘垂直传播给胎儿，引起胎儿红细胞破坏导致贫血。

【问题 2】　如何诊断妊娠期母体 B19 病毒感染？

思路：B19 病毒感染时成人症状多轻微及无特异性，相当数量的病例是在发现胎儿水肿或贫血后才意识到可能存在 B19 病毒感染。母体血清学 B19 抗体检查是诊断妊娠期母体 B19 病毒感染的主要依据。B19 特异性 IgM 在感染后 10～14 天出现，约持续 3 个月，IgG 在感染后 2 周出现，持续数年或终身。IgM 抗体滴度升高提示近期感染，而 IgG 抗体（+）表明对 B19 具有一定免疫力。病例中实验室检查提示 B19 病毒 IgM（+），IgG（-），考虑新近发生的原发感染，1 个月后复查 IgG 如出现阳转，可进一步明确诊断。

【问题 3】　如何诊断胎儿 B19 病毒感染？

思路：母体感染 B19 病毒后，病毒经胎盘引起胎儿感染的风险为 17%～33%，妊娠中期，尤其是 17～24 周最容易发生宫内感染。临床上目前主要通过介入性产前诊断取羊水或脐血，检测 B19DNA 复制情况明确是否存在胎儿宫内感染。如怀疑胎儿贫血，应同时行血常规了解胎儿贫血情况。该病例建议行脐静脉穿刺检查脐血 B19 DNA，并行胎儿血常规检查，如网织红细胞数目下降则提示造血抑制。

【问题4】 如何处理妊娠期母胎B19病毒感染?

思路1：母体多数为无症状感染，或出现非特异性症状，如全身不适、恶心、发热、关节疼痛、类感冒症状、咽喉炎以及皮疹等，多数情况下病程自限，以对症处理为主，少数孕妇出现急性贫血，血象表现为红细胞减少但网织红细胞不增多，全血细胞减少罕见。

思路2：确诊孕妇近期感染B19病毒后，应根据其血清学抗体结果评估其感染类型，原发感染者垂直传播风险较高，而复发感染者IgG抗体有保护性，胎儿感染风险低。建议定期超声检查，动态监测胎儿有无水肿或贫血。多普勒超声监测胎儿大脑中动脉收缩期峰值血流速度，可预测胎儿贫血，明确诊断需进一步行介入行产前诊断。动态超声监测至孕妇感染后8~12周，如仍未发现胎儿异常，不良妊娠结局的风险明显降低。

胎儿大脑中动脉
频谱预测贫血
（图片）

思路3：胎儿B19病毒感染合并严重贫血，应予宫内输血。

胎儿网织红细胞计数提示造血障碍情况，网织红细胞计数较低者提示造血抑制，B19病毒感染引起的胎儿贫血多数无需反复输血，宫内输血可明显缓解病情及改善胎儿预后。

【问题5】 如何预防妊娠期B19病毒感染?

思路：目前无有效手段预防妊娠期B19病毒感染。

B19病毒主要通过呼吸道分泌物及手-口接触传播，但多数感染者无症状，且出现症状前已有传染性，故在B19病毒感染暴发期难以将孕妇与感染者有效隔离，但做好手卫生工作一定程度上可阻断病毒传播。

胎儿宫内输血
（视频）

（何志明）

第二节 药物致畸和环境致畸

引起先天性畸形的药物及环境因素又称致畸因子（teratogens），包括生物致畸因子（某些特异性病毒、微生物）、物理致畸因子（放射线、高温）、化学致畸因子（药物、酒精、烟草、农药、工业废物、添加剂）。这几类致畸因子主要通过改变三方面环境影响胎儿发育：①母体周围的外环境，如温度；②母体自身的内环境，如营养、代谢、疾病、精神因素；③胎儿周围的微环境，如胎盘屏障、胎膜、羊水、脐带。所涉及的可能致畸机制包括拮抗叶酸、破坏神经脊、干扰内分泌、氧化应激、血管破裂、特异性受体或酶中介的致畸作用等。

为尽早发现先天性畸形，寻找病因，预防复发，诊疗经过通常包括以下环节：

1. 详细询问患儿的症状学特征及遗传家族史。
2. 特别询问母亲孕期药物暴露情况、毒品、感染、放射线、环境毒物接触情况。
3. 详细的体格检查，包括外观和内脏有无畸形。
4. 对疑诊患儿进行超声、放射线、磁共振检查，确定结构畸形部位及类型。
5. 对疑诊患儿进行代谢产物或酶学检查，确定功能异常类型。
6. 对畸形的胎儿建议进行产前诊断，利用胎儿细胞进行染色体或基因分析。
7. 向患儿家属进行遗传咨询，告知畸形的诊断，解释可能原因及再发风险。
8. 根据病情制订治疗方案，或给予预后评估。
9. 向患者介绍有关的先天性畸形病友会。

2．详细询问放射线接触史、母亲孕期疾病史；特别询问孕期药物或其他致畸因素暴露时间及种类、剂量。

3．通过体格检查和影像学检查判断结构畸形。

4．通过代谢产物检测、酶学检测、功能评估，判断功能异常。

5．通过染色体核型分析及基因检测，诊断遗传因素引起的先天性畸形。

6．检测特异性感染抗体或核酸，确定感染因素。

7．许多先天性畸形目前无有效的治疗方法，根据畸形的严重情况评估患儿预后。

8．尽早确诊、寻找致畸因子、预防复发，是降低先天性畸形的主要手段。

临床病例

孕妇，32岁，因"宫内妊娠22周，超声发现胎儿多发畸形"就诊。初步病史采集如下。

停经5周曾少许阴道出血未予治疗。孕12周21-三体综合征筛查低风险。孕22周超声提示胎儿如孕24周，心室间隔缺损，腭裂，左手多指畸形，羊水过多。

孕妇为G_2P_0，第一胎孕8周胚胎停止发育清宫。同年诊断2型糖尿病，口服"格华止"治疗。本孕8周自行停药。

查体：肥胖，体重指数$28kg/cm^2$。

血糖检查：空腹血糖6.5mmol/L，餐后两小时血糖11.7mmol/L。家族中无畸胎史。

【问题1】　根据上述资料，最可能的诊断是什么？

思路1：患者有2型糖尿病史，本孕期自行停药，肥胖，血糖异常升高，胎儿羊水过多，提示为2型糖尿病合并妊娠，血糖控制不理想。

思路2：患者家族中无畸胎史。本孕21-三体综合征筛查低风险。根据超声提示，胎儿诊断：大于胎龄儿，多发畸形，羊水过多。

知识点

胎儿畸形的分类

可分为结构畸形、变形、发育不良。

1．结构畸形　又可分为大畸形和小畸形。大畸形指具有医学意义和/或社会影响，需要外科手术矫正的畸形。神经管缺陷、脊髓脊膜膨出、面部裂（唇腭裂）是常见的大畸形。诱发大畸形的原因多种，如细胞凋亡、异常的神经细胞迁徙、细胞内信号紊乱及染色质重塑等。

2．变形　指身体位置异常，如足外翻、先天性臀部发育不良、斜颈等。多由宫内压力造成，如羊水过少、子宫肌瘤压迫、子宫畸形或双角子宫造成压迫所致。多数经物理治疗可以矫正。

3．发育不良　指体内一部分器官或者细胞受到破坏，不能正常发育。由于血管管径或者血流功能改变引起，比如压缩、绞窄、出血、血栓。多数为偶发单一事件。复发风险低。

【问题2】　如何诊断先天性畸形？

思路：

（1）详细的体格检查：可以发现一些明显的外观畸形。

（2）影像学检查：如脑部CT和MRI、超声心动图、X线片，可帮助诊断体格检查无法判断的结构畸形。

（3）生化检测：血浆中氨基酸、尿中有机酸、过氧化物酶、血清中胆固醇前体、乳酸和丙酮酸，有助于诊断代谢病。

（4）染色体病和基因综合征：染色体核型分析、荧光原位杂交（FISH）、染色体微阵列分析（chromosomal microarray analysis，CMA）以及CNV-Seq检查。尤其适用于以下情况：

1）一种或多种大畸形（例如先天性心脏病）。

2）三种或更多种小畸形。

3）临床表现提示染色体异常（如21-三体综合征）。

4）不可解释的智障，合并或不合并生理缺陷或其他畸形。

5）生殖器两性畸形。

6）不可解释的生长发育迟缓。

7）任何先天性畸形和家族性出生缺陷和/或多发性自然流产。

【问题3】　如何判断胎儿多发畸形的可能原因？有哪些必需的辅助检查？

思路1：胎儿多发畸形20%～25%是遗传学原因。本例夫妇双方未见畸形，家族中无相关畸形史，非近亲婚配，21-三体综合征筛查低风险。建议行羊膜腔穿刺取羊水细胞行染色体核型分析和染色体微阵列分析检查，排除染色体病或微缺失/微重复综合征可能。

思路2：胎儿大于孕龄，多发畸形合并羊水过多，母亲有糖尿病史，孕期血糖控制不良。考虑可能由于母体高血糖，通过胎盘使胎儿血糖异常增高，导致多发畸形。可通过检测母亲糖化血红蛋白评估早孕期血糖情况。

思路3：多发畸形还可能由药物引起（表19-2-1）。孕妇孕期使用二甲双胍治疗糖尿病。二甲双胍亦属B类药物，目前没有证据表明二甲双胍与胎儿畸形有关，而且患者于孕8周自行停药，估计药物引起畸形的可能性不大。

思路4：胎儿畸形还可能与放射线、毒物、感染、高热、酗酒等有关，但孕期没有以上接触史。必要时可行TORCH感染的相关抗体检测。

表19-2-1　妊娠期用药导致的胎儿异常

药物名称	胎儿致畸类别
卡托普利	肾脏及骨骼系统畸形
苯妥英钠	生理性缺陷、指甲发育不良、心脏畸形
环磷酰胺	宫内死亡、血液系统疾病、生长发育迟缓
沙利度胺	上肢发育不良
甲酸	脑积水、小耳症、中枢神经系统移行障碍
米索前列醇	宫内死亡、血管畸形、终末肢体断裂
青霉胺、氟康唑、锂剂	Ebstein畸形
雄酮或丹那唑	女胎男性化
乙醇	胎儿酒精综合征
甲氧苄啶、氨苯蝶呤	神经管缺陷、心血管畸形、唇腭裂、泌尿道畸形的风险增加
异维A酸	与耳畸形（小耳症、耳道闭锁）、中枢神经系统畸形、脑积水、神经元性移行障碍、小脑发育异常、严重的智力障碍、抽搐、生理缺陷有关
他汀类药物	肢体畸形、先天性心脏病、中枢神经系统畸形
叶酸拮抗剂（如甲氧苄啶、氨苯蝶呤）	神经管缺陷、心血管畸形、唇腭裂、泌尿道畸形的风险增加
异维A酸	与耳畸形（小耳症、耳道闭锁）、中枢神经系统畸形、脑积水、神经元性移行障碍、小脑发育异常、严重智力障碍、抽搐、生理缺陷有关

知识点

常见的药物及环境致畸因子

1. 母亲疾病　严重的母亲疾病与出生缺陷有关。可能机制为代谢物的扩散或抗体通过胎盘攻击胎儿细胞。胰岛素依赖性糖尿病母亲生育先天畸形发生率升高2～3倍，包括先天性心脏病、脊柱裂、股骨发育不良；母亲苯丙酮尿症（PKU）与胎儿小头畸形、智力发育障碍、先天性心脏病有关。产生雄激素的肾上腺疾病或卵巢肿瘤可引起女胎男性化；自身免疫性疾病中的重症肌无力诱发一过性新生儿肌无力；母亲Graves病引起胎儿和新生儿甲状腺功能亢进；免疫性血小板减少症引发胎儿和新生儿血小板减少症;系统性红斑狼疮造成胎儿心律失常。

2. 感染因素 某些特异性微生物感染可能造成胎儿或新生儿畸形、先天性感染、短期或长期残疾,甚至死亡。已知致畸的病原体有弓形虫、风疹、巨细胞病毒、单纯疱疹病毒、梅毒、水痘、HIV、微小病毒B19等。

3. 物理因子

(1)早孕期母体温度升高1.5℃持续24小时,神经管缺陷风险增加。体温升高的原因可以是热水澡、桑拿浴或母体发热。其他有关的异常包括小头畸形、智力障碍、肌张力亢进或减退、抽搐。

(2)电离辐射:大剂量的电离辐射可造成胎儿死亡、发育迟缓、体细胞畸形、突变、染色体断裂、恶性肿瘤。

4. 药物暴露 药物暴露可导致胎儿畸形(表19-2-1)。

【问题4】 孕期如何选择治疗性药物?

思路:严格掌握孕期用药指征,尽量减少孕早期用药,选择安全性高的药物或者经过实践证明安全的老药,使用最低有效剂量,首选单一药物治疗,熟悉FDA对妊娠期药物分级(表19-2-2)。

表 19-2-2　FDA 妊娠期药物分级

类别	标准	举例
A	妊娠期设计良好的实验证实药物无致胎儿畸形风险	维生素C、叶酸、左甲状腺素
B	动物实验显示药物对胎儿无害或者无确定的副作用,但没有足够的设计良好的人类妊娠期实验证明	苯海拉明、利多卡因、甲基多巴、氨苄西林、氢氯噻嗪、阿昔洛韦
C	动物研究证明药物对胎儿有危害(致畸或胎儿死亡等),或尚无设对照的妊娠妇女研究,或尚无对妊娠妇女及动物进行研究。	茶碱、硝苯地平、倍他洛克、地高辛、齐多夫定
D	已有明确证据显示药物对人类胎儿有危害,尽管如此,孕妇用药后绝对有益(如该类药物用于挽救孕妇生命,或其他药物无效的严重疾病)	环磷酰胺、血管紧张素转换酶抑制剂、苯妥英钠、螺内酯、甲氨蝶呤
X	对动物和人类的药物研究或人类的用药经验表明药物对胎儿有危害,而且孕妇应用这类药物无益,因此禁用于妊娠和可能怀孕的患者	放射性同位素、异维A酸、口服避孕药

【问题5】 哪些因素影响致畸因子对胎儿的作用?

思路1:致畸因子对胎儿的影响取决于剂量、使用时间、暴露时长,也包括很难量化的基因或环境因素。受孕后17~54天是胎儿最容易受影响的时期。

思路2:畸形的类型和严重程度与暴露时间、基因作用位点有关。回顾人类胚胎发育进程,可以评估影响的组织器官(表19-2-3)。

表 19-2-3　胚胎早期发育进程

时间	事件
排卵后24小时	精卵细胞结合
5~11天	种植前和种植
16天	分化成3胚层
19天	神经板形成
27天	神经管闭合
30天	肢芽出现
4~5周	腮弓、腮裂、眼泡形成
5~7周	心脏和肾形成
8周	肢体结构形成
7~10周	内外生殖器出现性分化
10周	肠旋转完成并回到腹腔

思路3："全或无"理论：受孕后7～14日内暴露于致畸因子可导致细胞死亡。足够多的细胞死亡导致自然流产。

例如早期暴露于放射线，结果是流产或者没有任何畸形。一些致畸因子有很窄的作用时间窗，例如沙利度胺致畸的时间窗为受孕后21～36天，为肢芽开始发育的时间。因此尽量避免在妊娠10周内接触致畸因子。

思路4：放射线致畸与剂量密切相关，只有累计量达到5rad以上，致畸作用显著增加。诊断性X线照射量一般不足以引发胎儿畸形（表19-2-4）。

表19-2-4　孕妇常规放射性检查时胎儿接受放射线剂量评估

操作项目	胎儿暴露量/mrad*
胸部照片	<1
腹部平片	200～300
静脉肾盂造影	400～900
钡灌肠	700～1 600
颈椎照片	<1
胸椎照片	<1
腰椎照片	400～600
腰骶区照片	200～600
上消化道透视	50～400
臀部股骨照片	100～400
牙片	0.01
脑血管造影	<10
胸部CT	30
腹部CT	250
肺灌注扫描	6～12
肺通气扫描	1～19
经下肢肺血管造影	221～374
经上肢肺血管造影	<50

注：* 1rad=0.01Gy。

【问题6】　如何进行生育咨询？

（1）首先评估畸形严重程度：胎儿多发畸形，复杂性先天性心脏病，新生儿预后不良。

（2）建议产前诊断：排除染色体病和基因综合征。

（3）积极控制血糖：必要时使用胰岛素降血糖。

（4）告知胎儿预后：若选择终止妊娠，建议行胎儿尸体解剖。

（5）评估再发风险：本例夫妇双方家族中无畸形史，如果产前诊断能排除遗传性因素，导致胎儿畸形的最可能原因为孕妇高血糖状态。血糖控制稳定后，下次妊娠再发风险较低。

（罗艳敏）

第三节　几种常见的先天畸形

一、先天性神经管缺陷

神经管缺陷（neural tube defects，NTDs）是由于神经管的发生和分化紊乱而导致的出生缺陷中最常见和最严重的一组畸形，包括无脑儿、脑膜（脑）膨出、脊柱裂、脊髓脊膜膨出等多种类型，是自然流产、死胎、死产和围产儿死亡的主要原因之一。

2016 年对世界 75 个国家系统分析显示 NTDs 发生率范围较广,最低为西太平洋 6.9/ 万,最高为中东 21.9/ 万。由于推广孕前补充叶酸,我国围产期 NTDs 发生率由 1987 年的第 1 位(27.4/ 万)下降到 2011 年的第 8 位(4.50/ 万)。高发地区为华北、东北,华南和沿海地区属低发地区。北方发生率明显高于南方,农村明显高于城市。在北方尤以冬春两季高发。我国高发地区女性明显多于男性,低发地区两性患病率较接近,男女比例无脑儿为 1:2.43,脊柱裂为 1:1.53。

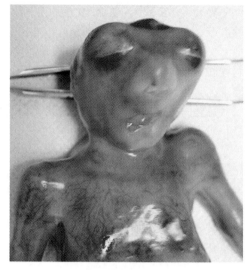

图 19-3-1　引产的无脑儿

1. 无脑畸形(anencephaly)是 NTDs 最严重类型。由于胚胎时期神经管前端未闭合造成颅骨缺损,从胎儿眶上部直至颅顶、后枕部缺损(图 19-3-1),脑组织完全或部分缺如。露脑畸形(exencephaly)为颅骨缺损,脑组织外露在羊水中,早期时大脑组织可能完整,也可能发育不全,由于缺乏颅骨保护,脑组织在羊水内逐渐受损变性、萎缩吸收,中晚期时大脑组织逐渐减少,与无脑畸形不易鉴别。

2. 颅裂畸形(cranium bifidum)是先天性颅骨缺损。根据有无膨出物又分为:

(1)隐性颅裂:只有颅裂,没有脑膜或脑组织膨出。

(2)显性颅裂:在颅裂的基础上,有脑膜或脑组织膨出。显性颅裂根据膨出囊内容物分为:①脑膜膨出(meningocele),只有软脑膜和蛛网膜,硬脑膜常缺如,囊内充满脑脊液;②脑膨出(encephalocele),只有软脑膜和脑组织,无脑脊液;③脑膜脑膨出(encephalomeningocele):有脑膜、脑实质和脑脊液;④脑囊状膨出(encephalocystocele):有脑膜、脑实质和部分脑室,但在脑实质和脑膜之间无脑脊液存在;⑤脑膜脑囊状膨出(encephalomeningocystocele):有脑膜、脑实质和部分脑室,且在脑实质和脑膜之间存在脑脊液。临床上常见脑膜膨出和脑膜脑膨出。上述的显性颅裂统称为脑膨出。根据膨出的部位分为四类:枕部脑膨出、顶部脑膨出、额筛部脑膨出和经蝶骨脑膨出,其中枕部脑膨出最常见,约占 80%;顶部脑膨出发生率次之,约占 10%。

3. 脊椎闭合不全胚胎期神经管尾端闭合障碍引起脊柱椎管闭合不全,脊膜或脊髓膨出在一个囊内或完全暴露在外。根据发育不全的程度、内容物以及解剖特点分为:

(1)隐性脊柱裂(spina bifida occulta):通常在腰下部的一个或多个椎弓未能融合,椎管开放,但无脊膜或神经组织膨出;椎管开放处表面覆盖正常皮肤。

(2)显性脊柱裂:椎弓分裂,脊膜或神经组织膨出,表面有皮肤覆盖。根据膨出物分为:①脊膜膨出(meningocele),脊膜从不联合处膨出如囊肿,囊内有脑脊液;②脊髓脊膜膨出(myelomeningocele),脊膜及脊髓组织或神经根膨出,囊内也有脑脊液(图 19-3-2);③脊髓裂(myeloschisis),脊髓组织外露。

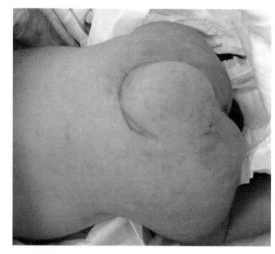

图 19-3-2　脊髓脊膜膨出新生儿

(3)开放性脊髓脊膜膨出:或称脊髓外翻神经管闭合不全,狭义上的脊柱裂单指该型。常发生在腰骶部,脊柱和脊髓完全分裂,椎弓、脊膜、皮肤、肌肉等均缺损。

NTDs 的诊疗包括以下环节:

1. 详细询问孕妇居住地域、孕期营养情况、不良接触史、用药史、感染史和遗传家族史。

2. 注意 NTDs 的类型和严重程度、有无伴发畸形。

3. 产前诊断,排除染色体异常、遗传综合征、宫内感染和羊膜带综合征等。

4. 向孕妇和家属解释产前诊断结果和胎儿预后,决定是否继续妊娠。

5. 脑膜膨出或脊柱裂胎儿如果继续妊娠,定期超声监测。

引产的开放性脊柱裂儿(图片)

6. 根据脑膜膨出或脊柱裂的病情制订治疗方案。

7. 夫妻双方进行遗传咨询,预防下次妊娠 NTDs 的发生。

临床病例 1

孕妇 30 岁,G_1P_0,孕 19 周。查体未见异常,血清学筛查 AFP 为 3.0MoM,B 超发现胎儿发育相当于 19 周;腰骶部脊柱连续性中断,椎骨有缺损口,自缺损部向背侧膨出囊实混合性包块,有膜样包膜(图 19-3-3);最大羊水池垂直深度 8.5cm;未见其他结构畸形。

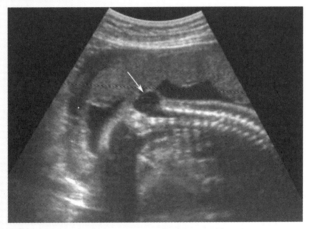

图 19-3-3 脊髓脊膜膨出超声检查结果

【问题 1】 本例胎儿最可能的诊断是什么?

思路 1:孕妇血清 AFP 升高,超声提示胎儿腰骶部脊柱裂伴混合性包块膨出,羊水过多,因此诊断为 NTDs,脊髓脊膜膨出。

知识点

NTDs 的超声征象

1. 无脑畸形 缺少颅骨光环,胎儿头端可见"瘤结"样团块状回声,典型表现为"蛙眼征",常伴有羊水过多。

2. 颅裂畸形 颅骨部分缺损,由此处可见一囊实性包块往外隆起,内有液性暗区及部分脑组织回声。

3. 脊椎闭合不全 ①隐性脊柱裂:病变脊柱处两排并行排列强回声间距增宽,缺损局部隆起,皮肤回声正常,无囊性膨出。②脊膜膨出:脊柱连续性中断,纵切面示脊柱双排串珠样结构破坏,可探及椎骨缺损口,横切面示缺损部脊柱呈向背侧的"V"字样改变,缺损部较脊髓脊膜膨出小。自缺损部向背侧膨出包块,包块的包膜为皮肤包绕或膜样结构包绕,囊性膨出物与椎管间可探及细管状回声将二者相连,膨出物内为较清亮的液性暗区。③脊髓脊膜膨出:征象与脊膜膨出相似,但脊柱缺损部较大,囊状膨出物基底较宽，直接与椎管相通，膨出物内回声不规则，伴脑脊液膨出时，膨出物内多为囊实混合性包块。④脊柱裂：病变处脊柱串珠状回声连续中断，或间隙增宽，严重者看不到完整的脊柱回声，呈形态不规则、大小不等的强回声光团，无囊性肿物膨出，皮肤回声带缺损。脊柱横切面呈"品"或"V"字形改变，椎弓根裂隙增宽。⑤可合并头型异常（如柠檬头）、小脑和后颅窝异常（"香蕉征"）、脑积水及羊水过多。

思路2：NTDs的血清学筛查，孕15～18周孕妇血清AFP筛查NTDs最敏感。母血AFP≥2.5MoM时，无脑儿的检出率为95%，开放性NTDs的检出率为65%～80%，假阳性率为1%～3%。孕10～14周母血AFP筛查NTDs意义不大。孕周计算错误会影响AFP中位数的计算，增加NTDs筛查的假阳性率。闭合性NTDs通常母血AFP不升高。

知识点

妊娠期AFP的变化

AFP主要由胎儿肝脏和卵黄囊合成，经胎盘进入母体。羊水和脐血AFP浓度明显高于母血。母血AFP随妊娠进展逐渐升高，32周左右达高峰后下降。胎儿NTDs、腹壁裂、肾病、多胎妊娠、死胎和胎盘病变时孕母血AFP升高，胎儿21-三体、18-三体则降低。

【问题2】　需要进一步询问哪些病史？

思路1：家族史。NTDs属多基因遗传。既往有出生缺陷史或家族畸胎史的妇女，生育NTDs儿风险增高；近亲婚配者子代NTDs的发生率明显高于随机婚配者。

思路2：饮食及环境因素。母亲孕早期维生素特别是叶酸缺乏可能是导致NTDs的主要原因。妊娠期肉、蛋、豆类缺乏可能与NTDs的发生有关。此外，母体内锰、硒、锌、铜等微量元素的缺乏也可能形成NTDs。另外，孕期多食干、腌蔬菜及白菜；饮水中硝酸盐含量偏高；有吃发芽土豆史（发芽的土豆含毒性生物碱），均有可能导致NTDs。

孕早期服用干扰叶酸代谢的药物（如抗癫痫药物等）增加NTDs的发生，如服用丙戊酸后，NTDs的风险升高10～20倍。

孕早期发热或热暴露（如桑拿、热水桶浴）也增加NTDs风险：孕早期发热，NTDs的风险升高3倍；孕早期热水桶浴，NTDs的风险升高1.7倍。其他与NTDs有关的因素：孕早期接触射线、噪音、化学物质、农药等。

思路3：社会因素。孕妇年龄、胎次、肥胖、文化程度与NTDs发生有关，随年龄、胎次和产次增加畸形儿发生率增多。肥胖妇女孕育NTDs儿的危险增加近一倍。文化程度越低NTDs发生率越高。严重的精神刺激是危险因素之一。

【问题3】　建议对胎儿进一步做什么检查？

思路1：详细的超声检查。17.3%～34.1%的NTDs合并其他畸形，常见足内翻、骨骼、肾脏、心脏、颜面和神经系统畸形（胼胝体发育不全、Dandy-walker综合征、灰质异位症、脑积水等）。脑膜脑膨出最常见合并其他畸形（61.3%）。有报道蝶骨脑膨出合并胼胝体发育不全达80%，顶部脑膨出常伴Dandy-walker综合征、胼胝体发育不全、前脑无裂畸形，枕部脑膨出可伴Chiari畸形、脑积水等。

超声能检出约70%的合并畸形，三维超声能补充二维超声的诊断，对脊柱与椎体水平的定位更准确，能立体显示脊柱裂的八字形根基和破损椎骨，更容易显示胎儿的完整脑膜囊。

思路2：MRI检查。MRI有助于识别中枢神经系统的细微改变，脊柱裂的胎儿可能出现脑室增宽、蛛网膜下腔缩窄或消失、小脑疝等MRI改变，其中小脑疝的程度与儿童期癫痫、膀胱功能障碍、丧失独立行走能力等不良预后有关。

思路3：染色体检查。行介入性产前诊断取羊水或脐血查胎儿染色体，妊娠13周前诊断NTDs者可行绒毛活检。染色体异常为1.8%～16%，常见为18-三体和13-三体。染色体非整倍体引起的NTDs多合并其他畸形。

思路 4：基因变异的检查。脑膨出可见于 Meckel-Gruber 综合征，为常染色体隐性遗传病。主要表现为肾脏增大且有多发囊肿、中枢神经系统畸形（常为枕部脑膨出）、肝脏异常（包括门脉纤维化或导管增生）和多指，致病基因包括 MKS1［OMIM 609883］、TMEM216［OMIM 613277］等 13 个基因（表 19-3-1）。

一些与叶酸和同型半胱胺氨酸代谢相关的基因多态性或突变可增加 NTDs 的风险，包括 N5，N10- 亚甲基四氢叶酸还原酶（MTHFR）［OMIM 607093］、蛋氨酸合成酶（MTR）［OMIM 156570］、蛋氨酸合成酶还原酶（MTRR，OMIM 602568）、亚甲基四氢叶酸脱氢酶 1（MTHFD1）［OMIM 172460］。

此外，染色体 6q 的 T 位点变异［OMIM 601397］、VANGL1［OMIM 610132］、VANGL2［OMIM 600533］、CELSR1［OMIM 604523］和 FUZ［OMIM 610622］基因变异增加对叶酸不敏感性 NTDs 的发病风险。

有报道 X 连锁的脊柱裂，基因定位可能在 Xq27.3 DXS369 和 DXS1200 之间。

表 19-3-1　目前已知 Meckel-Gruber 综合征相关基因定位与表达情况

染色体定位	表型	遗传性质	表型 OMIM 号	基因	基因 OMIM 号
1q32.1	Meckel syndrome 12	AR	616258	KIF14, KIAA0042, MKS12, MCPH20	611279
3q22.1	Meckel syndrome 7	AR	267010	NPHP3, NPH3, RHPD1, MKS7	608002
4p15.32	Meckel syndrome 6	AR	612284	CC2D2A, KIAA1345, MKS6	612013
8q22.1	Meckel syndrome 3	AR	607361	TMEM67, MKS3, JBTS6, NPHP11	609884
11q12.2	Meckel syndrome 2	AR	603194	TMEM216, JBTS2, CORS2, MKS2	613277
12q21.32	Meckel syndrome 4	AR	611134	CEP290, K1AA0373, 3H11AG, JBTS5, SLSN6, LCA10, BBS14	610142
12q24.31	?Meckel syndrome 8	AR	613885	TCTN2, TECT2, MKS8, JBTS24	613846
16q12.2	Mcckel syndrome 5	AR	611561	RPGRIP1L, KIAA1005, JBTS7, MKS5	610937
16q23.1	Meckel syndrome 11	AR	615397	TMEM231, JBTS20, MKS11	614949
17p13.1	Meckel syndrome 13	AR	617562	TMEM107, MKS13, JBTS29	616183
17p13.1	?Joubert syndrome 29	AR	617562	TMEM107, MKS13, JBTS29	616183
17p11.2	?Meckel syndrome 9	AR	614209	B9D1, MKSR1, MKS9, JBTS27	614144
17q22	Meckel syndrome 1	AR	249000	MKS1, MKS, BBS13, JBTS28	609883
19q13.2	?Meckel syndrome 10	AR	614175	B9D2, MKS10, JBTS34	611951
19q13.2	Joubert syndrome 34	AR	614175	B9D2, MKS10, JBTS34	611951

【问题 4】 妊娠进展和胎儿的预后如何？

思路 1：妊娠期表现和处理。

NTDs 可合并羊水过多，孕妇出现腹胀、腹部紧缩感，腹围明显增大，严重时出现气促、呼吸困难。羊水过多可导致胎膜早破、早产等。

约 7% 无脑儿宫内死亡，20% 死产，多数出生后几天内死亡，无存活的病例。一旦确诊应立即终止妊娠。

颅裂畸形和脊椎闭合不全的预后取决于膨出物包含神经组织的比例、伴发畸形、是否为综合征。向孕妇和家属解释胎儿预后，决定是否终止妊娠。

思路 2：出生后临床表现。

NTDs 出生后死亡率、残疾率较高。隐性颅裂多无临床表现，检查可发现局部皮肤凹陷搏动，枕骨粗隆处的隐性颅裂可伴发颅内皮样囊肿及潜毛窦，有瘘管口和少许分泌物。显性颅裂出生时头颅中线部位有软性包块，哭闹时明显增大；少数尚可见搏动。包块以枕部最多见，其次为额部、鼻根或颅底。在颅底则可突入眼眶、鼻腔、口腔或咽部，可伴视力障碍、智力低下、抽搐、不同程度瘫痪、腱反射亢进和不恒定的病理反射等。膨出部位邻近器官可受压变形。如膨出发生在鼻根部，可出现鼻根扁宽、眼距加大、眼眶变小，甚至不能完全闭眼。膨出之包块透光试验阳性，X 线片能明确颅骨裂的部位和大小。少数脑膜脑膨出者可行 CT 扫描，了解脑组织膨出情况。

脊柱裂的表现与脊髓和脊神经受累程度有关，隐性脊柱裂多无症状，显性脊柱裂较常表现为下肢瘫痪、肌肉萎缩、感觉和腱反射消失、马蹄足畸形、大小便失禁等；下肢易发生营养性溃疡，甚至坏疽；有时有髋关节脱位。随着年龄长大神经系统症状常加重。

思路 3：出生后治疗。

单纯隐性颅裂一般无需治疗；巨型脑膜脑膨出或脑膜脑室膨出、合并明显脑积水者预后极差，手术不能解决智力低下等问题。其余颅裂畸形宜在出生6～12月内手术：切除膨出囊并将其内容物复位或切除，封闭硬脑膜缺损。囊壁菲薄有破溃倾向时应尽早手术。并发脑积水宜先行脑脊液分流术，再作修补术。

无症状的隐性脊柱裂无需治疗，如果伴有脊髓拴系宜在出生后3个月时手术；有神经损害症状的隐性脊柱裂，应尽快手术。开放性脊柱裂应在出生后24h内手术。显性脊柱裂行手术治疗：切除肿块、松解神经，椎管减压并将膨出神经组织回纳入椎管，修补软组织缺损，避免神经组织遭到持久性牵扯而加重症状。

【问题5】 如何进行遗传咨询？

思路：再发风险。对找到明确致病基因的家庭，再发风险根据相应的疾病计算。病因不明的无脑儿和脊柱裂在遗传上密切相关，二者的再发风险为平均分布（表19-3-2）。性别不影响再发风险。

表19-3-2 神经管畸形的再发风险

情况	再发风险
人群风险	1:(300～1 000)
围受孕期补充叶酸后的人群风险	≤1:2 000
一个子女受累	1:25
一个子女受累，下次妊娠补充叶酸	1:100
两个子女受累	1:(8～10)
三个子女受累	1:4
父母之一	1:25
一个二级亲属	1:50
一个三级亲属	1:100

【问题6】 下次妊娠如何预防和产前诊断？

思路1：应用多种维生素可降低NTDs的发生，叶酸能预防60%～70%的NTDs发生。建议有生育要求的妇女补充叶酸0.4～0.8mg/d，或含叶酸的复合维生素，从孕前至少1个月开始，补充至妊娠12周。对NTDs高风险的妇女（如既往生育过NTDs），每天补充叶酸4mg，从孕前至少3个月开始，补充至妊娠12周。

思路2：若此胎为染色体异常或明确致病基因的遗传综合征，建议下次妊娠行介入性产前诊断。如果孕妇或丈夫为染色体平衡易位或致病基因携带者，下次妊娠可考虑行胚胎植入前遗传诊断（PGD）。

思路3：若此胎未发现染色体异常或明确致病基因，下次妊娠行超声筛查。无脑儿在妊娠11～13周可检出，脊柱裂多在妊娠16周后能检出。如果合并"柠檬头"，超声可早期发现；合并Arnold-ChairiⅡ型脊柱裂者，妊娠11～13周可发现颅后窝结构异常、中脑和脑干后移下移、颅内透明层变窄或消失。

二、先天性脑积水

脑积水（hydrocephalus）指脑脊液循环障碍引起脑室系统积水扩张，脑脊液过多地聚集于脑室内或脑室外。发病率为0.4‰～1‰，是最常见的胎儿畸形之一。男女比例为1.78:1。按发生机制分两类：交通性脑积水和梗阻性脑积水。后者是指由于脑室系统内的阻塞引起脑脊液积聚，中脑导水管是好发部位，其次是第4脑室出口以及侧脑室进入第3脑室的室间孔。交通性脑积水是指引起脑脊液引流阻力增加的原因在脑室系统以外，如脑脊液产生过多，静脉阻塞及蛛网膜下腔阻塞所致的脑积水。最常见为中脑导水管狭窄以及蛛网膜下腔回流受阻所致的交通性脑积水。部分脑积水患者合并脊柱裂、脊髓脊膜膨出、畸形足、羊水过多等。

脑室扩张（ventriculomegaly）是描述性名词，可因脑脊液循环受阻或脑室发育异常（如胼胝体发育不良）引起。

胎儿脑积水的诊疗包括以下环节：

1. 详细询问孕期有无不良接触史、用药史、感染史和家族遗传史。

2. 超声检查应注意脑积水严重程度、有无伴发畸形。

3. 介入性产前诊断排除染色体异常、遗传综合征、宫内感染等。

4. 向孕妇和家属解释产前诊断结果和胎儿预后，决定是否继续妊娠。

5. 如果继续妊娠，定期超声监测。

6. 出生后根据患儿的病情制订治疗方案。

7. 对夫妻双方进行遗传咨询，评估再发风险。

临床关键点

1. 先天性脑积水病因复杂，可由遗传、感染等因素引起，大多数病因不明。

2. 一半以上的先天性脑积水合并其他畸形。

3. 脑积水的严重程度、有无伴发畸形是遗传咨询和决定治疗方案的前提。

4. 脑积水尚无有效的治疗方法。

临床病例 2

孕妇 32 岁，G_1P_0，孕期规律产检无异常，孕 12 周及 20 周超声筛查未发现胎儿异常。停经 30 周，超声检查提示胎儿发育如孕 30 周；双侧侧脑室扩张，左侧 15mm，右侧 18mm，脑实质受压；未见其他结构畸形。

【问题1】 胎儿的可能诊断是什么？

思路 1：根据超声提示双侧脑室明显扩张，胎儿诊断为脑积水。

知识点

先天性脑积水的超声征象

1. 脉络丛侧脑室前角改变 脑积水早期，声像图显示脉络丛偏位、受压和不对称，侧脑室前角饱满膨胀，凸面形成，呈气球征。

2. 侧脑室系统扩张 早期脑积水为侧脑室增宽，双侧不对称，内呈液性暗区。中期侧脑室增宽更明显，脑中线可偏移，呈随颅内动脉搏动而漂浮的回声带，即漂浮征；重度脑积水脑中线明显偏移，漂浮征更加明显，侧脑室过度扩张，脑实质被压缩贴近颅骨板，甚至脑实质回声消失，被无回声区取代，颅缝明显增宽。

3. 可能有脊柱裂、脑脊膜膨出、羊水过多等。

思路 2：产前超声侧脑室扩张的诊断标准。任何孕周在侧脑室平面测量侧脑室体部宽度超过 10mm 为侧脑室扩张，按其严重程度可分为轻度（10～12mm）、中度（13～15mm）和重度（>15mm）三类。脑室扩张 15mm 以上多数为脑积水。

【问题2】 需要进一步询问哪些病史？

思路 1：家族史。约 5% 的先天性脑积水可能为 X 连锁隐性遗传，询问家族中有无患者有助于判断遗传方式。

思路 2：宫内感染史。弓形虫、巨细胞病毒、风疹病毒、寨卡病毒等病原体引起的感染性脑膜炎未能及早控制，增生的纤维组织阻塞了脑脊液的循环孔道，或胎儿颅内炎症使脑池、蛛网膜下腔和蛛网膜粒粘连闭塞，引起脑积水。应询问有无接触相关传染源，孕期有无发热、皮疹等症状，但多数感染的孕妇无典型症状。

【问题3】 建议进一步做什么检查？

思路 1：详细的超声检查。脑积水可能是多种疾病的共同表现。神经系统畸形包括脊柱裂、脑膨出、全前脑、胼胝体发育不全、Dandy-walker 综合征、脑裂畸形、孔洞脑、颅内出血、颅内感染、颅内囊肿或肿瘤、颅内血管畸形等；其中严重的脑积水常由中脑导水管狭窄引起。骨骼系统畸形包括致死性侏儒、软骨发育不良，可影响脑脊液回流。宫内感染引起的脑室扩张可能表现其他的超声异常，如胎儿生长受限、脑室旁、肝脏或腹腔钙化灶、肠管回声增强、肝脾肿大、腹水、胎粪性腹膜炎、羊水过多、小头畸形等。

2.5%～4.5% 的脑室扩张在产前进展，需要系列超声评估。

思路 2：MRI 检查。MRI 能三维成像，更清晰地显示颅内结构特别是脑皮质、移行异常和颅底结构，可能查出梗阻部位，显示颅内组织受压程度。

思路 3：染色体检查。1.5%～36% 的脑室扩张由染色体异常引起，合并多发畸形时风险更高，常见于轻中度脑室扩张。常见的染色体异常包括 13- 三体、18- 三体、21- 三体、三倍体和一些染色体微缺失 / 微重复，如 8q12.2-q21.2 微缺失、6q 末端微缺失和 *MECP2* 重复综合征等。

思路 4：遗传综合征和基因突变检查。大多数先天性脑积水原因不明，遗传方式不清，常染色体显性、常染色体隐性、X 连锁和非孟德尔遗传均有报道。中脑导水管狭窄引起的脑积水可能多为 X 连锁遗传，致病基因为 *L1CAM*；此外，常染色体隐性遗传的 *CCDC88C* 和 *MPDZ* 基因与先天性脑积水相关。

可能出现先天性脑积水的综合征有：先天性肌营养不良和肌 - 眼 - 脑病（严重的 A 型又称 Walker-Warburg 综合征）、Apert 综合征、Beemer 致死畸形综合征、胸发育不良 - 脑积水综合征、合并脑积水的 VACTERL 综合征、Meckel-Gruber 综合征等。

思路 5：宫内感染检查。可行羊水 TORCH 病原体 DNA/RNA 等检查，或脐血病原体特异性 IgM 检测。见本章第一节妊娠期微生物感染。

【问题 4】　胎儿预后的评估及妊娠期处理。

思路 1：妊娠期处理。胎儿预后与积水程度、伴发的畸形密切相关。详细的超声检查、MRI 和介入性产前诊断，排除伴发异常和可能致病原因。一项产前超声随访孤立性脑室扩张的结果：脑室扩张 10～15mm 41% 被吸收，43% 维持稳定，10% 继续增大。因此需要系列超声观察，综合评估预后。经充分评估后，孤立性脑室扩张 10～12mm 者超过 90% 神经发育正常，孤立性脑室扩张 13～15mm 者 75%～93% 神经发育正常，脑室扩张 15mm 以上多数预后不良。

产前宫内治疗，如脑室 - 羊膜腔引流、多次脑室穿刺抽取脑脊液未证实能改善胎儿预后。

建议阴道分娩。除非胎儿过大或头颅过大影响阴道分娩，或存在其他产科指征可考虑剖宫产。严重脑积水、头颅过大，引产前可经腹抽取脑脊液缩小头围，为阴道分娩创造条件。

思路 2：出生后的临床表现。头颅逐渐增大，与身体发育不成比例，颅面比例失调，额部前突、眼睛下视呈"落日征"、视力差甚至失明，眼球震颤。囟门增大且张力增加，搏动不明显，颅骨骨缝分离，头皮静脉扩张，头颅叩诊呈"破壶音"。由于颅缝未闭，早期颅内压增高症状可不明显。脑积水严重、进展较快时，可出现呕吐、惊厥、精神淡漠、嗜睡、肢体强直发作等症状。可出现脑退行性变、脑发育障碍、四肢中枢性瘫痪尤以下肢为重，常有智力改变和发育障碍。

思路 3：生后治疗和远期预后。少数可对病因治疗，如颅内肿瘤切除术；多数病例脑室内压力较高需行脑脊液分流术，如脑室 - 腹腔分流术、脑室 - 心房分流术、脑室 - 矢状窦分流术等。脑室 - 腹腔分流术安全，并发症少，使用较多。术后并发症包括引流管阻塞、感染、出血等。

接受脑脊液分流术的孤立性脑积水患儿，40%～50% 存活且智商正常，10% 癫痫发作。语言智力及运动障碍和服用抗癫痫药物有关，而非语言：智力障碍与脑部畸形和接受分流术的年龄有关。

【问题 5】　如何评估再发风险？

思路：不同病因导致的脑积水其再发风险不同。孤立性脑积水的再发风险为 1%～2%，若患者为男性，下胎仍为男性脑积水的风险为 4%～5%。如果已生育两个脑积水患儿，再发风险上升为 8%。若为遗传综合征则视其遗传方式推算再发风险。

【问题 6】　下次妊娠如何进行产前诊断？

思路 1：介入性产前诊断。若此胎为染色体异常或明确致病基因的遗传综合征，下次妊娠建议介入性产前诊断。如果孕妇或丈夫为染色体平衡易位或致病基因携带者，下次妊娠可考虑行 PGD。

思路 2：超声检查。若此胎未发现染色体异常或明确致病基因，下次妊娠进行超声筛查。

三、唇 / 腭裂

唇腭裂（cleft lip and palate）是颜面部最常见的先天性畸形，由于胚胎期唇、腭部的正常发育受阻所致。发生率为 1/1 000～1/700。唇裂伴 / 不伴腭裂男女比例约 2∶1，单纯腭裂男女比例约 1∶2。颜面裂 60%～

70%为唇裂伴/不伴腭裂,25%~40%为单纯腭裂;80%为单侧,左侧:右侧为2:1;50%的唇裂伴有腭裂。

唇裂(cleft lip)按裂隙部位分为单侧(左或右)、双侧和正中裂(上唇或下唇)(图19-3-4);按裂隙程度分为:①隐裂,仅肌层裂开,皮肤、黏膜有浅凹;②Ⅰ度,只限于红唇裂开;③Ⅱ度,上唇部分裂,未裂至鼻底;④Ⅲ度,为上唇、鼻底完全裂开。

腭裂(cleft palate)按裂隙部位分为单侧(左或右)和双侧;按裂隙程度分为:①腭垂裂和隐裂,仅腭垂裂开或伴有软腭隐裂;②软腭裂,指软腭正中完全裂开;③不完全性腭裂,亦称部分腭裂,腭垂、软腭完全裂开伴有部分硬腭裂,有时伴发单侧不完全唇裂,但牙槽突常完整;④完全性腭裂,裂隙自腭垂至切牙孔完全裂开,并斜向外侧直抵牙槽突,与牙槽裂相连,常伴发同侧唇裂(图19-3-5)。

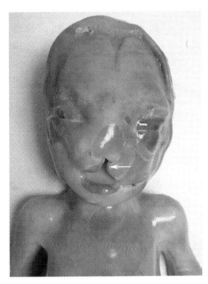

图 19-3-4　正中唇裂引产儿正面观

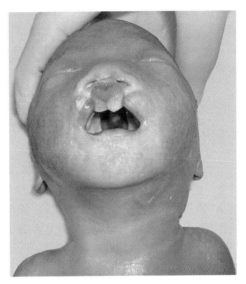

图 19-3-5　双侧唇腭裂引产儿

唇腭裂可分为综合征型与非综合征型:综合征型多伴有其他畸形或生长发育异常,为单基因遗传病;非综合征型多仅表现唇腭裂,为多基因遗传病。约70%的唇裂伴/不伴腭裂和50%的单纯腭裂患者为非综合征型。

唇腭裂的诊疗包括以下环节:

1. 详细询问孕期营养情况、不良接触史、用药史、感染史和遗传家族史。
2. 详细检查先证者的唇腭裂部位和严重程度,有无伴发畸形。
3. 产前超声诊断胎儿唇裂,注意唇裂的类型,有无合并腭裂,有无伴发畸形。
4. 对胎儿进行产前诊断,排除染色体异常、遗传综合征、宫内感染和羊膜带综合征等。
5. 向孕妇和家属解释产前诊断结果和胎儿预后,决定是否继续妊娠。
6. 夫妻一方为唇腭裂患者、生育过唇腭裂患儿或家族中有唇腭裂患者,进行遗传咨询。
7. 出生后根据病情制订手术方案。

临床关键点

1. 唇腭裂的分型是遗传咨询和决定治疗方案的前提。
2. 唇腭裂尤其是合并其他畸形者须检查染色体和遗传综合征等。
3. 非综合征型唇腭裂为多基因遗传。
4. 单纯唇裂手术治疗效果好,腭裂需综合治疗。

临床病例3

孕妇25岁,G_1P_0,停经21周。妊娠16周开始产检,未发现异常。停经21周超声筛查提示胎儿发育如孕21周;左侧上唇线连续性回声中断,左侧鼻孔与裂隙相通,左侧上牙槽裂开并延至上颚。未见其他结构畸形。

【问题1】　胎儿的诊断是什么?

思路1:根据超声征象,提示为左侧唇裂伴腭裂。

知识点

唇腭裂的超声征象

1. 唇裂　一侧唇裂时,面部冠状切面可显示上唇连续性回声中断,鼻歪向病侧,严重者可见鼻孔与裂隙相通;双侧唇裂时,上唇对称性或不对称性左右裂开;中央性唇裂时,上唇中线裂缺,常伴无鼻、喙鼻和鼻裂等鼻异常。

2. 腭裂　唇裂合并腭裂时常可见上唇和上牙槽裂口,向上向内延伸至上颚;双侧唇裂合并腭裂时可看到正前方的上颌骨向前向外突出,悬挂于两个鼻孔之间。单纯腭裂尤其是隐腭裂和不完全腭裂超声不易诊断。

左侧唇腭裂胎儿超声(图片)

左侧唇腭裂胎儿超声(视频)

引产的左侧唇腭裂儿(图片)

思路2:胎儿生长发育与停经月份相符,除唇腭裂外未见其他结构异常,且为单侧唇腭裂,非综合征唇腭裂可能性大,不排除存在超声无法检出的畸形和功能异常。

【问题2】　需要进一步询问哪些病史?

思路1:唇腭裂或先天畸形家族史。唇腭裂与上百种遗传综合征相关。了解孕妇、丈夫和家族成员是否有唇腭裂和相关表征,可为诊断遗传综合征提供线索,有助于计算再发风险。

思路2:致畸药物使用史。5% 的唇腭裂由致畸药物引起,常见的药物如苯妥英钠、环磷酰胺、链霉素、可的松和地塞米松等。

思路3:可疑宫内感染史。宫内感染可导致唇腭裂,尤其是发生羊膜带综合征时。

【问题3】　建议胎儿进一步做什么检查?

思路1:详细的超声检查和 MRI。53%~83% 的胎儿唇腭裂合并其他畸形,约 25% 的唇腭裂新生儿合并其他畸形。最常伴发神经系统、心脏、肾脏和骨骼畸形。

唇腭裂产前超声的诊断率 65%~73%,唇裂比腭裂容易发现;三维超声可提高检出率。MRI 用于超声诊断困难的病例,优势是更清楚地显示继发腭。

思路2:染色体检查。单侧单纯性唇裂染色体异常的风险较低;单侧唇腭裂染色体异常的风险约 5%~15%;中央性唇腭裂或双侧唇腭裂则高达 15%~30%。常见的染色体异常有 13- 三体、18- 三体、18 号染色体部分缺失、22q11.2 微缺失和其他常染色体异常。

思路3:遗传综合征的检查。约 80% 唇裂伴 / 不伴腭裂为独立事件,20% 与上百种遗传综合征有关。单纯腭裂与遗传关系密切,与超过 200 种遗传综合征有关(表 19-3-3)。由于本例胎儿除唇腭裂外未发现其他异常,有关遗传综合征的检查可酌情选择。

表 19-3-3　常见与唇腭裂有关的遗传综合征

常染色体显性遗传
van der woude syndrome
ectrodactyly-ectodermal dysplasia syndrome
hereditary arthro-ophthalmopathy
larsen syndrome
retinal detachment, myopia and cleft palate(marshall syndrome)
spondyloepiphyseal dysplasia congenital

常染色体隐性遗传

chondrodysplasia punctate（conradi syndrome）

diastrophic dysplasia

Smith-Lemli-Opitz syndrome

Meckel syndrome

orofaciodigital syndrome，type Ⅱ

Fryns syndrome

Roberts syndrome

X 连锁遗传

orofaciodigital syndrome，type Ⅰ

otopalatodigital syndrome

isolate X-linked cleft palate with ankyloglossia

染色体微缺失

腭心面综合征（22q11.2 微缺失）

非孟德尔遗传

Pierre Robin sequence

clefting with congenital heart disease

de Lange syndrome

思路 4：宫内感染的检查。可行羊水 TORCH 病原体 DNA/RNA 等检查，或脐血病原体特异性 IgM 检测。见本章第一节妊娠期微生物感染。

【问题 4】　胎儿的预后如何？

思路 1：宫内表现。如唇腭裂为染色体异常或遗传综合征引起，可能合并其他畸形。定期超声监测，可能出现羊水过多、胎儿生长发育受限等。如为单纯性唇腭裂，孕期多无异常表现，不影响分娩方式。

思路 2：出生后临床表现。出生后确定唇腭裂分类和严重程度。患儿可能有不同程度的发音和吸吮异常。腭裂患儿可因吸乳困难导致营养不良。由于口腔与鼻腔相通影响含漱，易发生中耳炎及呼吸道感染。

思路 3：出生后的治疗。唇腭裂的手术修复效果较好。由于是复杂的发育缺陷，治疗时应考虑原来残存的发育缺陷和手术创伤造成的继发改变，综合多学科专家（颌面整形外科、儿科和语音矫正科等），根据不同的畸形序列治疗，且手术必须在适当的年龄施行。单侧唇裂建议生后 2～6 个月施行修复，双侧唇裂可适当推迟到 6 个月后，不超过 1 周岁。腭裂一般建议在 2～4 岁，上颌骨有一定的发育、开始学习说话期间施行手术，需视畸形严重程度、手术繁简、全身情况等综合考虑：腭垂裂、软腭裂或轻度的不完全腭裂，手术年龄在 2～3 岁；严重的软硬腭裂尤其是完全性腭裂，先在出生 5～6 个月后修复唇裂和腭裂鼻孔底部，腭裂手术推迟到 4～5 岁；牙槽突畸形的修复在 10～12 岁最理想。

【问题 5】　如何进行遗传咨询？

思路 1：非综合征型唇腭裂的再发风险。非综合征型唇腭裂的再发风险受畸形的分类和家族中受累患者数、亲缘关系、性别等因素影响（表 19-3-4）。

表 19-3-4　先天性唇裂伴 / 不伴腭裂和单纯腭裂的再发风险

先证者	唇裂伴 / 不伴腭裂 /%	单纯腭裂 /%
一个孩子	4～7	2～5
两个孩子	10	
父母一方	2	7
父母一方和一个孩子	11～14	14～17

唇腭裂的严重程度不同,其再发风险不同:双侧唇腭裂的再发风险 5.7%,单侧唇腭裂为 4.2%,单侧单纯唇裂为 2.5%。

性别对再发风险有一定影响:唇裂伴 / 不伴腭裂男性的儿子再发风险为 6.7%,女儿再发风险为 4.0%,而唇裂伴 / 不伴腭裂女性的儿子再发风险为 2.4%,女儿再发风险为 8.7%。

全基因组关联研究(genome wide association study,GWAS)和二代测序技术等发展,越来越多与非综合征型唇腭裂相关的易感基因被发现,其中 1q32(*IRF6*)、1p36.3(*MTHFR*)、2p13(*TGFα*)、2q33(*SUMO-1*)、4p16(*MSX1*)、6p23-p25(*HGP22*、*AP2*)、8p12(*FGFR1*)、9q22(*FOXE1*)、10q25(*VAX1*)、10q26(*FGFR2*)、11q23-q24(*PVRL1*)、14q24(*TGF-β3*)、19q13(*BCL3*)、X 染色体(*TBX22*)等与非综合征型唇腭裂关系较密切。

思路 2:染色体疾病和综合征型唇腭裂的再发风险。染色体疾病和综合征型唇腭裂根据疾病类型、遗传方式、父母是否为携带者等评估再发风险,见第一章医学遗传学基础理论。

【问题 6】 下次妊娠如何预防和产前诊断?

思路 1:预防。研究表明孕前和孕早期服用叶酸可以降低唇腭裂的发生。孕早期避免服用致畸药物。孕前进行 TORCH 筛查,急性感染期建议推迟受孕;风疹病毒 IgG 阴性的妇女建议注射风疹疫苗后再妊娠。

思路 2:介入性产前诊断。若此胎为染色体异常或为明确致病基因的遗传综合征,建议下次妊娠行介入性产前诊断;如果孕妇或丈夫为染色体平衡易位或致病基因携带者,下次妊娠可考虑 PGD。

思路 3:超声检查。下次妊娠可进行超声筛查,超声诊断唇裂最早孕周为 13~14 周。

（罗艳敏）

本 章 小 结

临床上,我们需要对出生缺陷进行产前诊断及遗传咨询。出生缺陷的发生,与遗传与环境因素均有一定关系,较全面地了解常见出生缺陷的病因、转归、预后以及产前诊断手段,有助于对孕妇及家属进行充分的遗传咨询。产前诊断中如发现可干预的环境因素或遗传因素,可对其生育健康进行指导,有助于降低出生缺陷的发生率,提高人口素质。

妊娠期微生物感染总结如表 19-3-5。

表 19-3-5　妊娠期微生物感染总结

病原体	母体症状	母胎传播途径	出生缺陷表现	诊断方法
风疹病毒	无症状居多,部分人出现发热、皮肤红疹及头颈部淋巴结肿大	胎盘垂直传播	白内障、神经性耳聋、先天性心脏病、神经精神发育异常	特异性抗体病毒 RNA 检测
巨细胞病毒	绝大多数无症状	胎盘垂直传播	小头畸形、肝炎、听力受损、精神神经发育障碍	特异性抗体病毒 DNA 检测
水痘病毒	原发症状:弥漫性的水疱状红疹 潜伏病毒激活:带状疱疹	胎盘垂直传播	先天性水痘综合征	病毒 DNA 检测
单纯疱疹病毒	口周、生殖器及肛门皮肤散在或簇集小水疱	胎盘垂直传播罕见,主要经生殖道传播	皮肤、眼睛或嘴部局部损伤、脑炎,全身播散性感染。	特异性抗体病毒 DNA 检测
人类免疫缺陷病毒	免疫功能低下,机会性感染及恶性肿瘤	胎盘垂直传播;生殖道垂直传播	新生儿一般无症状	HIV IgG 抗体HIV RNA 检测

续表

病原体	母体症状	母胎传播途径	出生缺陷表现	诊断方法
乙型肝炎病毒	消化道症状、黄疸、肝功能异常	有一定的垂直传播机会，可经出生后主-被联合免疫阻断	新生儿一般无症状	乙肝抗原-抗体检测 病毒 DNA 检测
梅毒螺旋体	多无表现，少数有硬下疳	胎盘垂直传播	胎盘增厚、胎儿水肿、生长受限、肝脾大、皮疹、黄疸、脑膜炎、肺炎、白内障、脑积水、马鞍鼻、Hutchinson 牙、军刀状胫（胫骨前凸）、耳聋、发育迟缓等	非梅毒螺旋体抗原血清试验 梅毒螺旋体抗原血清试验
人微小病毒 B19	多无表现，少数出现面部红斑及四肢躯干网状斑丘疹	胎盘垂直传播	胎儿严重贫血引起心力衰竭，导致胎儿水肿	B19 病毒 DNA 检测

推荐阅读文献

[1] 章锦曼，阮强，张宁，等. TORCH 感染筛查、诊断与干预原则和工作流程专家共识. 中国实用妇科与产科杂志，2016, 32（6）: 535-540.

[2] 全军计划生育优生优育专业委员会. 妊娠期 TORCH 筛查指南. 解放军医药杂志，2014, 26（1）: 102-116.

[3] 中华医学会围产医学分会. 妊娠期巨细胞病毒感染筛查与处理专家共识. 中华围产医学杂志，2017, 20（8）: 553-556.

[4] 中华医学会肝病学分会，中华医学会感染病学分会. 慢性乙型肝炎防治指南（2015 年版）. 实用肝脏病杂志，2016, 19（3）: 389-400.

[5] 中华医学会感染病学分会肝衰竭与人工肝学组，中华医学会肝病学分会重型肝病与人工肝学组. 肝衰竭诊治指南（2012 年版）. 实用肝脏病杂志，2013, 6（3）: 210-216.

[6] 临床中国肝炎防治基金会，中华医学会感染病学分会，中华医学会肝病学分会. 乙型肝炎母婴阻断临床管理流程. 中华肝脏病杂志，2017, 25（4）: 254-256.

[7] 中华医学会妇产科学分会产科学组. 乙型肝炎病毒母婴传播预防临床指南，中华妇产科杂志，2013, 48（2）: 151-154.

[8] 中华医学会妇产科学分会感染性疾病协作组，樊尚荣. 妊娠合并梅毒的诊断和处理专家共识. 中华妇产科杂志，2012, 47（2）: 158-160.

[9] 罗青清，骆名恋，邹丽. "妊娠期微小病毒 B19 感染的临床实践指南"解读. 中国实用妇科与产科杂志，2016, 32（6）: 502-504.

[10] 修波. 应重视规范脊神经管畸形的分型. 中华医学杂志，2017, 97（48）: 3761-3762.

[11] 王晨，傅跃先. 非综合征型唇腭裂易感基因位点研究进展. 国际儿科杂志，2016, 43（8）: 631-634, 637.

[12] 王梦莹，刘冬静，黄辉，等. 非综合征型唇腭裂二代测序研究进展. 中华流行病学杂志，2018, 39（3）: 387-390.

[13] WORKOWSKI KA, BOLAN GA.Centers for Disease Control and Prevention. Sexually transmitted diseases treatment guidelines. MMWR Recomm Rep, 2015, 64（RR-03）: 1-137.

[14] JAMES SH, KIMBERLIN DW. Neonatal herpes simplex virus infection: Epidemiology and treatment. Clin Perinatol, 2015, 42（1）: 47-59.

[15] American College of Obstetricians and Gynecologists. Practice bulletin no. 151: Cytomegalovirus, parvovirus B19, varicella zoster, and toxoplasmosis in pregnancy. Obstet Gynecol, 2015, 125（6）: 1510-1525.

[16] HOLBROOK BD. The effects of nicotine on human fetal development. Birth Defects Res C Embryo Today, 2016, 108（2）: 181-192.

[17] ZISKIN MC，MORRISSEY J. Thermal thresholds for teratogenicity，reproduction，and development. Int J Hyperthermia，2011，27（4）：374-387.

[18] Committee on Practice Bulletins-Obstetrics. Practice Bulletin No. 187：Neural Tube Defects. Obstet Gynecol，2017，130（6）：e279-e290.

[19] WANGY，HU P，XU Z. Copy number variations and fetal ventriculomegaly. Curr Opin Obstet Gynecol，2018，30（2）：104-110.

中英文名词对照索引

A

T

W

X

Z